安丘市人民医院志

安丘市人民医院志编纂委员会 编

方志出版社
Publishing House of Local Records

争做行业典范
建設一流医院

安丘市人民政府副市长
邱海芳

二〇一八年八月

《安丘市人民医院志》编纂委员会

主　　任：席敦升

副 主 任：李忠刚　闫玉艳

委　　员：蔡　波　孙桂祥　李文平　张洪武　邱　诚

王明芝　颜廷国

《安丘市人民医院志》编审人员

主　　审：林卫成

副 主 审：鹿守华　钟希祥

指　　导：徐俊杰

主　　编：席敦升

副 主 编：闫玉艳　韩金峰　吕和旭

编　　辑：（按姓氏笔画排列）

王秀忠　吕和旭　闫玉艳　孙成钢　李乐华　李金梅

徐俊杰　席敦升　韩金峰

编　　务：孙永顺　孙丽萍　张泽群　王丹丹

图　　片：李金梅　吕和旭

序

《安丘市人民医院志》，精心编纂四载，现将出版问世。这是安丘市第一部医院志，是市人民医院的盛事，也是我市卫生事业的一件大事。其业之宏，其功之勋，其意之深，值得庆贺。值志书付梓之际，兹提笔为序，谨表祝贺。

安丘市人民医院，迎着新中国的曙光诞生，沐浴着改革开放的春风前行，历经风雨，百炼成钢。67年来，一代代安医人风雨同舟，甘苦与共，承前启后，开拓进取，奠定了医院发展之根基，铸就了今日之辉煌。医院规模不断扩大，医疗设备不断更新，医疗水平不断提高，造就了一支职业道德高尚、医疗技术精湛的人才队伍，充分发挥了保障人民生命健康的巨大作用，为安丘市卫生事业和社会发展增添了浓墨重彩的一笔。特别是1978年改革开放以来，历届医院领导班子锐意改革，创新进取，以前瞻性思维筹谋医院发展，提出了积极打造潍坊市南部区域医疗中心的战略目标，全体员工凝心聚力，团结奋斗，医院实现了跨越式大发展。而今市人民医院已与多所国内一流医院建立合作关系，一大批高精尖技术项目达到国内同级医院领先水平，已发展成为集医疗、预防、教学、科研为一体的三级乙等综合医院，谱写了改革、发展、崛起、超越的华美乐章。特别是医院北区新院的建成启用，为医院的发展插上了腾飞的翅膀，医院进入高速发展的新时代。

“治天下者以史为鉴，治郡国者以志为鉴”。这部志书承载了市人民医院1950—2016年的发展历程和干部职工忠诚地履行救死扶伤职责、为保障人民群众身体健康而不懈奋斗的轨迹。这一历史的展现，为医院的现代化建设提供了宝贵资料，为后世积累了丰富的历史经验，可使人扬长避短，发挥优势，促进医院科学发展。随着我市经济社会快速发展和医药卫生体制改革的不断深入，人民群众对医疗卫生工作的要求越来越高，医院面临的任务更加繁重。在新的征途上，机遇与挑战并存，希望安丘市人民医院以史为鉴，开辟未来，牢固树立以人为本意识、优质服务意识、廉洁行医意识、争创一流意识，坚定不移地走科技兴院、人才兴院、品牌兴院、质量兴院之路，努力造就一批名医、名科，为打造现代化的“区域性一流名院”、更好地服务于全市人民的健康事业创造新业绩，再续华丽篇章！

安丘市卫生和计划生育局党委书记、局长 肖明

2018年5月

序

盛世修志，是中华民族的优良文化传统。以史为鉴，继往开来，功在当代，利在千秋。在医院北区新院启用之际，《安丘市人民医院志》经全体编纂人员和全院广大干部职工共同努力，数易其稿，终于编纂成书，实为我院一大盛事，志喜志贺。

时光荏苒，沧桑变迁；岁月峥嵘，春华秋实。安丘市人民医院自 1950 年建院以来的发展历程是一部艰苦创业、改革奋进史。前 30 年，历经创业之艰辛和三年自然灾害、十年“文化大革命”，医院发展可谓在风雨中前行；中共十一届三中全会后，在党的改革开放政策指引下，医院迈入快速发展的 20 年；进入 21 世纪，医院迎来辉煌时期，驶入跨越式发展的快车道。建院 67 年来，安丘市人民医院从小到大，由弱变强，从一个只有 9 名职工、几间草房、5 张简易病床、无一件大中型医疗设备、只设一个综合门诊的小卫生院，发展成拥有 1982 名职工、1600 张病床、17 万平方米医疗用房、7.18 亿元固定资产、74 个科室、年门诊量 55.4 万人次、住院病人 6.9 万人次，集医疗、教学、科研、急救、预防、保健于一体的现代化综合医院，跻身于全国三级乙等综合医院行列。

纵览院志，医院 67 年的风雨历程与 67 年的励精图治跃然纸上。尽管业有兴衰、事有沉浮、人有轮替，但救死扶伤、艰苦奋斗、敬业奉献、勇于创新、不断进取的精神却始终坚定不移。“团结担当、精益求精”的医院精神和“厚德守责、精医为民”的文化理念，在安丘市人民医院几代人身上传承、发扬，薪火相继。正是这种精神激励着安医人立足本职、殚精竭虑、呕心沥血、无私奉献，推动着医院披荆斩棘、艰苦创业、开拓创新、走向辉煌。院志鸿篇，伟业彰显，是一代又一代医务工作者汗水和心血的结晶，历史将永远铭记。

知昔鉴今，习史明志。希望广大安医人充分发挥院志“存史、资政、育人”的功能，了解过去、把握现在、开拓未来，坚持以病人为中心，以质量为核心，不断创新医院管理体系，强化内涵建设，构建学习型医院、创新型医院和人文医院，努力提升医疗质量和服务水平，为安丘市卫生事业的发展和全市人民的身体健康做出新贡献，谱写新篇章。

在院志编纂中，修志人员辛勤笔耕，医院老同志倾情关注，各科室密切协同，合众之力，终获其成。值此，谨表谢意。

安丘市人民医院党委书记、院长 席敦升

2018 年 5 月

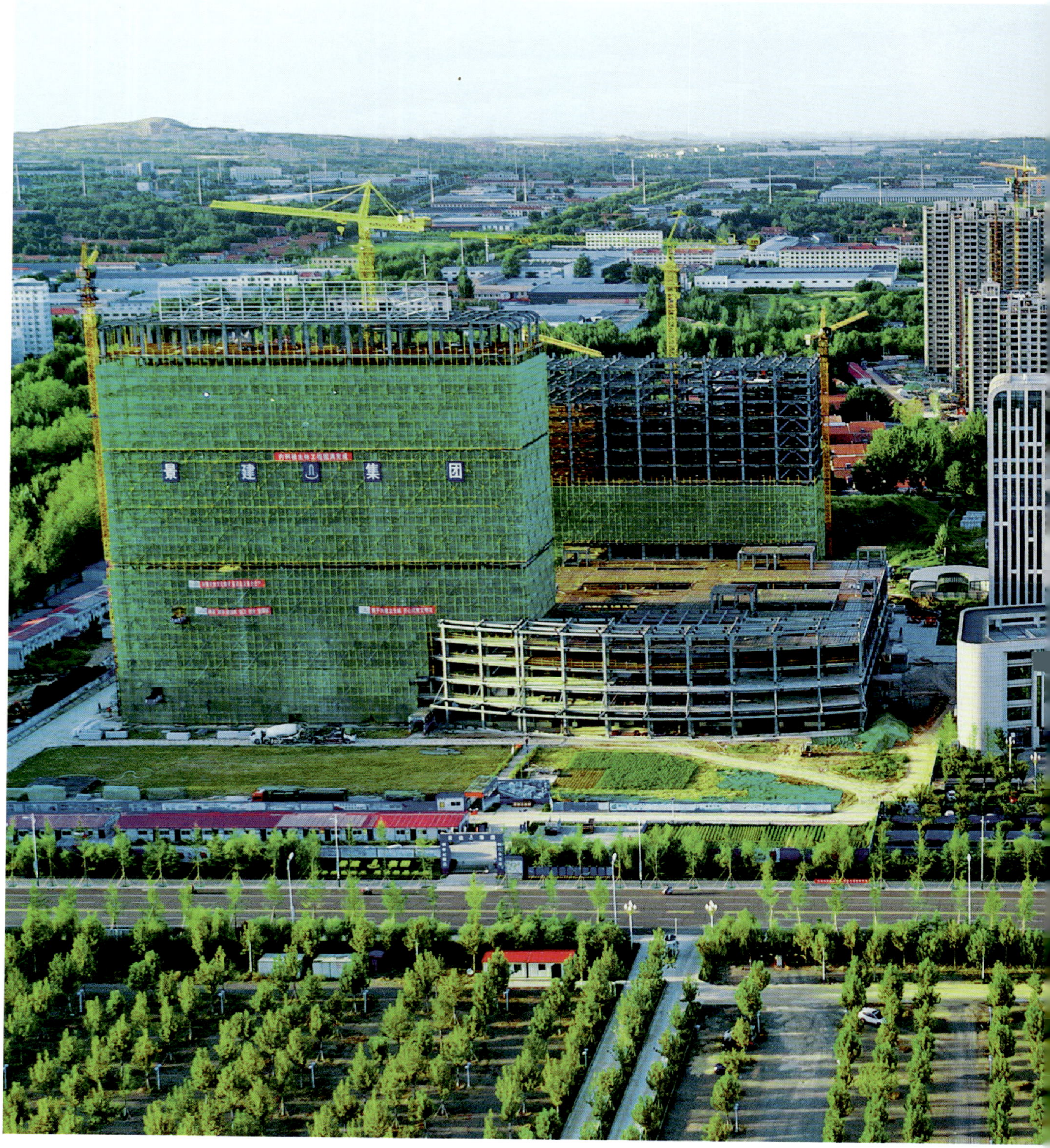

安丘市人民医院北区新院（2016 年摄）

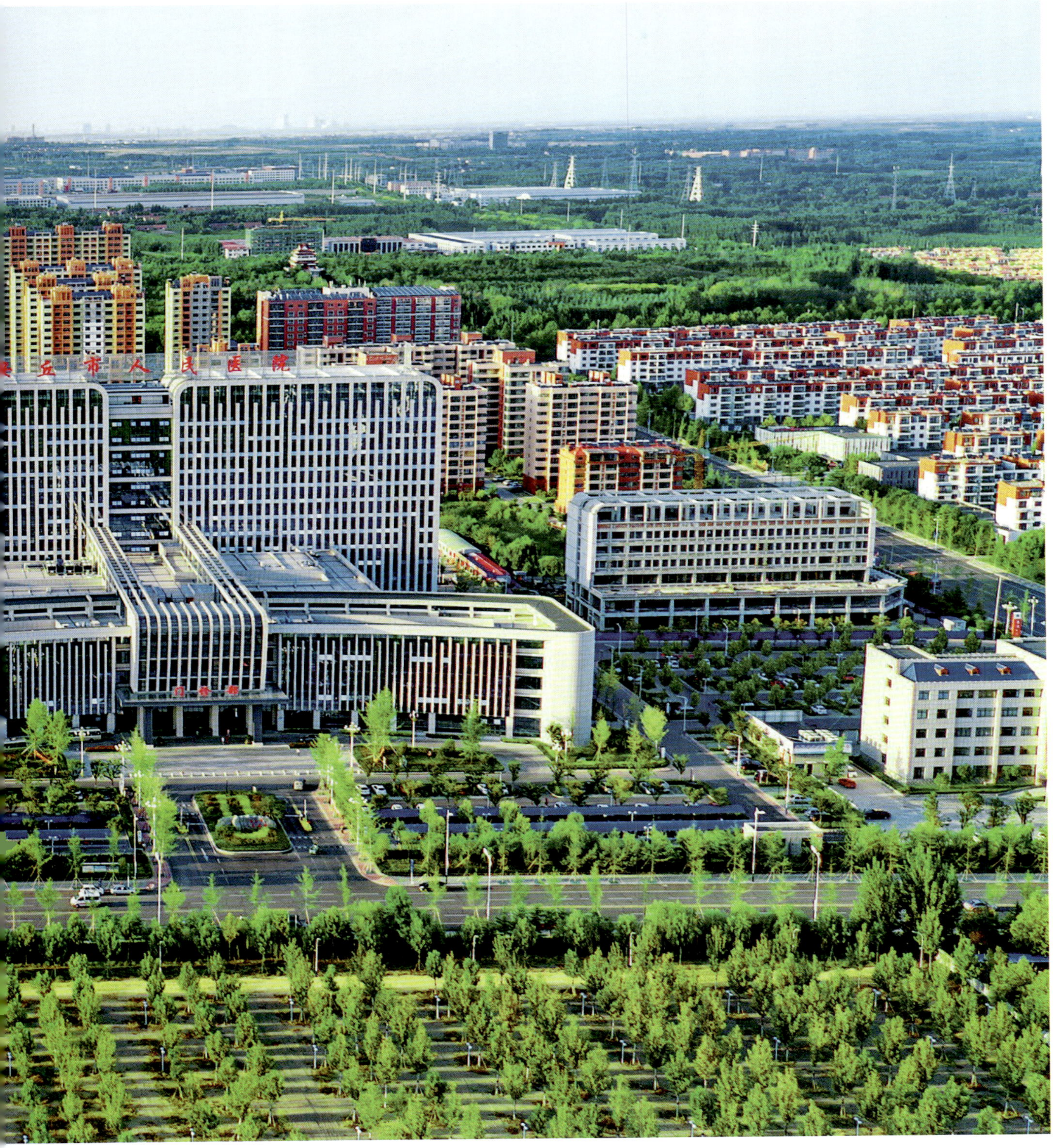
丘市人民医院
门诊部

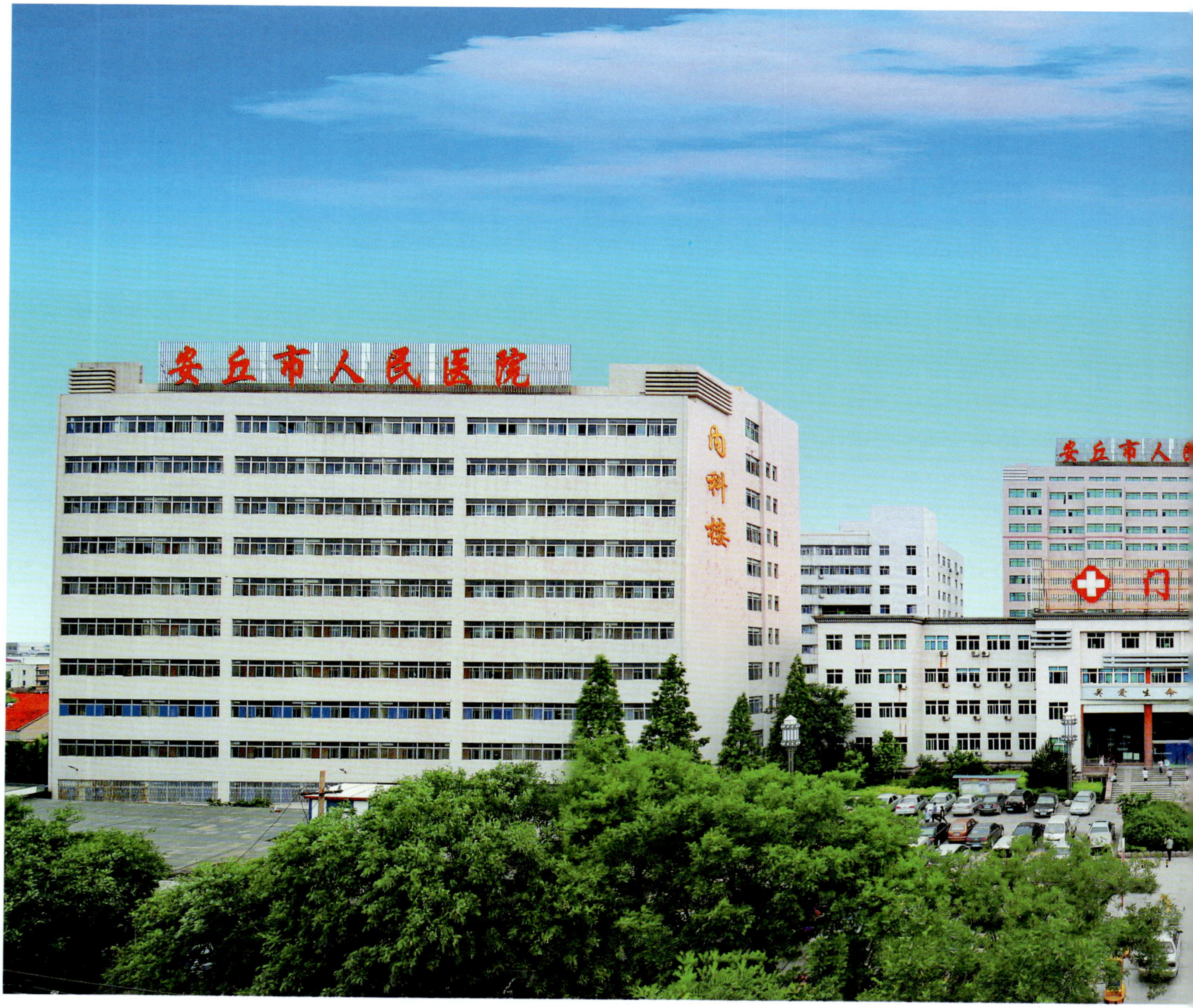

安丘市人民医院全景（2016年摄）

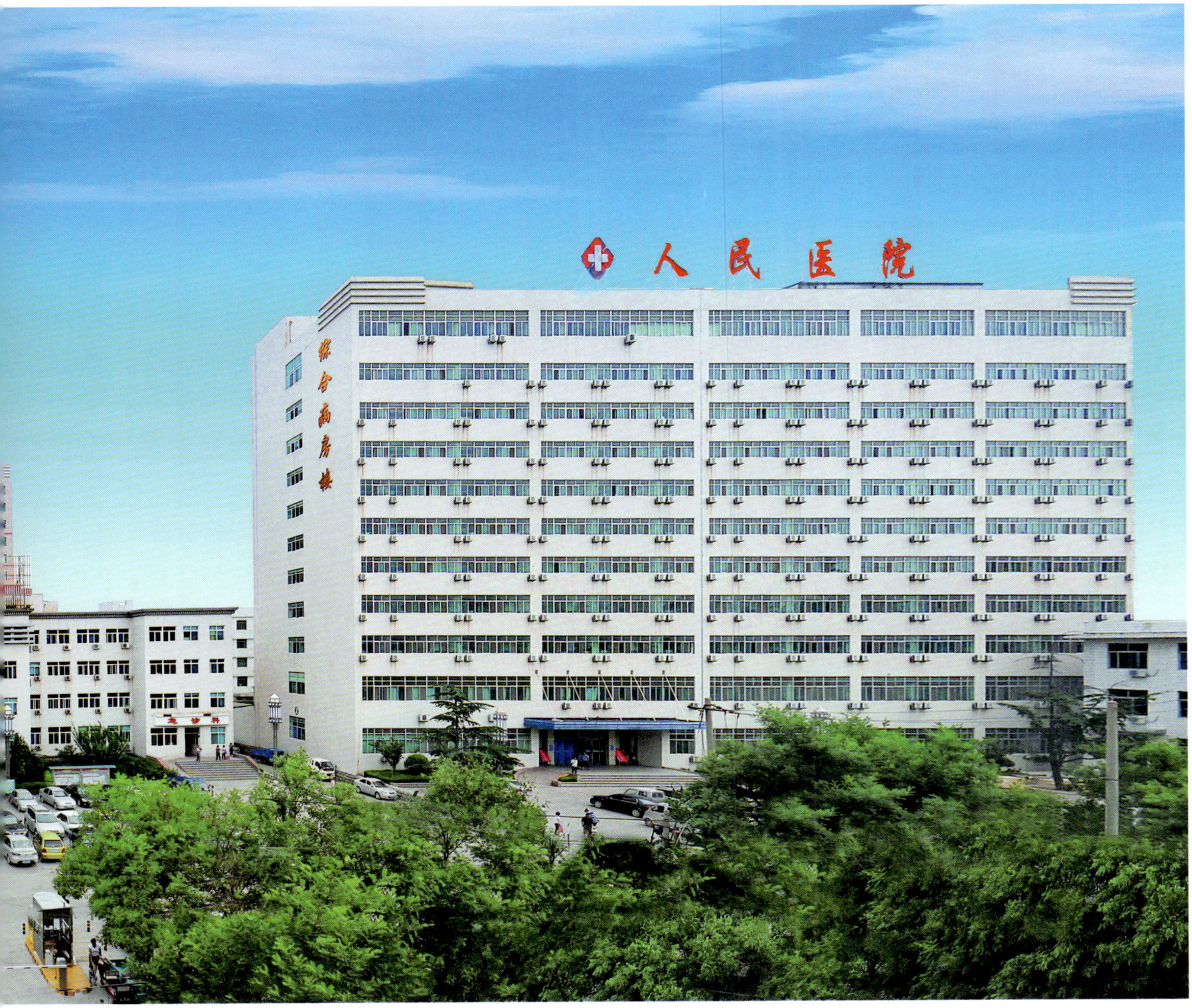
人民医院
综合病房楼

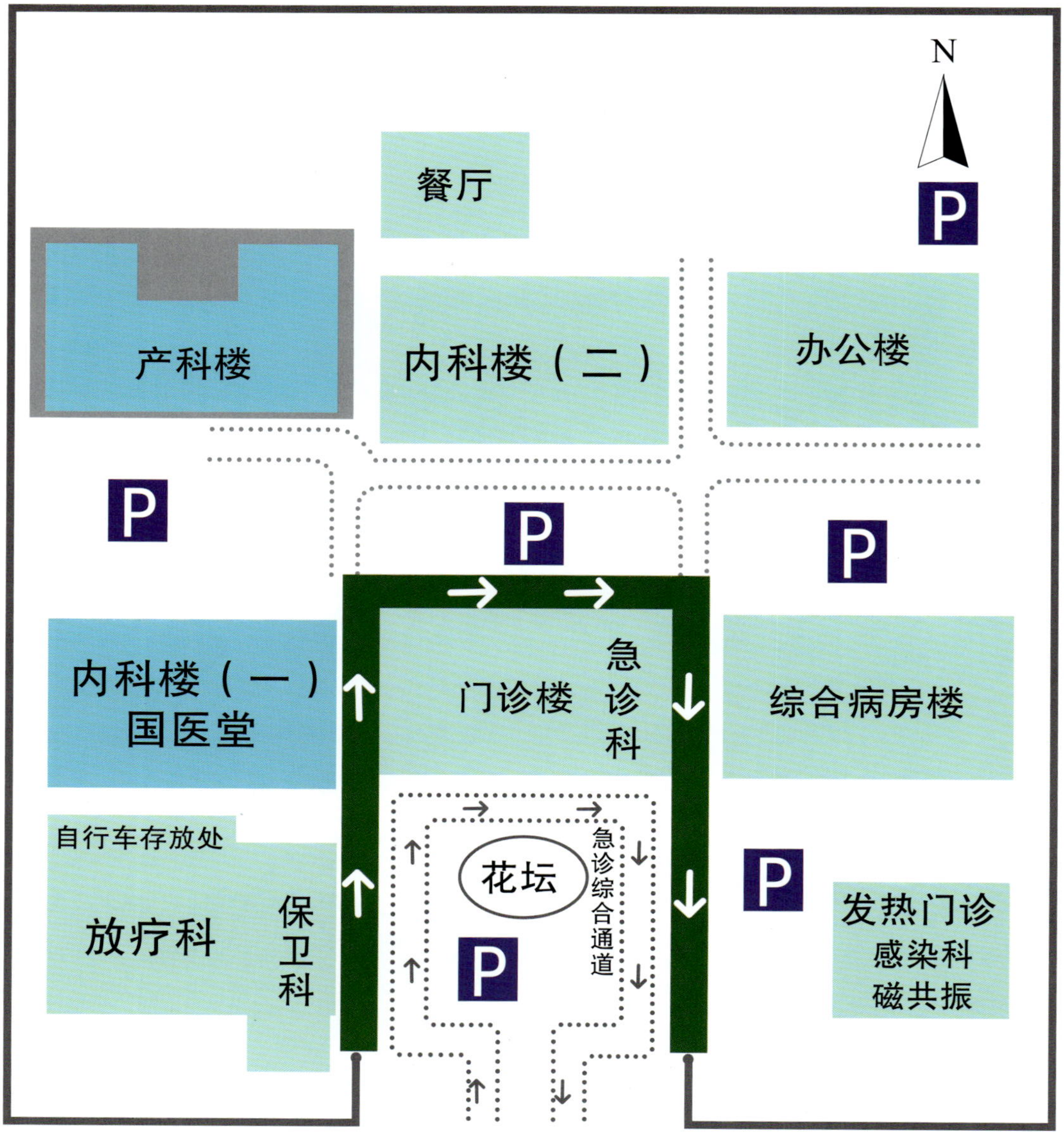

2016 年安丘市人民医院南区平面图

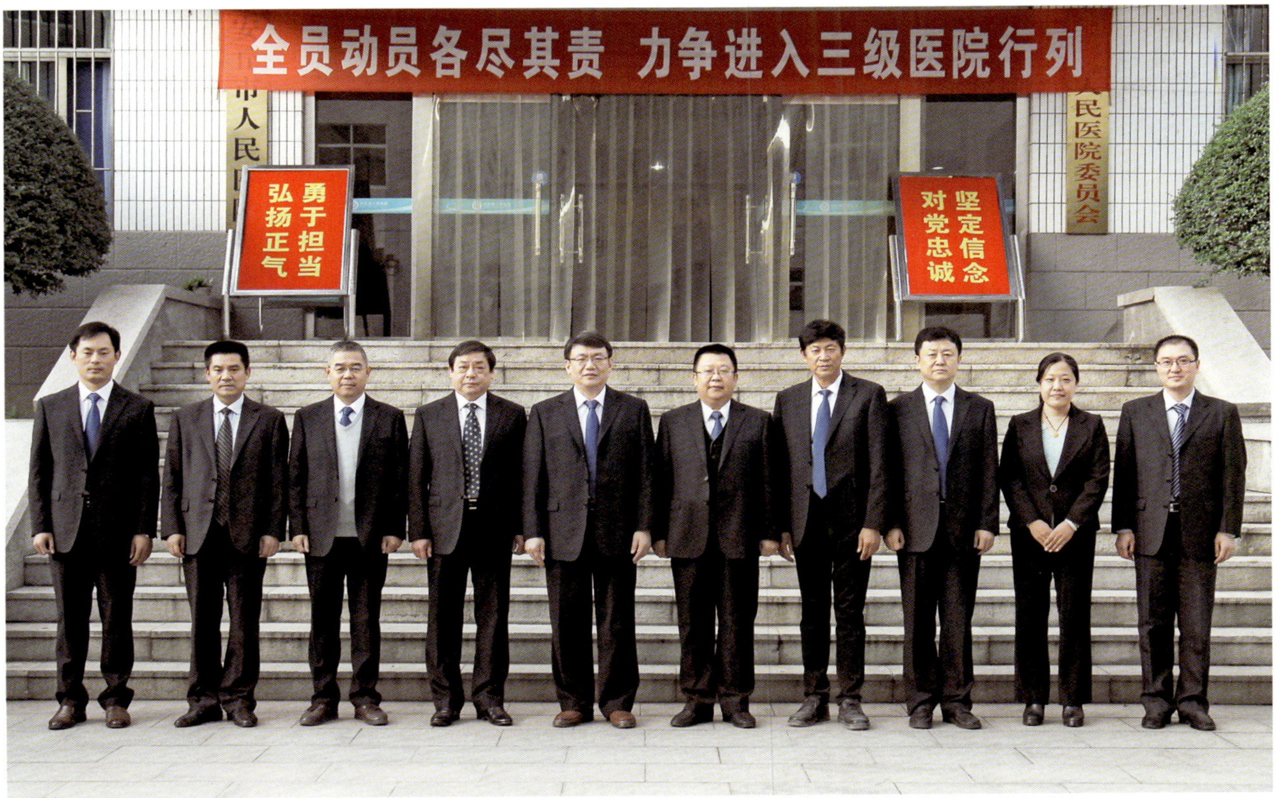

2016 年安丘市人民医院领导班子合影
左起：王明芝、邱诚、李文平、蔡波、席敦升、李忠刚、孙桂祥、张洪武、闫玉艳、颜廷国

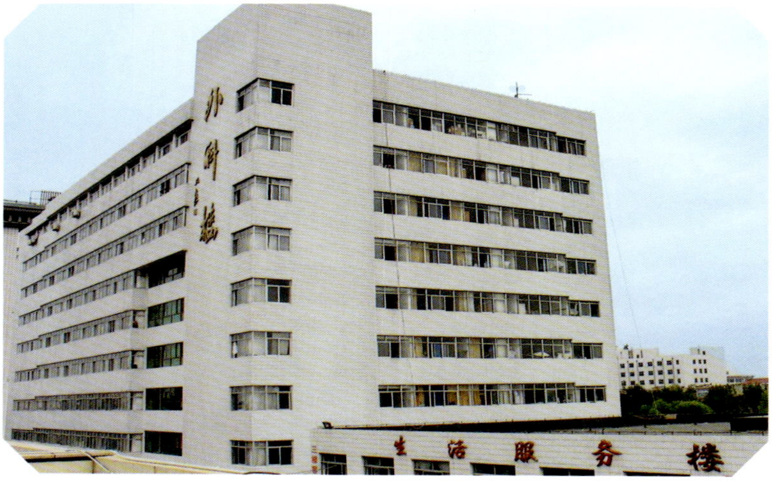

1998 年 3 月，医院启用的外科楼

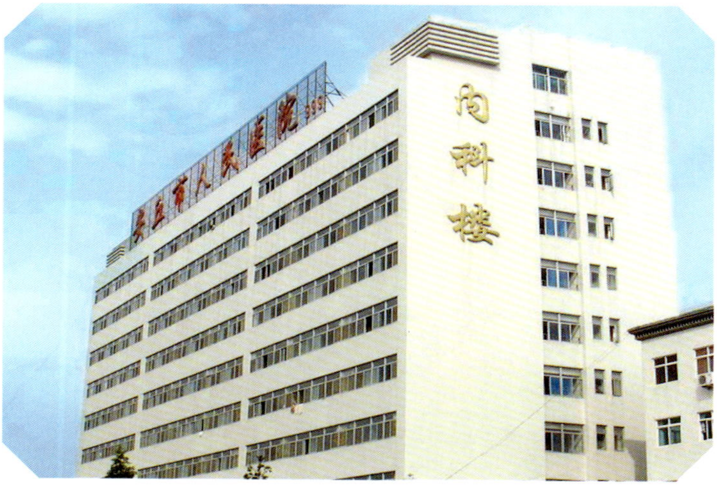

2002 年 12 月 25 日，医院启用的内科楼

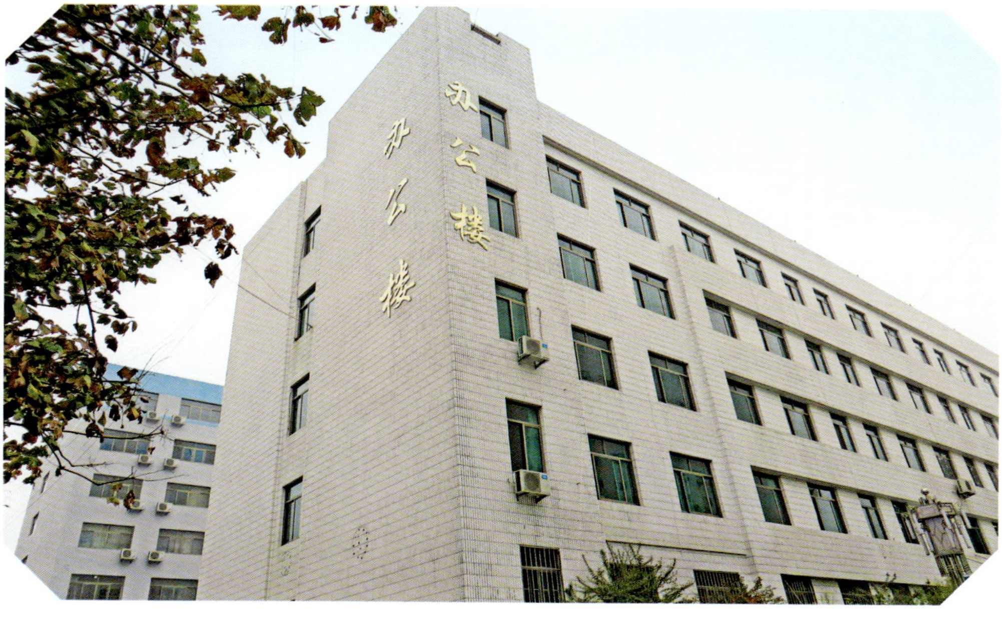

1999 年 9 月，医院启用的办公楼

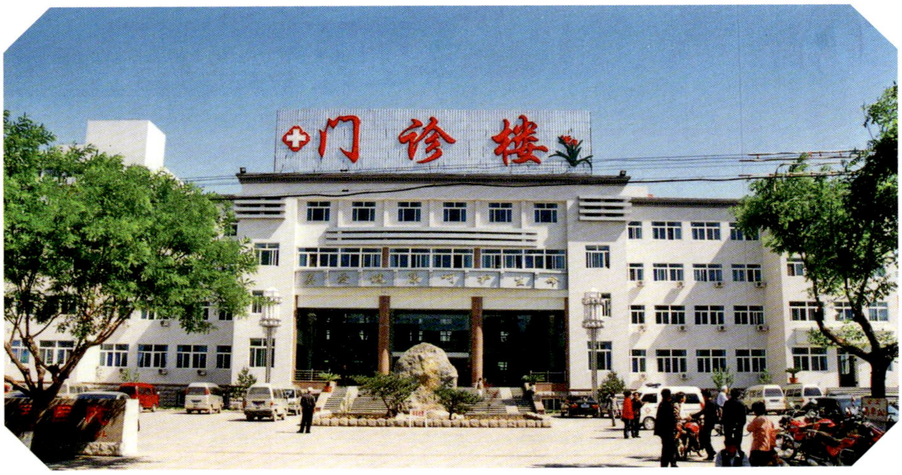

2004 年 1 月，医院启用的门诊楼

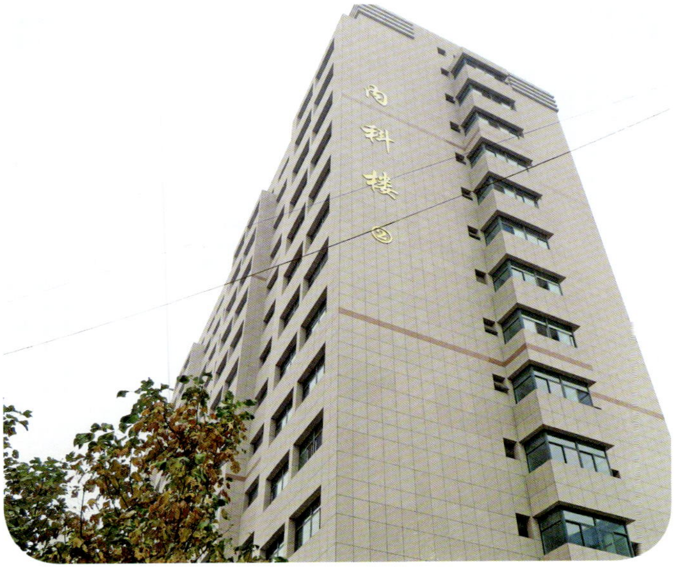

2012 年 11 月，医院启用的内科楼（二）

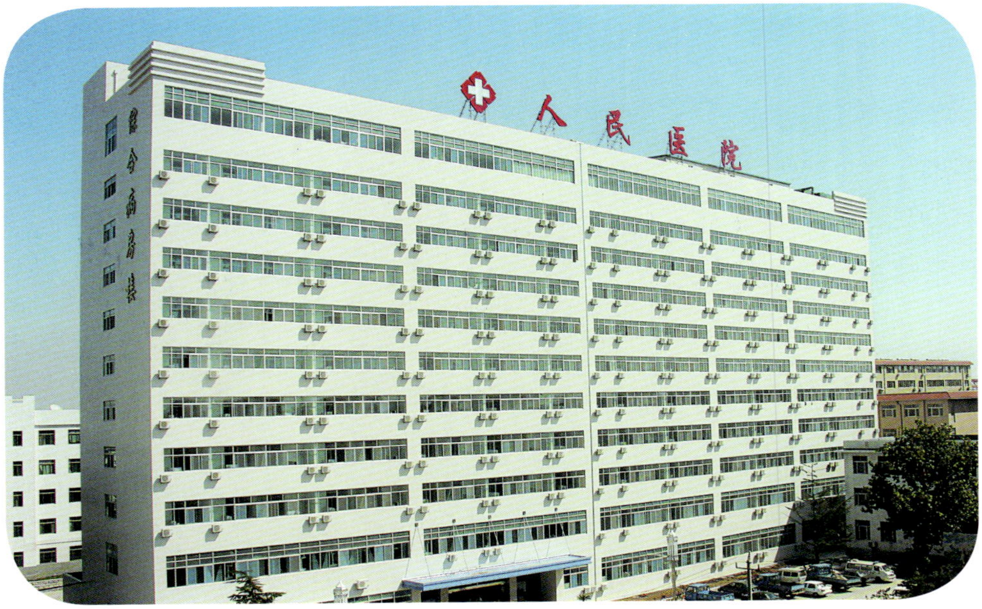

2008 年 8 月 20 日，医院启用的综合病房楼

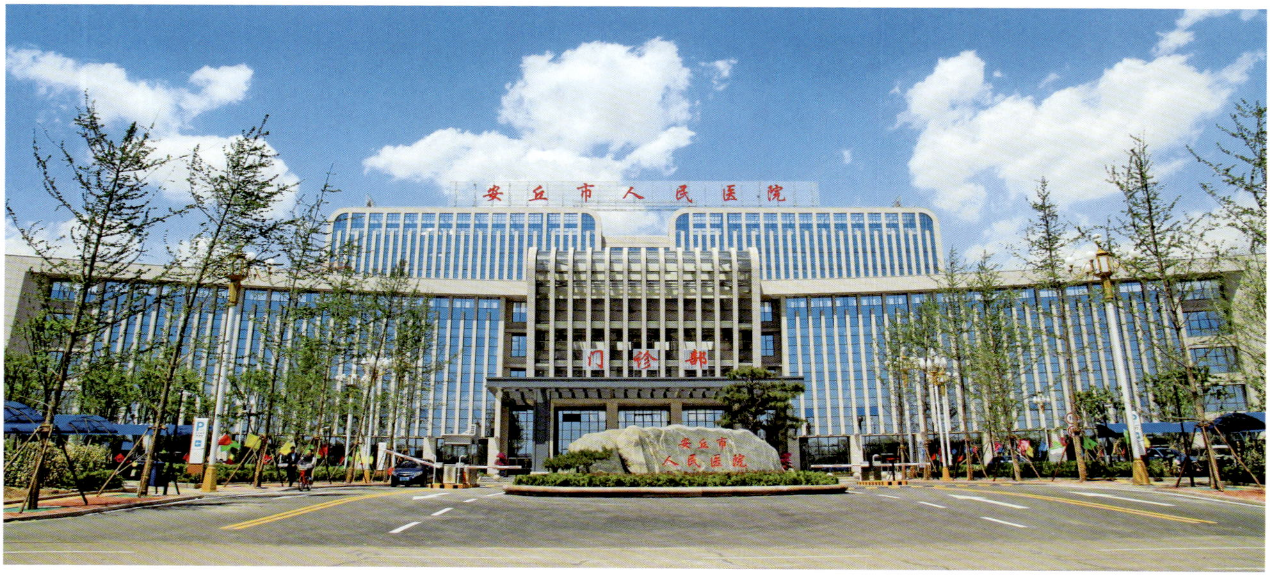

2016 年 5 月 1 日，医院启用的北区新院门诊楼

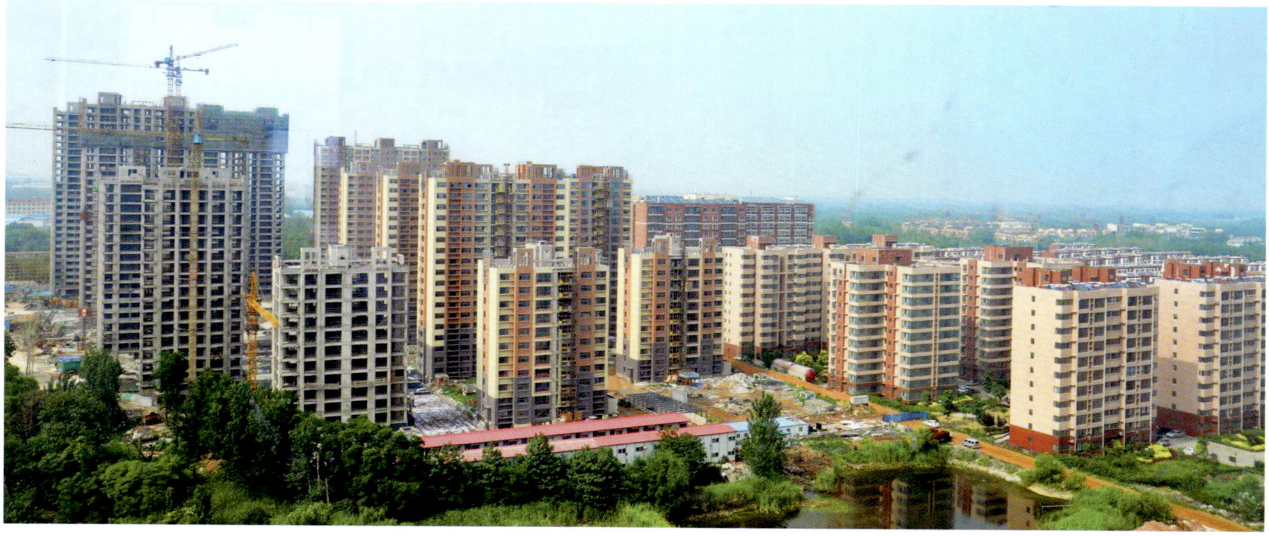

2016 年，建设中的莲山水苑家属区

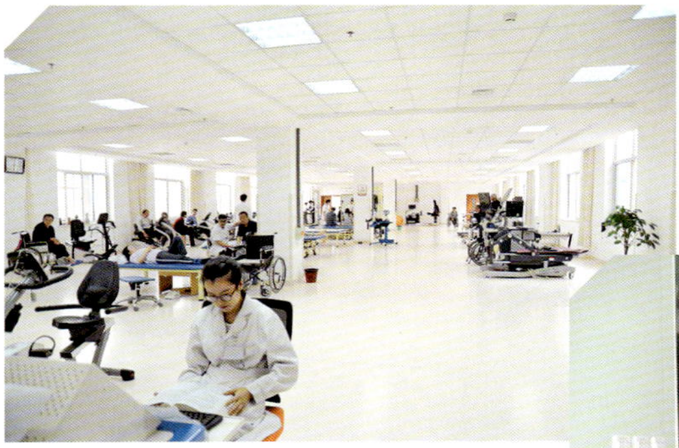

北区新院康复大厅

北区新院手术室

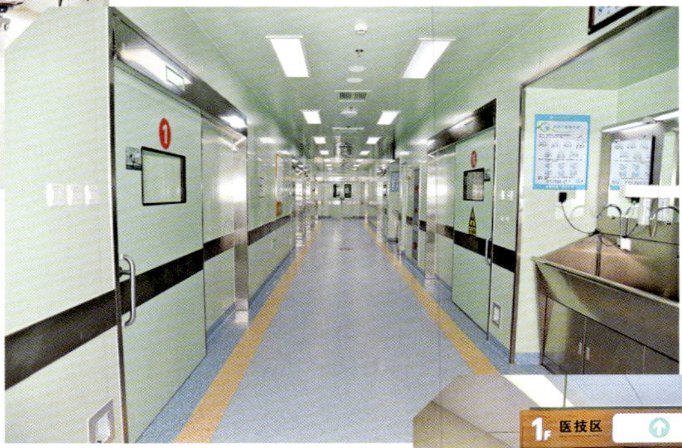

北区新院门诊医技区

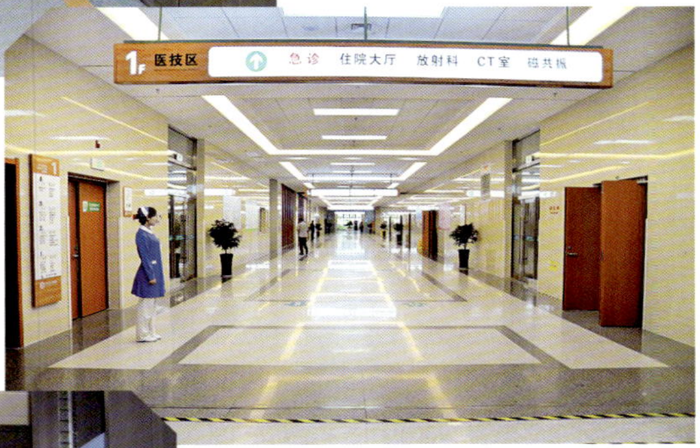

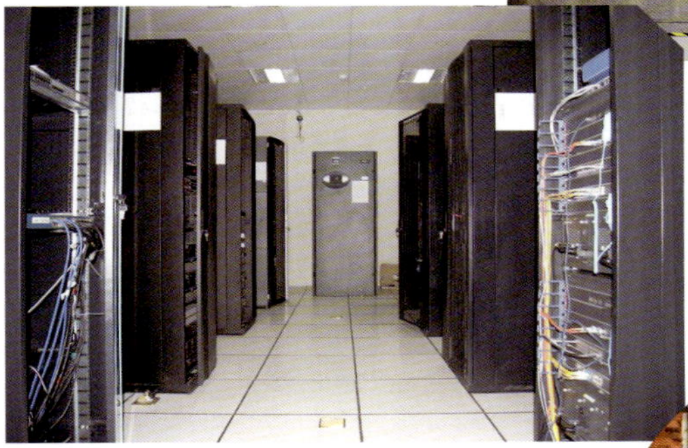

标准化中心机房

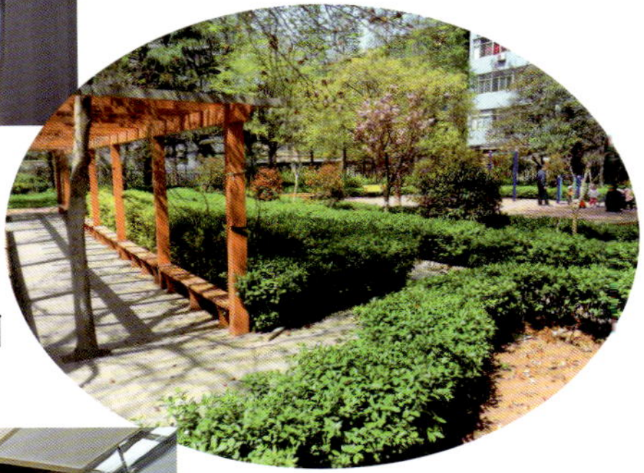

院内休闲公园

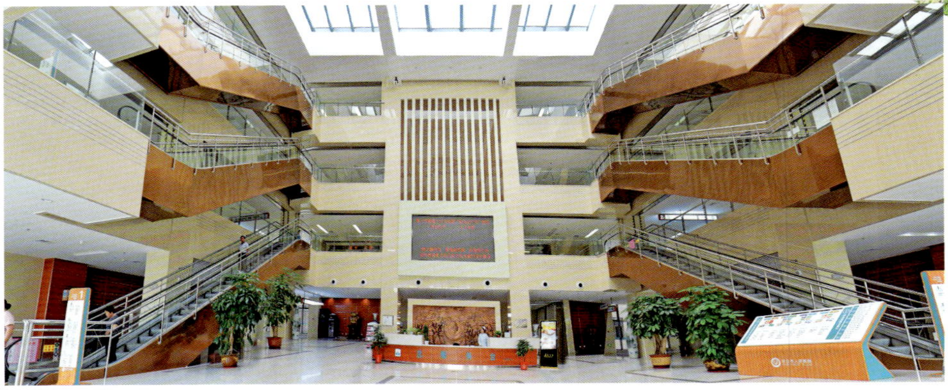

北区新院门诊大厅

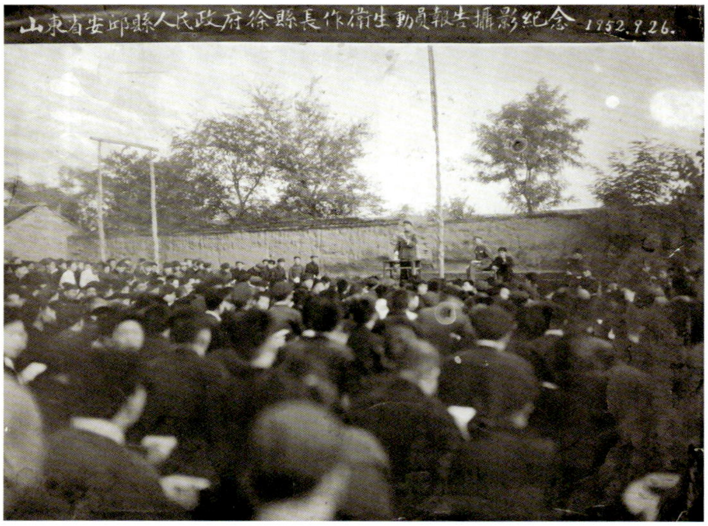

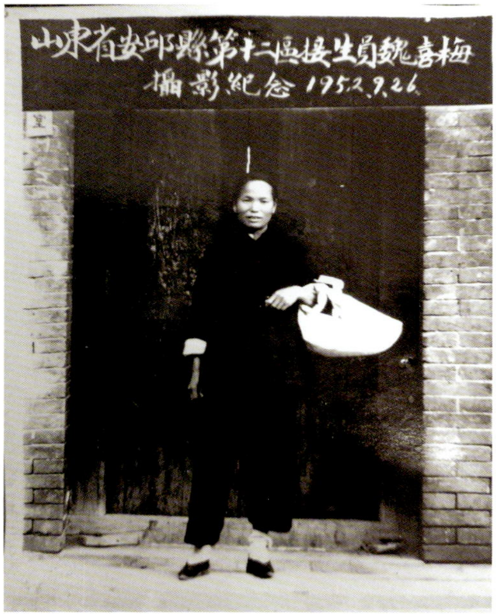

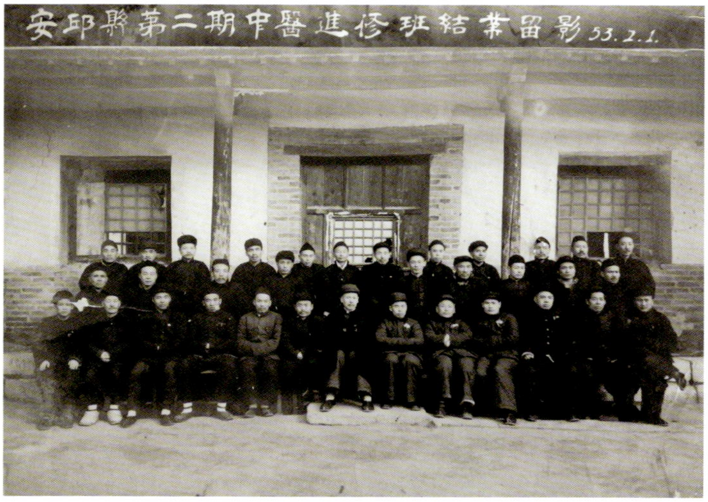

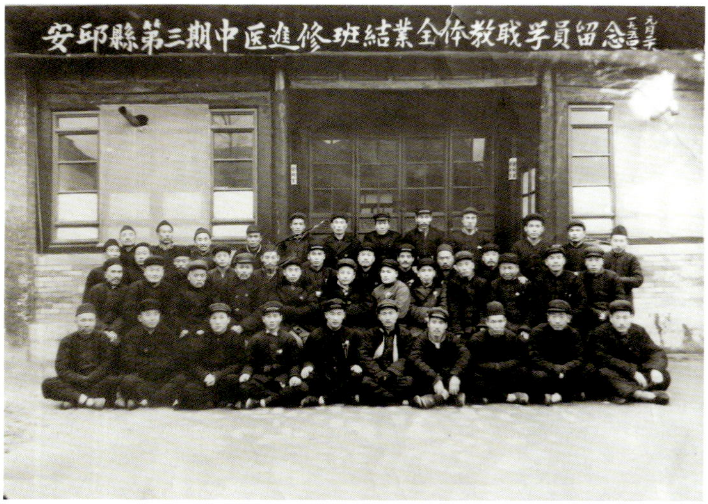

① 1952 年，安丘县卫生工作大会

② 1952 年，县卫生院培训的首批接生员

③ 1953 年 2 月，中医进修班学员在县卫生院诊室前合影

④ 1954 年，县卫生院第三期中医进修班学员合影

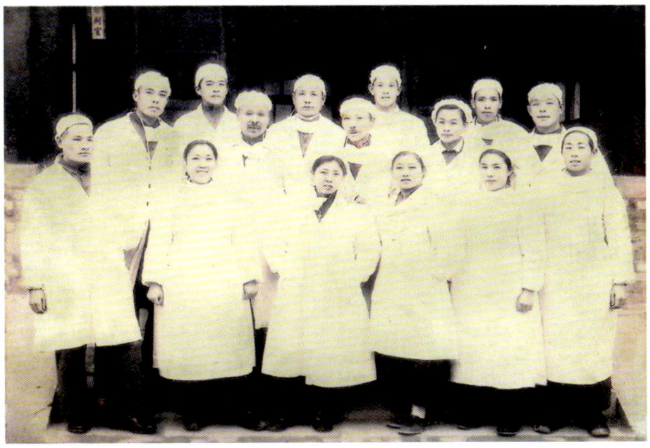

后排左起：刘成玉 李树森 李伯川 李道怀 刘善邦 文丕卿
中排左起：刘春芳 李济周 曹正华 刘爱仙 张宝庆
前排左起：颜兆荣 吕德著 郭玉兰 李素梅

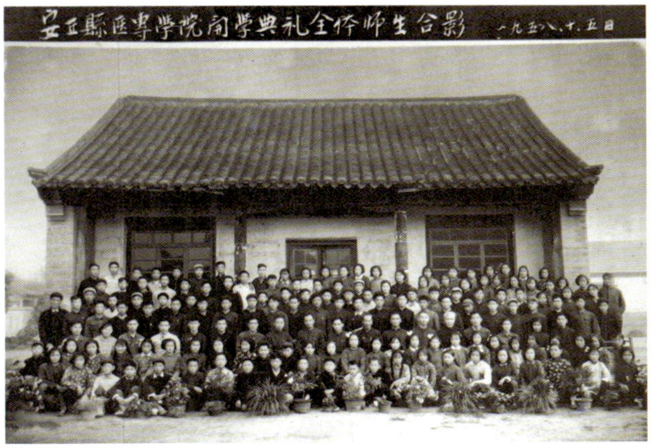

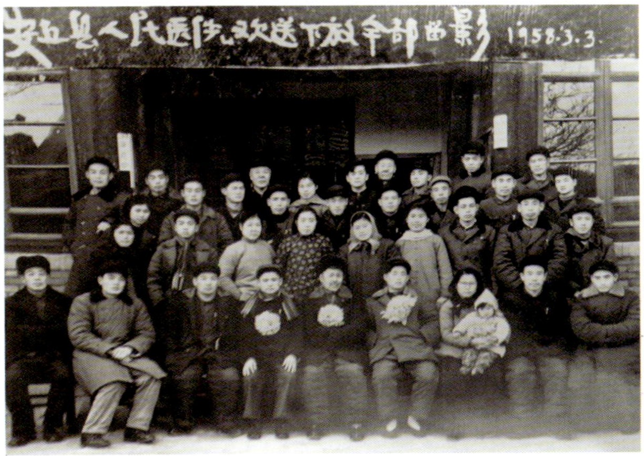

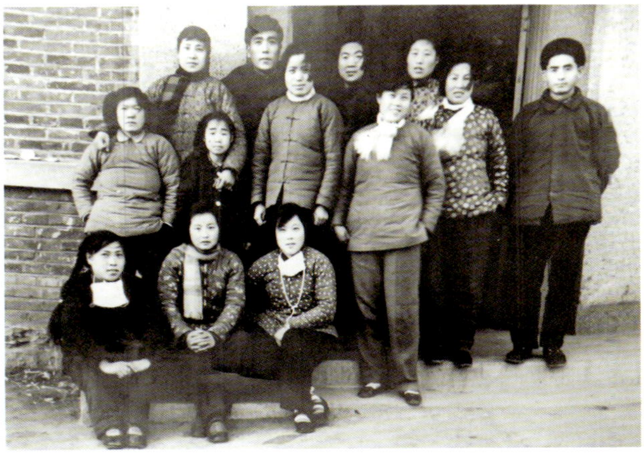

①　②
③　④

① 1954 年，安丘县卫生院部分职工在门诊前合影

② 1958 年 10 月，县医专学院师生在教室前合影

③ 1958 年 3 月，医院下放干部在门诊前合影

④ 1959 年，昌潍专区人民医院于淑华到医院帮助工作

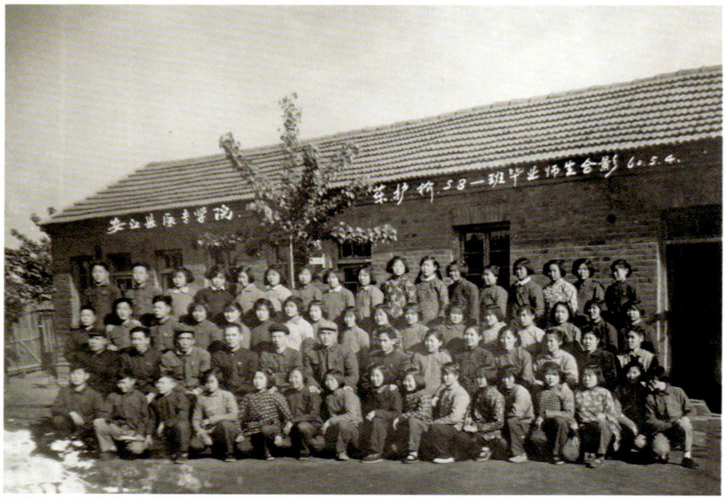

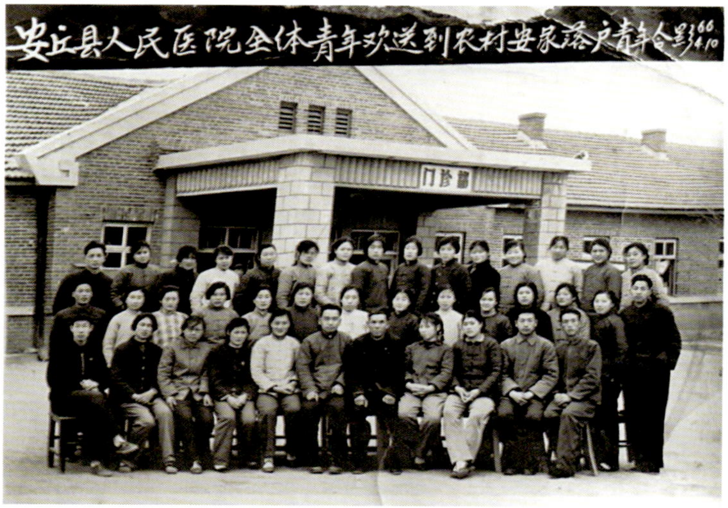

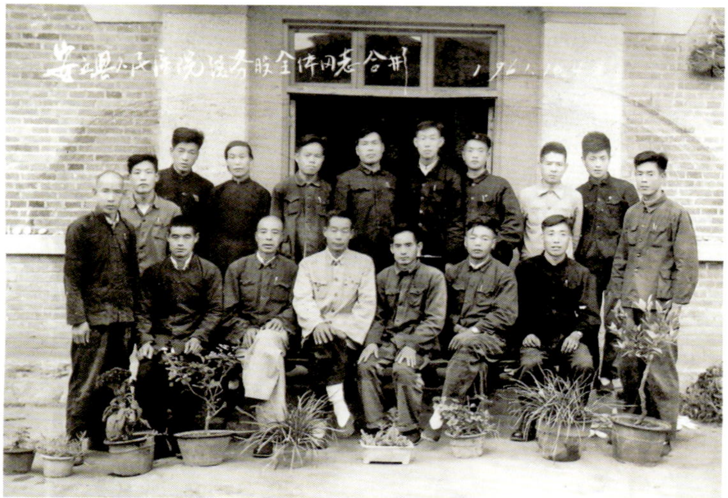

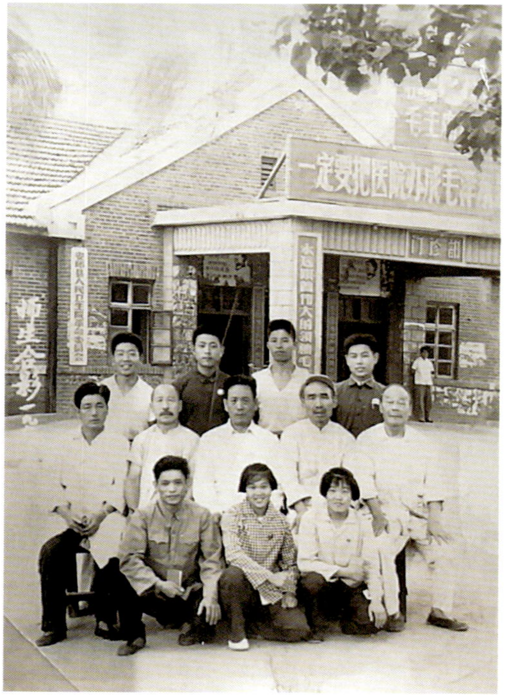

① 1960 年 5 月，安丘医专学院师生合影

② 1966 年 4 月，医院全体青年欢送到农村落户青年在门诊部前合影

③ 1961 年 10 月，医院总务股全体人员在病房前合影

④ 1968 年，医院中医学习班师生在门诊部前合影

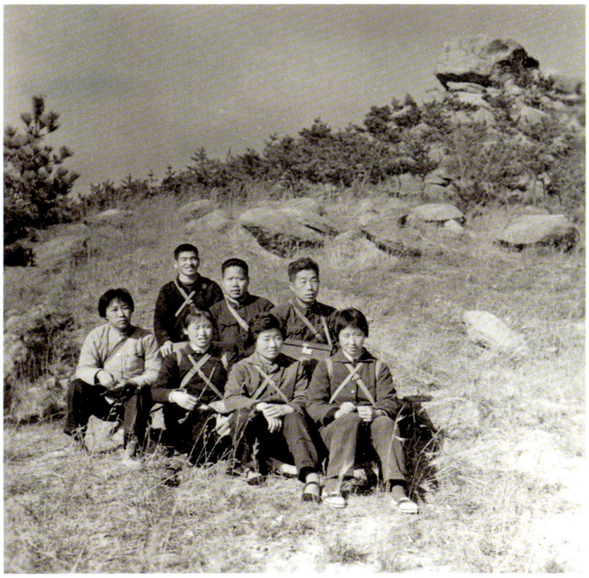

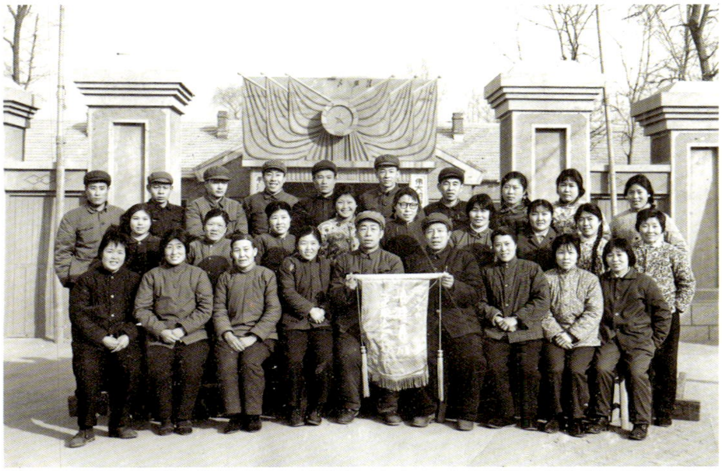

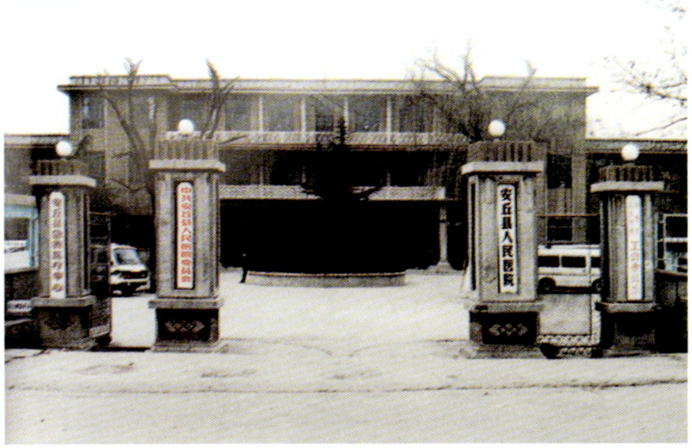

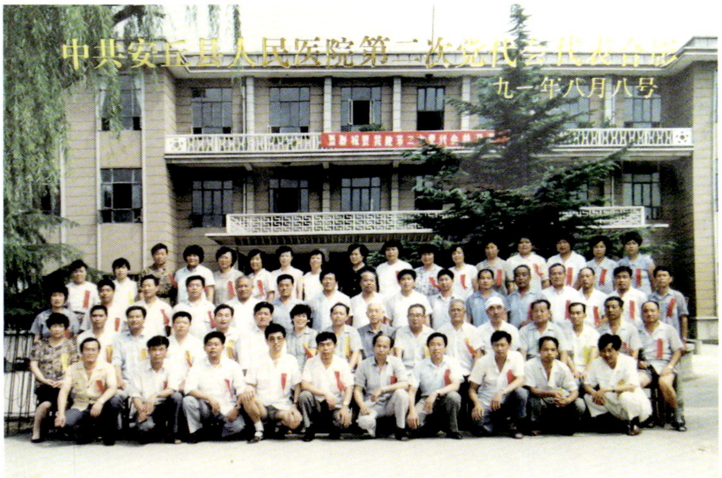

① ②

③ ④

① 1970 年，县人民医院医疗队深入山区巡回医疗

② 1976 年，医院部分职工在门诊部前合影

③ 1978 年 8 月，医院启用的门诊楼

④ 1991 年 8 月，医院第二次党代会代表在门诊楼前合影

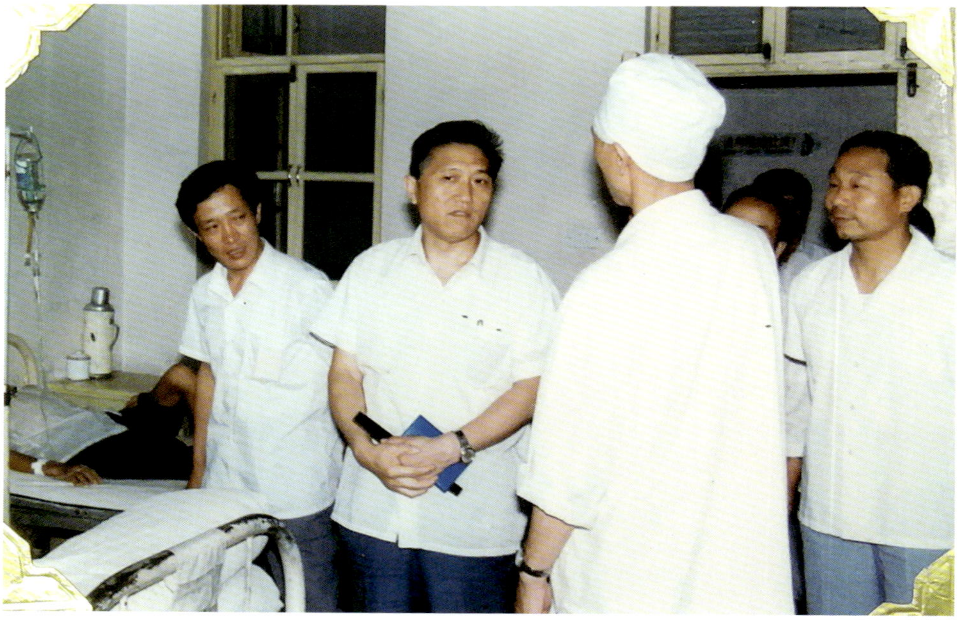

1987 年 6 月，山东省卫生厅厅长张植萍（左二）到医院考察

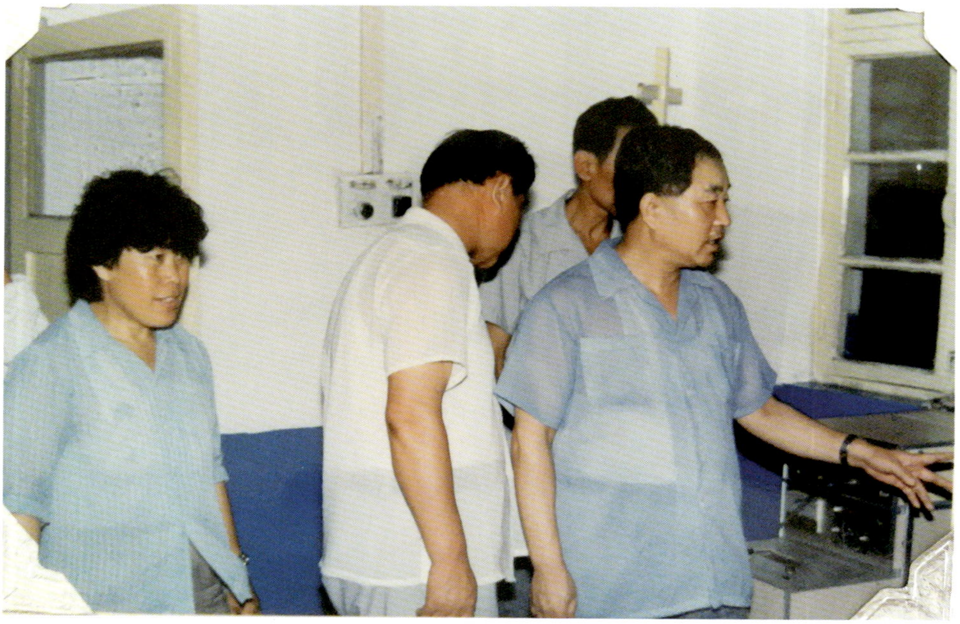

1988 年 7 月，山东省卫生厅副厅长高佳堂（右一）到医院考察

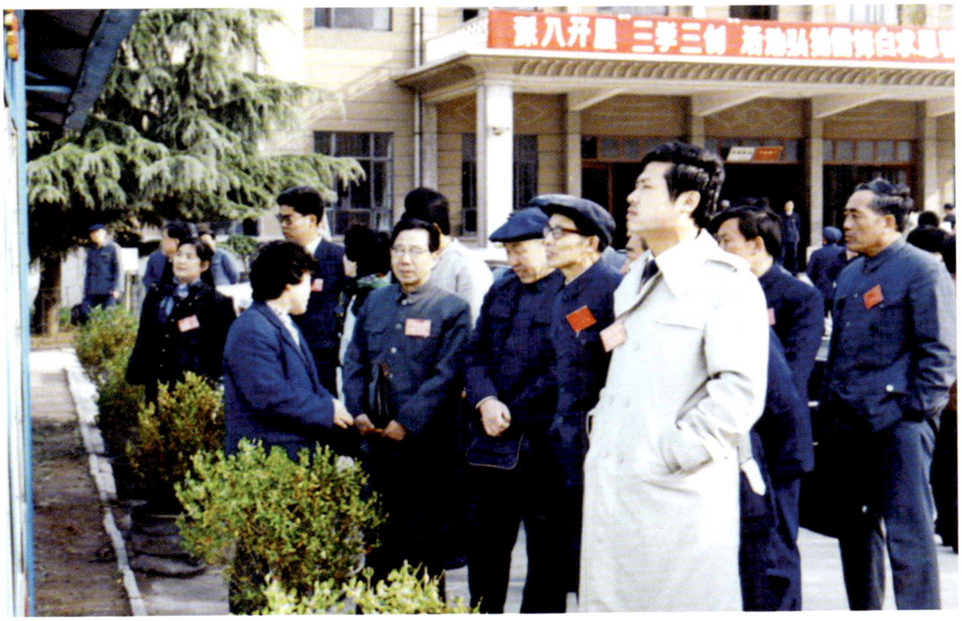

1990 年 4 月，出席山东省“三学三创”经验交流会的上级领导到医院参观

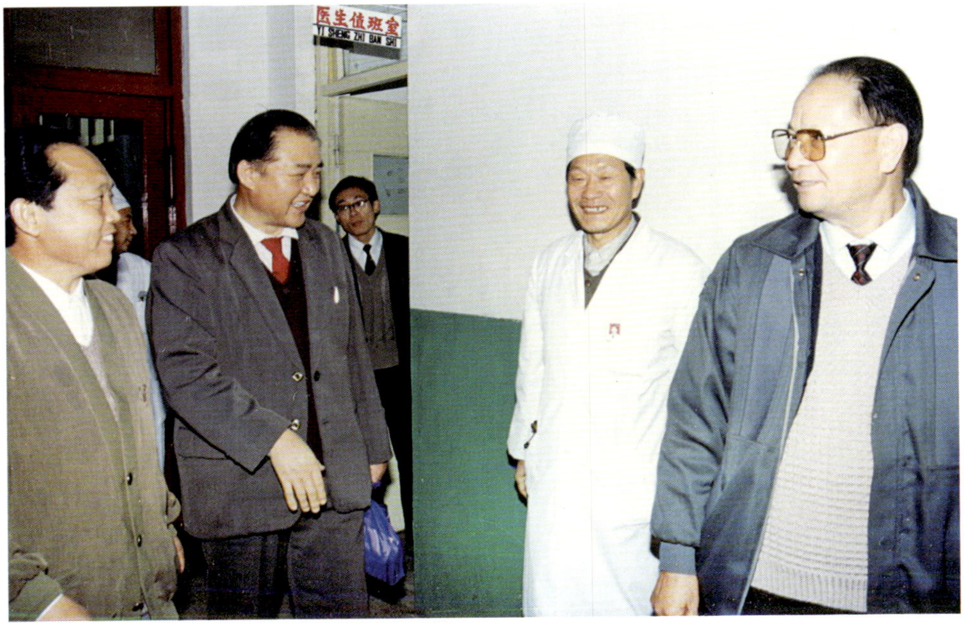

1990 年 10 月，山东省卫生厅厅长张青林（右一）到医院考察工作

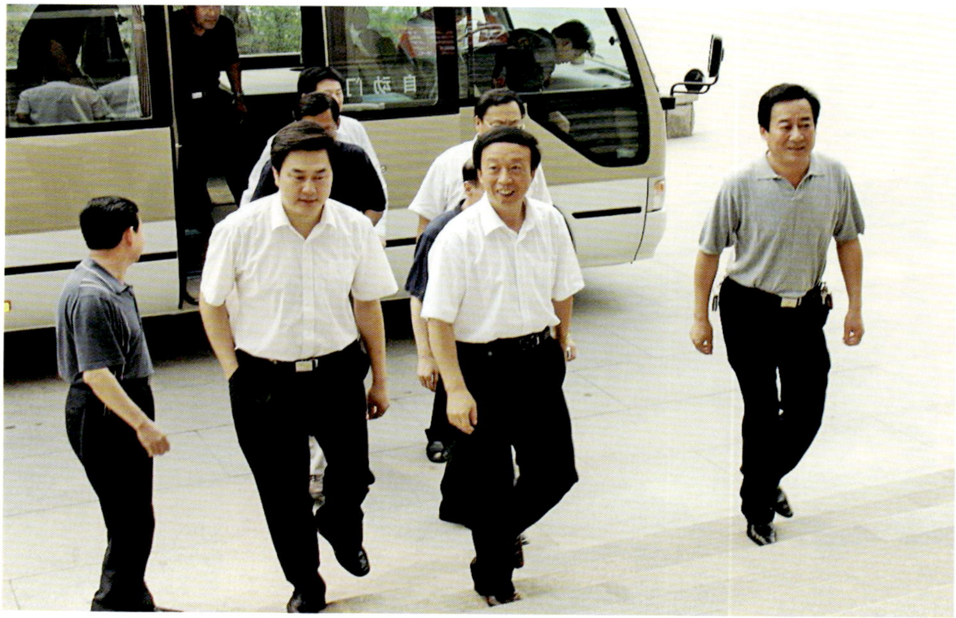

2005 年 7 月，山东省卫生厅厅长王天瑞（右二）到医院考察新农合工作

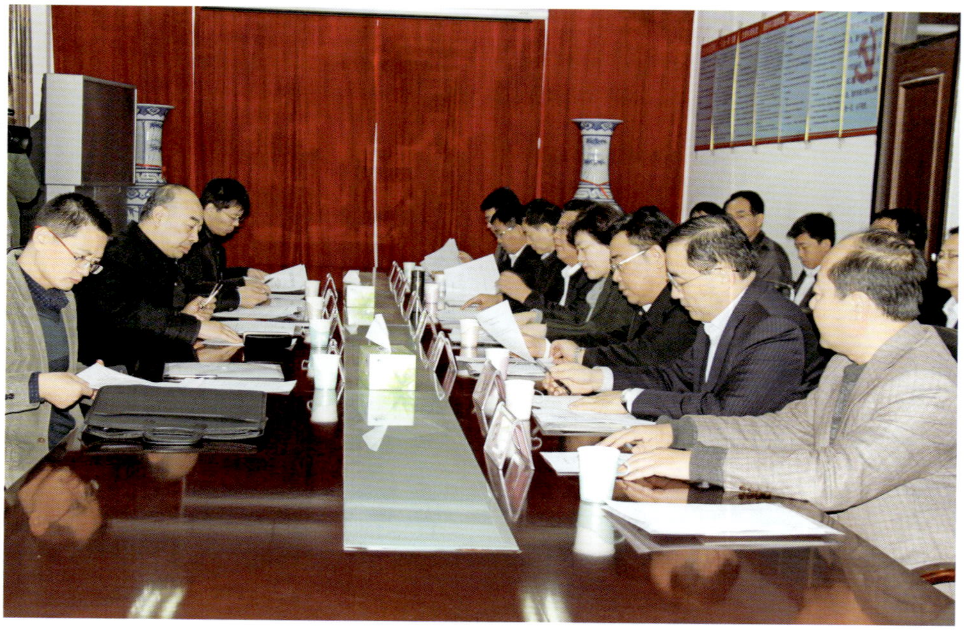

2013 年 11 月 27 日，山东省卫生厅厅长刘奇（左二）到医院调研医疗卫生机构改革情况

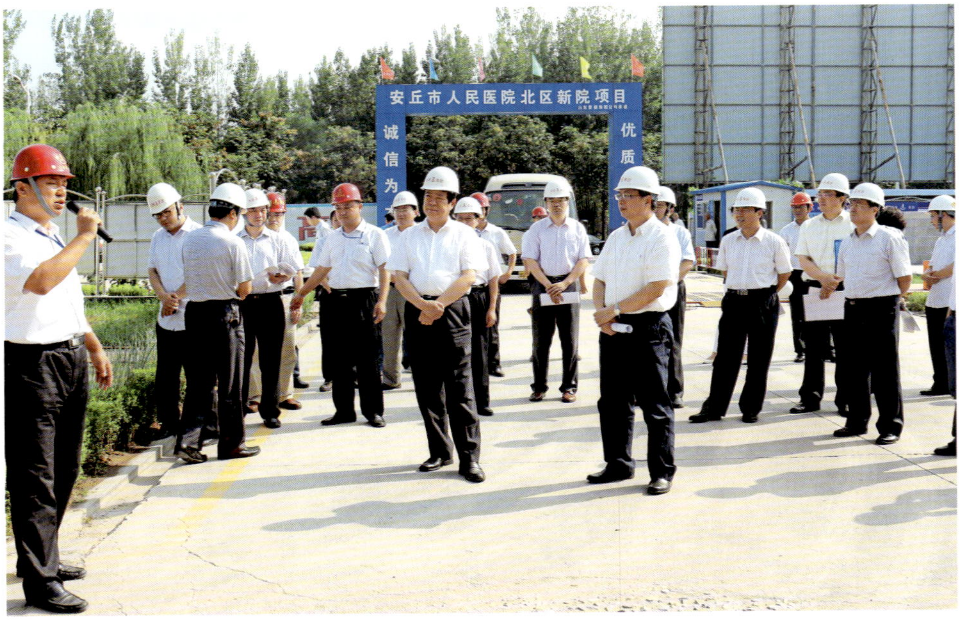

2014年8月，国家食品药品监督管理总局副局长孙咸泽（右六）在安丘市委书记刘兴明（右八）陪同下到医院考察

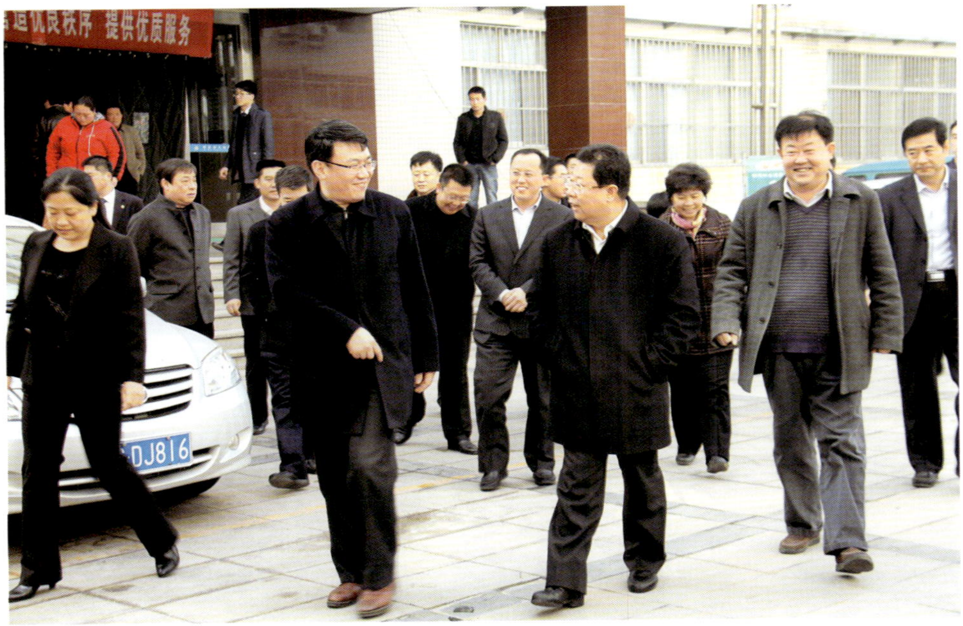

2015年2月，中共安丘市委副书记、市长桑福岭（右四）到医院调研

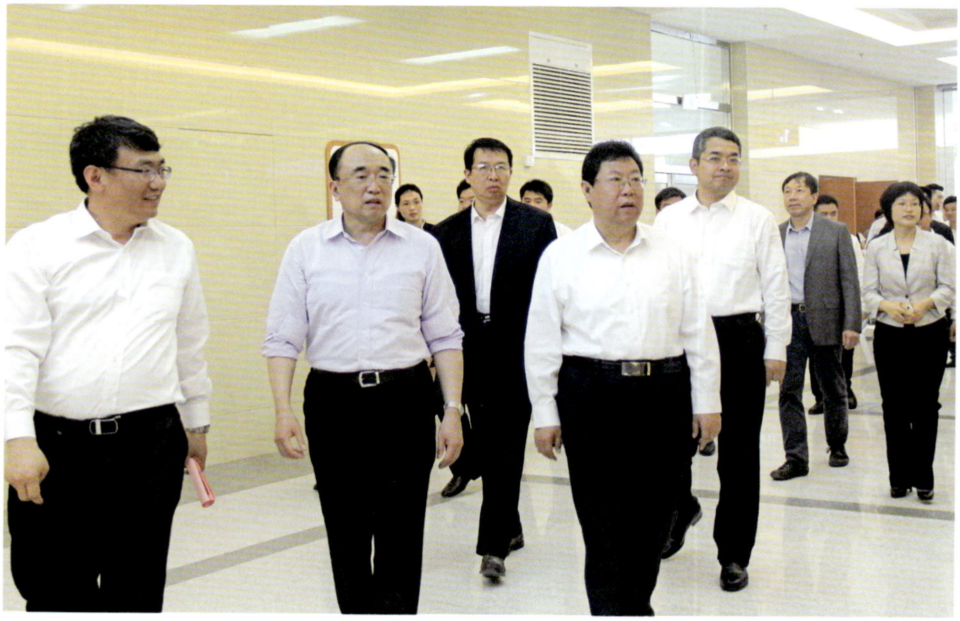

2016 年 5 月，安丘市委、市政府领导陪同于金明院士（左二）考察医院工作

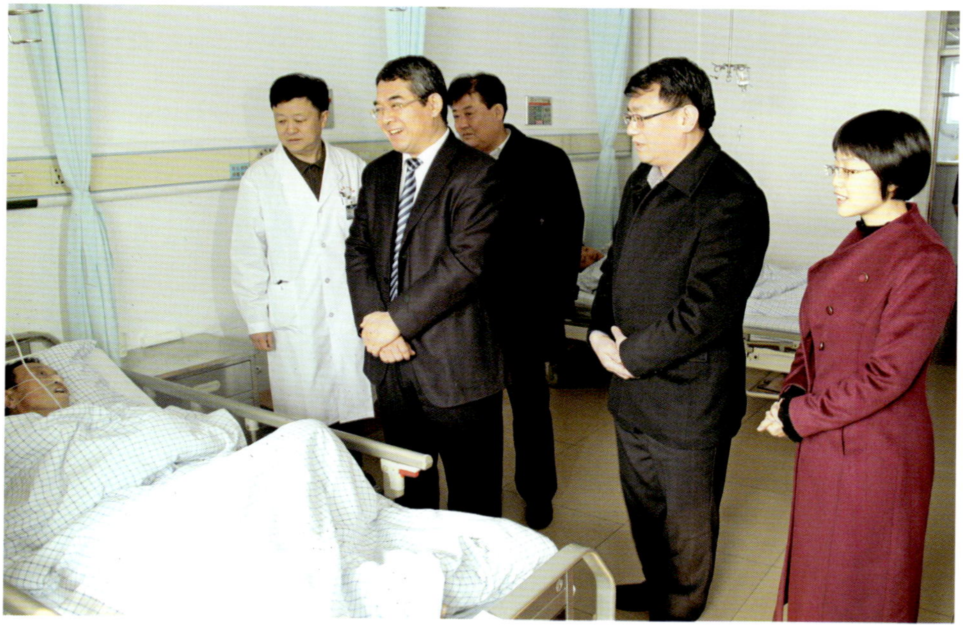

2017 年 4 月，安丘市市长杜建华（左二）、副市长邱海芳（右一）慰问住院患者

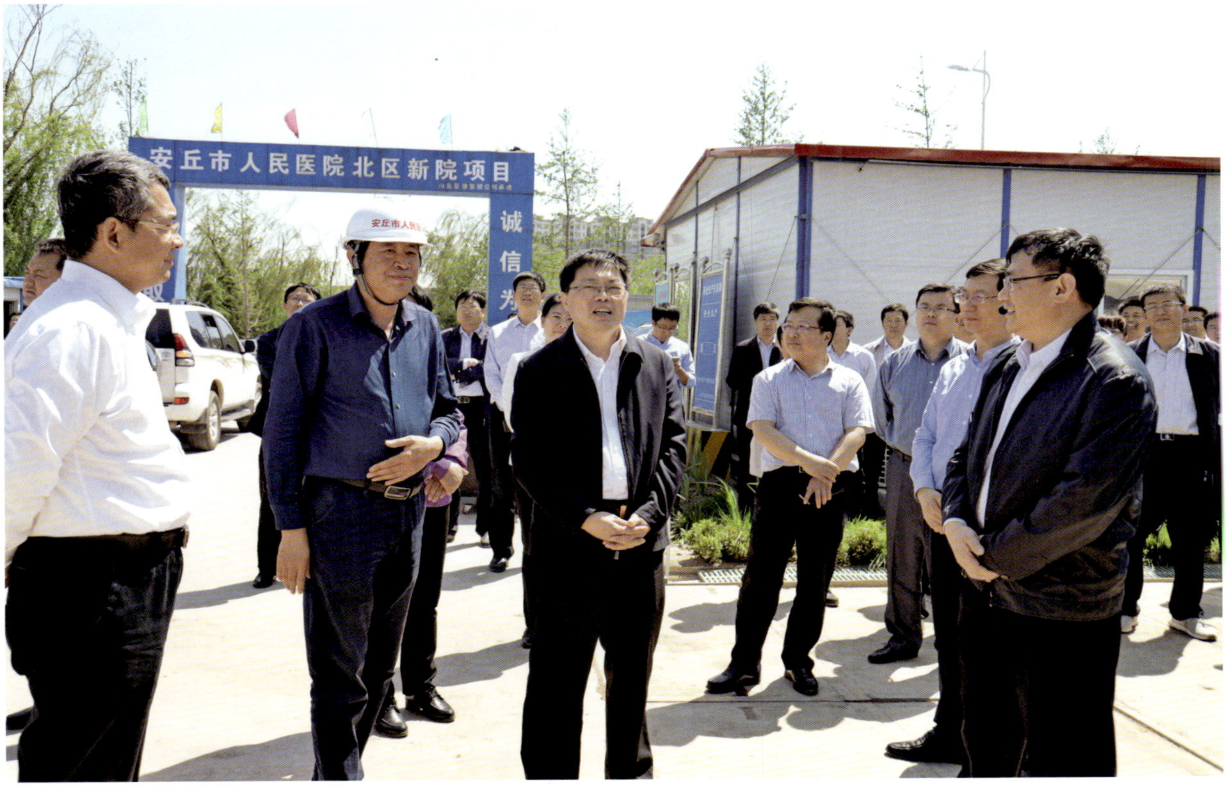

2017年4月，中共安丘市委书记李新阁（左三）调研北区新院建设

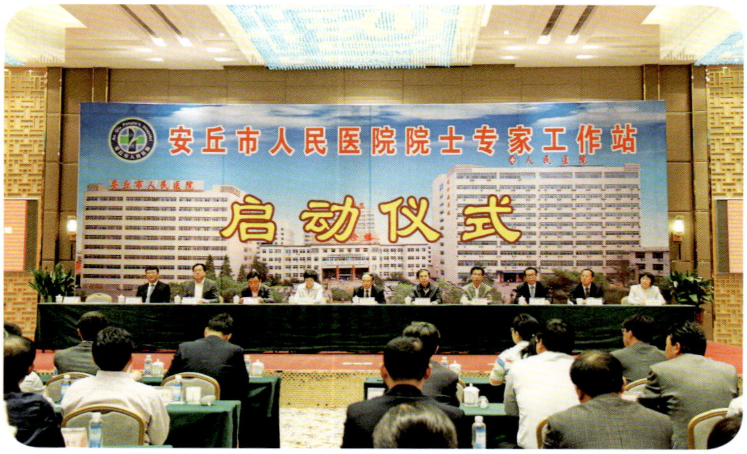

2014 年 5 月，安丘市人民医院院士专家工作站启动仪式

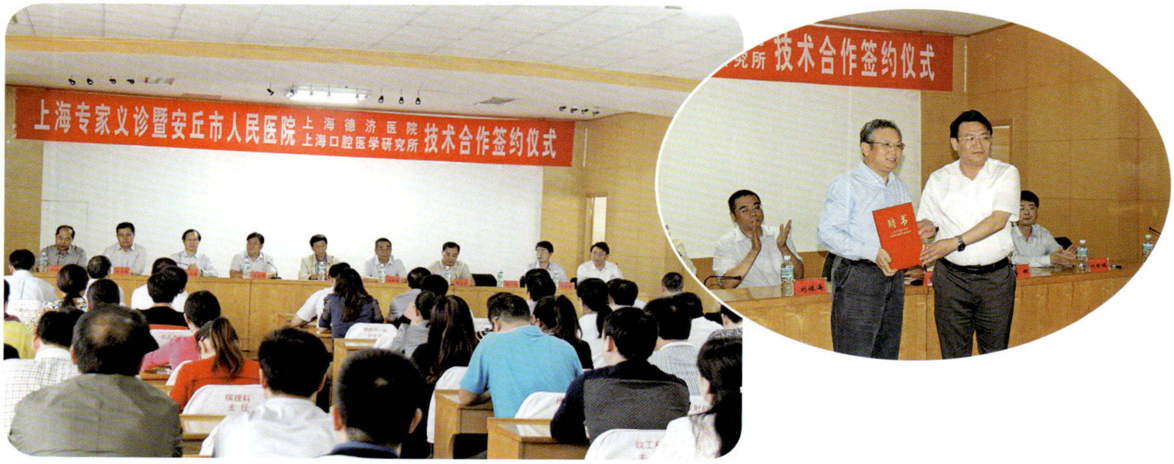

2014 年 9 月，上海专家义诊暨安丘市人民医院与上海德济医院、上海口腔医学研究院技术合作签约仪式在安丘市人民医院举行，并为专家代表马兆鑫教授（右图左二）颁发聘书

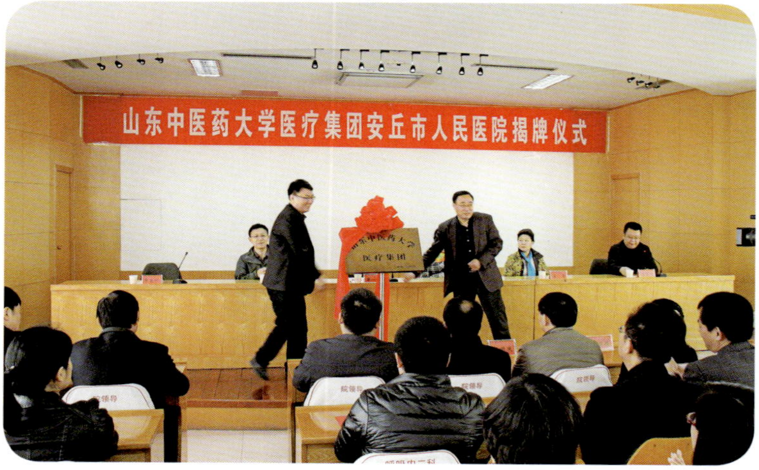

2015 年 3 月，山东省中医药大学医疗集团安丘市人民医院揭牌仪式

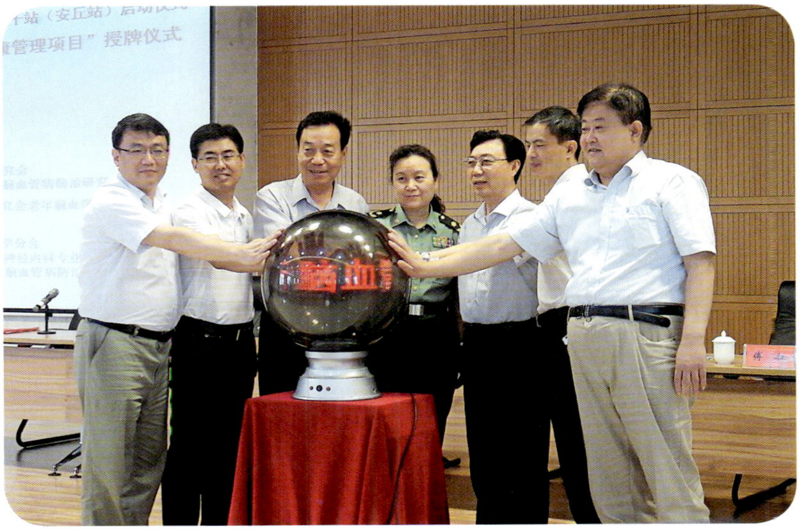

2016 年 8 月，“脑血管健康中国行”全国公益活动第十站（安丘站）启动仪式

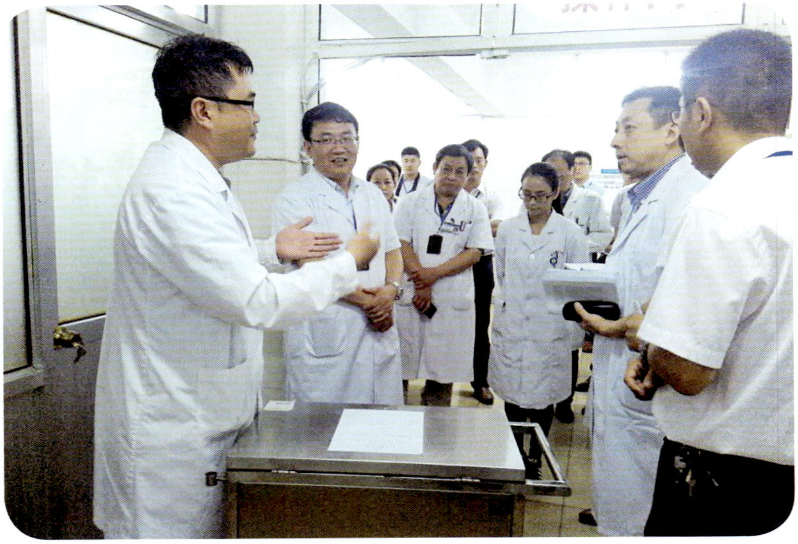

2016 年 8 月，省级医疗专家到医院进行技术指导

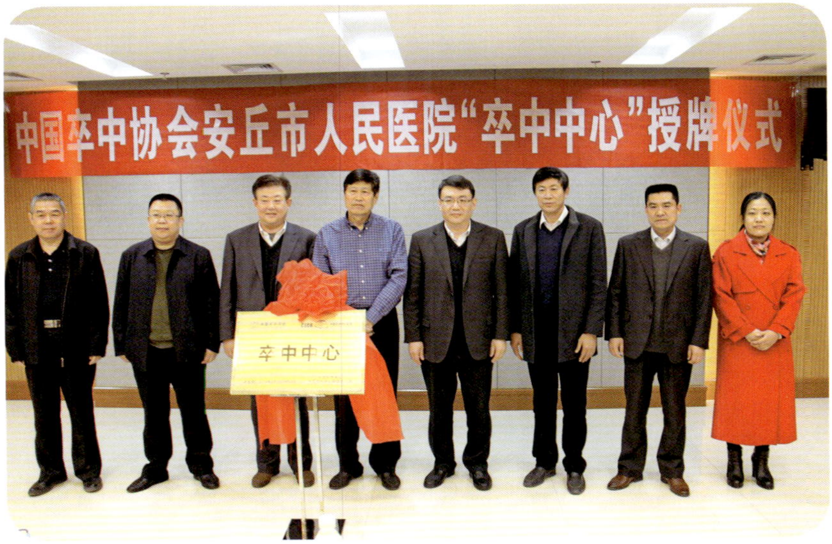

2016 年 12 月，中国卒中协会、安丘市人民医院“卒中中心”授牌仪式

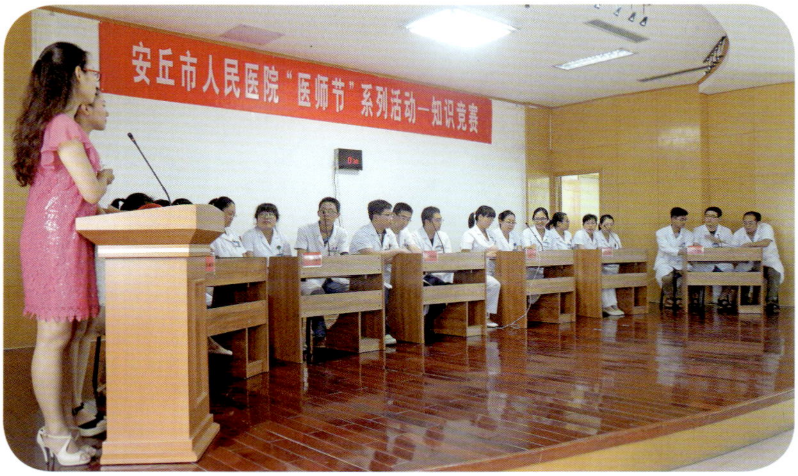

2014年6月，安丘市人民医院医师节知识竞赛

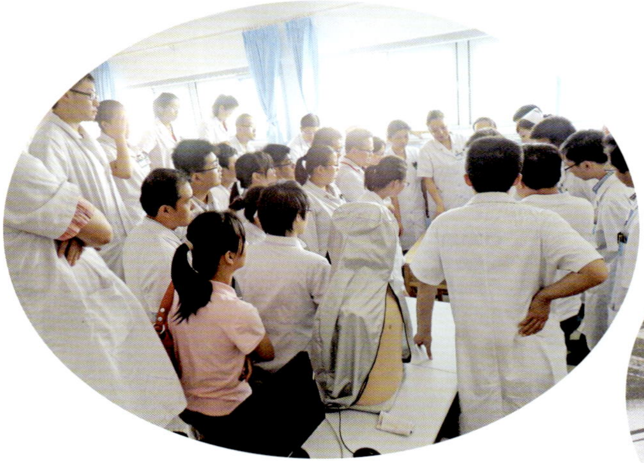

2013年9月，医院气管插管培训

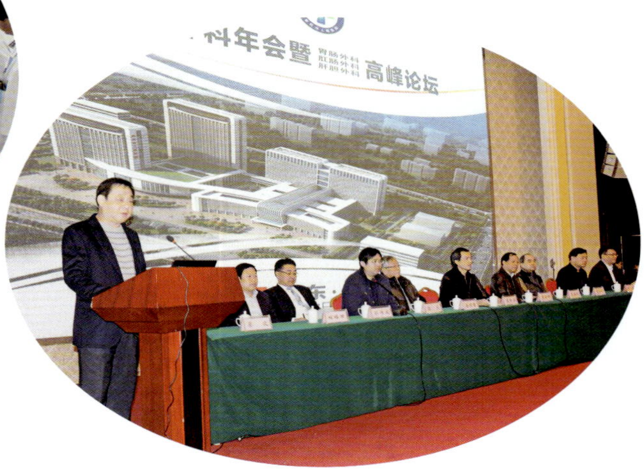

2015年11月，潍坊市普外科年会在安丘市人民医院召开

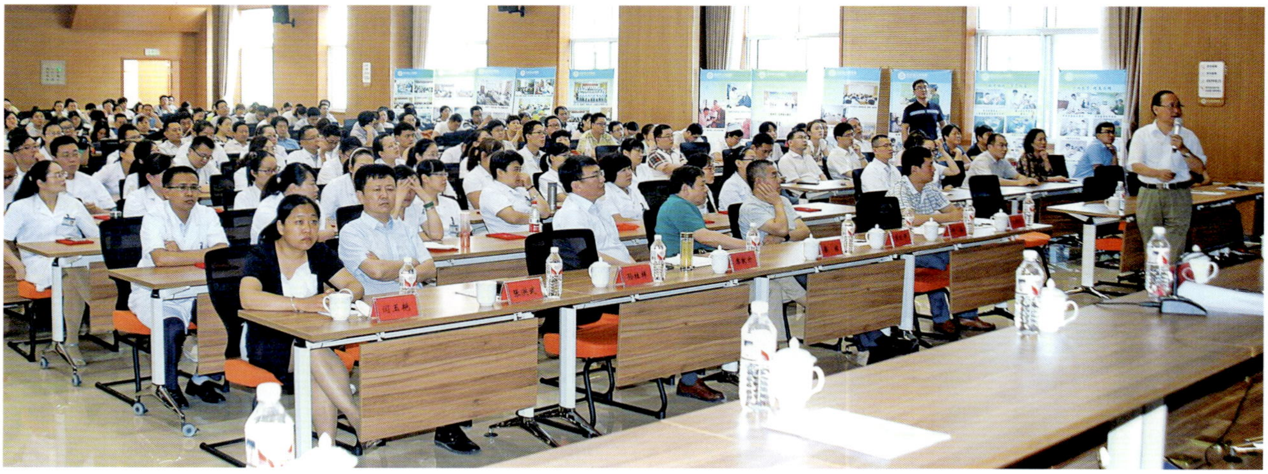

2016年6月，医院管理培训

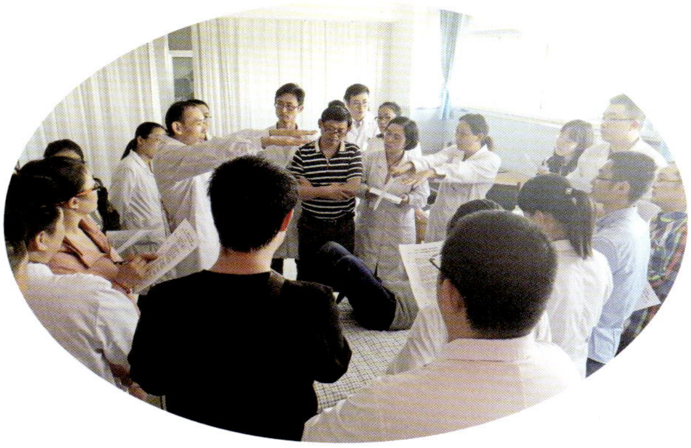

专家传帮带

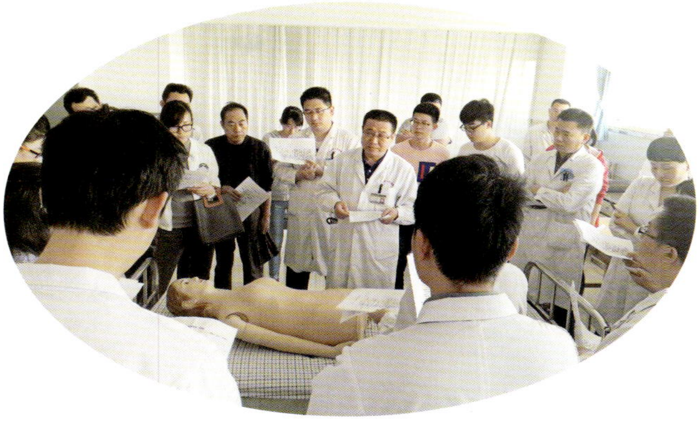

集中授课

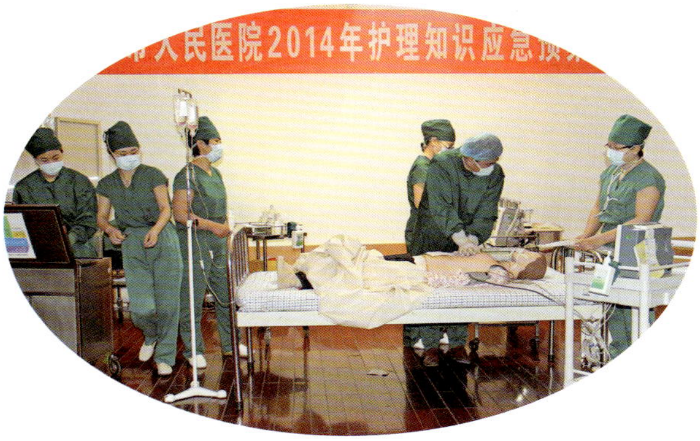

护理演练

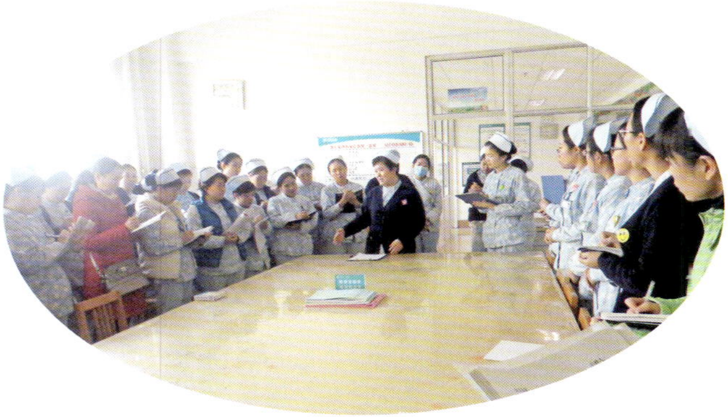

护理培训

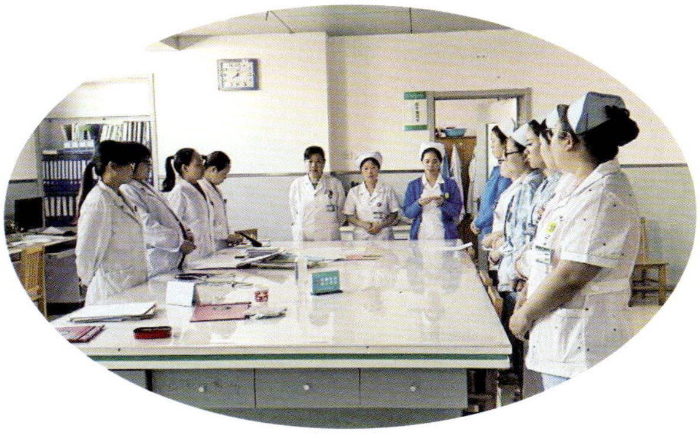

班前护理晨会

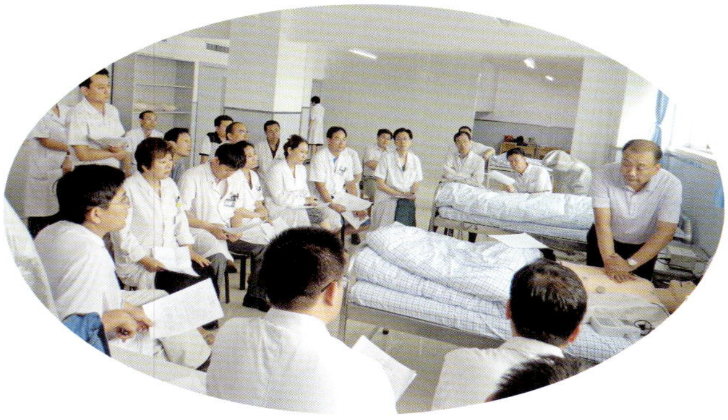

现场示范

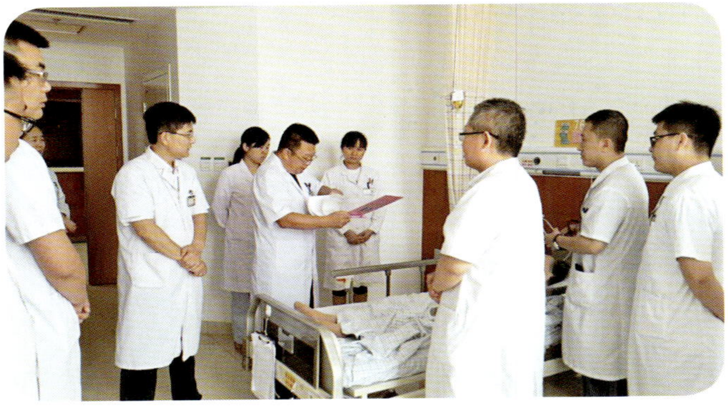

专家查房

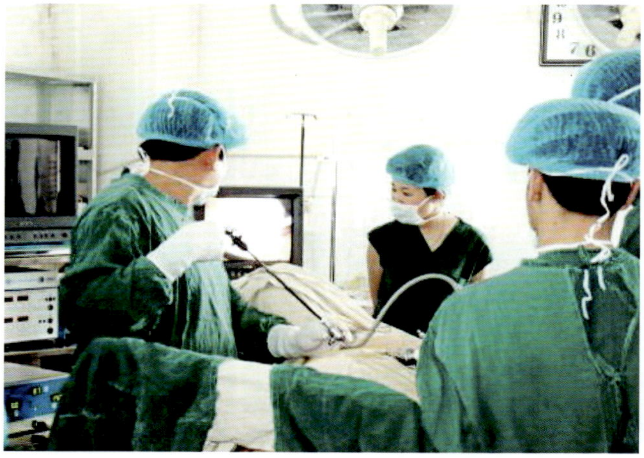

2000 年 11 月，普外科首例腹腔镜手术

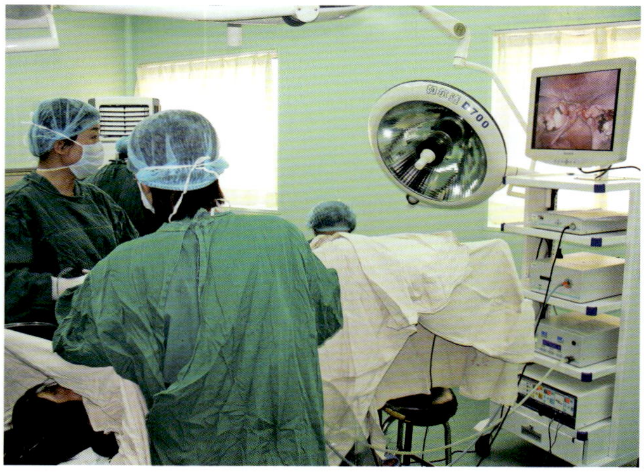

2010 年 3 月，妇科腹腔镜手术

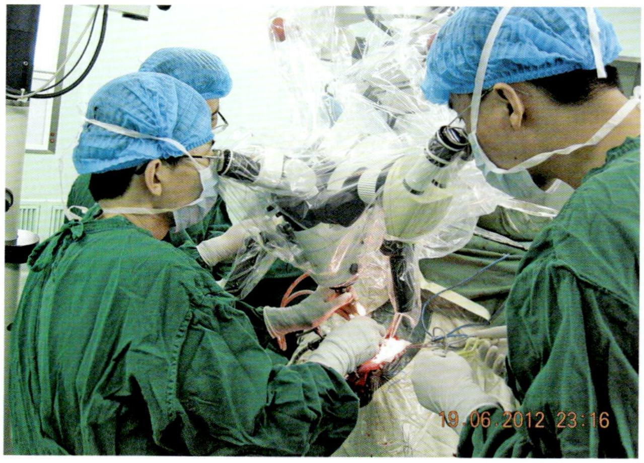

2012 年 6 月，神经外四科三叉神经痛微血管减压术

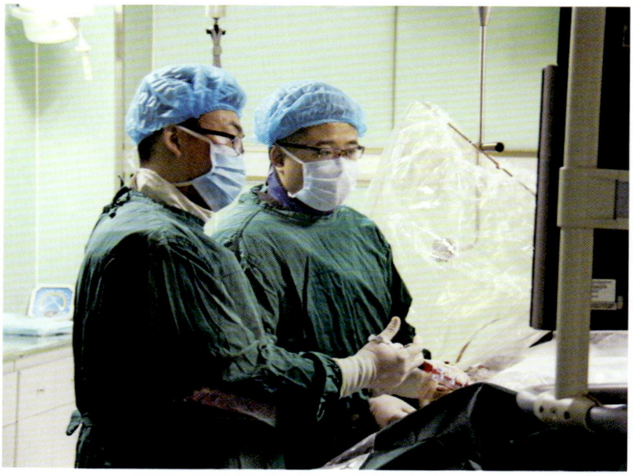

2013 年 2 月，心内科心脏冠状动脉介入手术

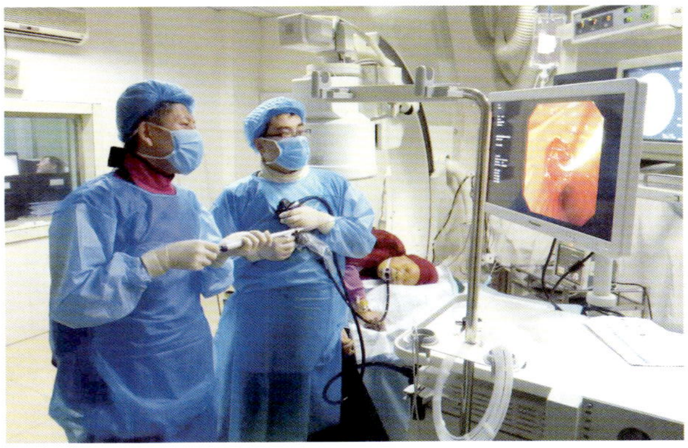

2014 年 1 月，消化内科经内镜逆行胰胆管造影术

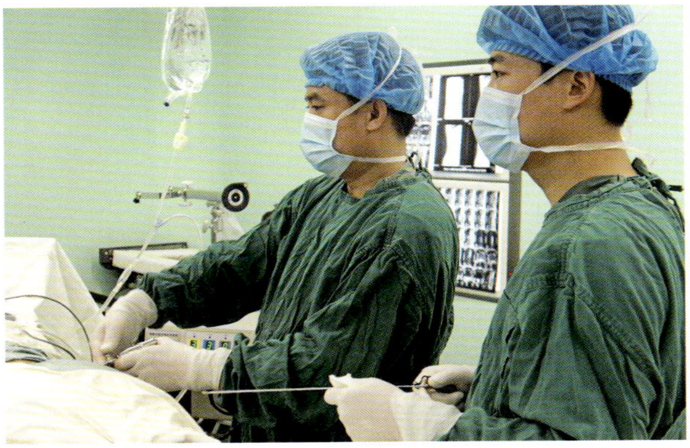

2014 年 6 月，脊柱外科椎间孔镜手术

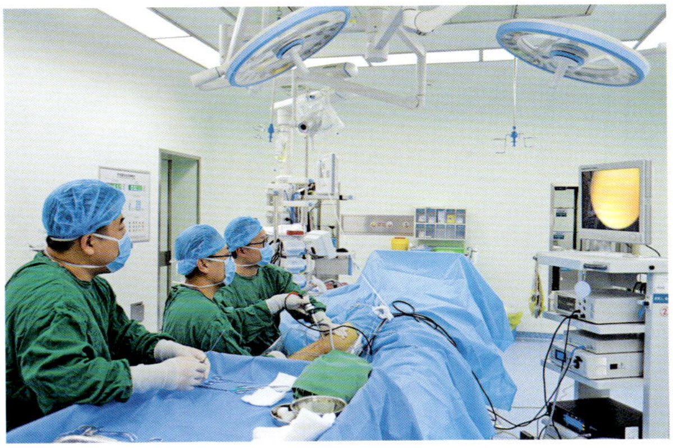

2016 年，关节外科关节镜手术

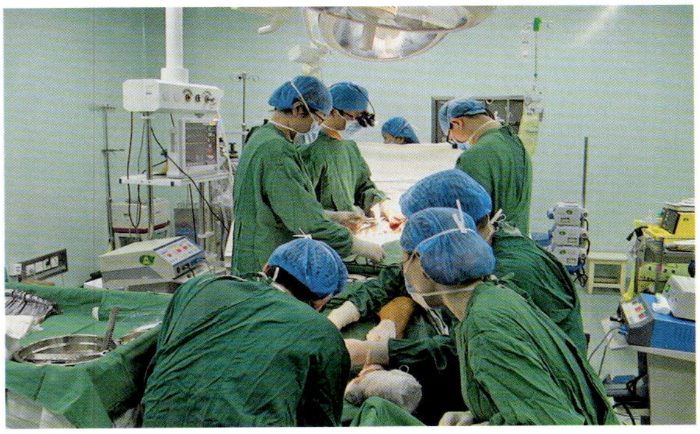

2016 年，胸外科冠脉心脏搭桥手术

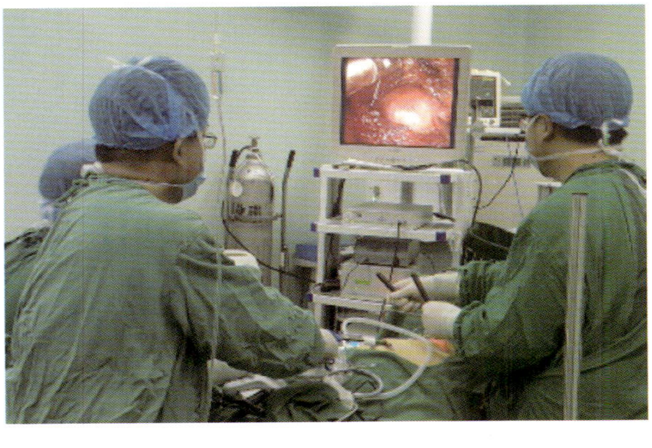

2016 年 9 月，甲状腺乳腺外科首例甲状腺腔镜手术

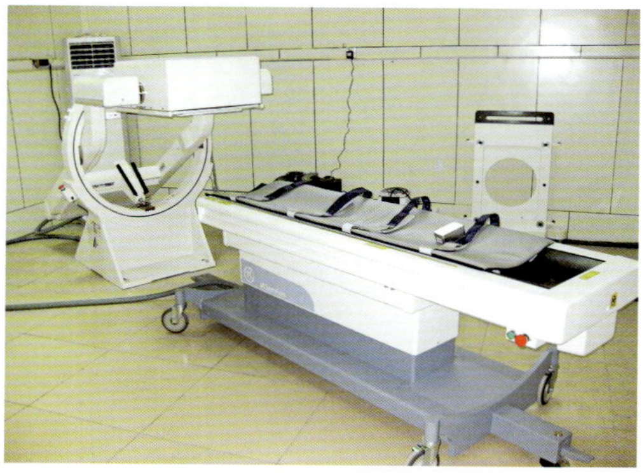

ECT 设备（2009 年 5 月购）

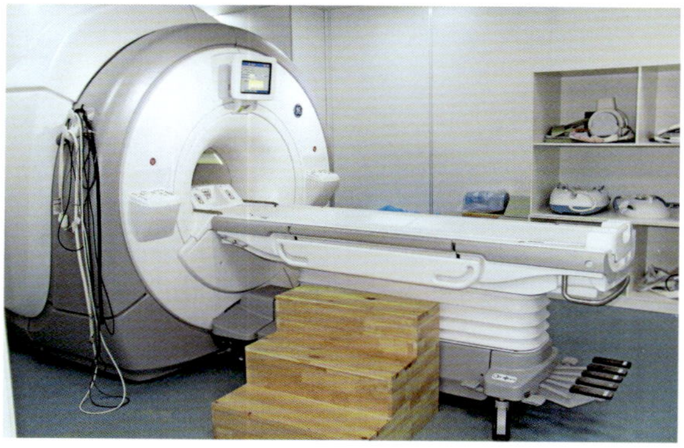

GE MR750 3.0T 磁共振（2013 年 7 月购）

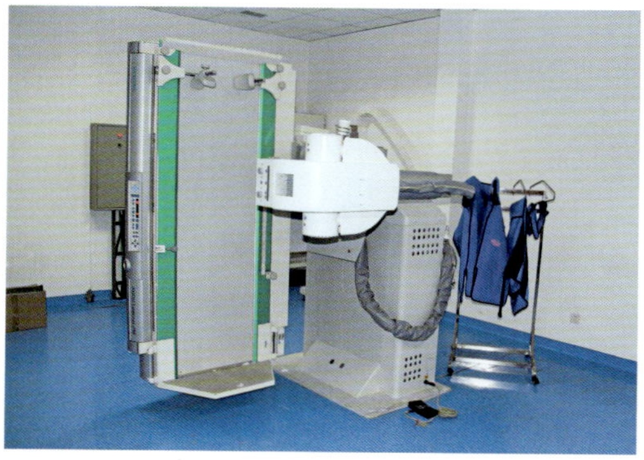

放射科数字胃肠机（2013 年 7 月购）

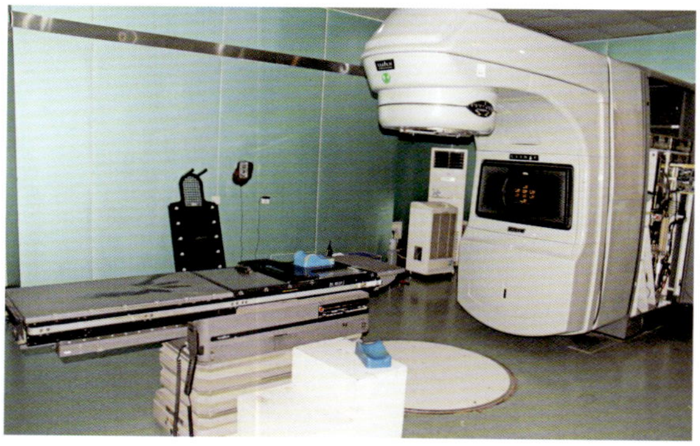

放疗直线加速器（2013 年 7 月购）

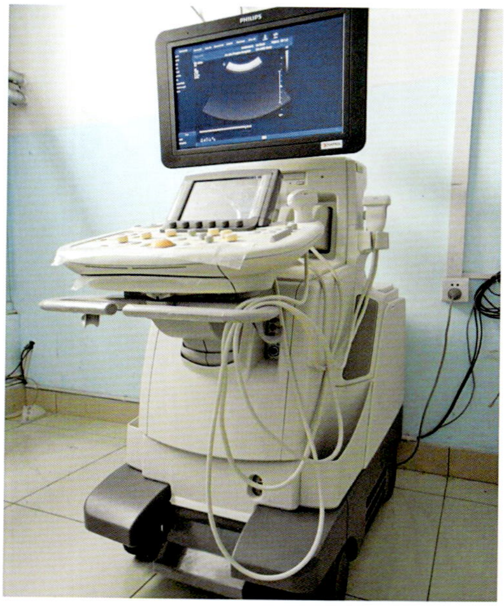

腹部彩超（2013 年 9 月购）

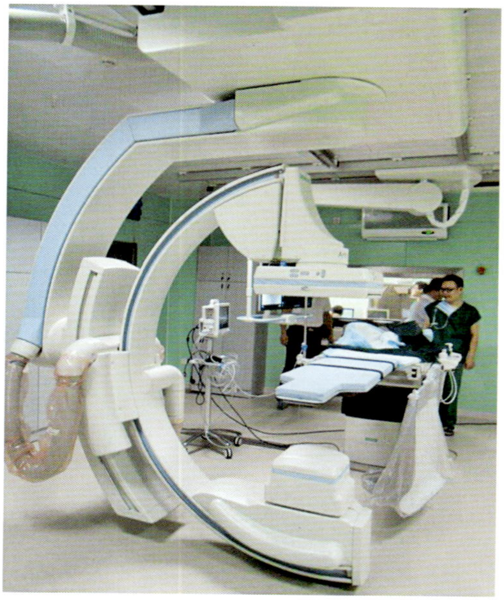

介入科血管造影机（2014 年 8 月购）

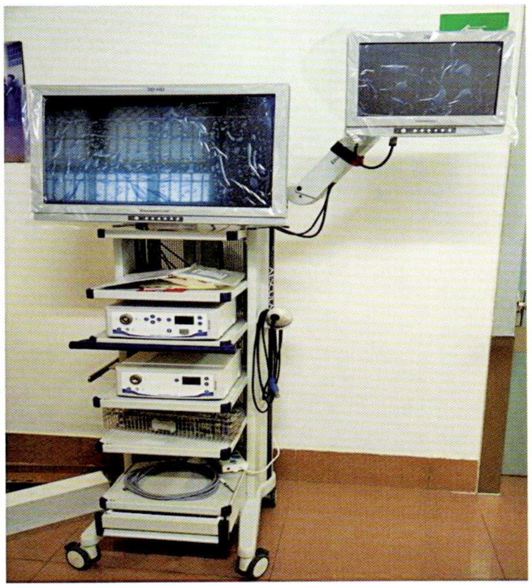

3D 腹腔镜（2016 年 11 月购）

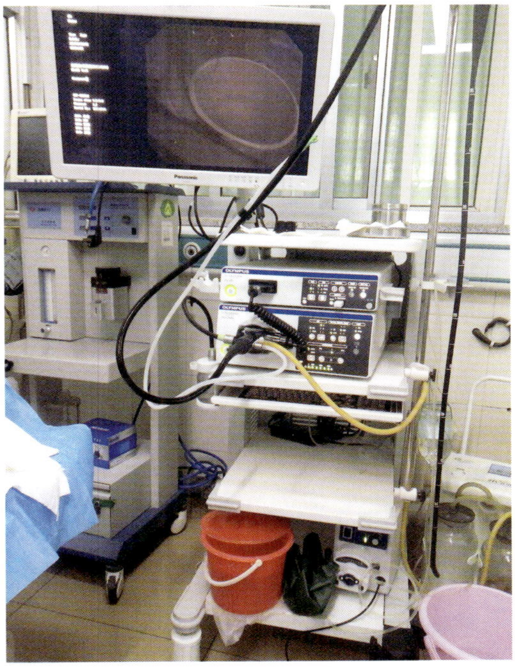

高清电子胃肠镜（2015 年 12 月购）

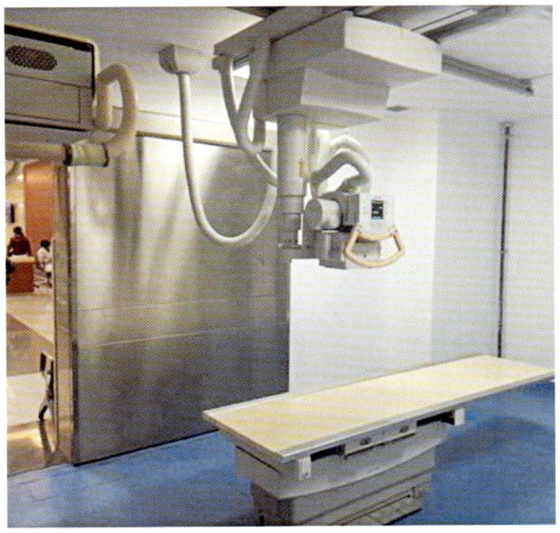

北区新院放射科数字化医用 X 射线摄像系统（2016 年购）

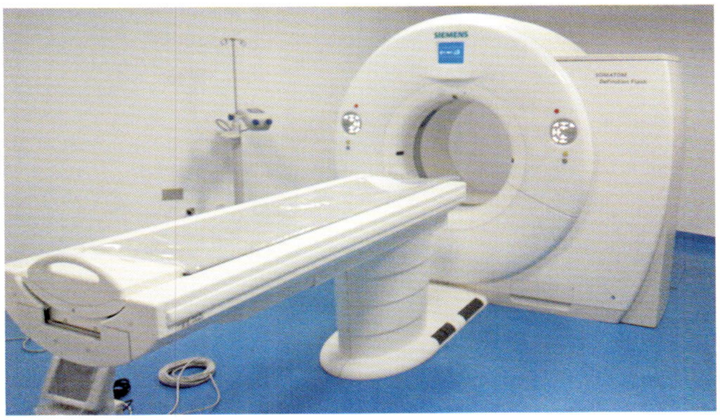

北区新院双源 CT（2016 年 4 月购）

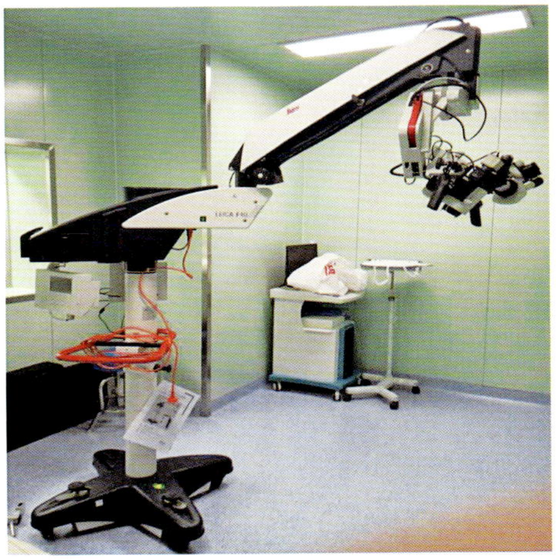

北区新院手术显微镜（2016 年购）

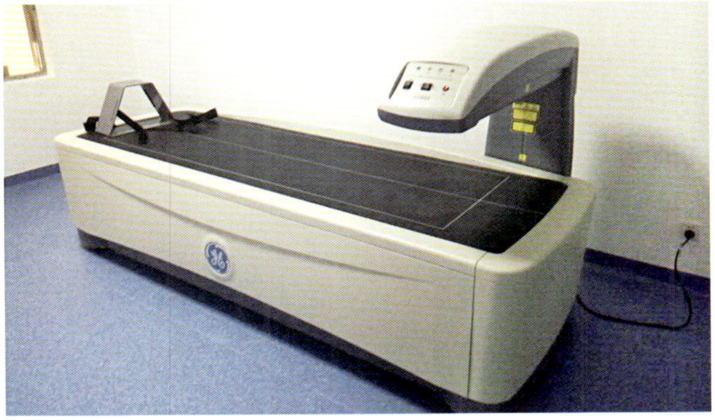

北区新院骨密度仪（2016 年购）

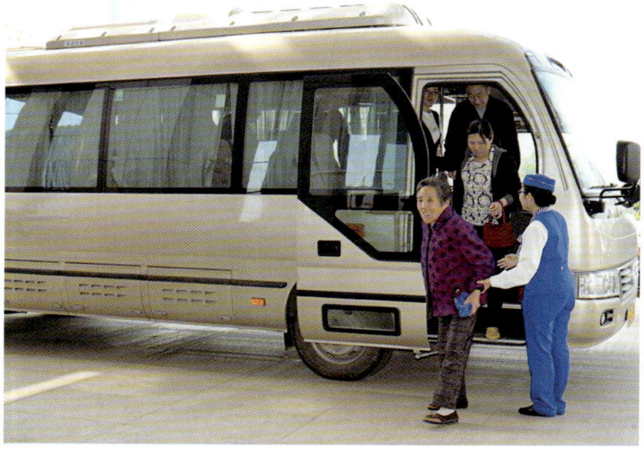

2016年，医院摆渡车免费接送患者及家属

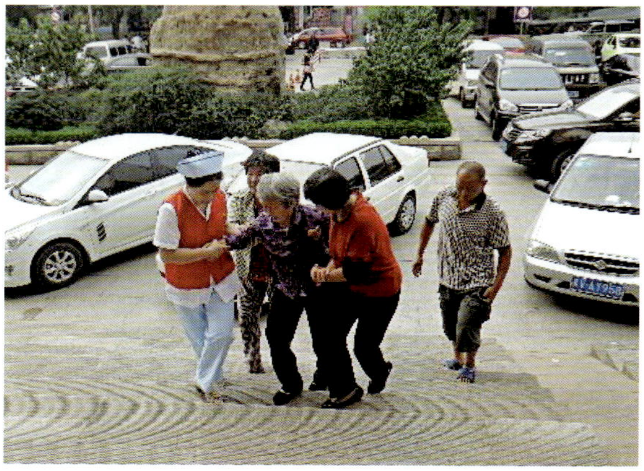

小心搀扶

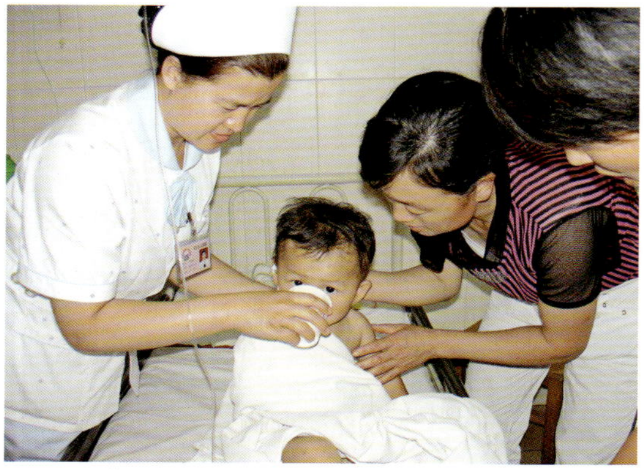

呵护有加

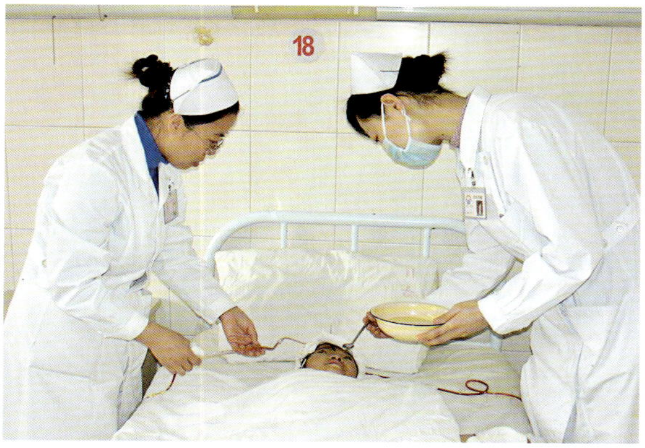

无微不至

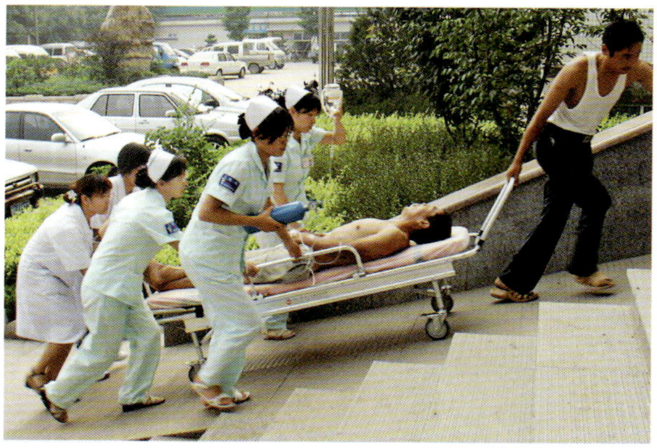

争分夺秒

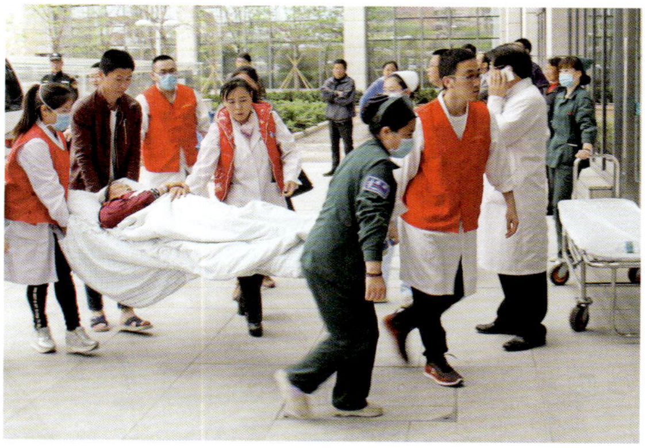

接送病人

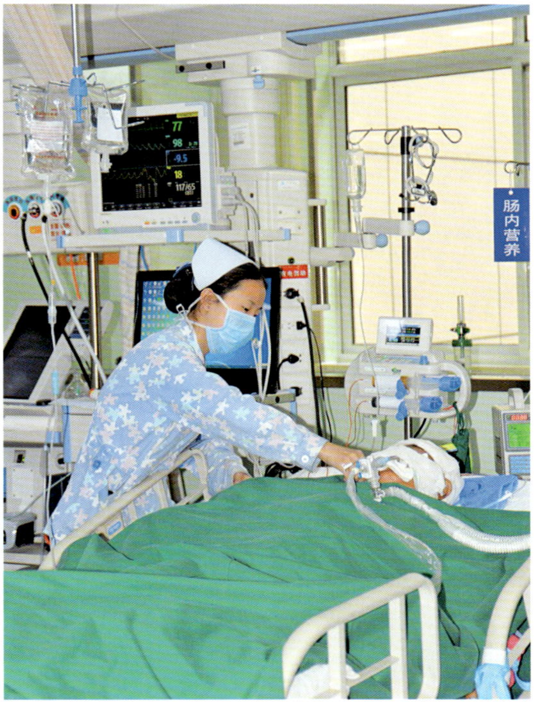

精心护理

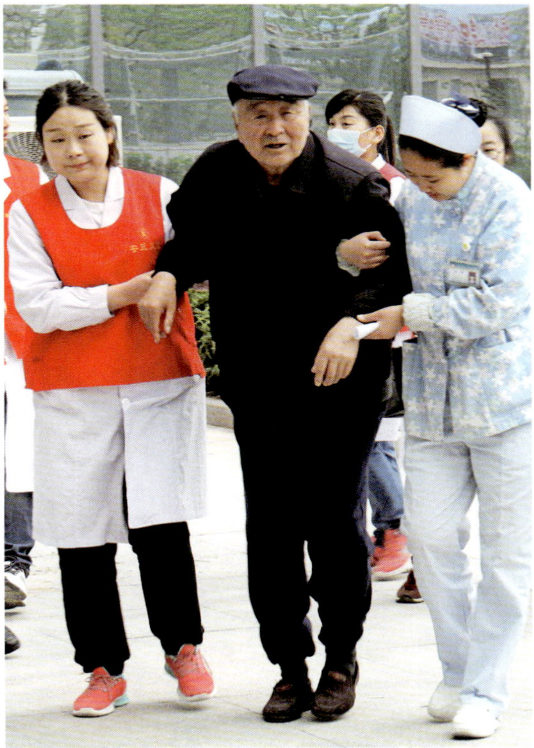

陪同检查

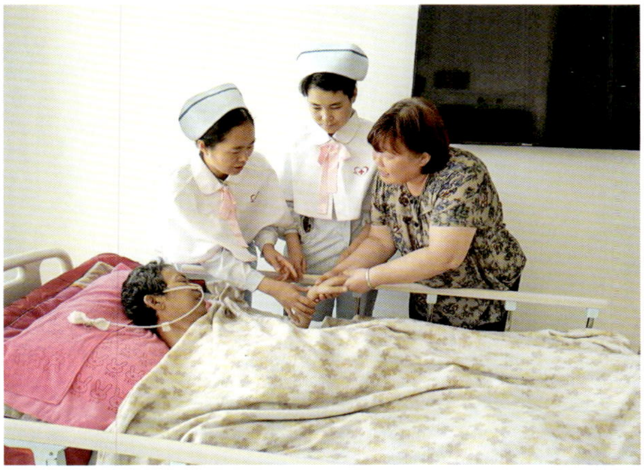

耐心叮嘱

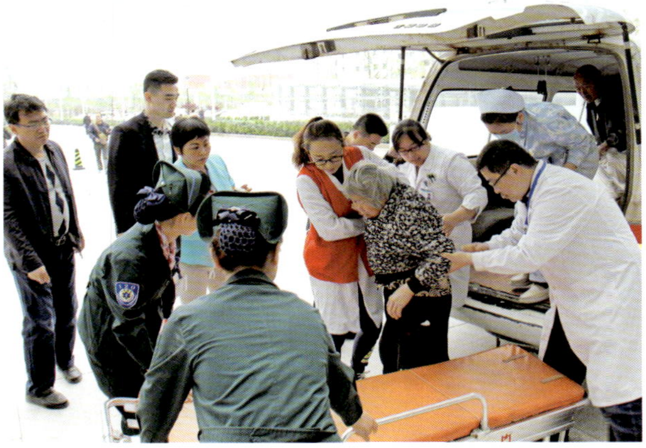

视同亲人

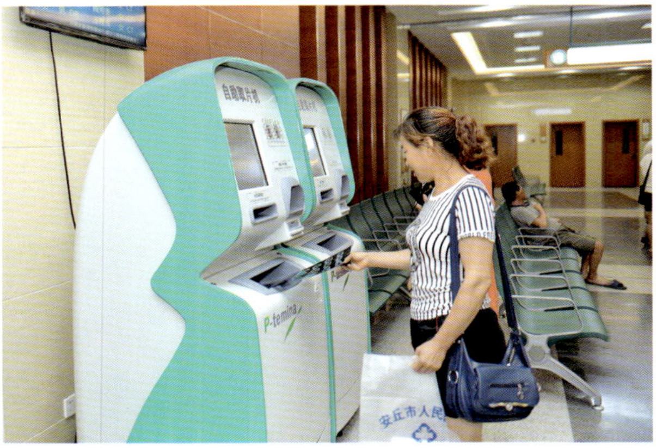

自助取片

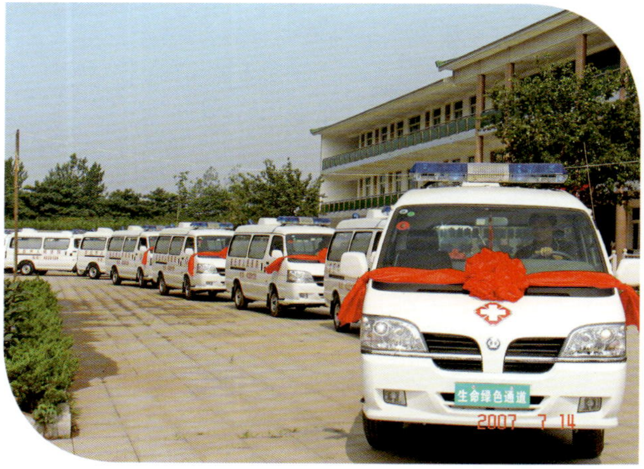

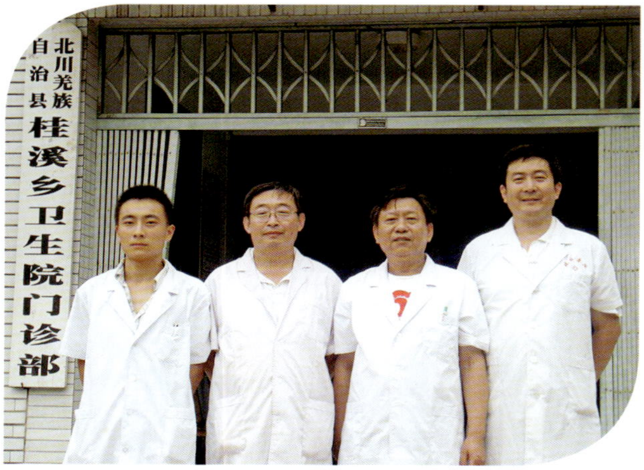

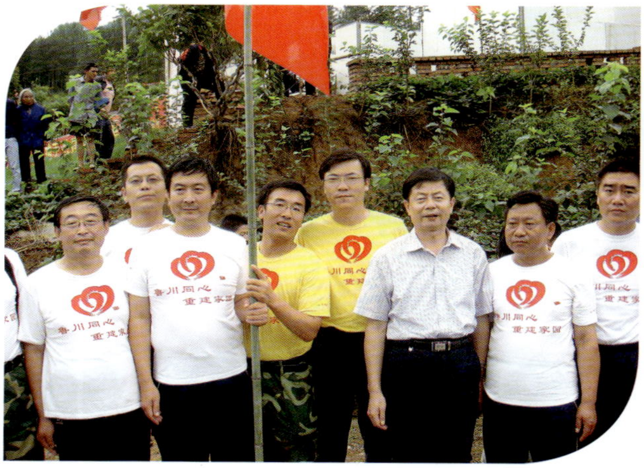

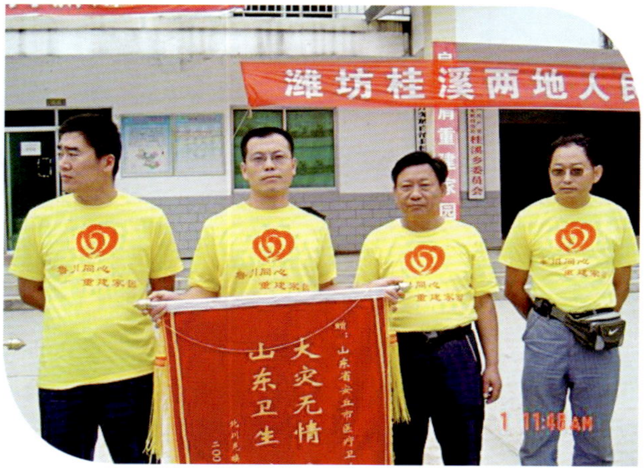

① ②

③ ④

① 2007 年 7 月，安丘市人民医院将 23 辆救护车免费赠送基层医院

② 2008 年 8 月，安丘市人民医院援川医疗队在地震灾区合影

③ 2008 年 8 月，山东省卫生厅厅长包文辉（右三）与医院援川医疗卫生人员合影

④ 2008 年 10 月，来自灾区的感谢

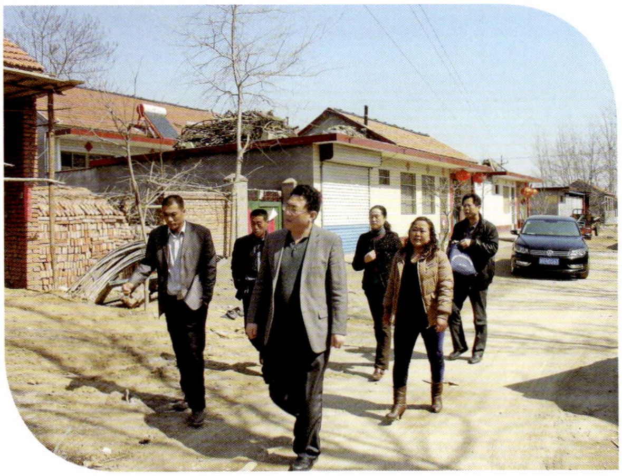

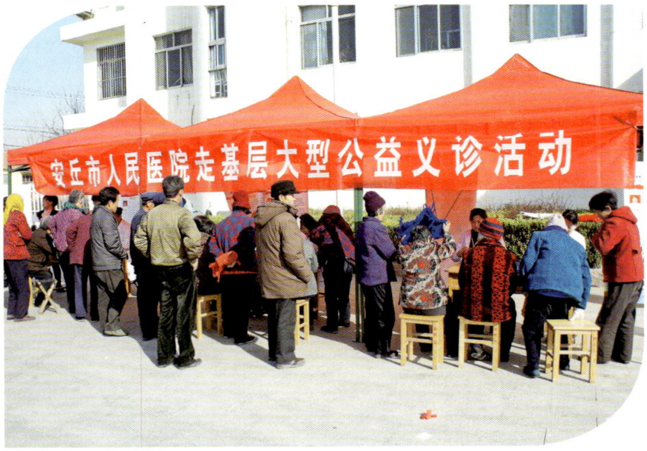

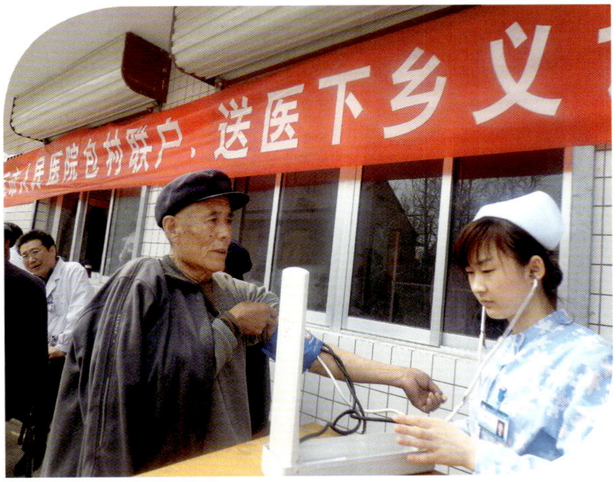

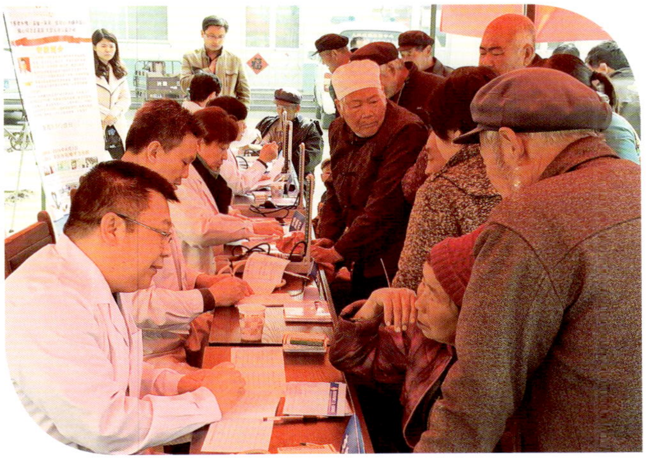

①	②
③	④

① 2013 年 3 月，医院包村扶贫

② 2015 年 3 月，医院走基层大型公益义诊

③ 2013 年 4 月，医院包村联户下乡义诊

④ 2015 年 4 月，医院免费为老人诊病

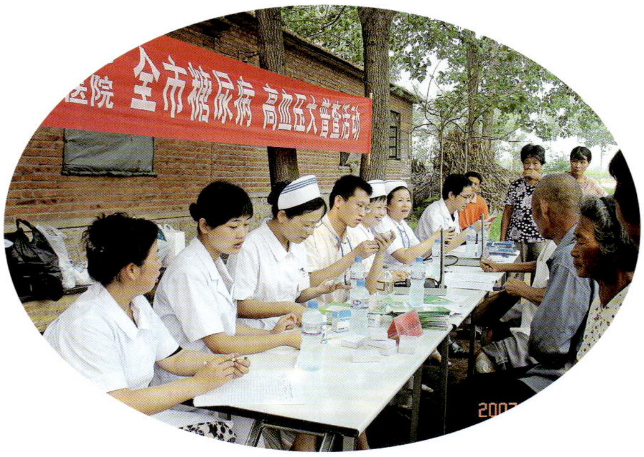

2007 年 7 月，医院到石堆镇健康普查

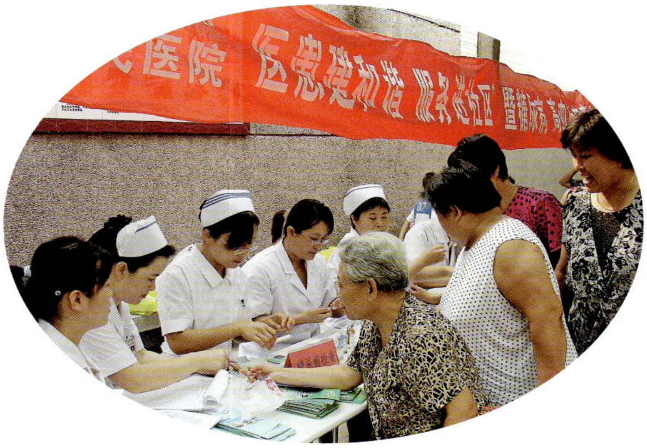

2007 年，医院服务进社区

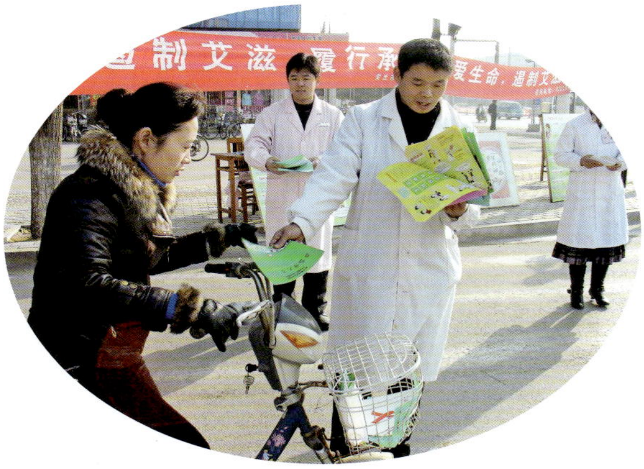

2008 年，医院公益宣传

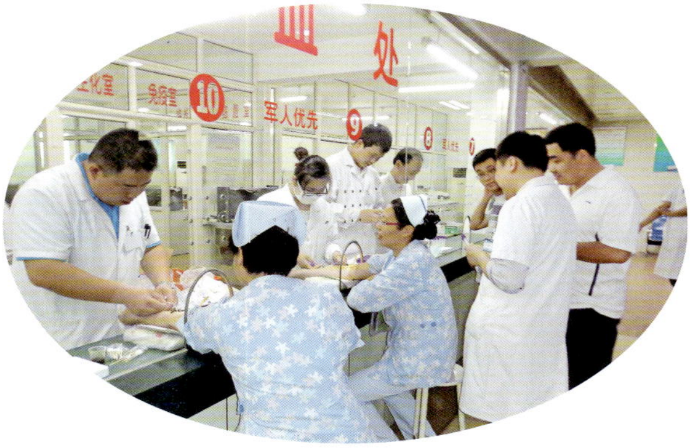

2013 年 5 月，医院职工加入中国造血干细胞捐献者资料库山东分库，志愿者在采集血样

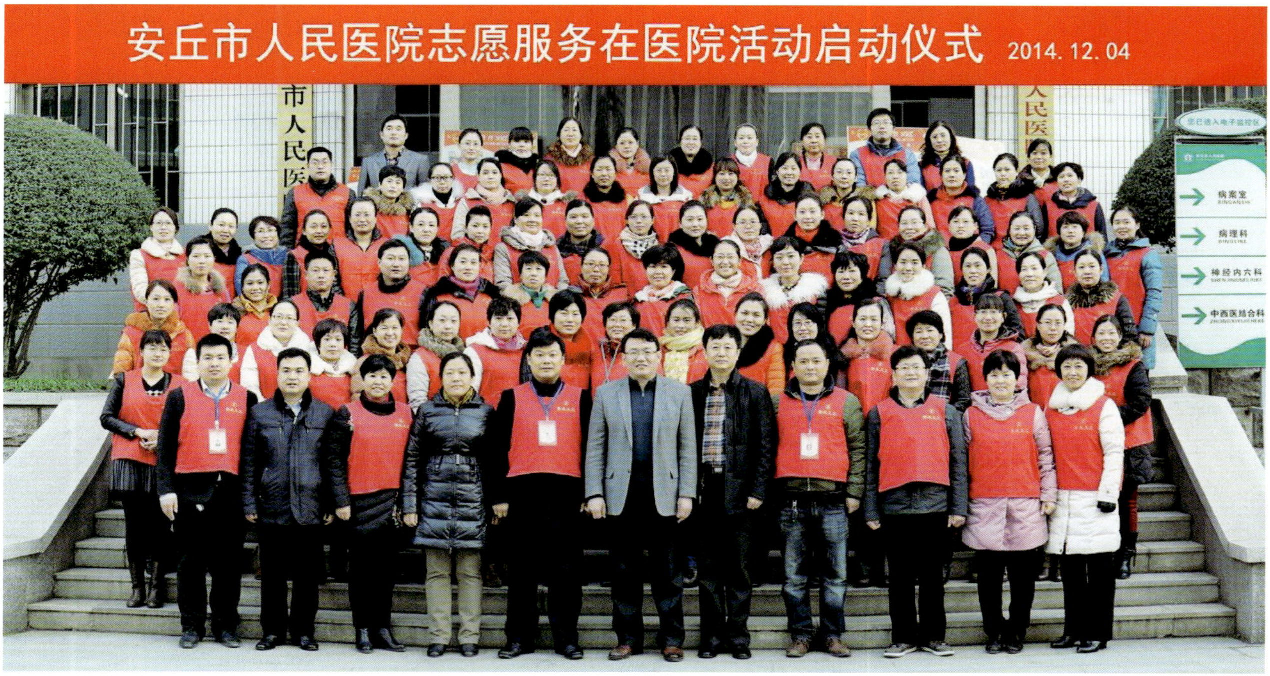

2014 年 12 月，医院志愿服务活动启动仪式

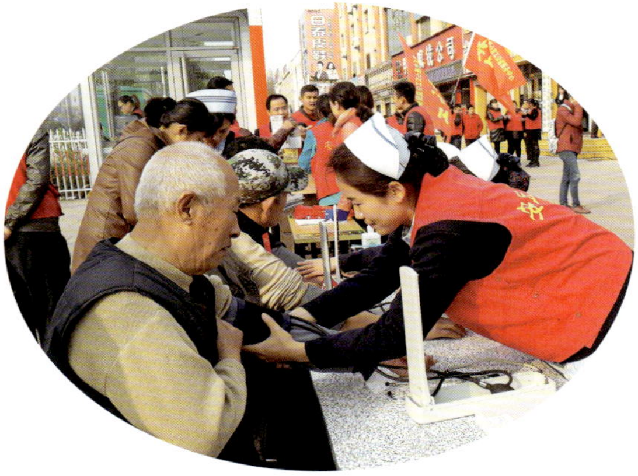

街头义诊

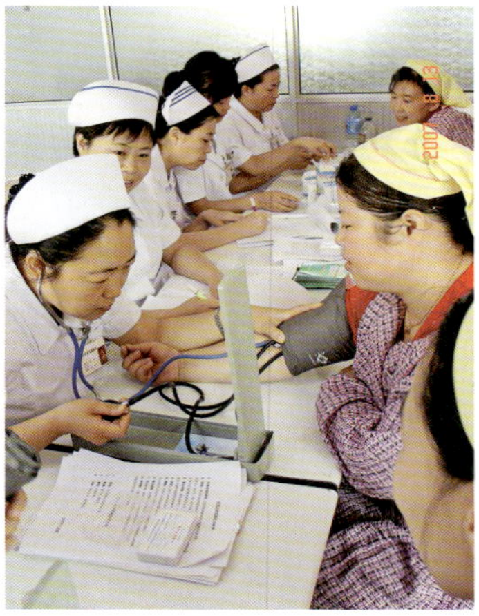

企业义诊

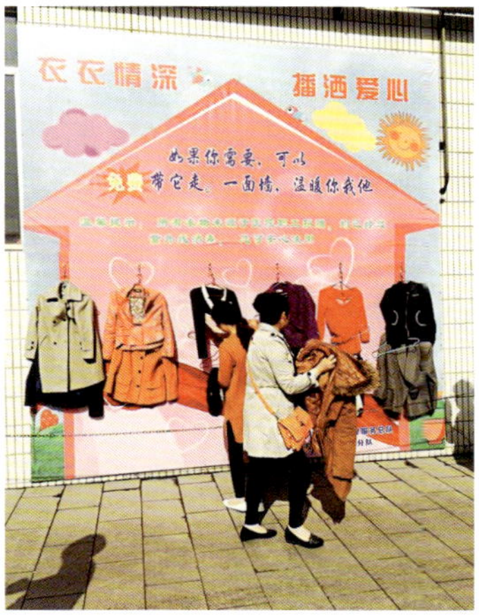

2016 年，医院衣物捐献“爱心墙”

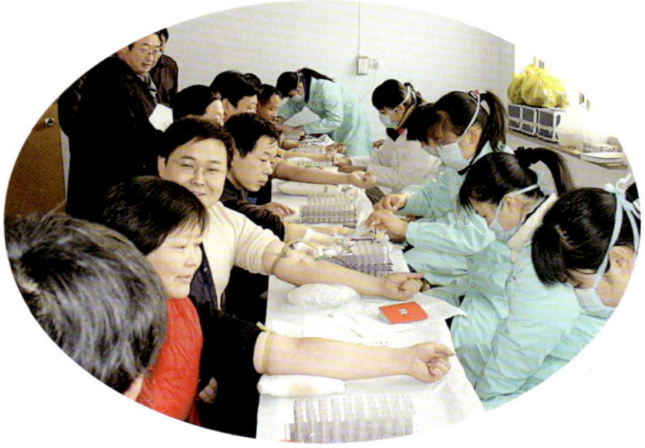

无偿献血

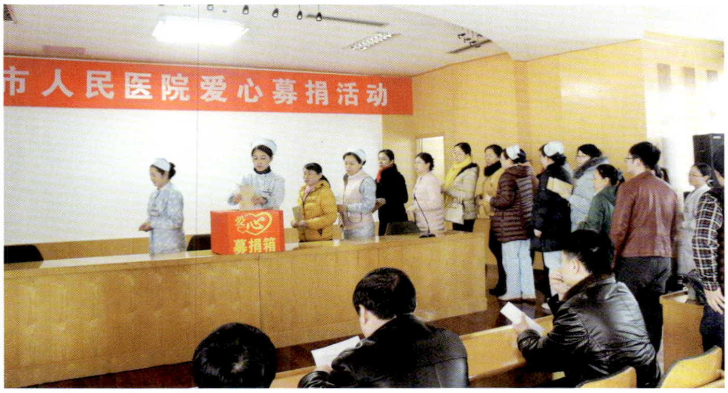

2015 年 11 月，医院组织爱心捐款

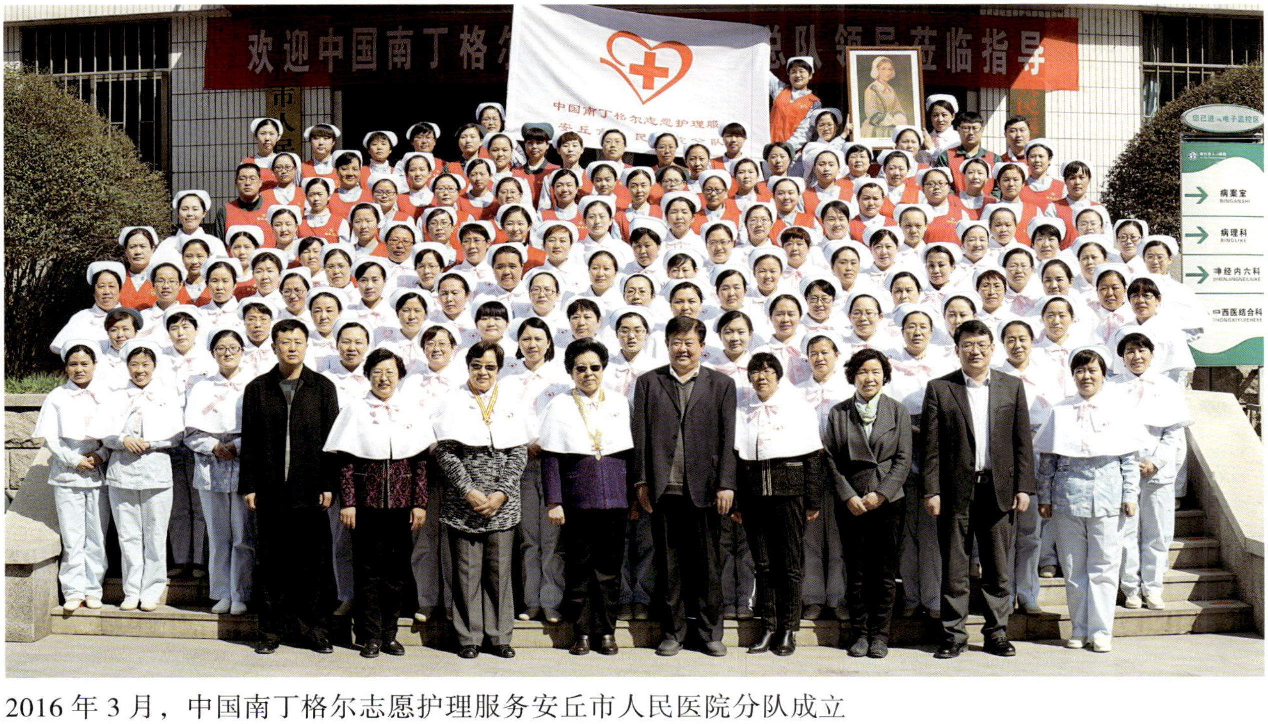

2016 年 3 月，中国南丁格尔志愿护理服务安丘市人民医院分队成立

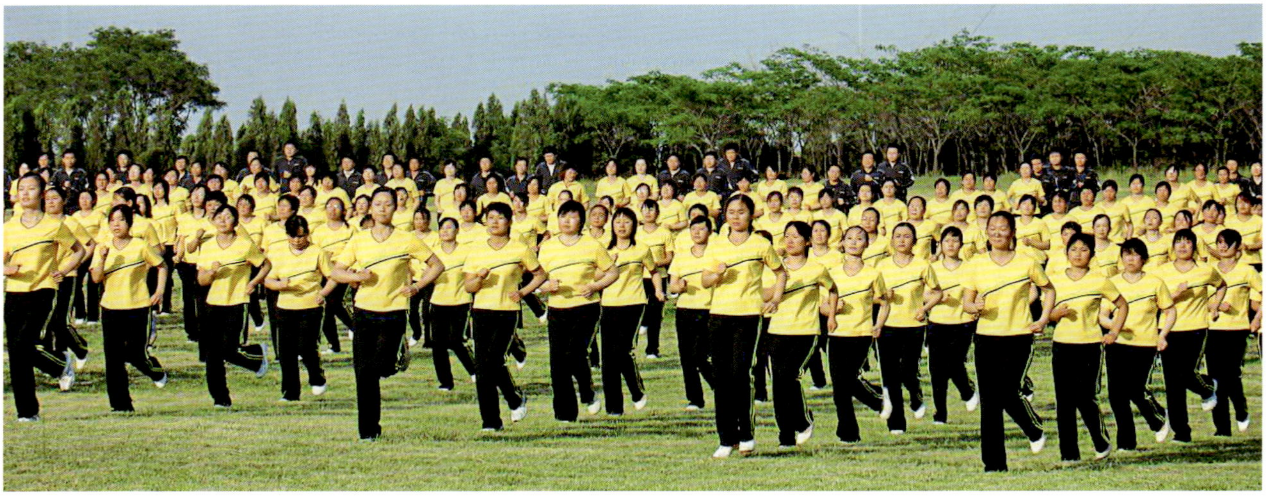

2005 年 10 月，医院职工健身活动

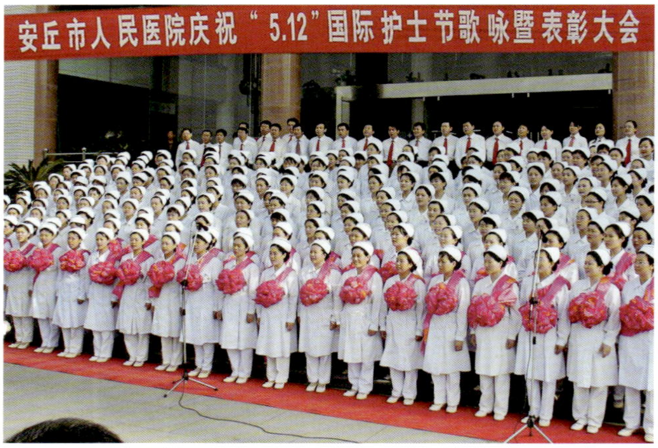

2005 年，医院“5 · 12”国际护士节表彰庆祝活动

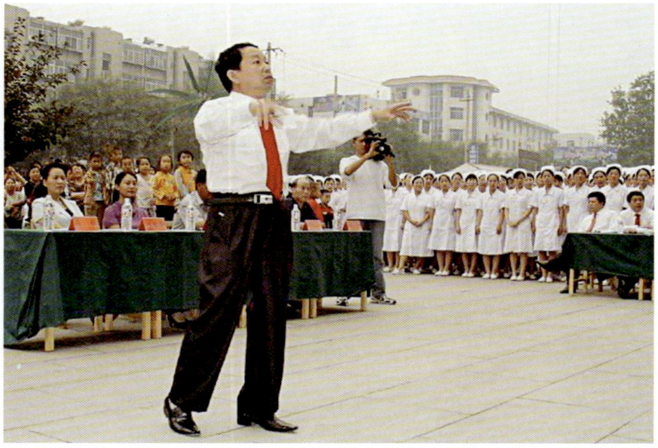

2006 年 9 月，医院歌咏比赛

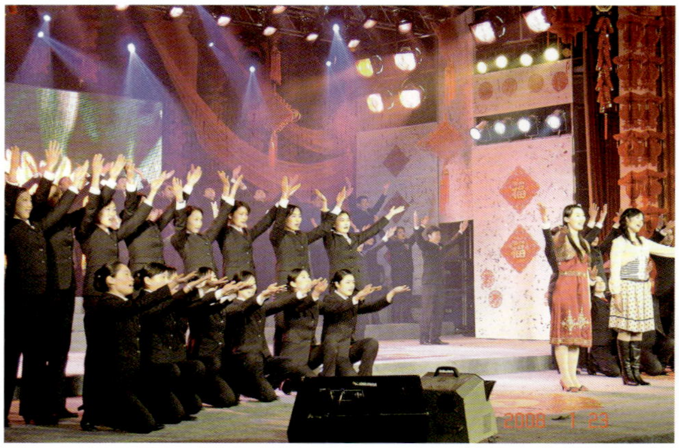

2008 年 1 月，医院举办文艺晚会

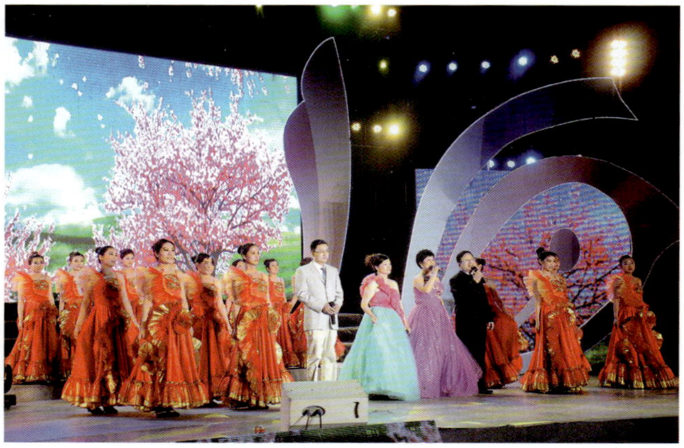

2012 年 4 月，医院文艺会演

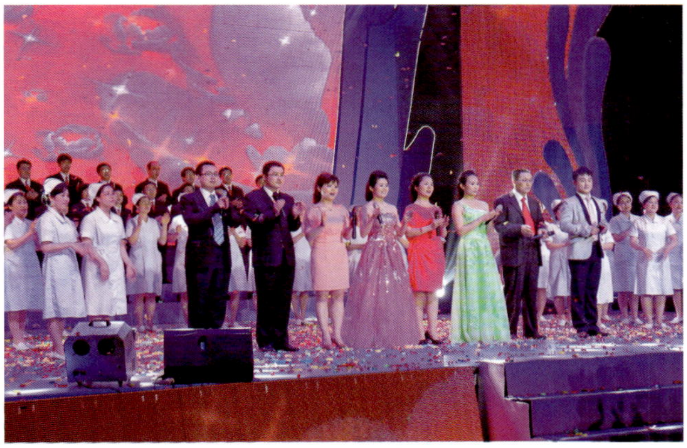

2013 年，医院“5・12”国际护士节晚会

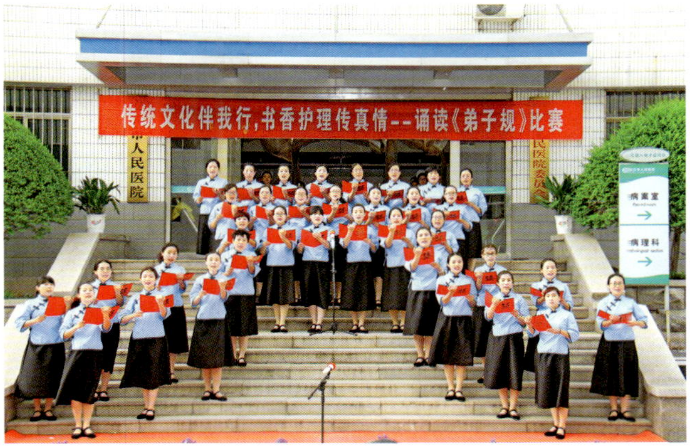

2014 年，医院“传统文化伴我行”活动

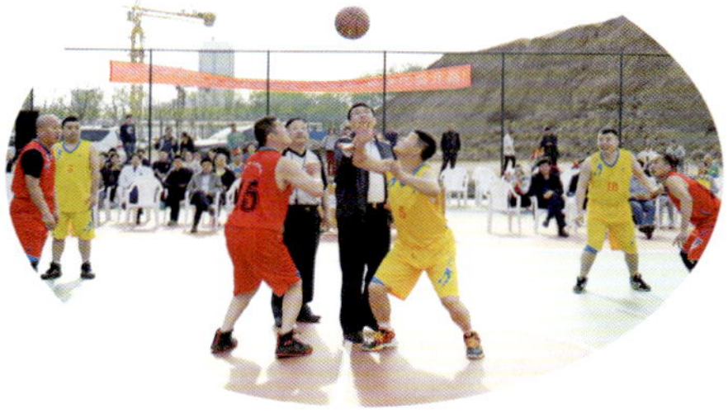

关键一球

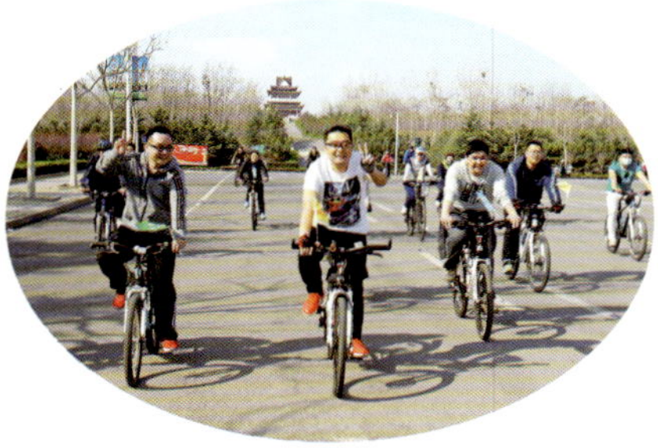

向快乐出发

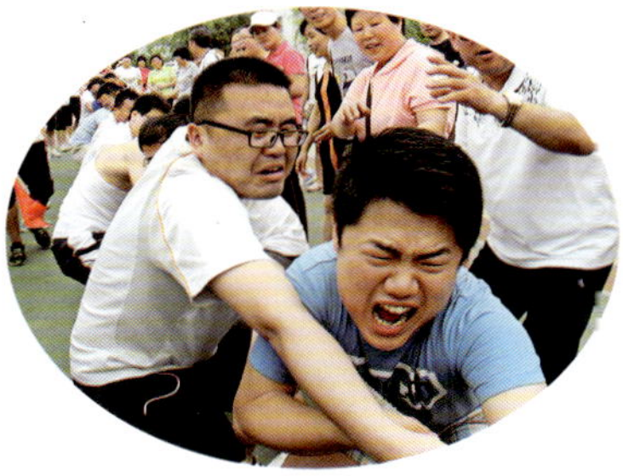

齐心协力

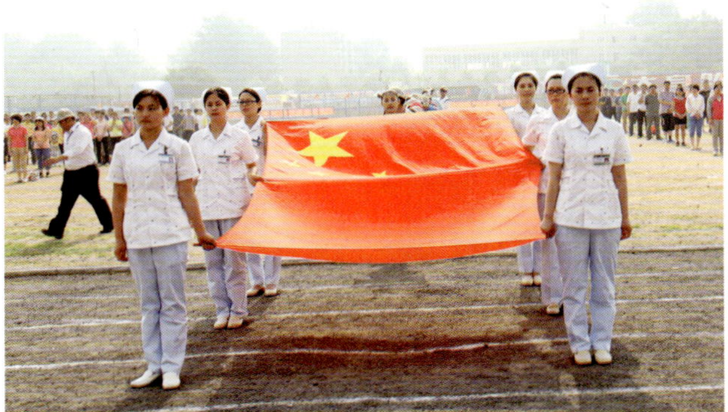

2014 年，医院运动会开幕式

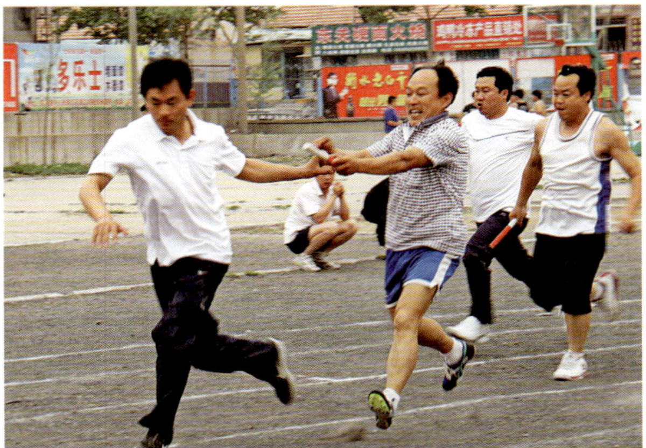

2014 年，医院运动会接力比赛

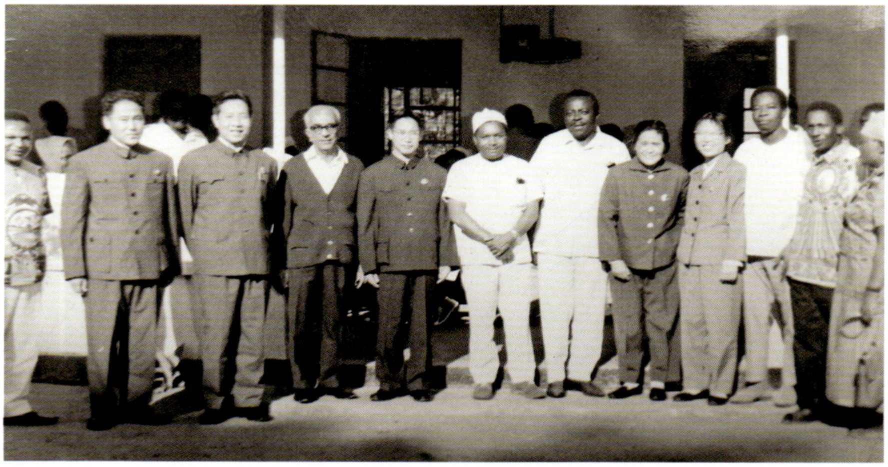

1972 年，医院援助坦桑尼亚医疗队队员合影

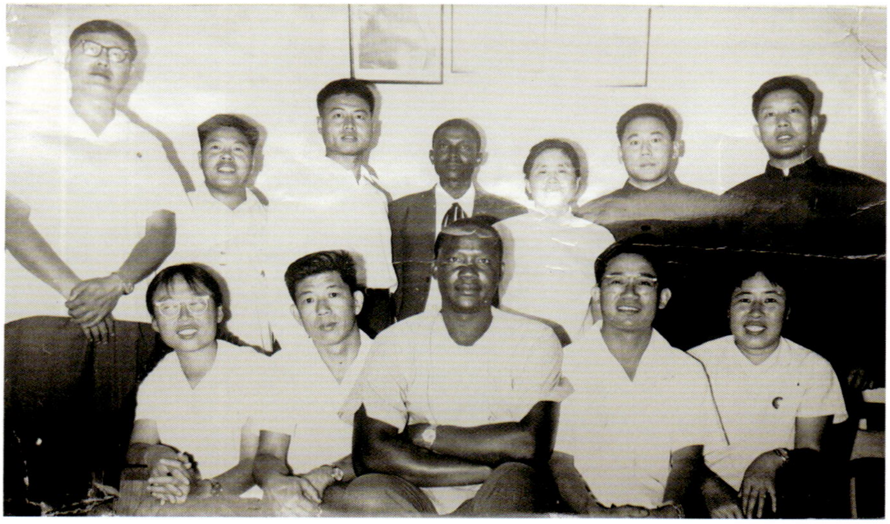

1972 年，医院援助坦桑尼亚医疗队队员与非洲朋友合影

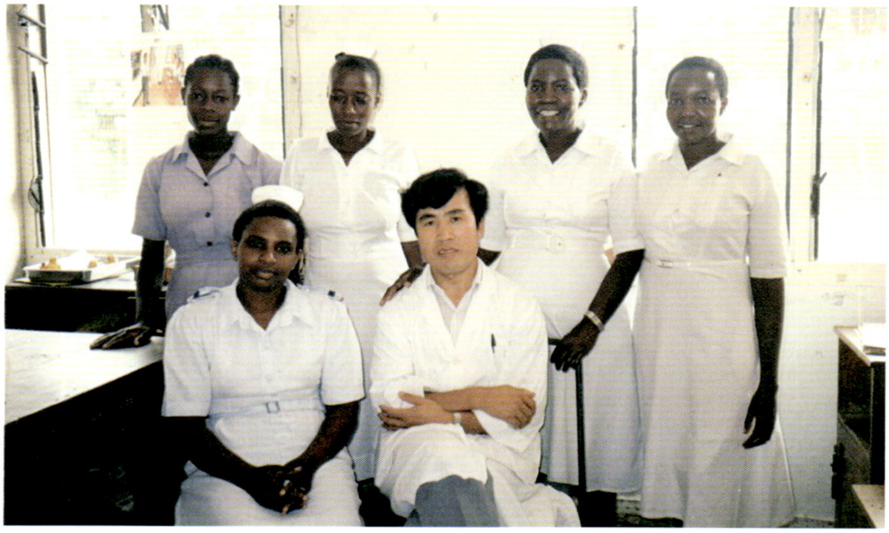

1989 年，医院援助坦桑尼亚医疗队队员与非洲朋友合影

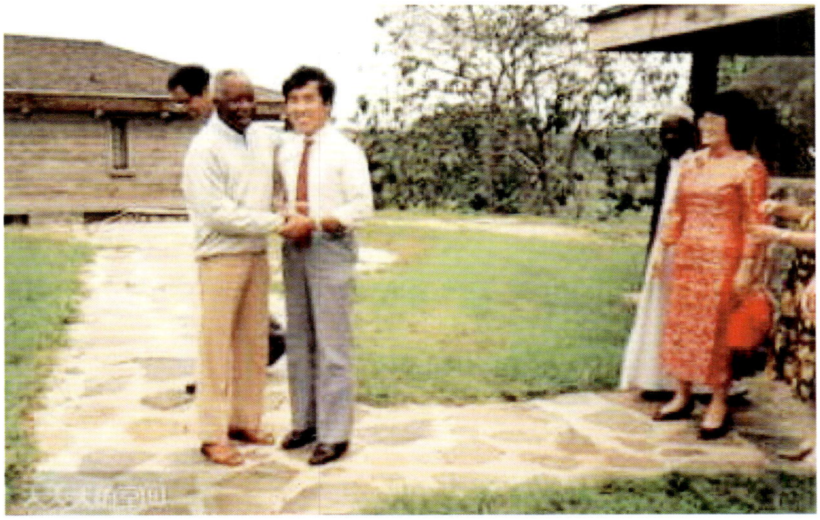

1989 年，医院援助坦桑尼亚医疗队队员与坦桑尼亚总统合影

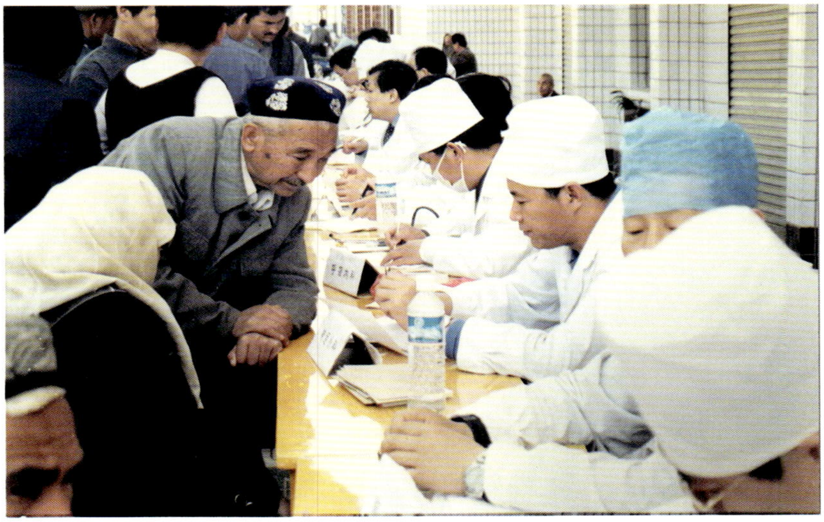

1999 年，医院援助新疆医疗队队员为当地群众诊病

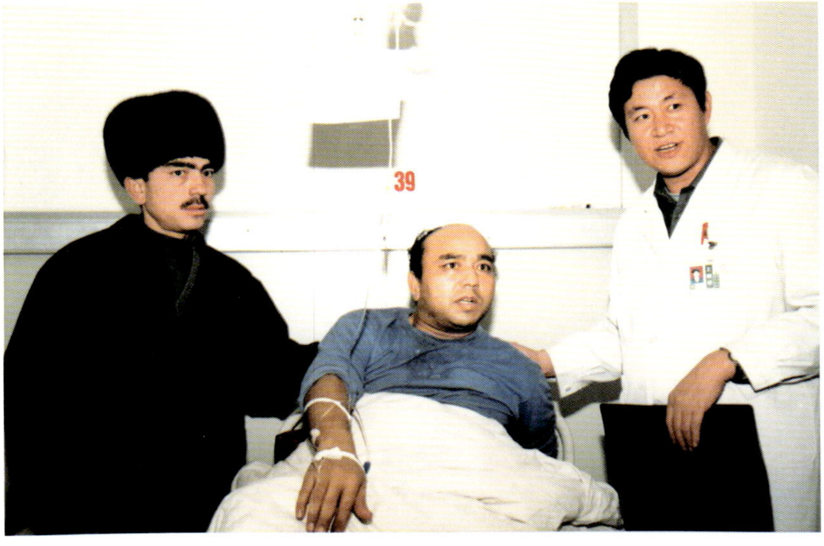

2000 年，医院援助新疆医疗队队员查房

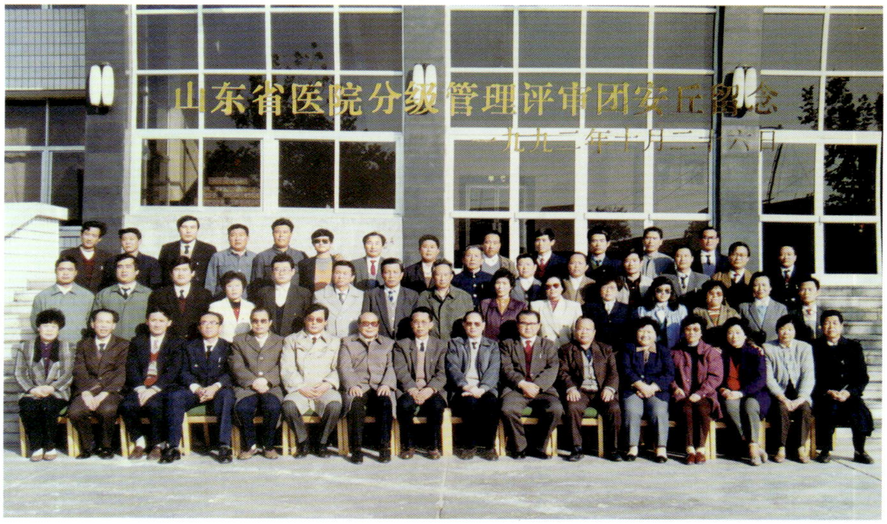

1992 年 10 月，医院通过首批二级甲等医院评审

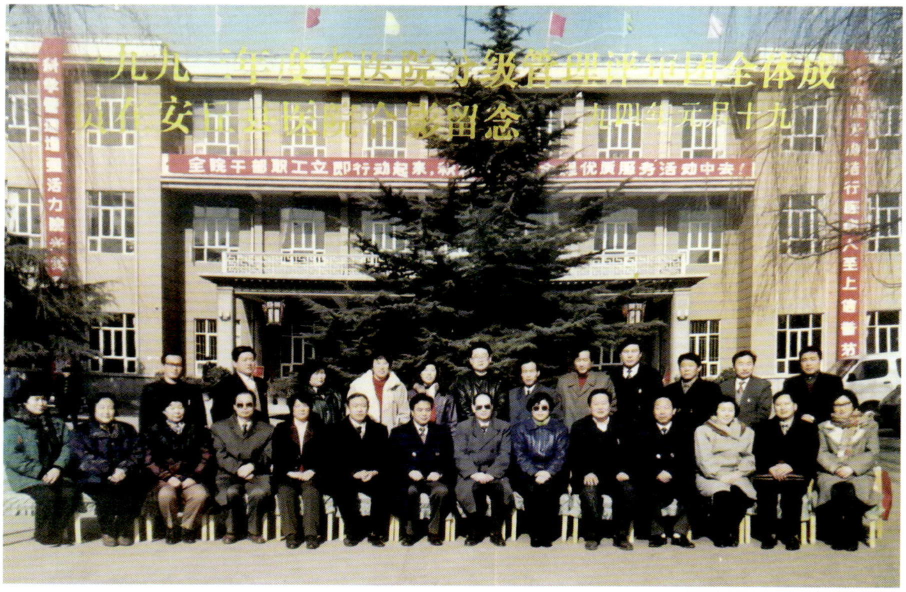

1994 年 1 月，医院通过二级甲等医院复审

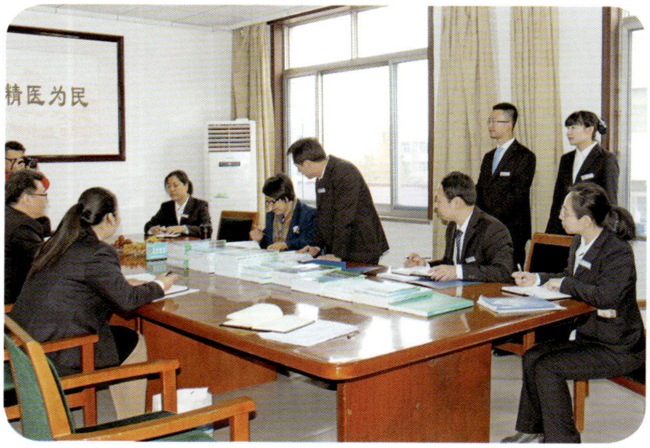

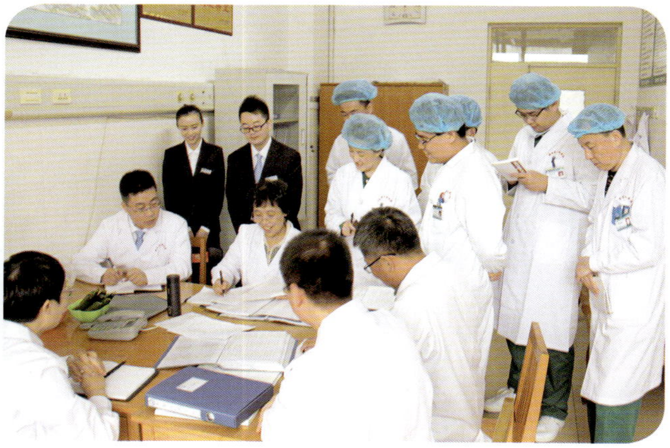

2013 年 8 月，二级甲等医院专家复审

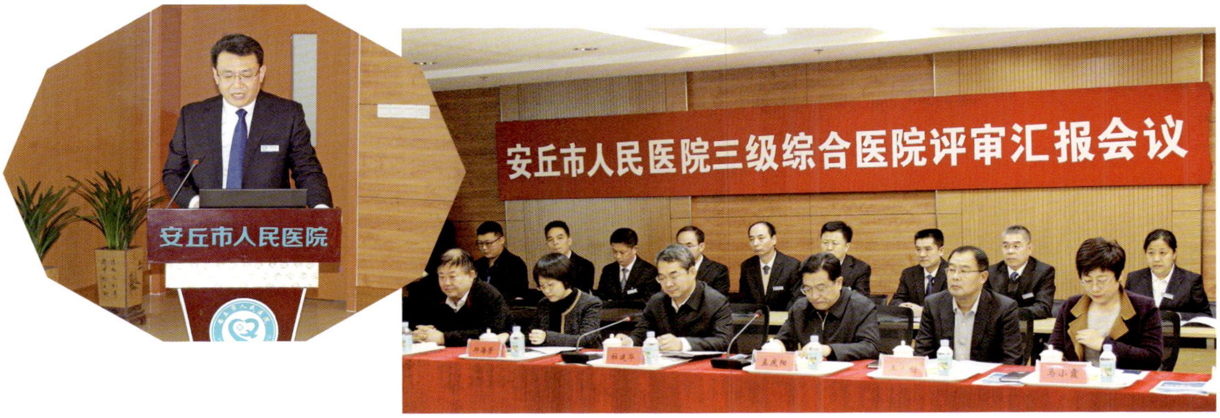

2016 年 12 月，医院通过三级乙等医院评审

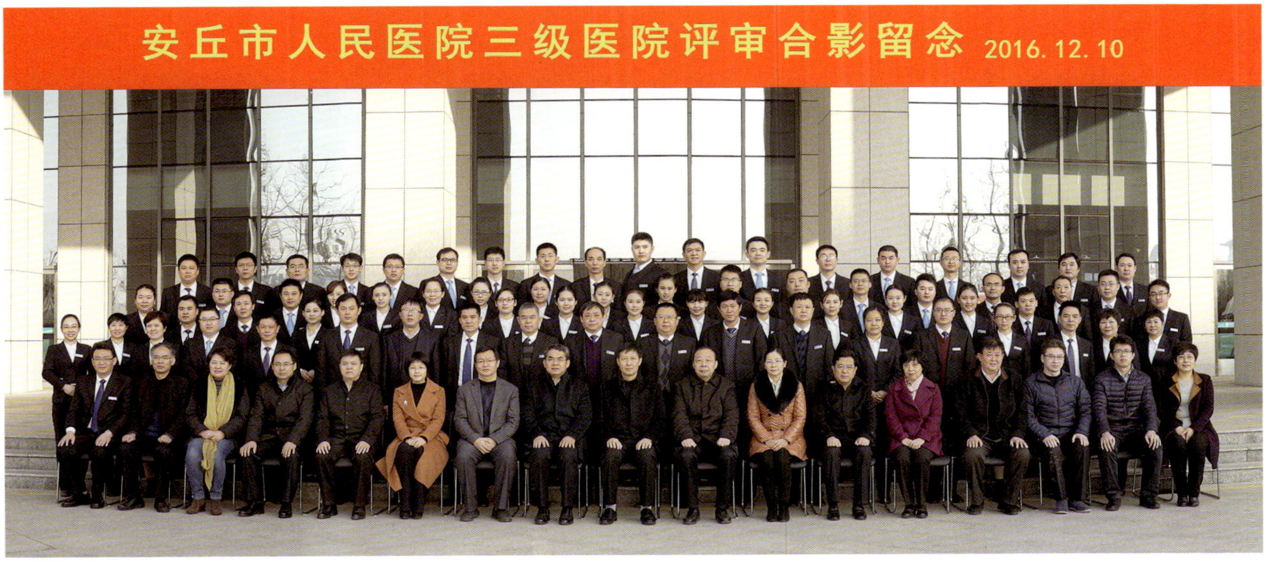

2016 年 12 月，三级乙等医院评审合影

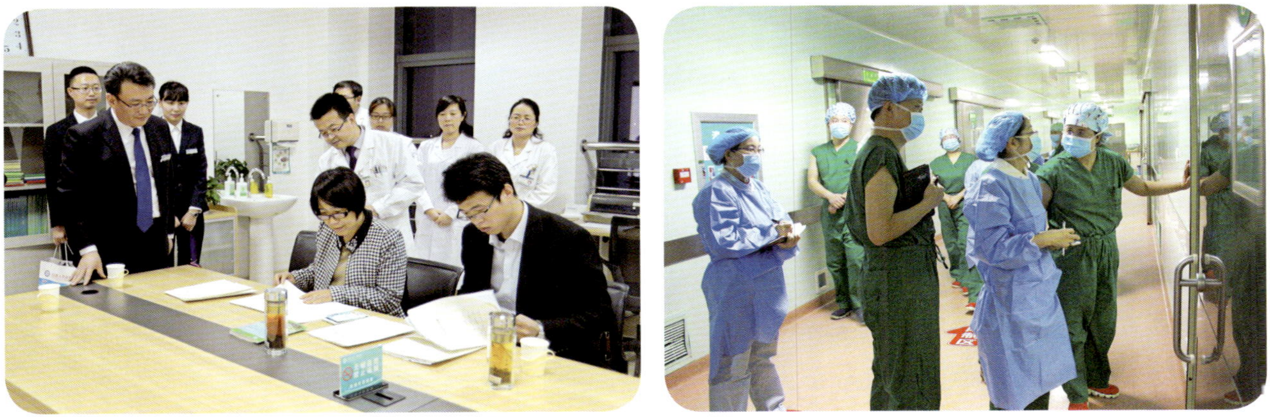

2016 年 12 月，三级乙等医院专家评审

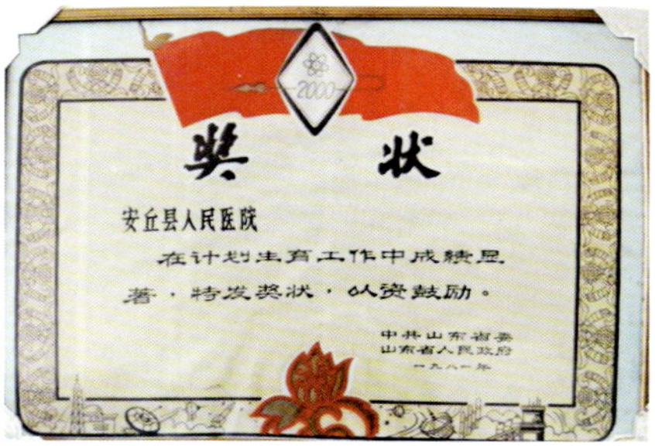
奖　状
安丘县人民医院
在计划生育工作中成绩显著，特发奖状，以资鼓励。

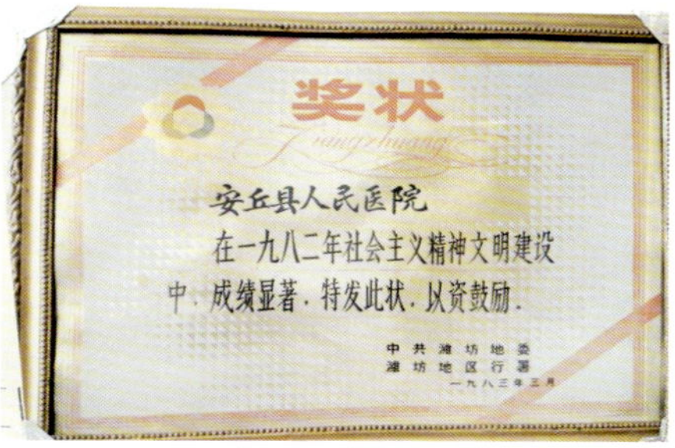
奖状
安丘县人民医院
在一九八二年社会主义精神文明建设中，成绩显著，特发此状，以资鼓励。
中共潍坊地委
潍坊地区行署

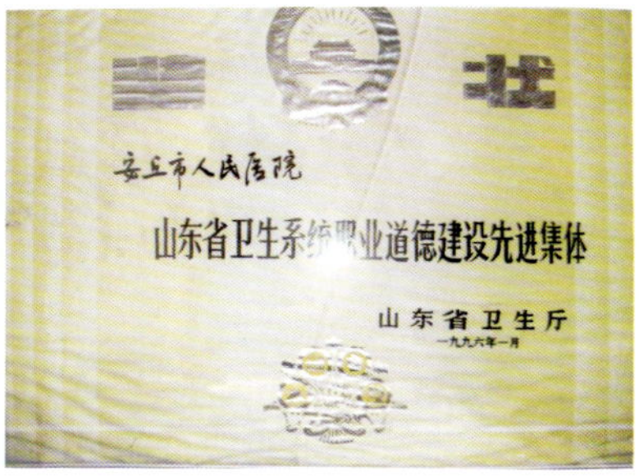
奖　状
安丘市人民医院
山东省卫生系统职业道德建设先进集体
山东省卫生厅

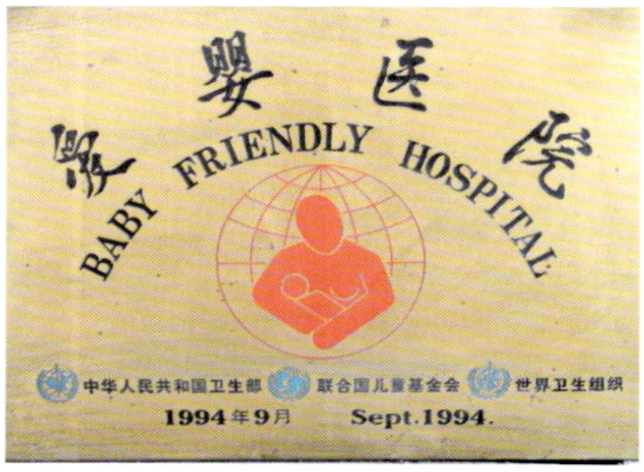
爱婴医院
BABY FRIENDLY HOSPITAL
中华人民共和国卫生部　联合国儿童基金会　世界卫生组织
1994年9月　Sept.1994.

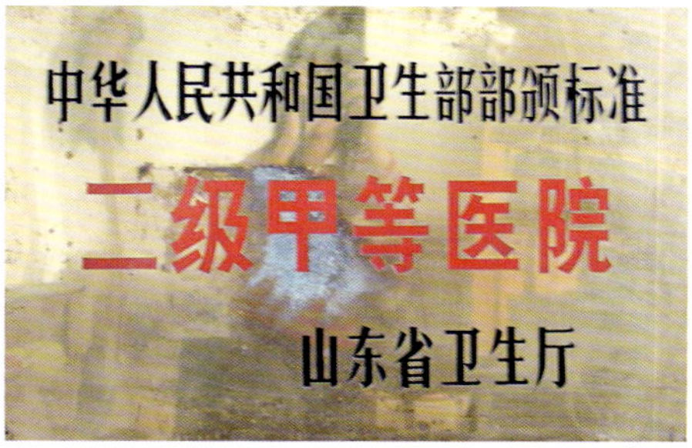
中华人民共和国卫生部部颁标准
二级甲等医院
山东省卫生厅

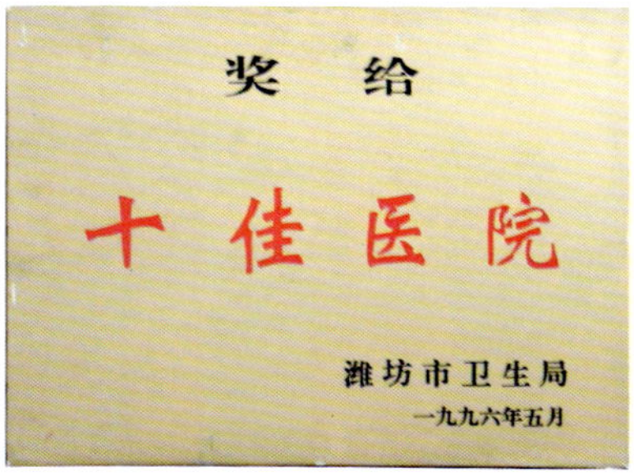
奖　给
十佳医院
潍坊市卫生局
一九九六年五月

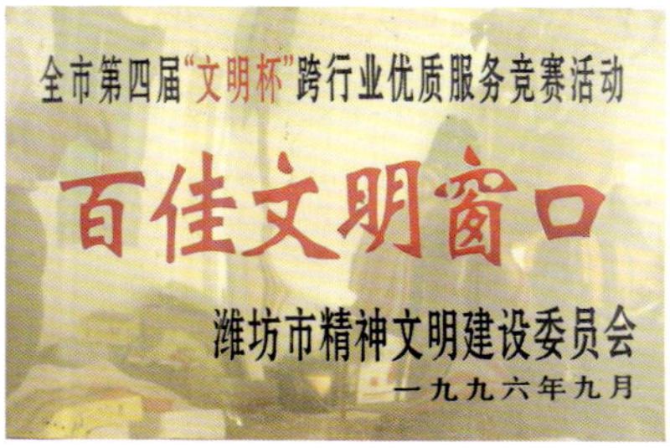
全市第四届“文明杯”跨行业优质服务竞赛活动
百佳文明窗口
潍坊市精神文明建设委员会
一九九六年九月

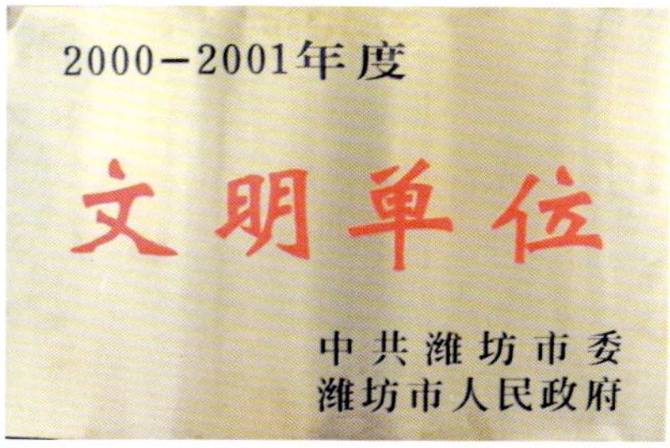
2000－2001年度
文明单位
中共潍坊市委
潍坊市人民政府

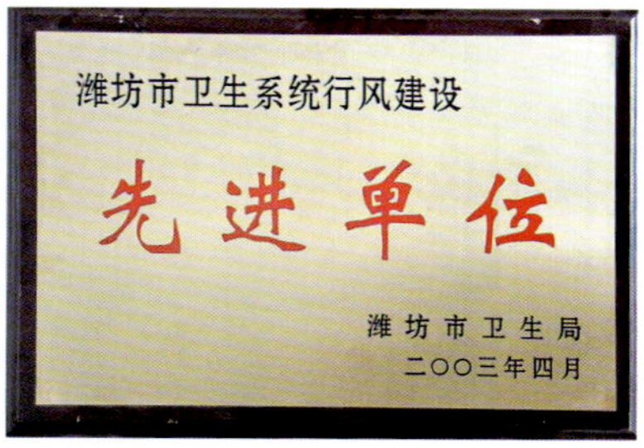
潍坊市卫生系统行风建设
先进单位
潍坊市卫生局
二〇〇三年四月

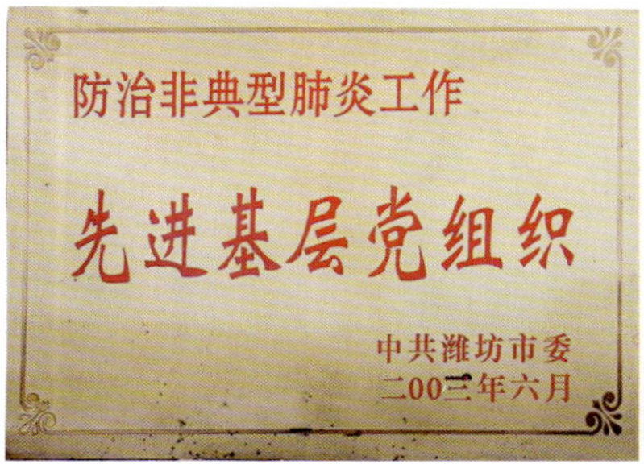
防治非典型肺炎工作
先进基层党组织
中共潍坊市委
二〇〇三年六月

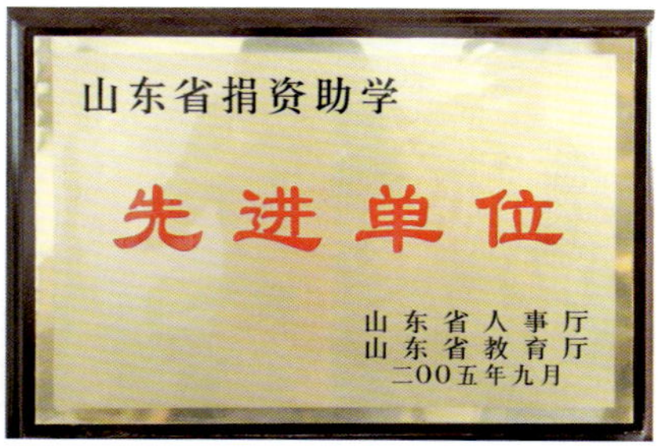
山东省捐资助学
先进单位
山东省人事厅
山东省教育厅
二〇〇五年九月

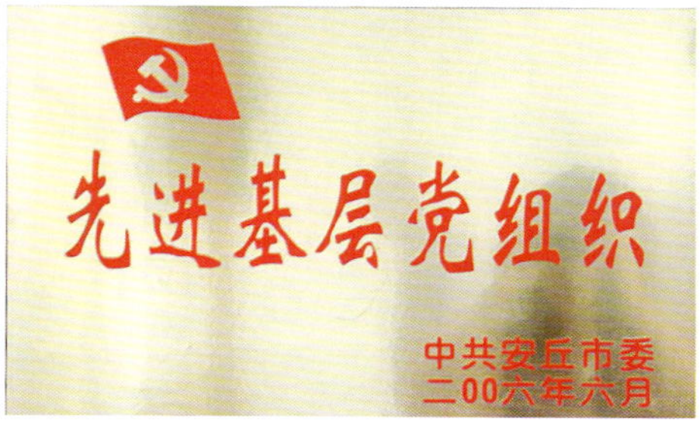
先进基层党组织
中共安丘市委
二〇〇六年六月

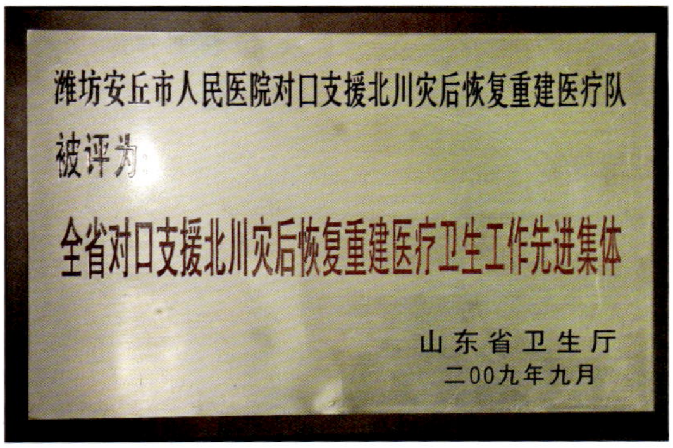
潍坊安丘市人民医院对口支援北川灾后恢复重建医疗队
被评为：
全省对口支援北川灾后恢复重建医疗卫生工作先进集体
山东省卫生厅
二00九年九月

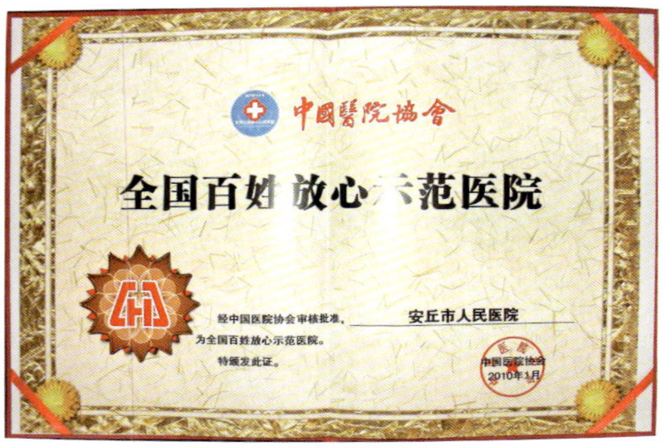
中國醫院協會
全国百姓放心示范医院
经中国医院协会审核批准，安丘市人民医院
为全国百姓放心示范医院。
特颁发此证。
中国医院协会
2010年1月

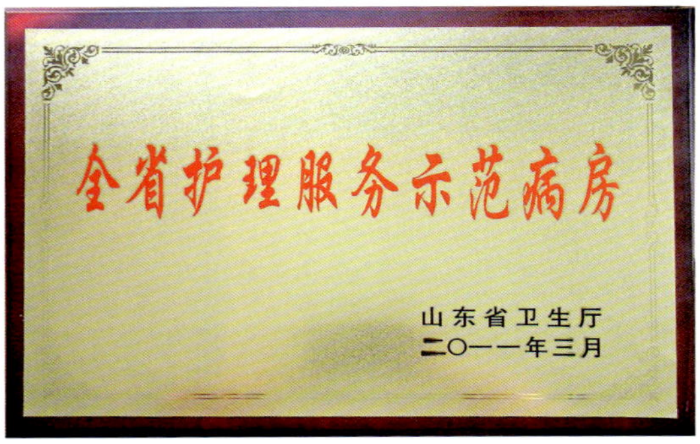
全省护理服务示范病房
山东省卫生厅
二〇一一年三月

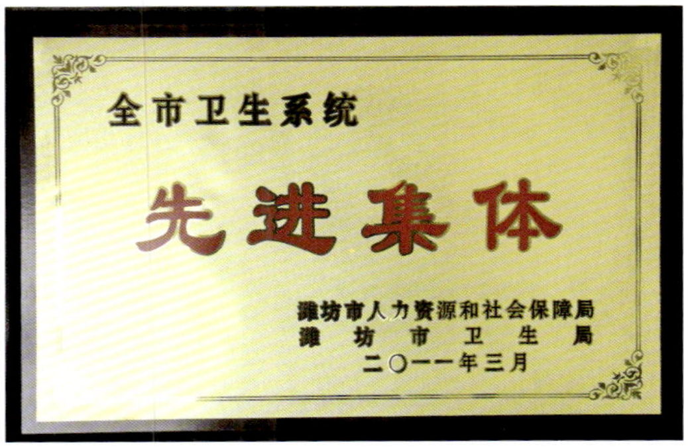
全市卫生系统
先进集体
潍坊市人力资源和社会保障局
潍坊市卫生局
二〇一一年三月

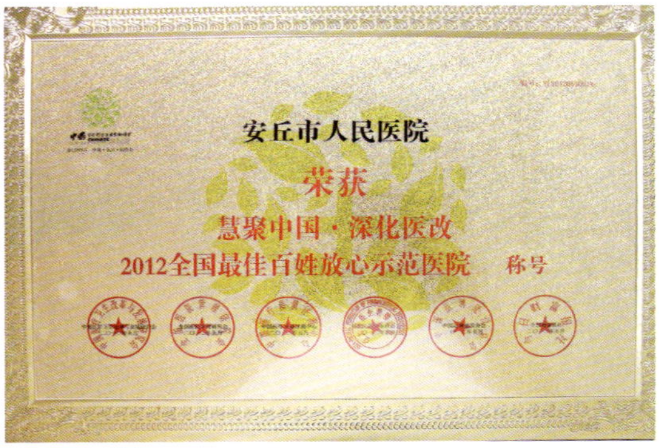
安丘市人民医院
荣获
慧聚中国·深化医改
2012全国最佳百姓放心示范医院 称号

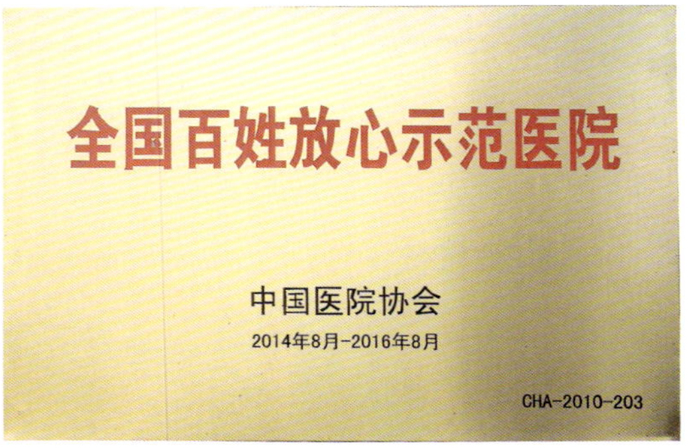
全国百姓放心示范医院
中国医院协会
2014年8月-2016年8月
CHA-2010-203

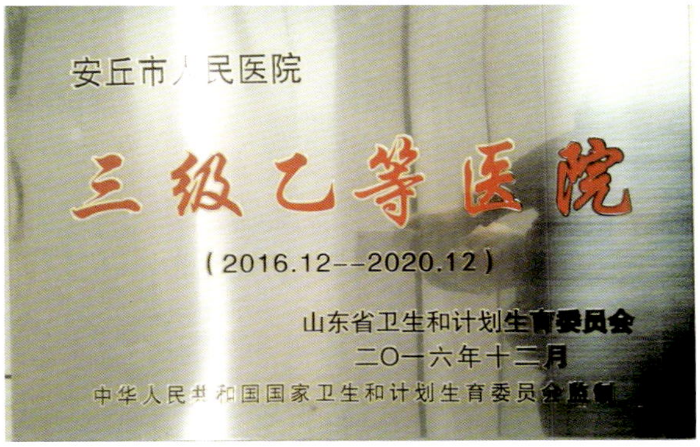
安丘市人民医院
三级乙等医院
（2016.12--2020.12）
山东省卫生和计划生育委员会
二〇一六年十二月
中华人民共和国国家卫生和计划生育委员会监制

凡　例

一、本志以马克思列宁主义、毛泽东思想、邓小平理论、“三个代表”重要思想、科学发展观、习近平新时代中国特色社会主义思想为指导，坚持辩证唯物主义和历史唯物主义的立场、观点和方法，全面真实记述安丘市人民医院历史和现状，力求资料性、科学性和思想性的统一，达到存史、资政、教化之目的。

二、本志上限为1950年3月县卫生院建立，下限为2016年。部分内容适当上溯。记叙内容突出时代特色，坚持略古详今原则。

三、本志采用述、记、志、传、图、表、录等体裁，以志为主，表随志附，彩照集中前置，力求文图并茂。首设概述，次之大事记，后殿附录、索引，中设专志11编，编下设章节目，必要时设子目。专业编本着“以类系事，横排纵述”体例。

四、本志文体采用规范的语体文、记述体、第三人称。文字力求严谨、精练、朴实、流畅。

五、本志遵循“生不立传”原则。符合入志标准的已故人员，编入人物传；院级领导和高级专业技术人员编入人物简介；出席省、市、县党代会、人代会、政协会的代表、委员，编入名人录。

六、现行机构、团体、单位名称，使用现行标准名称。名称字数较多时，首次出现用全称，重复出现时用简称。历史上的机构、团体、单位，沿用当时名称，以尊重历史。安丘建市前称安丘县，建市后称安丘市。通述时称安丘市。

七、人物称谓，行文中直呼其名，不加职务、职称、尊称之类。只在必要时名字前点出职务。

八、数字用法以国家质量监督检验检疫总局、国家标准化管理委员会2011年发布的《出版物上数字用法》的规定为准。公立年月日、统计数字、器械型号、百分比、表格中的数字等全部使用阿拉伯字码。农历年月日、传统节日、不确切数字、概数、非统计性数字使用汉字。

九、度量衡计量名称，按国家规定执行。行文中不使用剂量符号，用汉字表明。图表标题排序为年份、单位名称、表格性质。

十、本志资料来源于档案、文献、各科室提供的基础文稿以及社会访问调查等方面。资料来源广泛，概不注明出处。

目　录

第三编 护 理

第四编 药品与设备

第五编 教育科研

第六编 职工队伍

第七编 医疗援助

第八编 基础设施

第九编 经费与财务

第十编　精神文明

第十一编　人　物

附　录

概　述

安丘地处山东半岛中东部锁钥之地，东望瀚海，西瞻泰岳，北眺京津，南通苏皖。交通发达，物产丰富。被誉为“半岛宝地，齐鲁明珠”。

安丘城以汶河为轴，分南北两城区。安丘市人民医院南院立南区东南高埠，北院居北区莲花山之阳。南北两院相距10公里，优势互补，相得益彰。南院区建筑面积9.4万平方米，北院区一期建筑面积8万平方米。2016年，医院开放床位1600张，有职工1982人。其中，高级职称125人，中级职称469人，硕士72人，在读博士2人。医院先后荣获全国爱婴医院、全国百姓放心示范医院、山东省巾帼文明岗、潍坊市文明单位等荣誉称号。

医院始建于1950年3月。建院之初，只有几间草房，9名工作人员。如今成为一集医疗、教学、科研、急救、预防、保健于一体的现代化综合医院，跻身于全国三级乙等综合医院行列，成为潍坊市南部区域的医疗中心。67载风雨沧桑，67年励精图治，一代代医务人员同舟共济，艰苦奋斗，无私奉献，开拓创新，奠定医院发展坚实根基，造就出医院今日辉煌。

（一）

市人民医院的历史，不仅是一部艰苦创业史，而且也是一部改革奋进史。

1950年3月，安丘县卫生院在充满生机的新安丘土地上，迎着新中国的曙光，应运而生。草房9间，职工9人。医院设病床5张，仅有注射器、听诊器、血压计等简单医疗器械。医院因陋就简，艰苦创业，上设备，揽人才，拓展业务，逐步提高诊疗水平。10月，县卫生院改称山东省第二十一县卫生院。是年，医院门诊人次8206人。1951年，医院新建平房37间。设院部、会计室、挂号室、保健室、诊断室、医疗室、病房、产房和药房，有职工18人。是年，山东省第二十一县卫生院复称安丘县卫生院，并成立安丘县卫生院医务工作者协会。

1952年6月，安丘县与潍安县合并，潍安县部分医务人员并入安丘县卫生院。1953年8月，安丘县与丘南县合并，丘南县部分医务人员并入安丘县卫生院。1955年，医院有职工48人，病床35张，门诊量38675人次，住院病人689人次。

1956年9月，安丘县卫生院更名为安丘县人民医院。医院设病床40张，有职工56人。是年，防疫业务从医院析出，成立安丘县卫生防疫站。

1960年，医院迁至县城东关海晏门外东埠新址。新院占地25.7亩，有平房3排、128间。设内科、外科、妇产科、小儿科等临床科室，开放床位80张。

1961年，中共安丘县人民医院第一届支部委员会成立，由3人组成。

改革开放为医院发展带来春风。1978年，安丘县人民医院革命委员会撤销。医院建3层门诊楼，开放床位151张。

1980年5月，医院党支部改为党总支。院内开始实行党总支委员会领导下的院长负责制，内部科室调整组建，行政科室设办公室、医务科、门诊部、总务科、财务科。医疗科室设内科、外科、妇产科、小儿科、五官科、传染科、中医科、药剂科、放射科、检验科、家床科。

1985年，医院实行院科两级聘任制，设病床300张。1986年，医院开始将经济指标纳入科室考核，科室业务收入与职工奖金挂钩。

1988年6月2日，医院成立党委，下设15个党支部，同时成立纪委。是年，医院实行院长负责制。1992年12月，医院被山东省卫生厅评为“二级甲等医院”。

1994年3月，安丘撤县设市，安丘县人民医院更名为安丘市人民医院。9月，医院通过爱婴医院省级评审，被卫生部、联合国儿童基金会、世界卫生组织授予“爱婴医院”称号。医院开展全程优质服务的经验在山东电视台、潍坊电视台等新闻媒体报道。1995年，医院被潍坊市卫生局授予“十佳医院”称号。1996年5月，医院10层外科楼奠基。

1998年12月，医院推进卫生体制改革，加快基本建设步伐。2002年12月，10层内科楼投入使用。2003年1月，医院新建5层门诊楼。

2004年1月，医院第八届三次职代会召开，研究医院改制和在市北区建设新院问题。7月，医院被中华医院管理学会推荐为首批全国百姓放心示范医院。是年，医院设71个科室。2008年8月，医院11层综合病房楼启用。2012年11月，医院15层病房楼启用。

2012年9月，医院荣获慧聚中国深化医改2012全国最佳放心医院称号。2014年2月，医院成立20个专业委员会，加强医院管理，推进医院现代化。坚持以病人为中心，以质量为核心，不断创新医院管理体系，强化内涵建设，构建学习型医院、创新型医院和人文医院，努力提升医疗质量和服务水平。5月，医院院士专家工作站启动。8月，医院被中国医院协会评为全国百姓放心示范医院。9月，医院与上海德济医院签订技术合作协议。10月，医院颐乐园安养中心成立。

2016年5月1日，医院北区新院部分启用。神经内科、神经外科、骨科、康复医学科、血液透析室、健康查体科迁至新院。12月，医院顺利通过山东省卫计委三级乙等医院评审。是年，医院拥有固定资产7.18亿元；设置科室74个，职工1982人，其中专业技术人员1789人；开放床位1600张，年门诊量55.4万人次，住院6.3万人次；年总收入6.79亿元。

（二）

发扬敢为人先精神，积极探索新的治疗手段造福于病人，一直是医院的不懈追求。建院以来，广大医务人员刻苦钻研，勇于实践，开拓创新，不断开展新技术、新项目、新业务，以提高医院的医疗质量和服务水平。

1950年建院初期，安丘县卫生院的首要任务是增添必备的医疗设备，改善医疗条件，尽可能地满足人民群众的防病治病需求。建院时，医院条件十分简陋，药品器械短缺，技术相对落后，只能处理常见病、多发病和一般外伤的清创及脓包切开引流手术。1951年4月，医院设保健室、诊断室、医疗室、病房、产房和药房。

1956年，安丘县人民医院手术室建立，由昌潍地区第一人民医院帮助开展普外手术，外科能处理一般急腹症。1957年，医院实行门诊分科，设内科、外科、妇产科、中医科、小儿科、针灸室等。1960年9月，检验科开展肝功能碘试验、高田氏试验、血糖、胃液分析等。1961年5月，医院设放射科，拥有100毫安X光机1台，开展一般疾病透视诊断。1963年，眼科开展白内障、青光眼等内眼手术。1964年，放射科开展四肢摄片和简单的造影检查。

“文化大革命”期间，医院正常工作秩序受到干扰，医疗技术发展相对缓慢。1970年，内科能较好地处理呼吸衰竭、脑血管意外等疑难危重疾病。外科开展胸部外科手术，施行食道癌、纵膈肿瘤切除和肺叶切除，处理脑部外伤、骨盆骨折及脊柱损伤的内外固定，能做尿道成形术、肾切除术。1972年，检验科开展谷草、谷丙转氨酶、胆固醇、胰淀粉酶等生化项目。1976年，医院开展颅内血肿减压手术。1977年，五官科能处理口腔伤、面部生理性畸形、异体牙齿移植等口腔疾病。1980年，传染科收治传染性肝炎、细菌性痢疾、肠伤寒、乙型脑炎、流行性出血热、破伤风等疾病患者。

1985年，医院进入改革体制、提高技术、增加设施、快速发展时期。全院500元以上器械73台件，主要有超声诊断仪、超短波治疗仪、音频电疗仪、脑电图机、万能手术床、牙科治疗机、B型超声波诊断仪、食道镜、膀胱镜、结肠镜等。外科开展胃癌根治术、甲状腺癌根治术、胃空肠吻合术、乳腺癌根治术、肝脓肿引流术。眼科开展白内障囊内摘除术、青光眼手术、眼球摘除术。耳鼻喉科开展上颌窦根治术、乳窦根治术、前鼻孔成形术等。1987年，外科开展颅脑损伤冬眠疗法、脑内血肿清创术、脑血管造影术、脑疝开颅探查术。1988 年，内科开展同步电复律治疗心房纤颤，胃镜下治疗消化道出血、胃扭转、食道裂孔疝。外科开展布加氏综合征脾肺融合术、先天性动脉导管未闭术、二尖瓣闭式扩张术、缩窄性心包炎开窗术、支气管袖状切除术。1989 年 6 月，内科安装首例永久心脏起搏器（单腔）。开展血气分析、纤维支气管镜检查术、支气管肺泡灌洗术。是年，新建高压氧舱。1990 年，眼科开展白内障囊外摘除术、泪囊鼻腔吻合术、简单视网膜脱离手术。1991 年，医院增置钴 60 放疗机。1995 年，眼科开展白内障摘除人工晶体植入术、眼睑成形术。口腔科开展首例口腔恶性淋巴瘤切除术。1996 年，医院设血液透析室。1997 年，医院购进彩超 1 台、500 毫安 X 光机 1 台。是年，开展微创锥颅脑血肿引流术。1999 年 8 月，购磁共振 1 台。

跨入 21 世纪，医院紧追世界医疗技术发展步伐，引进人才、引进技术，增添高端医疗设备，医疗技术发展步入快车道。2000 年，医院购进螺旋 CT 等设备。增设重症监护室，配备先进仪器和专业人员。在全市首先开展微创经皮气管穿刺置管、经外周中心静脉置管新技术，开展中心静脉置管、胃肠外营养、多功能呼吸机使用等技术。2002 年，心内科为心脏病人植入全自动永久心脏起搏器（双腔），开展冠状动脉造影术。2003 年，开展 PTCA 及冠状动脉支架置入术。2004 年，神经内科开展无创脑内血肿立体定位穿刺引流治疗脑出血、脑血管造影术，介入动脉内溶栓治疗超急性期偏瘫早期康复治疗。2005 年，医院购进胸腹腔部 B 超、500 毫安透视诊断系统、血气分析仪、肺功能仪等先进仪器。心内科开展经皮二尖瓣球囊扩张成形术。消化内科开展内镜下胃肠道息肉摘除术。呼吸内科开展纤维支气管镜代胸腔镜诊断治疗不明原因胸腔积液技术。神经内科开展联合抗栓治疗脑梗死、神经功能重建系统治疗脑血管病性偏瘫技术。胸外科开展体外循环下行联合瓣膜置换术治疗风湿性瓣膜病及心脏肿瘤切除术。普外科开展腹主动脉破裂修补术。神经外科开展经纵裂入路垂体瘤切除术、肽网片修补颅骨缺损术、显微镜下切除听神经肿瘤术。2007 年，呼吸肾内科开展腹膜透析治疗慢性肾功能衰竭技术。2008 年，神经内科开展颈内动脉支架植入术、颅内动脉瘤弹簧圈填塞术、椎动脉支架植入术。2009 年，呼吸内科开展经皮扩张气管切开术、经支气管针吸活检、内镜介入电切治疗。2010 年，心内科开展冠心病介入治疗、左主干介入治疗、分叉病变介入治疗以及慢性闭塞病变介入治疗。2012 年，消化内科开展无痛胃镜、结肠镜检查术。妇科开展宫腔镜下子宫肌瘤切除术、子宫内膜切除术。胸外科开展全胸腔镜下肺癌根治术。2014 年，心内科独立开展冠脉介入诊疗。消化内科开展内镜下逆行胰胆管造影术。是年，胸外科完成胸腹腔镜联合下食管癌根治术。消化内科开展单人肠镜技术、内镜下消化道粘膜切除术。脊柱骨科在潍坊市率先开展椎间孔镜技术。2015 年，呼吸内科开展 FENO 在呼吸系统疾病的临床应用及气管镜 TBNA 技术。普外科开展腹腔镜辅助下结直肠癌根治术。眼科开展高端人工晶体植入、青光眼阀植入、微创玻璃体切割、角膜干细胞移植等眼表复杂手术。

2016 年，医院拥有德国西门子炫速双源 CT、64 排螺旋 CT、3.0T 磁共振、数字减影血管造影系统等大型医疗设备。是年，神经外科独立完成脑内动脉瘤介入栓塞术，成功实施出血性烟雾病颅内外血管搭桥术。骨科成功开展膝关节单髁置换术、膝关节镜下半月板缝合术和肩关节镜手术。呼吸内科开展经皮肺活检术，在同级医院中率先开展机械通气治疗各种呼吸衰竭、心力衰竭等病症。医院不少学科步入潍坊市先进行列。胸外科是潍坊市级重点学科，心血管内科、普外科、骨科、呼吸内科、神经内科、妇科是潍坊市级临床重点专科，康复医学科、超声科、病理科是潍坊市级基础支撑专科，血液肿瘤内科是潍坊市级癌痛规范化治疗示范病房，中医针灸科是潍坊市级重点中医专科。

（三）

人才是医院赖以生存的源泉，加快人才队伍建设是医院可持续发展的重要工程，“科技兴院、人才强院”是医院永恒的理念。医院历届领导班子都把人才队伍建设放在重要位置。

1949年2月，安丘县人民政府门诊所成立，有职工4人，分别是昌潍专署派来的刘春芳、李夫舟、李树森和部队转业回乡的于洪运。1950年3月，安丘县在“政府门诊所”基础上，建立安丘县卫生院，全院只有6名医护人员，技术力量薄弱。1954年，医院领导求才若渴，从监狱中保释张岳五等知名老中医到医院坐诊。医院名声大振，省内外求医者甚多。1955年3月，即预约满全年的就诊病人，医院不得不在《大众日报》刊登停止预约挂号的声明。1958年4月，医院在条件十分简陋的情况下，创建安丘县医专学院，招生150人，设西医、中医、护士、药剂、检验班，为医院培养一批急需的医疗护理人才。1965年，医院多方努力，从昌潍专区第一人民医院调入外科医生易国杰任副院长，负责外科工作，带教培养刘春芳、孙作桢、张宝庆等一批外科医师，为医院外科技术开展奠定基础。随着医疗队伍不断扩大，医院的人才培养工作逐步纳入正规。

1980年，医院安排程新芳到北京西苑中医研究所进修医学影像专业。1987年，安排2人分别到山东省立医院和济宁市第一人民医院进修普外科。1989年，安排进修人员4人。2001年，安排进修人员11人，进修单位拓展到中国医学科学院阜外心血管医院、北京友谊医院、北京大学人民医院、北京儿童医院等。2009年，安排进修人员21人，新拓展上海仁济医院、上海瑞金医院、上海华山医院等进修单位。2014年，安排进修人员56人，进修单位有北京医院、北京安贞医院、北京中科院肿瘤医院等。2015年，医院安排进修人员最多，达69人。2016年，医院安排进修人员31人。

医院多方联系知名专家学者到安丘授课。2004年，邀请山东省立医院、山东大学齐鲁医院、潍坊市人民医院的专家、教授到院授课。2006年，举办安丘市核医学新技术应用学习班，邀请北京海军总医院朱家瑞教授和首都医科大学附属北京友谊医院核医学科主任李春林教授主讲，对医院全体医疗、医技及进修、实习人员进行培训。2013年，邀请潍坊医学院附属医院孙银贵教授对全院临床、医技、职能、后勤等科室的主任及护士长进行心肺复苏术急救操作技能培训。2014年，邀请潍坊市病历质量控制专家对全院医师及部分职能科室人员进行“规范病历书写，提高病案质量”培训。邀请青岛医学院附属医院主任医师阎胜利、余霄龙分别进行“糖尿病的药物治疗”专题培训。2015年，邀请山东齐鲁医院消化内科主任阎明和山东省千佛山医院中医脑病研究室主任周霞分别作“腹部疼痛的鉴别与诊断”“头痛的鉴别与诊断”培训讲座。2016年，于金明院士到医院进行“于金明院士—肿瘤个体化治疗现状与思考”学术讲座。邀请火箭军总医院张睢扬教授作急性心肌梗死救治学术讲座。

根据新技术开展需要，医院先后聘请北京阜外医院楚建民主任、颜红兵、赵杰教授，北京朝阳医院李惟铭、孙浩教授，北京大学医学部史晓群教授，山东省立医院李德才主任、张兴华教授，山东齐鲁医院李继福教授，千佛山医院李国华教授，上海瑞金医院张瑞岩、张奇教授，上海闵行中心医院张大东教授，上海胸科医院仇兴标教授，海军总医院李田昌教授，潍坊市人民医院介入放射科主任张绪敬教授，潍坊医学院附属医院李敬田主任等知名专家到医院现场指导高难技术手术，培养人才，带动医院新技术、新业务的开展。2013年，医院成立于金明院士专家工作站，打造区域性肿瘤多学科规范综合治疗中心。院士工作团队专家定期到医院进行专题讲座、会诊查房、指导手术、参与疑难病例讨论，并以远程会诊等方式，指导和帮助医院推广肿瘤综合治疗的新观点、新方法、新理论，协助医院提升肿瘤综合治疗技术水平。

2002 年 10 月，医院制定《工作制度与岗位职责》，出台《科研管理制度》，对做出突出成绩的科研人员给予奖励。2013 年，制定《科技工作管理办法》，从政策上对科研、论文、著作、新技术新项目的开展给予扶持。2016 年，修订《科技工作管理办法》，对医院工作人员科研、论文、著作、新技术新项目的奖励标准作出更加明确的规定。鼓励广大医务工作者，勤于钻研，精于钻研，瞄准国内外先进技术，勇攀医学高峰。

人才战略，结出丰硕果实。1981 年，医院有高级职称 1 人，中级职称 23 人。2016 年，医院有高级职称 125 人，中级职称 469 人。中级以上职称技术人员是 1981 年的 25 倍。截至 2016 年，医院开展新技术、新项目 450 项，其中 8 项获省级科技进步奖、59 项获潍坊市科技进步奖；医务人员出版医学专著 281 部，其中 2016 年出版 62 部；在各级医学刊物发表论文 1163 件，其中 2016 年发表 600 件。

（四）

面向基层，惠及大众，勇于承担社会责任，危急时刻挺身而出，体现的是医务工作者的医者仁心，彰显的是市人民医院之精神风貌。

20 世纪六七十年代，安丘县人民医院响应毛泽东“把医疗卫生工作重点放到农村去”的号召，抽出三分之一医疗骨干组成医疗队，常年深入山区、农村为广大群众防病治病，把医药送到农民的炕头上。在公社医院条件简陋的情况下，克服困难，为患者施行手术，第一时间抢救病人。同时，为基层举办赤脚医生培训班 180 期，培训赤脚医生 1100 人次，为偏远乡村留下永不撤走的医生队伍。中央人民广播电台以《踏遍青山为人民》为题，介绍安丘县人民医院医疗队深入山区为人民群众防病治病的先进事迹。进入 21 世纪，安丘市人民医院根据卫生部、财政部、国家中医药管理局《关于实施“万名医师支援农村卫生工程”的通知》，将“派下去服务”与“送上来培训”相结合，每年组队到贫困地区巡回医疗，派医疗人员到乡镇卫生院工作。先后派出专家 330 人次，到乡镇卫生院对口支援、帮扶，进行业务培训和诊疗技术指导。组织医师 145 人次开展“千名医师支援基层工程”的帮扶指导服务，协助诊疗患者 3422 人次。

医疗队下乡送的是党的温暖，参加国际医疗援助代表的却是国家形象。医院先后 2 次派员参加援助坦桑尼亚国际医疗队。3 名医疗队员以高度负责的精神，积极帮助当地改善医疗条件，为非洲人民防病治病，以精湛的医术赢得当地政府和群众的赞誉。有的人员被非洲兄弟称为“神医”，总统与其合影。援藏医疗队、援疆医疗队，医院均积极派员参加，并出色完成任务，多次受到上级表彰奖励。

当国家发生灾情时，医院不辱使命，伸出援助之手，积极参与抢险救灾。唐山大地震，医院创造条件，增加床位，全员靠上，抢救伤员 235 人；汶川地震期间，医院组织救灾医疗队，携带 20 多万元药品、器械迅速赶往灾区，为灾民防病治病；长江特大洪水灾害期间，医院现场募捐 5.45 万元、衣物 937 件，支援灾区抗洪救灾。当“非典型肺炎”“禽流感”“口蹄疫”等疫情突如其来时，医护人员临危不惧，恪尽职守，冲在疫病防治第一线，体现医务工作者救死扶伤、无私奉献、服务人民的崇高精神境界。

面对市境突发事件，医院反应迅速，在第一时间赶赴现场，最佳时间抢救病人。1960 年 6 月 12 日石堆公社发生风灾倒屋伤人事件后，医院全力以赴组织抢救，收治伤者 91 人。医生护士夜以继日，全程救护，不到半年时间，病人分期分批治愈出院。1979 年 11 月下旬，景芝公社杨庄大队鞭炮仓库发生爆炸，造成 14 人烧伤。医院为此专设病房，进行抢救和特级护理，并自制一批急救药品，精心治疗，烧伤病人无一感染。危机时刻，置身一线，医院抢救的是伤员，赢得的是群众口碑。

（五）

文化是一个地域的灵魂，文化同样是医院生存和发展的重要战略资源。可以凝聚人心，可以展示医院良好形象。

医院历届领导班子都十分重视医院文化建设，强调文化要与医院服务所具有的公益性、创新性相适应。2013年,新一届领导班子审时度势，提出“文化促品牌”发展战略，将文化建设与文化管理提上工作重要议事日程，加强文化载体建设，实施医院品牌形象塑造工程。征集确定医院院徽，提出以“厚德守责、精医为民”为内容的医院院训。进一步确立医院精神、办院宗旨、服务理念、医院核心价值观、医院文化特色、员工价值观趋向、医院愿景等文化理念，凝聚医院精神，塑造医院品牌。

医者，德为先。医院重视思想道德建设，坚持用正确思想武装人，用良好道德塑造人。加强对职工的理想信念、爱党爱国、敬业爱岗、无私奉献、精医为民、廉洁从医、病人至上等方面教育，提高思想觉悟，擦亮医院窗口。先后开展“假如我是一个病人大讨论”“全程优质服务竞赛活动”“实施民心工程、争创文明行业”“廉洁行医树新风”“ 创建星级医院”“满意在医院”“两好一满意”“廉政文化进医院”“评选最美护士、最佳医生”等主题鲜明的精神文明创建活动，将精神文明建设落到实处。讲文明，树新风，塑形象，成为医院职工之共识。

开展文化体育活动，丰富职工文化生活，寓教于乐。每逢春节、“七一”、国庆等重大节日，医院都举办文艺晚会或参加安丘市组织的文艺汇演。在护士节、医师节等特殊日子，组织《五月鲜花》《大爱无疆》等主题鲜明的专场演出，并举办读书会、演讲会、知识竞赛、书法绘画展览等形式多样的活动。举办全院职工运动会，开展篮球、乒乓球、羽毛球、田径、拔河、象棋、踢毽子、慢骑自行车、钓鱼等体育项目。组织职工跳健美操,打太极拳,练太极剑、功夫扇。2009年，全院350名职工在市体育场表演太极拳，场面恢宏，展现了医院职工风采。

团结奋进创业路，六十七载铸辉煌。医院先后荣获全国爱婴医院、全国百姓放心示范医院、全省重点县医院、山东省卫生系统职业道德建设先进集体、山东省捐资助学先进单位、全省对口支援北川灾区恢复重建医疗卫生工作先进集体、省级卫生先进单位、潍坊市文明单位、潍坊市十佳医院、潍坊市三八红旗集体、潍坊市卫生系统先进集体、潍坊市和谐创建示范单位、潍坊市职工职业道德建设先进集体、潍坊市敬老文明号、安丘市百佳文明单位等荣誉称号。

2016年，是值得浓墨重彩的一年，安丘市人民医院晋升为三级乙等综合医院，实现历史新跨越。莲花山下，一座现代化医院拔地而起，部分启用。优美的环境、雄伟的建筑，先进的设备、精湛的技术，展现的不仅是医院当下精美之画卷，而且昭示着医院的美好未来。“争做行业典范，建设一流医院”，医院发展的蓝图已经绘就，在改革发展的滚滚洪流中，豪情满怀的安医人将以崭新的姿态，百倍的信心，阔步迈向新时代，拓展新业绩，续写新篇章，创造医院更加美好的明天。

大事记

1950 年

3 月 安丘县在城里西南街设立安丘县卫生院，易毅为首任院长。县卫生院与县政府办公室同一个党支部。

7 月 宋清华任县政府卫生科科长兼县卫生院院长。

10 月 根据山东省卫生厅统一规划，安丘县卫生院改称山东省第二十一县卫生院。

是年 县政府拨付建院资金 1.5 亿元（旧币 1 万元为新币 1 元），小米 1500 公斤。

1951 年

1 月 山东省第二十一县卫生院复称安丘县卫生院。

4 月 安丘县卫生院医务工作者工会成立，有会员 17 人。

6 月 孙玉升任安丘县卫生院院长，郑守田任副院长。

1952 年

6 月 潍安县与安丘县合并，潍安县卫生院院长孙林甫任安丘县卫生院副院长，部分人员并入安丘县卫生院。

是年 县卫生院开展“三反”(反贪污、反浪费、反官僚主义)运动。

是年 县基层卫生单位统一编制药品需求计划，报县卫生院汇总，由昌潍专区医药公司平衡后供应。

是年 孙玉升调走，郑守田任县卫生院院长。

1953 年

8 月 丘南县与安丘县合并，丘南县卫生院院长李济周任安丘县卫生院副院长，部分人员并入安丘县卫生院。卫生院人员增至 40 人。

是年 副院长孙林甫调任济南腊山疗养院院长。

是年 县卫生院成立化验室，开展血常规、大小便常规、脑脊液等项目的化验。

是年 县卫生院在南关设中医门诊部，人员 13 人。同时批发中药材。

1954 年

春 安丘县卫生院设中医门诊部，有中医 2 人，中药人员 5 人。

是年 由中国人民解放军某部康复医院调来安丘县卫生院 4 人。其中，军医 1 人、医助 1 人、护士长 2 人。

是年 安丘县卫生院行政机构改编，由刘春芳负责卫生防疫股，文丕卿负责医疗预防股，刘克密负责总务股。

是年 县卫生院人员增至 47 人。

是年 县卫生院设立手术室，开展包皮切除、内翻矫正等手术。

1955 年

是年 县卫生院床位增至 35 张。

是年 县卫生院中药批发业务与公私合营药店并入药材批发经理部。

是年 县卫生院设中药食品加工厂。西药及大部分中成药由县外购进。

是年 刘其祥任县卫生院副院长。

1956 年

3 月 安丘县卫生院卫生防疫股撤销，安丘县成立卫生防疫站。

9 月 安丘县卫生院改称为山东省安丘县人民医院。

是年 县人民医院扩大手术室，在昌潍专区第一人民医院指导和帮助下，开展胃肠、阑尾切除等手术。病床扩至40张，工作人员56人。设立中医科。

是年 医院门诊量41678人次，其中中医诊疗18021人次。住院病人793人次。

1957年

3月 郑守田调离，汪继山任医院院长，刘其祥、李济周任副院长。

是年 医院分设内科、外科、妇产科、中医科、小儿科门诊和针灸室。

是年 医院出义务工建伙房5间。

是年 医院开展整风反右运动。由于反右斗争扩大化，医院工作人员比上年减少12人，实有工作人员44人。

1958年

9月 医院创办安丘医专学院，校址设在城里西南街，授课教师主要由医院工作人员兼任，潘炳亮负责学校行政管理。学院招生146人。其中三年制西医班40人、中医班40人，二年制护士班40人、药剂班20人、检验班6人。

是年 医院在南关设门诊，有简易病床20张。

是年 医院推广中药治疗慢性肾炎、骨折经验。

是年 医院开展“大跃进”运动，进行技术革新，发展中医药，扩建药厂、硫酸厂，设制剂室，自制大输液、五味子酊、虎骨酒、益母膏等50余种药品供临床使用。

是年 医院中药房、西药房合并。

是年 医院应用中西医结合治疗急性阑尾炎、蛔虫性肠梗阻、流行性乙型脑炎，收到满意效果。

是年 医院分别被昌潍专署和安丘县委、县人委表彰为先进单位，授予奖旗。

1959年

10月 医院筹建新院，选址县城东关海晏门外东埠，征用土地25亩，工程共投资11700元，建门诊部、病房、手术室等，房屋128间。新院建筑面积2044.45平方米。

是年 医院开展技术革新运动，取得大、小革新成果550项。部分成果对治疗聋哑、肝硬化、子宫颈癌、慢性肾炎、人工流产、慢性溃疡效果良好。

是年 制剂室自制葡萄糖、葡萄糖氯化钠、氯化钾、硫酸阿托品、生理盐水等注射液。

是年 医院针刺治疗阑尾炎，中药治疗“痨病”、流脑取得成功经验。

是年 医院病床增至80张，人员58人。

是年 县人民医院安丘医专学院更名为安丘县卫生学校。

是年 医院制定《财务工作管理办法》，对财务工作进行规范。

是年 医院麻醉药品按《中华人民共和国麻醉药品管理条例》规定到昌潍专区药材公司麻醉药品经营部购进。

1960年

6月12日 医院协同昌潍专区人民医院，抢救石堆公社风灾倒屋砸伤人员，收住伤员91人次，全部治愈出院。

8月 宋修德任医院党支部书记。

8月 医院设传染病科，由医师刘善邦负责。肺结核病人在八蜡庙治疗。

8月 医院出义务工1082个，建伙房6间、厕所8间，并修建猪羊圈。

9月 医院迁入东埠新址，建病房2栋、门诊1栋。

是年 医院化验室开展肝功能碘实验，麝浊麝香草酚浊度试验，二氧化碳结合力、非蛋白氮、血糖、胃液分析等。

是年 医院从益都中心医院调入匈牙利布达佩斯产X光机1台。

1961年

5月 医院成立保健科、放射科。文丕卿任保健科负责人，孙玉文任放射科负责人。

7月 王建业调医院任副院长。

是年 经安丘县机关党委批准，中共安丘县人民医院第一届支部委员会成立，由3人组成，宋修德任支部书记，颜素荣任组织委员，刘其祥任宣传委员。

是年 医院设床位80张，工作人员100人。

1962年

1月 经山东省卫生厅批准，赵端溪任医院中医科副主任。

3月 王德金在昌潍专区县级医院开展首例白内障囊外摘除术，《大众日报》进行宣传报道。

5月 李太恩任医院党支部书记，宋德修调金堆公社党委工作。

7月26日 医院党支部选举产生第二届支部委员会，由5人组成。李太恩任党支部书记，王建业任支部副书记，孙衍珩任组织委员，刘其祥任宣传委员，刘春芳任监察委员。

9月 国家统一分配医院大中专毕业学生13人。

9月 上级拨付修建费2700元，医院建院墙120米，购电冰箱1台、电热恒温培养箱1台、显微镜3台。

11月28日 李太初调任医院副院长。

是年 医院成立"院务委员会"，由11人组成。李太恩任主任，王建业、刘其祥任副主任，文丕卿、付润生、王寿玺、胡玉华、隋兰芳、潘佑基、范振鹏、吕德著为委员。

是年 医院科室设置：院部、总务股、药剂科、检验科、放射科、供应室、门诊部、保健科、手术室、中医科、中药房、小儿科、眼科、内科、外科、妇产科、针灸科。

是年 医院开展子宫切除、胃大部切除、剖腹产等手术。

1963年

7月 医院新建洗衣房3间、60平方米，伙房9间、180平方米。

8月 医院开展计划生育，实施节制生育手术。

9月 医院门诊挂号实行分村登记办法。登记办法以自然村为挂号登记单位，以公社分订成册，适于农村患者就诊挂号。

11月 医院为集中使用技术力量，撤销保健科。

是年 医院设立门诊治疗室，隶属门诊部管理。

是年 医院开展白内障、青光眼等眼科手术。

是年 医院举办第一期公社医生进修班，有学员7人。

是年 山东省卫生厅确定安丘县人民医院为重点县医院，拨款4.5万元。医院增添万能手术台1台、电动人工流产器1台、无影灯1架、氧气瓶3个、手摇三折钢丝床14张、200毫安X光机1台。

1964年

3月 医院购入膀胱镜2台，置锅炉1台。

5月 山东省卫生厅拨款10万元，医院建病房1栋。

7月 放射科开始施行四肢摄片和简易的造影检查。

1965年

9月 医院抽出1/3技术骨干力量组成医疗

队，到夏坡公社巡回医疗，为农民防病治病。

10月 医院建制剂室、锅炉房185.2平方米，购入54马力柴油发电机1台。

是年 易国杰任医院副院长。

是年 内科与小儿科合并，外科与妇产科合并。

1966年

春 境内麻疹、流脑流行，医院展开救治。

是年 医院制剂室生产中西药百余种。

1967年

全县流脑发病2357人，其中死亡79人。医院门诊量急剧上升。

1968年

1月 安丘县人民卫生院革命委员会成立，由5人组成，张金华任主任。

12月 安丘县卫生局、防疫站、妇幼保健站解散，并入县人民卫生院革命委员会。

1969年

冬 安丘县卫生局、防疫站、妇幼保健站、皮肤病防治站从安丘县人民卫生院革命委员会分出。安丘县人民卫生院革命委员会改称安丘县人民医院革命委员会。

1970年

6月 医院扩建制剂室，8月正式投产，生产28种药品。产品经昌潍地区药检所检验完全合格。

秋 安丘县卫生局局长姜运先带领县人民医院10名医务人员组成医疗队，到部山公社防病治病。

是年 妇产科从外科析出。

是年 医院购进心电图机1台，提高心血管疾病的诊疗水平。

是年 刘培连任县人民医院党支部书记。

是年 医院外科开展胸部手术，处理脑部外伤等。

1971年

是年 医院检验科开展生化、细菌及病理检查项目，为临床提供诊断依据。

是年 由县卫生局局长姜运先带领县人民医院医疗队，到大安山、太平山一带诊治病人3000人次，做大型手术13例、收集土单验方30条。

是年 医院使用针灸麻醉。针灸麻醉占手术总数的31%，其经验在省级学术会上交流。

1972年

2月 妇产科医师张佩琳，五官科医师于延深参加坦桑尼亚医疗队。

是年 董来祥任医院党支部书记。

是年 医院麻醉组成立。

是年 中央人民广播电台以《踏遍青山为人民》为题，对医院医疗小分队事迹进行宣传报道。

1973年

下半年 中共安丘县委任命徐凤章为医院党支部书记。

是年 医院自筹资金5万元，分期建造2层宿舍楼1幢，西药制剂室、汽车房、洗衣房共计744平方米。

1974年

1月 医院成立五官科，设五官科门诊。包括眼科、耳鼻喉科、口腔科 3 个专业。

3 月 妇产科门诊开设宫颈细胞巴氏分级。

是年 刘春芳任医院党支部副书记兼革委会主任，孙作桢、易国杰、于桂堂任副主任。

是年 张佩琳、于延深完成援外任务回院。

1975 年

5 月 医院派出 8 支医疗队、36 人次，分别到夏坡公社、丰台岭战区、创新岭战区、甘泉岭战区、杨埠岭战区、偕户岭战区和直属厂矿巡回诊疗服务。

6 月 闫祥友参加援藏医疗队。

是年 王会君任医院党支部副书记兼院长，孙作桢、于桂堂任副院长。

是年 医院设立理疗室。

1976 年

7 月 28 日 医院陆续收治唐山地震伤员 165 人，经 5 个月时间治愈出院 156 人。

10 月 医院接受 5 名藏族学员培训任务。

11 月 医院开展肺叶切除和颅内血肿减压手术。

12 月 医院建立血库。

是年 医院在病房设立服务台，门诊建立简易诊桌，病员食堂实行 24 小时值班制。

是年 医院派出两批医疗队、12 人次，分别到孙孟公社、汶河工地为群众诊治疾病，并在农村举办两期赤脚医生培训班，培训赤脚医生 40 人。

1977 年

3 月 修订医院工作制度，使工作走向正轨。

是年 医院派出医疗队 35 人次到南流、宋官疃、金堆公社和景芝、逄王、凌河、石埠子农田基本建设战区，开展巡回医疗。

是年 医院派出医疗队，先后到 270 个大队巡回医疗。

是年 医院再次收治唐山地震灾区伤员 70 人。

是年 五官科能处理口腔伤、面部生理畸形、异体牙齿移植、自体牙齿栽植。

1978 年

1 月 医院开展“比思想赛学习、比团结赛进步、比中西医结合赛科学研究、比劳动纪律赛出勤、比干劲赛贡献、比服务态度赛服务质量、比勤俭节约赛整洁卫生”的“七比七赛”活动。

5 月 6 日 院长王会君调走，孙作桢任医院院长。

6 月 安丘县人民医院革命委员会撤销。

6 月 医院新建 3 层门诊楼，建筑面积 3835 平方米，8 月 1 日开始接诊，新增床位 80 张。

是年 医院派医生到上级医院进修心血管、呼吸、神经等专业，为进一步分科打下基础。

1979 年

1 月 传染病科由内科析出，独立建科，张玉琢任副主任，主持工作。

6 月 医院成立医务科，崔来喜任副主任，主持工作。

10 月 26 日 中共安丘县委组织部发文，张宝庆、崔来喜、王庆五晋升为主治医师，孙作桢、张佩琳等 23 人晋升为医师。

11 月下旬 景芝公社杨庄大队鞭炮仓库发生爆炸，造成 14 人烧伤，其中 12 人为 3 度以上严重烧伤。医院为此专设病房，进行抢救和特级护理，并自制一批急救药品。在医护人员的努力下，烧伤病人无一例感染，痊愈出院。

12 月 经安丘县革委批准，医院新设小儿科。

12 月 医院设五官科病房。

是年 医院制订《医院经济手段管理草案》《医院年终总结评比条件》，职工收入与绩效挂钩。

是年 赵元喜调入医院任党支部副书记，张瑞义任副院长。

是年 医院党支部举办5期党员学习班，所有党员轮训一遍。

是年 医院设立心电图室，归门诊部管理。

1980年

5月 经中共安丘县委批准，医院党支部扩大为党总支，由7人组成。其中，徐凤章任书记，孙作桢、孟德渭、赵元喜任副书记，张瑞义、刘春芳、赵端溪任委员。下设6个党支部。

5月 医院团支部成立，由5人组成。杨晓红任团支部书记，下设6个团小组。

10月 医院增设财务科，王茂堂任负责人。

是年 山东省财政拨款10万元，昌潍地区财政拨款5万元，医院建3层外科楼1幢，使用面积2400平方米。

是年 医院建4层主治医师宿舍楼，安置24户。

是年 医院药品由安丘药材公司采购，开始部分药品到潍坊、沂水、马站、青岛等地采购。

1981年

10月 医院传染病科设立病房。

11月 经地区卫生局考核，山东省卫生厅审核批准，老中医张瑞丰晋升为中医外科主任医师，赵端溪晋升为中医内科主治医师。

是年 医院设脑电图室，隶属于门诊部管理。

是年 医院被山东省委、省人民政府评为全省计划生育先进集体。

1982年

1月19日 中共安丘县委组织部发文公布，安丘县人民医院党总支委员会由徐凤章、孙作桢、孟德渭、张瑞义、刘春芳、赵端溪、王兰香7人组成，徐凤章任书记，孙作桢、孟德渭任副书记。

3月 在全县开展评选优秀护士活动中，医院评出优秀护士25名，其中张素兰代表优秀护士出席省优秀护士表彰大会。

4月 医院成立女工委员会，由王兰香、张素兰、刘淑云、杨晓红、刘芬芳、曲翠珍、魏义春组成，王兰香任主任、张素兰任副主任。

11月13日 医院召开第一届职工代表会。全院正式职工284人，选出代表47人。会议由副院长孟德渭代表提案小组作提案审查报告，副院长张瑞义宣读《职工代表大会实施细则》(草案)。张瑞义当选工会主席。

11月 在潍坊地区病历书写比赛评比中，医院获县级医院第一名，小儿科获全区第一名。

是年 上级拨款，医院建面积1500平方米的主治医师宿舍楼1幢。

是年 医院被山东省委、省人民政府评为全省计划生育先进集体。

是年 张瑞丰出席山东省劳模大会，被授予山东省劳动模范称号。

1983年

3月 医院被潍坊地委、行署评为精神文明建设先进单位。

7月 在潍坊地区人民医院医师指导下，王德金完成1例眼角膜移植手术。

8月15日 医院第二届职工代表大会召开，有59名职工代表参加，选举张瑞义为工会主席。

9月 内科首例用肺导管灌注抗生素治疗慢性肺脓疡疾病。

10月 王兰香获山东省“三八红旗手”称号。

是年 安丘县财政拨款10万元，医院自筹60万元，建造使用面积1500平方米的护士宿舍楼1幢。

是年 医院被山东省委、省人民政府评为全省计划生育先进集体。

是年 张瑞丰出席全国卫生系统先模表彰大

会，被评为全国卫生系统先进个人。

1984 年

2 月 在潍坊市卫生工作大检查中，医院检验科获潍坊市检验科单项第一名。

11 月 医院纪律检查小组成立。鞠维坤任医院党总支纪检委员。

12 月 15 日 《潍坊日报》报道安丘县人民医院实行医疗服务系列化的先进经验。

12 月 16 日 安丘县人民政府任命李崇廉为县人民医院院长，张德华、孟德渭、张美英为医院副院长，徐风章、孙作桢为医院调研员。

12 月 17 日 中共安丘县委下发《关于公布安丘县人民医院党总支组成人员的通知》。《通知》公布：县人民医院党总支由朱兆志、李崇廉、张德华、刘春芳、张素兰、鞠维坤 6 人组成，朱兆志任书记，李崇廉任副书记。是年，医院有党员 115 人。

是年 山东省、潍坊市拨款 25 万元，安丘县政府拨款 27 万元，医院建面积 3000 平方米的 3 层内科病房楼。

1985 年

1 月 10 日 《潍坊日报》报道《群众信得过的好医生张瑞丰》。

1 月 23 日 医院召开第二届职工代表大会第四次会议，研究干部聘任责任制改革问题，制定《医院管理责任制条例》。

2 月 4 日 医院实行院科两级负责制，医院聘任科主任，科主任聘任工作人员，护士长聘任护士。召开院长聘任科主任、护士长大会，聘任 38 名正副科主任、护士长。医院人事制度改革迈出第一步。

2 月 医院手术室和供应室从外科独立。医院增设中西医结合研究室和服务部。

4 月 13 日 医院召开工会会员代表大会，选举产生第三届工会委员会、女工委员会、经费委员会，选举刘春芳任工会主席，刘淑云为女工委员会主任，曹始显为经费委员会主任。

9 月 16 日 在潍坊市开展卫生大检查评比中，安丘县人民医院被评为全市同行业第一名，获奖金 1 万元。

12 月 28 日 放射科宋德明、孙建德撰写的论文《B 型超声监控下诊断和治疗肠套叠（综述）、B 型超声监控下整复肠套叠的研究（附 23 例报告）》，经《中华放射学杂志》5 名专家鉴定，具有国内先进水平，填补国内空白。

是年 外科首例风湿性心脏病二尖瓣狭窄分离术取得成功。

是年 医院设 B 超室、B 超诊断组，隶属于放射科。医院 B 超诊断组被山东省总工会授予“富民兴鲁”劳动奖状。

是年 医院成为山东省药学会理事单位。

1986 年

2 月 医院自筹资金，征购医院东临东关村苹果园地 10 亩。

4 月 26 日 医院购进 1000 毫安 X 光机 1 台。

4 月 28 日 许湘出席山东省劳模大会，被授予山东省劳动模范称号。

4 月 28 日 医院投资 32 万元，建建筑面积 1560 平方米的 3 层保健楼。

5 月 6 日 刘心田任医院党总支书记。

5 月 6 日 朱兆志、张瑞丰、张玉兰、孙明一、刘宗廷、刘世刚等调新成立的安丘县中医院工作。

7 月 25 日 医院成立公费医疗门诊。门诊医生有孙衍珩、马庆蕴、张宝庆、郭兰珍。

7 月 内科首次为一例病毒性心肌炎三度房室传导阻滞的病人安装临时心脏起搏器。

10 月 31 日 医院被山东省卫生厅确立为技术职务聘任改革试点单位。

是年 医院建 2 层楼洗衣房，实现洗衣设备自动化，结束被服人工手洗历史。

是年 医院建建筑面积2300平方米的5层宿舍楼，有40户职工入住。

1987年

3月10日 山东电视台新闻节目播放医院病房管理经验。

3月 经安丘县公安局批准，医院成立保卫科，王启周负责。

6月 山东省卫生厅厅长张植萍到医院考察。

7月11日 医院召开第四届职代会，64名代表参加，选举李佃奎为工会主席。

9月11日 内科首次用非同步电除颤成功抢救1名急性心肌梗死室颤病人。

9月 刘春芳在20多年征兵工作中为国防建设作出突出贡献，国防部为其颁发证书和纪念章。

12月16日 安丘县编委办公室批复，医院设立急诊科、保健科。

是年 医院自筹资金30万元，潍坊市财政局拨款30万元，建副主任医师、主治医师宿舍楼1幢。

是年 医院安装4吨锅炉，开始院区供暖。

1988年

4月 医院调整领导班子，张美英任院长。

6月1日 山东省急诊急救工作会议在潍坊市召开，与会人员参观安丘县人民医院急诊科管理情况，肯定医院"服务一条龙"经验。

6月2日 经中共安丘县委批准，医院成立党委。召开党员大会，选举产生由李修功、张美英、张德华、曹始显、张素兰、李佃奎、鞠维坤组成的党委。李修功任书记，张美英任副书记，下设15个党支部；同时选举产生由鞠维坤、崔志诚、王启周组成的纪委，鞠维坤任纪检书记。

7月 山东省卫生厅副厅长高佳堂到医院考察。

7月 医院成立护理部，张素兰任总护士长。

11月5日 医院成立团委。召开团员大会，选举产生由鞠维坤、李良宗、李芸、李民华、宋光磊、潘玉莲、张方安组成的团委，鞠维坤任团委书记，李良宗任副书记。

是年 医院成立急诊急救领导小组，建立县乡（镇）村三级急救网络；成立急救医疗中心，下设景芝、雹泉、红沙沟、凌河、庵上、黄旗堡6处重点医院为急救站。为山东省急诊工作会议提供现场。

是年 检验科利用血象诊断，确诊安丘县首例传染性单核细胞增多症。

是年 医院建5层职工宿舍楼。宿舍楼容纳40户入住。

是年 医院购进价值30万元胸腹部B超机1台。

是年 医院成立华安影像诊治中心。诊治中心经济独立、自主经营，孙建德任主任。

1989年

3月 医院投资60万元，新上高压氧舱；投资30万元，购进血气分析仪、心电监护等设备。

4月 内科为病人安装首例永久心脏起搏器（单腔）。

6月 内科分为内一科和内二科，外科分为外一科和外二科。

6月 医院成立首届药事管理委员会，曹始显任主任。

9月 外科医师周祥德参加中国援助坦桑尼亚医疗队。

是年 医院购进大输液生产流水线设备1套，实现输液生产半自动化。

是年 医院投资60万元，新建2500平方米职工宿舍楼1幢，容纳40户入住。

1990年

2月 经山东省卫生厅验收，医院制剂室达到省级标准。

3 月 医院外三科从外一科析出，诊治范围为泌尿外科、痔瘘科专业。

4 月 在潍坊市召开的山东省“三学三创”（学雷锋、学白求恩、学共和国卫士，创优质服务、创文明单位、创“四有”队伍）经验交流会上，安丘县人民医院提供参观现场，并介绍经验，得到与会者好评。医院活动经验在山东省卫生厅内部刊物上报道，同时上报卫生部。

9 月 山东省物价局在医院召开医疗单位收费标准现场会。

10 月 山东省卫生厅厅长张青林到医院考察指导工作，并对医院工作给予很高评价。

12 月 鞠维坤被中共山东省纪委授予优秀纪检干部称号。

12 月 医院增设党委办公室、政工科、康复科，器械科更名为医疗设备科。

是年 医院在安丘县成功开展首例脑肿瘤（额底部胶质瘤）切除术。

1991 年

1 月 医院成立预防保健科，负责城区儿童疫苗接种和老干部保健工作。

5 月 16 日 山东省药政处一行 5 人到安丘对医院药房进行验收。经验收药房达标合格。安丘县人民医院被山东省卫生厅评为山东省医院药剂达标单位。

6 月 医院投资 33 万元，购置钴 60 放疗机 1 台，对肿瘤病人进行放疗。

6 月 王兰香被中共山东省委授予全省优秀共产党员称号。

7 月 医院成立创“二甲”评审委员会，开展争创二级甲等医院工作。

8 月 9 日 医院召开党员大会，选举产生第二届党委，李修功任书记，张美英任副书记，张德华、鞠维坤、曹始显、夏中海、李佃奎、张素兰、孙建德任委员；鞠维坤任纪委书记，李林福、崔志诚、王启周、吴松章任纪委委员。

8 月 医院成立审计科。

11 月 22 日 卫生部医政司护理处处长巩王秀率部分省、市分管护理的专职干部一行 80 余人到安丘县人民医院考察护理工作。

1992 年

1 月 22 日 山东省卫生厅医政处处长杨宝贤陪同泰国一行 9 人，到县医院参观初级卫生保健工作。

6 月 医院成立医疗维修中心。

9 月 10 日 医院与安丘县人民法院开始合办法医门诊。门诊设在急诊科。

9 月 26 日 山东省医院分级管理委员会一行 23 人，在山东省立医院院长孙龙带领下到安丘，对县人民医院各项工作实地评估，医院得 948 分（满分 1000 分）。

10 月 8 日 卫生部医政司司长于宗和到县人民医院考察争创二级甲等医院情况。

10 月 24 日 山东省医院评审委员会一行 26 人，在省卫生厅医政处处长李宝青和省立医院院长孙龙的带领下，对县人民医院分级管理情况进行验收。经验收，医院分级管理合格。

12 月 16 日 参加山东省卫生厅医院分级管理经验交流会的各地市卫生局局长等 102 人，参观考察安丘县人民医院分级管理情况。

12 月 17 日 卫生部医政司司长于宗和在潍坊市卫生局局长赵传圣陪同下，到安丘县人民医院视察分级管理情况。

12 月 经山东省医院分级管理评审委评审，医院达到中华人民共和国卫生部颁发二级甲等医院标准，由山东省卫生厅颁发“二级甲等医院”证书和横匾。

是年 医院设院内感染科，张玉琢任主任。

是年 医院投资 320 万元，购进 CT 机 1 台。

1993 年

4 月 医院职工集资 75 万元，拆除 1958 年建的 120 间平房，筹建 2850 平方米的五层职工宿舍楼，解决 50 户职工住房问题。

5 月 医院设立 CT 室，投资 350 万元购进麦克斯 640 型 CT 机 1 台。

6 月 30 日 医院召开六届一次职代会，147 名代表参加会议。职代会讨论通过医院 1993 年工作计划和以“一坚持、二巩固、三建立、四补偿、五宽松”为主要内容的综合目标经营管理责任制修订报告。

9 月 16 日 医院 3 层急诊楼正式启用，建筑面积 1919 平方米。

11 月 7 日 全国省市政协联合调查组一行 21 人，在卫生部原副部长郭子恒带领下，到安丘县人民医院视察卫生工作。潍坊市政协副主席刘会聚、安丘县人民政府县长李守民等陪同视察。

11 月 23 日 医院党委书记李修功、院长张美英调离。

11 月 医院设核医学科。

12 月 8 日 医院新领导班子组成。党委书记、院长李廷，副书记、副院长张德华，纪委书记鞠维坤，党委委员、副院长孙建德、吕奎芳；党委委员、护理部主任张素兰，党委委员、党办主任崔志诚，党委委员、团委书记李良宗。

12 月 20 日 在苍山县举行的山东省二级甲等医院经验交流会上，安丘县人民医院介绍《深化医院改革、巩固提高“二甲”成果》经验。

是年 医院引进眼科手术显微镜。眼科开展显微手术，进行白内障囊外摘除手术，实施首例人工晶体植入术。

是年 沾化县人民医院、曲阜县人民医院、齐鲁石化公司中心医院等 30 个单位，先后到医院参观学习创二级甲等医院经验。

是年 医院修订《医院工作制度和工作人员职责》，并编辑成书。

1994 年

1 月 12 日 医院召开“全程优质服务活动”动员大会。

1 月 19 日 山东省卫生厅二级甲等医院复核组一行 14 人，对医院进行 “二甲”复核。

3 月 安丘撤县设市，安丘县人民医院改称安丘市人民医院。

4 月 医院增设精神文明办公室、内三科、烧伤科、皮肤科、痔瘘科、针灸理疗科、功能检查室、B 超室、钴 60 放疗室、高压氧舱、西药制剂室、中药制剂室。

6 月 25 日 华安影像诊治中心的人事、财务、资产纳入医院管理。

6 月 医院实行中医中药战略。门诊部主任李林福开展中西医结合治疗糖尿病,成功研制“芪柏降糖片”“胰康宁胶囊”，畅销 10 多个省。

上半年 山东人民广播电台、潍坊人民广播电台、潍坊电视台、潍坊日报社宣传报道医院全程优质服务活动开展情况。

9 月 12 日 山东省卫生厅妇保处张立燕带领省级“爱婴医院”评审团到安丘，对市人民医院进行评审，医院顺利通过评审，被卫生部、联合国儿童基金会、世界卫生组织授予“爱婴医院”称号。

12 月 医院购买动态心电系统 1 套，记录心脏病人 24 小时心电动态活动。

12 月 姜九零获国家计划生育委员会、卫生部“计划生育万例手术无事故先进个人”称号。

是年 骨科在潍坊市率先开展椎弓根螺钉治疗胸腰椎骨折技术。

是年 医院增设信息科、病案室；成立院前急救队，隶属于急诊科，负责安丘市区交通事故、社会救灾的院前急救工作。

1995 年

1 月 医院道路交通事故伤员急救中心挂牌。

1 月 医院制定《领导班子廉洁勤政守则》。

4 月 6 日 医院拆除内科与传染病房，筹建框架结构 10 层的外科病房楼。该项目建筑面积 13162 平方米，投资 2172 万元。

4 月 17 日 安丘市卫生局发文，将急救电话“120”归属安丘市人民医院。

4 月 医院被潍坊市卫生局评为“十佳医院”。

4 月 医院设外四科、内四科、基建科，分别由韩怀忠、赵克明、辜希位任主任。

9 月 赵新福由部队转业分配到医院任党委副书记。

12 月 20 日 山东省防龋检查团一行 4 人到医院查看病房管理情况。

是年 医院被山东省卫生厅评为医德医风先进单位。

是年 医院开始使用信息化管理系统，用信息化管理住院病人。

是年 医院投资 45 万元，购模拟机 1 台，投资 120 万元，购心脏 B 超 1 台，投资 18 万元，购进经颅多普勒 1 台。

1996 年

1 月 17 日 医院制定《安丘市人民医院管理奖惩规定》。

1 月 医院被山东省卫生厅评为省卫生系统职业道德建设先进集体。

2 月 7 日 赵克明任医院工会主席。

3 月 医院印发《一九九六年研制开发专病专方的实施意见》后，18 个科室研制开发 34 个专病专方。

5 月 医院被潍坊市卫生局评为 “十佳医院”。

7 月 12 日 眼科从五官科独立，为一级科室。

10 月 医院成立血液透析室，在安丘市率先开展血液透析。

10 月 医院投资 344 万元，建设建筑面积 2800 平方米的 5 层院长宿舍楼。

是年 医院投资 70.5 万元，在医院西南角建直线加速器机房。机房建筑面积 500 平方米。

是年 医院投资 170 余万元，购置全自动分析仪、X 光机、人工肾、动态分析系统等大型设备。

是年 泌尿外科引进第一台 OLYMPUS 电切镜（第一代单纯电切），在潍坊市率先开展经尿道前列腺电切术。

是年 传染病科在安丘市首次开展血液透析治疗流行性出血热伴肾衰病人。

1997 年

3 月 医院被潍坊市卫生局、潍坊市人事局评为潍坊市卫生工作先进单位。

12 月 医院投资 251 万元，建 5 层副主任医师宿舍楼。宿舍楼面积 2500 平方米，容纳 20 户入住。

是年 口腔科从五官科分出独立成科。两科同用一病房，共用一个护理组。

是年 医院建锅炉房 1 处，购进 10 吨锅炉 1 台，使家属区实现水暖式集中供暖。

是年 医院投资 120 万元，购进彩超 1 台。

1998 年

2 月 医院调整临床科室。内科系统分设心内科、消化内分泌科、呼吸肾内科、神经内科、综合治疗科，外科系统分设神经外科、普外科、胸外科、创伤一科、创伤二科、泌尿外科，妇产科分设妇科、产科，小儿科分设小儿一科、小儿二科。

3 月 医院 10 层外科楼正式启用。

8 月 医院职工捐款 3.45 万元、衣物 937 件，医院捐出 2 万元，支援长江洪涝灾区。

11月9日 潍坊市护理科技展评暨推广应用会议在安丘召开，安丘市人民医院申报的护理科研项目有5项荣获护理科技成果一等奖，有两项技术革新项目荣获护理技术革新一等奖，37篇获优秀论文一等奖，167篇获优秀论文二、三等奖。

12月9日 安丘市委、市人民政府调整医院领导班子，任命孙建德为院长、党委副书记，张德华为党委书记、副院长，鞠维坤为党委副书记，赵克明、潘丽萍为副院长，崔志诚为纪委书记，韩瑞学为工会主席。

12月 岳建华被山东省人民政府授予“做出贡献归侨侨眷知识分子”称号。

是年 病理科从检验科析出，独立成科。

1999年

4月 医院被潍坊市卫生局、潍坊市人事局评为潍坊市卫生系统先进集体。

6月10日 医院被潍坊市卫生局评为全市首批一星级医院。

6月 神经外科副主任孙桂祥到新疆喀什二院参加医疗援助工作。

7月 陈光春由中国人民解放军某部转业到医院任副院长。

8月 医院投资505.8万元购进安丘市首台核磁共振。核磁共振对临床诊断提供更准确的依据。

8月 医院成立卫生管理科，王秀忠任主任。

9月 医院5层保健楼竣工（办公楼）。

9月 医院投资140万元，购买老县建委楼2982平方米及所属院落。

10月 医院建510平方米的生活服务楼，用于解决单身职工的住宿问题。

是年 医院投资530万元，建7层宿舍楼。宿舍楼面积5300平方米，容纳56户。

是年 医院新上财务管理软件系统，实现会计电算化，代替手工记账法。

2000年

5月12日 在潍坊市护理知识竞赛中，安丘市人民医院获第二名。

6月 医院被潍坊市卫生局评为优质服务星级医院。

7月21日 卫生部医政司护理处处长巩玉秀一行4人到医院检查整体护理工作。

10月 医院推行病人住院费用一日清单制。

11月 医院拆除主治医师宿舍楼、护士宿舍楼，投资820万元，建高7层、8200平方米的宿舍楼。宿舍楼容纳84户。

11月 医院被潍坊市委、潍坊市人民政府评为潍坊市文明单位。

是年 医院投资32万元，购进腹腔镜1套。普外科利用腹腔镜开展首例腹腔镜胆囊切除术。

是年 医院投资70万元，改造扩建急诊楼。

是年 医院投资399.6万元，购进螺旋CT1台。

2001年

1月 医院开展“三个代表”重要思想学习教育活动。

7月 医院设介入科。

11月 在2001年度山东省检验医学实验室临床血液＋临床微生物、肝炎标志物、临床化学、特定蛋白专业室间质量评价活动中，医院检验科成绩优秀，受到山东省临床检验中心表彰。

12月31日 李忠刚、蔡波任副院长、党委委员。

12月 医院被中华医院管理学会推荐为首批全国明明白白看病百姓放心医院。

是年 医院传染病科在安丘率先开展乙肝病毒定量检测。

2002 年

1 月 医院成立医疗质量管理委员会。主任委员为张德华、孙建德、吕奎芳、潘丽萍，副主任委员为赵克明、李忠刚、蔡波、高立俊。

1 月 4 日 在北京阜外医院楚建民主任指导下，医院开展首例射频消融术治疗室上性心律失常手术。

1 月 26 日 医院拆除老内科楼，新建 5 层门诊楼。门诊楼建筑面积 11000 平方米，投资 2700 万元。

4 月 24 日 小儿一科、小儿二科合并为小儿科。

6 月 15 日 援疆干部孙桂祥被任命为安丘市人民医院副院长、党委委员。23 日、25 日，孙桂祥分别被新疆维吾尔自治区党委、区政府，新疆喀什地委、行署评为优秀援疆干部。

7 月 12 日 在潍坊医学院附属医院李敬田主任指导下，医院开展首例冠状动脉造影术。

8 月 17 日 医院召开第八届职工代表大会暨第一次会议。会议制定安丘市人民医院奖惩规定，确定在北城区新建医院。

10 月 门诊楼奠基。

11 月 医院成立质管科，开始 ISO 9001：2000 质量管理认证。

12 月 25 日 医院投资 1600 万元，新建建筑面积 1.1 万平方米的 10 层内科病房楼投入使用。

是年 医院开展首例心脏直视体外循环手术。

是年 医院被潍坊市委、潍坊市人民政府评为潍坊市文明单位。

是年 医院实行自主招聘护士。新入院护士全部实行聘任合同制。其后，聘任合同制护士成为医院护理队伍中的中坚力量和主力军。

是年 医院开展病人选医生活动。

是年 医院开通“999”急诊急救电话，免费接运伤病员。

是年 医院投资 160 万元，购进 CR 系统 1 台、314 万元购进 C 型臂 1 台、315 万元购进数字胃肠机 1 台。

是年 传染病科更名为感染科。

2003 年

1 月 医院成立重症监护室。购进多功能监护仪、全伽利略呼吸机。

1 月 医院被中华医院管理学会推荐为首批全国医疗优质高效百姓放心医院。

4 月 全国流行非典型肺炎期间，医院被指定为安丘市非典型性肺炎定点收治医院。成立抗“非典”领导小组和发热门诊。

5 月 医院在市北区莲花山前建设路 1 号征地 29.93 亩，筹建市北区分院项目，新建 6043.3 平方米的门诊楼 1 幢、2032 平方米的生活服务楼 1 幢。

6 月 医院党委被中共潍坊市委评为联防非典型肺炎工作先进基层党组织。

7 月 李忠刚在全省防治非典型肺炎工作中，荣立三等功。

7 月 10 日 经山东省医师资格考试领导小组考核，医院被批准为国家医师资格考试实践技能考试基地（临床类）。

10 月 3 日 在山东省立医院张兴华教授指导下，医院开展首例经皮冠状动脉腔内血管成形术（PTCA）加冠脉支架置入术和首例全脑血管造影术。

12 月 12 日 医院通过全国百姓放心医院第三主题绿色医疗环境验收。

12 月 20 日 医院通过 ISO 9001:2000 质量管理体系认证。

12 月 医院新门诊楼竣工。

是年 在山东省立医院李德才主任带领心外科专家团队的指导下，医院开展首例心脏左房粘液瘤切除术。

是年 医院医疗保险系统实现联网结算，使参保人员出院即时报销。

2004年

2月21日 医院召开第八届三次职代会，传达安丘市委、市人民政府对医院改制的决定。

3月 在山东省立医院李德才主任指导下，医院完成首例二尖瓣置换术。

5月22日 孙建德被中国医学基金会“华夏医魂”大型宣传活动办公室评选为全国百佳华夏医魂优秀医院院长，被中华医院管理学会评为全国百姓放心示范医院优秀管理者。

7月 医院被中华医院管理学会推荐为首批全国百姓放心示范医院。

9月3日 安丘市人民医院有限责任公司第一届股东大会召开。参加会议的股东50人，代表股权3292万股。会议根据组织提名，采用无记名投票方式，选举产生由孙建德、赵克明、潘丽萍、陈光春、李忠刚、蔡波、孙桂祥组成的董事会，孙建德任董事长，赵克明、潘丽萍任副董事长；由鞠维坤、崔志诚、韩瑞学、鞠銮荣、周志毅、李文平、邱诚组成的监事会，鞠维坤任监事会主席。

11月 医院投资190万元，新建建筑面积1715平方米的生活服务楼（学生楼）。

12月 医院投资280万元，购进眼科准分子激光治疗仪1台。

12月 神经外科分为神经外一科、神经外二科。

是年 医院首次使用电子显示屏，用于门诊业务介绍、专家导诊和工作通报等。

2005年

3月 医院完成首例先天性心脏病法洛氏四联征矫治术。

3月 医院被潍坊市人事局、潍坊市卫生局评为全市卫生系统先进集体。

5月8日 经山东省司法厅批准，潍坊安城司法鉴定所依托安丘市人民医院成立。

5月 根据中纪委、省纪委会议以及全国卫生系统纪检监察纠风工作会议精神，医院开展“廉洁行医树新风”活动，被潍坊市卫生局评为全市卫生系统廉洁行医树新风先进单位。

7月 山东省卫生厅厅长王天瑞到医院考察新农合工作。

9月 医院被省人事厅、省卫生厅、省教育厅评为山东省捐资助学先进单位。

是年 医院艾滋病筛查实验室通过山东省疾病预防控制中心验收。

是年 医院撤销西药制剂室，停产大输液，人员分流。

是年 医院拆除原门诊楼，筹建11层综合病房楼。

2006年

3月 医院设立风湿免疫门诊，隶属于门诊部管理。

4月24日 经安丘市新型农村合作医疗管理委员会批准，医院为新型农村合作医疗县（市）级定点医疗机构，并成立新型农村合作医疗办公室。

4月 医院质量评价合格，并成为山东省临床检验“一单通”和影像资料认可单位。

5月 医院成立宣教科，将文明办职能归宣教科。

5月14日 经安丘市人民政府批准，医院在市北区征地32384平方米。征地属医疗卫生用地，出让期50年。

6月8日 医院被山东省社会保险事业局评为山东省医疗保险经办机构目标规范化管理先进单位。

6月15日 医院制定“千名医师支援基层工程”实施方案，加大对基层医院的医疗技术支持。

9月11日 山东省医院协会对医院进行全

国百姓放心示范医院动态管理检查。

是年 医院住院病人使用药品开始由药房工作人员配送至临床科室。

2007 年

1 月 6 日 医院与中国平安保险股份有限公司签订保险定点医院合同。

1 月 医院提拔 6 名业务骨干进入医院党委，其中张洪武、李文平、邱诚任副院长、党委委员。

2 月 5 日 医院实施全国“惠民复明”工程，为白内障患者免费手术。被潍坊市委宣传部、潍坊市卫生局评为惠民复明行动先进单位。

3 月 血液透析室开展腹膜透析。

4 月 5 日 安丘市发改局批建安丘市老年保健康复服务中心。服务中心总建面积 45680 平方米。其中，康复保健楼 1 幢，建筑面积 20080 平方米；5 层康复保健楼 3 幢，建筑面积 12000 平方米；16 层老年公寓 1 幢，建筑面积 9600 平方米；老年活动中心 1 幢，建筑面积 2000 平方米；附属设施 2000 平方米。投资 5000 万元，资金自筹。

4 月 22 日 医院市北区安丘市老年保健康复服务中心二期工程奠基。

4 月 在首批全国百姓放心示范医院动态管理第一周期考核中（2004—2006），医院成绩合格，中国医院协会颁发合格证书。

6 月 12 日 孙建德出席山东省第九次党代会。

7 月 11 日 孙建德被《中国医院院长》理事会聘为杂志社理事。

7 月 12 日 潘丽萍被山东省卫生厅评为山东省优秀医务工作者、荣立三等功。

7 月 14 日 医院在市北区老年康复中心举行市人民医院支援农村卫生救护车捐赠仪式，捐赠救护车 23 辆。

8 月 23 日 医院被潍坊市卫生局确定为潍坊市医师定期考核机构。

是年 医院加入山东省医院协会。

是年 医院与安丘市医保处签订住院网络结算管理协议。

是年 医院安装“24 小时医学频道”，使医护人员能够及时了解和掌握医学领域的新进展、新动向。

2008 年

1 月 医院消化内分泌科分为消化内科、内分泌科。

3 月 医院被潍坊市委、市人民政府评为全市和谐创建示范单位，被潍坊市人事局、卫生局评为全市卫生系统先进集体。

3 月 医院神经内科分为神经内一科、神经内二科。

3 月 邻近地区临沂市手足口病疫情暴发后，医院被潍坊市卫生局指定为安丘市手足口病轻症治疗定点医院。

4 月 经山东省疾病预防控制中心考核，医院艾滋病检测实验室达到卫生部《全国艾滋病检测工作管理办法》中艾滋病筛查实验室标准，被认定具备艾滋病实验室资格。

4 月 医院在潍坊市组织的全市护士岗位技能竞赛中获二等奖。

4 月 医院普外科被卫生部国家中医药管理局、健康家园组委会指定为乳腺病防治工程定点医院。

4 月 医院心内科病房、胸外科病房被潍坊市卫生局定为潍坊市护理示范病房。

5 月 22 日 心电图室分为门诊心电图室和病房心电图室。

7 月 神经内科开展首例颈动脉支架植入术和颅内动脉瘤弹簧圈填塞术。

7 月 15 日 医院土地、房产由安丘市人民医院有限责任公司变更为安丘市人民医院。

8 月 1 日 刘明利、高锡东、南志学、韩洪波、宿明波、曹龙飞、娄献东组成援川医疗队，奔赴四川省北川县桂溪乡医院，帮助指导抢救地震伤员。医疗队历时 2 个多月。

8 月 20 日 医院综合病房楼启用。病房楼建筑面积 2.1 万平方米，分主楼和副楼两部分；主楼 12 层，副楼 2 层，设计床位 500 张。

9 月 医院设立母婴保健科。

9 月 南志学、宿明波被山东省委、省卫生厅评为全省对口支援北川震后恢复重建医疗卫生工作先进个人。

12 月 安丘市慈善协会授予安丘市人民医院慈善医院匾牌。

12 月 医院增设神经内三科。B 超室分为超声一科和超声二科（心血管方向）。神经外三科由神经外二科分出。设立风湿免疫科。

是年 医院引进新一代白内障超声乳化仪和玻璃体切割机，开展超乳加多焦人工晶体植入，并通过玻璃体切割治疗视网膜脱离和玻璃体积血等。

是年 医院投资 350 万元，购进血管造影系统 1 套，投资 400 万元，购进 16 排螺旋 CT 机 1 套，投资 220 万元，购进 DIDSY 型 DR1 套。

2009 年

1 月 10 日 医院聘王明军、于勇、鞠作泉、岳建华、李忠胜分别为心血管、骨伤、神经内、泌尿小儿外、儿科专业业务院长，兼病区主任。

1 月 12 日 医院独立完成首例颈内动脉支架植入术。

1 月 医院呼吸肾内科分为呼吸内一科、呼吸内二科、呼吸肾内科。创伤一科分为骨伤一科、骨伤二科、手足显微外科，创伤二科分为脊柱外科、关节外科、骨伤三科。设立肿瘤外科。

1 月 心内科开展腹主动脉夹层覆膜支架植入术。

2 月 医院拆除老保健楼，筹建 8 层周转宿舍楼。

3 月 胸外科分为胸外一科、胸外二科。设神经内四科。

4 月 22 日 全国多地甲型 H1N1 流感流行后，医院制定医疗救治工作应急预案。

5 月 普外科分为普外一科（胃肠肛肠外科）、普外二科（肝胆血管外科）。

7 月 医院肿瘤内科更名为血液肿瘤内科。

8 月 医院购进北京中科健安公司产体外冲击波碎石机 1 台。

9 月 医院对口支援北川灾后恢复重建医疗队被山东省卫生厅评为全省对口支援北川灾后重建医疗卫生工作先进集体。

10 月 医院与安丘市人社局联合成立月嫂培训基地，设在母婴保健科。

11 月 医院药品通过山东省药品集中采购平台购入。

12 月 医院心内科分为心内一科、心内二科；成立眼视光中心。

是年 在上级医院专家指导下，医院开展首例颅内动脉支架植入术。

是年 医院实行继续医学教育合格与卫生技术人员专业技术职称晋升、聘任、医师考核与护士执业再注册、年度考核“四挂钩”。

是年 医院投资 950 万元，购进核磁共振 1 台；投资 248 万元，购进 MPR 型 PSECT1 台；投资 160 万元，购进彩超 1 台。

2010 年

1 月 医院被中国医院协会授予全国百姓放心示范医院称号。

3 月 神经外四科从神经外一科分出。

4 月 15 日 医院成为山东省首批乡镇全科医师规范化培训基地。

4 月 检验科析出输血科。

6 月 18 日 医院被潍坊市卫生局定为承担县级血库职能单位、潍坊市临床用血直供单位。

7 月 20 日 医院党委决定，在全院干部职工中开展向见义勇为、勇救落水儿童的辛致伟学习活动。

7 月 医院血液肿瘤内科析出放疗肿瘤内科。

7 月 门诊心电图室和病房心电图室合并，称心电图室。

8 月 2 日 医院被潍坊市卫生局确定为潍坊市妇科内镜门诊技术审核验收合格单位。

9 月 20 日 医院制订《临床路径管理实施方案》，实行单病种价格控制。

9 月 医院投资 1244 万元，购进直线加速器 1 台。

10 月 医院拆除锅炉房、生活服务楼，筹建内科楼（二）。

11 月 医院成立新生儿科，将小儿科分为 3 个科：儿一科（新生儿科）、儿二科、儿三科。共开放床位 120 张。

11 月 22 日 医院被潍坊市卫生局确定为潍坊市首批综合医院中医建设单位。

是年 肿瘤外科开展 PICC 新技术，解决肿瘤患者静脉输注化疗药物的外渗问题，保障输液安全。

是年 泌尿外科开展后腹腔镜技术。

2011 年

3 月 医院被山东省卫生厅确定为全省护理服务示范病房。妇科病房获“山东省优质护理病房”称号。

10 月 医院成立医疗保险办公室。

11 月 安丘市卫生局与医院制定《安丘市人民医院对口支援乡级医院工作管理办法》。该办法明确每年免费接收 3 名以上受援医院医务人员进修和培训，并开展远程教育。

11 月 微机室从财务科析出，成立网管科。

12 月 医院筹建颐乐园置业有限公司。公司征用市北区永乐官庄村土地 40 亩，每亩 50 万元，用于莲山 · 水苑一期建设，解决医院搬迁后的职工宿舍问题。

是年 医院投资 838 万元，购 64 排 CT 机 1 台。

2012 年

1 月 医院糖尿病早期检测中心从内分泌科析出，独立成科。

4 月 28 日 医院设立康复医学科。

5 月 医院获“慧聚中国 · 深化医改 2012 全国最佳百姓放心医院”称号。

6 月 医院成为中华医院管理协会常务理事单位。

6 月 医院被潍坊市人社局定为城镇基本医疗保险定点医疗机构。

8 月 医院成为中国医师协会第二届会员单位。

8 月 医院成立医德医风管理办公室。

9 月 15 日 席敦升任安丘市人民医院院长、党委副书记，石玉国任安丘市人民医院党委书记。

11 月 医院成立招标办公室。肾内科与呼吸内科专业分开，与风湿专业合并，设立肾风湿内科。设立呼吸重症监护室。

11 月 15 日 医院投资 6889.5 万元新建的内科楼（二）启用。病房楼高 15 层，建筑面积 1.6 万平方米。

是年 医院投资 460 万元，购准分子激光 1 套。

2013 年

1 月 医院卫生和保卫工作委托明德物业公司管理。

3 月 1 日 医院在市北区永乐官庄村征地 150 亩，用于建门诊楼、病房楼；征地 126 亩，建设绿荫停车场。

3 月 20 日 医院与安丘电视台合办《养生与健康》栏目。

3 月 医院改革公积金制度。改革后，职工住房公积金不再划分等级，只要缴纳养老保险都缴纳住房公积金。

3 月 医院成立神经内五科。

4 月 潍坊市卫生局指定安丘市人民医院为H7N9 禽流感定点救治医院。

5 月 骨科按专业重组，分为脊柱骨科、关节骨科、创伤骨科。

6 月 医院增设中西医结合脑中风科。

6 月 医院成立回访科、中西医结合科。

6 月 医院升级改造信息网络。启用门诊楼电子叫号系统。

7 月 19 日 医院设小儿感染科。

8 月 29 日 医院印发《中层干部竞聘上岗实施方案》，实行中层干部竞岗。该方案实施后，52 名中层干部竞聘上岗。

9 月 妇科分设妇科一病区，妇科二病区。肾内科、风湿免疫科独立。医院将原来的整个外科楼作为产科楼，分为 2 个病区：产科一病区、产科二病区。

10 月 23 日 颐乐园安养中心挂牌营业。

10 月 网管科与信息科合并，称信息科。下设统计科、电子阅览室。

11 月 13 日 医院被潍坊市卫生局确定为潍坊市新生儿听力筛查机构。

11 月 27 日 山东省卫生厅厅长刘奇到医院调研医疗卫生机构改革情况。

12 月 20 日 潍坊市卫生局组织 12 名专家，对医院进行二级甲等医院复审。

12 月 26 日 医院与中国工程院院士、山东省肿瘤医院院长于金明教授正式签署合作协议，设立于金明院士工作站。

12 月 31 日 潍坊市卫生局发文公布：安丘市人民医院复审为二级甲等医院，并颁发二级甲等医院牌匾。

是年 医院首次建立完善导向标识系统，确立医院总平面图、门诊大厅楼层分布导向台、楼宇名称、楼体标识等大型综合性标识。

是年 医院医务科、科教科合并为医教科。

是年 医院重视提高职工工资福利待遇，使全员工资总额增加 1705.5 万元，增长率 53.49%；公积金缴存额增加 172 万元，增长率 704.9%。另外通过其他途径增加职工福利 140 余万元。

是年 医院严把药品购入关，建立供货商信息档案网上集中招标采购，购进药品 18455 万元。

2014 年

2 月 13 日 席敦升任安丘市人民医院党委书记，闫玉艳任党委副书记。

3 月 13 日 医院被潍坊市卫生局评为全市卫生应急与疾病控制工作先进集体。

3 月 医院心内科在原有心内一科、心内二科的基础上，析出心内综合病房。

4 月 28 日 医院独立开展冠脉支架植入术。

4 月 医院官方网站正式上线，网址为 www.aqsrmyy.com，网站内容有医院概况、就医指南、专家介绍、科室介绍、健康教育、医院文化等宣传板块，医院设置微信公众号，利用公众号不定期发布医院最新技术开展情况和最新工作动态。

4 月 内分泌科兼并糖尿病早期监测中心。

5 月 9 日 安丘市人民医院院士专家工作站启动。

6 月 医院改宣教科为宣教部。

8 月 国家食品药品管理总局副局长孙咸泽到医院考察。

8 月 医院获全省传染病与突发公共卫生事业信息网络直报工作先进集体称号。

8 月 医院被中国医院协会评为全国百姓放心医院。

9 月 20 日 安丘市人民医院与上海德济医院、上海口腔医学研究所签订技术合作协议。

9 月 医院对红沙沟医院进行帮扶，派驻“120”救护车、医护人员及坐诊专家。

10 月 8 日 医院被山东省人社厅、卫计委评为全省基本医疗保险定点医疗机构分级管理卫生信用档案优秀等级单位。

10 月 医院设立产科温馨病区、妇幼信息科。

11 月 20 日 潍坊市卫生局核定安丘市人民

医院床位为1000张。

12月2日 胸外科被潍坊市卫生局确定为第三批市级医学重点学科。

12月22日 医院成为山东省中医药大学医疗集团理事单位。

是年 医院投资600万元，购血管造影仪1台。

2015年

5月17日 在山东省立医院李德才主任指导下，医院完成首例主动脉瓣置换＋心脏搭桥手术。

5月 医院设立访视科，回访出院产妇。

7月12日 国家卫计委举办《护理分级》及《静脉治疗护理技术操作规范》视频直播会后，安丘市人民医院为山东省护理质控中心网络潍坊地区唯一定点直播医院。

9月22日 山东省卫计委督导组到医院督导血液安全工作。

10月 医院为城乡居民大病住院实行即时结报。

11月11日 医院被国家卫计委评为全国爱婴医院。

是年 医院肿瘤外科率先在潍坊县级医院开展完全乳晕入路甲状腺腔镜手术和颈前小切口辅助腔镜甲状腺手术。

2016年

1月20日 潍坊市卫计委公布安丘市人民医院心血管内科、普外科为潍坊市级重点学科，病理科为市级基础支撑学科。

2月1日 医院自助挂号收费系统正式启用。

3月23日 北区新院中心机房设备安装完成，南北院区数据迁移完成，实现两院区数据互联互通。

3月26日 医院护理志愿组织加入中国南丁格尔志愿护理服务总队，成为分队队员。

3月 医院撤销中药制剂室，将人员合并至药剂科。

3月 医院购进口服药自动分包机。

3月 综合病房楼摆药室与内科病房楼摆药室合并。

3月 医院成功实施安丘市首例出血性烟雾病颅内外血管搭桥术，独立开展安丘市首例动脉瘤介入栓塞术。

4月20日 医院被潍坊市妇联、潍坊市卫计委授予潍坊市三八红旗集体称号。

4月26日 医院莲山·水苑二期住宅项目奠基。拟投资18400万元，总占地面积20327平方米，建筑面积83900平方米。其中，地上建筑面积62000平方米，地下建筑面积21900平方米。拟建26层住宅楼3幢、17层住宅楼2幢、11层住宅楼1幢，共436户。

4月26日—27日 医院神经内科、神经外科、骨科、康复医学科、血液透析室及相关职能、医技科室搬迁至北区新院；医院组织搬迁志愿者130人，安丘市卫计局调度市直医院和乡镇卫生院救护车30余辆，运送伤病员；医院雇用10余辆货车搬运科室物资，按时顺利完成搬迁任务。

4月28日 北区新院所有门诊科室开诊。北区新院一期总占地面积44524平方米，总建筑面积80202平方米，其中地上建筑面积71315平方米。主要建设4层门诊楼1幢、4层医技楼1幢，13层病房楼1幢。设计床位700张。医院从安丘市长运公司租用10辆摆渡电动公交车，解决医院南院到北区新院工作人员、病员及病员陪护人员的交通问题。

5月1日 医院在北区新院举行启用典礼，邀请中国工程院院士、中共山东省委委员、省肿瘤医院院长于金明，潍坊市卫计委副主任孟庆阳，潍坊医学院副院长葛国文，中共安丘市委书记桑福岭，副书记杜建华等领导出席典礼。

5月 医院党委印发《“两学一做”学习教育实施方案》，在全体党员中开展“两学一做”（学党章党规，学系列讲话，做合格党员）学习教育活动。

5月 医院放免室由核医学科划出，转入检验科。医院设立北区重症医学科。急诊科南北两区分设。

6月1日 医院输血管理系统上线使用。

6月20日 医院莲山·水苑一期项目主体全部封顶。莲山·水苑一期投资20426万元，总占地面积26666平方米，建筑面积88090平方米。其中，地上建筑面积61700平方米，地下建筑面积19990平方米。建22层住宅楼1幢、18层住宅楼4幢、11层住宅楼2幢，共464户。

6月29日 门诊楼负1楼基因实验室迁出，脑电图室迁入。

6月 胸外科析出血管外科。

6月 医院将中医专家门诊、针灸科门诊、中医综合科、中药房、煎药室等中医相关科室重新组合，成立国医堂。

7月28日 医院自助缴费系统实施上线使用。

7月 医院与中国建设银行安丘支行合作，安装使用门诊挂号缴费一体机，改革收款模式，实行预付款系统缴费。

8月 医院成立安丘市首家PICC（外周静脉植入的中心静脉导管）护理专科门诊。

11月29日 医院投资305万元购入的蛇牌全高清3D内窥镜系统投入使用，使腔镜手术如同开放手术般的震撼视觉体验，精准抓取脆弱的组织，定位缝合的针线，分离极端细微的组织。实现准确无误的操作，达到最佳手术效果。

12月10日 医院通过山东省卫计委的三级乙等综合医院现场评审。

12月20日 医院通过山东省医学会服务质量评价分会的医院综合服务满意度第三方社会评价，晋升为三级乙等综合医院。

12月 医院被山东省爱国卫生运动委员会评为省级卫生先进单位。

是年 医院成为山东省胸痛中心联盟单位。

是年 医院建立微信服务平台。通过信息技术平台发布诊疗信息，让患者明白就医，推进预约诊疗服务，有效分流就诊患者，方便群众就医检查。

第 一 编

机 构

第一章　历史沿革

1949年2月，安丘县人民政府机关设立门诊所，地址设在南关开明寺。诊所由财政拨给经费，负责人民群众就医和防疫工作，对贫苦群众和烈军属免费治疗。1950年3月，安丘县卫生院建立。10月，安丘县卫生院改为山东省第二十一县卫生院。1951年1月，山东省第二十一县卫生院复称安丘县卫生院。1952年6月，安丘县与潍安县合并后，潍安县部分医务人员并入安丘县卫生院。1953年8月，安丘县与丘南县合并后，丘南县部分医务人员并入安丘县卫生院。1956年9月，安丘县卫生院更名为山东省安丘县人民医院。1959年10月，安丘县人民医院在县城东关（时称晏门外东埠）筹建新院。1960年8月，县人民医院搬迁新址。1994年3月，安丘撤县设市时，安丘县人民医院遂改称安丘市人民医院。2004年8月25日，医院改制，成立安丘市人民医院责任有限公司，安丘市人民医院称谓未变。2016年5月，安丘市人民医院北区新院部分启用。

第一节　安丘县卫生院

清光绪二十六年（1900），德国人在开办白石岭铅矿时，建立西医诊所1处，有2名医生（其中1名德国人），为安丘县最早的西医，主要为矿工治病。清光绪三十一年（1905），基督教徒孙振峰、都升先、周文学3人在凌河设西药房1处，号“益寿堂”。清宣统二年（1910），孙汉桂在凌河设永昌药房。1918年，马庆维（字仲刚）等5人在安丘东关开办五洲医院。此后，又有孙培高、李伯川、曹普三、曹仲祥、杨明轩、于日轩、李耀延、朱贯一、华寿先、楚美珍等人，相继在城关、景芝、逄王、担山、牛沐、赵戈等地开办私人诊所和药房。这些诊所和药房配有少量药品和器械，以开展常见病、治疗外伤和接生为主。其间，诊所通过教会医院获部分疫苗，冬春季节为部分儿童接种，预防天花。1925年，王瑞卿父子在安丘南关开办福德医院，以产科为主。在县内影响较大，求医者与日俱增。一般接生1次，收款5圆（银元），一支606针剂（砷制剂）收费3～6元。

1945年，国民党安丘县政府成立安丘县诊疗所。诊疗所有工作人员8人。1946年6月，诊疗所改称安丘县卫生院，地址在安丘城里南门里大街，由王庆五、张子荣任正副院长。医院医生2名，兼开私人诊所；诊病一般由郑济五、郑明勋2名护士负责。1947年，安丘县卫生院由马仲刚、张子荣任正副院长，有医护人员16人。其中，医生、助产、司药各1人，护士5人，防疫员3人，会计2人，勤杂3人。有房屋10间，不分科室，不设病床，诊断室和治疗室在一起。有36个外科手术包，1张手术台及骨具、骨凿、注射器、银针、药碾、火罐等器械。只能处理一般的常见病、多发病。1948年4月安丘县全境解放后，国民党政府安丘县卫生院解体。是年，全县共有各类西医西药人员108人。其中，西医西药人员96人，护士6人，助产6人。这些西医西药人员大多来自教会，经过教会学校专业培训。行医较早的孙振铎、孙培高、郑济五、张干卿、周文学、杨明轩、楚美珍等人，均系潍县乐道院护士班毕业，借行医进行传教活动，在客观上发展西医西药事业。余者分三种类型，一是国民党部队的落伍军医，如景芝的曹普三，柘山的路绍宗，牛沐的王贤训及县卫生院的大部分人员。二是少数从外地乔迁县境开业行医的，如潍县的都升先、李伯川、魏玉延及昌乐的孙炳明等。三是从正式医学专科学校毕业后回乡开业行医人员。

1949年2月，安丘县人民政府门诊所成立，地址在安丘南关开明寺县政府院内。门诊所有医务人员 4 人，分别是昌潍专署派来的刘春芳、李夫舟、李树森和部队转业回乡的于洪运，属县政府秘书处领导，鲁萍秘书具体负责，财政科拨给经费。门诊所除负责干部群众的治疗任务外，还负责疫苗接种等防疫工作。新中国成立后，安丘县由部队的医务人员免费治疗当时的各种疾病。年底刘甲先医师调入门诊所后，门诊所每日诊病 20 ~ 30 人次，为贫苦群众及烈军属免费治疗。

1950 年 3 月，安丘县在“政府门诊所”的基础上，建立安丘县卫生院，易毅任院长，有医务人员 9 人。其中，医士 2 人，护士 3 人，助产 1 人，管理人员 3 人。是年，院长三易其人，医院工作先后由张竹坡、陈玉榜、宋清华负责。医院设病床 5 张，有注射器、听诊器、血压计等常用医疗器械。10 月，安丘县卫生院改为山东省第二十一县卫生院。业务收入 84257 万元（折合新币 8425 元），上级补助 4363 万元（折合新币 4363 元），门诊量 8206 人次，住院病人 216 人次，治愈率 57%。医院党组织与县政府办公室同一个支部。至年底，医院设院部、会计室、挂号室、保健室、诊断室、医疗室、病房、产房和药房，有工作人员 17 人。1951 年 1 月，山东省第二十一县卫生院复称安丘县卫生院。是年 4 月，安丘县卫生院医务工作者协会成立，有会员 18 人。6 月，孙玉升任院长。1952 年 6 月，安丘县与潍安县合并后，潍安县卫生院院长孙林甫任安丘县卫生院副院长，潍安县部分医务人员并入安丘县卫生院。是年，郑守田任院长。1953 年 8 月，安丘县与丘南县合并，丘南县部分医务人员并入安丘县卫生院。是年，医院设立化验室。1954 年，设立中医门诊，有张岳武、李跃枢等 13 名经验丰富的老中医坐诊。中医门诊对聋哑、不孕症、膨胀病的治疗影响较大。是年，省内外求医者甚多，门诊量达 780 人次。1955 年 3 月中医门诊预约满全年的就诊病人后，医院在《大众日报》上登出停止预约挂号的声明。是年，中医门诊开展中西医结合治疗疾病。医院有医务工作人员 48 人，门诊量 38675 人次，病床 35 张，住院病人 689 人次，治愈率 63.3%。

第二节　安丘县人民医院

1956 年 9 月，安丘县卫生院更名为山东省安丘县人民医院。防疫业务从医院分出，成立安丘县卫生防疫站。是年，医院设病床 40 张，有医务人员 56 人。手术室新建后，能做胃肠、阑尾切除等普外手术。1957 年 3 月，院长郑守田调离。汪继山任院长，刘其祥、李济周任副院长。1958 年 9 月，医院建立安丘县医专学院。学校招生 150 人，设西医、中医、护士、药剂、检验班。1959 年 10 月，医院在县城东关海晏门外东埠，征用土地 25 亩，投资 11700 元，筹建新院。建门诊房 1 栋、病房 2 栋，共建房屋 128 间。1960 年 8 月，宋修德任医院党支部书记。是年 9 月，医院搬至县城东埠新址。新院设内科、外科、妇产科、小儿科等临床科室，编制床位 120 张，实际开放床位 80 张。设透视室，添置 100 毫安 X 光机 1 台。能开展一般常见病、多发病的诊断和治疗。

1961 年 5 月，医院增设保健科、放射科。是年，成立第一届共产党安丘县人民医院支部委员会。委员会由宋修德任支部书记。1962 年 5 月，李太恩任医院党支部书记，成员 3 名。11 月，李太初任副院长。是年，院务委员会成立，由 11 人组成。1963 年，山东省卫生厅确定安丘县人民医院为重点县医院。医院开展白内障、青光眼手术；医院建洗衣房 3 间、60 平方米，伙房 9 间、180 平方米；增添万能手术台 1 台、无影灯 1 架、200 毫安 X 光机 1 台。1964 年，有工作人员 130 人，编制床位 100 张。购入膀胱镜 2 台、锅炉 1 台。1965 年，抽出 1/3 的医疗骨干力量组成医疗队，到夏坡等公社巡回医疗，为群众防病治病。是年，易国杰任副院长。内科与小儿科合并。医院建宿舍 136 平方米，伙房 225 平方米，制剂室、锅炉房 185.2 平方米。1966 年，全县流脑发病 2357 人，其中死亡 79 人。1968 年，山东省安丘县人民医院改称安丘县人民卫生院革命委员会，由张金华任主任。1969年，安丘县卫生防疫、妇幼保健、皮肤病防治业务从医院析出，恢复建制。安丘县人民卫生院革命委员会改称安丘县人民医院革命委员会。

1970年，医院整党建党，恢复、建立党组织，恢复党员组织生活，由刘培连任医院党支部书记。8月，医院西药制剂室经验收合格，能生产28种药品。是年，医院购心电图机。检验科开展生化、细菌及病理检查，为临床开展提供诊断依据。外科开展食道癌切除、肺叶切除等胸外科手术，并能处理脑部外伤、骨盆骨折及脊柱损伤的内外固定、尿道成形术、肾切除术、外科矫形、椎管疾病的治疗。1971年，医院医疗队到大安山、太平山等偏远山区巡诊，诊治病人3000人次，开展手术13例，收集土单验方30条。1972年2月，张佩琳、于延深参加援助坦桑尼亚医疗队。是年，董来祥任医院党支部书记。1973年，徐凤章任医院党支部书记。医院建立健全各项规章制度并付诸实施。重点抓医疗质量，加强医院管理。1974年，刘春芳任医院党支部副书记兼革委会主任，孙作桢、易国杰、于桂堂任副主任。张佩琳、于延深完成援外任务回国。1975年6月，闫祥友参加援藏医疗队。是年，王会君任院长、革委会主任。医院在抢救有机磷中毒、心肌梗塞、肺心病危重病人等方面取得显著效果。医院开展眼角膜移植手术。

1976年7月28日，医院收治唐山地震伤员165人，治疗5个月出院156人。是年，建立血库。1977年，收治唐山地震灾区伤员235人。1978年，安丘县人民医院革命委员会撤销。5月6日，孙作桢任医院院长。医院建3835平方米的3层门诊楼。是年，医院开展扁桃体切除术、乳窦根治术、鼻息肉切除、鼻中隔手术。放射科开展摄片和简单的造影检查。1979年8月，医院医务科成立，由崔来喜任副主任，主持工作。12月，医院设小儿科。年底，设床位190张。是年，增设心电图室。

1980年5月，医院党总支成立，由徐凤章任总支书记，下设6个支部。医院实行党总支委员会领导下的院长负责制和院、科室两级领导制。在行政、后勤机构方面，设立办公室、医务科、门诊部、总务科、财务科。医疗科室设内科、外科、妇产科、小儿科、五官科、传染科、中医科、药剂科、放射科、检验科、家床科。是年，医院新建外科楼和4层主治医师宿舍楼，安置24户职工。眼科开始验光，传染科能收治传染性脑炎、细菌性痢疾、肠伤寒、破伤风、乙型肝炎、流行性脑膜炎、流行性出血热等疾病。1981年10月，医院设传染科病房。

1984年4月，经安丘县公安局批准，医院设保卫科。12月，朱兆志任医院党总支书记，李崇廉任院长。是年，医院购进B超机，开始运用超声诊断机诊断疾病。1985年2月，医院手术室和供应室从外科析出，中西医结合研究室和服务部设立。是年，医院有专业技术人员210人。其中，高级职称1人，中级职称26人，初级职称183人。医院拥有土地面积40954平方米，有3层门诊楼1幢，3层内科和外科楼各1幢，科室19个。医院实行院科两级聘任制。全院设有病床300张。是年，医院成为山东省药学会理事单位。1986年5月，刘心田任党总支书记。是年，医院增设保健科，新建保健楼1幢。开展创杯评优活动（优质服务白求恩杯，急诊急救红十字杯，院容院貌文明卫生杯，评优秀工作者）。

1987年12月，经县编委批准，医院成立急诊科。是年，建副主任医师宿舍楼1幢。1988年4月，张美英任院长。6月2日，经中共安丘县委批准，李修功任医院党委书记。党委下设15个党支部，同时成立纪委。是年，医院实行院长负责制。7月，护理部成立，由张素兰任主任。11月，医院团委成立。1989年6月，医院内科分为内一科和内二科，外科分外一科、外二科。医院投资60万元建成高压氧舱。成立华安影像诊治中心。诊治中心孙建德任主任。1990年2月，经山东省卫生厅验收，医院制剂室达省级标准。

12月，医院增设党委办公室、政工科、医疗设备科、康复科、外三科。1991年8月，选举产生医院第二届党委。李修功任党委书记、张美英任党委副书记，鞠维坤任纪委书记。是年，医院增设预防保健科、审计科。增置钴60放疗机。1992年9月，医院与安丘县人民法院合办法医门诊。9月16日，医院急诊楼启用。12月，医院被山东省卫生厅评为“二级甲等医院”。是年，投资320万元购进CT机1台。

1993年12月8日，李廷任医院党委书记、院长。是年，医院设核医学科。医院医疗收入1232万元，财政拨款54万元，总收入1283万元，总支出1264万元。

第三节　安丘市人民医院

1994年3月，安丘撤县设市时，安丘县人民医院遂改称安丘市人民医院。9月，医院通过爱婴医院省级评审，被卫生部、联合国儿童基金会、世界卫生组织授予“爱婴医院”称号。是年，设烧伤科、内三科，皮肤科、痔瘘科、理疗科、文明办、针灸理疗科、功能检查室、B超室、钴60放疗室、高压氧舱、西药制剂室、中药制剂室、信息科、病案室。医院全程优质服务工作在山东人民广播电台、潍坊电视台等新闻媒体报道。1995年4月，医院被潍坊市卫生局评为“十佳医院”。安丘市卫生局发文，将急救电话“120”归属安丘市人民医院。医院投资2172万元，筹建10层外科病房楼。是年，医院设外四科、肿瘤科、基建科。被山东省卫生厅授予医德医风教育先进单位。1996年7月，眼科从五官科独立设科。医院外科楼奠基。是年，医院被山东省卫生厅评为省卫生系统职业道德先进集体。10月，建5层院长宿舍楼。1997年，医院投资245万元建锅炉房，实现居住区水暖式集中供暖。12月，医院建5层副主任医师宿舍楼。

1998年12月，孙建德任院长，张德华任党委书记。是年，医院设床位531张，设68个科室，有万元以上设备68台（件）。妇产科分为妇科和产科，外一科分为胸外科和普外科，外二科分为创伤一科和创伤二科，内二科分为消化内科和呼吸内科。1999年8月，医院投资505.8万元，购进安丘市首台核磁共振。9月，投资387万元的保健楼竣工。是年，投资530万元，建7层职工宿舍楼。2000年10月，医院推行病人住院费用一日清单制。11月，投资820万元，建7层、8200平方米职工宿舍楼。是年，成立重症监护室。投资70万元改造急诊楼。投资399万元，购进螺旋CT等设备。2001年3月，投资120万元，建生活服务楼。7月，设介入科。12月，孙建德任党委书记。医院被中华医院管理学会推荐为全国明明白白看病百姓放心医院。2002年1月，被中华医院管理学会推荐为全国医疗优质高效百姓放心医院。1月26日，拆除老内科楼，建5层新门诊楼。5月，医院在市北区莲花山前路1号，征地29.93亩，筹建北区新院。12月，投资1600万元新建的1.1万平方米内科楼投入使用。2003年12月，医院通过ISO 9001-2000认证。是年，投资160万元，购进CR系统1台；投资314万元购进C型臂1台；投资315万元购进数字胃肠1台。医院医保系统实现网络结算。

2004年1月，医院第八届三次职代会召开，传达安丘市委、市政府对医院改制的决定。7月，医院被中华医院管理学会推荐为首批全国百姓放心示范医院。9月3日，安丘市人民医院有限责任公司第一届股东大会召开，参加会议的股东50人，（代表股权3292万股），产生董事会7人、监事会7人，孙建德任董事长、鞠维坤任监事长。是年，医院设71个科室。2005年5月8日，经山东省司法厅批准，医院成立潍坊安城司法鉴定所。是年，医院拆除原门诊楼，筹建11层综合病房楼。2006年3月10日，医院开展护士礼仪培训，有200名护士参加体势语言展示。5月，成立新型农合村合作医疗办公室。2007年4月，安丘市老年康复中心二期工程奠基。4月5日，安丘市发改局批建康复中心，建筑面积45680平方米。7月14日，医院支援农村卫生事业，捐赠救护车23辆。2008年7月15日，申请医院土地、房产由安丘市人民医院有限责任公司变更为安丘市人民医院。8月，建筑面积21879平方米的医院综合病房楼启用。9月，医院设立母婴保健科。2009年2月，拆除原保健楼，筹建8层周转宿舍楼。9月，医院被山东省卫生厅评为全省对口支援北川灾后重建医疗卫生工作先进集体。2010年1月，被中国医院管理协会授予全国百姓放心示范医院称号。6月18日，被潍坊市卫生局定为承担县级血库职能单位、潍坊市临床用血直供单位。是年，取得“母婴技术服务执业许可证”。2011年3月，被山东省卫生厅确定为全省护理示范病房。

2012年1月，医院糖尿病早期检测中心从内分泌科析出，独立成科。5月，医院获慧聚中国深化改革2012全国最佳放心医院称号。9月，席敦升任院长、董事长、党委副书记，石玉国任医院党委书记（兼）。11月，医院成立招标办公室。2013年3月1日，在市北区征地150亩，计划投资3亿元建设新院。12月20日，通过二级甲等医院复审。是年，成立20个专业委员会，加强医院管理工作。医院ICU室更名为重症医学科，普外科分为普外一科、普外二科，胸外科分为胸外科、血管外科，信息科与微机室合并为信息科，妇幼信息科设立。医院改革住房公积金制度。

2014年2月，席敦升任医院党委书记。4月，医院官方网站正式上线。5月，医院院士专家工作站启动。8月，医院被中国医院协会评为全国百姓放心示范医院。9月，与上海德济医院签订技术合作协议。医院神经外科科室合并分4个病区，妇科分2个病区。10月，医院颐乐园安养中心成立。2015年10月，医院为城乡居民大病住院实行即时报销。11月，被国家卫生计生委评为爱老医院。颐乐园养老院被山东省老龄工作委员会评为敬老文明号。

2016年2月，医院市北区二期工程奠基。新院占地面积53453平方米，建筑面积13057平方米。建20层、37070平方米妇幼病房楼1幢，19层、36538平方米内科病房楼1幢，4层、46690平方米门诊医技楼1幢，6层、8260平方米后勤楼1幢，4000平方米传染病房楼1幢，2层、640平方米高压氧楼1幢。项目总投资5亿元。3月26日，医院护理志愿组织加入中国南丁格尔护理服务队，成为分队。5月1日，北区新院部分启用。医院神经内科、神经外科、骨科、康复医学科、血液透析室、健康查体科搬迁至新院。6月，医院莲山·水苑一期项目主体全部封顶。项目拟投资20426万元，占地26666平方米，建筑面积88090平方米，拟投资建设22层住宅楼1幢，18层住宅楼4幢，11层住宅楼2幢，共464户。莲山·水苑二期工程开工，拟建设26层住宅楼3幢，17层住宅楼2幢，11层住宅楼1幢，共436户。7月28日，医院自助挂号收费系统启用。是年，医院投资305万元购入3D内窥镜系统。医院心血管内科、普通外科成为潍坊市重点学科，病理科为市级基础支撑学科。12月，医院顺利通过三级乙等综合医院评审。

至2016年12月，医院拥有固定资产71794万元，设置科室74个（其中病区50个），职工1982人，其中专业技术人员1789人。医院开放床位1600张，年门诊量553769人次，住院63189人次。年总收入67867万元。

第二章　行政机构

1950年建院初期，安丘县卫生院未设党支部，由院长、副院长负责医院全面工作。1961年，安丘县人民医院设立党支部，实行党的“一元化”领导。医院党政工作由党支部书记负责，院长在党组织领导下负责业务工作。1968年1月，安丘县人民卫生院革命委员会成立，医院工作由革委会主任主持。1973年，医院党组织恢复正常，由书记主持全面工作。院长在党组织领导下负责业务工作。1988年，医院实行党委领导下的院长负责制。2004年9月，安丘市人民医院责任有限公司成立后，医院实行董事长、院长负责制。2012年9月起，医院实行院长负责制，全面领导医院行政、医疗、预防保健等各项工作。

第一节　管理职责

1985年3月，安丘县人民医院实行党总支领导下的院长负责制。院长的主要职责是：重点抓好行政业务工作，使医院工作制度化、标准化、程序化；定期深入科室了解存在的问题，并及时解决；配合党总支，做好医院职工思想政治工作；制定医院工作计划、制度并付诸实施；积极组织危重病人的抢救，发现问题及时处理。

业务副院长主要职责是：在院长领导下，分管医疗、护理、医务科及全院业务工作，督促检查医疗制度、常规、技术操作的执行落实；深入科室了解病员检查诊断、治疗；负责全院的科研、病案、预防保健和卫生宣教工作；按时到分管科室查房，帮助处理危重病人，解决科室存在问题。

行政副院长主要职责是：在院长领导下分管总务、药剂、服务部等工作；抓好职工病员生活；做好院内基本建设及环境绿化美化。

2016年，医院进一步完善院长负责制。院长主要职责是：负责医院的医疗、预防、护理、科研、人事、财务和总务工作；制定医院工作计划并组织实施；组织实施干部任免调动，职工聘任、奖励和晋升；加强后勤管理，掌握财务收支，关心职工生活。

业务副院长，在院长领导下主要负责全院的医疗、教学科研工作；督促医疗制度、医疗常规和技术操作规程的执行；及时了解临床情况，采取相应措施；组织全院人员的业务学习，进行专业指导。

行政副院长主要职责是：在院长领导下，分管全院行政、财务、总务、基建、保卫、财产管理；职工生活福利及医院保洁、绿化等工作。

1950—2016年医院行政负责人更迭一览表

表1-1

姓　名	性　别	民　族	籍　贯	职　务	任职时间
易　毅	女	汉	江苏省	院长	1950—1950
张竹坡	男	汉	安丘市大汶河旅游开发区	院长	1950—1950
陈玉榜	男	汉	莱芜市	负责人	1950—1950
宋清华	男	汉	坊子区南流镇	院长	1950—1950
董明风	男	汉	昌邑市	副院长	1951—1951

续表 1-1

姓　名	性　别	民　族	籍　贯	职　务	任职时间
孙玉升	男	汉	蒙阴县	院长	1951—1952
郑守田	男	汉	寒亭区坡子镇	副院长	1951—1952
				院长	1952—1957
孙林甫	男	汉	江苏省赣榆区	副院长	1952—1953
李济周	男	汉	安丘市凌河镇	副院长	1953—1958
刘其祥	男	回	河南省睢县	副院长	1955—1965
汪继山	男	汉	吉林省辉南县	副院长	1956—1957
				院长	1957—1958
王建业	男	汉	坊子区黄旗堡镇	副院长	1961—1962
李太初	男	汉	胶州市	副院长	1962—1964
易国杰	男	汉	河北省徐水区	副院长	1965—1974
				革委会副主任	1971—1974
张金华	男	汉	安丘市兴安街道	革委会主任	1968.7—1969.2
李进学	男	汉	安丘市兴安街道	革委会副主任	1969—1972
于桂堂	男	汉	寒亭区固堤镇	副院长	1974—1979
王会君	男	汉	坊子区黄旗堡镇	革委会主任	1975.1—1975.12
				院长	1975—1978
孙作桢	男	汉	安丘市大汶河旅游开发区	革委会副主任	1969—1978
				院长	1978—1984.11
刘春芳	男	汉	昌乐县朱刘镇	革委会主任	1974.1—1974.12
				副院长	1974—1984
张瑞义	男	汉	峡山区王家庄街道	副院长	1978.10—1984.5
孟德渭	男	汉	无棣县柳堡镇	副院长	1979.1—1987.7
孙平安	男	汉	安丘市石埠子镇	副院长	1982.12—1984.12
李崇廉	男	汉	昌邑市北孟镇	院长	1984.12—1988.4
张美英	女	汉	安丘市新安街道	副院长	1984.12—1988.4
				院长	1988.4—1993.12
张德华	男	汉	安丘市石埠子镇	副院长	1984.12—2002.1
曹始显	男	汉	安丘市石堆镇	副院长	1987．7—1993.6
夏中海	男	汉	安丘市柘山镇	副院长	1987.4—1993.6
李　廷	男	汉	安丘市金冢子镇	院长	1993.12—1998 12

续表 1-1

姓　名	性　别	民　族	籍　贯	职　务	任职时间
孙建德	男	汉	安丘市大汶河旅游开发区	副院长	1993.12—1998.12
				院长	1998.12—2012.9
吕奎芳	男	汉	安丘市凌河镇	副院长	1993.12—2002.1
赵克明	男	—	安丘市兴安街道	副院长	1998.12—2006.11
潘丽萍	女	汉	安丘市凌河镇	副院长	1998.12—2013.3
陈光春	男	汉	安丘市兴安街道	副院长	1999.7—2006.11
席敦升	男	汉	安丘市官庄镇	院长	2012.9—
李忠刚	男	汉	安丘市石堆镇	副院长	2001.12—
蔡　波	男	汉	山东省高青县	副院长	2001.12—
孙桂祥	男	汉	寿光市羊口镇	副院长	2002.6—
李文平	男	汉	安丘市石堆镇	副院长	2007.1—
张洪武	男	汉	安丘市大汶河旅游开发区	副院长	2007.1—
邱　诚	男	汉	安丘市兴安街道	副院长	2007.1—

1994—2016 年医院专业业务院长、院长助理更迭一览表

表 1-2

姓　名	性　别	籍　贯	职　务	任职时间
闫祥友	男	潍坊市峡山区王家庄街道	院长助理	1994.5—1999.2
高立俊	男	安丘市经济开发区	院长助理	1999.4—2009.2
吴松章	男	安丘市大盛镇	院长助理	1999.4—2009.2
孙绍良	男	安丘市官庄镇	院长助理	2002.2—2009.2
孙良希	男	安丘市大汶河开发区	院长助理	2004.1—2009.2
姜九零	男	昌邑市龙池镇	院长助理	2004.1—2009.2
都治芳	男	安丘市辉渠镇	院长助理	2004.1—2009.2
隋治远	男	安丘市凌河镇	院长助理	2004.1—2009.2
韩怀忠	男	安丘市兴安街道	院长助理	2004.1—2009.2
李秀清	女	安丘市兴安街道	院长助理	2004.1—2009.2
李树联	女	安丘市辉渠镇	院长助理	2004.1—2009.2
段盛美	女	临沭县蛟龙镇	院长助理	2004.1—2012.12
王明军	男	安丘市辉渠镇	院长助理	2004.1—2012.12
			专业业务院长	2009.1—2012.12

续表 1-2

姓　名	性　别	籍　贯	职　务	任职时间
于　勇	男	潍坊市峡山区王家庄街道	专业业务院长	2009.1—2012.12
鞠作泉	男	安丘市景芝镇	专业业务院长	2009.1—2012.12
岳建华	男	诸城市孟疃镇	专业业务院长	2009.1—2012.12
李忠胜	男	潍坊市峡山区王家庄街道	专业业务院长	2009.1—2012.12
马忠堂	男	安丘市兴安街道	院长助理	2012.4—
李　芸	女	安丘市官庄镇	院长助理	2012.4—
李德仁	男	安丘市金塚子镇	院长助理	2012.4—2012.11
王礼华	女	安丘市石埠子镇	院长助理	2012.4—
王金磊	男	安丘市经济开发区	院长助理	2013.4—
孙宏亮	男	安丘市石埠子镇	院长助理	2014.9—

第二节　行政科室

1950 年 3 月，安丘县卫生院建院，设院部。1963 年，安丘县人民医院设行政科室 5 个：院部、医院办公室、药剂科、门诊部、总务科。1985 年，医院设行政科室 6 个：办公室、药剂科、门诊部、总务科、医务科、财务科。是年，医院制定《医院管理责任制条例》，实行院科两级负责制，聘任科主任、护士长，科主任、护士长聘任工作人员。2000 年，安丘市人民医院设行政后勤科室 23 个：党委办公室、医院办公室、医务科，护理部、总务科、门诊部、药剂科、财务科、审计科、文明办、设备科、政工科、院感科、信息科、保卫科、西药制剂室、中药制剂室、供应室、供电科、水暖科、卫生科、洗衣房、机关门诊部。2016 年 6 月，医院设行政科室 22 个。是年，北区新院开业，各行政科室负责两院区相应的行政工作。

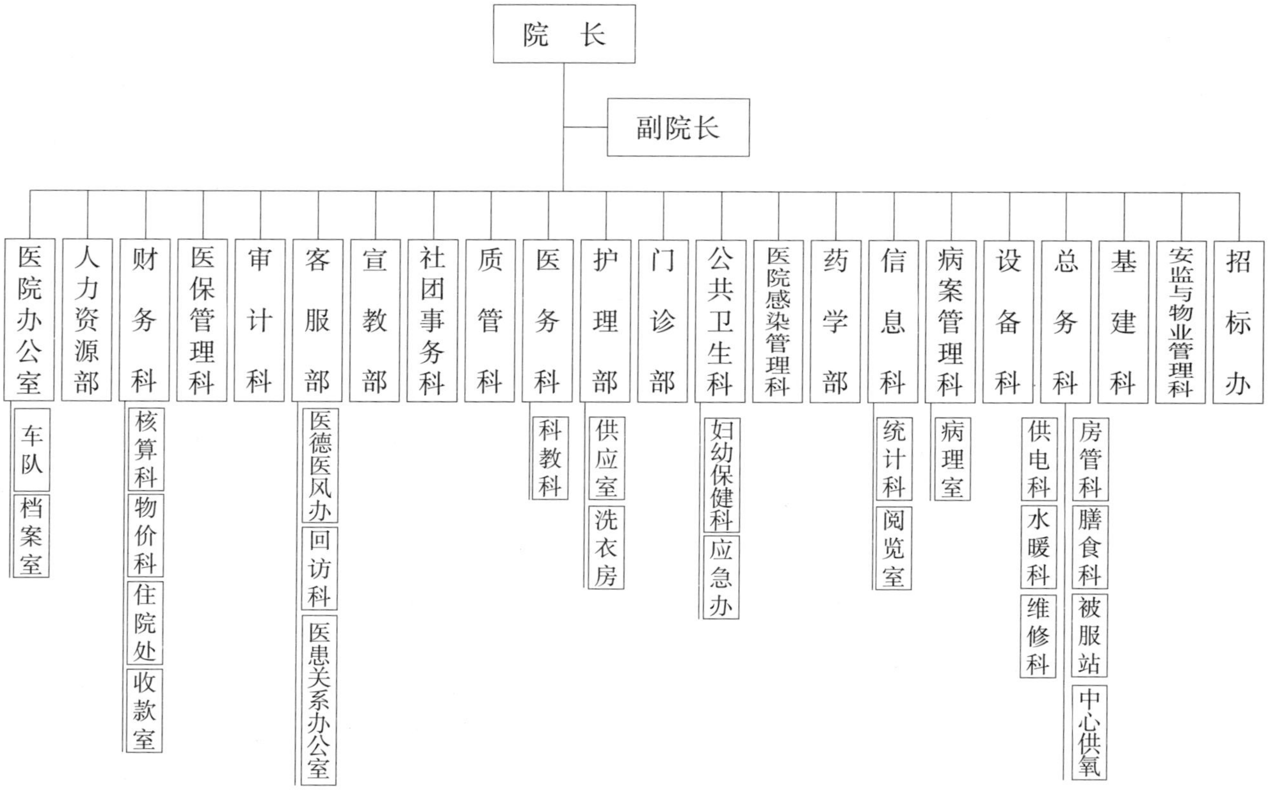

图 1-1　2016 年安丘市人民医院行政部门架构图

医院办公室

1950 年，医院设院部。1954 年 4 月至 1955 年，王作选在院部负责报表等事务。1956 年，李文厚任文书。1962 年 10 月，李文厚、王学祥（兼打字员）任文书。1963 年 7 月 17 日，院部下设办公室，负责行政文件起草、誊写、收发、上呈下达、档案管理、人员调整、工作统计、组织会议等事项。

1979 年 6 月 13 日，王金田任办公室主任，杨晓红任文书。1981 年 4 月，李佃奎任办公室主任。医院配办公用车，司机 2 人。1984 年 12 月，增设图书管理员 1 人、档案管理员 1 人、电话员 2 人、打字员 1 人。1985 年 3 月，医院实行院科两级聘任制，聘李佃奎为办公室主任。设文书 1 人、打字员 1 人、司机 2 人。

1986 年，李明信任办公室主任。配有司机 5 人。1987 年，崔志诚任办公室副主任。1988 年 2 月，李明信兼任办公室支部书记。1989 年 9 月，孙玉超任副主任。1990 年 12 月、1992 年 6 月，医院修订《医院规章制度及职责》。新设医院党委办公室，崔志诚任主任。1994 年 3 月，崔志诚任党委委员、党委办公室主任、医院办公室主任。1999 年 4 月，医院成立汽车班。

2000 年 3 月 23 日，周志毅任医院办公室主任。6 月，周志毅兼任支部书记。2004 年 3 月，周志毅任医院办公室、党委办公室主任。2007 年，党委办公室、医院办公室分开，韩金峰任党委办公室主任，周志毅任医院办公室主任。2013 年 3 月，党委办公室、医院办公室合并办公，韩金峰任主任。成立综合档案室，吕和旭具体负责档案工作。2016 年 12 月，办公室工作人员 18 人。

医务科

1950 年 3 月，安丘县卫生院设医政室。1957 年 3 月，安丘县人民医院成立医疗股。1979 年 8 月，医院医务科设立，由崔来喜任副主任，主持工作，有工作人员2人，主要负责医疗、信息，病案、图书管理。担负乡镇及其他基层医疗机构的业务指导、督查、考核。负责医疗事故鉴定，医疗纠纷调解处理。

1984年12月，崔来喜任医务科主任。1985年3月，孟庆玉任医务科副主任，主持医务科工作。1987年12月，孟庆玉任医务科主任。1994年，高立俊任医务科主任。2000年，医务科由原门诊楼3楼,迁至新建办公楼4楼。2003年2月，李文平任医务科主任。是年，医院引进继续医学教育软件，市卫生系统开始启用继续医学教育卡。医务科负责管理麻醉药品和精神卡的办理。2004年，医务科办公地点由办公楼4楼搬至2楼西区。2007年10月，医学教育管理系统信息，由开始的手工录入演变为网上自动录入。2011年7月，马忠堂任医务科主任。2012年，王兆芬任主任。2016年12月，医务科有工作人员10人。是年，医务科主要负责医院医疗工作的组织实施和医疗服务质量检查督导工作；组织疑难、危重病人的会诊及抢救；制定相应的医疗制度、诊疗指南、操作规范、工作标准；医疗技术管理、医疗技术人员资质与授权管理；组织实施医院人员专业活动。

1979—2016年医务科负责人更迭一览表

表1-3

姓　名	职务名称	任职时间
崔来喜	副主任	1979—1984.12
	主任	1984.12—1985
孟庆玉	副主任	1985—1987.12
	主任	1987.12—1994
范守吉	副主任	1985—1994
夏中海	副主任	1987—1994.3
高立俊	主任	1994.4—2003
刘明利	副主任（兼）	1993.4—1998.11
	副主任	2003.3—2006.7
王　军	副主任（兼）	1999.12—2012.5
付立新	副主任	2001.9—2012
杨世国	副主任（兼）	2003.3—2012
李文平	主任	2003—2011.7
马忠堂	主任	2011.7—2012
王兆芬	主任	2012—
吕　岩	副主任（兼）	2013.8—
高　丽	副主任（兼）	2013.8—2015.3
张海滨	副主任	2015.4—
吕铁军	副主任（兼）	2016.8—

科教科　2003年1月，为适应申报潍坊医学院教学医院需要，安丘市人民医院科教科成立，刘明利任主任。主要负责制定教学计划，安排实习学生实习、生活食宿及进修医生的培训；制定科研计划，并组织监督、检查；组织建立科技档案，收集技术情况，组织、协助科技成果鉴定；安排科室开展院内外学术活动等。是年，建立实习学生档案、管理制度。医院接纳乡镇医院进修实习人员6人，接收各院校实习学生120人。2006年9月，李文平兼任科教科主任。2007年，王兆芬任科教科主任。2016年，医院接收各院校实习学生126人，基层医务人员进修21人。

病案室　1993年前，医院无储存病案。1994年，病案室设立，由吕明任负责人，有工作人员3人。办公地点位于老保健楼3楼，有房屋2间。1994—2001年，医院存放病历10万余份。2001年，开始应用电脑系统录入病案首页基本信息。

2002年3月，医院成立病案质控小组，成员由信息科、图书室、院感科、预防保健科等科室主任及护士长组成。病案室设1名计算机操作员、1名编码员、2名病案管理员。是年，建立医院信息系统后，病案首页计算机管理系统开始应用，住院病人1.9万人次。2004年，医院撤销病案终审小组。病案终审工作陆续由临床退职科主任及护士长担任，负责病案装订及护理文书审核等初级病案终审工作。2009年7月，医院开始使用计算机打印病历，结束手写病历的历史，使用病案更加便捷。

2010年4月，杨润任主任。6月病案库房搬迁后，21万余份病案搬至综合楼底3个库房，规范排列上架。病案利用率逐年提高，病案管理更多地为公安司法部门、各种商业保险、医疗保险及医疗监管部门服务，体现集多种学科于一体的科学技术性。2011年，病案室多次选派人员参加国家级、省级组织的国际疾病分类（ICD-10）学习班。2012年10月，电子打印病历系统正式启动。病案室隶属于医务科，为2级科室。是年，医院病案首页数据上报工作逐步实施，严把编码质量及首页质控。2013年，医院迎接“二甲”复审工作，成立病案管理质控小组，规范各种规章制度及工作流程；制定病案室安全应急预案；增设4台除湿机及吸尘器；改造更具人性化的病案服务窗口；病案回收条件得到有效改善，48小时回收率保持95%以上。2014年年初，医院执行《医疗机构病历管理规定》（2013年版）。

2016年5月1日，北区新院启用后，病案室设置于病房楼4楼东区。病案存储以封闭式病案储存架取代传统的开放式病案架，更有利于病案长期保存。是年，病案室有库房10个，存放病案76万份；出院病案存储达6.9万份，病案储存逐年呈递增趋势。

护理部

1988年7月，医院护理部成立，由张素兰任总护士长，有工作人员2人，全面负责医院的护理管理工作。

1998年，潘丽萍任副院长兼护理部主任。医院成立护理质量管理委员会。委员会成员由9名病区护士长兼职，负责全院护理工作质量检查和业务指导。2004年，李凌任护理部主任。2011年，李芸任护理部主任。

2016年，医院护理部有工作人员8人。其中，主任1人，副主任4人，干事3人。下设供应室、护理示教室、外周静脉置入中心导管门诊、洗衣房。主要工作职能是全面负责医院护理工作质量管理；组织抢救、危重病人的护理工作；护理人员的培训与考核、调配、奖罚；护理教学与科研工作。

1988年—2016年护理部负责人更迭一览表见第三编护理部分。

医院感染管理科

1986年，医院感染管理工作启动，配备专职医院感染管理人员1人。1992年，医院感染管理科设立，由张玉琢任负责人。主要负责医院的感染监控，院内消毒和抗生素的使用管理，对医院工作人员进行医院感染业务培训，宣传有关医院感染常识等。

1994年，感染管理科由马宝明任副主任，主持工作，有工作人员3人。1995年，由李之平任主任，有工作人员7人。建立医院感染管理三级网络，将感染病例监测、环境微生物监测、临床标本病原微生物培养、药敏实验结果进行月统计、季分析，定期对供应室、手术室无菌物品采样检测紫外线灯管监测等。2002年，开展重症监护目标性监测，包括留置导尿管、动静脉插管、使用呼吸机病人监测等。2003年5月，刘明利任主任，工作人员3人。是年，医院改造非典型性肺炎病区，对病区的布局、消毒、隔离、个人防护随时进行监督指导。医疗废物管理逐步制度化、规范化。2006年，感染管理科马秀梅主持工作，工作人员2人。

2011年10月，李星江任主任，有工作人员2人。2013年3月，王俊兼主任，有工作人员4人。医院内镜中心设立，配备清洗消毒设备，审核消毒药械、器具的相关证明，登记每批一次性医疗用品，调查医务人员职业暴露的危险因素，提出可分级防护措施。医院为临床配备防护用品，建立职业暴露登记报告制度，开展I类手术切口目标性监测。10月，举办全院医院感染培训班，邀请山东省省立医院感染科主任李卫光授课。制订和完善医院感染管理制度和消毒隔离制度，培训全体医务人员，更换全院非手触式水龙头，安装纸巾盒，加强对新生儿科、重症监护室、口腔科、内镜室、血液透析室等院感重点科室医院感染管理，对实时监控多重耐药菌病例，使全院医院感染发病率、医院感染漏报率符合卫生部关于二级医院医疗质量和控制指标。2014年9月，成功上线杏林医院感染实时监控，实现全院临床科室院感情况的实时监控。

2016年，科室有工作人员6人（兼职3人）。主要职责是：医院感染的预防和控制管理，对医务人员有关预防医院感染的职业卫生安全防护工作提供指导，对医务人员进行预防和控制医院感染知识培训，参与抗菌药物临床应用管理，对消毒药械和一次性使用医疗器械、器具的相关证明进行审核，组织开展医院感染预防与控制方面的科研。

1992—2016年医院感染管理科负责人更迭一览表

表1-4

姓　名	职　务	任职时间
张玉琢	负责人	1992—1994
马宝明	副主任	1994—1995
杨晓萍	副护士长	1994—1995
李之平	主任	1995—2003
田秀婷	护士长	1998—2001
李建芳	护士长	2001—2002
马秀梅	护士长	2002—
刘明利	主任	2003—2005
李星江	主任	2011.10—2012.1
王　俊	主任	2013—
李湘云	护士长	2016.7—

人力资源部

职工管理　1980年6月，单文秀从事医院政工工作。1990年12月，医院政工科成立，由牛朋吉任副主任，主持工作。办公室设在门诊楼3楼，与医院办公室共用一室。主要负责人才引进、人事档案管理、职称晋升、工资、保险等工作。1995年4月，牛朋吉任主任，有工作人员2人。建立医院干部职工档案、技术人员职称档案、人员调入调出档案、职工退休减员档案、临时工招收退出档案、医德医风档案等。

1996年8月，由辜希位任主任，有工作人员2人。2000年2月，由王金磊任副主任，主持工作。2001年2月，由王金磊任主任，有工作人员3人。2004年8月，由于医院改制，经上级主管部门同意，医院有自主招聘权。2006年起，医院自主聘任，安丘市人社局不再统一管理职称。2012年，医院加强劳动管理，制定考勤、奖惩和休假制度；实行职工档案人事代理管理，新录用员工的档案统一管理派遣并送安丘市人才交流中心代管。

2013年3月，刘冠军任政工科副主任，主持工作，有工作人员4人。10月，刘冠军任主任。11月，根据医院人才需求，医院自主招录本科人员8人、护理人员45人。是年，医院专业技术人员层次不断变化，人才梯队编制日趋合理，技术力量不断扩大。按照《专业技术职务聘任管理暂行办法》，医院全面推行专业技术职务竞聘上岗制度，形成良好的竞争机制；本着公平、公开、公正的原则，选拔出10名科主任、16名护士长、20名副主任、6名副护士长，充实到医院管理队伍。2014年，制定《安丘市人民医院中层干部年终考核评价暂行方法》，对中层干部德、能、勤、绩、廉5个方面进行任期内每年一次的年度考核；进行职称聘任改革，涉及205名专业人员，按照《安丘市人民医院专业技术职务聘任管理暂行方法》，公开、平等、竞争，择优核定编制数，打分排队，使专业技术人员竞聘上岗。

2016年6月，政工科改称人力资源部，职能未变。有主任1人，工作人员3人。

1990—2016年人力资源部（政工科）负责人更迭一览表

表1-5

姓　名	职　务	任职时间
牛朋吉	副主任	1990.12—1995.4
	主任	1995.4—1996.8
辜希位	主任	1996.8—2001.2
王金磊	副主任	1999.1—2001.2
	主任	2001.2—2013.4
刘冠军	副主任	2013.4—2013.10
	主任	2013.10—

老干部工作　1950年，安丘县卫生院建院初期，老干部工作由医院办公室负责。1961年5月，医院加强老干部工作，成立保健科。由文丕卿负责。1986年4月，医院投资32万元，建保健病房楼，建筑面积1560平方米。5月，设立保健病房，增设家床科；为处级干部建立病历档案；成立干休所卫生室。1988年，医院保健科、家床科收治住院病人250人次。8月，离退休老干部管理委员会成立，由张德华任组长、李佃奎任副组长。1989年6月，医院在公费门诊设老干部特诊室。1991年3月，政工科负责老干部工作，由牛朋吉兼任负责人。1995年11月，辜希

位兼任老干部工作负责人。1998 年 3 月，医院投资 414 万元，建 5 层保健楼，建筑面积 3854 平方米。2000 年 2 月，王金磊兼任老干部工作负责人。2012 年 10 月，老干部党支部成立，由王金磊任支部书记。

2016 年，医院有离退休老干部 326 人。离退休老干部办公室设在人力资源部。主要职责：贯彻落实上级的老干部政策；落实上级有关老干部的政治生活待遇；了解老干部的思想、身体和生活状况，维护老干部合法权益，开展有益身心健康的各种活动，承担与老干部有关的其他工作。

信息科

1994 年，安丘市人民医院信息科设立，刘明利任主任，有工作人员 2 人。办公地点设于门诊楼 3 楼东侧，与医务科共用一间办公室。1995 年，财务科下设微机室。微机室为二级科室，由刘海升主持工作，有工作人员 2 人，负责医院信息系统、硬件网络的管理与维护。微机室成立之初，医院与济南华信技术有限公司共同开发医院信息系统，主要功能为门诊划价收费，药库、药房药品管理，住院病人药品管理等。1998 年起，孙丽萍任信息科副主任，主持工作。2000 年，孙丽萍任信息科主任，负责统计年报、数据分析等工作。是年，医院建立信息管理系统，模块功能包括门诊收费、门诊药房、住院病人管理、医嘱管理系统、住院药房、医技计费、药库管理、医疗统计、病案管理。有服务器 2 台，护士工作站微机 21 台。2004 年起，医务科管理的病案室、图书室划归信息科管理。

2006 年，刘海升任微机室主任。信息系统进行升级，增加挂号系统、就诊卡系统、门诊医生工作站。医院增加惠普服务器 DL580G3（2 台）、惠普 MSA1000 存储阵列柜 1 台。

2009 年，新建住院医生工作站系统、设备管理系统，增加惠普服务器 DL580G5、惠普服务器 DL360G6 各 2 台、惠普 EVA4400 存储阵列柜 1 台。检验科添置检验信息管理系统 1 套。2010 年，添置物资管理系统。2011 年，添置 PACS 系统，医院装修 45 平方米标准机房。2012 年，添置电子病历系统、护士工作站系统、医生工作站系统；医院 his 系统升级为新系统，添置电子图书系统。联软内网管理软件上线，检验系统升级，新上自助取报告系统。11 月，微机室从财务科析出，设置为网管科。由刘海升任主任，有工作人员 6 人。主要负责医院信息系统、硬件网络的管理与维护。12 月，医院改造网络，取消原无线路由器网络，改为双绞线网络连接。

2013 年 1 月，医院等级评审系统上线，为二级甲等医院复审做支持。3 月，检验系统升级，实现病区条码打印。5 月，客户服务管理平台系统上线，为电话回访提供服务。网络进行升级改造。体检管理系统上线。10 月，网管科、信息科合并，重组信息科，重新定义信息科职责，刘海升任信息科主任，下设统计科、电子阅览室。信息科负责医院信息化建设工作，涵盖弱电智能化、系统集成、网络规划、数据库管理、应用系统维护、硬件网络维护、数据查询统计与上报、电子阅览室管理等相关工作。是年病案室从信息科划归至医务科管理时，信息科工作人员 11 人。

2014 年 3 月，医院新上反统方软件管理系统。4 月，上手麻管理系统、院感管理系统、重症监护系统、合理用药系统、二级库管理系统、电子病历归档系统、危急值消息系统。医院官网正式上线。9 月，刘云龙任信息科副主任。11 月，医院新上 HR 人力资源管理软件。2015 年 4 月，医院官方公众号上线。6 月，医院添置中医体质评估软件 v1.0。7 月，购入 24 小时医学频道。

2016 年 1 月，医院微信预约平台上线，云码输血管理系统上线，中心摆药药房摆药机系统上线。2 月始，北区新院一期弱电智能化建设开始，新院信息中心建设完成，办公室设在病房楼 4 楼，南北院区协同运作，将主数据中心由南区机房迁至市北区中心机房。是年，电生理网络平台软件上线，门诊系统升级，更改为预付费模式。启用门诊自助机系统。新上营养管理软件。病案管理系统、等级评审系统上线。科室有工作人员 10 名。

财务科

1950年11月，安丘县卫生院会计室建立，归总务科管理。下设住院处、门诊收费室。主要负责医院收支账务、现金管理、工资发放、财务预决算和季报月报工作。

1956年，医院门诊挂号就诊46820人次，其中中医诊疗18021人次。1976年，医院获昌潍地区公费医疗先进单位并作典型发言。1980年4月，医院将会计室、住院处、收款室从总务科析出，正式设立财务科。王茂堂任财务科副主任，主持工作。1985年3月，吴松章任财务科副主任，主持工作。是年8月，曹始显任财务科主任。1988年12月，医院实行统一的挂号、门诊收款、住院收款、住院预交款等收费票据，制定院内结算凭证制度。吴松章任财务科主任。1992年，医院建立健全财务管理制度、财务收支预算管理制度、财务会计内部控制制度、经费审批制度、货币资金管理制度等一系列管理制度。1995年7月，在全市率先使用住院管理系统，用信息化管理住院病人；成立微机室。微机室有工作人员2人，隶属于财务科。1996年1月，按上级规定，财务科开展职工住房公积金代扣、代缴和代提业务。9月，收款室、门诊药房使用收费管理系统，加强门诊收费管理，提高工作效率。10月，财务科实行事业编制人员养老保险、医疗保险制度，代扣、代缴社保基金。1999年，按安丘市统一规定，财务科安装使用小蜜蜂财务管理软件系统，实现会计电算化，代替手工记账法。

2000年10月，医院在全市率先试行住院病人费用一日清单制度，12月，向全院推广实行。2009年9月，医院物价管理工作从财务科分出，设立物价科。2012年12月，微机室从财务科析出，设立网管科。是年，财务科实行新的医院会计管理制度和医院财务管理制度，衔接新旧会计科目，建立医疗成本核算体系，完善会计科目体系，确立新的会计核算模式，实现成本控制目标。2013年2月，王明芝任财务科主任。2015年12月，医院统一安排精简职工后勤人员，调整药库会计、物价科、审计科人员，缩减人员充实临床门诊一线队伍。

2016年5月北区新院一期运营后，医院设收款室、住院处。6月，成立院级绩效考核办公室，分离出审计科承担的绩效核算职能。7月，与建设银行安丘支行合作安装使用门诊挂号缴费一体机，改革收款模式，实行预付款充值缴费。12月，根据三级医院要求，建立总会计师制度，由财务科集中统一管理经济活动，加强内部控制，实施内部和外部审计制度，医院财务管理日趋完善。财务科设主任1人，副主任2人，现金出纳1人，银行出纳1人，记账会计1人，资产管理员1人，基建会计1人，档案管理会计1人，五险一金会计1人，报账稽核会计1人，药品会计2人，物资会计2人，岗位分离，分工明确。

审计科

1992年3月23日，经安丘市编制委员会办公室批准，安丘县人民医院设立审计科，由曹始显任主任、王法润任副主任。主要负责：审计单位账簿、凭证、报表、资金和财产，查阅有关文件、资料，收集有关经济信息等；参加有关职能科室召集的与审计业务有关的医疗、教育、科研财务、劳资管理等业务会议；对审计中发现的问题进行调查，提出整改方案，及时整改纠正处理违反财经法纪行为和失实账目。12月，王法润任审计科副主任，主持工作。

1998年2月，王法润任审计科主任、陈安顺任副主任。1999年3月，吕萍任主任。2012年11月，杜润平任主任。

2016年5月，北区新院启用，审计科建立相应的审计制度，履行相关的职责。12月，李岚任副主任，有工作人员3人。

设备科

1985年8月，安丘县人民医院成立医疗服务公司，负责医院医疗设备的采购、供应、管理、维修。办公室设在保健楼1楼。王恩升任副主任，主持工作。1988年，更名为器械科，隶属于药剂科。魏义春任仓库保管员、王德增负责器械维修。

1990年12月，器械科从药剂科分出，更名为医疗设备科。王恩升任主任，有工作人员3人。

1993年1月，李玉华任主任，科室人员5人。1999年12月。医院办公楼启用，设备科搬至办公楼1楼。2004年，门诊楼启用，设备科完成所有大型设备的移机，并做到零故障再次运行。2011年1月，医院成为潍坊市计量测试学会副理事长单位，李爱国当选为副理事长。2月，设备科在综合楼负1楼西侧设医用耗材专用仓库，专人管理。2013年4月，张维民任主任，科室人员5人。其中，维修人员3人，耗材管理人员2人。是年12月，科室人员增至10人。其中，设备维修人员6人，耗材管理人员4人。

2016年5月1日，北区新院启用，设备科配合新院区规划建设，做相关医疗设备的前期准备工作，安装验收的双源CT、核磁共振、数字胃肠等大型设备均如期投入使用。设备科北区新院办公室、医用耗材仓库均设在医技楼4楼西区。9月，张维民当选为中国计量测试学会第二届医学计量分会委员。

1988—2016年设备科正、副主任更迭一览表

表1-6

姓　名	职　务	任职时间
王恩升	副主任	1988.5—1990.12
	主任	1990.12—1993.1
李玉华	副主任	1991.5—1993.1
	主任	1993.1—2013.4
李爱国	副主任	1999.8—2013.4
贺瑞华	副主任	2003.2—2006.2
张维民	副主任	2010.7—2013.4
	主任	2013.4—
王国栋	副主任	2013.4—2014.9
常光辉	副主任	2013.8—
孙建强	副主任	2014.10—

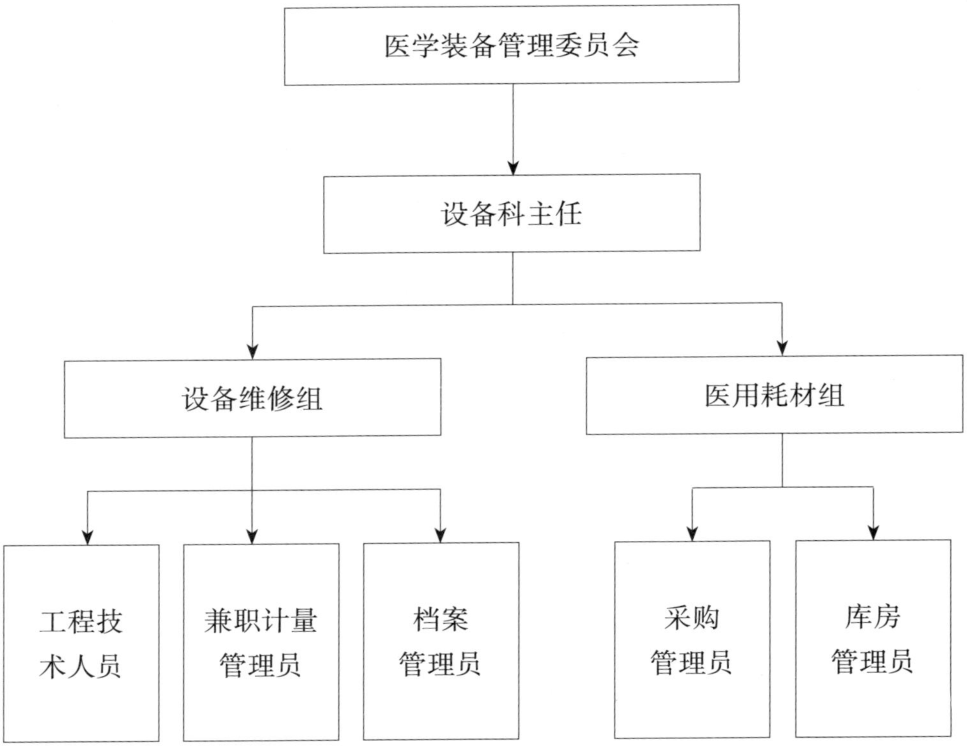

图 1-2 设备科组织管理架构图

宣教部

1994 年 4 月，安丘市人民医院文明办成立，李良宗任主任，工作人员 3 人。办公室设在门诊楼 3 楼北侧。职责是：制作宣传版面、开展报纸新闻、电视新闻等媒体宣传、装订全院科室档案、制作胸牌。1998 年 12 月，王金生任主任。2000 年 4 月,《安丘市人民医院报》创刊,为八开四版，彩印。

2006 年 5 月，宣教科设立，将文明办部分职能并入宣教科，李金梅任主任，办公地点设在办公楼 4 楼。有工作人员 3 人，主要工作任务是：新闻纸媒宣传、装订全院科室档案、制作胸牌等。同时，在《安丘广电报》开办健康专栏，在《潍坊晚报》《今日安丘》等刊发医院新闻稿件，宣传介绍医院动态。2009 年,《安丘广电报》停刊后，科室职能调整为制作宣传版面、健康教育、出院病人回访、志愿服务、制作胸牌等。

2013 年，在二级甲等医院复审中，医院正式确定医院院徽并使用。首次建立完善医院导向标识系统：医院总平面图、门诊大厅楼层分布导向台、楼宇名称、楼体标识等大型综合性标识，规范医院各科室内部门牌、临床科室治疗护理区域标识、床头床尾标识、药品分类标识，在诊疗区、病区设置健康宣教版面，编制健康教育手册、健康宣教卡片等。

2014 年 6 月，宣教科更名宣教部，程霞任主任，办公室设在办公楼 3 楼。是年，与安丘广电局开设《养生与健康》栏目，服务大众。2015 年 2 月，院报全部改版，由《潍坊晚报》编辑部负责编版印刷，每月 1 期（4 版），发行量 1 万份。

2016 年,科室有工作人员 6 人,录制完成《养生与健康》50 期、《关注二胎》51 期、《安丘名医》14 期、《关注》14 期,出版院报 12 期。是年，完成公众号内容的提供、审核；网络内容的提供；新闻广告的宣传制作。

1994—2016 年宣教部负责人更迭一览表

表 1-7

姓　名	科　室	职　务	任职时间
李良宗	文明办	主任（兼）	1994.4—1998.12
王金生	文明办	主任	1998.12—2004.12
王秀忠	文明办	副主任（兼）	1999.8—2003.8
李金梅	宣教科	主任	2006.5—2014.6
程　霞	宣教部	主任	2014.6—

招标办

2012 年前，安丘市人民医院采购物资、小型设备等，由各使用科室根据实际工作需要，进行考察，报分管领导审批购买；大宗物资、设备、基建等由医院办公会研究决定。

2012 年 11 月，医院招标办公室成立，张维民任主任，有工作人员 4 人。职责是拟定项目招标方案，负责指导，立项报批，项目招标任务实现和开标、评标、定标；初审投标人资格、申请，在开标前接受保存投标文件；负责监督、检查、执行招标工作实施、开标、评标、定标；发出定标通知，招标项目的合同签订、验收、结算支付，并将审核、监督结果报领导审批；负责各项目招标工作资料文件的管理。

2014 年，时学军任副主任，有工作人员 3 人。负责医院设备、耗材、药品、基建、总务后勤物资的招标采购工作。2016 年 12 月，有工作人员 3 人。办理招标业务 152 批次。其中，大型基建项目建设工程 16 项，大型设备购置 6 项。

医保管理科

2011 年 10 月，医院医疗保险办公室成立，设在办公楼 4 楼，潘玉莲任主任，工作人员 2 人，主要负责医院医保患者就医、资料审核。

2012 年 12 月，医院离休、伤残门诊设立，负责离休干部及伤残军人档案管理与就医审核工作。2013 年 6 月，医院建立门诊特殊慢性病患者档案。9 月，增设医保管理委员会与科室医保管理小组，设医保联络员。2014 年 4 月，建立特殊慢性病门诊。

2015 年 12 月 28 日，城乡居民基本医疗保险办公室与医保办合并为医保管理科，王金磊任主任、张海霞任副主任、刘培丽任护士长，工作人员 19 人，办公地点设在办公楼 4 楼。

2016 年 5 月，北区新院开始运行，医保管理科派 2 人到新院，负责医保管理工作。主要负责医保患者管理、就医资料审核及医保有关指标质控，新增医疗技术项目向市社保中心报批，保险患者的转院、特定项目、材料、特殊药品等审批，门诊医保特殊病种的就医、审核及档案管理，异地参保患者来医院安置就医的登记工作，医疗保险政策宣传、培训工作。

新农合办

2006 年 5 月，医院新型农村合作医疗办公室成立，简称新农合办，赵克明任主任，工作人员 6 人。主要负责新型农村合作医疗的日常管理，费用审核、控制、结算报销，转诊及宣传工作，及时向安丘市新型农村合作医疗办公室报送报销凭证等新农合资料。

2012 年 2 月，新农合办工作人员增至 12 人。2013 年 4 月，王金磊兼任主任。

2015 年 1 月 1 日，新型农村合作医疗与城镇居民基本医疗保险合并，更名为城乡居民基本医疗保险办公室。4 月 1 日，城乡居民慢性病门诊成立。12 月 28 日，城乡居民基本医疗保险办公室与医疗保险办公室合并为医保管理科。

医保管理科主要负责医院入院参保人员的查房、督查、审核、报销、转诊。职工医疗保险主要负责职工医保核查结算及费用统计；城乡居民医疗保险主要负责核实患者身份，及费用统计；慢性病门诊主要负责参保慢病人员慢性病药品处方的审核及费用统计；离休伤残主要负责离休干部、伤残军人看病就医及费用统计。

公共卫生科

1991年1月，医院预防保健科成立，宋廷廉任主任。主要职责：计划免疫相关疾病监测、报告管理，法定传染病信息监测与报告，传染病疫情漏报调查等。

2003年4月，全国发生传染性非典型肺炎疫情，山东省启动公共卫生事件应急响应，指定医院为定点监测救治医院。医院按潍坊市卫生局要求设独立的发热门诊，配置发热病人专用救护车，采取一系列监测防控措施。开始每日报告“非典型性肺炎早期预警症状监测报告汇总表”“山东省公共卫生综合监测点日报表”“住院病人不明原因死亡病例”等信息管理与报告工作。

2004年12月，新的《中华人民共和国传染病防治法》实施，中国疾病预防控制信息系统开始运行，指定医院为安丘市传染病定点监测救治医院。2006年8月，卫生部《突发公共卫生事件与传染病疫情监测信息报告管理办法》颁布实施，医院被潍坊市卫生局指定为安丘市突发公共卫生事件与传染病定点监测报告、救治医院。

2008年7月，医院按照安丘市卫生局要求，对辖区所有适龄儿童进行结石筛查、汇总建档、定期复查。是年秋冬季，临沂市发现手足口病疫情，山东省启动公共卫生事件应急响应，医院被指定为安丘市定点监测筛查与救治医院。2009年1月，江苏省发现“甲型H1N1流感”病例，山东省启动公共卫生事件应急响应，指定医院为安丘市定点监测筛查与救治医院。

2010年6月，医院设“死因登记报告处”，配备专职死因报告人员3人，兼职人员3人，对所有门急诊、住院死亡的病人信息网络直报。2011年3月，医院在“山东省慢病防控示范区”创建工作中，以高分通过山东省卫生厅验收。

2012年，预防保健科更名为公共卫生科，高怀娥任负责人，工作人员2人。主要负责，市公共卫生事件监测报告、艾滋病性病检测咨询干预管理、传染病监测报告管理、肿瘤发病与居民死亡报告管理、新生儿预防接种管理等工作。2013年6月，增加脑卒中、冠心病发病报告工作。2014年3月，高丽兼任公共卫生科主任，科室工作人员5人。

1991—2016年预防保健科历任负责人更迭一览表

表1-8

姓　名	职　务	任职时间
宋廷廉	主任	1991 .1—1998.2
田秀婷	护士长	1991.1—1998.2
杨晓萍	护士长	1998.2—2000.6
高怀娥	护士长	2001.6—
高　丽	主任	2014.3—

客服部

2013年7月，医院客服部成立，吕铁军任主任，工作人员3人。主要负责医疗联合体内各乡镇卫生院及社区卫生服务机构相应的技术支持和帮助、双向转诊工作及义诊工作。

2014年1月，客服部负责医院投诉处理工作。7月，医院与安丘市交警支队合作，负责道路交通事故救助工作。9月，根据安丘市卫计局要求，医院与红沙沟中心卫生院建立医疗联合体并举行揭牌仪式；与北京中科汉华有限公司合作，负责远程会诊工作。

2015年5月，医院与济南中立德医院管理公司签订协议，客服部负责第三方医院监督、评价工作。7月，医院与潍坊市红十字会合作，客服部负责疾病应急救助工作。9月，客服部负责医院上报的"无责任人"患者的登记审查工作，协调各相关科室做好处置工作。12月，都全荣任主任。新增工作人员3人。

2016年4月，医院与10处，镇街道卫生院及社区卫生服务机构签订对口支援协议书，客服部按照对口支援基层医疗机构的具体要求，协调医务科选派10名医院资深临床医务人员进行帮扶。5月，根据安丘市卫计局要求，医院与16处镇街道卫生院及社区卫生服务机构建立基层远程会诊机制。12月，客服部有工作人员7人，其中主任1人。主要工作职责未变。

医德医风办公室　2012年8月，医院医德医风办公室成立。王兰萍任主任，有工作人员2人。其主要职责是负责医院的医德考评、医德医风学习教育、廉政建设。是年10月，邱凤兰任主任。

2013年4月，韩本彩任主任。8月，医院召开廉政警示教育报告会，组织廉政考试、廉洁行医教育，杜绝处方回扣、开单提成行为，不接受患者宴请、红包；制定《安丘市人民医院医德医风管理规定及奖惩实施细则》《开展道德领域突出问题专项教育活动的实施方案》。是年，成立医德考评委员会，建立医德医风档案，建立健全各项规章制度及岗位职责，完善医德医风建设制度和监督、评价、考核、奖惩工作机制。定期到科室进行督导检查，对科室医务人员进行医德评价，督查医德医风档案的填写及执行情况，防范医疗卫生服务中的不规范行为。根据制度兑现奖惩，处罚违反医德医风规定的个人和科室，并与个人和科室绩效挂钩。与各科室签订廉政建设责任书，全院工作人员每人填写岗位廉政防控表。规定本院工作人员不能兼任医药代表，建立防止医药购销和医疗服务领域商业贿赂的长效机制。每月到科室进行督查，考评科室医务人员医德。

2014年，医院组织医德医风考评，实考1791人，考试合格率100%，将个人考试成绩，记录在医德医风档案。全院通报表彰在医德医风工作中表现突出的个人和科室，处罚违反医德医风规定的个人和科室。2015年，加强医德医风学习，每月制订学习计划，按照学习计划学习医疗卫生行风"九不准""双十条禁令"，加强反腐倡廉法规制度建设，进行警示教育，观看幻灯片，学习法律法规知识。

2016年，对科室医务人员进行医德评价。不定期到科室进行督导检查，对全院1982名职工进行两次医德医风知识考试，考试合格率100%。全院收到表扬信、感谢信98封，锦旗89面，拒收红包94人次，得到病人家属表扬400多人次，拾金不昧310人次。

医患管理办公室　1994年，医院清欠办公室设立，主要负责清理医疗欠款和院内审计工作，陈安顺任负责人。1997年，杨世国任负责人。

2004年，医院清欠办公室改称清欠办与纠纷办，陈安顺任主任。主要工作是采取积极有效的措施，处理医患纠纷，控制事态发展，防止矛盾激化，并接待纠纷患者及家属，解释有关问题，最大限度维护医患的合法权益。严格按医疗纠纷处理程序，进行调解、司法鉴定、法律诉讼。2006年9月，改称清欠办、纠纷管理科，陈安顺任主任。

2016年9月，改称医患管理办公室，陈安顺任主任，工作人员2名。主要负责医疗纠纷的调解、医疗责任事故的调查处理和医疗欠款催交工作。

回访科　2013年6月1日，医院回访科设立，王淑霞任主任，有工作人员7人，位于内科楼1楼西。配备思远系统1套、微机5台、电话5部、打印机2台。回访科通过思远系统导入出院患者，并对导入的出院患者，全部进行回访，回访过程全程录音。8月1日，开始对门诊就诊患者按5%进行回访，回访信息由门诊部采集后送回访科，同时做好各项统计工作，并将回访反馈内容与各科室进行沟通，各科室针对回访反馈内容进行分析、整改落实。至2013年年底，出院病人32066人，随访24214人，失访1762人，已访未接5157人，未记号码872人，拒访61人，失访率24.5%，完成随访75.5%，平均满意度92.1%。

2014年1月，医院制定反馈内容整改落实模板并执行。8月6日，制定《安丘市人民医院回访管理考核办法》。2015年8月3日，科室迁至内科楼（二）15楼。

2016年，医院出院病人53363人，随访人数40892人，失访人数2947人，未接人数9265人，未记号码人数259人，失访率23.4%，完成随访76.6%，平均满意度96.5%。对门诊就诊病人128521人中的7738人进行回访，满意度达99.9%。

质管科

1962年，安丘县人民医院按照“调整、巩固、充实、提高”的原则，开展质量管理工作。1976年，建立以岗位责任制为中心的各项规章制度，严格执行医疗、护理常规，提高医疗、服务质量。1990年5月21日，通过《医院管理责任制草案》。1993年，印发《安丘县人民医院综合目标管理责任制草案》，确定医院实行院长负责制、院科两级管理。

2002年11月，质管科设立，杨世国任主任。根据IS O9001质量管理标准体系要求，建立医院各科室的质量手册、程序文件。2003年12月，医院完成ISO 9001:2000质量管理体系认证，按照ISO 9001:2000质量管理体系运行。2009年12月，通过ISO 9001:2008质量管理体系复审。2010年12月，通过ISO 9001:2008第一次监督评审。2011年11月，通过ISO 9001:2008第二次监督评审。根据ISO质量管理体系持续改进的理念，每年定期组织ISO质量管理体系内审员对医院进行内审，每3年由ISO质量管理体系外审员对医院进行一次外审，外审合格后，发放合格证书。2012年12月，启动二级甲等综合医院评审复审工作，由质管科牵头负责。是年，质管科汇总通报职能科室督导检查情况，每周以周通报形式发放，并对存在问题进行整改验收。2013年4月，田向群任主任，有工作人员4人，全面负责“二甲”复审工作。12月20日，医院通过潍坊市卫生和计划生育委员会的二级甲等医院复审终审。2014年3月，医院病案管理科成立，隶属于质管科，工作人员6人，负责医院出院病案终审工作。4月，质管科增设兼职工作人员3人。5月，质管科与医务科交接依法执业工作，负责医院依法执业档案的建立、自查整改及法治建院等相关工作。9月，与院办公室交接医院证件管理工作，负责医院部分证件的办理、校验、更换等工作。2015年7月，组织召开三级乙等综合医院申请准备工作会议，分配评审条款，拟定医院申请文件。12月，医院印发《安丘市人民医院贯彻落实三级综合医院评审标准工作方案》。

2016年1月，质管科与医务科交接不良事件管理工作，负责医院不良事件的日报监测、月汇总、季度分析等工作。增加工作人员2人。12月，医院通过山东省卫生和计划生育委员会的三级乙等综合医院现场评审，通过山东省医学会服务质量评价分会的医院综合服务满意度第三方社会评价，晋升为三级乙等综合医院。是年，质管科有工作人员14人。其中，兼职工作人员4人，质量管理专职工作人员5人，病案终审专职工作人员5人。质管科主要负责医院质量控制管理、组织信息、质量反馈、依法执业、病案终审、等级评审等工作。

2002—2016 年质管科负责人更迭一览表

表 1-9

姓　名	职务名称	任职时间
杨世国	主任	2002.11—2013.4
李文平	副主任	2002.11—2013.4
李　凌	副主任	2002.11—
付立新	副主任	2009.5—2013.4
田向群	主任	2013.4—
董征学	副主任	2015.11—

总务科

1954 年，医院设总务股，刘克密任股长。

1960 年 8 月，李在伦任总务股负责人。1962 年，李言义任总务股负责人。

1963 年，张金华任总务股长。总务股下设住院处、收款室、病员伙房、职工伙房。负责医院的财务、基建、物资供应、伙房等方面工作。1966 年，李言义任总务股长。1969 年，王茂堂负责总务工作。

1972 年，总务股有工作人员 21 人。其中，炊事员 6 人，洗衣工 3 人，主管会计 1 人，住院会计 1 人，收款会计 2 人，生活会计 1 人，保管员 2 人，司机 2 人，其他人员 3 人。

1973 年，总务股改称总务科，李同祥任总务科主任。1976 年，刘廷俊任总务科负责人。1979 年 5 月，李同祥从城关医院调入任总务科主任。10 月，刘廷俊任总务科主任。

1980 年 4 月，医院明确供应、生活、财务、维修工作是总务科的四大任务。总务科负责医院的物资管理、住院收款、医院财务、伙房、基建、车辆、洗衣房、缝纫组、供电、维修、锅炉房、托儿所、花园管理等方面的工作。10 月，医院的财务业务从总务科分离，成立财务科。

1985 年 3 月，医院内部体制改革，实行院、科二级聘任制。医院聘任李津溪为总务科主任，总务科聘任病员伙房、职工伙房、洗衣房、锅炉房、托儿所、驾驶班等科室 30 名工作人员。是年，医院在后勤管理方面进行改革，实行责、权、利相结合的奖罚办法，部分小单位实行承包合同制。3 月，总务科将职工、病员食堂、理发室、洗衣房承包给医院个人经营；医院将医疗器械维修部、客人住宿部、小吃部、经销部承包给医院服务公司。1987 年 3 月，王世达任总务科主任。1994 年，总务科设办公室、保管室、缝纫班、维修班、木工班、病房伙房、电工班、馒头房、托儿所、基建、洗衣房 11 个班组。是年 6 月，洗衣房归护理部管理。

1995 年 4 月，基建业务从总务科分出，单独成立基建科。崔金调入总务科任主任。1996 年 8 月崔金从总务科调基建科后，牛朋吉任总务科主任。总务科设办公室、保管室、维修、木工、电工、锅炉、职工病员伙房、托儿所、缝纫、花工、污水处理、理发室 12 个岗位、9 个班组，有院内合同制工人以上人员 40 人。1998 年 10 月，医院将电工班、锅炉房从总务科分出，设立供电科、水暖科。

2000 年 3 月，代振明任总务科主任。是年，缝纫组从总务科分出，更名为被服站，归护理部管理。

2008 年 12 月，李乐华任总务科主任。2009 年 1 月，水暖、供电、维修、木工成为总务科二级科室，科主任为医院总务科副主任；李宝康任水暖科主任，王吉安任供电科主任，夏锡亮任维修科主任，张友利任木工科副主任；中心供氧归总务科管理，张明果任负责人。

2010年11月，医院由市热电公司供暖。

2013年4月，王增强任总务科主任。维修科、木工科整合，称维修科，代振明任维修科主任。刘忠文任供电科主任。中心供氧、中心吸引合并，称中心供氧科，张明果任副主任，主持工作。6月，房管科、被服站归总务科管理，杨建波任房管科主任；原属总务科的材料会计和固定资产会计改由财务科管理。6月，被服站负责人辛莲美退休，王金英牵头负责。2014年4月，王国栋由设备科调房管科，任房管科主任。

2015年7月，医院北区物业管理办公室设立，孙立超任负责人，有工作人员3人。负责颐乐园小区绿化及物业管理协调工作。12月，按照上级部门要求，总务科主持对洗衣房、锅炉房及沿街彩钢板房进行安全改造，使用岩棉夹层彩钢板替换原泡沫夹层彩钢板。

2016年，医院总务科下设供电科、水暖科、维修科、房管科、被服站、供氧吸引室等部门班组，加仓库、污水处理共9个功能区块，仓库及污水处理站由总务科办公室管理。全科工作人员50人。其中，主任1人，支部书记1人，二级科室主任4人，二级科室副主任7人，科员37人。总务科、供电科、水暖科、维修科在北区新院设立分支人员，负责后勤保障。总务科业务范围：各种物资的采购、验收、保管、供应及相关招标工作；监控安装、广告设施、修缮装修、建筑零修等项目的组织施工及验收；供电设备及线路的安装、维修、维护；给排水设备及管路的维修、维护；供暖、供冷、供汽设备及管路的维修、维护；供氧、吸引设施及管路的维修、维护；各种铁制、木制、铝合金器具制作及修缮；各类常规电器维修；职工宿舍的监督管理工作、医院房屋管理；被服及其他布制品的制作；医疗废物、生活垃圾处置；污水处理及污水处理设备养护；化粪池及排污管道的清理、疏浚；绿化苗木施工、验收及维护；除“四害”相关工作；标牌、标识制作；固定资产周转、调配使用；应急物资储备及管理；手术室空气净化系统的维护及保养；电话弱电线路维修及调整；手术室等UPS、EPS应急电源的维护；用水、用电、用氧等数据报送；对餐厅等部分外包业务监管；后勤对外联络工作；其他临时工作。

1950—2016年总务科负责人更迭一览表

表1-10

姓　名	职　务	任职时间
刘克密	股长	1954—1960
李在伦	负责人	1960—1962
李言义	股长	1962—1963
张金华	股长	1963—1966
王茂堂	负责人	1969—1973
李言义	股长	1970—1975
张金华	负责人	1973—1975
李同祥	股长	1975—1979
刘廷俊	副股长、负责人	1975.12—1979
李同祥	主　任	1979.5—1979.10

续表 1-10

姓 名	职 务	任职时间
刘廷俊	主 任	1979.10—1985.2
李津溪	副主任	1981.2—1985.2
辜希位	副主任	1982.10—1995.4
王恩升	副主任	1982.10—1983.6
李津溪	主 任	1985.2—1987.3
王世达	主 任	1987.3—1995.4
王立群	副主任	1987.12—1991.1
李亚东	副主任	1989.4—1989.11
崔 金	主 任	1995.4—1996.8
牛朋吉	主 任	1996.8—2000.3
代振明	副主任	1998.2—2000.3
	主 任	2000.3—2008.12
李乐华	副主任	2006.11—2008.12
	主 任	2008.12—2013.4
李宝康	副主任	2009.1—2013.4
王吉安	副主任	2009.1—2013.3
夏锡亮	副主任	2009.1—2014.4
王增强	主 任	2013.4—
李玉华	副主任	2013.4—2014.4

水暖科 1968 年，医院建锅炉房，有锅炉工人 2 人。购置安装 0.5 吨立式锅炉 1 台，主要用于制剂蒸馏水、供应室和洗衣服消毒。1972 年 7 月，购置安装 2 吨卧式散装锅炉 1 台，主要用于医院的消毒、制药。1987 年 9 月，修建由锅炉房通门诊、办公楼的暖气管道，开始为门诊和办公楼供暖。1988 年 11 月，为内科楼、外科楼、门诊楼供暖。1997 年，为新建外科楼和家属院供暖。

1998 年 10 月，医院增设水暖科。2012 年 11 月，开始为医院新建办公楼供暖。2000 年，安装溴化锂制冷机组 1 套，开始为办公区、病房区提供夏季冷气。

2016 年 12 月，医院水暖科有正式职工 8 人。负责医院市南区、市北区冬季取暖、夏季制冷及全院用水量统计。

1974—2016 年锅炉房、水暖科负责人更迭一览表

表 1-11

姓 名	职 务	任职时间
吕建国	锅炉房班长	1974—1994.4
任鸿义	锅炉房班长	1994.4—1994.8
李宝康	锅炉房班长	1994—1999.4
吕建国	水暖科副主任	1999.4—2002.1
吕建国	水暖科主任	2002.1—2004.10
李宝康	水暖科主任	2004.10—
杨建军	水暖科副主任	2009.1—
冯思成	水暖科副主任	2009.1—
李敬华	水暖科副主任	2009.1—

供电科　1965 年，医院设电工组，归总务科管理，有电工 2 人。医院购置 40 千瓦备用发电机组 1 台。1970 年，有 50 千伏安变压器 1 台。1983 年,有电工 3 人,增加 100 千伏安变压器 1 台。1990 年，有电工 4 人，增加 200 千伏安变压器 1 台。1992 年，有电工 4 人，更换 40 千瓦发电机组为 80 千瓦发电机组 1 台。1997 年,有电工 4 人，增加 200 千伏安变压器 1 台，与原 200 千伏安变压器并联使用。

1998 年 10 月，医院设供电科，王吉安任副主任，主持工作。有电工 7 人。1999 年，医院增加 630 千伏安、30 千伏安变压器各 1 台。原有 200 千伏安变压器 2 台、50 千伏安变压器 1 台报废停用。2002 年，王吉安任供电科主任。2005 年，供电科有电工 8 人。医院增加 630 千伏安变压器 1 台，与原 630 千伏安变压器并联使用。2008 年，综合病房楼新安装 630 千伏安变压器 2 台，并联使用。

2009 年，医院供电科成为总务科二级科室，王吉安任总务科副主任兼供电科主任。2012 年，医院引进“济柴”800 千瓦备用发电机组 1 台，原 80 千瓦发电机组 1 台报废。市北区新安 1000 千伏安变压器 1 台，为宿舍区老年公寓供电。2013 年 4 月，刘忠文任供电科主任，有电工 9 人。2015 年，医院南区增加 630 千伏安干式变压器 1 台，安装在外科楼地下室。北区新院大楼新安 2000 千伏安干式变压器 2 台、2500 千伏安干式变压器 1 台。10 月,北院区引进“济柴”800 千瓦备用发电机组 1 台。

2016 年 4 月 28 日医院北区新院正式运营后，供电科有电工 9 人，24 小时值班。

1980—2016年电工班、供电科负责人更迭一览表

表1-12

姓 名	职 务	任职时间
李津溪	电工班班长	1980—1980
潘应苓	电工班班长	1980—1986
李亚东	电工班班长	1986—1989
王吉安	电工班班长	1989—1998
王吉安	供电科副主任	1998.10—2002.1
王吉安	供电科主任	2002.1—2013.4
刘忠文	供电科主任	2013.4—
陈志明	供电科副主任	2015.4—

维修科 1969年，医院设木工组，韩克俭任组长，有木工2人。主要从事全院木制品的加工，门窗锁具维修等。1986年，范子昌任组长，有木工4人。

1987年，医院设维修班，有维修人员3人，赵子华任班长。1994年，有维修人员2人，吕建国任班长。主要从事全院水、暖管道及设施的日常维护、维修。

1998年，木工组增加铝合金加工制作与维修等工作。1999年，韩克俭任木工组长，夏锡亮任维修组长。2000年，医院为维修班引进氩弧焊机1台，开展不锈钢焊接业务。2003年，维修班增加氧气吸引管道及不锈钢加工制作等工作。

2009年1月，维修班、木工组改称维修科、木工科，成为总务科二级科室。维修科主任由总务科副主任夏锡亮兼任，有人员7人；木工科由张友利任副主任，有人员3人。

2013年4月，维修科、木工科整合，称维修科。代振明任主任，有人员11人。

2016年12月，医院维修科工作人员11人。主要负责医院各项常规维修服务及简单制品加工制作工作。

1969—2016年维修科负责人更迭一览表

表1-13

姓 名	职 务	任职年限
韩克俭	木工组组长	1969—1986
范子昌	木工组组长	1986—1999
赵子华	维修班班长	1987—1994
吕建国	维修班班长	1994—1999
韩克俭	木工组组长	1999—2009
夏锡亮	维修班班长	1999—2009
夏锡亮	维修科主任	2009—2013
夏庆刚	维修科副主任	2009—

续表 1-13

姓　名	职　务	任职年限
孙业升	维修科副主任	2009—
张友利	木工科副主任	2009—
代振明	维修科主任	2013—

房管科　2010 年 7 月，医院设立房管科。科室位于医院周转楼 1 楼，有工作人员 2 人，杨建波任主任。主要负责医院房屋管理、单身职工及实习进修人员的住宿管理工作。医院集体宿舍建筑面积约 1 万平方米，分布于周转楼、学生楼、原供应室楼 2 楼、内科楼负 1 楼。设置床位 400 张，宿舍 200 间。住宿单身职工平均 200 人，研究生 34 人，每年按计划实习进修人员 120 人左右。

2013 年，医院出台政策，为新入职研究生在周转楼提供免费住房 1 套。2014 年 9 月，王国栋由设备科调入房管科任主任。

2016 年 12 月，房管科有工作人员 3 人。主要职责：对集体宿舍进行有效监管和调整；定期查房与不定期抽查相结合，维护住宿秩序；按规定办理入住与退住手续；定期向财务科报告住宿费用变动情况。

基建科

1995 年 4 月，医院将基建工作从总务科析出，医院设立基建科。办公地点在洗衣房 2 楼，有 3 名工作人员，辜希位任主任。主要负责医院基本建设的设计、预算决算及项目进行中的质量检查控制和项目结束后的验收等工作。

1996 年 8 月，崔金任基建科主任，办公地点在总务楼 2 楼，工作人员 4 人。2000 年 10 月，工会主席韩瑞学分管医院基建兼基建科主任。基建科有工作人员 5 人，办公地点在办公楼 1 楼。2003 年 5 月，纪委书记崔志诚负责市北区分院基建项目，基建科有工作人员 3 人。

2013 年 4 月，副院长孙桂祥分管医院基建兼基建科主任，基建科有工作人员 11 人，办公地点设在北区新院办公楼 1 楼。2016 年 12 月，医院基建科人员、职责未变。

1995—2016 年基建科负责人更迭一览表

表 1-14

姓　名	职　务	任职时间
辜希位	主任	1995.4—1996. 8
崔　金	主任	1996. 8—2000. 10
杨金义	副主任	1998.2—1999. 4
李培然	副主任	1999. 4—
韩瑞学	兼主任	2000.10—2013. 4
王福江	副主任	2002.2—
孙桂祥	副院长分管兼主任	2013. 4—
于宗新	副主任	2013. 4—

保卫科

1984 年 4 月，医院设门卫 2 处：前门卫、后门卫。门卫有工作人员 5 人，归医院办公室管理。

1987 年 3 月，经安丘县公安局批准，医院成立保卫科，王启周任主任，有工作人员6人，办公地点在门诊楼西侧平房。

1990年，保卫科增设1号楼门卫。医院有门卫3处，人员12人，负责医院治安、消防、巡逻、车辆秩序管理、门卫、太平间管理等工作。

1997年12月医院外科楼投入使用后，医院招保安10人，负责大楼安保工作并兼任电梯司机。保卫科有工作人员27人，设门卫4处：前门卫、职工区门卫、1号楼门卫、后门卫。

2003年起，医院的电梯司机归病区卫生管理科管理。

2009年12月，医院设立安监科，周振中任主任。办公地点在办公楼4楼，负责“平安医院”创建、安全生产、消防安全、维稳工作。

2013年1月起，医院的治安、消防、巡逻、车辆秩序管理、门卫、电梯、保洁由明德物业托管。原保卫科工作人员分流，一部分继续从事保卫工作，一部分到医院其他科室工作。明德物业负责医院保安及秩序管理的人员60人。4月，医院安监科负责监管物业工作。12月，医院安监科更名为安监与物业管理科，周振中任主任。设治安、消防、安全生产管理员1人，物业监管员1人。2014年9月，由医院投资40万元，安丘市公安局在原医院保卫科处设立东关派出所人民医院警务室，派出所的1名干警和1名协警常年驻守，负责处理医院的日常治安事务。

2016年12月起，医院安全保卫主要设备：有火灾报警控制器6台，海康监控系统1套，摄像头226个。大华监控系统1套，摄像头632个。

1984—2016年保卫安监与物业管理科负责人更迭一览表

表1-15

姓名	性　别	职　务	任职时间
王启周	男	保卫科主任	1984.4—1988. 6
刘廷俊	男	保卫科负责人	1988.6—1989. 6
王启周	男	保卫科主任	1989.6—1996.10
王世臣	男	保卫科副主任	1996.10—1997. 6
刘国昌	男	保卫科副主任	1997.6—1998.12
刘国昌	男	保卫科主任	1998.12—2013.4
周振中	男	保卫科副主任	2000.3—2013.1
于宗新	男	保卫科副主任	2003.5—2012.4
周振中	男	安监科主任	2009.12—2013.12
周振中	男	安监与物业管理科主任	2013.12—
康　磊	男	安监与物业管理科副主任	2015. 4—

安监科　2009年12月，医院设立安监科，周振中任主任。主要负责医院的平安医院创建、安全生产、消防安全、维稳工作。

2013年4月，安监科负责监管物业工作。是年12月，安监科更名为安监与物业管理科，周振中任主任，设治安、消防、安全生产管理员1人，物业监管员1人。

2016年5月北区新院运营后，安监与物业管理科人员轮流值班。

监控室　2002年，医院投资6万元，在门诊楼、病区等部位安装监控探头10个，监控室设在保卫科，设专人管理。

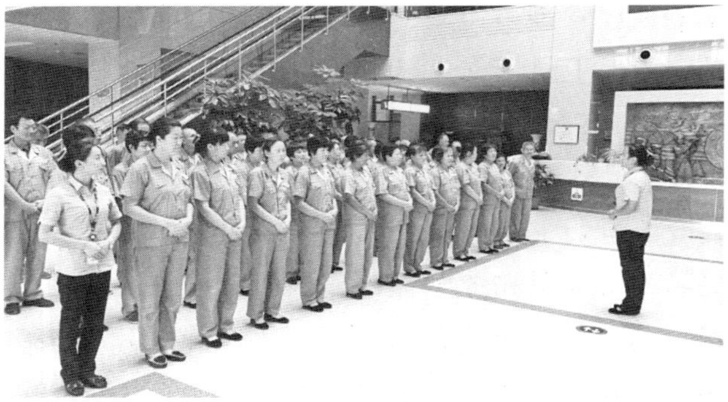

图 1-3 物业管理

2004 年，随着内科楼的投入使用，医院对重点部位实行全天候全方位监控，安装监控探头 69 个。监控室设在保卫科，设专人管理。

2008 年医院综合病房楼投入使用后，医院在办公楼 1 楼设置监控室，投资 70 余万元更新院内监控系统监控探头 106 个。

2012 年医院内科楼（二）投入使用后，监控室迁至综合病房楼裙房，有监控探头 226 个，同时监控室、中控室合二为一，由诺正检测有限公司托管值班，其主要职责未变。

2013 年起，医院门诊楼及外围等重要部位更换为数字探头，其余部位使用模拟机。

2016 年 5 月，北区新院投入使用，有监控探头 632 个。

消防中控室　2012 年，根据上级要求及工作需要，医院增设消防中控室；同时中控室、监控室合二为一，设在综合病房楼裙房，由诺正检测有限公司托管值班，实行双岗值班制度，负责医院消防设备的管理及消防安全工作。

2016 年 5 月医院北区新院投入使用后，北区新院消防中控室设在住院楼 1 楼东南角，由诺正检测有限公司托管值班，实行双岗值班制度，负责新院区消防设备的管理及消防安全工作。

太平间　1960 年医院由安丘城里迁址东埠时，即设有太平间。太平间在医院东南角。

1994 年 4 月，医院配备太平柜 1 台，可存放 3 具遗体，之后不断更换添置太平柜。

2013 年 1 月，太平间由明德物业管理，配备管理员 2 名。

2016 年 5 月，医院北区病房楼投入使用，在病房楼负 1 楼西北角设太平间，配有告别厅 1 处，冷冻室 1 间，解剖室 1 间，配备太平柜设备 3 套，可存放 9 具遗体。由安祥殡葬公司托管。是年，医院共有太平柜 9 台，可存放 27 具遗体。

门诊部

安丘县卫生院 1950 年 3 月成立时，即有门诊。

1962 年 2 月，为加强门诊工作，医院设立门诊部，主任潘佑基，护士贺培芹、刘芬芳、宋美芝 3 人，挂号员云书锦。是年 10 月，设立急诊室，属门诊部管理，护士由门诊治疗室护士兼任。

1970 年，赵端溪负责门诊工作。1976 年 8 月，医院党支部成员刘乐田负责门诊工作。

1978 年，山东省卫生厅拨款 10 万元，昌潍地区卫生局拨款 5 万元，安丘县政府拨款 10 万元，医院自筹 21 万元，建成 3 层门诊楼，面积 3838 平方米，涵盖各诊室、收款、药房、辅助检查等科室。门诊工作由宋德明负责。

1979 年，成立心电图室，有 2 名工作人员，属门诊部管理。1981 年 5 月成立脑电图室，工作人员 1 人，属门诊部管理。是年 12 月，李树森任门诊部主任。

1984 年 7 月，门诊部成立 5 人领导小组：医生孙平安、李树森、宋德明、于徽钦，护士长刘芬芳。

1985 年，孙衍珩任门诊部主任，李树森调中西医结合研究室工作。

1987 年，冯克利任门诊部副主任，主持工作。是年，急症科独立成科。

1992 年 2 月，李林福任门诊部副主任，主持工作，何玉芹任护士长。是年 5 月，心电图室分出。10 月，设皮肤科，属门诊部二级科室。

1994 年 5 月，李林福任门诊部主任，刘淑英任门诊手术室护士长，刘书韵任门诊注射室护士长。

1998 年 2 月，王玉玲任门诊注射室护士长。1999 年 4 月，王淑霞任门诊部护士长。

2003 年 2 月，宋树良任门诊部主任，葛会芹任门诊注射室护士长。

2004 年 3 月，痔瘘科只设门诊，归门诊部管理。5 月，新门诊楼建成使用，地上 4 层，地下 1 层，面积 1.1 万平方米。

2005 年，门诊部分出脑电图室。是年，门诊输液室、内科、外科、儿科专家门诊、胆心阑综合门诊撤销。

2008 年，增设预检分诊。是年 2 月，增设 1 楼便民窗口，开具自购药处方、化验单、检查单等。

2009 年，葛会芹任门诊部护士长。

2012 年 4 月，李林福退休，中西医结合糖尿病门诊停止业务。

2013 年 3 月，急诊科主任刘晓波兼任门诊部主任。是年 6 月，门诊引入电子叫号系统，8 月，郝春友任门诊部主任，马建英任门诊部护士长。10 月，挂号室划归财务科管理。11 月，门诊实行一卡通。

2014 年 3 月，刘晓燕任门诊小手术室护士长。

2015 年 11 月，吕铁军任门诊部主任。2016 年 1 月，张丽娜任副护士长主持工作。5 月，北区新院运营，设 23 个诊室，门诊部派去 5 名工作人员，南区留 24 名工作人员。10 月，张丽娜任门诊部护士长。

1950—2016 年门诊部历任负责人更迭一览表

表 1-16

姓　名	职　务	任职时间
潘佑基	主任	1962—1970
赵端溪	负责人	1970—1976
刘乐田	负责人	1976—1978
宋德明	负责人	1978—1981
李树森	主任	1981—1985
孙衍珩	主任	1985—1987
冯克利	副主任	1987.6—1988.6
	主任	1988.6—1992.9
李林福	副主任	1992.9—1994.5
	主任	1994.5—2003.7
王秀忠	副主任（兼）	2000.2—2003.7
宋树良	主任	2003.7—2013.3
王淑霞	副主任（兼）	2004.4—2013.3
刘晓波	主任（兼）	2013.3—2013.8
郝春友	主任	2013.8—2015.11
董征学	副主任（兼）	2013.8—
吕铁军	主任	2015.11—

1984—2016 年门诊部护士长、副护士长更迭一览表

表 1-17

姓　名	职　务	任职时间
刘芬芳	护士长	1984—1992.2
刘淑云	副护士长	1987—1992.2
何玉芹	护士长	1992.2—1999.4
王淑霞	护士长	1999.4—2009.9
葛会芹	护士长	2009.9—2013.8
马建英	护士长	2013.8—2016.1
张丽娜	副护士长	2014.3—2015.10
马丽萍	副护士长	2014.9—
张丽娜	护士长	2016.10—

社团事务科

社团事务科前身是医院工会。2002 年 2 月，在办公楼 4 楼东区，与文明办合用一个办公室。2005 年，搬至办公楼 4 楼西区。2013 年，二级甲等综合医院评审时，更名为工会与社团事务科，鞠銮荣任主任。主要负责工会、女工、计划生育、团委工作。2016 年，工会与社团事务科改称社团事务科。9 月，科室搬至办公楼 2 楼。鞠銮荣任主任，工作职能未变。

卫生管理科

1999 年 8 月前，医院卫生保洁工作由多头管理，各科室负责划分区域，职工上午上班前清扫，卫生员只负责日常保洁。病区卫生员由护理部牵头，工资奖金随科室发放，环境卫生员由文明办负责，工资奖金由文明办考核，垃圾卫生员、花草卫生员由总务科负责。

1999 年 8 月，医院根据实际，将以上多头管理的卫生保洁工作、职工清扫工作全部划归一个科室管理，成立卫生管理科。王秀忠任主任，卫生清洁员 34 人，由卫生管理科统一考核发放工资奖金，卫生员年工资奖金总额 17 万元左右。

2002 年 10 月，卫生管理科分为病区管理科和卫生科。王淑霞任病区管理科主任，董惠玲任卫生科主任。

2003 年 5 月，卫生科撤销，卫生保洁工作全部由病区管理科负责，并接管原由保卫科管理的电梯工作。王淑霞任主任，工作人员 57 人。2008 年，实行责任制管理。随着医院发展，人员逐渐增多。

2013 年 1 月，病区管理科撤销，医院保洁工作由明德物业公司托管。

第三章　医院党组织

第一节　组织沿革

安丘县卫生院建院初期，党员活动由县人民政府秘书处直接领导，后由安丘县卫生科负责，与县政府机关一个党支部。

1953年，医院参加安丘县政府机关党支部活动。安丘县卫生科科长郑守田兼安丘县卫生院院长，并任党支部委员兼党小组长。

1955年7月，县直卫生系统单独成立党支部，称安丘县第七党支部，由安丘县卫生科科长郑守田任党支部书记。

1956年3月，县卫生科科长郑守田任医院党支部书记，姚雷山任组织委员，刘其祥任宣传委员兼学习委员，刘春芳任青年委员，杨士保任保卫委员。是年，安丘县第七党支部改称第十九党支部，有正式党员24人，预备党员2人。

1958年8月，安丘县人民医院实施《安丘县人民医院支部干部红专规划》。

1959年12月，郑守田调离，汪继山任医院党支部书记。

1960年8月，县人民医院单独成立党支部，宋修德调入任专职支部书记。

1961年，经机关党委会批准，医院第一届党支部委员会成立，由3人组成，宋修德任支部书记、颜素荣任组织委员、刘其祥任宣传委员。

1962年5月，李太恩调入任党支部书记，宋修德调金堆公社党委工作。7月26日，医院党支部进行改选，第二届党支部委员会由5人组成，支部书记李太恩，副书记王建业，组织委员孙衍珩，宣传委员刘其祥，监察委员刘春芳。

1968年7月15日，安丘县人民卫生院革命委员会成立，由5人组成，张金华任主任。

1970年，医院开展整党建党工作，整顿党支部。恢复党的组织生活，落实党的政策，纳新一批新党员。支部书记由刘培连担任。

1972年，董来祥任医院党支部书记。

1973年7月，中共安丘县委派徐凤章任医院党支部书记。1974年2月，刘春芳任支部副书记兼革委会主任，孙作桢任副书记。1975年，王会君任党支部副书记兼革委会主任。1976年8月，党支部增补鞠维坤、刘乐田为支部委员。

1979年，医院党支部由10人组成：支部书记徐凤章，副书记孙作桢、赵元喜，组织委员王金田，宣传委员单文秀，委员鞠维坤、张宝庆、孙衍珩、李树森、刘乐田。有党员58人。

1980年5月，经中共安丘县委批准，医院成立党总支，下设6个支部。党总支委员会由7人组成。徐凤章任党总支书记，孙作桢、孟德渭、赵元喜任副书记，张瑞义、刘春芳、赵端溪任委员。1981年12月16日，王兰香任党总支委员。

1982年1月19日，中共安丘县

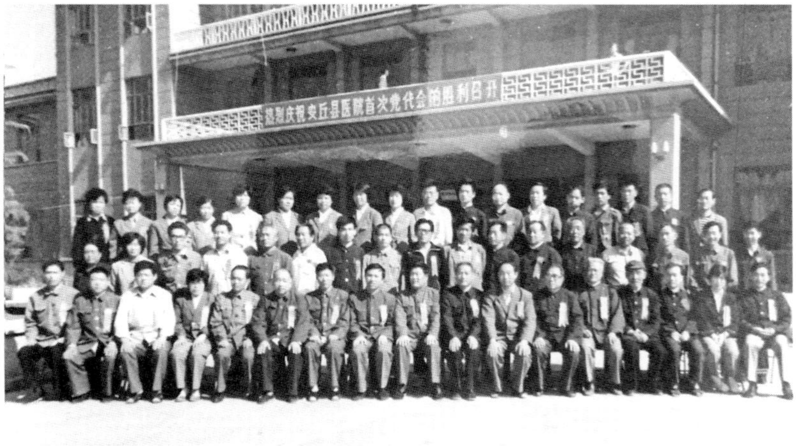

图1-4　1988年6月，医院第一次党代会合影

人民医院党总支委员会由徐凤章、孙作桢、孟德渭、张瑞义、刘春芳、赵端溪、王兰香7名组成，其中，徐凤章任书记，孙作桢、孟德渭任副书记。

1984年4月28日，朱兆志任医院党总支副书记。12月11日，中共安丘县委调整医院党总支：县人民医院党总支由朱兆志、李崇廉、张德华、刘春芳、张素兰、鞠维坤6人组成。其中，朱兆志任书记，李崇廉任副书记。张德华负责党务工作，刘春芳负责工会工作，鞠维坤负责纪检工作，张素兰负责妇女工作。

1986年5月，朱兆志调安丘县中医院，刘心田由南流镇党委调入任党总支书记。

1988年6月2日，医院党委成立。召开首届党委会，选举产生由李修功、张美英、张德华、曹始显、张素兰、李佃奎、鞠维坤7人组成的党委。其中，李修功任书记，张美英任副书记，张德华、曹始显、张素兰、李佃奎、鞠维坤为委员。下设15个党支部。同时选举产生由鞠维坤、崔志诚、王启周3人组成的纪委，其中鞠维坤任纪检书记。1990年12月，医院设党委办公室。

1991年8月8日，安丘县人民医院召开第二次党代会。8月10日，中共安丘县委批复：医院党委由李修功、张美英、张德华、鞠维坤、曹始显、夏中海、李佃奎、张素兰、孙建德9人组成。其中，李修功任书记、张美英任副书记、鞠维坤任纪委书记。医院纪委由鞠维坤、李林福、崔志诚、王启周、吴松章5人组成。医院党支部由15个扩建为23个。1992年，医院有党员186人。

1993年12月8日，医院领导班子调整，李廷任党委书记、院长，张德华任副书记、副院长，鞠维坤任纪检书记，孙建德、吕奎芳任党委委员、副院长，张素兰、崔志诚、李良宗任党委委员。党委下设23个支部，党员188名。是年，外二科党支部被中共安丘县委评为安丘县优秀党支部。

1994年，医院党委开展全程优质服务和“向病人献爱心送温暖”活动。

1995年9月，赵新福任医院党委副书记。

1996年，医院党委制定法制宣传教育五年规划，在党员干部中开展“学条例、守纪律、做表率”教育活动。2月7日，赵克明任党委委员。

1997年，医院党委开展以“双学”“三讲”为主题的机关作风整顿。学习贯彻中共十五大精神。下半年，在全院干部职工中组织学习《中华人民共和国刑法》等6部法律。6月28日，医院党委被中共安丘市委表彰为全市先进基层党组织，程新芳被评为优秀党员。

1998年12月8日，医院领导班子调整，孙建德任院长、党委副书记，张德华任党委书记兼副院长，鞠维坤任党委副书记，赵克明、潘丽萍任副院长、党委委员，崔志诚任纪委书记、党委委员，韩瑞学任工会主席、党委委员。1999年7月20日，陈光春任党委委员。

2001年12月31日，孙建德任医院党委书记。李忠刚、蔡波任党委委员。2002年6月15日，孙桂祥任党委委员。2004年3月10日，周志毅任党委委员。

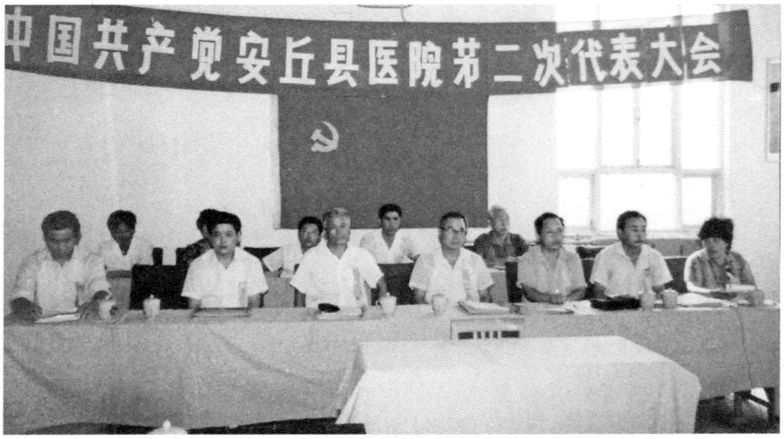

图1-5 1991年8月，医院第二次党代会会场

2005年6月，医院党委在党员干部中开展“廉洁奉公、执政为民”教育活动。成立理论学习中心组，制定学习计划，组织学习活动。

2007年1月29日，潘丽萍、李忠刚任医院党委副书记，李文平、张洪武、邱诚任党委委员。是年，医院发展预备党员6人，入党积极分子 6 人。

2010 年 12 月 6 日，医院与邵家庄村联建党支部。党支部书记由医院副院长李忠刚担任，副书记由邵家庄村党支部书记牛钦贤担任，组织委员由邵家庄村刘增合担任，宣传委员由医院党办主任韩金峰担任。

2012 年 9 月 15 日，石玉国任医院党委书记（兼），席敦升任医院党委副书记。

2014 年 2 月，席敦升任医院党委书记，闫玉艳任医院党委副书记。

2015 年 12 月 22 日，王明芝、颜廷国任医院党委委员。时，医院党委由 10 人组成，席敦升任书记，李忠刚、闫玉艳任副书记，蔡波、孙桂祥、李文平、张洪武、邱诚、王明芝、颜廷国任委员。

1960—2016 年医院党组织名称及成员一览表

表 1-18

<table>
<tr><th>时　间</th><th>组织名称</th><th>书　记</th><th>副书记</th><th>委　员</th></tr>
<tr><td>1960.8—1962.5</td><td>党支部</td><td>宋修德</td><td>—</td><td>颜素荣　刘其祥</td></tr>
<tr><td>1962.5—1968.1</td><td>党支部</td><td>李太恩</td><td>王建业</td><td rowspan="3">孙衍珩　刘其祥　刘春芳</td></tr>
<tr><td>1970—1972</td><td>党支部</td><td>刘培连</td><td>—</td></tr>
<tr><td>1972—1973</td><td>党支部</td><td>董来祥</td><td>—</td></tr>
<tr><td>1973.7—1979</td><td>党支部</td><td>徐凤章</td><td>刘春芳　孙作桢
王会君</td><td>孙衍珩　鞠维坤　刘乐田</td></tr>
<tr><td>1979—1980.5</td><td>党支部</td><td>徐凤章</td><td>孙作桢　赵元喜</td><td>王金田　单文秀　鞠维坤　张宝庆
孙衍珩　李树森　刘乐田</td></tr>
<tr><td>1980.5—1984.12</td><td>党总支</td><td>徐凤章</td><td>孙作桢　孟德渭
赵元喜　朱兆志</td><td>张瑞义　刘春芳　赵端溪　王兰香</td></tr>
<tr><td>1984.12—1986.5</td><td>党总支</td><td>朱兆志</td><td>李崇廉</td><td rowspan="2">张德华　刘春芳　张素兰　鞠维坤</td></tr>
<tr><td>1986.5—1988.6</td><td>党总支</td><td>刘心田</td><td>李崇廉</td></tr>
<tr><td>1988.6—1991.8</td><td>党委</td><td>李修功</td><td>张美英</td><td>张德华　曹始显　张素兰　李佃奎
鞠维坤</td></tr>
<tr><td>1991.8—1993.12</td><td>党委</td><td>李修功</td><td>张美英</td><td>张德华　鞠维坤　曹始显　夏中海
李佃奎　张素兰　孙建德</td></tr>
<tr><td>1993.12—1998.12</td><td>党委</td><td>李廷</td><td>张德华　赵新福</td><td>鞠维坤　孙建德　吕奎芳　张素兰
崔志诚　李良宗　赵克明</td></tr>
<tr><td>1998.12—2001.12</td><td>党委</td><td>张德华</td><td>孙建德　鞠维坤</td><td>吕奎芳　赵克明　潘丽萍　崔志诚
韩瑞学　陈光春</td></tr>
<tr><td>2001.12—2007.1</td><td>党委</td><td>孙建德</td><td>鞠维坤</td><td>赵克明　崔志诚　潘丽萍　李忠刚
蔡　波　陈光春　孙桂祥　周志毅</td></tr>
<tr><td>2007.1—2012.9</td><td>党委</td><td>孙建德</td><td>潘丽萍　李忠刚</td><td>蔡　波　孙桂祥　崔志诚　李文平
张洪武　邱　诚　周志毅　王明军
李　华　刘晓波</td></tr>
<tr><td>2012.9—2014.2</td><td>党委</td><td>石玉国</td><td>席敦升　潘丽萍
李忠刚</td><td>蔡　波　孙桂祥　李文平　张洪武
邱　诚</td></tr>
<tr><td>2014.2—</td><td>党委</td><td>席敦升</td><td>李忠刚　闫玉艳</td><td>蔡　波　孙桂祥　李文平　张洪武
邱　诚　王明芝　颜廷国</td></tr>
</table>

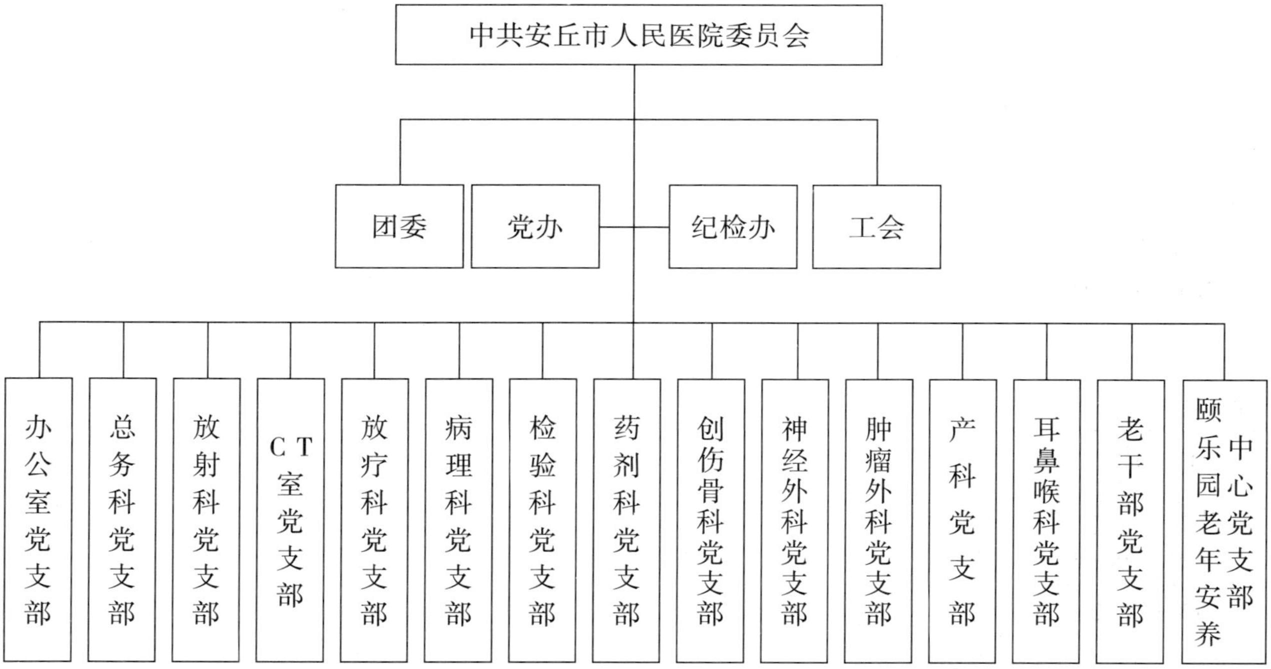

图 1-6　2016 年安丘市人民医院党组织架构图

第二节　党委办公室

1990 年 12 月，安丘县人民医院党委办公室建立，崔志诚任办公室主任。党委办公室主要工作是:在医院党委的领导下,根据党的路线、方针、政策和医院党委的决议，进行组织、宣传、统战工作的具体实施；督促党委决定事项的落实，了解党委各项工作的进程，掌握医院工作动态，为党委决策提供依据；起草医院党政文件，准备党政会议，并做好党务会议记录；完成党员发展、教育管理工作；制定精神文明建设长远规划和年度工作计划；接待处理群众来信来访；协调指导基层党支部做好群众思想政治工作等。2003 年 2 月 14 日,周志毅任办公室主任。2009 年 1 月 10 日，韩金峰任办公室主任。

第三节　纪律检查

1984 年，根据中央纪律检查委员会和安丘县纪律检查委员会的要求，安丘县人民医院纪律检查小组成立，鞠维坤任纪检委员。主要职责是：负责医院纪检监察、党风廉政建设，抓好党员廉洁自律，处理来信来访；负责医院行风建设，弘扬廉洁行医；完善医院监督体系，负责重大事项报告，为医院惯性运行提供保障。1988 年 2 月，医院 15 个党支部各设一名纪检委员，分别是：崔志诚任办公室党支部纪检委员、王启周任医务科党支部纪检委员、何玉芹任内科党支部纪检委员、孙绍良任外科党支部纪检委员、王传美任妇科党支部纪检委员、李秀梅任儿科党支部纪检委员、韩珍玉任五官科党支部纪检委员、王善海任中医科党支部纪检委员、王居章任手术室党支部纪检委员、范守吉任门诊党支部纪检委员、韩炳升任保健科党支部纪检委员、陈其旺任放射科党支部纪检委员、李炳兰任检验科党支部纪检委员、曲翠珍任药剂科党支部纪检委员、李亚东任总务科党支部纪检委员。6 月 2 日，医院纪律检查委员会成立（简称纪委），鞠维坤任书记，崔志诚、王启周任委员。1989 年 12 月，监察室成立，鞠维坤任主任，崔志诚、王启周任副主任。1991 年，医院纪委由鞠维坤、李林福、崔志诚、王启周、吴松章组成，其中鞠维坤任书记。医院23个党支部各设纪检委员1人。10月，纪委案件领导小组成立，开展党风党纪、廉政建设教育，进行普法、廉政检查。1992年3月，制订廉洁行医制度。

1993年3月，医院纪委落实医德医风实施方案，组织党员干部开展党建、市场经济理论学习教育活动。4月，成立纠正行业不正之风领导小组。开展党的路线、方针、政策和政治工作管理体系教育、党风廉政建设教育，加强医德医风建设，开展全程优质服务。召开党风党纪教育工作座谈会，在领导干部中抓廉政勤政教育，在职工中抓廉洁行医教育。深入病区了解征求住院病人家属对医院的意见和建议，抑制行业不正之风，提倡廉洁行医，遵纪守法，通过社会调查，征求各方面意见、建议，废除13项提成，撤回3处外设门诊。

1993年，医院充实调整社会监督员小组，与社会监督员举行座谈会4次，召开民主议事会成员座谈会2次，刊出政务公开栏2期，自觉接受社会监督。

1994年2月，制定《廉洁行医若干规定》。5月，协助党委开展"安丘建了市，我们怎么办？"大讨论。集中精力管好党纪，抓好党风，协助党委搞好廉政勤政建设。张榜公开职工中议论的焦点问题，如浮动工资发放、公费医疗、房租、水电、晋级、新房分配等。深化政务公开，向全市人民发出公开信2000封。调整议政小组，召开社会监督员座谈会3次、住院病人座谈会4次、民主议事会座谈会3次，建立纪委成员分片包干联系点制度、党风党纪档案卡、财务监督制度。

1995年1月，制定《领导班子廉洁勤政守则》。3月，制定职业道德工作计划和奖惩规定。把党的纪检工作渗透到全院各项工作中去，保障党委中心工作正常运行，促进"两个文明"建设健康发展。在领导干部和职能科室工作人员中开展抓廉洁勤政教育，在医护人员中开展廉洁行医教育。深入门诊病房发放调查问卷，设立警示牌、检举箱。根据社会各方面的意见和建议，及时建议党委调查处理药价偏高问题。每季度召开1次专门研究抓党纪教育和廉政建设工作会议、社会监督员座谈会2次、民主议事会成员座谈会2次、住院病人座谈会4次。是年，鞠维坤被中共山东省纪委授予优秀纪检干部称号。

1997年，纪委开展"讲学习、讲政治、讲正气"为主要内容的党风党纪党性教育。组织186名党员参加党的基本知识考试，7名副科级干部向市纪委写出自查报告。坚持向社会监督员发放征求意见信，每月在住院病人及家属中发放调查问卷，征求社会团体、职工、病人及家属对医院的意见和建议。

1998年12月，崔志诚任医院纪委书记。纪委加大督查力度，广开监督渠道。定期召开社会监督员座谈会、民主议事会、工休座谈会，开展向出入院病人和社区调查问卷工作。坚持每周开启监督箱、建议箱。1999年，从根源上预防和治理腐败，遏制行业不正之风，严肃党的纪律，维护党的先进性和纯洁性，扎扎实实搞好"三讲"教育，增强全院干部职工拒腐防变能力。

2003年，按照"三个代表"重要思想的要求，加强对全院党员干部党纪党性和法律法规教育，把创建全国百姓放心医院活动推向深入，严查小金库，全面落实收支两条线，搞好政务公开，加强规范工程招标，搞好制度建设。按照医院《党风廉政建设考核实施细则》，纪委牵头，对被考核科室党支部进行统一集中考核审定。在全院开展"廉洁行医树新风"活动。

2006年6月，开展党风廉政建设和反腐败工作，加大监督检查力度。加强党风廉政建设，切实解决损害群众切身利益的突出问题。加大反腐倡廉教育和防范力度，严格规范从政行为。查办违法违纪案件，严惩腐败分子。深入推进源头治理。强化对权力运行的监督制约，保证权力正确行使。

2008年，监督检查节能减排、固定资产投资事项，发现违规问题，立即整改。2009年，规范干部任免制度。2010年，开展"干部作风建设年"活动，监督干部作风。2011年，推行医院党务公开。2012 年，规范医院干部日常行为，开展党风廉政建设。

2013 年 4 月，医院不再设纪委书记。纪检工作由中共安丘市纪委纪检组接管。

1984—2013 年医院纪委成员更迭一览表

表 1-19

任职时间	名　称	书　记	委　员
1984—1988.5	纪检组	鞠维坤（组长）	—
1988.6—1998.11	纪委	鞠维坤	崔志诚　王启周　吴松章　李林福
1998.11—2013.3	纪委	崔志诚	王启周　李林福　吴松章

第四节　基层党支部

1960 年 8 月，安丘县人民医院单独成立党支部，宋修德任专职支部书记。

1961 年，经安丘县机关党委会批准，医院第一届党支部委员会成立，由 3 人组成。宋修德任党支部书记、颜素荣任组织委员、刘其祥任宣传委员。

1970 年，医院整党建党，建立党支部，由刘培连担任党支部书记，恢复党的组织生活，落实党的政策，纳新一批新党员，医院有党员 47 人。1972 年，加强对党员的思想政治教育，建立健全党课教育制度，吸收一批符合党员条件的积极分子入党。由董来祥担任党支部书记。1973 年下半年，县委派徐凤章任医院党支部书记。1974 年，刘春芳任支部副书记兼革委会主任。1975 年，王会君任党支部副书记兼革委会主任。1976 年 8 月，医院党支部增补鞠维坤、刘乐田为党支部委员。有党员 50 人。1979 年，医院党支部委员会由 12 人组成；党支部书记徐凤章，副书记孙作桢、赵元喜。

1980 年，经中共安丘县委批准，医院成立党总支。党总支委员会由 7 人组成：徐凤章任党总支书记，孙作桢、孟德渭、赵元喜任副书记，张瑞义、刘春芳、赵端溪任委员。下设 6 个党支部，全院有 85 名党员。

1980 年 6 月医院各党支部组成情况表

表 1-20

名　称	书　记	副书记	委　员
药剂科党支部	王恩升	张素兰	—
门诊部党支部	李树森	—	宋德明　鞠维坤　冯克利
妇产科党支部	单文秀	李秀清	—
外科党支部	张宝庆	—	于延深　王兆兰
内科党支部	孙衍珩	—	张玉琢　刘永森
总务科党支部	刘廷俊	—	刘敬芳　杨春久

1981 年 7 月 1 日，安丘县卫生局党组重新任命医院党总支书记及委员。12 月 16 日，医院党总支增补王兰香为党总支委员。12 月 27 日，医院各党支部进行改选，报请县卫生局党组审查批准。

1981年医院各党支部组成情况表

表1-21

名　称	书　记	副书记	委　员
办公室、医务科党支部	李佃奎	—	崔来喜　张素兰
妇产科党支部	李秀清	郭兰珍	—
总务科党支部	刘廷俊	李津溪	李德贵　王茂堂　刘敬芳
外科党支部	张宝庆	—	于延深　王兆兰
内科党支部	孙衍珩	—	王兰香　张玉琢　李崇廉
门诊部党支部	李树森	鞠维坤	冯克利　宋德明
药剂科党支部	王恩升	—	—

1982年，医院有党员95人。

1984年12月31日，医院有正式党员115人。其中，男性64人，女性51人。预备党员8人。其中，男性5人，女性3人。

1985年4月，医院党总支设立8个党支部。

1985年医院各党支部组成情况表

表1-22

名　称	书　记	副书记	委　员
办公室党支部	李佃奎	—	李承芝
妇产科党支部	李秀清	郭玉珍	—
总务科党支部	刘廷俊	李津溪	刘敬芳
外科党支部	张宝庆	—	于延深　张丽华
内科党支部	王兰香	—	崔来喜　张玉琢
门诊部党支部	孙衍珩	鞠维坤	宋德明　代桂芝
药剂科党支部	王恩升	—	—
中医科党支部	李树森	—	孙明一　冯克利

1986年5月，医院设总务科、外科、内科、妇科、门诊部、中医科、药剂科、办公室8个党支部。

1987年1月3日，医院由8个党支部增加至内科、外科、妇科、儿科（传染科）、五官科、中医科、药剂科、检验科、放射科、手术室（供应室）、门诊部、办公室、服务部13个党支部。

1988年医院各党支部组成情况表

表 1-23

名　称	书　记	副书记	委　员
办公室（财务科）党支部	李明信	—	崔志诚　刘桂芳　王恩林
医务科（机关门诊、保卫科）党支部	孟庆玉	—	夏中海　王启周
内科党支部	崔来喜	—	高立俊　何玉芹　周金堂
外科党支部	闫祥友	—	孙绍良　张丽华
妇科党支部	李秀清	—	郭玉珍　王传美
小儿科（传染科）党支部	王兰香	张玉琢	李秀梅
五官科党支部	于延深	—	韩珍玉　李桂月
中医科（中西室）党支部	李树森	—	刘芬芳　王善海
手术室（供应室）党支部	高继亮	—	王居章　王兆兰
门诊部（急症室）党支部	冯克利	范守吉	刘淑云　代桂芝
保健科党支部	孙衍珩	—	韩炳升
放射科党支部	宋德明	—	陈其旺　孙建德
检验科党支部	于徽钦	—	赵彩凤　李炳兰
药剂科党支部	周玉芳	—	王恩升　曲翠珍　王文贞
总务科（服务部）党支部	王世达	—	刘廷俊　魏义春　李亚东　刘敬芳

1989年医院各党支部组成情况表

表 1-24

名　称	书　记	副书记	委　员
办公室（财务科）党支部	李明信	—	崔志诚　刘桂芳　王恩林
医务科（机关门诊、保卫科）党支部	孟庆玉	—	夏中海　王启周
放射科党支部	孙建德	—	陈其旺
中医科党支部	王善海	—	刘芬芳
内科党支部	崔来喜	何玉芹	高立俊　周金堂
外科党支部	闫祥友	吕奎芳	孙绍良　张丽华
预防保健科党支部	孙衍珩	张玉琢	韩炳升
小儿科（传染科）党支部	王兰香	—	王贯芝
门诊部（急症科）党支部	冯克利	—	姜九零
检验科党支部	于徽钦	—	王军廷
妇科党支部	李秀清	—	王传美

续表 1-24

名 称	书 记	副书记	委 员
五官科党支部	于延深	—	韩珍玉　李桂月
手术室（供应室）党支部	高继亮	—	王居章　王兆兰
药剂科党支部	周玉芳	—	王恩升　曲翠珍　王文贞
总务科（服务部）党支部	王世达	—	刘廷俊　魏义春　刘敬芳

1991 年医院各党支部书记一览表

表 1-25

名 称	书 记	名 称	书 记
办公室党支部	李明信	外一科党支部	闫祥友
医务科党支部	孟庆玉	外二科党支部	吕奎芳
总务科党支部	王世达	外三科党支部	孙绍良
门诊部党支部	冯克利	小儿科党支部	王兰香
妇产科党支部	李秀清	中医科党支部	王善海
五官科党支部	韩珍玉	传染科党支部	刘瑞林
急症科党支部	姜九零	手术室党支部	高继亮
预防保健科党支部	韩炳升	放射科党支部	孙建德
药剂科党支部	周玉芳	检验科党支部	王军廷
内一科党支部	崔来喜	财务科党支部	吴松章
内二科党支部	高立俊	保卫科党支部	王启周
服务部党支部	李德义	—	—

1992 年，医院党委下设 23 个党支部，有党员 186 人。1993 年，下设 23 个党支部，有党员 188 人。1995 年，下设党支部 24 个，有党员 198 人。

1996 年 3 月 4 日，医院党委会决定：刘庆淮任外四科党支部书记，高民信任外二科党支部书记，李明信任内一科党支部书记。7 月 6 日，赵克明兼任内四科党支部书记，韩怀忠任外四科党支部书记，周金堂任保健科党支部书记，孙良希任外一科党支部书记。

1996 年医院各党支部书记一览表

表 1-26

名 称	书 记	名 称	书 记
办公室党支部	崔志诚	外一科党支部	孙良希
医务科党支部	孟庆玉	外二科党支部	高民信
总务科党支部	王世达	外三科党支部	孙绍良

续表 1-26

名　称	书　记	名　称	书　记
门诊部党支部	李林福	外四科党支部	韩怀忠
妇产科党支部	李秀清	小儿科党支部	王兰香
五官科党支部	韩珍玉	中医科党支部	王善海
急症科党支部	宋培国	传染科党支部	刘瑞林
预防保健科党支部	周金堂	手术室党支部	高继亮
药剂科党支部	周玉芳	放射科党支部	孙建德
内一科党支部	李明信	检验科党支部	王军廷
内二科党支部	高立俊	财务科党支部	吴松章
内四科党支部	赵克明	保卫科党支部	王启周
服务部党支部	李德义	—	—

1998 年医院各党支部书记一览表

表 1-27

名　称	书　记	名　称	书　记
办公室党支部	崔志诚	胸外科党支部	孙良希
医务科党支部	高立俊	普外科党支部	蔡　波
总务科党支部	牛朋吉	泌尿外科党支部	孙绍良
门诊部党支部	李林福	创伤科党支部	刘庆淮
机关门诊部党支部	刘子秀	神经外科	韩怀忠
妇科党支部	李秀清	小儿科党支部	王兰香
五官科党支部	李桂月	中医科党支部	王福礼
眼科党支部	李　华	传染科党支部	刘瑞林
急诊科党支部	马宝明	手术室党支部	王春芳
预防保健科党支部	周金堂	放射科党支部	唐建军
药剂科党支部	王文贞	检验科党支部	王军廷
西药制剂室党支部	孙成钢	财务科党支部	吴松章
心内科党支部	李明信	保卫科党支部	王启周
呼吸内科党支部	李文平	服务部党支部	李德义
消化内科党支部	宋培国	老干部党支部	辜希位
神经内科党支部	韩炳升	CT 室党支部	程新芳
肿瘤科党支部	赵克明	—	—

1999 年医院各党支部书记一览表

表 1-28

名　称	书　记	名　称	书　记
办公室党支部	崔志诚	胸外科党支部	孙良希
医务科党支部	高立俊	普外科党支部	蔡　波
政工科党支部	辜希位	泌尿外科党支部	孙绍良
总务科党支部	牛朋吉	创伤一科党支部	姜九零
门诊部党支部	李林福	创伤二科党支部	李秀梅
机关门诊部党支部	刘子秀	神经外科	韩怀忠
妇科党支部	李秀清	小儿科党支部	王兰香
产科党支部	王传美	中医科党支部	王善海
五官科党支部	岳建平	综合科党支部	范守吉
眼科党支部	李　华	麻醉科党支部	王春芳
急诊科党支部	马宝明	放射科党支部	唐建军
预防保健科党支部	李明信	检验科党支部	王军廷
药剂科党支部	王文贞	财务科党支部	吴松章
西药制剂室党支部	付立新	保卫科党支部	刘国昌
心内科党支部	王明军	CT 室党支部	程新芳
呼吸内科党支部	李文平	水暖科党支部	王志宝
消化内科党支部	都治芳	神经内科党支部	李忠刚

2000 年，医院党委调整科室党支部。高锡东任传染科党支部书记。2002 年，杨世国任五官科党支部书记。是年，全院有党员 262 人。

2003 年 2 月 14 日，医院党委公布高立俊等党内职务。

2003 年医院各党支部书记一览表

表 1-29

名　称	书　记	名　称	书　记
办公室党支部	周志毅	泌尿外科党支部	岳建华
医务科党支部	高立俊	创伤一科党支部	姜九零
门诊部党支部	李林福	创伤二科党支部	李培春
妇科党支部	李秀清	神经外科	韩怀忠
产科党支部	王传美	小儿科党支部	李树联
五官科党支部	杨世国	中医科党支部	王善海

续表 1-29

名　称	书　记	名　称	书　记
眼科党支部	李　华	综合科党支部	王　军
急诊科党支部	刘晓波	放射科党支部	唐建军
药剂科党支部	孙桂玉	检验科党支部	段盛美
西药制剂室党支部	孙成钢	传染科党支部	陈跃华
心内科党支部	王明军	财务科党支部	吴松章
呼吸内科党支部	王林萍	保卫科党支部	刘国昌
消化内科党支部	都治芳	CT 室党支部	程新芳
神经内科党支部	李忠刚	总务科党支部	代振明
胸外科党支部	王英明	手术室党支部	朱秀珍
普外科党支部	王少山	设备科党支部	李爱国

2004 年医院各党支部书记一览表

表 1-30

名　称	书　记	名　称	书　记
办公室党支部	周志毅	创伤一科党支部	于　勇
医务科党支部	高立俊	创伤二科党支部	李培春
门诊部党支部	李林福	神经外科	韩怀忠
妇科党支部	李秀清	小儿科党支部	李树联
产科党支部	孙　倩	中医科党支部	王善海
五官科党支部	杨世国	综合科党支部	王　军
眼科党支部	李　华	放射科党支部	唐建军
急诊科党支部	张美萍	检验科党支部	段盛美
药剂科党支部	王志伟	传染科党支部	陈跃华
西药制剂室党支部	孙成钢	财务科党支部	吴松章
心内科党支部	王明军	保卫科党支部	刘国昌
呼吸内科党支部	李文平	CT 室党支部	程新芳
消化内科党支部	都治芳	总务科党支部	代振明
神经内科党支部	宋曰礼	手术室党支部	李永安
胸外科党支部	王英明	设备科党支部	李爱国
普外科党支部	王少山	泌尿外科党支部	马忠堂

2006年12月，李乐华任总务科党支部书记。

2007年3月28日，王礼华、孟凡军、林胜荣、董征学分别任妇科、神经外二科、小儿科、放射科党支部书记。

2009年，医院33个党支部整编为19个党支部。1月10日，院党委公布19个党支部组成人员。

2009年医院各党支部组成情况表

表1-31

名　称	书　记	委　员
医务科（门诊部、中医科）党支部	王兆芬	宋树良　付立新
总务科（保卫科）党支部	代振明	于宗新　王吉安
财务科（设备科）党支部	张海霞	杜润平　刘海升
消化内科（呼吸内科）党支部	宫爱芹	陈安国
心血管内科（神经内、介入科）党支部	颜廷国	李建芳　程　华
放疗科（肿瘤内、血液、感染科）党支部	张宝华	辛　荣　高小辉
普外科（肝胆外、胃肠外）党支部	张日金	王少山　张素芳
肿瘤外科（心胸外、泌尿外、小儿外、烧伤）党支部	张锡忠	李献兵　楚翠玉
骨伤外科党支部	田向群	刘庆艳　朱婷婷
神经外科（ICU）党支部	孙宏亮	王厚梅
产科（妇科、儿科）党支部	孙　倩	毕　磊　李　婷
耳鼻喉科（眼科、口腔科）党支部	郭冬梅	宋　锐　王玉红
急诊科（救护队）党支部	王继学	郭海燕　尹国华
手术室党支部	李永安	王子乐　刘炜炜
放射科党支部	董征学	陈国礼　徐京娥
CT室（B超室、MR室）党支部	程新芳	杨仁翠
检验科党支部	鞠修亮	李旭忠　王淑兰
药剂科（西药制剂室）党支部	王志伟	王增强　杜雪花
办公室党支部	张维民	王金磊　孙　玮

2010年，医院党委公布换届改选党支部组成人员。

2010年医院各党支部人员组成情况表

表1-32

名　称	书　记	委　员
医务科（门诊部、中医科）党支部	王兆芬	宋树良　付立新
总务科（保卫科）党支部	代振明	于宗新　王吉安
财务科（设备科）党支部	张海霞	杜润平　刘海升

续表 1-32

名　称	书　记	委　员
消化内科（呼吸内科）党支部	宫爱芹	陈安国
心血管内科（神经内、介入科）党支部	颜廷国	李建芳　程　华
放疗科（肿瘤内、血液、感染科）党支部	张宝华	辛　荣　高小辉
普外科（肝胆外、胃肠外）党支部	张日金	王少山　张素芳
肿瘤外科（心胸外、泌尿外、小儿外、烧伤）党支部	张锡忠	李献兵　楚翠玉
骨伤外科党支部	田向群	刘庆艳　朱婷婷
神经外科（ICU）党支部	孙宏亮	王厚梅
产科（妇科、儿科）党支部	孙　倩	毕　磊　李　婷
耳鼻喉科（眼科、口腔科）党支部	郭冬梅	宋　锐　王玉红
急诊科（救护队）党支部	王继学	郭海燕　尹国华
手术室党支部	李永安	王子乐　刘炜炜
放射科党支部	董征学	陈国礼　徐京娥
CT 室（B 超室、MR 室）党支部	程新芳	杨仁翠
检验科党支部	鞠修亮	李旭忠　王淑兰
药剂科（西药制剂室）党支部	王志伟	王增强　杜雪花
办公室党支部	张维民	王金磊　孙　玮

2013 年 10 月，医院党支部改选，合并为 15 个党支部。

2013 年医院各党支部组成情况表

表 1-33

名　称	书　记	名　称	书　记
创伤骨科党支部	于　勇	病理科党支部	李旭忠
神经外科党支部	别永江	检验科党支部	鞠修亮
肿瘤外科党支部	张锡忠	药剂科党支部	王志伟
产科党支部	孙　倩	颐乐园老年安养中心党支部	潘丽萍
耳鼻喉科党支部	郭冬梅	老干部党支部	王金磊
放疗科党支部	张宝华	办公室党支部	韩金峰
CT 室党支部	张方安	总务科党支部	李乐华
放射科党支部	董征学	—	—

2014年3月，鹿国俊任肿瘤外科党支部书记。

2015年11月，都全荣任颐乐园老年安养中心党支部书记。

第五节　党　员

1960年，医院党支部有党员20人。其中男性17人、女性3人。

医院党支部注重组织建设和党员队伍的发展，重视党员的知识结构和年龄结构，认真贯彻党的知识分子政策，积极发展中、青年知识分子入党。根据党章要求，培养医院职工中的先进分子；按照成熟一个发展一个的原则，及时吸收具备党员条件的优秀职工加入党组织。

1963年，医院发展党员26人。1969年，有党员33人。1977年，党员队伍发展到60人，是1960年的3倍。

1980年，医院党总支成立，下设6个党支部，有党员85人。1983年3月28日，被中共安丘县委评为1982年度先进党支部。赵端溪被评为1982年度全县模范党员。

1986年，医院党员发展到130人。是年，党总支被中共安丘县委评为全县卫生系统先进党支部。赵端溪被评为全县卫生系统先进党员。

1988年，医院党委成立。下设15个党支部，有党员149人。其中，男性85人，女性64人。7月，院党委被中共安丘县委评为全县卫生系统先进党委，赵端溪被评为全县卫生系统先进党员。1989年5月25日，医院办公室党支部、总务科党支部被中共安丘县委组织部评为先进基层党组织。1990年6月，医务科（保卫科、机关门诊）党支部被中共安丘县委组织部评为先进基层党组织，王兰香被评为优秀共产党员。1993年，外二科党支部被中共安丘县委评为全县优秀党支部。

1995年，医院党员队伍发展到198人，是1960年的10倍。6月，李廷被中共安丘市委表彰为优秀党委书记。1996年，程新芳、李培春、孙梅被中共安丘市委评为优秀共产党员。1997年6月28日，医院党委被中共安丘市委评为先进基层党组织，程新芳、吕兰英被评为优秀党员。1998年，医院党委被中共安丘市委授予先进基层党组织称号。

2001年，医院有党员244人。6月30日，医院党委被中共安丘市委授予先进基层党组织称号。2003年，医院党委被中共潍坊市委评为联合防治非典型肺炎工作先进基层党组织。

2005年，医院党员队伍发展到297人。院党委积极开展以实践“三个代表”重要思想为主要内容的保持党员先进性教育活动，并在安丘市委督导组组织的检查评比中，获得第一名的好成绩。2008年，刘晓波被中共安丘市委授予优秀共产党员称号。

2011年，医院有党员365人。王玉华获安丘市优秀共产党员称号。2013年，党员队伍发展到387人。

2016年，院党委下设15个党支部，有党员418人。党员数是1960年的21倍。在医院建设和发展中，党员以身作则，勇挑重担；在应对各类突发事件、流行疾病中，救死扶伤，冲锋在前；在医院“二甲”复审、新院搬迁、三级乙等综合医院评审期间，充分发挥模范带头作用，为医院的发展壮大，做出积极贡献，受到上级党组织的多次表彰奖励。

1950—2016 年医院党员变化情况统计表

表 1-34　　　　单位：人

年度	党员人数	其中		年度	党员人数	其中	
		男	女			男	女
1950	3	3	—	1978	60	38	22
1951	1	1	—	1979	77	45	32
1952	4	3	1	1980	85	47	38
1953	4	3	1	1981	92	56	36
1954	6	5	1	1982	99	59	40
1955	7	6	1	1983	108	62	46
1956	9	7	2	1984	115	64	51
1957	14	12	2	1985	122	71	51
1958	18	15	3	1986	130	70	60
1959	19	16	3	1987	142	80	62
1960	20	17	3	1988	149	85	64
1961	23	19	4	1989	156	88	68
1962	25	20	5	1990	168	96	72
1963	26	20	6	1991	177	103	74
1964	28	19	9	1992	185	108	77
1965	29	19	10	1993	188	110	78
1966	30	20	10	1994	185	108	77
1967	32	21	11	1995	198	115	83
1968	33	22	11	1996	208	123	85
1969	33	22	11	1997	212	126	86
1970	34	21	13	1998	215	128	87
1971	38	24	14	1999	228	135	93
1972	39	25	14	2000	236	140	96
1973	39	24	15	2001	244	144	100
1974	43	27	16	2002	262	155	107
1975	47	32	15	2003	275	162	113
1976	53	35	18	2004	281	163	118
1977	60	39	21	2005	297	172	125

续表 1-34

年度	党员人数	其　中		年度	党员人数	其　中	
		男	女			男	女
2006	310	182	128	2012	377	220	157
2007	321	190	131	2013	387	226	161
2008	333	198	135	2014	398	232	166
2009	345	205	140	2015	408	235	173
2010	354	211	143	2016	418	240	178
2011	365	215	150				

第六节　主要活动

1958 年 8 月，安丘县人民医院制定实施《安丘县人民医院党支部干部红专规划》，开展“五敢、六比、一化”活动。“五敢”：敢想、敢说、敢作、敢为、敢于坚持党的原则；“六比”：比党性、比红专、比先进、比发明创造、比艰苦朴素、比干劲；“一化”：共产主义化。

1970 年，医院开展“一打三反”运动（打击反革命分子，反贪污盗窃、反投机倒把、反铺张浪费），对党员进行廉洁教育。

1972 年，开展批林整风运动；开展“三忆”（忆旧社会的阶级苦、民族恨，忆党和毛主席对自己的培养，忆资本主义路线的苦）、“三比”（比社会主义的甜，比自己对党、对人民的贡献，比执行毛主席革命路线的自觉性）、“三查”（查思想、查工作、查斗志）和“竞”（思想）、“查”（根源）、“摆”（危害）活动。

1973 年，医院党支部遵照毛主席“救死扶伤，实行革命人道主义”的教导，对全院工作人员进行全心全意为农业服务和为广大工农兵服务的教育。

1975 年，加强管理，制定 31 项工作制度，提高广大职工的政治思想觉悟。

1976 年 8 月，医院开展“比思想赛学习、比团结赛进步、比中西医结合赛科学研究、比劳动纪律赛出勤；比干劲赛贡献；比服务态度赛服务质量；比勤俭节约赛整洁卫生”的“七比七赛”活动。活动延续到 1978 年。

1977 年，按照中共安丘县委、县人民政府的统一部署，医院党支部在揭批江青反革命集团运动中，开展“摆事实、论危害、批实质”活动。

1979 年，加强对党员的思想教育，坚持“三会一课”制度，举办 5 期党员学习班，使所有党员轮训一遍，积极做好党员发展工作，有 8 人入党。

1981 年，医院开展“五讲、四美、三热爱”活动。整治环境卫生，转变服务态度，提高医疗质量。

1982 年，开展“文明礼貌月”活动，进行“讲文明、树新风”教育。

1985 年 5 月 9 日，医院党支部参加安丘县第二期第二批整党，有 122 名党员参加。除 5 名预备党员，117 名正式党员全部登记。

1986 年，医院开展向前线将士“十看、十比、十学”活动。7 月 14 日，医院党总支被中共安丘县委评为安丘县先进党组织，赵端溪被评为全县优秀共产党员。

1987 年 6 月，加强党员教育阵地建设，成立医院党校。

1989 年，医院开展“双学一发扬”活动（学雷锋、学共和国卫士，发扬白求恩精神），增强党员为民服务意识。

1991 年，医院开展民主评议党员和党风党纪教育活动；召开党风党纪座谈会，进行党风党纪百人调查问卷，向社会发征求意见信；搞好党规党纪知识竞赛，进行正反两方面教育；开好民主生活会。全院党员177人，优秀党员23人，合格党员154人。

1992年，医院党委加强党的建设，开展“迎接十四大、为党添光彩”活动；开展集中整顿教育活动；进行全心全意为人民服务教育；开展解放思想转变职能大讨论活动；开展反腐败、防演变教育活动，注重培养入党积极分子，充实党组织，充分发挥纪委作用，抓党风党纪搞好廉政建设。

1993年，以中共十四大精神和党章为指导，以中层班子建设为重点，以思想理论建设为中心环节，以作风纪律为突破口，搞好思想教育。利用院党委党校对中层干部进行系统培训，进一步加强基层党支部建设，增强党组织的战斗力，搞好作风建设，提高反腐防变能力。

1994年，开展全程优质服务 和“向病人献爱心送温暖”活动。

1995年，开展“三学”活动（领导干部学习孔繁森，基层干部学习王廷江、人民群众学习韩素云）。组织全院党员广泛开展学习建设有中国特色社会主义理论和党章活动。利用党校举办党员干部党纪政纪法纪学习班，采取集中教育和支部经常教育的方式对党员进行教育。

1996年，制定法制宣传教育五年规划，在党员干部中开展“学条例、守纪律、做表率”教育活动。

1997年，开展以“双学”“三讲”为主题的机关作风整顿。学习贯彻中共十五大精神，专题学习中共十五大文件。下半年，在全院干部职工中组织学习《中华人民共和国刑法》等6部法律。

1998年，结合实施“爱心工程”，重点进行行业作风教育整顿活动，分为学习教育、对照检查、集中整改、检查验收4个阶段。

2002年11月27日，下发学习贯彻中共十六大精神工作计划及教育活动配档表，成立学习贯彻中共十六大精神领导小组。

2003年2月，医院开展“解放思想、整肃发展环境”集中教育活动。6月下旬到10月底，开展“艰苦奋斗、廉洁从政、优化环境”教育实践活动。8月9日，在全院掀起学习贯彻“三个代表”重要思想新高潮。2004年，医院党委集中开展建设“平安医院”活动。

2005年6月，在党员干部中开展“廉洁奉公、执政为民”教育活动，成立理论学习中心组，制定学习计划，组织学习活动。7月，开展以实践“三个代表”重要思想为主要内容的保持党员先进性教育活动，印发《安丘市人民医院保持共产党员先进性教育活动制度汇编》。8月，举办党委理论学习中心组读书会，使成员扩大到科室负责人。

2006年5月，在全院开展机关作风建设年活动，重点解决5个问题：解决大局意识、责任意识不强的问题；解决抓落实不够的问题；解决服务效能不高的问题；解决精神状态不够好的问题；解决执纪不严、为政不廉的问题。6月，深入开展“爱我安丘、加快发展”教育活动。

2008年，发挥共产党员的先锋模范作用，为抗震救灾做出贡献。经院党委研究决定，全院党员将月基本工资50%以交纳“特殊党费”的名义捐给汶川地震灾区。6月，医院党委在全院党员干部中开展“做勤廉表率，促可持续发展”教育活动。10月，深入开展“讲党性、重品行、做表率、促发展”活动。成立领导组织，设立活动办公室。

2012年，医院党委组织开展“打造健康安丘、争当卫生先锋”活动、卫生职业精神大讨论活动和学习中共十八大精神活动。

2014年，医院深入开展党的群众路线教育实践活动，认真贯彻“照镜子、洗洗澡、治治病”的总体要求，以“为民务实清廉”为主要内容，聚焦“四风”问题，认真贯彻落实行风建设“九不准”，保持党的纯洁性和先进性。

2015年，医院党委组织开展以学党章党规，学系列讲话，做合格党员为主要内容的“两学一做”活动，进一步提高党员素质，增强党员全心全意为病人服务的意识。

2016年，医院开展“严纪律、正作风、强素质、树形象”主题教育活动，认真解决党员干部中存在的思想、纪律、作风、素质等方面存在的问题，树立党的群众观念，干事创业意识，促进医院的发展。

第四章　群团组织

第一节　工　会

1951年4月，安丘县卫生院成立医务工作者工会，有会员17人。

1977年8月，医院开展劳动竞赛活动。1979年，医院恢复建立工会组织。工会主要工作：职工教育、民主管理、文体活动、劳动竞赛、劳动保护、帮贫扶困、工会财务。

1982年11月13日，医院第一届职代会召开。全院有正式职工280人，选出代表47人。会议议程为：副院长孟德渭代表提案小组作提案审查报告；副院长张瑞义宣读《职工代表大会实施细则》（草案）；通过一届二次会议决议。大会主席团10人。张瑞义当选为医院工会主席。是年，医院工会开展“文明礼貌月”活动，创建“文明科室”；张瑞丰出席省职工劳模大会，被山东省人民政府授予劳动模范称号；张素兰出席山东省优秀护士表彰大会。

1983年8月15日，医院第二届职代会召开，有59名职工代表参加。张瑞义当选为工会主席。

1985年1月23日，医院第二届四次职代会召开，议题是关于医院人事方面和责任制方面的改革。是年4月13日，召开医院工会会员代表大会，选举产生第三届工会委员会：刘春芳任医院工会主席，李佃奎、鞠维坤任副主席；刘淑云任女工委员会主任，王兰香任副主任；曹始显任经费委员会主任，吴松章任副主任。10月9日，医院召开第三届职工代表大会第一次会议，主要是修改《医院管理责任制暂行条例》。是年，许湘被潍坊市人民政府授予潍坊市劳动模范称号。

1986年4月28日，许湘参加省劳模大会，被山东省人民政府授予劳动模范称号。9月20日，医院召开第三届二次职代会，57名代表参加。

1987年7月11日，医院召开第四届一次职代会，64名代表参加。是年，医院开展“创杯评优”活动（优质服务“白求恩杯”、急诊急救“红十字杯”、院容院貌“文明卫生杯”，“评选优秀工作者”），医护质量得到提高。

1988年3月30日，医院召开第四届二次职代会，李崇廉作经济责任制制定初步意见报告，曹始显作建房报告。是年，医院B超诊断组被山东省总工会授予“富民兴鲁”劳动奖状。召开女工代表会，选举张素兰为女工委员会主任。

1990年4月，医院为全省“三学三创”经验交流会提供现场，并介绍经验。是年5月21日，医院第四届三次职代会召开，通过医院管理责任制草案。11月，医院“三学三创”活动情况整理成材料上报山东省卫生厅，在山东省卫生厅内部刊物上发表，同时上报卫生部。是年，李玉秀被安丘县人民政府授予安丘县劳动模范称号。

1991年11月11日，医院工会第五次职代会召开，选举产生第五届工会委员会。李佃奎任工会主席，张素兰、李明信、赵克明任副主席。1992年2月，安丘县总工会授予医院1991年度先进职工之家、先进职工俱乐部、先进女职工委员会称号。是年4月，医院工会组织练习太极拳；秋天，跳迪斯科舞。6月30日，医院第六届职代会召开，审议通过第六次职工代表大会条例实施细则，审议通过综合目标管理责任制修订报告。

张美英作本年度工作计划和综合目标管理责任制修订报告，张德华作解答代表提案的报告。

1993年6月30日，医院召开第六届一次职代会，147名代表参加会议，通过县人民医院1993年工作计划和以“一坚持、二巩固、三建立、四补偿、五宽松”为主要内容的综合目标经营管理责任制修订。是年，张素兰被山东省总工会授予山东省优秀工会积极分子称号。1994年上半年，山东省人民广播电台、潍坊广播电台、潍坊电视台、《潍坊日报》报道宣传医院全程优质服务的开展情况。是年10月，医院制定印发《加强职业道德建设实施意见》，开展“向病人献爱心送温暖”活动。

1995年12月20日，医院召开第六届二次职代会，审议通过赵新福作的医院奖惩规定的说明，审议通过鞠维坤作关于代表提案的解答报告，民主评议院级领导干部；院长李廷作医院工作报告，张德华作医院关于“九五计划”和2010年远景目标规划的说明。是年，医院举办“五一”拔河比赛、国庆篮球赛、庆元旦职工乒乓球赛等职工文体活动。是年，医院被山东省卫生厅评为医德医风教育工作先进单位；工会被潍坊市总工会评为模范工会委员会、先进职工俱乐部。

1996年1月17日，医院第六届三次职代会召开，通过《安丘市人民医院第九个五年计划和2010年远景规划（讨论稿）》与《安丘市人民医院管理奖惩规定（讨论稿）》；民主评议领导干部。2月，赵克明任医院党委委员、工会主席。9月，医院被潍坊市精神文明建设委员会评为全市第四届“文明杯”跨行业优质服务竞赛活动百佳文明窗口。

1997年1月10日，医院第六届四次职代会召开，听取医院工作报告，审议工作计划，审议精神文明建设“九五”规划，民主评议院级领导干部，提交代表提案。4月30日，王明军被安丘市人民政府授予安丘市劳动模范称号。是年，医院工会举办庆“五一”象棋大奖赛。唐建军被山东省总工会、省体育运动委员会评为省职工体育先进个人。

1998年1月13日，医院第六届五次职代会召开，听取并审议医院工作报告，审议一九九八年医院工作计划，审议修改《医院管理奖惩规定》，听取审议职工代表提案的解答报告，民主评议院级领导干部。8月17日，医院召开长江特大洪水赈灾募捐动员大会，当场收到捐款9300元。会后掀起捐献高潮，收到捐款34500元、衣物937件，医院捐款2万元，通过有关途径将捐款和衣物直接运往灾区。12月，韩瑞学任医院党委委员、工会主席。是年，医院被安丘市人民政府授予“春节文化活动表演奖”称号。

1999年，医院开展“学、忆、话、迎”（学理论，忆光辉历程；话改革，迎世纪钟声）活动。参加庆“五一”“鲁安杯”全市职工篮球赛，医院代表队获第四名；5月，参加市直机关“光明杯”运动会，获精神文明奖；6月底，参加市歌咏比赛，获第一名；7月，参加安丘市第一届体育运动会。12月31日，医院第七届职工代表大会召开，选举产生第七届工会委员会，评议中层以上领导干部。

2000年3月9日，医院被潍坊市总工会评为“访、谈、帮”活动先进单位。

2001年1月9日，医院第七届二次职代会召开。表彰先进，审议工作报告，解答代表提案，民主评议中层以上干部。是年，医院被安丘市人民政府评为劳动保障工作先进单位。王明军被潍坊市总工会授予“富民兴潍”劳动奖章。

2002年1月，鞠銮荣任医院工会副主席（副科级）。8月17日，医院第八届暨第一次职代会召开，由工会主席韩瑞学主持，院长孙建德讲话。主要议程是研究关于《安丘市人民医院奖惩规定》的制定实施、市北区新建医院、青云花园小区建门诊部的问题。9月29日，护理部被潍坊市“双学双比”“巾帼建功”竞赛活动协调小组评为“巾帼文明示范岗”。12月30日晚，医院组织“庆元旦”文艺晚会。是年，吕萍被潍坊市总工会授予“富民兴潍”劳动奖章。

2003年5月12日、13日，医院举行全院职工健身运动会。10 月 20 日，医院干部职工为发生严重洪涝灾害的菏泽、济宁灾区捐款 8000 余元。是年，医院被潍坊市总工会评为职工代表大会先进星单位。

2004 年 1 月，医院被潍坊市总工会评为 2003 年度职工代表大会先进二星单位。2 月 21 日，医院第八届三次职代会召开，主要是向广大职工讲明市委、市政府将医院改制问题。4 月 27 日，孙建德被潍坊市人民政府授予潍坊市劳动模范称号。是年，唐建军被潍坊市总工会评为潍坊市优秀工会积极分子。2005 年，医院被安丘市委、市人民政府评为全市体育工作先进单位；被山东省人事厅、山东省教育厅授予山东省捐资助学先进单位。韩瑞学被潍坊市总工会评为爱企业的优秀职工。

2006 年 4 月 26 日，医院在安丘市体育场举办春季运动会，比赛项目包括 100 米、200 米、400 米短跑，400 米接力，铅球、跳绳、踢毽子、跳远、跳高、慢骑自行车、钓鱼等。10 月 1 日，举办"'爱我安丘 加快发展'迎国庆大型合唱音乐会"。是年，医院获潍坊市第四届职工职业道德先进集体、潍坊市第四届职工职业道德建设"双十佳"先进单位称号。医院工会被潍坊市总工会评为潍坊市信得过基层工会。

2007 年 5 月 8 日，医院举行星级护理演讲会。5 月 12 日，医院在青云山举办春季运动会，项目主要是体操和拔河。9 月 29 日，举办"共建和谐文明金秋"合唱音乐会。10 月 17 日，举办"和谐文明金秋"卡拉 OK 演唱会。是年，医院工会被潍坊市总工会评为潍坊市信得过基层工会，被安丘市人民政府评为 2006 年度劳动保障工作先进单位。孙桂祥被潍坊市总工会授予第二届"创建学习型组织，争做知识型职工"活动知识型标兵。

2008 年 2 月，李忠胜被潍坊市人民政府评为潍坊市妇女儿童工作先进个人。3 月，医院被潍坊市委、潍坊市人民政府评为潍坊市和谐创建示范单位。4 月，医院在潍坊市卫生局组织的全市护理岗位技能竞赛中荣获二等奖；组织全院职工在体育场学习健美操。8 月，杜润平被潍坊市总工会评为潍坊市工会财务先进工作者。

2009 年 3 月，医院被安丘市厂务公开民主管理领导小组评为安丘市厂务公开民主管理工作先进单位；被潍坊市委宣传部、潍坊市总工会、潍坊市精神文明建设办公室、潍坊市经济贸易委员会评为潍坊市第五届职工职业道德建设先进集体。9 月，在安丘市卫生局组织的全市卫生系统"同庆盛世 共建和谐"歌咏比赛中，获二等奖。对口支援北川灾后恢复重建医疗队，被山东省卫生厅评为全省对口支援北川灾区恢复重建医疗卫生工作先进集体。12 月，医院被潍坊市劳动和社会保障局评为 2009 年度劳动保障诚信单位。

2010 年 1 月，医院被中国医院协会授予"全国百姓放心示范医院"称号。3 月，医院被潍坊市妇女儿童工作委员会评为妇女儿童工作先进集体；血液肿瘤内科被潍坊市总工会授予女职工建功立业标兵岗称号。4 月，鞠銮荣被潍坊市医务工会工作委员会评为 2009 年度全市卫生系统工会工作先进个人；医院组织全院职工在体育场学习太极拳、太极剑、功夫扇。

2011 年 6 月，鞠銮荣被潍坊市医务工会工作委员会评为市卫生系统工会工作先进个人。7 月，医院在安丘市体育场参加全市庆祝建党 90 周年《在灿烂阳光下》大型文艺演出。

2012 年 5 月，医院杨丽华被安丘市人民政府授予安丘市劳动模范称号。5 月 9 日，由潍坊市慈善总会、大众网、安丘市人民医院、齐鲁晚报《今日潍坊》联合举办山东省"爱心光明行"大型公益活动。7 月，宋小梅、李玉梅、王兰玲被潍坊市总工会评为潍坊全市女职工建功立业标兵。8 月，医院举办第一届"安医视光"杯《爱心光明行》青少年才艺大赛。9 月，参加在体育场举办的"商业银行杯放歌安丘"演唱会；在安丘市委宣传部、市总工会、团市委等组织的"首届安丘市合唱艺术节"中荣获三等奖。12 月，席敦升被潍坊市总工会评为潍坊市第六届职工职业道德建设先进个人。

2013 年 1 月，医院孙记荣入选 2012 年度"潍坊市好人榜"。6 月，李晓华被安丘市总工会授予

“富民兴安”劳动奖章。7月，工会为医院在职职工每人投一份在职职工住院互助保障险。9月，参加安丘市第一届“乒协杯”暨“农村商业银行杯”乒乓球比赛，获行业组团体“体育道德风尚奖”。10月，张跃强、时学军参加安丘市第一届“乒协杯”暨“农村商业银行杯”乒乓球比赛，张跃强获行业男子单打第六名。

2014年3月，医院被潍坊市总工会评为先进女职工工作集体。李芸被潍坊市总工会评为潍坊市先进女职工工作者；韩伟、徐海燕被潍坊市总工会评为潍坊市女职工建功立业标兵。4月，医院参加安丘市庆“五一”市直机关乒乓球比赛，

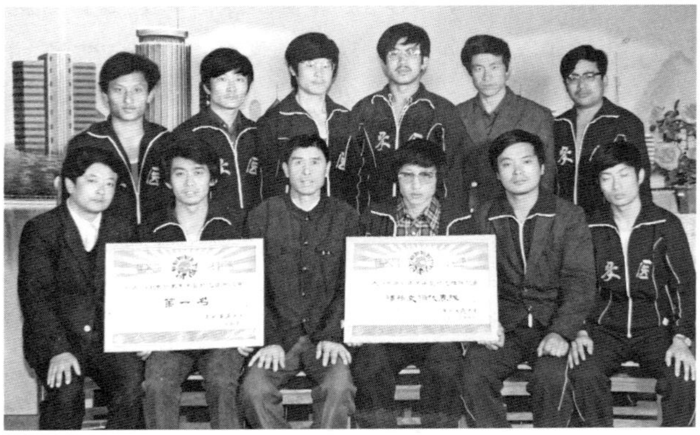

图1-7 1987年5月，医院在安丘县总工会组织的职工篮球赛中获得冠军

获男子团体第八名；尹忠民被潍坊市总工会授予潍坊市“富民兴潍”劳动奖章。5月，医院获安丘市总工会“富民兴安”劳动奖状；医院工会被安丘市总工会评为2013年度先进基层工会、先进职工之家；鞠銮荣被中国职工保险互助会评为2013年度职工互助保障险优秀工作者。7月，在原住院互助保障险基础上，医院为享受医保的在职职工增投一份在职职工意外伤害保障险。12月，程霞、杜润平、张跃强、林银花、刘帅被安丘市总工会授予“富民兴安”劳动奖章；林银花、刘玉玲、刘帅、张翠萍、裘立潍、杨丽华被安丘市总工会、安丘市人力资源和社会保障局评为安丘市技术能手。

2015年2月4日，潍坊市总工会副主席池韶春到医院看望困难职工孙业涛，并代表潍坊市总工会送上慰问金。是年7月20日，医院召开第九届三次职工代表大会。会议由副院长李忠刚主持，副院长蔡波宣读对北区新院一期搬迁方案的说明和对莲山·水苑购置方案的说明，院长席敦升作工作报告，财务科主任王明芝作《安丘市人民医院2015年上半年财务工作报告》。以上报告由大会审议通过。是年，孙琳申报的《关节腔注入肿瘤坏死因子拮抗剂联合甲氨蝶治疗类风湿关节炎临床观察》成果；郎需和申报的《快速诊治方案在急性输尿管结石中的作用》成果，均荣获第四届潍坊市职工优秀技术创新成果三等奖；马锡泉申报的《一种放射科医生防辐射就诊桌》成果、高丽丽申报的《多功能医学影像检查床》成果、李晓华申报的《弹力网帽在新生儿蓝光照射中的新应用》《一种流速可控的婴幼儿喂奶瓶》成果，均荣获第四届潍坊市职工优秀技术创新成果优秀奖。由潍坊市总工会、潍坊市经济和信息化委员会、潍坊市科技局颁发证书。李娜获“我为厚道鲁商企业做贡献，当争企业好员工”主题演讲比赛二等奖。医院组织参加2015年安丘市“文明之夏”《四德歌》广场舞，获展演奖。

2016年2月，医院被山东省医务工作委员会评为2015年度全省卫生计生系统“安康杯”竞赛活动优胜单位。3月，鞠銮荣被潍坊市总工会评为潍坊市优秀女职工工作者。4月，都雯静被安丘市人民政府授予安丘市劳动模范称号。7月，医院为在职职工每人投一份在职职工住院互助保障险和意外伤害险，共1679人。10月29日，医院召开第九届四次职工代表大会。副院长李忠刚主持，院长席敦升作工作报告，财务科王明芝作《安丘市人民医院2015年度财务决算和2016年度财务预算报告（草案）》，审计科杜润平作《安丘市人民医院2016年度审计工作报告（草案）》，设备科张维民作《2016年度医疗设备购置计划报告（草案）》，党委副书记、副院长李忠刚作上次职代会决议落实情况报告（新院一期搬迁方案、莲山·水苑打分方案），以上报告由大会通过。

1950—2016年医院工会负责人更迭一览表

表 1-35

届次	姓 名	性 别	职 务	任职时间
	李太初	男	主席	1962—1965
	赵端溪	男	主席	1965—1967
	张瑞义	男	主席	1981.11—1982.11
第一届	张瑞义 李佃奎	男 男	主 席 副主席	1982.11—1983.8 1981.8—1983.8
第二届	张瑞义 刘春芳 李佃奎	男 男 男	主 席 主 席 副主席	1983.8—1984.4 1984.11—1985.4 1983.8—1985.4
第三届	刘春芳 李佃奎 鞠维坤	男 男 男	主 席 副主席 副主席	1985.4—1987.9 1985.4—1987.9 1985.4—1987.9
第四届	李佃奎 李明信 鞠维坤	男 男 男	主 席 副主席 副主席	1987.9—1991.11 1987.9—1991.11 1987.9—1991.11
第五届	李佃奎 张素兰 李明信 赵克明	男 女 男 男	主 席 副主席 副主席 副主席	1991.11—1993.6 1991.11—1993.6 1991.11—1993.6 1991.11—1993.6
第六届	李佃奎 张素兰 李明信 赵克明 李之平 赵克明 韩瑞学	男 女 男 男 男 男 男	主 席 副主席 副主席 副主席 副主席（副科） 主席 主席	1993.6—1995.8 1993.6—1999.12 1993.6—1999.12 1993.6—1996.2 1995.8—1996.2 1996.2—1998.12 1998.12—1999.12
第七届	韩瑞学 唐建军 韩志伟 周志毅 李 凌 鞠銮荣	男 男 男 男 女 女	主 席 副主席 副主席 副主席 副主席 副主席（副科）	1999.12—2002.8 1999.12—2002.8 1999.12—2002.8 1999.12—2002.8 1999.12—2002.8 2002.1—2002.8
第八届	韩瑞学 鞠銮荣 唐建军 周志毅 李 凌 韩志伟	男 女 男 男 女 男	主席 副主席（副科） 副主席 副主席 副主席 副主席	2002.8—2006.11 2002.9— 2002.9— 2002.9— 2002.9— 2002.9—2003.9

第二节 团 委

组织与建立

1950年建院初期，安丘县卫生院与安丘县人民政府办公室一个团支部。

1953年，县政府卫生科单独成立团支部，医院与卫生科一个支部，刘春芳任团支部书记。

1956年7月，安丘县人民医院单独成立团支部。

1958年，县人民医院团支部与县政府卫生科团支部合并，有团员34人。

1961年1月，医院选举产生第一届团支部。陈凤林任书记，隋兰芳、陈雨燕、胡玉华、李在伦分别任组织委员、文体委员、宣传委员和劳保委员。

1962年9月11日，医院选举产生第二届团支部，陈凤林任支部书记，王茂堂任支部副书记，胡玉华、隋兰芳、陈雨燕、高梅新、于延深分别任组织委员、宣传委员、青年委员、学习委员和文体委员。是年12月，王茂堂任团支部书记。

1965年5月4日，医院第三届团支部产生。王茂堂任支部书记，胡玉华任支部副书记，隋兰芳、高梅新、宋德明分别任宣传委员、组织委员、文体委员。

1966—1969年，医院团组织瘫痪。

1970年，医院恢复建立团组织。

1975年1月，医院团支部书记姜九零，副书记郭玉珍，文体委员何玉芹，组织委员冯克华，宣传委员刘世刚。

1977年，葛友田任团支部书记。1979年12月，朱宪丽任团支部书记。

1980年2月，姜九零被昌潍团地委授予“新长征突击手”称号。

1981年12月，医院团支部由5人组成，杨晓红任团支部书记，下设6个团小组，有团员66人。

1982年4月，医院成立团总支，杨晓红任团总支书记。

1984年3月，团总支书记唐建军，副书记刘建平、孙业广，委员李丽、李凌、贾丽萍、孙丽萍。下设4个团支部：内科团支部书记潘丽萍，外科团支部书记杨绪玲，药剂科团支部书记都爱梅，门诊团支部书记吕爱文。

1986年1月，孙丽萍任医院团总支书记，李良宗、唐爱明任副书记。是年12月，李良宗任团总支书记，唐爱明任副书记。

1988年11月5日，县人民医院成立团委，召开首届团委大会，选举产生由7人组成的团委。鞠维坤任团委书记，李良宗任团委副书记。

1991年10月，医院团委进行换届选举，李良宗任团委书记，张方安任团委副书记。团委下设团支部12个，有团员130人。

1998年12月，韩志伟任医院团委书记、张方安任团委副书记。

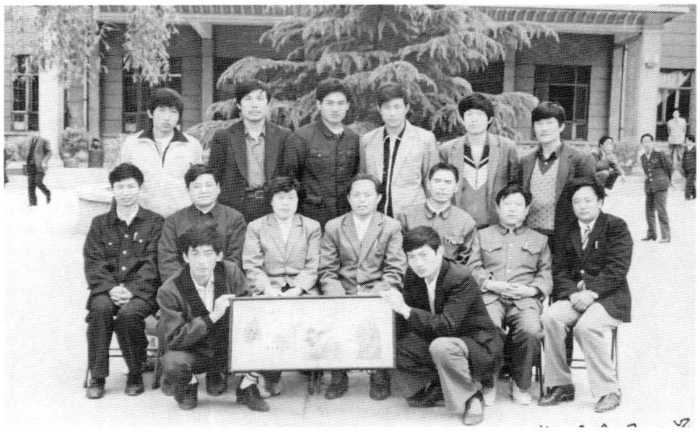

图1-8 1989年“五四”，在团县委组织的篮球赛中，医院篮球队赢得全县亚军

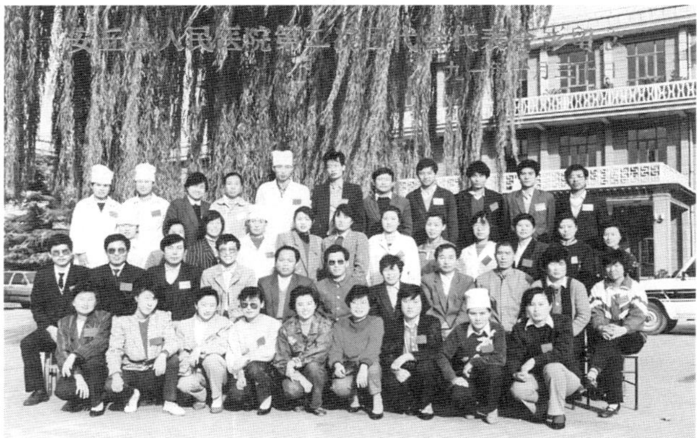

图1-9 1991年10月，医院团代会合影

2004 年 4 月，刘晓波任医院团委书记。

2007 年 3 月，韩金峰任医院团委书记。

2009 年 1 月，郝春友任医院团委书记，刘冠军任副书记。

2014 年 9 月，刘敬妍任医院团委副书记，主持工作。

2015 年 4 月，刘敬妍任医院医院团委书记。

1953—2016 年医院团组织负责人更迭一览表

表 1-36

姓　名	性　别	职　务	任职时间
刘春芳	男	团支部书记	1953—1961
陈凤林	男	团支部书记	1961—1965.5
王茂堂	男	团支部书记	1965.5—1966
姜九零	男	团支部书记	1975.1—1977
葛有田	男	团支部书记	1977—1979.12
朱宪丽	女	团支部书记	1979.12—1981.12
杨晓红	女	团支部书记	1981.12—1982.4
杨晓红	女	团总支书记	1982.4—1984.3
唐建军	男	团总支书记	1984.3—1986.1
孙丽萍	女	团总支书记	1986.1—1986.12
李良宗	男	团总支书记	1986.12—1988.11
鞠维坤	男	团委书记	1988.11—1991.10
李良宗	男	团委书记	1991.10—1998.12
韩志伟	男	团委书记	1998.12—2004. 4
刘晓波	男	团委书记	2004.4—2007. 3
韩金峰	男	团委书记	2007.3—2009. 1
郝春友	男	团委书记	2009.1—2014.9
刘敬妍	女	团委副书记	2014.9—2015.4
刘敬妍	女	团委书记	2015.4—

主要活动

20 世纪 80 年代以前，医院团的活动主要是配合党的中心工作，做好团籍日常管理，收缴团费，建立、健全、落实团的组织生活制度等。

进入 20 世纪 80 年代，县人民医院团组织活动逐渐活跃起来。1981 年，医院在团员、青年中开展“五讲・四美・三热爱”活动。1983 年，医院在团员、青年中开展学雷锋、学张海迪活动。孙倩、唐建军代表医院参加安丘县职工文艺演出。孙倩的小提琴演奏获一等奖，唐建军参演的二重唱获二等奖。1986 年，医院团总支响应团县委“达标夺杯”活动的号召，开展“建功杯”业务竞赛活动。其间，文体活动开始丰富起来。医院多次组织文体爱好者参加全县文艺演出、体育竞赛、军民联欢等活动，并多次夺得个人、集体奖项。1987 年 4 月，李芸被共青团安丘县委授予“新长征突击手”称号，是年，唐建军作为潍坊市代表参加山东省第七届团员代表大会。

20 世纪 90 年代，医院团委重视加强青年素质教育及文明建设。1992 年 6 月，张方安获山东省优秀团员称号。1993 年 12 月，李良宗在为山东经济腾飞“青春”立功活动中荣立二等功。1995 年，医院团委被共青团潍坊市委评为优秀的雷锋青年志愿服务队，李民华被评为潍坊市新长征突击手。是年，医院团委被共青团安丘市委评为优秀团委。1997 年，团委开展学雷锋青年志愿者服务活动。活动包括：青春立功活动，学雷锋服务活动，以“六比六赛”为主要内容的全程优质服务活动，以改善服务态度、提高服务质量、确保医疗安全为重点的“向病人献爱心”活动，扶贫、助残、助学活动，迎香港回归大合唱等。同时将推选优秀青年入党和培育优秀团员工作结合起来，对团员青年进行先进性教育和党的基本理论、基本知识教育，在全院团员青年中发现培养素质高、业务能力强、医德医风好的同志，推荐入党，引导广大团员青年积极向党组织靠拢。团委被共青团安丘市委评为红旗团委。1999 年，组织青年医务工作者进行医德医风教育，学习卫生改革与发展的有关文件，激发团员青年的政治热情，使团员认清卫生事业发展面临的形势，增强团员青年的使命感和紧迫感，提高工作积极性和创造性。团委被共青团潍坊市委评为青年志愿服务杰出集体，李民华被评为“三星级”优秀青年志愿者。

进入 21 世纪后，医院团委坚持党建带团建的工作思路，从服务患者、服务青年、服务社会为宗旨，紧紧围绕医院工作中心，扎实有效地开展各项工作。通过与其他职能科室的协作，团的活动越来越丰富多彩。2002 年，被共青团安丘市委评为红旗团委，刘晓波被共青团潍坊市委评为青年岗位能手。2003 年，眼科被潍坊创青年文明号活动组委会评为青年文明号。2004—2006 年国庆节，医院组织大合唱比赛，分为内科片区、外科片区、门诊医技片区及职能后勤代表队，全院职工人人参与，极大地提升医院职工凝聚力。2005—2007 年，医院每年举行一届春季运动会，比赛涉及广播操、田径运动、篮球比赛等项目，丰富职工的业余生活。2007 年，团委被共青团安丘市委评为红旗团委。是年 11 月，刘晓波被共青团安丘市委评为安丘十大杰出青年。2009 年 4 月，院前急救队被共青团安丘市委评为 2008 年度青年文明号；郝春友被评为安丘市先进青年工作者；王兰玲、李媛、孙继荣被评为安丘市青年岗位能手。2010 年，团委被共青团安丘市委评为红旗团委。2015 年 3 月，院团委倡导健康、科学、文明的生活方式，组织大型春季骑行活动，在医院南北院区沿途形成一道靓丽的风景线，为北区新院启用宣传造势。4 月安丘“桃花节”期间，组织团员青年参加全市相亲交友活动，为单身男女搭建一个相互认识了解的平台，促进感情交流。同时，动员广大团员青年服务社会，帮助他人，大力弘扬志愿者精神，扎实推进青年志愿者活动深入开展。9 月，按照共青团安丘市委要求，医院团委组织“青春筑和谐、奉献促发展”主题演讲比赛。刘敬妍夺冠，并代表医院参加安丘市比赛，荣获二等奖。11 月，团委组织青年利用周末时间走进敬老院，慰问孤寡老人。2016 年 4 月底，团委共组织 130 余名青年加入搬迁志愿者队伍，弘扬“奉献、友爱、互助”的志愿精神，为医院顺利完成北区新院搬迁做出了贡献。年底，团委组织志愿者走进贫困山区，为贫困学子送学费、送衣物、送学习用品、送年货；捐助家庭贫困的住院患儿、孤寡老人等，增强团员青年的社会责任感，提升医院的社会形象。

第三节　妇工委、女工委

妇女工作委员会

1975 年，安丘县人民医院成立妇女工作委员会，单文秀任主任。1982 年，胡代娣任医院妇工委主任。1983 年 11 月，张素兰任医院妇工委主任。1984 年 1 月，刘淑云任医院妇工委主任。1985

年 4 月，医院选举产生第三届女工委员会，人员组成与妇工委相同。妇工委工作由女工委承担。

女工委员会

1981 年，安丘县人民医院成立女工委员会，王兰香任主任。1982 年 4 月 16 日，选举产生第二届女工委员会，由王兰香、张素兰、刘淑云、杨晓红、刘芬芳、曲翠珍、魏义春组成，王兰香任主任，张素兰任副主任。

1985 年 4 月，医院召开职工代表大会，选举产生第三届女工委员会。刘淑云任主任，王兰香任副主任；刘淑云、王兰香参加安丘县妇女第五次代表大会。1987 年，医院女工委被安丘县总工会评为先进女工委，妇产科被评为“三八”红旗集体，张美英被县妇联授予“三八红旗手”称号。1989 年，医院召开女工代表会，会议选举张素兰为女工委员会主任，潘丽萍为副主任。

1997 年，潘丽萍任女工委员会主任。1998 年 12 月，李凌任女工委员会主任。2001 年 3 月，护理部获安丘市巾帼建功示范岗称号。

2002 年 2 月，鞠銮荣任医院女工委员会主任。9 月，护理部获潍坊市巾帼文明岗称号。2003 年 3 月，产科、手术室麻醉科获安丘市巾帼文明岗称号。2004 年 3 月，检验科获安丘市巾帼文明岗称号；李树联获潍坊市巾帼建功岗位明星称号。2005 年 3 月，儿科获安丘市巾帼文明岗称号。2006 年 3 月，产科获潍坊市巾帼文明岗称号；孙梅获安丘市“三八红旗手”称号。5 月，医院被潍坊市妇女联合会授予“三八”红旗集体称号，被安丘市卫生局评为全市妇幼卫生工作先进集体。2007 年 3 月，林胜荣获安丘市“三八红旗手”称号。5 月 8 日，医院举办星级护理演讲会。7 月，潘丽萍获山东省“三八红旗手”称号。9 月，鞠銮荣被安丘市委、市人民政府评为安丘市妇女儿童工作先进个人。2008 年 3 月，李方丽一家获安丘市“和谐家庭”称号。4 月，医院获潍坊市全市护士岗位技能竞赛二等奖。2009 年 3 月，医院妇委会被安丘市妇女联合会评为“红旗妇代（委）会”；鞠銮荣被评为安丘市优秀妇女工作者，同时授予“三八红旗手”称号。2010 年 3 月，妇科获安丘市巾帼文明岗称号，李芸获安丘市“三八红旗手”称号；儿科获潍坊市巾帼文明岗称号；医院被潍坊市妇女儿童工作委员会评为妇女儿童工作先进单位；被安丘市卫生局评为全市卫生系统创先争优演讲比赛优秀组织奖。2011 年 3 月，医院参加安丘市妇联、市体育局举办的“庆三八·展风采”趣味运动会，取得定点投篮第二名；韩旭萍被安丘市妇联授予安丘市巾帼建功明星称号，王玉华被安丘市妇联授予安丘市“三八红旗手”称号。5 月，刘娟、刘庆艳、韩旭萍、李玉丽被潍坊市卫生局、妇联评为潍坊市优质护理服务先进个人，授予“巾帼建功标兵”称号；11 月，韩伟被潍坊市妇联授予潍坊市“三八红旗手”称号。2012 年 3 月，李晓华、鞠珍红荣获安丘市“三八红旗手”称号；王礼华被潍坊市妇联评为潍坊市十大巾帼建功标兵，李凌被潍坊市妇联评为潍坊市妇女创先争优先进个人；鞠銮荣获安丘市优秀妇女干部称号；潘玉梅一家获安丘市“和谐家庭标兵”称号。5 月 ，医院在安丘市体育场举办庆祝 100 个护士节文艺晚会——《大爱无疆》，安丘电视台对晚会进行转播。7 月，医院被潍坊市人社局、卫生局、妇女儿童工作委员会评为全市妇幼工作先进集体，宋小梅、李玉梅、王兰玲获潍坊市女职工建功立业标兵称号。8 月，鞠銮荣被安丘市委、市政府评为全市妇女儿童工作先进个人。

2013 年 3 月，医院女工委被安丘市总工会评为先进女职工委员会；李晓华、杨丽华被安丘市妇联授予“三八红旗手”称号。5 月 12 日，医院在市体育场举办庆祝护士节文艺晚会——《五月的鲜花》。2014 年 3 月，王文娟被潍坊市妇联评为潍坊市维护妇女儿童权益先进个人；宫爱芹、李建霞被潍坊市妇联授予潍坊市巾帼建功标兵称号；辛荣、孙倩、高兴华被安丘市妇联授予安丘市“三八红旗手”称号；邱海珍一家被安丘市妇联评为五好文明家庭标兵户；神经内二科被安丘市妇联授予安丘市巾帼文明岗称号。2015 年

“三八”妇女节期间，医院组织全院40周岁以上300多名在职女职工健康查体。3月，郭春梅、殷春参加安丘市“庆三八 展风采”“中国体育彩票杯”趣味运动会，郭春梅获自行车慢骑第五名。

2016年3月，范常云被潍坊市妇女“双学双比”“巾帼建功”活动领导小组、潍坊市妇女联合会评为潍坊市巾帼建功标兵。3月8日，医院举办庆“三八”妇女节106周年暨“秀女性之美 展巾帼风采”演讲比赛。4月20日，医院被潍坊市妇女联合会、潍坊市卫生和计划生育委员会授予潍坊市“三八红旗集体”称号。8月，血液肿瘤内科被安丘市妇联授予巾帼文明岗称号，华明秀被安丘市妇联评为安丘市巾帼建功标兵，同时被授予安丘市“三八红旗手”称号。

1975—2016年医院历任妇工委、女工委主任更迭一览表

表1-37

姓　名	类　别	职　务	任职时间	届　次
单文秀	妇工委	主任	1975—1982	第一届
胡代娣	妇工委	主任	1982—1983.11	第二届
张素兰	妇工委	主任	1983.11—1984.1	第三届
刘淑云	妇工委	主任	1984.1—1985.4	第四届
王兰香	女工委	主任	1981—1985.4	第一、二届
张素兰	女工委	副主任	1982.4—1985.4	第二届
刘淑云 王兰香	女工委	主任 副主任	1985.4—1989.4 1985.4—1989.4	第三届
张素兰 潘丽萍	女工委	主任 副主任	1989.4—1997.2 1989.4—1997.2	第四届
潘丽萍	女工委	主任	1997.2—1998.12	第五届
李　凌 鞠銮荣	女工委	主任	1998.12—2002.2 2002.2—2007.6	第六届
鞠銮荣	女工委	主任	2007.6—	第七届

第 二 编

医 疗

1949年2月，安丘县人民政府在政府机关院内成立由4人组成的卫生所。

1950年3月，安丘县建立安丘县卫生院，有工作人员9人。其中，医士2人，护士3人，助产1人，管理人员3人；设病床5张；只能处理常见病、多发病，一般外伤的清创及脓包切开引流，妇女的产前检查，用新法处理一般平产接生等。

1951年4月，医院设保健室、诊断室、医疗室、病房、产房和药房。有工作人员18人，其中卫生技术人员12人。

1954年3月，安丘县卫生院在南关路东设立中医门诊部1处，由中医中药人员13人组成。是年，县内麻疹流行，患者5969人，死亡91人。

1956年，安丘县卫生院更名为安丘县人民医院。医院扩大手术室，由昌潍专区第一人民医院帮助开展一般普外手术，能做胃肠、阑尾切除等手术，能处理一般急腹症等。是年，设病床40张，工作人员56人，其中卫生技术人员34人。

1957年，医院实行门诊分科，设内科、外科、妇产科、中医科、小儿科、针灸室等。内科能治肝炎、破伤风、肝硬化、心脑血管和血液系统疾病，妇产科能做宫外孕、卵巢囊肿扭转、剖腹产手术等。年门诊量41516人次，住院病人932人次。

1958年，医院设内科、外科、中医科、小儿科、妇产科。

1960年9月，医院搬迁县城东埠新址，新建门诊1栋，病房2栋，设床位80张，添100毫安X光机1台。检验科能开展肝功能的碘试验，高田氏试验，麝香草酚浊度试验，二氧化碳结合力、非蛋白氮、血糖、胃液分析等。

1961年5月，医院成立保健科和放射科，开展一般疾病透视诊断。

1963年，山东省卫生厅确定安丘县人民医院为重点县医院。是年，眼科开展白内障、青光眼等内眼手术。

1964年，医院放射科开始进行四肢摄片和简单的造影检查，如肾盂造影、胃肠造影等。

1970年，医院内科购置心电图机，加强心血管疾病的诊疗，并能较好地处理呼吸衰竭、脑血管意外、休克等疑难危重疾病。外科开展胸部外科手术，能够处理食道癌、纵膈肿瘤切除、肺叶切除等，处理脑部外伤、骨盆骨折及脊柱损伤的内外固定，能够做尿道成形术、肾切除术、膀胱半切除术及泌尿结石的处理，开展矫形外科、椎管疾病的治疗。妇产科开展子宫全切除术、盆腔肿瘤清扫术、阴道壁修补术、阴道成形术、经降子宫切除、腹膜外剖腹产等。放射科开展项目增多，除常规开展头颅、骨盆、脊柱及四肢摄片外，还能进行气管插管造影，逆行肾盂造影，胆道、椎管、输卵管、子宫造影，支气管造影，断层摄影，膝关节充气造影等。检验科增设细菌室、病理室，开展细菌培养和常见疾病的病理切片检查。

1971年，县人民医院医疗队下乡诊病，到大安山、太平山一带乡村，诊治病人3000人次，开展手术13例，收集土单验方30条。

1972年，医院检验科开展谷草、谷丙转氨酶、胆固醇、胰淀粉酶等生化项目。

1975年，医院在抢救有机磷农药中毒、心肌梗塞、肺心病等危重症中，取得显著效果。1976年1月，建立血库。是年，医院开展颅内血肿减压手术。

1977年，医院五官科能处理口腔伤，面部的生理性畸形，如唇裂、腭裂、舌体整形等。牙科除拔牙、镶牙、补牙外，还能开展异体牙齿移植，自体牙再植，以及龋齿、髓病、根尖病、粘膜病等口腔疾病的治疗。1978年，医院派出医生到上级医院进修心血管、呼吸、神经等专业。是年，医院床位增至151张。

1979年，医院传染病科收治传染性肝炎、细菌性痢疾、肠伤寒、乙型脑炎、流行性出血热等，对于破伤风的治愈85%以上。小儿科能治疗小儿支气管肺炎、肾病综合征、小儿出血性坏死性肠炎、散发性脑炎、病毒性心肌炎等，在小儿护理方面加强静脉穿刺的训练，解决小儿输液难问题。眼科开展验光等。是年5月，医院设有门诊部（挂号室、治疗室、换药室、理疗室、心电图室、中西医结合室）、内科（内科门诊、内科病房、保健病房）、外科（外科门诊、外科病房、门诊手术室、病房手术室、供应室）、妇产科（妇产科门诊、妇产科病房）、小儿科（儿科门诊、儿科病房）、五官科（五官科门诊、口腔科门诊、五官科病房）、中医科（中医门诊、中医病房）、药剂科（西药房、西药库、中药房、中药库、西药制剂室、中药制剂室、煎药室）、放射科（线、超）、检验科（血检验室、生化室、病理室、血库）、家床科。1981 年、1982 年共治疗出血热 20 例，治愈 12 例，死亡 8 例，治愈率 60%。

1984 年，医院业务技术人员 253 人。其中，主任中医师 1 人，主治中医师 1 人，主治西医师 26 人，中医师 4 人，西医师 44 人，护师 23 人，检验师 2 人，中药师 1 人，西药师 3 人，中医士 6 人，西医士 15 人，中药士 3 人，西药士 2 人，护士 40 人，技士 3 人，其他初级卫生技术人员 79 人。设置床位 275 张。放射科添置 B 型超声波诊断机，并应用于临床。

1985 年 2 月，医院手术室和供应室从外科析出，增设中西医结合研究室。是年，医院有专业人员 218 人。其中，高级职称 1 人，中级职称 28 人，初级职称 189 人。有 500 元以上器械 73 台件，主要有超声诊断仪、超短波治疗仪、音频电疗仪、脑电图机、万能手术床、牙科治疗机、氦氖激光器、B 型超声波诊断仪、食道镜、膀胱镜、结肠镜等；有门诊楼、内科楼、外科楼各 1 幢。是年，门诊量 20 万人次，住院病人 10300 人次，设置病床 300 张。普外科专业开展胃癌根治术（R2+、R3+、R4+）、甲状腺癌根治术、Roux-Y 胃空肠吻合术、乳腺癌根治术、经皮肝穿刺引流术、经皮肝穿刺无水酒精治疗肝囊肿、肝脓肿引流术，眼科开展白内障囊内摘除术、青光眼手术、眼球摘除术、眼睑板囊肿摘除术，耳鼻喉科开展上颌窦根治术、乳窦根治术、前鼻孔成形术、食道异物取出术、支气管异物取出术等。

1986 年，医院新建保健楼。是年，设床位 300 张，病床使用率 88.1%，病床年周转率 35 次，病人平均住院 9.5 天，住院死亡率 2.1%，日门诊量 684 人次，日住院病人 29 人次，年业务收入 225 万元。全院工作人员 238 人。其中，主治医师 14 人，住院医师 51 人，护师 61 人，护士 20 人。全院医师与护士比 1∶1.3，职工与床位比为 1∶1.2。中医科设立病房，设床位 60 张，收治中医内科、外科、妇科等较疑难的病症，如心脏病、慢性肾病、肝胆疾病、脑血管意外、骨结核、骨髓炎、血栓闭塞性脉管炎、功能性子宫出血等，并开展肛肠、整骨等项目。

1987 年 5 月，医院成立急诊科。是年，神经外科专业开展颅脑损伤的冬眠疗法、上矢状窦破裂的修补术、脑内血肿清创术，并开展脑血管造影术、脑内血肿清创术、脑疝的开颅探查术、颅内血肿清除及去骨瓣减压术。

1988 年，医院心内科专业开展同步电复律治疗心房纤颤、经食道调搏心电生理检查，超速抑制治疗室上性心动过速。消化内科专业开展胃镜下局部用药治疗消化道出血、取异物及胃镜治疗胃扭转、食道裂孔疝，开展顽固性腹水回输、双气囊三腔管压迫门脉高压出血、中西医结合治疗溃疡性结肠炎及细菌性肝脓肿；普外科专业开展布加氏综合征脾肺融合术、门奇断流术、先天性动脉导管未闭术、左胸经路二尖瓣闭式扩张术、右胸经路二尖瓣闭式扩张术、缩窄性心包炎开窗术、支气管袖状切除术、全胃切除 P 袢代胃术，并开展二尖瓣狭窄扩张术、动脉导管结扎术。

1989 年 6 月，医院内科分内一科和内二科，外科分外一科和外二科。内一科心内专业安装首例永久心脏起搏器（单腔）。内二科呼吸专业开展血气分析、纤维支气管镜检查术、支气管肺泡灌洗术、经支气管镜活检术、经皮肺胸膜活检术、穿刺套管针置管闭式引流术。是年，医院投资 60 万元，建成高压氧舱。

1990 年 3 月，医院增设医疗设备科、康复科、外三科。是年，眼科开展白内障囊外摘除术、泪囊鼻腔吻合术、眼睑下垂矫正术。

1991年，医院投资33万元，增置钴60放疗机。是年，医院设30个科室。

1992年10月，眼科开展简单的视网膜脱离手术。12月，医院创建为山东省首批二级甲等医院。1993年11月，设核医学科。

1994年2月，医院设烧伤科；5月，设内三科、皮肤科、痔瘘科、理疗科。9月，安丘市人民医院通过爱婴医院省级评审，被卫生部、联合国儿童基金会、世界卫生组织授予“爱婴医院”称号。是年，医院专业技术人员384人。其中，高级职称35人，中级职称66人，初级职称283人。眼科开展各种青光眼手术，口腔科开展首例对三岁儿童先天性唇腭裂一次性修补术。

1995年5月，医院设外四科、内四科。7月，购进颈颅多普勒、床边X光机等大型医疗设备。是年，眼科开展白内障摘除人工晶体植入术、眼睑成形术，口腔科开展首例口腔恶性淋巴瘤切除、取颈洞肌皮瓣修复术。

1996年7月，医院眼科从五官科分出，独立设科。10月，成立血液透析室。1997年，医院投资60万元，建直线加速器机房1座，投资120万元，购进彩超1台，投资65万元，购进500毫安X光机1台，其他大型医疗设备21台件。1998年，医院编制床位531张，设55个科室；有万元以上设备68台（件）。

1998年2月，医院内科系统调整，将原来的内一科、内二科、内三科、肿瘤内科调整为心内科、消化内分泌科、呼吸肾内科、神经内科和综合治疗科；外科系统的外一科、外二科、外三科、外四科调整为胸外科、普外科、创伤一科、创伤二科、泌尿外科、神经外科及烧伤科；妇产科分妇科和产科；儿科分小儿一科和小儿二科。是年，医院投资506万元，购磁共振1台。

2000年，医院投资399万元购进螺旋CT 1台，投资40万元购进碎石机1台，其他大型设备42台件。是年，增设重症监护室，配备先进的仪器设备和专业人员，有多功能呼吸机5台、无创呼吸机1台、监护仪11台、冰毯2台、心电图机1台、电除颤及起搏器1台、血糖分析仪1台。在安丘首先开展微创经皮气管穿刺置管、经外周中心静脉置管新技术，同时开展中心静脉置管，胃肠外营养，多功能呼吸机针对不同疾病的使用等技术。是年，医院设62个科室。

2002年，医院设介入科。11月，医院投资314万元，购进C型臂1台，其他大型医疗设备51台件。是年，医院专业技术人员498人。其中，高级职称45人，中级职称123人，初级职称330人。

2003年1月，医院投资1545万元，建1.1万平方米、5层门诊楼。12月，医院通过ISO 9001：2000国际质量管理体系认证。2004年，医院有专业技术人员586人。其中，高级职称68人，中级职称178人，初级职称340人。

2004年12月，医院神经外科分为神经外一科（2016年6月更名神经外科一病区）、神经外二科（2016年6月更名神经外科二病区）。

2005年，医院设71个科室。是年，先后购进胸腹腔B超机、500毫安透视诊断系统、血气分析仪、肺功能仪、CT机、除颤器、脑电图仪、模拟机、麻醉机、单冷柜、基因扩增仪、全自动生化分析仪、彩超、结肠镜、血球计数仪、心脏监护仪、CR系统、数字胃肠机、准分子激光、肿瘤治疗设备、消化内科专用柜等先进仪器设备600余台（套），其中万元以上350余台（套）。是年12月，心内科专业开展经皮二尖瓣球囊扩张成形术；消化内科专业开展内镜下胃肠道息肉摘除术；呼吸内科专业开展纤维支气管镜代胸腔镜诊断治疗不明原因胸腔积液；神经内科专业开展联合抗栓治疗脑梗死、神经功能重建系统治疗脑血管病性偏瘫；胸外科专业开展体外循环下行联合瓣膜置换术（二尖瓣＋主动脉瓣）治疗风湿性瓣膜病及心脏肿瘤切除术（左房粘液瘤）；普外科开展便秘的外科治疗、腹主动脉破裂修补术；神经外科专业开展经纵裂入路垂体瘤切除术、肽网片修补颅骨缺损、去骨瓣减压术后硅胶片修复术、经额入路巨大垂体瘤切除术、显微镜下夹闭前交通动脉瘤术、纵裂入路显微镜下切除垂体瘤术、经鼻蝶路入路显微镜下切除垂体瘤、显微镜下切除听神经瘤、小脑幕肿瘤、椎管内肿瘤，亚低温治疗重型颅脑损伤及弥漫性轴索损伤，用脑外科急救辅助包急症行 CT 引导下微创血肿穿刺治疗高血压脑出血，YL-1 型穿刺针治疗小脑脓肿、微创治疗硬脑外血肿。

2006 年，医院检验科、临床血液实验室等 8 个实验室，通过山东省质量考评。是年，医院专业技术人员 858 人。其中，高级职称 85 人，中级职称 454 人，初级职称 319 人。是年，医院增设风湿免疫科。

2008 年 1 月，医院消化内分泌科分消化内科、内分泌科。3 月，神经内科分神经内一科（2016 年 6 月更名为神经内科一病区）、神经内二科（2016 年 6 月更名为神经内科二病区）。12 月，医院增设神经内三科（2016 年 6 月更名为神经内科三病区）；神经外二科分出神经外三科（2016 年 6 月更名为神经外科三病区）。

2009 年 1 月，医院呼吸肾内科分呼吸内一科（2016 年更名为呼吸内科一病区）、呼吸内二科（2016 年 6 月更名为呼吸内科二病区）和呼吸肾科，创伤一科分为骨伤一科、骨伤二科、手足纤维外科，创伤二科分为脊柱外科、关节外科、骨伤三科，设肿瘤外科（2016 年 6 月更名为甲状腺、乳腺外科病区）。是年 3 月，神经内科增设神经内四科（2016 年 6 月更名为神经内科四病区），5 月，普外科分为普外一科（胃肠外科，2016 年 6 月更名为胃肠肛肠外科病区）、普外二科（肝胆外科，2016 年 6 月更名为肝胆外科病区）。7 月，肿瘤内科改为血液肿瘤内科（2016 年 6 月更名为血液肿瘤内科病区）；12 月，心内科分心内一科（2016 年 6 月更名为心内科一病区）、心内二科（2016 年 6 月更名为心内科二病区）。2010 年 3 月，神经外一科分出神经外四科（2016 年 6 月更名为神经外科四病区）。7 月，血液肿瘤内科分出放疗肿瘤内科（2016 年 6 月更名为放疗肿瘤内科病区）。2012 年 11 月，呼吸肾科析出呼吸专业，肾专业加风湿专业成立肾风湿科。

2013 年 1 月，医院增设神经内五科（2016 年 6 月更名为神经内科五病区）。5 月，骨科专业调整分为脊柱骨科（2016 年 6 月更名为脊柱骨科病区）、关节骨科（2016 年 6 月更名为关节骨科病区）、创伤骨科（2016 年 6 月更名为创伤骨科病区）。6 月，增设中西医结合脑中风科（2016 年 6 月更名为中西医结合中风病区）。9 月，产科分为产科一病区、产科二病区。是年 12 月，医院设立于金明院士工作站。

2014 年 5 月，医院院士专家工作站启动。8 月，医院被中国医院协会评为“全国百姓放心示范医院”。9 月，医院与上海德济医院签订技术合作协议；妇科分为妇科一病区、妇科二病区。10 月，肾风湿内科分为肾内科和风湿免疫科；产科分出产科温馨病区。2015 年 12 月，医院开始参与三级乙等医院评审。

2016 年 4 月 26 日，神经内科、神经外科、骨科、康复医学科、血液透析室、健康查体科及部分医技科室搬迁到北区新院。11 月，医院投资 305 万元，购入 3D 内窥镜系统。12 月，医院顺利通过三级乙等医院评审。是年，医院心血管内科、普外科、骨科、呼吸内科、神经内科、妇科为潍坊市重点专科，病理科、康复医学科、超声科为市级基础支撑学科，血液肿瘤内科被潍坊市卫计委评为潍坊市第一批癌痛规范化治疗示范病房，中医针灸科被潍坊市卫计委确定为第六批市级重点中医专科建设单位。

截至 2016 年 12 月，医院规模越来越大，技术力量更加雄厚，医疗设备更加齐全。有专业技术人员 1789 人。其中，高级职称 125 人，中级职称 469 人，硕士 72 人，在读博士生 2 人。实际开放床位 1600 张。拥有德国西门子炫速双源 CT、64 排螺旋 CT、3.0T 磁共振、数字减影血管造血系统、大平板数字胃肠机、直线加速器等大型医疗设备。医院重视学科建设，鼓励技术创新。有临床科室 36 个，医技科室 16 个。临床科室：心内科（一病区、二病区）、神经内科［一病区、二病区（神经介入内科组）、三病区（眩晕治疗室）、四病区、五病区]、呼吸内科（一病区、二病区、RICU 病区）、肾内科（血液透析室）、风湿免疫科、消化内科、内分泌科、肿瘤科（血液肿瘤内科病区、放疗肿瘤内科病区）、普外科（胃肠肛肠外科病区、肝胆外科病区、甲状腺乳腺外科病区）、胸心血管外科（胸心外科一病区、胸心外科二病区、血管外科病区）、骨科 [脊柱骨科病区、关节骨科病区、创伤骨科病区（手足显微外科组）]、神经外科 [一病区、二病区、三病区（神经介入外科组）、四病区]、泌尿外科、烧伤科、小儿外科、儿科 [新生儿病区（NICU）、一病区、二病区、三病区、小儿感染病区]、妇科 [妇科（一病区、二病区、计划生育门诊、优生门诊、生殖健康与不孕症门诊）、产科（一病区、二病区、温馨病区、产房）]、麻醉科 [东手术室（北区手术室）、西手术室、门诊手术室]、疼痛科门诊、保健科、健康体检科、青云花园社区卫生服务站、皮肤科（性病门诊）、口腔科（口腔内科组、颌面外科组、修复正畸组）、眼科、耳鼻咽喉科、急诊科（南院急诊、北院急诊、急救队）、重症医学科（南院 ICU、北院 ICU）、感染性疾病科、中医科 [针灸科、推拿科、中医综合科（中医内科门诊、中医妇科门诊、中医儿科门诊）]、康复医学室（神经康复组、骨科康复组）、中西医结合科（中风病区、心血管病区）、母婴保健科（母婴访视科）、预防保健科（预防接种室）、精神科（心理咨询门诊）。医技科室：医学影像科 [放射科、CT 室、磁共振室、核医学科、超声科（心脏 B 超室、腹部 B 超室）]、介入科、放疗科、高压氧科、病理科、临床医学实验室（检验科、输血科）、特检科 [内窥镜室（肺功能室）、心电图室、脑肌电图室（脑电图、肌电图、脑血管功能室）]、药剂科（临床药学室、药库、门诊西药房、门诊中药房、病房药房）、临床营养科。是年，医院成为山东省胸痛中心联盟单位。检验专业新增储血冰箱、储血冰柜、血浆解冻箱、血小板保存箱各 1 个，新增输血管理软件系统和全自动血库系统开展血栓弹力图新项目；呼吸专业开展 FENO 检测、经皮肺活检术；神经内科专业运用 SRM-IV 眩晕诊疗系统开展良性阵发性未知性眩晕、梅尼埃病、前庭性眩晕、运动病等眩晕疾病的诊治；风湿专业开展应用生物制剂治疗风湿病，应用中西医结合治疗风湿病；肿瘤专业开展 3D 共面模板引导下盆腔肿瘤粒子植入术；中医科大力发展中医建设，成立“国医堂”，开展小儿推拿、穴位贴敷、督灸等新项目；神经外科成功实施第一例烟雾病颅内外血管搭桥术、第一例动脉瘤介入栓塞术；普外专业引进 3D 腹腔镜使医院的腹腔镜胃癌根治术、腹腔镜疝修补术，腹腔镜结直肠癌的根治术等新技术新项目取得良好的手术效果，达到潍坊市领先水平；妇产科专业设立专门产科手术室 4 间，配备产后出血抢救车和新生儿窒息复苏抢救车，开展早期干预及儿童康复治疗、0 ~ 1 岁二十项神经运动检查、0 ~ 6 岁儿心智能检查，与介入科合作开展双侧子宫动脉栓塞治疗产后出血；五官专业新购置狼牌和史道斯鼻内镜及美敦力动力系统。

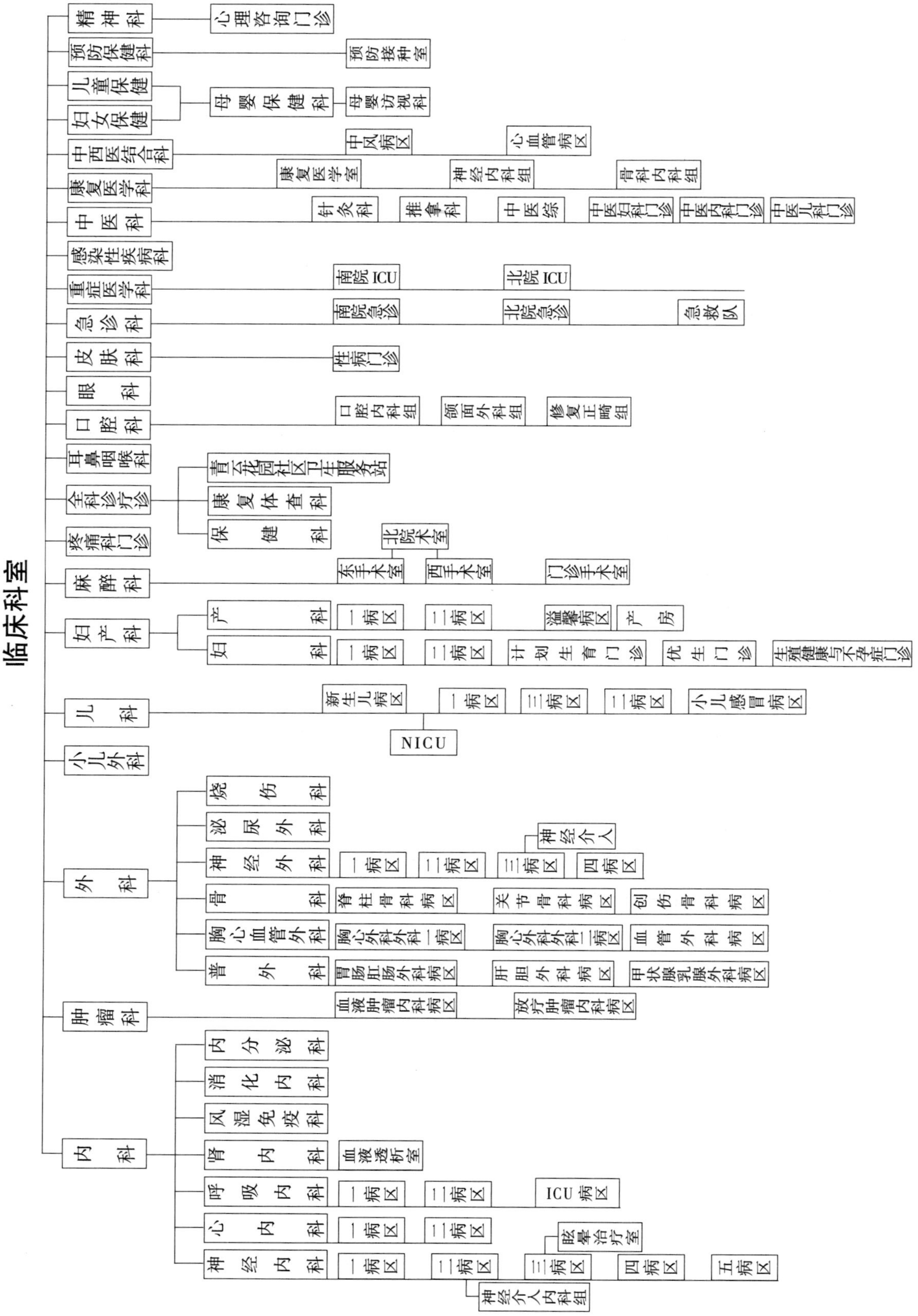
临床科室
精神科
心理咨询门诊
预防保健科
预防接种室
儿童保健
妇女保健
母婴保健科
母婴访视科
中西医结合科
中风病区
心血管病区
康复医学科
康复医学室
神经内科组
骨科内科组
中医科
针灸科
推拿科
中医综
中医妇科门诊
中医内科门诊
中医儿科门诊
感染性疾病科
重症医学科
南院ICU
北院ICU
急诊科
南院急诊
北院急诊
急救队
皮肤科
性病门诊
眼科
口腔科
口腔内科组
颌面外科组
修复正畸组
耳鼻咽喉科
全科诊疗诊
青云花园社区卫生服务站
康复体查科
保健科
疼痛科门诊
麻醉科
北院术室
东手术室
西手术室
门诊手术室
妇产科
产科
一病区
二病区
温馨病区
产房
妇科
一病区
二病区
计划生育门诊
优生门诊
生殖健康与不孕症门诊
儿科
新生儿病区
一病区
二病区
三病区
小儿感冒病区
NICU
小儿外科
外科
烧伤科
泌尿外科
神经外科
一病区
二病区
三病区
四病区
神经介入
骨科
脊柱骨科病区
关节骨科病区
创伤骨科病区
胸心血管外科
胸心外科外科一病区
胸心外科外科二病区
血管外科病区
普外科
胃肠肛肠外科病区
肝胆外科病区
甲状腺乳腺外科病区
肿瘤科
血液肿瘤内科病区
放疗肿瘤内科病区
内科
内分泌科
消化内科
风湿免疫科
肾内科
血液透析室
呼吸内科
一病区
二病区
ICU病区
心内科
一病区
二病区
神经内科
一病区
二病区
三病区
四病区
五病区
眩晕治疗室
神经介入内科组

图2-1 临床科室构成图

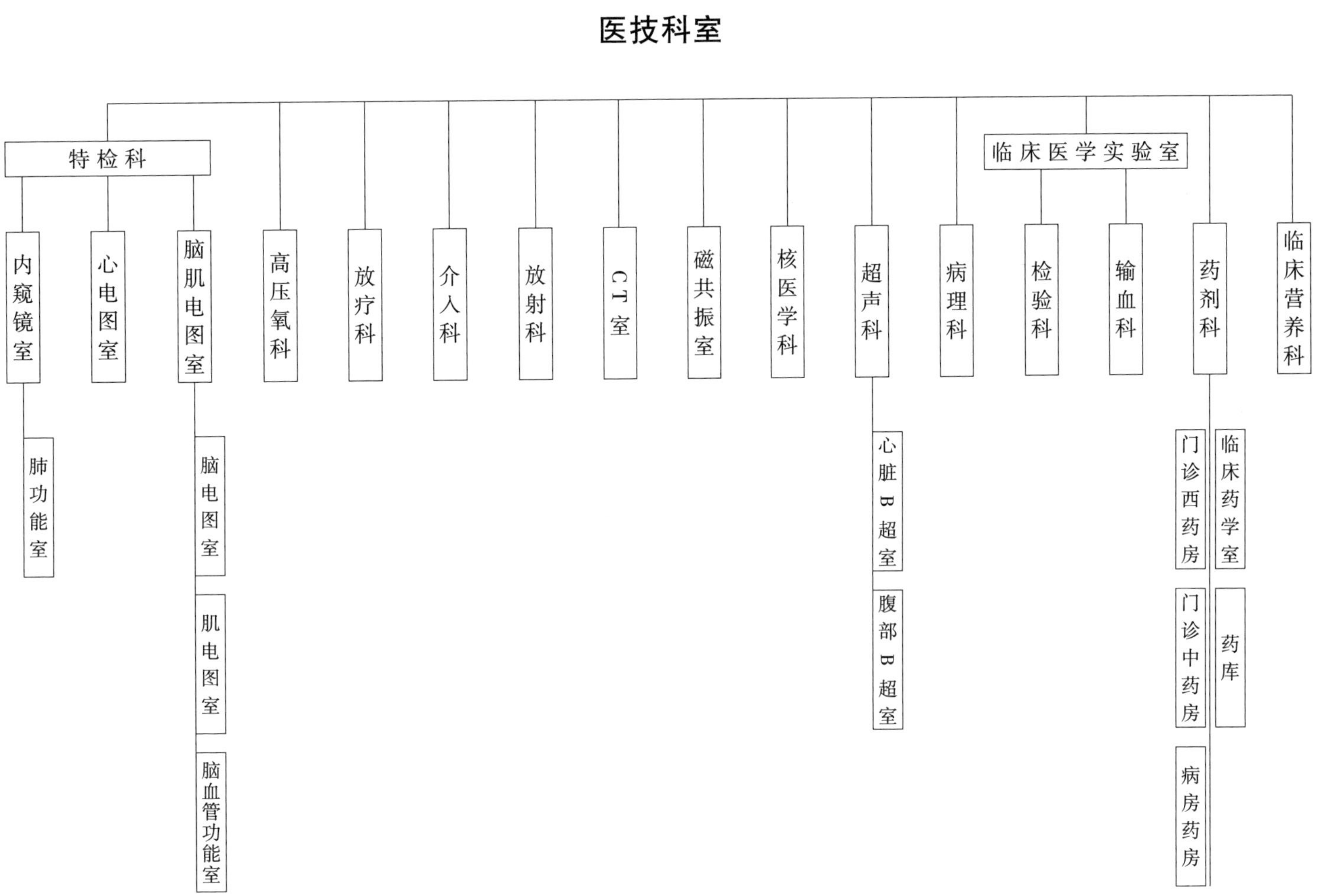
医技科室
特检科
内窥镜室
肺功能室
心电图室
脑肌电图室
脑电图室
肌电图室
脑血管功能室
高压氧科
放疗科
介入科
放射科
CT室
磁共振室
核医学科
超声科
心脏B超室
腹部B超室
病理科
临床医学实验室
检验科
输血科
药剂科
临床药学室
门诊西药房
药库
门诊中药房
病房药房
临床营养科

图 2-2　医技科室构成图

1950—2016 年医院医疗基本情况统计表

表 2-1

年　份	床位数	门诊人次	住院人次
1950	5	8206	216
1951	5	6037	124
1952	6	22137	219
1953	20	24369	459
1954	25	30804	458
1955	35	38675	689
1956	40	41678	793
1957	50	41516	932
1958	80	54484	1291
1959	80	66860	—
1960	80	66211	1206
1961	80	52135	1734
1962	80	55025	2122
1963	80	70998	2296
1964	100	86250	3033
1965	100	96762	2933
1966	100	145316	3731
1967	100	188912	3824
1968	100	185206	3850
1969	100	—	—
1970	100	—	—
1971	100	165000	4590
1972	100	158000	4612
1973	100	139733	4784
1974	100	165445	4723
1975	100	155214	4408
1976	100	124751	4157
1977	120	116255	4500
1978	151	119365	5123

续表 2-1

年　份	床位数	门诊人次	住院人次
1979	190	126641	7556
1980	200	195795	9867
1981	205	151793	11156
1982	210	182206	11398
1983	210	181004	12536
1984	275	189270	11124
1985	300	200746	10300
1986	300	249603	10441
1987	300	237900	12042
1988	300	207747	11735
1989	300	168604	14850
1990	307	241314	11990
1991	304	142280	12274
1992	304	122448	11452
1993	304	154226	10114
1994	304	133120	10564
1995	304	146262	11822
1996	304	149632	12180
1997	304	149778	13366
1998	531	190313	15000
1999	531	197467	16743
2000	531	198699	18442
2001	531	208179	19054
2002	531	214428	19517
2003	531	224776	20283
2004	531	274025	24179
2005	700	289256	27227
2006	700	287106	30065
2007	700	319723	32371
2008	700	353685	33096
2009	844	345823	39027

续表 2-1

年　份	床位数	门诊人次	住院人次
2010	800	339443	45933
2011	1000	389713	52425
2012	1300	462995	61142
2013	1300	550863	61834
2014	1300	462676	65982
2015	1300	473908	63894
2016	1600	553769	63189

第一章　门　诊

第一节　普通门诊

1950 年 3 月，安丘县卫生院设立门诊所。是年，年门诊量 8206 人次，住院 216 人次。

1954 年春，医院设立中医门诊部。医院从监狱中保释出两名从事中医的犯人（娄星五、张岳五）到医院坐诊。因两人医技较高，就诊病人较多，每日不下数百人。为了应对该情况，医院又吸收地方中医中药人员 4 人，充实中医门诊技术力量。

1957 年，安丘县人民医院门诊看病，打破假日和夜间不看病的陈规，实行不分假日，不分昼夜，随到随诊，随叫随到，便于病人及时就医的制度，并在门诊设立简易诊室。护理人员由三班制改为两班制。医院实行门诊分科，主要有内科、外科、妇产科、中医科、小儿科、针灸室等。是年，门诊量 41516 人次，收治住院病人 932 人次。

1958 年，医院在县城南关设门诊，有简易病床 20 张。1959 年，在城东东埠建门诊、病房、手术室各 1 栋，房屋 128 间，建筑面积 2044 平方米。

1962 年 2 月，为加强门诊工作，医院新设立门诊部。门诊部主任潘佑基，护士贺培琴、刘芬芳、宋美芝 3 人，挂号员云书锦。门诊部主任统一领导协调各科门诊工作，并改变各科护士轮流上门诊的做法，逐步加强门诊管理工作，制订门诊工作制度 15 条，强调门诊人员按时上下班，坚守工作岗位，严格交接班手续，做好卫生宣传等工作。是年 10 月，为适应工作需要设立急诊室。由门诊部主任负责领导。医院抽调外科魏邦山，内科陈雨燕、尹焕修充实急诊室力量。陈雨燕任组长。急诊室护士由门诊治疗室护士兼任，增加一名护士做急诊室工作。急诊室的任务是负责急诊工作，负责早晨、中午、晚饭后、星期日、节假日的所有门诊病人。急诊室设立后，危重病人得到及时抢救处理，缩短危重病人的候诊时间。同时设立观察室，给没有条件住院又不便回家的病人以便利，使之能得到适当治疗。

1965 年，医院年门诊量 96762 人次，其中中医科门诊量 36311 人次，占门诊人次的 1/3。全年业务收入 244722 元，其中门诊收入 146663.8 元。

1970 年，赵端溪负责门诊工作。是年，医院购进心电图机，开始放在内科使用。1977 年，心电图开始由专人管理，与 B 超、理疗合并一室。

1972 年，医院年门诊量 158000 人次，比 1971 年提高 20.5%。其中，内科门诊量 55290 人次，提高 5.1%；外科门诊量 31594 人次，提高 23.1%；中医科门诊量 19678 人次，提高 2.7%；妇产科门诊量 12170 人次，提高 6.1%。住院病人 4612 人次，门诊注射量 56286 人次，化验 36892 人次。1976 年 8 月，刘乐田任医院党支部成员，分管门诊工作。

1978 年，省卫生厅拨款 10 万元，地区卫生局拨款 5 万元，县政府拨款 10 万元，自筹款 21 万元，医院建成 3 层门诊楼，门诊楼建筑面积 3835 平方米，涵盖各诊室、收款、药房、辅助检查等室。是年，医院党支部分工李树森抓门诊工作。门诊部负责人是宋德明。门诊部包括放射科、化验室、中医科、理疗科及各临床科室诊室。

1979 年，成立心电图室，有 2 名工作人员，属门诊部管理。是年 10 月，五官科从大外科析出，独立成科。医院在门诊楼设眼科门诊、口腔门诊、耳鼻喉门诊。

1980 年 1 月，门诊部挂牌。5 月，建立门诊党支部。书记李树森，副书记鞠维坤，委员宋德明、冯克利。

1981 年 2 月，医院设立家床科。家床科有 4 名医护人员，床位 17 张，设家床门诊。是年 5 月，医院购置脑电图机，设脑电图室，由马桂莲负责，隶属于门诊部管理。12 月，李树森任门诊部主任。1982 年，门诊部协调规定各临床科室主任，每周两个半天坐诊，解决疑难病症等问题。主治医师和高年资深住院医师定期轮换看门诊，并保持相对稳定。为方便患者，门诊部增设服务台，提供开水、咨询、帮扶服务。1984 年 7 月，门诊部成立孙平安、李树森、宋德明、于徽钦和护士长刘书韵组成的 5 人领导小组。

1985 年，孙衍珩任门诊部主任、党支部书记，李树森调中西医结合研究室任主任。1986 年，公费门诊设立，隶属于门诊部管理，由孙衍珩、张宝庆、马庆蕴 3 人组成。是年，安丘县干休所卫生室成立，由医院抽调 3 人去工作。

1987 年，冯克利任门诊部副主任，主持工作。是年 4 月，急症科单独成立科室，由魏邦山任主任，范守吉、姜九零任副主任，王玉玲任护士长，韩桂珍任副护士长。

1992 年 2 月，李林福任门诊部副主任，主持工作，何玉芹任门诊部护士长，刘淑英任门诊手术室护士长，刘书韵任门诊注射室（治疗室）护士长，李林福兼任功能检查室主任。门诊部涵盖各临床门诊、注射室（治疗室）、挂号室、门诊病案室、脑电图室、门诊小手术室、激光治疗室、中西医研究室、胆心阑研究室、肠道门诊。9 月，安丘县人民医院与安丘县人民法院合办法医门诊，设在县人民医院急诊科。是年，心电图室独立建科。医院引进数字化脑电图机，淘汰走纸式脑电图机。

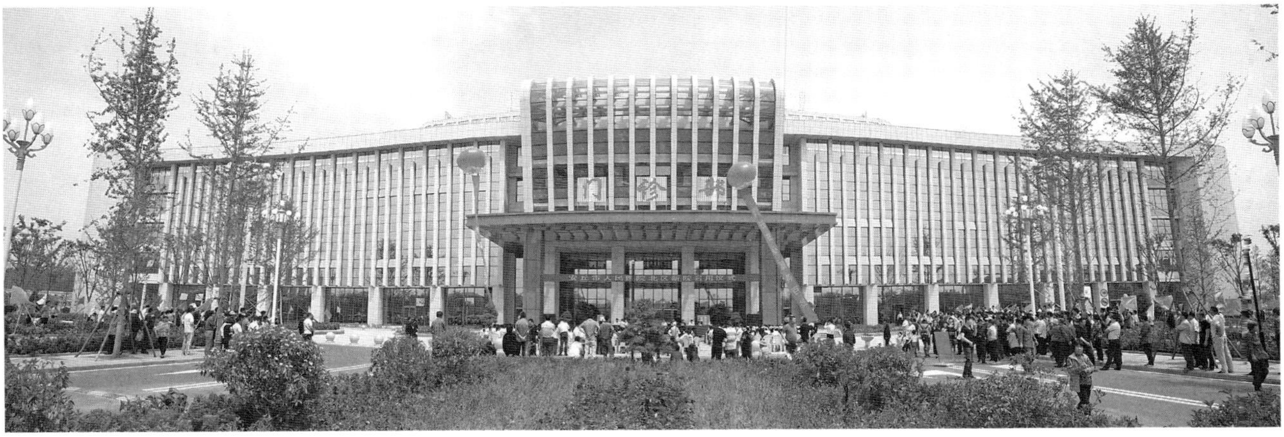

图 2-3　安丘市人民医院北区新院门诊楼

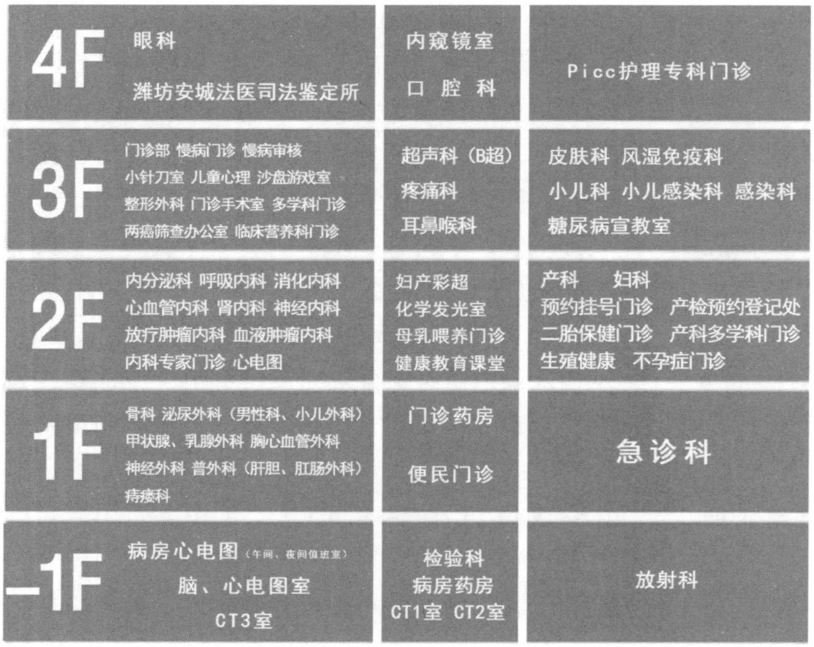

图 2-4 2016 年，安丘市人民医院门诊楼导视图

1994 年 6 月，安丘市人民医院实行中医中药战略，门诊部主任李林福开展中西医结合治疗糖尿病，成功研制“芪柏降糖片”“胰康宁胶囊”药物，取得潍坊市卫生局注册文号。2004 年，降糖药取得省食品药品监督管理局注册文号，药物疗效显著，畅销国内 10 多省，年业务收入 120 多万元。

1998 年 2 月，王玉玲任门诊注射室护士长（因病未到岗），葛会芹任副护士长，主持工作。1999 年 4 月，王淑霞任门诊部护士长，王丽娟任门诊手术室副护士长。是年 10 月，医院投资 69 万元，装修门诊楼，将原来的木质门窗全部换成铝合金门窗。12 月，门诊楼 3 楼办公区搬到新建保健楼，门诊科室重新调整布局。

2001 年，根据争创“百姓放心医院”的要求，医院建立专家门诊及临床医师出诊公示制度，方便患者就医。

2003 年 2 月，葛会芹任门诊注射室（治疗室）护士长。4 月，全国流行“非典”，医院设立发热门诊。7 月，宋树良任门诊部主任。8 月，医院门诊部设立咨询室，方便群众就医。

2004 年 3 月起，医院痔瘘科归门诊部管理。是年，脑电图室、导医处、门诊手术室，属门诊部二级科室。门诊注射室（治疗室）更名门诊输液室，属门诊部二级科室。2005 年，脑电图室独立成科。是年，医院撤销内、外、儿科退休专家门诊，胆心阑门诊。

2006 年，根据上级“满意在卫生”的活动要求，医院建立快速便捷的门诊服务流程，缩短患者就诊时间。2008 年，增设预检分诊。是年 2 月，增设 1 楼便民窗口，开具自购药处方、化验单、检查单等。9 月，撤销门诊输液室，将业务归属急诊科。6 名护士到神经内科 3 病区，组建护理组。

2009 年，医院增设肿瘤外科门诊。是年，葛会芹任门诊部护士长。2012 年 5 月，因李林福退休，中西医结合糖尿病门诊停止业务。2013 年 3 月，急诊科主任刘晓波兼任门诊部主任。是年 6 月，门诊引入电子叫号系统。8 月，郝春友任门诊部主任，马建英任门诊部护士长。9 月，刘晓燕任门诊手术室副护士长，主持工作。10 月，门诊挂号室划归财务科管理。11 月，门诊实行“一卡通”。

2015 年 11 月，郝春友调医德医风办公室，吕铁军任门诊部主任。是年起，医院在门诊楼 3 楼设多学科门诊，2 楼设二胎保健门诊。

2016 年 1 月，张丽娜任副护士长，主持工作。是年 4 月 29 日，医院北区新院运营。新院开设 23 个诊室：心血管内科、神经内科、呼吸内科、血液（放疗）肿瘤内科、内分泌科、消化内科、肾内科、普外科（胃肛肠肝胆外科）、甲状腺乳腺外科、胸心血管外科、脊柱骨科、创伤骨科、神经外科、关节骨科、泌尿小儿外科（男性科）、妇科、母婴保健科、小儿科、中医科、感染科（发热门诊）、精神心理科（眩晕门诊）、皮肤科、核医学科。1 楼大厅设有总服务台，内外科区分别设有分诊台。CT、磁共振、检验、放射、B超、心电、脑电等医技科室，在南北两区同时运行，满足临床病人需要。门诊部派往北区5名工作人员，在南区留有24名工作人员。5月，南区就诊人次36771人次，北区就诊人次9021人次。7月，南区老院调整门诊诊室，合并脊柱骨科、关节骨科、创伤骨科为骨科门诊。南区门诊楼2楼设预约挂号室，门诊楼各楼层设“自助挂号缴费机”。“孕检B超”搬至2楼，慢性病诊室、慢性病收款室搬至3楼。8月，门诊楼4楼设立PICC护理专科门诊，门诊楼3楼设临床营养科门诊；健康查体中心搬市北区。9月，门诊楼2楼设“化学发光室”。10月，张丽娜任门诊部护士长。

截至2016年12月，医院门诊部有工作人员29人。

第二节　特色门诊

健康查体科

安丘市人民医院健康查体始于1995年，由中共安丘市委老干部局安排，医院医务科牵头，由医务科、门诊部、护理部3个科室承担，查体任务每年对离退休干部查体5000人次。参加查体的医生主要是医院返聘的内、外科老专家，心电图、B超、检验、X光透视由相关科室负责。

2005年，医院成立健康查体科。初建时，设置5人，由高立俊任主任，徐香任护士长。地点在门诊楼4楼东首，面积300平方米。设登记室、一般检查室、内科诊室、外科诊室、采血室、心电图室、B超室，其他检查到相关科室进行。除正常查体外，科室还承担安丘市社保中心组织的医疗保险慢性病鉴定，年查体1万人次，业务收入100万元。

2010年3月，健康查体科由韩本彩任护士长。2013年4月，赵克明任主任，邱凤兰任护士长。是年10月，刘国良任副主任，罗建香、牛坤香任副护士长。

2014年9月，健康查体科由韩瑛任副护士长。10月，查体科固定B超、心电图人员，由曹玉洁任查体科B超室副主任。是年，科室有工作人员23人。其中，主任医师1人，副主任医师2人，主治医师4人，医师4人，副主任护师2人，主管护师6人，医技技师3人，会计1人。全年体检2.6万人次，业务收入400万元。2015年7月，购置B超3台、心电图机3台、骨密度检测仪1台、全自动电子血压计3台、动脉硬化监测仪1台。

2016年8月，健康查体科搬迁至北区新院门诊大楼4楼东首，有业务用房2000平方米，与台湾全球健康查体中心联合。台方提供X光机1台和部分检验设备。台方柯长文任总管，院方赵克明任主任，刘国良任副主任，邱凤兰任护士长。9月，院方罗建香任护士长。健康查体科是海峡两岸共同构建的安丘健康体检中心，在北区新院既有优质硬件的基础上，借鉴台湾成熟健康体检理念，细致化的服务，客制化的项目，专业的检验技术，秉承“预防胜于治疗”精神，便利安丘人民。业务范围由原来单纯的体检查体，扩展为对健康人士、亚健康人士和疾病个体的健康危险因素，进行全面检测、评估和预防。是年，健康查体科有医护人员41人。其中，主任医师1人，副主任医师2人，医师4人，副主任护师2人，主管护师3人，护师2人，其余人员是台方顾佣人员。全年查体2.4万人次，业务收入500万元。

疼痛科

2010年1月，安丘市人民医院建立疼痛科。疼痛科在门诊楼4楼设疼痛门诊，有门诊、治疗室各1间，职工3人，孙玉杰任主任。主要开展药物治疗、硬膜外神经阻滞、局部神经阻滞等业务。主要仪器设备有麻醉机4台（分别在胃镜室、妇科门诊、妇科病房、疼痛门诊治疗室）、监护仪4台（分别在胃镜室、妇科门诊、妇科病房、疼痛门诊治疗室）、脉冲激光治疗仪1台（在介入科）、射频治疗仪1台（在介入科）、臭氧治疗仪1台、空气净化器1台和治疗床3张。年诊疗390人次，业务收入25万元。2011年3月，疼痛科开展腰椎间盘突出症经皮激光髓核减压术、颈椎椎间盘突出症经皮激光髓核减压术。

2012年1月，疼痛科迁至门诊楼3楼。有门诊1间、治疗室两间。是年7月，开展奇神经节药物毁损术。8月，开展三叉神经射频热凝毁损术。2013年6月，开展肿瘤骨转移疼痛射频热凝镇痛术。2016年1月，开展无痛电子纤维支气管镜检查麻醉术。是年，科室人员有3人，年诊疗1050人次，业务收入200万元。

主要业务范围：采用局部注射、神经阻滞疗法配合臭氧、药物、脉冲激光、射频等微创疗法治疗颈源性头痛、偏头痛、肌紧张性头痛，三叉神经痛、肋间神经痛、带状疱疹、带状疱疹后遗神经痛、肛门会阴部疼痛，腰腿痛、颈椎病、腰椎间盘突出症、膝关节炎、足跟痛、肩周炎、网球肘、腱鞘炎，各种癌症晚期疼痛，顽固性呃逆、急性面神经炎、面肌痉挛，还开展无痛人工流产、无痛诊断性刮宫、无痛宫腔镜检查、无痛电子胃镜、无痛电子结肠镜、无痛电子纤维支气管镜操作的麻醉工作。

痔瘘科

1983年前，安丘县人民医院痔瘘科专业的业务及设置归属于外科。

1984年1月，医院在外科所属痔瘘专业基础上成立痔瘘门诊，由冯克利负责，设在门诊楼2楼东区。主要开展内痔、外痔、混合痔、肛乳头肥大、肛门瘙痒症、肛周湿疹、肛门狭窄、肛乳头状肿瘤、血栓性外痔、肛门息肉、陈旧性肛裂、前哨痔、皮下瘘、肛周脓肿、肛瘘、直肠炎、化脓性汗腺炎的诊断与治疗 。

1988年，痔瘘科使用痔痊愈、消痔灵等药物治疗肛周疾病。

1991年3月，冯克利调离后，痔瘘科归门诊部管理。李林福任门诊部主任，负责痔瘘专业工作。是年4月，痔瘘科研制双黄洗药纯中药制剂，利用坐浴治疗各种肛周疾病。

1992年，安丘县人民医院创二级甲等医院时，成立痔瘘科，为门诊部二级科室。

1994年，痔瘘科调整为一级科室，王贯芝任主任，田秀婷任护士长，有工作人员5人，设床位6张，年门诊量3000人次，开展手术300例，住院病人200人次，业务收入10万元。是年，自制灵芝痔疮散1号、灵芝痔疮散2号、灵芝痔疮膏6号、灵芝枯痔油等纯中药制剂，治疗各种肛周疾病。主要设备有微波治疗仪、肛肠综合治疗仪等。

2004年，痔瘘科迁至新门诊楼，有医生2人。其中，副主任医师1人，住院医师1人。

2012年，痔瘘科撤销，只保留门诊，有工作人员1人，隶属于门诊部管理。

2016年，痔瘘门诊病人2600人次，手术病人260人次，年收入48万元。

胆心阑综合征门诊

1994年6月，安丘市人民医院发展中医中药，成立胆心阑综合征门诊，由周元升任主任并坐诊。研究开发胆阑消炎丸。2004年，胆阑消炎丸更名为金茵消炎丸，获省食品药品监督管理局批准文号，药品畅销，年销售收入5万元。2005年，胆心阑综合征门诊撤销。

中西医结合门诊

1985年3月，安丘县人民医院成立中西医结合研究室。研究室由李树森任主任，设中西医结合门诊，有房屋3间，医护人员6人。病房同中医科同用一个护理组，单设病床10张。中西医结合研究室研制，由医院生产的“消喘净”“咳喘灵”两种药品，畅销全国20多个省、市、自治区，年销售收入40多万元。1988年12月，李树森辞职，中西医结合门诊撤销，人员分流。

糖尿病专科门诊

1994年6月，安丘市人民医院发展中医中药战略，成立中西医结合糖尿病专科门诊，由门诊部主任李林福坐诊，研发治疗糖尿病的芪柏降糖片、胰康宁胶囊等药品，取得潍坊市卫生局批准文号，由医院生产，年业务收入20万元。2004年，获山东省食品药品监督管理局批准文号。由于业务快速发展，人员增加至3人。药品畅销全国10多个省、市、自治区，慕名取药者络绎不绝，业务收入120万元。2012年5月，李林福退休，人员分流。

慢性病门诊

2014年4月，安丘市人民医院设立慢性病门诊。门诊隶属于医保科，有医生4人。其中，副主任医师2人，主治医师2人（4名人员为退休返聘人员和从临床一线科主任退居人员）。设在门诊3楼，主要为慢性病人诊疗疾病，每天轮值一人，同时轮值便民门诊。

至2016年12月，慢性病门诊情况未变。

第三节　门诊输液室（门诊治疗室）

1963年，医院设立门诊治疗室。治疗室隶属于门诊部管理，设护理人员2人，主要承担门诊病人的静脉推注、肌肉注射、皮试、封闭、灌肠、导尿、拆线、换药等护理治疗项目。

1973年，治疗室配合医生开展腰穿、胸穿、骨穿等诊疗处置工作。

1980年，治疗室注射收入2700元，换药收入2196元。

1984年12月，治疗室有护士10人。刘芬芳任护士长，辛春香任副护士长。1994年5月，刘书韵任护士长。1996年6月，葛会芹任副护士长，主持工作。1998年2月，王玉玲任护士长（因病未到岗）。2003年2月，葛会芹任护士长。

2004年4月，治疗室迁至新门诊楼2楼，更名为门诊输液室。设有输液间、观察间、换药室、治疗室、灌肠室；有观察床位6张，输液椅30张，平均每天为门诊病人提供输液20人次，肌注30人次，灌肠20人次，清创换药20人次，拆线10人次，封闭注射10人次。是年7月，郎艳萍任副护士长。

2006年4月，郎艳萍调离，李瑞芳（安丘籍）任副护士长。2007年4月，葛会芹调北区新院，李瑞芳（诸城籍）任护士长。

2008年9月，医院撤销门诊输液室，将业务归属急诊科，调整6名护士到神经内科，组建3病区护理组。

第四节　门诊手术室

1979年，安丘县人民医院在门诊楼设立门诊手术室。手术室隶属于医院麻醉科管理，设护理人员1人。主要承担门诊病人浅表肿物切除清创缝合、腋臭双切除、拔甲、脓肿切开、取活检切开等简单手术。

1985年，门诊手术室设护理人员2人。

1991年，门诊手术室归门诊部管理。

1994年5月，刘淑英任门诊手术室护士长。1999年4月，王丽娟任副护士长，主持工作。2013年9月，刘晓燕任副护士长，主持工作；次年3月，刘晓燕任护士长。

2013年，门诊手术室开展手术1035人次，收入35万元。

2016年，门诊手术室新上LED无影灯、空气净化器、高频电刀各1台；有护理人员2人。业务范围未变。全年手术1644人次，业务收入65万元。

第二章 急诊急救

第一节 急诊科

1962年10月，安丘县人民医院设立急诊室，由门诊部主任负责。医院抽调外科魏邦山，内科陈雨燕、尹焕修到急症室坐诊，由陈雨燕任组长。急诊护士由治疗室护士兼任。急诊室成立后，重症门诊病人得到及时抢救处理，缩短重症病人候诊时间，并负责夜间、假日、非上班时间的门诊病人的诊疗，做到随到随诊。同时设立观察室，给没有条件住院又不便回家的病人以便利，使之能得到适当治疗。

1969年，医院在门诊入口处设急诊室1间，配有氧气筒、吸痰器等救护用品，由门诊护理人员兼管，无专职医生。遇有急症患者，通过电铃与有关科室联系。

1978年门诊楼建成后，急诊室设立急诊观察室，设观察床6张，收住未能确诊的患者，待诊断明确后再决定是否住院。

1982年，急诊室工作加强，配备电动洗胃机、心电图机等设备和急救药品，使急诊急救工作逐步走向正规化。

1985年，急诊急救工作由医务科统一管理，

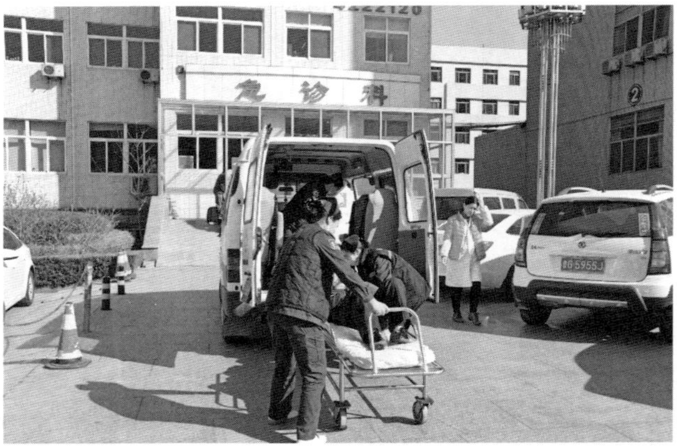

图 2-5 急诊科

各临床科室均设立一个抢救间，配备相应抢救治疗设备。其间，医院配有3辆救护车。

1987年4月，医院急诊科成立，魏邦山任主任，范守吉、姜九零任副主任，王玉玲任护士长，韩桂珍任副护士长，有医务人员16人。其中，主治医师1人，医师6人，护师1人，护士8人；增加救护车1辆，配有呼吸机、洗胃机、心电监护仪等抢救设备。设在门诊楼东侧1楼，有房屋12间，配备有抢救间、诊断处置间、治疗间、观察室，设有床位12张；抢救间内有各种抢救治疗包、穿刺包、心电监护器、洗胃机、吸引器、氧气筒、袋、简易呼吸器、气管插管、气管切开包等。治疗间内有治疗台、无菌橱及各种抢救物品，药品处置间内配有治疗单、担架车、担架等。医院加强社会急救工作，建立三级救护网。第一级救护网分布在32处乡镇的村卫生室；第二级是32处乡镇医院，并设有景芝、黄旗堡、红沙沟、雹泉、安丘镇医院5个急救站；第三级即抢救中心县医院。在成立急诊科的同时，组织成立社会救护队，由急诊科及其他临床医护、后勤等科室人员组成，并进行专门训练。急诊科配有专线电话，并有明确的呼救规定。因医院条件有限，无广播就以电铃为信号，每个救护员佩戴红十字袖标，听到呼救信号后马上到门诊前集合，携急救用品，立即奔赴急救现场。

1988年，医院成立由院长负责的急诊急救领导小组，建立县乡（镇）村三级急救网络。急救领导小组由各科室主任组成，一名副院长任组长。规定急诊科有权直接协调其他科室的医护人员参加会诊、抢救、安排经抢救稳定的病员住院。成立急救医疗中心，下设景芝、雹泉、红沙沟、凌河、庵上、黄旗堡6所重点医院为急救站。医院举办两期救护训练班，受训人员3600人次。是年，

根据山东省急诊工作会议在安丘召开的情况，医院投资5万元，对急诊科进行装备，配备心脏监护仪、高频呼吸机、洗胃机、吸引器、器械厨和各种抢救包及一般手术器械，为全省急诊工作会召开准备现场。

1989年，急诊科由姜九零任主任，葛少荣任副主任，有医护人员18人。其中，医生8人，具有主治医师职称2人，医师6人，主管护师1人，护师2人，护士7人。拥有呼吸机2台、心电图机1台、心电监护仪1台、除颤仪1台。医院将门诊楼2楼手术室8间房归急诊科，使其达房屋20间。1990年，急诊科有医务人员22人。其中，医生10人，护士12人。

1991年，医院投资10万元，配备心电监护、心肺复苏、血液灌流等抢救药械。急诊科有房屋18间，观察床12张；设正副主任各1人，正副护士长各1人，主治医师3人，高年资住院医师4人，护师3人，护士7人，共17人；有一名副院长具体分管急诊工作，并兼任社会救护队队长。救护队由12人组成，有明确的呼救信号。为完善全县急救网络，各乡镇医院为救护站，村卫生室为救护所。医院每年举办一期全县救护训练班，受训人员100余人次。

1992年创二级甲等医院时期，医院在急诊科成立紧急情况应急队伍。应急队伍由副院长夏中海、急诊科主任姜九零为队长，主治医师郭胜海任副队长。

1994年4月，急诊科由宋培国任主任，王玲任护士长。是年，120急救电话归属安丘市中医院后，安丘市人民医院设急救电话为4120、4222120、999。

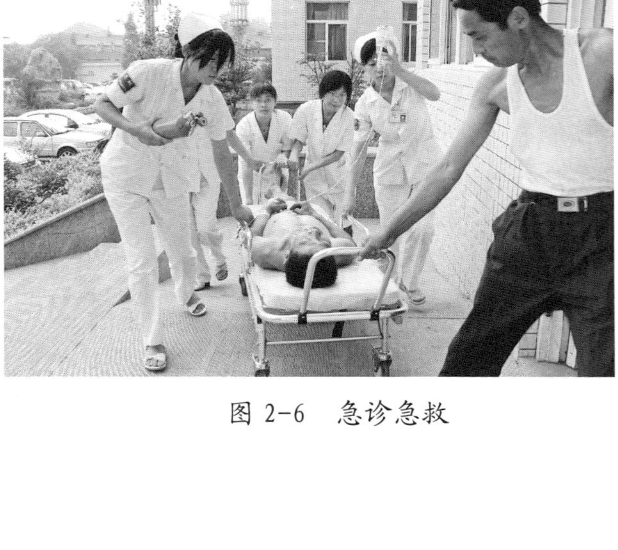

图 2-6　急诊急救

1995年1月，安丘市道路交通事故伤员急救中心在医院急诊科挂牌。是年，急诊科由马宝明任副主任，王建芬任副护士长，有医护工作人员17人；配有金杯救护车2辆、监护仪1台、呼吸机1台、自动洗胃机2台、高频呼吸机1台、心电图机2台等抢救设备。

1997年，急诊科由马宝明任副主任，主持工作，王建芬任护士长，有医护人员16人。其中，主治医师2人，医师4人，主管护师1人，护师2人，护士3人，司机4人。配有救护车4辆、有呼吸机2台、洗胃机2台、心脏除颤器1台、心电图机2台等抢救设备。

1998年，急诊科由高锡东任主任。2000年11月，刘晓波任副主任，主持工作。2001年12月，刘晓波任主任。2002年1月，别永江任副主任。2003年，郭建利任副主任，付汝萍任副护士长，有医务人员38人。其中，主治医师3人，医师5人，主管护师2人，护师4人，护士3人，司机7人，院前急救医师1人，医士5人，院前急救护士5人，电话班护士3人。配有救护车6辆、电动洗胃机1台、电动吸引器3台、监控除颤仪1台、呼吸机2台、心电图机2台、喉镜1套、担架车5辆、业务用房14间。

2004年，急诊科由张春云任副护士长，有医务人员40人。其中，主任医师1人，副主任医师1人，医师6人，主管护师2人，护师4人，护士3人，司机7人，院前急救医师1人，医士5人，院前急救护师1人，护士6人，电话班护士3人；有救护车6辆，电动洗胃机1台，电动吸引器3台，监护除颤仪1台，呼吸机1台，简易呼吸器2套，心电图机1台，喉镜1套，担架车3辆，业务用房10间。

2005年，急诊科由李秀芬任副护士长，有医务人员53名。配有担架车5辆，业务用房20间。

2009年，急诊科由王勇任副主任。2010年，

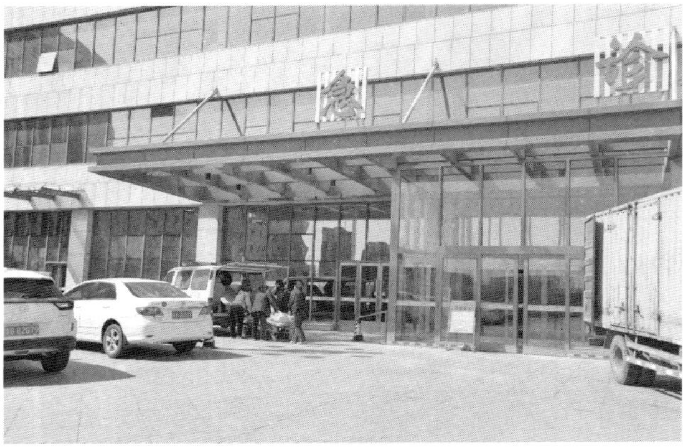

图 2-7　北区新院急诊

郭海燕任护士长。2011 年，李霞、朱金梅任副护士长。2012 年，孙进锋任副主任。

2016 年 5 月，急诊科分为南北两区，由刘晓波任急诊科主任，高丽任北区病房主任，别永江任北区急诊主任。12 月，高丽任急诊科南区主任。

急诊科主要以接诊急诊患者为主，对急诊患者进行初步检查诊断、抢救、应急处置，诊疗后转至相关专业科室进一步治疗。20 世纪 90 年代，鉴于当时的社会情况，主要以抢救农药中毒等患者为主，特别是有机磷农药中毒，逐步开展急诊清创缝合，徒手人工心肺复苏，机械电动洗胃术等。2005 年 11 月，开展萨博机械人工心肺复苏等。2010 年后，对于中毒、急性创伤、脑梗死、心脏突发事件等抢救取得良好效果，同时承担社会突发事件、社会应急事件等急诊服务任务，是安丘市急诊急救的主要科室。

第二节　急诊车队

1998 年，安丘市人民医院成立院前急救车队。急救车队隶属于急诊科，有司机、医生，后又增加护士，负责安丘市区交通事故、社会救灾的院前急救工作。

2004 年 4 月急诊科迁至门诊楼后，急救车队留在原急诊科。急诊科主任为刘晓波，车队负责人为刘光选。有司机 7 人，院前急救医师 1 人，医士 5 人，护士 5 人，电话班护士 3 人，有救护车 6 辆，负责出诊的司机、医生、护士及电话员均配备齐全。是年 8 月，急救队安装急救电子传呼系统，由潍坊“120”统一调度指挥。

2006 年 6 月，王继学调院前急救队任党支部书记、车队队长，刘守政任急救队队长。急救队有救护车 8 辆。是年，医院分别在凌河、石泉两地设急救点，为急危重症病人得到及时的救治赢得宝贵时间。

2008 年，车队搬入供应室 1 楼。2010 年 10 月，辛致伟任院前急救车队副队长。2011 年 10 月，凌河、石泉急救点撤销。

2012 年 9 月，医院购进 5 辆江铃全顺救护车。11 月，又购进 6 辆全顺救护车，更换原来的 6 辆救护车。

2013 年 4 月，辛致伟任急诊车队队长。7 月，为方便“120”救护车及时出诊，“120”院前急救队搬至地理位置优越、交通便利的永安路原安丘市医保处院内。

2014 年 9 月，医院对红纱沟医院进行医疗帮扶，派驻“120”救护车、医护人员及坐诊专家。2015 年 9 月，帮扶人员撤回。

2016 年 2 月，医院购进监护型救护车 1 辆。车内配有除颤仪、监护仪、心电图机、呼吸机、吸引装置、吸氧装置各 1 套、急救箱等。5 月，医院分为南北两院区后，为更好地转运急危重病人，担负南北两院区病人的转运，急诊车队由永安路原安丘市医保处院内迁至医院综合楼 1 楼东侧。

截至 2016 年 12 月，急诊车队有急救司机 14 人，24 小时负责院前急诊病人的急救转运，其中，5 人负责血液透析病人的接送。有医生 10 人。其中，6 人为临床科室轮转医生，4 人为院前固定医生。有护士 12 人。其中，3 人负责救护车辆调度，9 人负责出诊，出诊护士均为临床科室轮转护士，专职担架工 1 人。有普通型急救车辆 15 辆，监护型急救车辆 1 辆。

2004—2016 年医院急诊车队负责人更迭一览表

表 2-2

姓 名	职 务	任职时间
刘光选	负责人	2004.2—2006.6
王继学	队长	2006.6—2013.4
辛致伟	副队长	2010.10—2013.4
	队长	2013.4—

2004—2016 年医院急诊车队护士长、副护士长更迭一览表

表 2-3

姓 名	职 务	任职时间
付汝萍	副护士长	2004.4—2006.10
李秀芬	副护士长	2006.10—2009.6
李瑞芳	副护士长	2009.6—2015.12
朱金梅	副护士长	2015.12—

第三章 内科系统

第一节 内 科

机构设置

安丘县卫生院建院初期，设立综合门诊，不分科。

1957 年，安丘县人民医院设立内科，有床位 16 张，医护人员 8 人。1961 年，由付润生、孙衍珩任负责人，有床位 24 张，医护人员 15 人。

1969 年 10 月，内科由张玉琢任副主任，主持工作，有床位 38 张，医护人员 41 人。

1979 年 1 月，孙衍珩任内科副主任，主持工作。内科病房在外科楼原址的平房内，呈东西走向，有病床 60 张，医护人员 75 人。内科病房东边的保健病房，有病床 20 张，也由内科统一管理。辛致珍、李秀兰，刘芬芳、刘书韵、马桂莲、代桂芝先后任内科护士长或护理负责人。

1983 年 4 月，孙衍珩任内科主任，李崇廉任副主任；有主治医师孟庆玉、宋廷廉，医师、医士都治芳、韩炳升、王林萍、范守吉、秦巧萍、王明军、林胜荣、李英姬、郑福姬、许湘等；护士长张丽华。

1984 年 10 月，内科病房楼启用。内科有医护人员 84 人，孙衍珩任主任、李崇廉任副主任、张丽华任护士长，分东西两个区，每个区 33 张病床。

1985 年 3 月，崔来喜任内科主任，宋廷廉任副主任，张丽华调外科任护士长，何玉芹、潘丽萍任内科副护士长，分别负责内科东区、西区护理工作。1987 年 12 月，周元升、高立俊任内科

副主任，何玉芹任内科护士长，潘丽萍任保健科护士长调护理部，李玉秀任内科副护士长。

1989年6月，内科分为内一科、内二科。内一科为心血管、肾、血液等专业。有医护人员19人。其中，副主任医师1人，主治医师3人，医师5人，主管护师1人，护师4人，护士2人，护理员2人，卫生员1人。设置床位30张。主任崔来喜，副主任先后由高立俊、周金堂担任，李玉秀任护士长。内二科为呼吸、消化、内分泌专业。有医护人员19人。其中，主治医师4人，医师3人，护师6人，护士5人，护理员1人。设床位30张。周元升任主任，唐慧丽任护士长，董惠玲任副护士长，副主任先后由宋廷廉、高立俊、都治芳、李文平担任。

1994年4月，脑血管专业从保健科分出，设立内三科。有医护人员20人。其中，副主任医师1人，主治医师3人，医师3人，护师7人，护士3人，护理员2人，卫生员1人。设床位30张。宋廷廉任主任，李忠刚任副主任，韩炳升任党支部书记，韩桂珍任护士长。内一科李明信任党支部书记，王明军任副主任，董振芬任副护士长。内二科周元升调离，孟庆玉任主任。唐慧丽、董惠玲调离，何玉芹任护士长，李梅任副护士长。是月，医院设综合病房，主要负责肿瘤放疗、痔瘘手术后病人的观察治疗，有床位20张，护理人员5人。栾秀文任护士长，王淑霞任副护士长。是年，内一科门诊量5800人次，住院病人1035人次，危重病人76人次，抢救成功率87.8%，业务收入75万元。内二科门诊量5460人次，住院病人878人次，治愈率91%，危重病人79人次，抢救成功率97%。内三科门诊量3109人次，住院病人635人次，治愈率73%，危重病人200人次，抢救成功率94%。

1995年5月，医院综合病房撤销，并成立内四科，亦称肿瘤内科。内四科有医护人员16人。其中，副主任医师1人，主治医师3人，医师2人，主管护师2人，护师3人，护士2人，护理员3人。设床位20张，由赵克明任主任，陈成果任副主任，栾秀文任护士长。年门诊量1000人次，住院病人160人次，治愈率95.4%。是年7月，范守吉任内二科主任。

1996年，内四科有医护人员20人。其中，高级职称1人，中级职称5人，初级职称14人，年门诊量1260人次，住院病人192人次，业务收入80万元。

1997年，内一科有医护人员22人。其中，副主任医师3人，主治医师3人，医师3人，主管护师1人，护师6人，护士3人，护理员2人，卫生员1人。年门诊量5000人次，住院病人1200人次，治愈率82%，危重病人180人次，抢救成功率90%以上。内二科有医护人员22人。其中，副主任医师1人，主治医师4人，医师3人，护师6人，护士6人，护理员2人。年门诊量7652人次，住院病人897人次，治愈率89.9%，危重病人126人次，抢救成功率84.1%。内三科有医护人员21人。其中，主任医师1人，主治医师3人，医师4人，护师7人，护士3人，护理员3人。年门诊量3219人次，住院病人655人次，治愈率75%，危重病人210人次，抢救成功率95%。是年6月，内四科放疗专业析出，独立成科。

1998年2月，医院内科的内一科、内二科、内三科、内四科调整，设立心内科、呼吸肾内科、消化内分泌科、神经内科、综合治疗科。

2016年6月，内科科室专业分工更细，由科改为病区。

1961—1998年内科系统医疗负责人更迭一览表

表 2-4

科 室	姓 名	职 务	任职时间
内科	付润生、孙衍珩	负责人	1961—1969.10
	张玉琢	副主任	1969.10—1979.1
	孙衍珩	副主任	1979.1—1983.4
		主任	1983.4—1985.3
	李崇廉	副主任	1982.10—1984.12
	崔来喜	主任	1985.3—1989.6
	宋廷廉	副主任	1985.3—1989.6
	周元升	副主任	1987.12—1989.6
	高立俊	副主任	1987.12—1989.6
内一科	崔来喜	主任	1989.6—1998.2
	高立俊	副主任	1989.6—1990.3
	周金堂	副主任	1990.3—1998.2
	王明军	副主任	1994.4—1998.2
内二科	周元升	主任	1989.6—1994.4
	宋廷廉	副主任	1989.6—1991.1
	高立俊	副主任	1990.3—1994.8
	都治芳	副主任	1990.3—1998.2
	孟庆玉	主任	1994.4—1995.7
	李文平	副主任	1994.11—1998.2
	范守吉	主任	1995.7—1998.2
内三科	宋廷廉	主任	1994.4—1998.2
	李忠刚	副主任	1994.4—1998.2
内四科（肿瘤内科）	赵克明	主任	1995.5—1998.2
	陈成果	副主任	1995.5—1997.6

1961—1998年内科护理负责人更迭一览表

表 2-5

科　别	姓　名	职　务	任职时间
内科	辛志珍、李秀兰、刘芬芳、刘书韵、马桂莲、代桂芝	负责人	1961—1976.7
	张素兰	护士长	1976.7—1978.10
	张丽华	护士长	1978.10—1985.3
	潘丽萍	副护士长	1985.3—1987.12
	何玉芹	副护士长	1985.3—1987.12
		护士长	1987.12—1989.6
	李玉秀	副护士长	1987.12—1989.6
内一科	李玉秀	护士长	1989.6—1998.2
	董振芬	副护士长	1994.4—1998.2
内二科	唐慧丽	护士长	1989.6—1994.4
	董惠玲	副护士长	1989.6—1994.4
	何玉芹	护士长	1994.4—1998.2
	李梅	副护士长	1994.4—1998.2
内三科	韩桂珍	护士长	1994.4—1998.2
	马秀丽	副护士长	1994.4—1998.2
	马秀梅	副护士长	1995.4—1998.2
内四科	栾秀文	护士长	1995.5—1998.2

业务技术

1950年安丘卫生院建院初期，成立西医内科，只能治疗常见病、多发病。20世纪50年代末期及60年代初，随着床位的增加，医院除收治常见病、多发病外，还收治霍乱、结核、伤寒、破伤风等传染性疾病，并开展肝硬化、心脑血管疾病及血液系统疾病的治疗。

1970年，安丘县人民医院购置心电图机，设检验科、放射科等。检验科开展生化、细菌及病理检查，提供临床诊断依据，提高疾病诊断水平。1975年，内科在抢救有机磷农药中毒、心肌梗塞、肺心病等危重病方面，取得较好效果。

1978年，医院派出医生，到上级医院进修心血管、呼吸、神经、消化、内分泌、肾病等医疗专业，为分科打下基础。

1980年，传染病科能治疗传染性肝炎、细菌性痢疾、肠伤寒、乙型脑炎、流行性脑膜炎、流行性出血热等疾病。其中，出血热治愈率达60%。小儿科对小儿支气管肺炎、肾病综合征、小儿出血性坏死性肠炎、散发性脑炎、病毒性心肌炎等均能做到早期诊断、早期治疗。

1985年，内科已能较好地处理呼吸衰竭、脑血管意外、休克等疑难危重疾病。

心内科专业　1986年7月，医院首次为病毒性心肌炎Ⅲ度房室传导阻滞病人安装临时心脏起搏器。1987年9月11日，首次用非同步电除颤成功抢救一室颤患者。1988年10月，开展同步电复律治疗心房纤颤。1988年，开展经食道调搏心电生理检查，超速抑制治疗室上性心动过速。1989年6月，为病人安装首例永久心脏起搏器(单腔)。1990年，建立CCU病房，开展溶栓疗法治疗急性心肌梗塞。1997年，开展紧急床边经锁骨下静脉临时心脏起搏器植入术。

呼吸肾内科专业　1989年6月，从内科分出内二科，包括呼吸内科专业、消化内科专业、内分泌专业。

1990年，医院购进血气分析仪，开展血气分析。1991年，开展纤维支气管镜检查术、支气管肺泡灌洗术、经支气管镜活检术、经皮肺胸膜活检术、穿刺套管针置管闭式引流术。

1995年，肾病专业配备肾脏疾病专业医师，开展肾脏疾病的专业治疗。用肺功能仪开展肺功能检查。1996年，医院购进血液透析机，开展血液透析，陆续开展血液灌流、血液透析灌流、血液滤过。开展非同步有创机械通气（上海一SC-3）液净化技术。

1998年2月，肾病专业与呼吸疾病专业合并成为呼吸肾内科，成立诊治呼吸和肾脏疾病的内科专业科室，呼吸专业配备呼吸机、肺功能仪、肺支气管镜及成像系统、床边监护仪等设备。

消化内分泌科专业　1985年，内科设立消化内分泌专业。购进日本欧林巴斯纤维胃镜1台，选派医生到上级医院进修学习，开展胃镜检查，提高胃病诊断率，使早期胃癌的诊断提高到一个新水平。1986年，开展胃镜下局部用药治疗消化道出血、取异物及胃镜治疗胃扭转、食道裂孔疝等；同期，开展顽固性腹水回输、双气囊三腔管压迫门脉高压出血、中西医结合治疗溃疡性结肠炎及细菌性肝脓肿。1993年，选派专业人员去省级医院进修内分泌专业。1994年，设立内分泌专业小组，主要治疗糖尿病。

1995年，医院新购胃镜1台，同时配备显视系统，使胃镜检查技术上了一个新台阶。购进日本欧林巴斯纤维结肠镜1台，开展结肠检查术，对不明原因的大便变形、脓血便等肠道疾病进行检查，提高大肠疾病的诊断率。购进快速血糖监测仪1台，使内分泌系统诊治达到新水平，对酮症酸中毒及高渗综合征及甲亢危象的抢救成功率有明显提高。1997年，购进血糖仪1台，诊治糖尿病。

1998年，医院对肝硬化腹水、重症胰腺炎、上消化道出血、胃扭转、肝脓肿、溃疡性结肠炎、急性有机磷中毒等病症的诊治达到较高水平。

神经内科专业　1994年，神经内科能常规诊断治疗脑供血不足、脑梗死、脑出血、自发性蛛网膜下腔出血等脑血管病，各种脑炎、脑膜炎、脊髓炎、头痛、头晕、睡眠障碍等神经症、外周神经病等。开展脑脊液置换术抢救蛛网膜下腔出血，鞘内注射药物治疗化脓性脑膜炎。

1995年，开展脑室外引流术治疗脑室内出血、脑积水、抢救各种脑疝等。1997年，开展微创锥颅脑血肿引流术、脑室血肿引流术，结合腰穿脑脊液置换抢救重型脑出血，同时开展针灸治疗脑血管病。1998年，开展穴位注射治疗各种偏头痛、紧张性头痛，神经阻滞治疗各种神经痛，体壁反馈治疗中枢性偏瘫，开展尿激酶静脉溶栓治疗超早期脑梗死，活血化瘀治疗早期脑出血，中西医结合治疗脑血管病。

血液病专业　血液病专业最早未独立成科，统称大内科。其间，能诊治缺铁性贫血、巨幼红细胞性贫血、再障等常见血液病。

1989年，血液专业与心内、泌尿专业组建成内一科。1995年，血液专业、呼吸内科、消化内科一起组建成内二科。1998年，血液与心血管内科设立，有专职血液专业医师。

1998年，血液病专业开展骨髓活检术、成分输血，能熟练诊治急慢性白血病、淋巴瘤、ITP、多发性骨髓瘤及各种贫血等常见血液病。2004年5月，与肿瘤专业一起组建成血液肿瘤内科，能诊治各种血液疾病，对各种白血病、多发性骨髓瘤、淋巴瘤、MDS、ITP、再生障碍性贫血等积累了丰富的经验并取得较好的疗效。

肿瘤内科专业　1995年5月，肿瘤内科成立。初建时仅能处理肿瘤疾病的一般化疗。经过多次学习，对各种肿瘤疾病制定合理有效的化疗方案，并采取免疫调节、中医中药的辅助治疗，使医疗水平有很大提高。随着医疗队伍的壮大，能开展表浅瘤体活检术、瘤体内化疗药物注射术、鞘内化疗药物注射术。2004年，引入化疗泵技术，主要适用于消化道肿瘤的持续泵药，作用持久，较常规治疗有效率有很大提高。

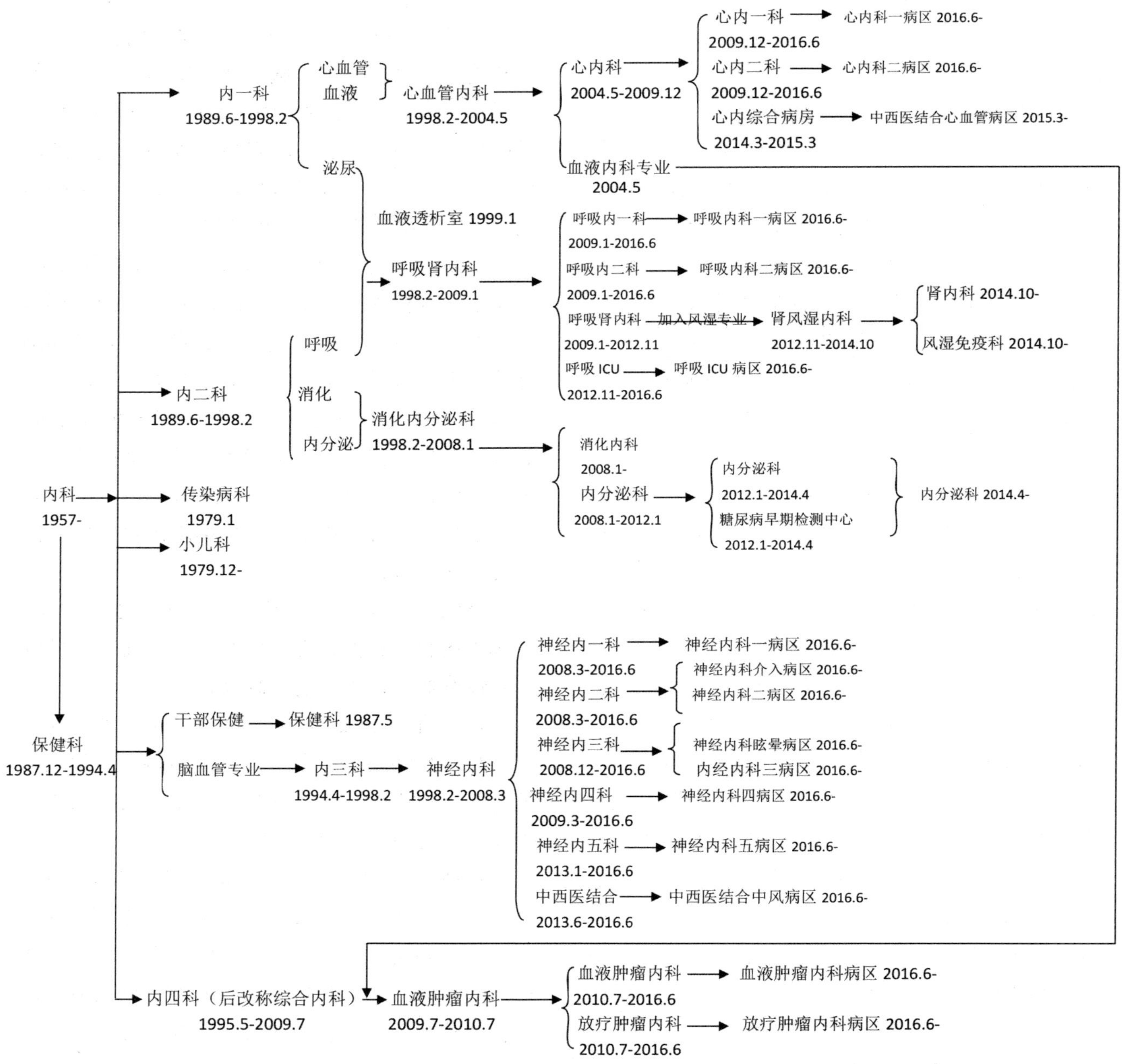

图 2-8 医院内科系统沿革图

第二节　心内科

1998年2月前，安丘市人民医院心内科的业务归属内科、内一科。

1998年2月，专业细分，心血管与血液专业称心内科。心内科有医护人员15名。其中，副主任医师1人，主治医师2人，医师3人，主管护师1人，护师4人，护士4人，王明军任主任，韩桂珍任护士长。

2002年1月，心内科开展射频消融术治疗室上性心动过速。4月，开展置入全自动永久心脏起搏器（双腔）治疗术。7月，开展冠状动脉造影术。2003年3月，新建CCU病房，安装中央监护系统（一拖六）。10月，开展PTCA及冠状动脉支架置入术。

2004年5月，血液专业从心内科分出，心内科只收治心血管内科疾病。9月，实施雷帕霉素药物洗脱支架置入，明显降低支架内再狭窄率，完成支架置入术30人次。

2005年12月，心内科开展经皮二尖瓣球囊扩张成型术。2006年7月，开展先天性心脏病室间隔缺损介入封堵术。

2007年，心内科开放床位39张，医护人员23人。其中，医疗人员11人，包括副主任医师3人，主治医师3人，住院医师5人；护理人员12人，包括主管护师1人，护师3人，护士8人。

2009年1月，心内科开展腹主动脉夹层覆膜支架置入术。11月，有床位39张，医护人员31人。其中，主任医师1人，副主任医师2人，主治医师5人，住院医师4，主管护师2人，护师9人，护士7人。12月，心内科分心内一科，心内二科。

1998—2009年心内科主任、副主任更迭一览表

表2-6

姓　名	职　务	任职时间
王明军	主任	1998.2—2009.12
尹忠民	副主任	1998.2—2009.12
秦巧萍	副主任	1999.2—2009.12
王洪真	副主任	2000.3—2004.3
李卫红	副主任	2004.12—2009.12
颜廷国	副主任	2007.3—2009.12

1998—2009年心内科护士长、副护士长更迭一览表

表2-7

姓　名	职　务	任职时间
韩桂珍	护士长	1998.2—2003.2
邱凤兰	副护士长	1998.2—2003.2
王厚梅	副护士长	2000.5—2002.9
邱凤兰	护士长	2003.2—2009.12
李瑞芳	副护士长	2003.2—2006.4
郎艳平	副护士长	2004.3—2009.12

心内科一病区

2009年12月，安丘市人民医院心内科析出心内一科,设床位35张,有医护人员20人。其中，副主任医师2人，主治医师4人，住院医师2人，主管护师3人，护师4人，护士5人。

2010年，在上级医院医师指导下，心内一科开展冠心病介入治疗术。2011年，开始使用瑞通立（瑞替普酶）行急性ST段抬高型心肌梗死溶栓治疗，提高再通率。

2013年9月，颜廷国到北京阜外医院冠心病介入培训基地进修学习一年。学习结束后，开始独立开展冠心病介入诊疗。科室主要开展的技术为经桡动脉径路冠心病介入诊疗、冠状动脉血栓抽吸、多种药物联合应用治疗冠状动脉慢血流及无复流现象。独立开展左主干病变、开口病变、复杂分叉病变、慢性闭塞性病变（CTO）、严重钙化迂曲病变、支架内再狭窄的介入治疗。每年独立完成冠心病介入治疗（PCI）病例150例左右，并且每年以15%的数量增加，其中急诊PCI数量在40%。在急性心肌梗死（STEMI）的救治方面效果显著。是年，门诊量5860人次，住院病人2040人次，床位使用率124.8%。

2016年6月，心内一科更名心内科一病区。是年，科室人员未变，年门诊量6982人次，住院病人1683人次，床位使用率103.1%。主要诊疗设备有德国飞利浦M4735a除颤仪1台、美敦力5318起搏分析仪1台、美国Banux BiPAP便携式无创呼吸机1台、深圳迈瑞公司HYPERVISOPVI中央监护站1套、深圳迈瑞IMEC12便携式多参数监护仪8台、TFL-100遥测监护系统2台、北京福田FX-7202型多导自动心电图1台、微量注射泵6台等。

主要诊治范围：心血管系统多发病、常见病及疑难病的诊断与治疗，主要包括冠心病、不稳定性心绞痛、急性心肌梗死、高血压、心律失常、心力衰竭、先天性心脏病、心肌病、感染性心脏病。

2009—2016年心内科一病区主任、副主任更迭一览表

表2-8

姓　名	科　别	职　务	任职时间
颜廷国	心内一科	主任	2009.12—2016.6
秦巧萍	心内一科	副主任	2009.12—2011.6
韩庆亮	心内一科	副主任	2009.12—2015.3
颜廷国	心内科一病区	主任	2016.6—

2009—2016年心内科一病区护士长、副护士长更迭一览表

表2-9

姓　名	科　别	职　务	任职时间
邱凤兰	心内一科	护士长	2009.12—2012.6
李淑娟	心内一科	副护士长	2009.12—2012.6
		护士长	2012.6—2016.6
赵文辉	心内一科	副护士长	2012.3—2016.6
周秀丽	心内一科	副护士长	2012.6—2016.6
李淑娟	心内科一病区	护士长	2016.6—

续表 2-9

姓　名	科　别	职　务	任职时间
赵文辉	心内科一病区	副护士长	2016.6—
周秀丽	心内科一病区	副护士长	2016.6—

心内科二病区

2009 年 12 月，安丘市人民医院心内科分为心内一科、心内二科。心内二科有医护人员 24 人。其中，主任医师 1 人，副主任医师 1 人，主治医师 3 人，住院医师 9 人，主管护师 1 人，护师 4 人，护士 5 人，尹忠民任主任，李志玉任护士长。设病床 45 张。主要业务范围：高血压、冠心病、心绞痛、心肌梗死、风湿性心脏病、感染性心内膜炎、心律失常、慢性充血性心力衰竭、急性左心衰、心肌炎、心肌病（扩张型心肌病、肥厚性心肌病、酒精性心肌病、围产期心肌病）、肺栓塞、主动脉夹层、心脏瓣膜病、心包炎、心包积液等疾病的诊治。

2010 年，心内二科开展冠心病的介入治疗、左主干的介入治疗、分叉病变的介入治疗以及慢性闭塞病变的介入治疗。年门诊量 6354 人次，年住院病人 1526 人次，病床使用率 85.9%。

2012 年 8 月，心内二科由刘文霞任护士长。2013 年 1 月，开展经桡动脉行冠脉介入治疗。是年，年门诊量 7354 人次，年住院病人 1970 人次，病床使用率 90.9%。2014 年 3 月，心内二科独立开展急诊冠脉支架植入治疗。

2016 年 6 月，心内二科更名为心内科二病区。是年，心内科二病区完成急诊 PCI 280 例，无一例严重并发症发生。有医护人员 23 人。其中，高级职称 2 人，中级职称 5 人，初级职称 16 人。开放床位 45 张。年门诊量 7056 人次，住院病人 1985 人次，病床使用率 95.9%。主要设备有中央监护系统、进口无创呼吸机 1 台、心电监护仪 9 台、除颤仪 1 台、十二导联自动分析心电图机 1 台。

2009—2016 年心内科二病区主任、副主任更迭一览表

表 2-10

姓　名	科　别	职　务	任期时间
尹忠民	心内二科	主任	2009.12—2016.6
李卫红	心内二科	副主任	2009.12—2015.6
郝晓臣	心内二科	副主任	2009.12—2016.6
尹忠民	心内科二病区	主任	2016.6—
李卫红	心内科二病区	副主任	2016.6—
郝晓臣	心内科二病区	副主任	2016.6—

2009—2016 年心内科二病区护士长、副护士长更迭一览表

表 2-11

姓　名	科　别	职　务	任期时间
李志玉	心内二科	护士长	2009.12—2012.8
吕彦丽	心内二科	副护士长	2009.12—2011.8

续表 2-11

姓　名	科　别	职　务	任期时间
房德霞	心内二科	副护士长	2011.12—2014.8
刘文霞	心内二科	护士长	2012.8—2016.6
王爱莉	心内二科	副护士长	2012.8—2016.6
刘元香	心内二科	副护士长	2014.8—2016.6
刘文霞	心内科二病区	护士长	2016.6—
王爱莉	心内科二病区	副护士长	2016.6—
刘元香	心内科二病区	副护士长	2016.6—

中西医结合——心血管病区

2014 年 3 月，安丘市人民医院心内科在原有心内一科、心内二科的基础上析出心内综合病房。设床位 25 张，有护理人员 10 人。其中，主管护师 1 人，护师 4 人，护士 5 人，孙记荣任护士长。主要业务范围是冠心病、高血压、心力衰竭、心律失常、心肌病、风湿性心脏病、感染性心内膜炎、肺栓塞、心脏瓣膜病、主动脉夹层、心包炎等疾病的输液治疗。

2015 年 3 月，心内科综合病房更名为心血管病区，韩庆亮任主任，有医疗人员 7 人。其中，主任医师 1 人，主治医师 2 人，医师 4 人。年住院病人 1043 人次，床位使用率 90 %。是年，成功开展急诊冠状动脉造影术加冠状动脉支架植入术，中药治疗慢性心力衰竭，中药治疗高血压。在上级医院的协助下，完成数例永久心脏起搏器植入。

2016 年，全科有医疗人员 8 人。其中，主任医师 1 人，主治医师 3 人，医师 4 人。护理人员 12 人。其中，主管护师 1 人，护师 6 人，护士 5 人。年住院病人 1582 人次，床位使用率 159.4 %。主要诊疗设备有中央监护系统 1 套、便携式监护仪 2 台、遥测监护仪 2 台、除颤仪 1 台、十二导联自动分析心电图机 1 台。

第三节　呼吸肾内科

1989 年 6 月前，安丘县人民医院呼吸肾内科的业务及设置归于内科。1995 年 2 月，肾病专业归内一科，呼吸专业归内二科。

1998 年 2 月，呼吸肾内科设立，李文平任主任，马秀丽任护士长。有医护人员 25 人。其中，高级职称 1 人，中级职称 4 人，初级职称 20 人。配备呼吸机、肺功能仪、纤维支气管镜及成像系统、床边监护仪、血液净化等设备。

1999 年，呼吸肾内科开展无创及序贯机械通气技术。2003 年，建立重症监护治疗病房。2004 年，开展纤维支气管镜胸腔检术、经支气管镜针吸活检术。2005 年，开展纤维支气管镜代胸腔镜，诊断治疗不明原因胸腔积液。2006 年，开展雾化吸入治疗和血液灌流救治急性药物、毒物中毒及慢性肾功能衰竭治疗。2007 年，开展腹膜透析治疗慢性肾功能衰竭。

2008 年，设置床位 40 张，有医护人员 20 人。其中，副主任医师 3 人，主治医师 2 人，住院医师 4 人，主管护师 2 人，护师 5 人，护士 4 人。年门诊量 8000 人次，住院病人 1500 人次。

2009 年 1 月，呼吸肾内科分为呼吸内一科、呼吸内二科、呼吸肾内科。

2012 年 11 月，肾内科专业与呼吸专业分开，与风湿专业合并，成立肾风湿内科。是月，医院呼吸 ICU 设立。

2014 年 9 月，开展经皮扩张气管切开术，购进日本欧林巴斯电子支气管镜，开展经支气管针吸活检、内镜介入电切治疗。10 月，肾内科专业与风湿专业分开，设立肾内科和风湿免疫科。

2016 年 6 月，呼吸内一科更名为呼吸内科一病区，呼吸内二科更名为呼吸内科二病区。

1998—2009 年呼吸肾内科主任、副主任更迭一览表

表 2-12

姓　名	职　务	任职时间
李文平	主任	1998.2—2007.3
王林萍	副主任	1998.2—2009.1
郎需和	副主任	2000.3—2007.3
	主任	2007.3—2009.1
崔建英	副主任	2007.3—2009.1

1998—2009 年呼吸肾内科护士长、副护士长更迭一览表

表 2-13

姓　名	职　称	任职时间
马秀丽	护士长	1998.2—1999.4
李瑞芳	副护士长	1998.2—1999.4
董振芬	护士长	1999.4—2009.1
李瑞芳	副护士长	2003.2—2004.3
赵迎春	副护士长	2004.3—2009.1
周玉娟	副护士长	2007.2—2009.1

呼吸内科一病区

2009 年 1 月，安丘市人民医院呼吸内一科由呼吸肾内科析出。张永波任主任，周玉娟任护士长，有医护人员 22 人。其中，副高级职称 2 人，中级职称 4 人，初级职称 16 人。开放病床 40 张。主要诊治慢性阻塞性肺病、支气管哮喘、支气管肺癌、肺不张、支气管炎、肺炎、支气管扩张、肺部感染、胸膜炎、气胸、胸腔积液、肺栓塞、各种呼吸衰竭、心力衰竭、间质性肺病、不明原因发热、不明原因憋气、不明原因咯血等呼吸内科系统疾病。

2009 年，呼吸内一科开展经皮扩张气管切开术，并购进日本欧林巴斯电子支气管镜，开展经支气管针吸活检、内镜介入电切治疗。

2010 年 1 月，40 岁女性患者李某，因反复多次自发性气胸入住该科，经治疗好转出院，最终诊断为肺淋巴管肌瘤病，后到上级医院确诊，得到上级医院专家肯定。此患者为安丘市第一例诊断的患者。3 月，男性患者葛某，78 岁，因咳嗽、胸闷、憋气 3 个月到呼吸内一科就诊。此前患者到多家医院就诊未能确诊病情，此次入院时经病理证实诊断为复发性多软骨炎。这一病例证明呼吸内一科对疑难病、罕见病的诊断处于较高水平。是年，开展肺功能检测。

2012年11月，医院呼吸ICU设立。同时，启用内科2号楼。呼吸内一科由内科1号楼3楼迁至内科2号楼7楼。呼吸ICU的建立，为进一步救治危重症病人创造条件。呼吸内科在同级医院中率先开展机械通气治疗各种呼吸衰竭、心力衰竭，特别是慢性阻塞性肺病、冠心病心衰、呼吸肌麻痹等。规范化治疗肺癌及肺栓塞方面，在同级医院处于领先水平。在危重症治疗方面，熟练掌握电子支气管镜技术在肺部疾病中的应用，包括各种肺部疾病的诊断及介入治疗。熟练应用肺功能检查在多个领域中的应用。同时，开展并熟练应用经皮气管切开术，熟练应用微创治疗气胸及胸腔积液，效果明显。

2016年，呼吸内一科开展FENO检测。6月，呼吸内一科更名为呼吸内科一病区。12月，全科有医护人员22人。其中，副高级职称1人，中级职称6人，初级职称15人。开放床位40张，设有高中档病房。主要设备仪器有进口有创呼吸机2台、进口无创呼吸机5台、心电监护仪5台、电子支气管镜2台、多功能肺功能仪1台、床旁肺功能仪1台。

2009—2016年呼吸内科一病区主任、副主任更迭一览表

表2-14

姓　名	科　别	职　务	任职时间
张永波	呼吸内一科	主任	2009.1—2016.6
王　俊	呼吸内一科	副主任	2009.1—2016.5
李沛臻	呼吸内一科	副主任	2014.8—2016.6
张永波	呼吸内科一病区	主任	2016.6—
李沛臻	呼吸内科一病区	副主任	2016.6—

2009—2016年呼吸内科一病区护士长、副护士长更迭一览表

表2-15

姓　名	科　别	职　务	任职时间
周玉娟	呼吸内一科	护士长	2009.1—2016.6
杨素红	呼吸内一科	副护士长	2009.1—2016.6
张　萍	呼吸内一科	副护士长	2010.3—2012.11
周玉娟	呼吸内科一病区	护士长	2016.6—
杨素红	呼吸内科一病区	副护士长	2016.6—

呼吸内科二病区

2009年1月，安丘市人民医院呼吸内二科从呼吸肾内科析出，独立成科。郎益温任主任，赵迎春任护士长。有医疗人员5人。其中，副主任医师1人，主治医师1人，住院医师3人，硕士研究生2人。呼吸内二科和肾风湿内科共用一个护理单元。护理人员14人。其中，主管护师3人，护师5人，护士6人。开放床位40张，设有高中档病房。主要诊治慢性阻塞性肺病、支气管哮喘、支气管肺癌、肺不张、支气管炎、肺炎、支气管扩张、肺部感染、胸膜炎、气胸、胸腔积液、肺栓塞、各种呼吸衰竭、心力衰竭、间质性肺病；不明原因发热、不明原因憋气、不明原因咯血等病症等呼吸内科疾病。是年10月，开展并熟练应用经皮气管切开术，开展微创治疗气胸及胸腔积液。

2012 年 12 月，与肾风湿内科护理单元分开。护理人员仍为 14 人。2013 年 9 月，崔建英去四川华西医院进修学习多导睡眠检测技术。2015 年，科室开展 FENO 在呼吸系统疾病的临床应用及气管镜 TBNA 技术。

2016 年 6 月，呼吸内二科更名为呼吸内科二病区。10 月，开展经皮肺活检术。至年底，全科有医护人员 22 人。其中，医疗人员 8 人，包括副主任医师 2 人，主治医师 2 人，住院医师 4 人；护理人员 14 人，包括主管护师 2 人，护师 6 人，护士 6 人。开放床位 40 张。主要设备有进口有创呼吸机 4 台（RICU 病房）、进口无创呼吸机 7 台、心电监护仪 5 台、电子支气管镜 2 台（内镜室）、多功能肺功能仪 1 台（内镜室）、呼出气一氧化氮检测仪 1 台（RICU 病房）。科室开展机械通气治疗各种类型的呼吸衰竭、心力衰竭，特别是慢性阻塞性肺病、冠心病心衰、呼吸肌麻痹等。规范化治疗肺癌及肺栓塞方面在同级医院中处于领先水平，在危重症治疗方面有特长。呼吸 ICU 的建立为进一步救治危重症病人创造条件，开展电子支气管镜技术在肺部疾病中的应用，包括各种肺部疾病的诊断及介入治疗，熟练应用肺功能检查在多个领域中的应用。

2009—2016 年呼吸内科二病区主任、副主任更迭一览表

表 2-16

姓　名	科　别	职　务	任职时间
郎益温	呼吸内二科	主任	2009.1—2016.6
崔建英	呼吸内二科	副主任	2009.1—2016.6
郎益温	呼吸内科二病区	主任	2016.6—
崔建英	呼吸内科二病区	副主任	2016.6—

2009—2016 年呼吸内科二病区护士长、副护士长更迭一览表

表 2-17

姓　名	科　别	职　务	任职时间
赵迎春	呼吸内二科	护士长	2009.1—2016.6
李丽霞	呼吸内二科	副护士长	2009.1—2012.12
宿宝娥	呼吸内二科	副护士长	2009.1—2016.6
赵迎春	呼吸内科二病区	护士长	2016.6—
宿宝娥	呼吸内科二病区	副护士长	2016.6—

呼吸重症监护（ICU）病区

2012 年 11 月，安丘市人民医院呼吸重症监护室，在呼吸内科 3 个病区的基础上成立。没有独立的医疗组，只设立护理单元，李文平任主任。

病房在内科 2 号楼 8 楼，有护理人员 12 人。其中，主管护师 1 人，护师 3 人，护士 8 人。开放床位 30 张。主要仪器设备有进口有创呼吸机 8 台、进口无创呼吸机 2 台、心电监护仪 10 台、中心监护仪 1 台、除颤监护仪 1 台、机械排痰仪 1 台、多导睡眠监测仪 1 台、床边简易睡眠监测仪 1 台、呼出气一氧化氮测定仪 1 台。

主要诊治范围：慢性阻塞性肺病急性发作（慢

性支气管炎、肺气肿等）、重症哮喘、ARDS、肺部感染性疾病（肺炎、肺脓肿、支气管扩张及肺结核等）、肺部肿瘤、肺间质性疾病患者的诊断和治疗，急、慢性呼吸衰竭患者的处理，睡眠呼吸障碍（中枢性与阻塞性睡眠呼吸障碍综合征）患者的诊断和治疗，呼出气一氧化氮测定。

2016年6月，呼吸重症监护室更名为呼吸重症监护病区。是年，科室有护理人员14人。其中，主管护师2人，护师8人，护士4人。

2012—2016年呼吸重症监护病区护士长、副护士长更迭一览表

表2-18

姓　名	科　别	职　务	任职时间
张　萍	呼吸重症监护室	护士长	2012.11—2016.6
殷庆云	呼吸重症监护室	副护士长	2015.9—2016.6
张　萍	呼吸重症监护病区	护士长	2016.6—
殷庆云	呼吸重症监护病区	副护士长	2016.6—

第四节　肾内科

1994年2月，安丘市人民医院首次派郎需和去山东医科大学附属医院进修肾内科专业。1995年2月进修结束返院后，郎需和调入内一科，开始从事肾脏疾病专业治疗。

1998年2月，肾病专业与呼吸疾病专业合并成立呼吸肾内科。郎需和调入呼吸肾内科，从事肾专业疾病的诊疗。

2000年3月，郎需和任呼吸肾内科副主任，主管肾专业疾病诊疗。2007年3月，郎需和任呼吸肾内科主任。是年，开展腹膜透析。

2009年1月，呼吸肾内科分呼吸内一科、呼吸内二科、呼吸肾内科3个科。郎需和任呼吸肾内科主任。

2012年11月，肾内科与呼吸专业分开，与风湿专业合并，改称肾风湿内科，郎需和任主任。有医疗人员8人。其中，副主任医师2人，主治医师1人，住院医师5人。有护理人员11人。其中，主管护师1人，护师3人，护士7人。设床位30张，实际开放床位43张。是年，开展临时透析病人深静脉（颈内静脉、股静脉）置管术。

2013年10月，肾内科门诊从呼吸肾内科门诊分出，成立肾内科专科门诊。是年，开展自体人工动静脉内瘘成形术。

2014年10月，肾内科专业与风湿专业分开，独立成科。肾内科、风湿内科同在原病区，共用原护理组。郎需和任肾内科主任。科室有医疗人员6人。其中，副主任医师1人，主治医师1人，住院医师4人。有护理人员11人。其中，主管护师1人，护师3人，护士7人。核定床位15张，开放床位20张。是年，郎需和主持的《不同膜材料透析器对维持性血液透析患者肾性骨病相关因素的影响》获潍坊市科技进步二等奖；《快速诊治方案在急性输尿管结石中的研究》通过2014年潍坊市科研立项，达国内先进水平，2015年通过潍坊市科技局科研鉴定，同时被评为第四届潍坊市职工优秀技术创新成果三等奖。2015年，门诊量2424人次，住院病人452人次。

2016年，全科医护人员18人。其中，副主任医师1人，主治医师3人，住院医师2人，护理12人。年门诊量3459人次，住院病人482人次。科室主要设备有无创呼吸机1台、床旁多功能心电监护仪3台、微量注射泵2台、与专业相关的血透室血液透析机25台、血液透析滤过机2台、水处理机2台套。主要业务范围是各种原发性肾脏病（如急慢性肾小球肾炎、急进性肾小球肾炎、肾病综合征、急慢性肾功能衰竭、急慢性间质性肾炎、泌尿系感染等）及各种继发性肾脏病（如高血压肾病、糖尿病肾病、骨髓瘤肾病、狼疮性肾炎、紫癜性肾炎、梗阻性肾病、缺铁性肾病等）的诊治；各种原因的水肿、蛋白尿诊断与治疗，透析病人各种慢性并发症（如继发性甲旁亢、肾性骨病）的处理，透析病人血管通路（人工动静脉内瘘成形术、深静脉植管术）的建立及维护。

2009—2016 年肾内科（呼吸、风湿专业）主任、副主任更迭一览表

表 2-19

姓　名	科　室	职　务	任职时间
郎需和	呼吸肾内科	主任	2009.1—2012.11
孙　琳	呼吸肾内科	副主任	2009.1—2012.11
郎需和	肾风湿内科	主任	2012.11—2014.10
孙　琳	肾风湿内科	副主任	2012.11—2014.10
郎需和	肾内科	主任	2014.10—
王增良	肾内科	副主任	2014.10—

2009—2016 年肾内科（呼吸、风湿专业）护士长、副护士长更迭一览表

表 2-20

姓　名	科　室	职　务	任职时间
赵迎春	呼吸肾内科	护士长	2009.1—2012、11
宿宝娥	呼吸肾内科	副护士长	2009.1—2012、11
李丽霞	呼吸肾内科	副护士长	2009.1—2012.11
	肾内科、风湿内科	护士长	2012.11—
王光欣	肾内科、风湿内科	副护士长	2014.10—

血液透析　1996 年 10 月，安丘市人民医院设立血液透析室，购进日本产血液透析机 2 台。血液透析室设 1 名医生，2 名护士，由王兰云负责，隶属于内二科，后归呼吸肾内科管理。血液透析室主要业务范围是急性肾功能衰竭，慢性肾功能衰竭（尿毒症期）、各种原因引起的电解质紊乱，各种药物、毒物中毒的血液净化治疗。

1996 年，血液透析室成功开展血液透析技术与无肝素血液透析技术。

1999 年 1 月，血液透析室独立成科。王兰云任副主任，主持工作。2000 年，马秀丽任护士长，增加医生、护士各 1 人。添置日本产血液透析机 1 台。

2004 年 3 月，血液透析室由郎需和任主任，王会玉任护士长，购置日本产血液透析机 1 台、日本产血液透析滤过机（挂袋式）1 台。是年，开展血液透析联合血液灌流技术及血液透析滤过技术（挂袋式）。

2010 年，血液透析室由刘培丽任护士长。添置日本产血液透析机 3 台。2012 年，范常云任护士长，设 3 名医生，6 名护士。购置日本产血液透析机 6 台。

2016 年 5 月，血液透析室从市南区搬迁至北区新院。有医护人员 13 人。其中，副主任医师 2 人，主治医师 1 人，主管护师 5 人，护士 5 人。有 23 台日本产血液透析机，3 台日本产血液透析滤过机（其中 1 台挂袋式，2 台在线式）。是年，成功开展在线式血液透析滤过技术。

1999—2016 年血液透析室主任、副主任更迭一览表

表 2-21

姓　名	职　务	任职时间
王兰云	副主任	1999.1—2000.3
	主任	2000.3—2004.3
陈安国	副主任	2002.3—
郎需和	主任（兼）	2004.3—

1999—2016 年血液透析室护士长、副护士长更迭一览表

表 2-22

姓　名	职　务	任职时间
马秀丽	护士长	2000—2004
王会玉	护士长	2004—2010
刘培丽	护士长	2010—2012
范常云	护士长	2012—
逯　静	副护士长	2013—2016

第五节　风湿免疫科

2005 年 2 月，安丘市人民医院派孙琳到北京大学人民医院风湿免疫科进修。

2006 年 3 月，医院风湿免疫门诊设立，有副主任医师孙琳 1 人，隶属于门诊部管理。住院病人收住在消化内科病房，由孙琳管理。年门诊量 1800 人次，住院病人 66 人次。

2007 年，孙琳应用抗核抗体谱诊断系统性红斑狼疮；开展关节腔穿刺术，用关节腔注射曲安奈德治疗类风湿关节炎、骨关节炎，注射玻璃酸钠治疗骨关节炎；规范应用慢作用抗风湿药物治疗类风湿关节炎。

2008 年 12 月，风湿免疫科设立，由外来人员赵玲加盟主持工作，在外科楼 1 楼设立病房。有医疗人员 6 人，护理人员 8 人，潘玉莲任护士长，开放床位 20 张。治疗过程中，以针灸、理疗、中药为主。

2012 年 11 月，风湿免疫科和肾内科合并为肾风湿科，孙琳任副主任。2013 年，开展检测抗 CCP 抗体诊断类风湿关节炎。

2014 年 9 月，风湿免疫科开始独立，孙琳任主任，有医疗人员 6 人，与肾内科共用一个护理单元，有护理人员 11 人。其中，主管护师 1 人，护师 3 人，护士 7 人。李丽霞任护士长。门诊位于门诊楼 3 楼东首，病房位于内科 2 号楼 10 楼，固定床位 17 张。主要诊治各种风湿免疫疾病，尤其是应用关节腔灌注治疗类风湿关节炎等风湿病。是年，开展关节腔注入甲氨蝶呤治疗类风湿关节炎。至年底，门诊量 3600 人次，住院病人 330 人次。科内有中频治疗仪 2 台、红外线治疗仪 4 台、离子导入仪 1 台。

2015 年，开展“云克”介入治疗类风湿关节炎，获院内创新成果三等奖；孙琳主持的课题《关节腔灌注肿瘤坏死因子拮抗剂联合甲氨蝶呤治疗类风湿关节炎》获潍坊市总工会、科技局、科协组织的职工优秀创新成果三等奖。2016年，孙琳主持的课题《关节腔灌注肿瘤坏死因子拮抗剂联合甲氨蝶呤治疗类风湿关节炎》获潍坊市科技进步二等奖。科室开展应用生物制剂治疗风湿病；应用中西医结合治疗风湿病；开展B超诊断关节炎，唇腺活检诊断干燥综合征，CT引导下骶髂关节注射生物制剂治疗强直性脊柱炎。

2016年，全科有医疗人员3人。其中，副主任医师1人，住院医师2人。护理人员9人。其中，主管护师1人，护师4人，护士4人。仍与肾内科共用一个护理单元。开放床位15张。年门诊量4200人次，住院病人360人次，床位使用率82%。

2008—2016年风湿免疫科护士长、副护士长更迭一览表

表2-23

姓　名	科　室	职　务	任职时间
潘玉莲	风湿科	护士长	2008.12—2011.3
李丽霞	肾风湿科	护士长	2012.11—
王光欣	肾内科、风湿免疫科	副护士长	2014.10—

第六节　消化内分泌科

1998年2月前，医院消化及内分泌专业的业务及设置先后归内科、内二科。

1998年2月，内科专业调整分出消化内分泌科。消化内分泌科由都治芳任主任，董振芬任护士长，有医护人员19人。其中，副主任医师1人，主治医师2人，主管护师1人。主要负责消化系统、内分泌系统疾病的诊疗。门诊设于门诊楼2楼西，年门诊量8000人次，病房设在内科楼2楼，开放床位36张，住院病人1000人次。

2002年内科楼启用后，消化内分泌科病房搬到内科楼8楼，开放床位36张。

2003年12月，消化内分泌科由李学兴任主任。2004年3月新建门诊楼启用后，消化内分泌科门诊设在新门诊楼2楼西侧。医院购置血酮体检验仪后，内分泌专业开展酮症酸中毒及血尿酮体的检测，进一步提高酮症酸中毒抢救成功率。

2005年医院购进高频电切刀后，消化专业开展内镜下胃肠道息肉摘除术。2006年，消化专业开展无水乙醇治疗肝囊肿。2007年，消化专业开展胃镜下套扎器套扎治疗门脉高压胃底食管静脉曲张。内分泌专业开展糖化血红蛋白及微量白蛋白的检测，对慢性糖尿病的治疗起重大作用。是年，科室有医护人员20人。其中，副主任医师3人，主治医师2人，医师4人；主管护师2人，护师1人，护士8人。开放床位35张，年门诊量1万人次，住院病人1500人次，抢救危重病人276人次，抢救成功率95%以上。

2008年1月，消化、内分泌专业分开，分别成立消化内科、内分泌科，仍为同一护理单元、同一病房。

1998—2008 年消化内分泌科主任、副主任更迭一览表

表 2-24

姓　名	职　务	任职时间
都治芳	主任	1998.2—2003.12
李学兴	副主任	1998.2—2003.12
常光宇	副主任	1998.2—2008.1
李学兴	主任	2003.12—2008.1
王风华	副主任	2005.1—2008.1
宫爱芹	副主任	2005.1—2008.1

1998—2008 年消化内分泌科护士长、副护士长更迭一览表

表 2-25

姓　名	职　务	任职时间
董振芬	护士长	1998.2—1999.4
徐　香	副护士长	1998.2—1999.4
伍春荣	护士长	1999.4—2004.2
刘振杰	副护士长	1999.4—2003.3
邢秀玲	副护士长	2003.3—2008.1
李风华	护士长	2004.2—2008.1
任金民	副护士长	2004.3—2006.3
孙天会	副护士长	2007.3—2008.1

消化内科

2008 年 1 月前，医院消化专业的业务及设置先后归内科、内二科、消化内分泌科。

2008 年 1 月，消化内科从消化内分泌科分出，形成独立科室。李学兴任主任，李风华任护士长；有医疗人员 8 人。其中，副主任医师 2 人，主治医师 1 人。护理与内分泌科同用一个护理单元。主要业务范围：消化道出血、消化性溃疡、胃炎、胃食管反流病、食管良恶性狭窄、胃肠道息肉、胃食管内异物、胃结石、胆囊炎、胆系结石、胆道感染、脂肪肝、急性胰腺炎、肝炎、不明原因的肝功能异常、肝硬化、肝性脑病、肝脓肿、肝囊肿、布加氏综合征、食管胃底静脉曲张、溃疡性结肠炎、克罗恩病、腹膜炎、胃肠道功能紊乱、消化系统恶性肿瘤，以及不明原因的腹痛、腹水、腹泻、黄疸、消瘦、贫血等病症的治疗，消化内科疑难杂症、重症疾病的治疗，重症急性胰腺炎的治疗，肝硬化消化道大出血的治疗，梗阻性黄疸的治疗等。

2011 年，消化内科开展消化内科微创治疗和消化道内镜下止血夹止血术。2012 年 11 月内科 2 号楼启用后，消化内科、内分泌科护理单元及病房分开，形成两个独立的科室。消化内科位于内科 2 号楼 11 楼，门诊位于门诊楼 2 楼西侧。李学兴任主任，都雯静任护士长。有医护人员 21 人。其中，副主任医师 2 人，主治医师 2 人，医

师 5 人；主管护师 1 人，护师 3 人，护士 8 人。开放床位 30 张，年门诊量 9000 人次，住院病人 1800 人次。

2012 年，开展无痛胃镜、结肠镜检查术。2013 年,开展内镜下逆行胰胆管造影术诊疗技术。2014 年，开展单人肠镜技术、内镜下消化道粘膜切除术。2015 年，内镜室引进 NBI 内镜，开展消化道内镜早期癌诊疗技术，提高消化道早期癌的诊断。

2016 年，全科有医护人员 23 人。其中，主任医师 1 人，副主任医师 1 人，主治医师 4 人，主管护师 1 人，硕士学位 1 人。设床位 30 张，实际开放床位 43 张。年门诊量 1.5 万人次，住院病人 2200 人次，内镜下手术 100 人次。主要诊疗设备有奥林巴斯电子胃镜、电子结肠镜、电子十二指肠镜、高频电刀、心电监护仪等。

2008—2016 年消化内科主任、副主任更迭一览表

表 2-26

姓 名	职 务	任职时间
李学兴	主任	2008.1—
王风华	副主任	2008.1—

2008—2016 年消化内科（含内分泌科）护士长、副护士长更迭一览表

表 2-27

姓 名	科 别	职 务	任职时间
李风华	消化内科（含内分泌科）	护士长	2008.1—2010.3
邢秀玲	消化内科（含内分泌科）	副护士长	2008.1—2009.4
孙天会	消化内科（含内分泌科）	副护士长	2008.1—2011.11
都雯静	消化内科（含内分泌科）	副护士长	2009.4—2010.3
李玉梅	消化内科（含内分泌科）	副护士长	2010.3—2012.12
都雯静	消化内科（含内分泌科）	护士长	2010.3—2012.12
	消化内科	护士长	2012.12—
高 敏	消化内科	副护士长	2012.5—

内分泌科（含糖尿病早期检测中心）

2008 年 1 月前，医院内分泌专业的业务及设置先后归内科、内二科、消化内分泌科。

2008 年 1 月，内分泌专业从消化内分泌科析出，独立为内分泌科，在内科楼 8 层设置病房，编制病床 30 张，与消化内科同用一个护理单元。常光宇任主任，李风华任护士长，有医护人员 17 人。其中，副主任医师 1 人，主治医师 3 人，主管护师 3 人，护师 5 人，护士 5 人。主要业务范围是糖尿病酮症酸中毒、糖尿病高渗昏迷、乳酸性酸中毒、低血糖昏迷、糖尿病周围神经病变、糖尿病合并心、脑血管并发症等糖尿病及各种急慢性并发症的诊断与治疗；甲状腺功能亢进、亚急性甲状腺炎、甲状腺肿瘤、甲状旁腺疾病等甲状腺疾病的诊治；Cushing 综合征、内分泌性高血压、脑垂体疾病、痛风、肥胖和代谢综合征等肾上腺疾病的防治。是年，开展胰岛素泵持续皮下注射控制血糖，131 碘治疗甲状腺功能亢进、甲状腺高功能结节。

2008 年，科室门诊量 8000 人次，住院病人

800 人次。2009 年，门诊量 9000 人次，住院病人 870 人次。是年起，门诊及住院病人逐渐递增。

2012 年 1 月，糖尿病早期检测中心从内分泌科析出，独立成科。是年，内分泌科编制病床 25 张。与糖尿病早期检测中心同用一个护理单元。常光宇任主任，李玉梅任副护士长，主持工作。有医护人员 13 人。其中，副主任医师 1 人，主治医师 2 人，医师 1 人，主管护师 1 人，护师 3 人，护士 5 人。糖尿病早期检测中心由宫爱芹任主任，有主治医师 2 人，医师 1 人。主治范围同内分泌科。5 月，应用糖尿病治疗仪治疗糖尿病慢性并发症。11 月，消化内科、内分泌科护理单元分开。

2013 年 4 月，糖尿病早期检测中心由李华红任副主任，主持工作。开展糖尿病并发症筛查仪早期筛查糖尿病并发症。9 月，李华红任糖尿病早期检测中心主任，逯静任护士长，李玉梅调神经内科。是年，糖尿病早期检测中心门诊量 5000 人次，住院病人 400 人次。

2014 年 4 月，糖尿病早期检测中心并入内分泌科，常光宇任主任，李华红任副主任，逯静任护士长。设置床位 25 张，开放床位 30 张。有医护人员 17 人。其中，副主任医师 1 人，主治医师 4 人，医师 1 人，主管护师 1 人，护师 4 人，护士 6 人。9 月，逯静调血液透析室，韩晓丽调入任护士长。是年，门诊量 8000 人次，住院病人 900 人次。

2016 年，内分泌科有医护人员 17 人。其中，副主任医师 2 人，主治医师 3 人，住院医师 2 人，主管护师 3 人，护师 5 人，护士 2 人。有床位 25 张，门诊量 1.7 万人次，住院病人 1000 人次。

2008—2016 年内分泌科（含糖尿病早期检测中心）主任、副主任更迭一览表

表 2-28

姓 名	科 别	职 务	任职时间
常光宇	内分泌科	主任	2008.1—
宫爱芹	内分泌科	副主任	2008.1—2012.1
	糖尿病早期检测中心	主任	2012.1—2013.4
李华红	糖尿病早期检测中心	副主任	2013.4—2013.9
	糖尿病早期检测中心	主任	2013.9—2014.4
	内分泌科	副主任	2014.4—

2008—2016 年内分泌科（含糖尿病早期检测中心）护士长、副护士长更迭一览表

表 2-29

姓 名	科 别	职 务	任职时间
李风华	内分泌科（含消化内科）	护士长	2008.1—2010.3
邢秀玲	内分泌科（含消化内科）	副护士长	2008.1—2009.4
孙天会	内分泌科（含消化内科）	副护士长	2008.1—2011.11
都雯静	内分泌科（含消化内科）	副护士长	2009.4—2010.3
	内分泌科（含消化内科）	护士长	2010.3—2012.11
李玉梅	内分泌科（含消化内科）	副护士长	2010.3—2012.11
	内分泌科、糖早检科	副护士长	2012.11—2013.9

续表 2-29

姓　名	科　　别	职务	任职时间
逯　静	内分泌科、糖早检科	护士长	2013.9—2014.9
韩晓丽	内分泌科	护士长	2014.9—
刘惠平	内分泌科	副护士长	2014.9—

第七节　神经内科

1998 年 2 月前，安丘市人民医院神经内科的业务归属内科、保健科、内三科。1998 年 2 月，内科系统调整时，神经内科独立成科。李忠刚任主任，马秀梅任护士长。有医护人员 22 人。其中，主治医师 3 人，住院医师 4 人，医士 2 人，护师 8 人，护士 5 人。设病床 30 张。是年，开展穴位注射治疗各种偏头痛、紧张性头痛、神经阻滞治疗各种神经痛和体壁反馈治疗中枢性偏瘫，开展尿激酶静脉溶栓治疗超早期脑梗死、活血化瘀治疗早期脑出血、中西医结合治疗脑血管病。

1999 年，开展氦氖激光治疗仪、偏模拟治疗机电脑超声波治疗仪治疗脑血管性偏瘫。

2001 年，开展大剂量甲基强的松龙冲击治疗格林巴利综合征、多发性肌炎、重症肌无力。

2002 年，开展脑血管病的早期康复治疗，开展抗凝治疗频发性 TIA、进展性脑梗死、脑静脉窦血栓形成、外周静脉血栓形成等。

2004 年 5 月，鞠作泉任主任。是年，开展脑血管造影术和介入动脉内溶栓治疗超急性期、脑梗死脑血管病性偏瘫的早期康复治疗。

2005 年，开展联合抗凝治疗脑梗死、神经功能重建系统治疗脑血管病性偏瘫。2006 年，开展敏化美注射治疗神经症。

2007 年，开展肉毒毒素注射治疗肌痉挛。是年 12 月，科室技术力量雄厚，医疗设备齐全，有医护人员 40 人。其中，医疗人员 17 人，主任医师 1 人，副主任医师 3 人，主治医师 2 人，医师 11 人。有护理人员 23 人。设置床位 72 张，拥有神经功能重建仪 1 台、电脑超声波治疗机 1 台、心电监护仪 1 台、电脑控温冰帽 1 台、电脑控温冰毯 1 台、脑生理治疗仪 1 台、微量静脉注射泵 2 台等。门诊 14500 人次，住院 2300 人次，抢救危重病人 268 人次，抢救成功率 91% 以上。

2008 年 3 月，神经内科分为神经内一科、神经内二科。神经内科病区鞠作泉任主任。12 月，随着病员的增加，神经内科析出神经内三科。

2009 年 3 月，神经内科析出神经内四科。

2013 年 1 月，神经内科析出神经内五科。11 月，析出中西医结合中风病区。

2016 年 6 月，神经内一科更名为神经内科一病区，神经内二科更名为神经内科二病区并析出神经内科介入病区，神经内三科更名为神经内科三病区并析出神经内科眩晕病区，神经内四科更名为神经内科四病区，神经内五科更名为神经内科五病区。8 月，“脑血管健康中国行”全国公益活动第十站（安丘站）启动仪式在安丘市人民医院启动。

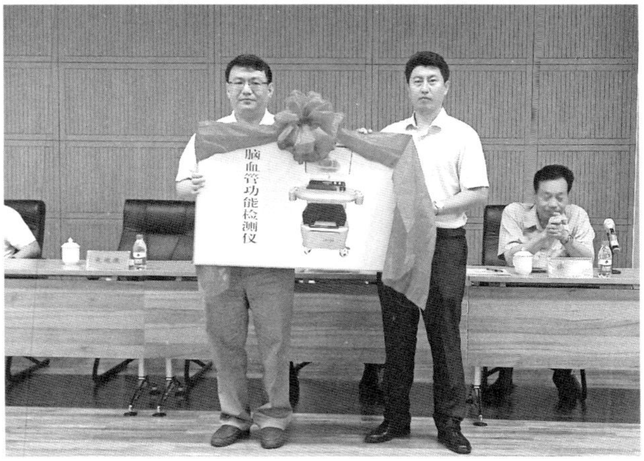

图 2-9　2016 年 8 月，“脑血管健康中国行”全国公益活动第十站（安丘站）启动仪式

1998—2008 年神经内科主任、副主任更迭一览表

表 2-30

姓　名	职　务	任职时间
李忠刚	主任	1998.2—2004.5
鞠作泉	副主任	1998.2—2004.5
	主任	2004.5—2008.3
宋曰礼	副主任	2000.3—2008.3
孟晓彬	副主任	2002.1—2008.3
郑树旺	副主任	2004.12—2008.3
王彦贞	副主任	2004.12—2008.3

1998—2008 年神经内科护士长、副护士长更迭一览表

表 2-31

姓　名	职　务	任职时间
马秀梅	护士长	1998.2—2002.1
刘振杰	副护士长	1998.2—1999.4
徐　香	副护士长	1999.4—2003.2
房永红	副护士长	2000.5—2008.3
李建芳	护士长	2002.1—2008.3
马建英	护士长	2003.2—2008.3
王凤霞	副护士长	2003.2—2008.3
程　华	副护士长	2007.3—2008.3

说明：2003—2008 年设两个病区

神经内科一病区

2008 年 3 月，安丘市人民医院神经内一科由神经内科析出。鞠作泉兼任主任，李建芳任护士长。开设床位 30 张。拥有医护人员 22 人。其中，主任医师 1 人，副主任医师 2 人，主治医师 3 人，主管护师 3 人。年门诊 4000 人次，住院 1500 人次。是年 5 月，开展脑血管造影术、脑梗死介入动脉溶栓术。7 月，在上级医院专家指导下，开展安丘市首例颈内动脉支架植入术、首例颅内动脉瘤弹簧圈填塞术。 12 月 12 日，独立开展安丘市首例椎动脉支架植入术。2009 年 1 月 12 日，独立完成安丘市首例颈内动脉支架植入术。2013 年 1 月，开展超声溶栓治疗仪治疗急性脑梗死新技术。

2014 年 3 月，徐海燕任神经内一科护士长。

2016 年 5 月，科室迁至北区新院，在病房楼 9 楼；开设床位 48 张，实际开放床位 95 张。6 月，神经内一科更名为神经内科一病区。是年，神经内科一病区有医护人员 22 人。其中，主任医师 2 人，主治医师 4 人，主管护师 3 人。年门诊量 5000 人次，住院病人 2000 人次。主要仪器设备

有富氧液体治疗仪、心电监护仪、电脑控温冰帽、电脑控温冰毯、微量注射泵。治疗范围为脑梗死、脑出血、蛛网膜下腔出血、脑供血不足等脑血管病，各种性质的脑炎、脑膜炎，肌病、外周神经系统疾病，神经症、头痛、头晕。

2008—2016 年神经内科一病区主任、副主任更迭一览表

表 2-32

姓　名	科　别	职　务	任职时间
鞠作泉	神经内一科	主任（兼）	2008.3—2016.6
宋曰礼	神经内一科	副主任	2008.3—2009.3
李庆华	神经内一科	副主任	2008.12—2013.1
徐　蕾	神经内一科	副主任	2009.1—2009.3
李德全	神经内一科	副主任	2014.3—2016.6
鞠作泉	神经内科一病区	主任（兼）	2016.6—
李德全	神经内科一病区	副主任	2016.6—

2008—2016 年神经内科一病区护士长、副护士长更迭一览表

表 2-33

姓　名	科　别	职　务	任职时间
李建芳	神经内一科	护士长	2008.3—2014.3
王凤霞	神经内一科	副护士长	2008.3—2008.10
陈金玲	神经内一科	副护士长	2008.3—2016.6
刘妮娜	神经内一科	副护士长	2009.10—2016.6
徐海燕	神经内一科	护士长	2014.3—2016.6
	神经内科一病区	护士长	2016.6—
陈金玲	神经内科一病区	副护士长	2016.6—
刘妮娜	神经内科一病区	副护士长	2016.6—

神经内科二病区

2008 年 3 月，医院神经内二科独立成科，有医疗人员 8 人。其中，副主任医师 2 人，主治医师 2 人，住院医师 4 人。有护理人员 14 人。其中，主管护师 3 人，护师 4 人，护士 7 人。设置床位 30 张，开放床位 35 张，床位使用率 120%。主要诊疗范围，急慢性脑血管病（脑梗死、脑出血、蛛网膜下腔出血、后循环缺血、血管性痴呆），神经变性病（阿尔默茨海默病、运动神经病、多系统萎缩等），运动障碍病（帕金森病、舞蹈病、肝豆状核变性、抽动症等），中枢神经系统感染，中枢神经系统脱髓鞘病各种癫痫，周围神经病，各种头痛、头晕、睡眠障碍，各种原因所致的脑病等。是年，率先开展脑血管造影术、脑梗死介入动脉溶栓术。在上级医院专家指导下开展颈内动脉及椎动脉支架植入术。

2009 年，在上级医院专家指导下，开展安丘市首例颅内动脉支架植入术。

2010年，开展脑血管狭窄支架置入术，对于脑血管狭窄的治疗达到国内同级医院领先水平。2011年，开展脑血管狭窄支架置入术，治疗血管性痴呆。2012年，开展动脉溶栓治疗脑梗死；实施责任制整体护理病房模式，为病人提供细致周到的基础护理和完善的健康教育。2013年，开展超声溶栓治疗仪治疗急性脑梗死新技术和光敏疗法治疗面神经麻痹新技术。

2016年5月，科室迁至北区新院病房楼10楼。6月，神经内二科更名为神经内科二病区并析出神经内科介入病区。是年，全科有医疗人员8人。其中，主任医师1人，副主任医师1人，主治医师3人，住院医师3人。有护理人员16人。其中，副主任护师1人，主管护师1人，护师7人，护士7人。年门诊量4000人次，住院病人1917人次，核定床位35张，开放床位40张，床位使用率154%。主要仪器设备有心电监护仪6台，自动分析心电图机1台。

2008—2016年神经内科二病区主任、副主任更迭一览表

表2-34

姓　名	科　别	职　务	任职时间
孟晓彬	神经内二科	主任	2008.3—2016.6
王彦贞	神经内二科	副主任	2008.3—2016.6
郑树旺	神经内二科	副主任	2008.3—2008.12
胡先勇	神经内二科	副主任	2008.3—2016.6
孟晓彬	神经内科二病区	主任	2016.6—
王彦贞	神经内科二病区	副主任	2016.6—

2008—2016年神经内科二病区护士长、副护士长更迭一览表

表2-35

姓　名	科　别	职　务	任职时间
马建英	神经内二科	护士长	2008.3—2010.3
房永红	神经内二科	副护士长	2008.3—2008.8
程　华	神经内二科	副护士长	2008.3—2010.3
	神经内二科	护士长	2010.3—2010.9
李园园	神经内二科	副护士长	2008.12—2013.9
刘新美	神经内二科	副护士长	2010.3—2010.9
王凤霞	神经内二科	护士长	2010.9—2016.6
王新梅	神经内二科	副护士长	2010.9—2016.6
王凤霞	神经内科二病区	护士长	2016.6—
王新梅	神经内科二病区	副护士长	2016.6—

神经内科三病区

2008年12月，安丘市人民医院设立神经内三科。郑树旺任主任，李瑞芳任护士长。有医疗人员6人。其中，副主任医师1人，主治医师2人，住院医师3人。有护理人员16人。其中，主管护师1人，护师5人，护士10人。在内科楼7楼设病房，开放床位48张。门诊位于门诊楼2楼，分专家门诊与普通门诊。神经内三科主要业务范围是神经系统常见病、多发病及疑难杂症的诊断和治疗，包括脑血管病、头痛、神经系统变性疾病、中枢神经系统感染、中枢神经系统脱髓鞘疾病、运动障碍性疾病、癫痫、脊髓疾病、周围神经疾病、神经肌肉接头和肌肉疾病、睡眠障碍、神经系统遗传性疾病、自主神经系统疾病、一氧化碳中毒、内科疾病的神经系统并发症，脑梗死、脑出血、蛛网膜下腔出血、癫痫、格林巴利综合征、多发性硬化、头痛、头晕、脑炎、帕金森病等的诊断治疗；脑梗死超急性期溶栓治疗、格林巴利综合征、多发性硬化大剂量甲基强的松龙冲击治疗。

2009年，独立开展脑血管造影术，规范开展静脉溶栓治疗超早期脑梗死。是年，门诊量2000人次，住院病人1000人次。

2010年，科室开展脑血管狭窄支架置入术，对于脑血管狭窄的治疗达到国内同级医院领先水平。2011年，开展脑血管狭窄支架置入术，治疗血管性痴呆。2012年，开展动脉溶栓治疗脑梗死。是年，实施责任制整体护理病房模式，为病人提供细致周到的基础护理和完善的健康教育。

2013年，科室开展心理咨询与治疗。是年9月，李瑞芳调护理部，李玉梅调入任护士长。

2014年，科室开展精神科疾病的门诊诊断。

2016年5月，科室整体搬迁至北区新院病房楼11楼。编制床位48张，实际开放床位87张。6月，神经内三科更名为神经内科三病区并析出神经内科眩晕病区。是年，全科有医疗人员10人。其中，主任医师1人，副主任医师2人，主治医师6人，住院医师1人。有护理人员18人。其中，主管护师2人，护师7人，护士9人。门诊位于门诊楼2楼西区，设专家门诊和普通门诊各1间。年门诊量4000人次，住院病人1800人次。科室主要仪器设备有偏瘫治疗仪2台、无创颅压仪1台、电脑控温冰帽1台、电脑控温冰毯1台、心电监护仪4台、全自动分析心电图机1台。

2008—2016年神经内科三病区主任、副主任更迭一览表

表2-36

姓　名	科　别	职　务	任职时间
郑树旺	神经内三科	主任	2008.12—2016.6
周文华	神经内三科	副主任	2008.12—2016.6
王旭东	神经内三科	副主任	2008.12—2013 6
郑树旺	神经内科三病区	主任	2016.6—

2008—2016年神经内科三病区护士长、副护士长更迭一览表

表2-37

姓　名	科　别	职　务	任职时间
李瑞芳	神经内三科	护士长	2008.12—2013.9
李一欣	神经内三科	副护士长	2009.4—2016.6
李金倩	神经内三科	副护士长	2009.4—2013.6
李玉梅	神经内三科	护士长	2013.9—2016.6
苑志艳	神经内三科	副护士长	2014.9—2016.6

续表 2-37

姓 名	科 别	职 务	任职时间
李玉梅	神经内科三病区	护士长	2016.6—
李一欣	神经内科三病区	副护士长	2016.6—
苑志艳	神经内科三病区	副护士长	2016.6—

神经内科四病区

2009年3月，安丘市人民医院神经内四科由神经内一科析出。宋曰礼任主任，王凤霞任护士长。有医护人员22人。其中，主任医师1人，副主任医师1人，主治医师2人，住院医师3人，主管护师1人，护师4人，护士10人。在内科楼设病房，有病床48张。主要诊治脑血管病（脑出血、脑梗死、蛛网膜下腔出血、脑供血不足、静脉窦血栓等），颅内感染（各型脑炎、脑膜炎等），各种癫痫，各型头痛、头晕，各型痴呆、昏迷、中毒性脑病，帕金森氏病、肝豆状核变性、震颤、运动障碍，多发性神经炎等周围疾病，急性脊髓炎等神经疾病，多发性硬化等脱髓鞘病，重症肌无力、周期性麻痹、多发性肌炎，神经系统发育异常、变性、遗传病，睡眠障碍、精神障碍、抑郁症、神经功能症及植物神经功能障碍等疾病。

2010年9月，程华任护士长。是年，科室门诊量3000人次，住院病人1200人次。2011年，门诊量3500人次，住院病人1400人次。

2012年7月，83岁男性患者因“突发意识不清1.5小时”入院。病人入院后通过医生急诊颅脑CT，排除脑出血，诊断为脑梗死、冠心病、房颤、高血压，完善辅助检查，排除溶栓禁忌。给病人静推阿替普酶10毫克，其后给以阿替普酶50毫克静滴。半小时后，病人神志清醒，住院1周后出院。出院后，医院随访半年无后遗症，未复发。8月，科室开展急性期脑梗死应用新型溶栓药物阿替普酶静脉溶栓治疗。是年，门诊量4000人次，住院病人1700人次。

2013年4月，李华任副主任，主持工作。10月，李华任主任。是年，科室开展超声波治疗脑动脉供血不足合并抑郁症，治疗病人120人次，疗效明显。2014年，门诊量4700人次，住院病人1800人次。

2015年2月，科室开展脑血管造影及颈动脉支架置入术，全年检查治疗病人10例。

2016年5月，科室搬迁至北区新院，在住院部12楼设病房，开放床位92张。在南区门诊2楼设普通门诊，于北院门诊2楼南区设专家门诊。6月，神经内四科更名为神经内科四病区。是年，科室医护人员25人。其中，主任医师1人，副主任医师2人，主治医师4人，住院医师2人，主管护师6人，护师4人，护士6人。年门诊量7000人次，住院病人2214人次。主要仪器设备有心电图机、监护仪、脑电仿生电刺激仪、经颅多普勒。重点开展脑血管介入治疗术、微创颅内血肿抽吸术、动静脉溶栓术；采用中西医结合治疗，对脑血管病、中枢神经系统感染、抑郁、痴呆、各种头痛、头晕、帕金森氏病、癫痫、变性病、遗传病、周围神经病等各种神经系统疾病均有成熟的治疗经验。

2009—2016 年神经内科四病区主任、副主任更迭一览表

表 2-38

姓　名	科　别	职　务	任职时间
宋曰礼	神经内四科	主任	2009.3—2013.4
徐　蕾	神经内四科	副主任	2009.3—2016.6
李　华	神经内四科	副主任	2013.4—2013.10
	神经内四科	主任	2013.10—2016.6
李　华	神经内科四病区	主任	2016.6—
徐　蕾	神经内科四病区	副主任	2016.6—

2009—2016 年神经内科四病区护士长、副护士长更迭一览表

表 2-39

姓　名	科　别	职　务	任职时间
王凤霞	神经内四科	护士长	2009.3—2010.9
孟祥玉	神经内四科	副护士长	2009.3—2016.6
王新梅	神经内四科	副护士长	2009.3—2010.9
程　华	神经内四科	护士长	2010.9—2016.6
刘新美	神经内四科	副护士长	2010.9—2016.6
程　华	神经内科四病区	护士长	2016.6—
孟祥玉	神经内科四病区	副护士长	2016.6—
刘新美	神经内科四病区	副护士长	2016.6—

神经内科五病区

2013 年 1 月，安丘市人民医院神经内五科由神经内一科析出。李庆华任主任，郎艳萍任护士长。设医疗人员 8 人。其中，副主任医师 1 人，主治医师 3 人，住院医师 4 人。有护理人员 13 人。其中，主管护师 1 人，护师 5 人，护士 7 人。年门诊量 3500 人次，住院病人 1500 人次，设置床位 30 张，开放床位 35 张，床位使用率 120%。病房设在内科楼 10 楼。科室主要诊疗范围为急慢性脑血管病（脑梗死、脑出血、蛛网膜下腔出血、后循环缺血、血管性痴呆），神经变性病（阿尔默茨海默病、运动神经病、多系统萎缩等），运动障碍病（帕金森病、舞蹈病、肝豆状核变性、抽动症等），中枢神经系统感染，中枢神经系统脱髓鞘病各种癫痫，周围神经病，各种头痛、头晕、睡眠障碍，各种原因所致的脑病。

2014 年，科室率先开展脑血管造影术、脑梗死介入动脉溶栓术。在上级医院专家指导下，开展颈内动脉椎动脉支架植入术及颅内动脉支架植入术，并开展超声溶栓治疗仪治疗急性脑梗死新技术、光敏疗法治疗面神经麻痹新技术。

2016 年 5 月，科室迁至北区新院住院部 13 楼。6 月，神经内五科更名为神经内科五病区。是年，科室有医疗人员 6 人。其中主治医师 3 人，住院医师 3 人。有护理人员 17 人。其中，主管护师 2 人，护师 11 人，护士 4 人。年门诊量 4000 人次，

住院病人 1691 人次。核定床位 35 张，开放床位 40 张，床位使用率 154%。主要诊疗设备有心电监护仪 6 台、自动分析心电图机 1 台。

2013—2016 年神经内科五病区主任、副主任更迭一览表

表 2-40

姓　名	科　别	职　务	任职时间
李庆华	神经内五科	主任	2013.1—2016.6
王海霞	神经内五科	副主任	2014.8—2016.6
李庆华	神经内科五病区	主任	2016.6—
王海霞	神经内科五病区	副主任	2016.6—

2013—2016 年神经内科五病区护士长、副护士长更迭一览表

表 2-41

姓　名	科　别	职　务	任职时间
郎艳萍	神经内五科	护士长	2013.1—2014.9
周彦丽	神经内五科	副护士长	2013.1—2016.6
曹晓艳	神经内五科	副护士长	2013.1—2016.6
王国芹	神经内五科	护士长	2014.9—2016.6
	神经内科五病区	护士长	2016.6—
周彦丽	神经内科五病区	副护士长	2016.6—
曹晓艳	神经内科五病区	副护士长	2016.6—

神经内科眩晕病区

2016 年 6 月，安丘市人民医院神经内科眩晕病区从神经内科三病区析出，周文华为负责人，李玉梅任护士长。有医疗人员 3 人。其中，副主任医师 2 人，主治医师 1 人。有护理人员 18 人。其中，主管护师 2 人，护师 7 人，护士 9 人。病区设在北区新院 11 楼西区，与神经内科三病区共用一个护理单元。设置床位 30 张，门诊位于北院门诊楼 2 楼西区。科室主要业务范围为神经系统常见病、多发病及疑难杂症的诊断和治疗，包括脑血管病、头痛、眩晕、中枢神经系统感染、中枢神经系统脱髓鞘疾病、运动障碍性疾病、癫痫、脊髓疾病、周围神经疾病、神经肌肉接头和肌肉疾病、睡眠障碍、自主神经系统疾病、一氧化碳中毒、内科疾病的神经系统并发症，尤其擅长眩晕疾病的鉴别诊断及治疗，以及睡眠障碍、精神心理疾病的诊治。是年 9 月，运用 SRM-IV 眩晕诊疗系统开展良性阵发性位置性眩晕、梅尼埃病、前庭性眩晕、运动病等眩晕疾病的诊治。

截至 2016 年 12 月，门诊量 600 人次，住院病人 170 人次。科室主要设备仪器有 SRM-IV 眩晕诊疗系统、偏瘫治疗仪 2 台、无创颅压仪 1 台、电脑控温冰帽 1 台、电脑控温冰毯 1 台、心电监护仪 4 台、全自动分析心电图机 1 台。

中西医结合中风病区

2013 年 6 月前，安丘市人民医院无从事中西医结合治疗脑血管疾病的专业医师及科室。

2013 年 6 月，中西医结合中风科设立，设于办公楼 2 楼东区，成立时由神经内一科、神经内三科部分人员构成。设医疗人员 5 人。其中，主治医师3人，住院医师2人。有护理人员11人。其中，护师3人，护士8人。王旭东任副主任，主持工作，李金倩任副护士长，主持工作。设置床位30张。门诊分为普通门诊和专家门诊，位于门诊楼2楼西侧，与神经内科轮诊。普通门诊由王旭东轮值，专家门诊由李忠刚轮值。是年10月，葛会霞任副护士长。全年门诊量260人次，住院病人465人次。科室主要收治脑梗死、脑出血、后循环缺血、蛛网膜下腔出血等脑血管疾病，各种性质脑炎、脑膜炎、脊髓炎、癫痫、帕金森病、各型头痛、顽固性失眠、重症肌无力、周围神经病、痴呆、多发性硬化、神经遗传代谢等疾病。

2014年1月，王旭东任主任，李金倩任护士长。

2016年5月，科室搬迁至内科楼7楼，设床位20张，实际开放床位60张。6月，更名为中西医结合——中风病区。科室采取中西医结合方法治疗中风疾病，尤其对各种急慢性脑血管疾病病人，主张中医与西医结合、药物与针灸康复结合、治疗与预防结合“三结合”，建立有中医特色的卒中单元，在中、西卒中治疗指南的基础上，完善卒中各期的中西医诊疗常规，并开展中风患者早期介入康复治疗。同时结合脑血管造影、支架置入等先进的检查、治疗技术，制定规范的疾病诊断、治疗、康复流程，降低患者的致残率、复发率，提高患者生活质量。是年，全科有医护人员21人。其中，副主任医师1人，主治医师5人，住院医师2人，护师7人，护士6人。年门诊量1500人次，住院病人1895人次。主要设备有心电监护仪3台、颅脑降温治疗仪1台、电动输液泵2台、电动吸引器1台、简易空气消毒机1台。

神经内科介入病区

2016年6月，安丘市人民医院神经内科介入病区由神经内科二病区析出，是医院重点发展科室之一。胡希勇任副主任，主持工作，王凤霞任护士长。有医疗人员3人，护理人员18人。病区位于北区新院病房楼10楼西区，与神经内科二病区共用一个护理单元，编制床位30张。门诊设在北区新院2楼西区。神经内科介入病区主要负责卒中中心缺血病工作，缺血性脑卒中的规范化治疗，为医院缺血性脑血管病急救中心。是年，科室在安丘市率先独立开展脑供血动脉狭窄支架植入术、超选择性接触性药物＋机械性动脉溶栓术、急性期脑梗死静脉溶栓桥接介入微创机械取栓术、颅内静脉窦血栓形成介入诊疗等新技术。脑梗死介入微创机械取栓术是通过动脉介入的方式，应用抽吸导管抽吸、球囊扩张、导丝碎栓、支架拉栓、支架植入等办法对急性期脑梗死病人血栓清除，早期再通血管，恢复血流灌注，促进病人康复的技术。建立卒中绿色通道，急诊院前、院内、检验科、CT室、卒中病房、介入科密切配合、所有通道运行科室均对卒中病人DNT时间进行严格质控，相关医护人员成立卒中绿色通道质控小组，不断优化工作流程，对住院病人实行卒中单元管理模式，使急性期脑梗死病人病情迅速康复，明显改善卒中病人预后，让卒中病人远离残疾，取得良好社会效益。

截至2016年12月，科室住院病人500人次，完成各种介入手术120人次。主要仪器设备有西门子血管造影机1台、偏瘫治疗仪1台、无创颅压检测仪1台、电脑控温冰帽1台、电脑控温冰毯1台、多功能心电监护仪8台、微量注射泵4台、血糖检测仪1台、全自动心电图机1台等。主要业务范围是神经系统常见病、多发病及疑难杂症的诊断和治疗，包括脑血管疾病、头痛、头晕、中枢神经系统感染性疾病、中枢神经系统脱髓鞘疾病、中枢神经系统中毒性疾病、运动障碍性疾病、癫痫、周围神经疾病、神经肌肉病变等，持别擅长脑血管疾病的急救治疗。

第八节　肿瘤内科

1998年2月，安丘市人民医院内四科更名为综合治疗科，赵克明兼任主任。1999年2月，范守吉任主任。2000年5月，综合治疗科更名为肿瘤内科。范守吉调保健科，杨新山任肿瘤内科主任。

2002年5月，肿瘤内科病房迁至内科楼7楼，设床位20张，实际开放床位30张。有医疗人员6人。其中，副主任医师1人，主治医师2人，住院医师3人。有护理人员9人。其中，主管护师1人，护师3人，护士5人。

2004年2月，肿瘤内科病房迁至外科楼2楼，核定床位20张，实际开放床位41张。有医疗人员8人。其中，副主任医师2人，主治医师2人，住院医师4人。有护理人员9人。其中，主管护师1人，护师3人，护士5人。7月，能诊治各种血液疾病、白血病、多发性骨髓瘤、淋巴瘤、MDS、ITP、再生障碍性贫血等，积累丰富的经验，取得较好疗效。12月起，王洪真任主任。

2005年2月，与北京大学肿瘤医院沈林教授、山东省化疗专业委员会主任委员王哲海研究员建立长期远程会诊。使患者在家中就能享受到国家级资深专家的医疗服务。

2008年7月，科室开展单人无菌室技术，减少化疗后患者因骨髓抑制引起的感染风险。2009年2月，开展经外周静脉穿刺中心静脉置管术，减少化疗药物对血管刺激，减轻患者痛苦。

1998—2009年肿瘤内科主任、副主任更迭一览表

表2-42

姓　名	科　别	职　务	任职时间
赵克明	综合治疗科	主任	1998.2—1999.2
范守吉	综合治疗科	主任	1999.2—2000.5
杨新山	综合治疗科	副主任	1999.2—2000.5
	肿瘤内科	主任	2000.5—2004.12
王志刚	肿瘤内科	副主任	2003.2—2009.7
王洪真	肿瘤内科	主任	2004.12—2009.7
董广才	肿瘤内科	副主任	2005.7—2009.7
田　君	肿瘤内科	副主任	2005.7—2009.7

1998—2009年肿瘤内科护士长、副护士长更迭一览表

表2-43

姓　名	科　别	职　务	任职时间
李玉秀	综合治疗科	护士长	1998.2—1998.9
房永红	综合治疗科	副护士长	1998.5—2001.2
李文花	综合治疗科	护士长	1998.9—2000.5
	肿瘤内科	护士长	2000.5—2008.11
张永明	肿瘤内科	副护士长	2001.2—2004.1
孟令花	肿瘤内科	副护士长	2005.7—2009.7
辛　荣	肿瘤内科	护士长	2008.11—2009.7

血液肿瘤内科病区

2009 年 7 月前，安丘市人民医院血液肿瘤内科业务归属内科、内四科、综合治疗科、肿瘤内科。

2009 年 7 月，设立血液肿瘤内科，王洪真任主任。有医疗人员 6 人。其中，副主任医师 2 人，主治医师 2 人，住院医师 2 人。护理人员 9 人。其中，主管护师 1 人，护师 3 人，护士 5 人。核定床位 20 张，实际开放床位 41 张。

2010 年 7 月，王志刚、唐国永调出，组建放疗肿瘤内科。2011 年 11 月，血液肿瘤内科病房搬至内科楼（二）13 楼。2012 年 11 月，王洪真主持的科研课题《恩度联合同步放化疗治疗晚期非小细胞肺癌的临床研究》获潍坊市科技进步奖。

2013 年 7 月，科室开展生物安全柜技术，规范配制化疗药物。2014 年 2 月，“癌痛规范化治疗示范病房”在血液肿瘤内科挂牌，标志医院癌痛规范化治疗进入新阶段。

2016 年 6 月，血液肿瘤内科更名为血液肿瘤内科病区。是年，全科有医护人员 18 人。其中，主任医师 1 人，副主任医师 2 人，主治医师 1 人，医师 4 人，主管护师 3 人，护师 5 人，护士 2 人。门诊量 1100 人次，住院病人 1000 人次。

主要治疗范围有各种恶性肿瘤术前、术后辅助化疗，癌性体液的综合治疗；消化道系统肿瘤（食管癌、胃肠道癌症、肝癌、胰腺癌）、呼吸系统肿瘤（气管癌、肺癌等）、乳腺癌、卵巢癌、子宫内膜癌、宫颈癌、淋巴瘤、软组织肉瘤、恶性黑色素瘤、脑瘤、鼻咽癌、喉癌、口腔癌症等。尤其是针对病人的术后化疗，遵循规范化、个体化综合治疗原则，提高治愈率、延长生存期，改善患者的生存质量。血液系统疾病有缺铁性贫血、再生障碍性贫血、巨幼红细胞性贫血、溶血性贫血、白细胞减少症、骨髓增生异常综合征、急慢性白血病、多发性骨髓瘤、各种紫癜等出血性疾病、DIC 等。

2009—2016 年血液肿瘤内科病区主任、副主任更迭一览表

表 2-44

姓　名	科　别	职　务	任职时间
王洪真	血液肿瘤内科	主任	2009.7—2016.6
王志刚	血液肿瘤内科	副主任	2009.7—2010.7
董广才	血液肿瘤内科	副主任	2009.7—2016.6
田　君	血液肿瘤内科	副主任	2009.7—2016.6
张德刚	血液肿瘤内科	副主任	2010.7—2014.7
王洪真	血液肿瘤内科病区	主任	2016.6—
董广才	血液肿瘤内科病区	副主任	2016.6—
田　君	血液肿瘤内科病区	副主任	2016.6—

2009—2016 年血液肿瘤内科病区护士长、副护士长更迭一览表

表 2-45

姓　名	科　别	职　务	任职时间
辛　荣	血液肿瘤内科	护士长	2009. 7—2016.6
孟令花	血液肿瘤内科	副护士长	2009.7—2016.6

续表 2-45

姓　名	科　别	职　务	任职时间
辛　荣	血液肿瘤内科病区	护士长	2016.6—
孟令花	血液肿瘤内科病区	副护士长	2016.6—

放疗肿瘤内科病区

2010 年 7 月前，安丘市人民医院无从事放疗肿瘤内科专业医师及专业科室。肿瘤疾病的治疗，先后归内科、内四科、综合治疗科、肿瘤内科、血液肿瘤内科。

2010 年 7 月，放疗肿瘤内科设立，由血液肿瘤内科的部分人员组成，并合并医技科室放疗科。有医疗人员 6 人。其中，副主任医师 1 人，主治医师 2 人，住院医师 3 人，硕士学位 1 人。有护理人员 7 人。其中，主管护师 3 人，护士 4 人。王志刚任主任，吕彦丽任护士长。设床位 37 张。8 月，开展调强放射治疗重要器官附件的恶性肿瘤，避免重要器官的放射损伤。10 月，医院放疗科新购置美国瓦里安公司 23EX 型医用直线加速器，开展三维立体定向适行放射治疗。是年，放疗肿瘤内科门诊量 630 人次，住院病人 128 人次。

2011 年 2 月，开展肿瘤患者深静脉置管，减轻化疗药物对外周血管的刺激；开展恶性胸腹水的体腔热灌注治疗。

2012 年 1 月，与全国知名的医学检验中心联合开展染色体、EGFR、BCR-ABL、JAK-2、PML-RAR、KRAS 等基因检测，先后开展肺癌、肝脏、卵巢癌、乳腺癌、弥漫大 B 细胞淋巴瘤等靶向治疗。9 月，放疗肿瘤内科的放疗专业析出，作为医技科室独立建科（设专节记述）。2013 年，孙宇主持的科研课题《华蟾素对人肝癌 HepG-2 细胞增殖、凋亡及周期的影响》获潍坊市科技进步二等奖。是年 12 月，医院与中国工程院院士、山东省肿瘤医院院长于金明教授正式签署合作协议，设立于金明院士工作站。

2016 年 4 月，放疗肿瘤内科开展 3D 共面模板引导下盆腔肿瘤粒子植入术。在常见肿瘤化疗方案的选择、化疗不良反应的应对及处理、内分泌、分子靶向治疗等综合治疗方面有独到之处，得到患者认可。在体制上，经常组织多学科会诊及远程会诊，保证多学科综合治疗的顺利实施，使患者得到最佳治疗和护理，并形成一套完整的、规范化的治疗程序。先后开展肺癌的吉非替尼、厄罗替尼，肝脏的索拉菲尼，卵巢癌的贝伐单克隆抗体、乳腺癌的曲妥珠单克隆抗体，弥漫大 B 细胞淋巴瘤的利妥西单克隆抗体等靶向治疗。与 CT 室、超声科开展仪器引导下肿瘤穿刺术、3D 共面模板引导下肿瘤粒子植入术，能尽快确诊肿瘤的性质，做到及时诊断与治疗。对于癌性疼痛患者，在遵循 WHO 的三阶梯给药原则的基础上，做到个体化治疗，癌性疼痛患者得到满意疗效，得到最佳支持治疗。6 月，更名为放疗肿瘤内科病区。是年，全科有医疗人员 6 人。其中，副主任医师 1 人，主治医师 2 人，住院医师 3 人，硕士学位 1 人。有护理人员 7 人。其中，主管护师 3 人，护士 4 人。年门诊量 1718 人次、住院病人 701 人次。科室主要仪器设备有简易空气消毒机 1 台、微量输液泵 4 台、心电监护仪 1 台。

2010—2016 年放疗肿瘤内科病区主任、副主任更迭一览表

表 2-46

姓　名	科　别	职　务	任职时间
王志刚	放疗肿瘤内科	主任	2010.7—2015.7
唐国永	放疗肿瘤内科	副主任	2010.7—2016.6

续表 2-46

姓　名	科　别	职　务	任职时间
孙　宇	放疗肿瘤内科	主任	2015.7—2016.6
孙　宁	放疗肿瘤内科病区	主任	2016.6—
唐国永	放疗肿瘤内科病区	副主任	2016.6—

2010—2016 年放疗肿瘤内科病区护士长、副护士长更迭一览表

表 2-47

姓　名	科　别	职　务	任职时间
吕彦丽	放疗肿瘤内科	护士长	2010.7—2016.6
徐海燕	放疗肿瘤内科	副护士长	2010.7—2012.7
孙秀玮	放疗肿瘤内科	副护士长	2012.7—2016.6
吕彦丽	放疗肿瘤内科病区	护士长	2016.6—
孙秀玮	放疗肿瘤内科病区	副护士长	2016.6—

第九节　感染科

1960 年 8 月，安丘县人民医院设立传染病科，由刘善帮负责，开始在八蜡庙收治肺结核病人。

1962 年 2 月，传染病科撤销，并入内科。

1964 年，医院派人到外地学习阿托品疗法治疗感染性休克、中毒性痢疾，提高诊疗技术，治愈率 90% 以上。

1976 年，参加昌潍地区卫生局举办的西学中高级学习班，运用中西医结合疗法治疗传染病，使乙脑、麻疹、病毒性肝炎病死率明显下降。

1979 年 1 月，传染病科由内科分出，独立建科。张玉琢任副主任，主持工作，马庆蕴任副主任，刘芬芳任护士长。

1982 年，安丘县乙脑流行，传染病科收治病人 60 余例。针对高热、抽搐、呼吸衰竭等重症病人较多的现状，传染病科应用中西医结合治疗疑难危重病人，取得很好疗效。在常规治疗的基础上，加用安宫牛黄丸日 1 ~ 3 粒，体温控制停药，治愈率 90% 以上，为全省提供经验。针对重症肝炎（肝衰竭）病情重、死亡率高的情况，传染病科在积极抢救措施的基础上，加服中药治疗及西药胰高血糖素治疗。对高体温不退者，加服（鼻饲）安宫牛黄丸 1 ~ 2 粒。日 2 ~ 3 次，体温退即停药，体温低或不升者鼻饲汤剂，即四阳救急汤日 1 ~ 2 剂。方剂：熟附子、干姜、肉桂、人参、炒白术、茯苓、陈皮、山萘、生甘草、五味子、制半夏、生姜片、麝香。日服一剂，体温回升即停药，治疗 3 例均存活。以上乙脑的治疗经验传染病科在山东省传染病会议作典型发言，获得一致好评。

1983 年，传染病科治疗中度性菌痢并感染性休克（微循环衰竭），治愈率 90% 以上。在常规治疗的基础上，加用中药白头翁汤灌肠，日 1 ~ 2 次，用 2 ~ 3 天。方法：加西药用 654-2 注射液 1 ~ 5 毫克静推，每 30 ~ 60 分钟一次至微循环障碍解除停药，治愈率 90% 以上。是年，用 TAT 椎管注射法治疗重症破伤风，抢救成功 10 余例，向全潍坊推广。

1986 年 5 月，传染病科由张玉琢任主任，栾秀文任副护士长，主持工作。1987 年 5 月，刘瑞林任主任。12 月，田秀婷任护士长。是年，中药大生汤早期治疗流行性出血热的临床研究观察，由潍坊市人民医院牵头，安丘县人民医院传染病科为协助单位，于1989年完成项目，经专家鉴定，本课题属国内先进水平。是年，传染病科对慢性乙肝并早期肝硬化，用中西医结合治疗取得满意疗效。治疗方法为：在常规治疗的基础上，加以西药胸腺肽，中药加味3号肝汤。方剂为党参、泽泻、茵陈、板蓝根、甘草、黄芪、炒白术、黄精、当归、生地黄、丹参、郁金、秦艽、神曲、山楂、山萘、丹参，水煎服。日一剂，服14～21天为一疗程。主要作用为保护受损肝细胞，并促进肝细胞再生，降低异常升高的球蛋白和转氨酶。服用后，疗效可靠，效果佳。关于中药大生汤早期预防性治疗流行性出血热临床科研观察，该研究课题为山东省卫生厅招标课题之一，自1987年10月至1989年10月，传染病科全过程参与山东省卫生厅招标课题之一的“关于中药大生汤早期预防性治疗流行性出血热的临床科研调查”。1990年10月6日，经山东省有关专家鉴定，本课题属国内先进水平。安丘县人民医院传染病科全程参与这项科研工作。

1991年，传染病科开展干扰素抗乙肝病毒治疗，对顽固性腹水采用腹水环注法，对黄疸性肝炎肝硬化代偿及肝癌总结出肝从1—4号系列方剂取得较好的临床疗效，特别是肝炎3号对肝硬化失代偿有独特的疗效，克乙肝片治疗慢性乙肝也取得较好的临床疗效。是年1月，韩桂珍任传染病科护士长。

1994年5月，董惠玲任传染病科护士长。1995年4月，马秀丽任传染病科护士长。是年，安丘市甲肝大流行，传染病科承担全部的诊治任务，圆满完成防治任务。

1996年11月，传染病科首次在安丘市开展血液透析治疗流行性出血热伴肾衰病人。是年，开始应用拉米夫定抗乙肝病毒治疗。

1997年11月，传染病科由陈跃华任主任，李梅任护士长。2000年3月，高怀娥任护士长。6月，李玉秀任护士长。

2001年，传染病科在安丘率先开展乙肝病毒定量检测。2002年，传染病科名称与国际接轨，更名为感染科。

2003年3月内科病房1号楼启用后，感染科病房搬迁至内科楼1楼。是年非典型性肺炎流行期间，感染科全体医务人员响应上级号召，全部参加抗击“非典”工作，不管是工作在发热门诊还是隔离病房，全科医务人员任劳任怨，不怕牺牲，圆满完成抗击“非典”任务。

2005年，感染科开展乙肝基因检测、乙肝病毒P区检测（指导核苷类药物精确应用），丙肝病毒定量检测、抗核抗体检测、自身免疫性肝病抗体检测，提高上述3种病的诊断率，同时指导上述两种病的治疗。是年，采用床边血液滤过技术治疗出血热并发肾衰尿毒症肺水肿病人，这项新技术填补安丘市的空白。安丘市人民医院应用新技术在流行性出血热的治疗上保持较高水平，该病死亡率下降到0.5%。

2008年始，科室迁到综合病房楼1楼东区。安丘境内手足口病流行后，感染科承担全部手足口病的诊疗任务。全科医护工作人员共同努力，使轻症患儿全部治愈，重症患儿无一例死亡。

2009年1月，李爱梅任感染科护士长。7月，潍坊地区手足口病暴发后，感染科医生曹志升被医院派往潍坊市第五人民医院手足口病诊疗病区，与潍坊市手足口病防治医务人员并肩作战月余，使轻症患儿全部痊愈，重症患儿无一例死亡。是年，安丘市出现发热伴血小板减少综合征，在全体医护人员的努力下取得较好的防治效果。

2011年，感染科开展乙肝五项定量检测，采用联合抗病毒治疗，对乙肝病人的治疗更加准确合理，收到很好的临床治疗效果。

2012年9月，感染科病房搬迁至核磁共振楼2楼、3楼，固定床位30张。发热门诊及肠道门诊设在1楼。2013年6月，曹志升任感染科主任。是年，布鲁氏杆菌病在安丘市养羊人群中流行。

2015年，感染科在安丘市率先开展应用大力神红外肝病治疗仪，治疗慢性肝炎、肝硬化、酒精肝、脂肪肝等，取得很好的疗效。

2016年，感染科有医护人员17人。其中，主任医师1人，副主任医师3人，医师4人，主管护师3人，护师2人，护士4人。设置肝病门诊、发热门诊、腹泻门诊。主要承担病毒性肝炎，肝炎后肝硬化及并发症，急性、慢性、重型肝炎，流行性感冒，人感染H7N9禽流感，流行性出血热，麻疹，风疹，流行性腮腺炎，水痘和带状疱疹，流行性乙型脑炎，斑疹伤寒，恙虫病，流行性脑脊髓膜炎，百日咳，猩红热，霍乱，伤寒与副伤寒，细菌性痢疾，布鲁菌病，感染性休克，疟疾，手足口病等疾病的诊断及治疗，同时承担发热性疾病、感染性疾病的筛查、诊断及治疗，腹泻病人的筛查、诊断及治疗，抗菌药物的临床应用指导，承担着新发、再发传染病等全市传染病的预防和控制工作。特别是在原因不明的发热，黄疸原因不明，肝脾肿大的诊断及鉴别诊断方面具有丰富的经验，在重症肝炎、肝炎肝硬化合并腹水、肝性脑病、上消化道出血、肝癌、肝肾综合征、自发性细菌性腹膜炎等各种细菌感染的治疗上均取得满意疗效。科室工作量逐年提高，门诊量由1996年的1000人次增至2016年7600人次，住院病人由1996年的100人次增至2016年的900人次。

1980—2016年感染科（传染病科）主任、副主任更迭一览表

表2-48

姓　名	科　室	职　务	任职时间
张玉琢	传染病科	副主任	1979.1—1986.5
		主任	1986.5—1987.5
马庆蕴	传染病科	副主任	1979.1—1986.5
王贯芝	传染病科	副主任	1986.5—1994.5
刘瑞林	传染病科	主任	1987.5—1997.11
陈跃华	传染病科	副主任	1994.5—1997.11
		主任	1997.11—2013.4
曹玉环	传染病科	副主任	1997.9—2008.12
牛培花	感染科	副主任	2005.9—
曹志升	感染科	副主任	2009.1—2013.6
		主任	2013.4—

1980—2016年感染科（传染病科）护士长、副护士长更迭

表2-49

姓　名	科　室	职　务	任职时间
刘芬芳	传染病科	护士长	1979.1—1985.3
杨晓萍	传染病科	副护士长	1985.3—1985.8
刘伯英	传染病科	副护士长	1985.8—1986.5
栾秀文	传染病科	副护士长	1986.5—1987.12
田秀婷	传染病科	护士长	1987.12—1991.1
韩桂珍	传染病科	护士长	1991.1—1994.4

续表 2-49

姓　名	科　室	职　务	任职时间
董惠玲	传染病科	护士长	1994.4—1995.4
马秀丽	传染病科	护士长	1995 .4—1997.11
李　梅	传染病科	护士长	1997.11—2000.3
高怀娥	传染病科	护士长	2000.3—2000.6
李玉秀	传染病科	护士长	2000.6—2009.1
李爱梅	感染科	副护士长	2007.2—2009.1
		护士长	2009.1—
王玉香	感染科	副护士长	2010.2—
孙天会	感染科	副护士长	2012.10—

第十节　保健科

1961年5月，安丘县人民医院为进一步加强领导干部的保健工作，设立保健科。由文丕卿负责，有医生李成芝，护士胡玉华。

1963年11月，医院为集中使用技术力量，撤销保健科。

1983年，医院设置保健病房。保健病房设床位9张，办公室和大内科一起，医疗和护理归内科统一管理，入住病人为在职及离退休干部。病种多为老年常见病，如慢支、肺心病、脑血管病及其后遗症、Ⅱ型糖尿病、各种心脏病、胃肠道疾病及血液系统疾病等。病房白班有专职医生查房，门诊由内科兼管。

1985年，为加强老干部保健工作，医院设立家床科。

1987年5月，经安丘县编办批准，医院设立保健科。保健科由张玉琢任主任，刘香兰任护士长。1988年12月，田秀婷任保健科护士长。

1989年3月，保健和预防保健合并成一科，仍称保健科，孙衍珩任主任。1991年1月，保健科由宋廷廉任主任。

1993年4月，范守吉任主任，王毅任护士长。是年，医院对保健科病房进行扩建，改造旧楼，增加床位到20张。病房分普通间及单人间，入住病人标准为副科级以上在职人员及离退休干部。保健门诊独立，不参与病房值班。保健病房从大内科分离出来，进行独立经济核算。

1998年2月，周金堂任保健科主任。病房内医疗组有6人，护理组有5人。是年8月，李凌任护士长。

1999年12月医院办公楼竣工后，保健科病房由原来保健楼2楼搬迁到办公楼2楼，设置床位16张。病房分普通间及单人间，住院条件得到改善。

2010年，医院对办公楼进行扩建。7月，医院将扩建后的2楼东区设为保健科病房。病房设置床位16张。入住病人标准仍为副科级以上在职人员及离退休干部。保健门诊仍然独立，不参与病房值班。病房内医疗工作由各临床科室兼管，保健病房不再进行独立经济核算。是年10月，保健科由办公楼2楼东区搬到5楼，设置床位6张。主要仪器设备有电动吸引器、动态空气消毒机、紫外线消毒车等。

2013年10月，郈俊荣任护士长。

1987—2010 年保健科主任、副主任更迭一览表

表 2-50

姓 名	职 务	任职时间
张玉琢	主任	1987.5—1989.3
孙衍珩	主任	1989.3—1991.1
韩炳升	副主任	1990.3—1998.2
宋廷廉	主任	1991.1—1994.4
范守吉	主任	1994.4—1994.8
周金堂	副主任	1994.4—1994.8
	主任	1994.8—2002.8
李明信	副主任	1998.1—2001.3
范守吉	主任	2002.8—2010.8

1987—2016 年保健科护士长、副护士长更迭一览表

表 2-51

姓 名	职 务	任职时间
刘香兰	护士长	1987.5—1988.12
田秀婷	护士长	1988.12—1993.4
刘香兰	副护士长	1988.12—1993.4
王 毅	护士长	1993.4—1998.2
李桂英	副护士长	1998.2—1999.8
李 凌	护士长（兼）	1998.8—2013.10
郤俊荣	副护士长	2003.2—2013.10
	护士长	2013.10—

第十一节 皮肤科

1992 年 7 月，安丘县人民医院设立皮肤科。皮肤科属二级科室，隶属于门诊部。有医护人员 3 人，刘明利任主任。地点位于门诊楼 2 楼西区。

1994 年 5 月，皮肤科独立为一级科室，宋在仁任副主任，主持工作。有医生 3 人。主要诊疗皮炎、湿疹、银屑病、白癜风、带状疱疹、寻常疣、皮肤真菌病等疾病，以外用药、口服药为主。

1999 年 4 月，王洪山任皮肤科主任。2000 年6月，科室引进电离子治疗机、二氧化碳激光机、微波治疗机、生物显微镜等仪器，开展冷冻治疗疣病、电灼治疗色素痣、尖锐湿疣、激光治疗皮肤赘生物、真菌镜检等业务。

2004 年医院新建门诊楼启用后，皮肤病门诊迁至新门诊楼 3 楼东区。2006 年 3 月，科室开展寻常疣刮除、银屑病光疗。

2009 年，皮肤科由葛文涛任主任。2010 年，引进窄波紫外线治疗机，治疗寻常型银屑病、白

癜风、带状疱疹等疾病。2011年，引进红蓝光治疗仪，治疗痤疮、带状疱疹、湿疹、接触性皮炎、感染性疾病。2012年，引进强脉冲光治疗仪，开展对雀斑、嫩肤、脱毛治疗。2014年，引进过敏原检测系统，开展过敏原检测及非药物脱敏治疗过敏性疾病。

2016年5月，医院在北区新院门诊楼4楼西侧设皮肤病门诊。科室有医护人员5人，年门诊量17641人次。

1992—2016年皮肤科主任、副主任更迭一览表

表 2-52

姓　名	职　务	任职时间
刘明利	主任	1992—1994
宋在仁	副主任	1994—1998
王洪山	主任	1998—2009
葛文涛	副主任	2007—2009
闫　倩	副主任	2007—
葛文涛	主任	2009—

第四章　外科系统

第一节　外　科

机构设置

1954年，安丘县卫生院设立手术室，组成外科专业组，由部队康复医院调入军医1人。

1955年，副院长刘其祥同医师李中信、医士文丕卿主要在外科工作。

1956年，安丘县人民医院扩大手术室。1957年，医院设外科门诊。1959年，医院新建手术室1处。

1961年，文丕卿任任外科主任，王俊和任护士长。1962年，医院扩建手术室。是年，刘春芳任负责人。

1963年，安丘县人民医院被山东省卫生厅确定为重点县医院，设外科病房，床位50张。其中，外科33张，妇产科17张。医护人员32人。其中，外科医护人员17人，妇产科医护人员15人。1965年，易国杰从昌潍专区人民医院调入任副院长，负责外科工作，为外科技术开展奠定基础。外科制定严格的查房制度，带教培养刘春芳、孙作桢、于延深，张宝庆，孙衍琪、魏邦山、闫祥友、张志让等一批外科医师。

1971年，医院派医疗队到大安山、太平山一带村庄诊治病人，做大型手术13人次。

1972年，医院设立麻醉组，高继亮任组长，周桂香任护理组长。1973年，孙作桢任外科主任。1974年，刘春芳任外科主任，于桂堂、于延深任外科副主任。1975年，医院外科单列，张宝庆任副主任，主持工作，邹义秀任护士长。1976年2月，麻醉组改称麻醉科，高继亮任主任，刘淑英任护士长。

1979 年 12 月，韩承兰任外科副护士长，主持工作，孙衍琪任外科副主任。外科设床位 60 张。是年，山东省卫生厅拨款 10 万元，昌潍地区拨款 5 万元，医院建外科楼 1 幢。

1981 年 3 月，刘玉瑞任外科副主任。1982 年，张宝庆任外科主任。1985 年，闫祥友任外科主任，孙绍良、周祥德任外科副主任。1987 年 5 月 10 日，山东新闻播放安丘县人民医院外科病房管理经验录像。

1989 年 6 月，医院外科分外一科、外二科。外一科为普外专业、胸外专业、泌尿专业、痔瘘专业等。设病床 30 张，实际开放床位 50 张，有医护人员 22 人。闫祥友任主任，周祥德、孙绍良任副主任，李秀梅任护士长。外二科为骨伤专业、神经外专业、烧伤专业等，设床位 30 张，实际开放床位 50 张，有医护人员 21 人。吕奎芳任主任，刘庆淮、韩怀忠任副主任，何琦任副护士长，主持工作。1990 年 3 月，外三科从外一科析出，诊治范围为泌尿外科专业、痔瘘专业、小儿外科专业。设床位 30 张，有医护人员 12 人。孙绍良任主任，岳建华任副主任，王毅任护士长。

1994 年 2 月，烧伤科设立，高民信任主任，刘香兰任护士长。床位 16 张。医护人员 9 人。

1995 年 5 月，外四科从外二科析出，诊疗范围以神经外科专业为主。韩怀忠任主任，高民信、孙桂祥任副主任，董惠玲任护士长，有医疗人员 8 人，护士 12 人，设床位 40 张。在外科楼位置的平房处设病房 24 间，年住院病人 700 人次。是年，姜九零任外二科主任。

1998 年 2 月，外科进行调整，外一科析出普外科、胸外科。普外科由蔡波任主任，韩志伟、王少山任副主任，董惠玲任护士长；胸外科由孙良希任主任，田茂胜、王英明任副主任，李风华任护士长。外二科析出创伤一科、创伤二科。创伤一科由姜九零任主任，于勇、田向群任副主任，潘其凤任护士长；创伤二科由隋治远任主任，韦卫东、邱诚任副主任，李秀梅任护士长。外三科更名为泌尿外科，孙绍良任主任，韩本彩任护士长。外四科更名为神经外科，韩怀忠任主任，李培春任护士长。

2016 年 2 月，外科科室专业分工更细，由科改为病区。

1957 年—1998 年外科医疗负责人更迭一览表

表 2-53

姓　名	科　别	职　务	任职时间
刘其祥	外科	负责人	1957—1961
文丕卿	外科	主任	1961—1962
刘春芳	外科	负责人	1962—1965
易国杰	外科	负责人	1965—1973
	外科	副主任（兼）	1973—1974.12
孙作桢	外科	副主任	1972—1973
	外科	主任	1973—1974
李进学	外科	副主任（兼）	1972—1974
刘春芳	外科	主任	1974—1975
于桂堂	外科	副主任（兼）	1974—1979
于延深	外科	副主任	1975—1980.10

续表 2-53

姓　名	科　别	职　务	任职时间
张宝庆	外科	副主任	1975—1982
		主任	1982—1985.8
孙衍琪	外科	副主任	1980—1986
刘玉瑞	外科	副主任	1981.3—1981.12
闫祥友	外科	主任	1985.8—1989.6
孙绍良	外科	副主任	1985.8—1989.6
	外一科	副主任	1989.6—1990.3
	外三科	主任	1990.3—1998.2
周祥德	外科	副主任	1985.8—1989.6
	外一科	副主任	1989.6—1994.10
刘庆淮	外科	副主任	1987.12—1989.6
吕奎芳	外科	副主任	1987.12—1989.6
闫祥友	外一科	主任	1989.6—1994.4
孙良希	外一科	副主任	1991.12—1994.4
		主任	1994.4—1998.2
蔡　波	外一科	副主任	1995.4—1998.2
吕奎芳	外二科	主任	1989.6—1994.4
刘庆淮	外二科	副主任	1989.6—1998.2
韩怀忠	外二科	副主任	1989.6—1994.4
	外二科	主任	1994.4—1995.5
	外四科	主任	1995.5—1998.2
李文德	外二科	副主任	1994.4—1995.5
姜九零	外二科	主任	1995.5—1998.2
隋治远	外二科	副主任	1995.5—1998.2
于　勇	外二科	副主任	1995.5—1998.2
岳建华	外三科	副主任	1990.3—1998.2
高民信	外四科	副主任（兼）	1995.5—1998.2
孙桂祥	外四科	副主任	1995.5—1998.2

1960—1998 年外科护士长、副护士长更迭一览表

表 2-54

姓 名	科 别	职 务	任职时间
王俊和	外科	护士长	1960—1975
邹义秀	外科	护士长	1975—1979.12
韩承兰	外科	副护士长	1979.12—1981.9
		护士长	1981.9—1983.3
周桂香	外科	护士长	1983.3—1983.10
郭兰珍	外科	护士长	1983.10—1985.8
田秀婷	外科	副护士长	1984.7—1988.1
	外三科	护士长	1992.12—1994.4
张丽华	外科	护士长	1985.8—1989.6
栾秀文	外科	副护士长	1988.1—1990.7
何 琦	外科	副护士长	1988.7—1989.6
	外二科	副护士长	1989.6—1990.4
李秀梅	外科	副护士长	1988.12—1989.6
	外一科	护士长	1989.6—1998.2
韩本彩	外一科	副护士长	1994.4—1998.2
潘其凤	外二科	护士长	1990.4—1998.2
付汝萍	外二科	副护士长	1989.6—1998.2
张永明	外二科	副护士长	1989.6—1998.2
王 毅	外三科	护士长	1990.3—1992.12
李桂英	外三科	副护士长（主持工作）	1994.4—1994.11
李 凌	外三科	护士长	1994.11—1998.2
赵蓉蓉	外三科	副护士长	1995.5—1998.2
董惠玲	外四科	护士长	1995.5—1995.7
王淑霞	外四科	副护士长	1995.5—1995.7
		副护士长（主持工作）	1995.7—1997.7
王会玉	外四科	副护士长	1995.5—1998.2
李培春	外四科	护士长	1997.7—1998.2

业务技术

1950年3月，安丘县卫生院设综合门诊。其中外科专业仅能诊治外科常见病，处理一般外伤的清洗及脓包切开引流等简单手术。1954年，医院能做包皮切除和内翻矫正手术。

1956年，昌潍专区人民医院医师易国杰到安丘县人民医院帮扶外科工作。帮扶一年，培养韩征芳、文丕卿等人，可以开展甲状腺囊肿切除术，能做胃肠、阑尾炎切除术等一般手术。1960年，医院外科协同昌潍专区人民医院抢救石堆公社风灾房屋倒塌砸伤人员，收治伤员91人次，经治疗全部痊愈出院。

1963年，安丘县人民医院购入万能手术台1台、无影灯1架、电动人工流产器1台、氧气瓶3个、手摇三折钢丝床14张、200毫安光机1架、医院设外科病房。1965年，外科业务范围包括妇产科专业、五官科专业等，基本能处理外科常见病、多发病，能开展剖腹产、膀胱切开取石术、乳腺肿瘤切除、腹股沟直疝、斜疝修补术、闭合骨折整复、固定术、胃大部切除手术等。麻醉医师高继亮掌握气管插管技术、乙醚吸入麻醉术。

1970年后，医院开展胸外科手术。如食道癌切除，纵膈肿瘤切除、肺叶切除术等，并能处理脑部外伤、骨盆骨折及脊柱损伤的内外固定，能做尿道成型术、肾切除术、膀胱疖肿切除术及泌尿系统结石处理等。还开展矫形外科、椎管疾病的治疗。

1974年，医院开展甲状腺次全切术、乳腺癌根治性切除术、胃癌切除术、胆囊切除术、胆总管切开取石术、肝破裂修补术、脾破裂修补术、肠套叠整复术、结肠癌切除术、经腹会阴直肠癌切除术、多发息肉结肠切除术、髂窝脓肿引流术、肝脓肿引流术等。

1976年，外科专业细分，工作人员分区轮流值班，没有固定分科组，设立床位56张，技术骨干人员24小时听班，医师张宝庆、闫祥友、孙衍琪等。外科病多，病房加床为常态，医师白天上班，晚上听班，同台做手术。7月28日，医院收治唐山地震伤员165人，经5个月时间治愈出院156人。是年，外科开展肺叶切除术、颅内血肿减压手术。之后，外科专业越来越细，外科业务分为普外、骨外、泌尿外、胸外、颅脑外等专业。

1979年11月下旬，景芝公社杨庄大队鞭炮库爆炸，造成14人烧伤，到院治疗的12名青年都是Ⅲ度以上的大面积烧伤。针对严重的大批烧伤病人，外科组织人力物力，投入紧急抢救和特殊护理，为病人自制一批烧伤药品。经过治疗，病人无1例感染，12人痊愈出院。

1983年，医院开展胃底横断术、胆汁自动回流术、锁骨下静脉穿刺术。

1985年，医院能开展胃大部切除、肠梗阻、阑尾炎、胆总管探查、骨折复位牵引等手术。

普外科专业　1985年，普外科专业开展胃癌根治术（R2+、R3、R4）、甲状腺癌根治术、Roux-Y胃空肠吻合术、乳腺癌根治术、经皮肝穿刺引流术、经皮肝穿刺无水酒精治疗肝囊肿、肝脓肿引流术。1986年，开展腹膜后巨大肿瘤切除术、扩大乳腺癌根治术、肺癌根治术、食道癌根治术。1987年，开展布加氏综合征脾肺融合术、门奇断流术、先天性动脉导管未闭术、左胸经路二尖瓣闭式扩张术。1988年，开展右胸经路二尖瓣闭式扩张术、缩窄性心包炎开窗术、支气管袖状切除术、全胃切除空肠P袢代胃术。1989年，开展应用Heller附加食道胃底固定术治疗贲

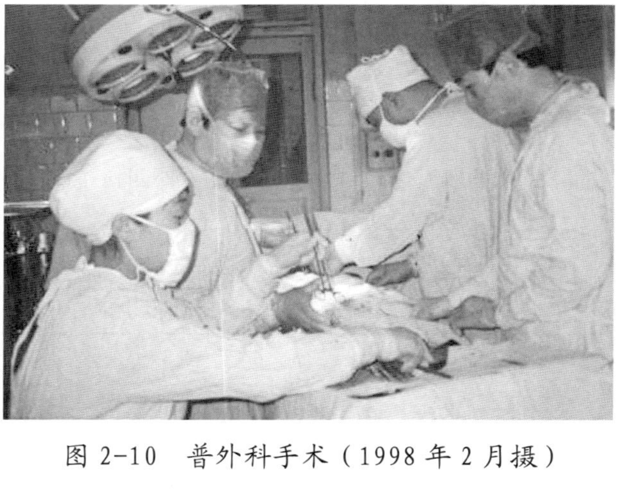

图2-10　普外科手术（1998年2月摄）

门失迟缓症、电医化学治疗恶性肿瘤、秋海绵体肌成形术再造肛门括约肌术、十二指肠乳头肿瘤局部切除 oddis 括约肌成形术。1990 年，开展规则性半肝切除术治疗“肝内胆道结石”及“肝癌”、脾肾静脉分流治疗门脉高压症。1991 年，开展 1 ~ 3 级肝内胆管切开、肝胆盆式肝肠内引流根治复发性肝内外胆管结石、胰十二指肠切除术。1992 年，开展腹部 Heller 附加食道胃底固定术治疗贲门失迟缓症。1993 年，开展改良式甲状腺癌根治术。1994 年，开展胃大部切除 Roux-y 式吻合口括约肌成形术。1995 年，开展 1 厘米小切口阑尾切除术。1996 年,开展肝门胆管癌外科治疗。1997 年，开展小切口胆囊切除术、全大肠切除回肠“J”型储袋肛管吻合术。1998 年，开展低位直肠癌保肛手术，埋置式腹腔化疗泵开始应用于临床。

胸外科专业　胸外科专业技术隶属于外一科。1988 年，开展二尖瓣狭闭式扩张术、动脉导管结扎术。1989 年，开展食管癌带血管蒂空肠间置代食管术。1991 年，开展肺癌根治并部分心房切除术。1993 年，开展胆总管结石切开取石选择性不放置 T 管手术。1994 年，开展心脏外伤心室破裂修补术。1995 年，开展风湿性二尖瓣狭窄闭式扩张术和肺癌袖状切除术。1998 年，开展电化学治疗仪治疗食道癌术后吻合口狭窄。

心血管外科专业　2002 年 3 月，由胸外科主任张洪武带领 6 人到山东省立医院心外科、麻醉科、重症监护室、手术室进修学习，主攻体外循环下手术治疗各种先天性心脏病及风湿性心瓣膜病。同时，熟练掌握体外循环转机、麻醉、重症监护、器械巡回等相关理论技能。9 月，6 人学成归来。是年 12 月 9 日，医院完成 3 例先天性心脏病手术，主要包括 ASD、VSD 病种。此后又相继开展体外循环下心脏肿瘤切除、风湿性心脏病单瓣置换、双瓣联合置换、原发孔巨大缺损修补等手术。

泌尿生殖外科专业　20 世纪 70 年代末期，医院开始有泌尿外科专业医生，并逐渐开展膀胱镜检查术、前列腺摘除术、肾盂泌尿管等切开取石术、肾切除术及膀胱部分切除术等手术。1990 年 3 月，泌尿外科专业正式设立，拥有专业外科医生 4 人。先后开展双肾结石一次手术取石术、肾癌根治术、泌尿系肿瘤根治术、膀胱全切乙状结肠代膀胱术、可控回肠袋代膀胱术、肾盂成型术、体外震波碎石、经尿道汽化电切前列腺、膀胱肿瘤、显微外科技术吻合输精管、前列腺癌根治术、肾上腺肿瘤摘除术、带蒂包皮内板、膀胱瘤、Ⅰ期修复尿道下裂、肾部分切除术、精索内静脉转流术等新技术新疗法。2005 年，医院新购进德国产狼牌电切镜一套，开展手术有先天性结肠手术改良 SOAVE 法，双侧肾肿瘤、一侧肾癌根治、一侧肿瘤剜除术。

神经外科专业　1985 年，神经外科专业能开展一般性头皮外伤缝合及轻型颅脑开放伤的清创术。1986 年，开展颅脑外伤治疗、较复杂颅脑外伤的清创术及颅骨修补术 (肽板补)。1987 年，开展颅脑损伤的冬眠疗法、上矢状窦破裂的修补术、脑内血肿清创术。1988 年开展脑血管造影术、脑内血肿清创术、脑疝的开颅探查术、颅内血肿清除及去骨瓣减压术。1989 年，开展利用脑血管造影确定脑脓肿并行脑脓肿切除及引流术，利用骨水泥修补颅骨术，脑外伤的规范化治疗。1990 年，成功开展安丘县首例脑肿瘤 (额底部胶质瘤) 切除术，脑室—上矢状窦分流术治疗外伤性脑积水。1991 年，开展重度脑挫裂伤的冬眠疗法、双额颞大骨瓣开颅减压术、一次性骨屑自体颅骨修补术。1992 年，开展高血压脑出血的脑室穿刺体外引流术、重度脑挫裂伤的脑室穿刺引流抢救技术。1993 年，开展脑出血的脑室及血肿穿刺体外引流术、蝶骨嵴脑膜瘤、镰旁脑膜瘤后颅凹的开颅术，骑跨横窦的硬膜外血肿、自体颅骨的保存及颅骨修补术 (包存于腹壁或头皮下)。1994 年，开展高血压脑出血颅内血肿清除术、颞叶 (枕叶) 脑肿瘤的手术切除术、矢状窦旁脑膜瘤的手术切除术、椎管内肿瘤手术摘除术、脑室腹腔分流术。1995 年，开展高血压脑出血的手术治疗，复杂或严重开放性脑挫裂伤的手术治疗及开放绿色通道，迅速快捷的一条龙抢救治疗程序；开展小脑肿瘤（半球）的手术切除术、妊娠高血压脑出血的手术治疗、各类脑肿瘤的手术切除、脑脊液漏的开颅修补术、颅底陷入的手术治疗。1996年，开展硬膜下血肿的钻孔引流术（单侧双侧）、颈损伤髓高位截瘫的“CD”棒固定术、脑脓肿的钻孔置管冲洗术、硬膜下积液的皮下置入储液囊引流术、脑挫裂伤伴有其他复合性损伤的综合救治，各种不同材料修补颅骨术。1997年，颅内压监护仪、冰帽的使用，提高严重脑挫裂伤的抢救成功率。开展脑内血肿的微创钻孔置管引流术、经额颞行脑垂体瘤切除术。1998年，开展小切口小骨窗手术治疗脑溢血、脑室内囊肿切除术、左顶叶重要功能区脑膜瘤切除术、大脑镰旁巨大脑膜瘤切除术、小脑胶质母细胞瘤切除术、小脑幕切开治疗脑疝。

骨科专业　1989年，医院设立骨伤科，开展四肢骨折闭合复位术、简单四肢骨折切开复位内固定术、腰椎结核清理术、膝关节游离体摘除术、腰椎间盘突出髓核摘除术、人工股骨头置换术、骨髓炎开窗减压术、股骨颈骨折三翼钉内固定术等业务。1990年，开展半月板切除术、先天性斜颈胸锁乳突肌切断术。1994年，开展颈椎病颈椎前路减压术、胸腰椎爆裂骨折RF钉内固定术。1996年，开展先天性脊柱侧凸手术矫形术，髌骨复发性脱位的手术治疗、加压钢板在医院首次应用。1998年，开展颈椎病经后路椎管成形术、人工全髋置换术、肩锁关节脱位喙锁韧带重建术、四肢骨折外固定支架固定术、四肢骨折交锁髓内钉内固定术、腰椎滑脱症手术复位植骨融合术（RF器械）。1999年，开展膝前、后交叉韧带断裂修补术及重建术、肘外翻髁上截骨矫形术、腕骨骨折植骨内固定术、膝关节滑膜切除术。2001年，开展四肢骨恶性肿瘤切除术、膝关节滑膜血管瘤切除术、肱骨上端切除腓骨小头代肱骨头移植术（自体）。2002年，开展同种异体股骨髁置换术、膝关节镜检、镜下半月板切除术。2003年，开展胸椎结核经胸清理术、髋臼骨折切开复位内固定术。

烧伤整形外科专业　1994年2月，烧伤整形科设立，开展大面积烧伤抢救及自体皮移植术。1995年5月，烧伤整形外科并入外四科。2002年4月，烧伤整形外科设立，有病房10间，设床位15张，病房有集中供氧设施和自动吸引设施。烧伤治疗采用先进的皮肤再生医疗技术，治疗烧伤具有止痛快，创面愈合快，不感染，疤痕小等特点。

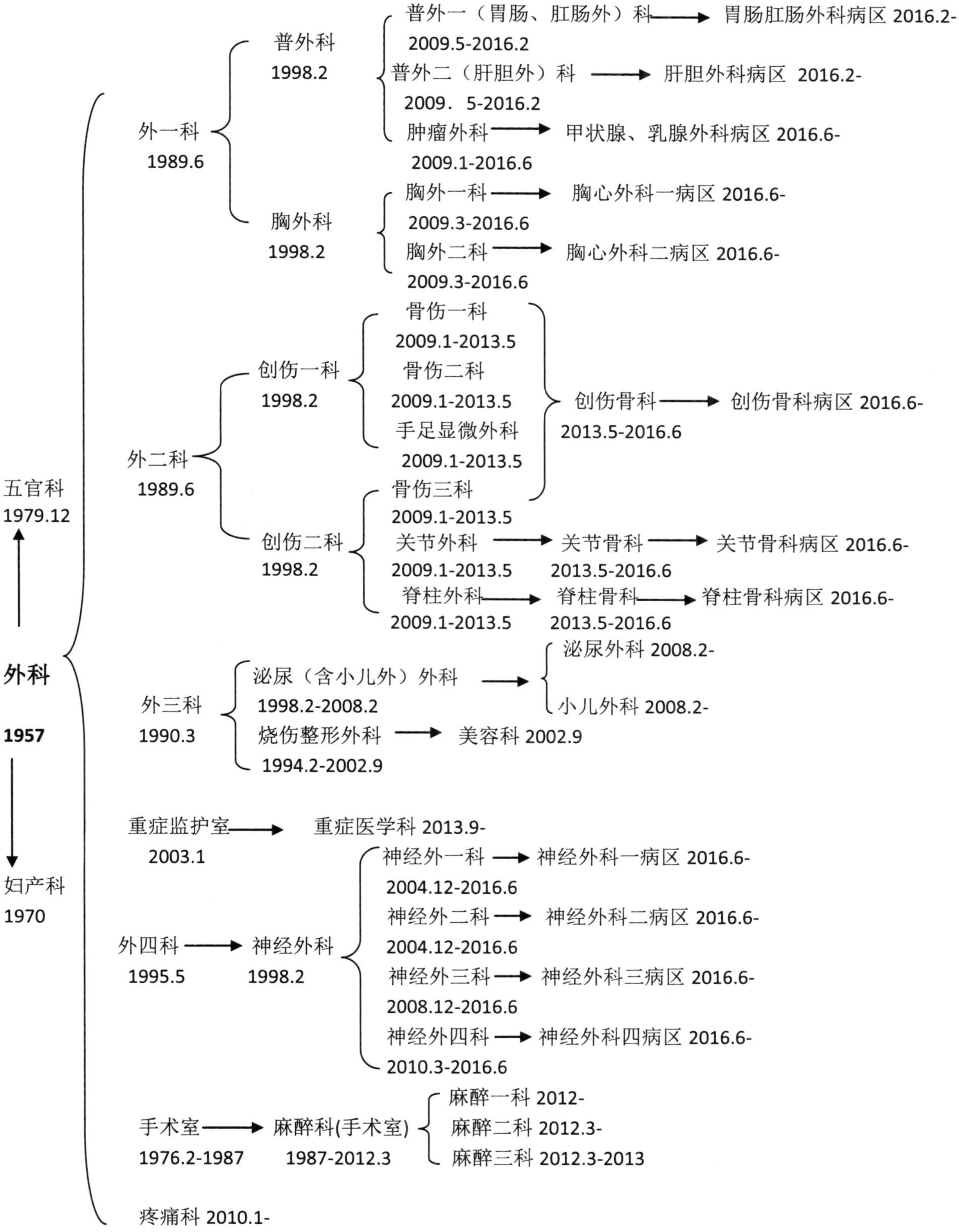

图 2-11 医院外科系统沿革图

第二节 普外科

1998年2月，普外科由外一科分出，搬入新建外科楼5楼，成为独立专业科室。蔡波任主任，韩志伟任副主任，董惠玲任护士长。科室设有床位72张，医疗人员8人，护理人员16人。业务范围为腹部外科、四肢血管外科、乳腺及甲状腺系统疾病及疝外科的诊治。是年，普外科新开展低位直肠癌保肛手术；埋置式腹腔化疗泵开始应用于临床。1999年，开展肝癌的综合治疗。2000年，开展十二指肠“C”型环状吻合术治疗肠系膜上血管压迫综合征。

2000年，普外科引进安丘市首台电视腹腔镜，开展第一例腹腔镜胆囊切除术。以后逐渐开展腹腔镜下的阑尾切除术、肠粘连松解术、肝囊肿开窗引流术、精索静脉曲张高位结扎术等。2001年，开展髂股静脉血栓形成取栓术。2002年，开展巨乳症缩乳术。

2003年，开展布加氏综合征右心房破膜术；吻合器开始在普外科应用。是年，以普外科为主，医院设立微创治疗中心（包括普外科、介入科、放疗科及影像CT室）。由蔡波（副院长兼普外科主任）任微创治疗中心主任。引进放射性粒子治疗计划系统、冷极射频治疗系统、体外热疗系统、介入热灌注治疗等，成功开展肿瘤的放射性粒子植入术及冷极射频治疗术。2004年，普外科开展腹主动脉破裂修补术。

2008年8月，普外科由外科楼5楼搬迁至综合楼3楼。2009年5月，田茂胜任普外科病区主任。普外科分为普外一科（胃肠肛肠外科）和普外二科（肝胆血管外科），搬入综合病房楼8楼，共用一个护理组。

1998—2009年普外科主任、副主任更迭一览表

表2-55

姓　名	职　务	任职时间
蔡　波	主任	1998.2—2003.5
韩志伟	副主任	1998.2—2003.5
	主任	2003.5—2003.9
王少山	副主任	1998.2—2009.5
田茂胜	副主任	2002.4—2003.9
	主任	2003.9—2009.5
	普外科病区主任	2009.5—
孟　刚	副主任	2005.4—2009.5
	普外科病区副主任	2013.9—
王焕良	副主任	2005.4—2009.5

1998—2009年普外科护士长、副护士长更迭一览表

表2-56

姓　名	职　务	任职时间
董惠玲	护士长	1998.2—2002

续表 2-56

姓　名	职　务	任职时间
张素梅	副护士长	1998.2—2002
	护士长	2002—2009.1
王志红	副护士长	2002.12—2009
李建霞	副护士长	2004.10—2009.1
	护士长	2009.1—2009.5

胃肠肛肠外科病区

2009 年 5 月，普外一科（胃肠、肛肠外科）从普外科析出。王少山任主任，李建霞任护士长。病房设在医院综合病房楼 8 楼，开放床位 45 张。有医护人员 24 人。其中，主任医师 1 人，副主任医师 1 人，主治医师 4 人，医师 5 人，主管护师 1 人，护师 6 人，护士 6 人。门诊位于门诊楼 1 楼西侧。年门诊量 2600 人次，住院病人 800 人次。科室主要从事胃肠肛肠疾病、肝胆胰腺脾疾病、各类疝气、腹部外伤及急腹症及体表各种肿瘤及感染等疾病的诊断与治疗。主要手术有胃大部切除术、全胃切除术、胃癌根治术、小肠肿瘤切除术、结直肠癌根治术、低位直肠癌保肛术、全结肠切除术、阑尾切除术、溃疡性结肠炎的手术治疗，肛瘘切除、肛瘘挂线、痔疮切除、肛裂切除、肛周脓肿切开引流术；肝肿瘤及血管瘤切除术，肝、胆总管切开取石术、胆囊切除术，脾切除术、胰十二指肠切除术、胰体尾切除术、门静脉高压症的食管胃底静脉断流术、直肠粘膜环切术（PPH）、腹腔镜微创手术等。是年，科室新开展腹腔镜胆囊切除术、肝囊肿开窗手术、腹腔镜下精索静脉曲张高位结扎术、肠粘连松解术等。

2010 年，科室开展腹腔镜胃穿孔修补术、腹腔镜阑尾切除术、腹腔镜肠破裂修补术、腹腔镜腹腔探查术等。2012 年，开展直肠粘膜切除术、对环状痔、Ⅲ、Ⅳ度内痔、混合痔、直肠粘膜脱垂的治疗。

2014 年，科室引进奥林巴斯高清腹腔镜。2015 年，引进两台强生超声刀。是年，完成腹腔镜辅助下结直肠癌根治术 40 余例，TAPP30 余例。

2015 年，科室开展腹腔镜辅助下结直肠癌根治术。是年 12 月，安丘市人民医院与潍坊市人民医院联合承办潍坊市普外科年会暨高峰论坛。

2016 年 2 月，普外一科改称胃肠肛肠外科病区，王少山任主任，王兰玲任护士长。病区有医疗人员 9 人。其中，主任医师 1 人，副主任医师 2 人，主治医师 3 人，住院医师 3 人。年门诊量 6000 人次，住院病人 2560 人次。是年，引进 3D 蛇牌高清腹腔镜及奥林巴斯胆道镜，开展腹腔镜辅助下胃癌根治术。医院普外科被潍坊市卫生局批准为潍坊市重点学科建设单位。

2009—2016 年胃肠肛肠外科病区负责人更迭一览表

表 2-57

姓　名	职　务	任职时间
王少山	主任	2009.5—
张日金	副主任	2009.5—2013.10
李现民	副主任	2013.10—
李建霞	护士长	2009.5 —2013.10

续表 2-57

姓　名	职　务	任职时间
王兰玲	护士长	2013.10 —2016.7
李永娟	护士长	2016.7—

肝胆外科病区

2009 年 5 月，普外二科（肝胆血管外科）从普外科析出。孟刚任主任，张素梅任护士长。病房设于综合楼 8 楼，设置床位 40 张，有医疗人员 6 人，护理人员 13 人。主要业务范围包括肝脏肿瘤、胆石症、胆道肿瘤、胰腺肿瘤、胰腺炎、胃肠道肿瘤、结直肠癌、阑尾炎、腹外疝、肛肠疾病、大隐静脉曲张等。开展腹腔镜技术，如胆囊切除术、阑尾切除术、穿孔修补术。

2010 年，科室引进大隐静脉曲张激光治疗仪，开展大隐静脉曲张激光治疗术。至 2011 年，施行大隐静脉曲张激光治疗手术 300 例。

2013 年 9 月，张日金任主任。10 月，普外二科与普外一科分开病房，科室搬迁至综合病房楼 9 楼。有医护人员 20 人。其中，副主任医师 2 人，主治医师 2 人，主管护师 2 人，医师 4 人，护师 3 人，护士 7 人。是年，开展放射性粒子植入术。2014 年，普外二科年门诊量 6000 人次，年住院病人 2500 人次。

2016 年 2 月，普外二科改称肝胆外科病区，张日金任主任，李建霞任护士长。病区有医疗人员 8 人。其中，副主任医师 2 人，主治医师 3 人，住院医师 3 人。护理人员 13 人。其中，主管护师 1 人，护师 3 人，护士 9 人。年门诊量 6600 人次，住院病人 2300 人次。是年，科室开展超声引导下经皮穿刺引流术。

2009—2016 年肝胆外科病区负责人更迭一览表

表 2-58

姓　名	职　务	任职时间
孟　刚	主任	2009.5—2013.9
王焕良	副主任	2009.5—
张素梅	护士长	2009.5—2010.3
李建霞	副护士长	2009.5—2010.3
	护士长	2010.3—
李永娟	副护士长	2010.3—2016.7
张日金	主任	2013.9—
刘锡庆	副主任	2013.9—

甲状腺乳腺外科病区

2009 年 1 月，医院成立肿瘤外科。设病床 32 张。有医疗人员 7 人，护理人员 9 人。鹿国俊任主任，李玉丽任护士长。门诊设在门诊 1 楼大厅西区，病房设在综合病房楼 2 楼东区。科室业务范围为常见消化道及甲状腺、乳腺外科疾病的诊断及治疗，包括胃、结直肠肿瘤手术及术后化疗，甲状腺癌根治术、乳腺癌根治手术切除及术后规范化疗处理等。

2010 年，肿瘤外科开展 PICC 置管化疗技术，方便恶性肿瘤患者的术后治疗。是年，开展乳腺癌保乳手术及甲状腺癌颈淋巴结清扫术。年门诊量5000人次，住院病人600人次。2011年，科室开展腹股沟疝及复发疝无张力修补术、乳腺癌前哨淋巴结活检术。

2012年5月，病房由综合病房楼2楼搬至1楼东区。是年，科室引进麦默通乳腺微创旋切系统，对乳腺结节的诊断与治疗又增添新的技术手段。2013年，首次引进乳腺癌术后保健操，指导乳腺癌术后病人功能锻炼，减轻上肢淋巴水肿，有利于病人康复。2014年，年门诊量8000人次，住院病人1000人次，手术500台。

2015年，科室开展甲状腺针吸细胞学检测、乳腺肿物巴德枪穿刺活检。是年，率先在潍坊市开展完全乳晕入路甲状腺腔镜手术和颈前小切口辅助腔镜甲状腺手术。

2016年5月，科室从综合病房楼1楼搬迁至7楼。6月，科室更名为甲状腺乳腺外科病区。病区设置床位32张。有医护人员17人。其中，医疗人员8人，护理人员9人，包括主任医师1人，副主任医师1人，主治医师4人，住院医师2人，主管护师2人；具有研究生以上学历5人。年门诊量1万余人次，住院病人1206人次，手术600台，其中三级以上手术有450台。科室主要诊疗设备有麦默通乳腺微创旋切系统、甲状腺腔镜设备、PICC置管定位彩超及心电监护等。

2009—2016年甲状腺乳腺外科病区主任、副主任更迭一览表

表2-59

姓 名	科 室	职 务	任职时间
鹿国俊	肿瘤外科	主任	2009.1—2016.6
	甲状腺乳腺外科病区	主任	2016.6—
潘铁民	肿瘤外科	副主任	2009.1—2016.6
	甲状腺乳腺外科病区	副主任	2016.6—
张锡忠	肿瘤外科	副主任	2009.1—2014.2
李现民	肿瘤外科	副主任	2009.1—2013.10
崔海燕	肿瘤外科	副主任	2014.10—2016.6
	甲状腺乳腺外科病区	副主任	2016.6—

2009—2016年 甲状腺乳腺外科病区护士长、副护士长更迭一览表

表2-60

姓 名	科 室	职 务	任职时间
李玉丽	肿瘤外科	护士长	2009.1—2016.6
	甲状腺乳腺外科病区		2016.6—
李青春	肿瘤外科	副护士长	2009.1—2016.6
	甲状腺乳腺外科病区		2016.6—
王国芹	肿瘤外科	副护士长	2010.6—2014.2

第三节 胸外科

1998年2月，胸外科从外一科析出，有医疗人员7人，护理人员13人。孙良希任主任，李风华任护士长。病房设于外科楼6楼，有病床40张。门诊位于门诊楼1楼西侧。

1999年，科室开展游离带血管蒂空肠胸腔内间置带食管术。2000年，科室开展支气管肺癌袖状切除术。2002年9月，科室引进德国JOSTAR体外循环机。10月，开展首例心脏直视体外循环手术。2003年，科室施行安丘市首例左房粘液瘤切除术，开展选择性胆总管切开取石不放“T”型管手术600例。

2004年，张洪武任胸外科主任。科室有工作人员24人,其中,主任医师1人,副主任医师2人，主治医师3人，医师4人。床位设置40张。是年3月，开展安丘市首例二尖瓣置换术，以后每年完成20例以上体外循环心脏手术。2005年3月，开展首例法洛四联征矫治术，成功抢救1例大面积肺栓塞患者。

2008年8月，胸外科病房楼搬迁至综合病房楼5楼。床位设置50张，人员未变。9月，科室成功抢救一名身中108刀多脏器（包括气管、甲状腺、肺、心脏、胃肠等）破裂的伤者。

2009年3月，胸外科分为胸外一科、胸外二科，共用一个护理单元。副院长张洪武分管胸外科工作，王英明任胸外科病区主任，李献兵任一科主任，吕岩任二科主任。是年，科室开展的体外循环下完成心脏直视手术获潍坊市科技进步二等奖。开展电视胸腔镜辅助胸部微创手术，包括全胸腔镜下自发性气胸肺大疱切除、纵膈肿瘤切除、肺肿物楔形切除、贲门肌层切开术、胸腺扩大切除术、肺叶切除术等手术。2011年3月，完成首例重症肌无力患者胸腺扩大切除术。是年，“登楼试验在低肺功能食管癌患者术前心肺功能评估中的作用”获潍坊市科技进步三等奖。2012年6月，科室开展安丘市首例全胸腔镜下肺癌根治术。

2013年8月，引入YS8001体外振动排痰机、POWER-6000下肢活动治疗仪、光子治疗仪。8月，为加快胸外微创技术的发展，护理人员参加山东省护理学会组织的PICC专业技术培训班并取得资质，成功开展PICC置管近50余例。9月，搬迁至综合楼10楼。床位设置40张。

2014年7月，科室购进奥林巴斯全高清胸腔镜一台,使胸腔镜技术进入发展的快车道。11月，胸外一科完成安丘市首例胸腹腔镜联合下食管癌根治术。是年，科室开展大隐静脉高位结扎激光腔内治疗术、下腔静脉造影+滤器置入术、下肢深静脉置管溶栓术、下肢动脉球囊扩张支架置入术、髂静脉球囊扩张成形+支架置入术、急性动脉栓塞取栓术、腹主动脉腹膜支架置入术等手术。胸外一科与胸外二科共同配置奥林巴斯电视胸腔镜、德国JOSTRA体外循环机、大隐静脉激光治疗仪。是年，科室被潍坊市卫生局确定为潍坊市重点建设专科。

2016年5月12日，胸外科病房由综合楼10楼搬迁至6楼，设置床位50张。6月，胸外科更名为胸心血管外科。

胸心血管外专业包括胸外、心外、血管外专业，具体业务范围包括食管肿瘤、食管破裂、肺肿瘤、纵隔肿瘤、先天性心脏病、风湿性瓣膜病瓣膜置换术、冠心病搭桥外科治疗。恶性肿瘤综合治疗及严重胸腹外伤，包括心脏破裂、血气胸、肝脏破裂、胃肠道外伤等救治。血管外科疾病包括大隐静脉曲张、深静脉血栓形成、肺动脉栓塞、髂静脉狭窄、腔静脉狭窄、动脉栓塞或血栓形成、假性动脉瘤、动脉狭窄和闭塞性疾病、胸腹主动脉瘤、夹层等。

1998 年—2009 年胸外科主任、副主任更迭一览表

表 2-61

姓　名	职　务	任职时间
孙良希	主任	1998.2—2004
田茂胜	副主任	1998.2—2002.4
王英明	副主任	1999—2009.3
	胸外科病区主任	2009.3—
张洪武	副主任	2000—2004.4
	主任	2004.4—2009.3
张　波	副主任	2004.4—2009.3
张锡忠	副主任	2004.4—2009.1
李献兵	副主任	2006.10—2009.3
吕　岩	副主任	2006.10—2009.3

1998—2016 年胸心外科护士长、副护士长一览表

表 2-62

姓　名	职　务	任职时间
李风华	护士长	1998.2—2004.3
邢秀玲	副护士长	1998.2—2004.3
王志红	副护士长	2009.9—2011.10
	护士长	2011.11—
李玉丽	副护士长	2003.12—2009.1
李　芸	护士长	2004.3—2011.11
王玉珍	副护士长	2004.3—2010.4
范常云	副护士长	2008.7—2012.2
马　珣	副护士长	2011.11—2013.9
陈晓艳	副护士长	2011.12—
陈　雪	副护士长	2014.9—

胸心外科一病区

2009 年 3 月，胸外科分出胸外一科，李献兵任主任，设置床位 20 张。医疗人员 5 人。其中，主任医师 1 人，副主任医师 1 人，主治医师 3 人。与胸外二科共用一个护理单元。

2013 年 9 月，科室搬迁至综合病房楼 10 楼。2014 年，胸外一科开放床位 25 张，主任医师 1 人，副主任医师 1 人，主治医师 3 人，主管护师 1 人，硕士研究生 2 人。年门诊量 3642 人次，住院病人 1193 人次。手术病人 400 例。其中，3 级

以上手术200例,肺癌、食管癌等重点手术50例,胸腔镜手术10例。

2015年,胸外一科开放床位25张,主任医师1人,副主任医师1人,主治医师3人,主管护师1人,硕士研究生1人。科室新增百特心外专用起搏器设备1台。年门诊量3333人,住院病人1000人次。手术病人400例。其中,3级以上手术250例,肺癌、食管癌等重点手术60例,心脏手术20例,胸腔镜手术20例。

2016年1月24日,胸外一科完成首例不停跳冠脉旁路移植术。5月,病房由综合楼10楼搬至6楼,设置床位25张。6月,胸外一科更名为胸心外科一病区,开放床位25张,主任医师1人,副主任医师1人,主治医师3人,主管护师2人,硕士研究生1人。年门诊量3551人次,住院人数803人次。手术病人433例。其中,3级以上手术181例,肺癌、食管癌重点手术68例,胸腔镜手术19例,心脏手术20例。

2009—2016年胸心外科一病区主任、副主任更迭一览表

表2-63

姓　名	科　别	职　务	任职时间
李献兵	胸外一科	主任	2009.3—2016.6
	胸心外科一病区	主任	2016.6—
张　波	胸外一科	副主任	2014.8—2016.6
	胸心外科一病区	副主任	2016.6—

胸心外科二病区

2009年3月,胸外二科从胸外科析出,吕岩任主任。设置床位20张,有医疗人员5人。其中,主任医师1人,副主任医师1人,主治医师3人。与胸外二科共用一个护理单元。2013年9月,搬至综合楼病房10楼。

2014年,胸外二科开放床位25张,有主任医师1人,副主任医师1人,主治医师3人,主管护师1人,硕士研究生3人。年门诊量3642人次,住院病人1028人次。手术病人300例。其中,3级以上手术162例,肺癌、食管癌重点手术30例,胸腔镜手术20例。

2015年5月17日,胸外二科完成安丘市首例主动脉瓣置换联合后降支冠脉旁路移植术。是年,胸外二科开放床位25张,有主任医师1人,副主任医师1人,主治医师3人,主管护师1人,硕士研究生2人。年门诊量3547人次,住院病人1000人次。手术病人353例。其中,3级以上手术206例,肺癌、食管癌重点手术38例,心脏手术3例,胸腔镜手术40例。

2016年5月12日,病房由综合病房楼10楼搬迁至6楼。6月,科室更名为胸心外科二病区。是年,胸心外科二病区开放床位25张,有主任医师1人,副主任医师2人,主治医师2人,主管护师2人,硕士研究生2人。年门诊量4809人次,住院病人1062人次。手术病人490例。其中,3级以上手术145例,肺癌、食管癌重点手术20例,胸腔镜手术21例,心脏手术2例。

2009—2016年胸心外科二病区主任、副主任一览表

表2-64

姓　名	科　别	职　务	任职时间
吕　岩	胸外二科	主任	2009.3—2016.6
	胸心外科二病区	主任	2016.6—

续表 2-64

姓　名	科　别	职　务	任职时间
王欣生	胸外一科	副主任	2014.8—2016.6
	胸心外科二病区	副主任	2016.6—
苏坤雄	胸外科二科	副主任	2015.5—2016.6

血管外科病区

2016 年 6 月，医院设立血管外科病区，由苏坤雄任副主任，主持工作。开放床位 10 张，有副主任医师 1 人，主治医师 2 人，硕士研究生 1 人，在读博士 1 人，共用胸外科护理组。

2016 年 7 月，科室配置大隐静脉激光治疗仪。是年，住院病人 104 人次。手术病人 100 例。其中，3 级以上手术 56 例，其他手术 44 例。

第四节　神经外科

1998 年 2 月，外四科更名为神经外科。韩怀忠任主任，李培春任护士长。有医疗人员 8 人，护理人员 12 人，设床位 40 张。门诊设在门诊 1 楼西侧，与骨科合用一个门诊。是年，科室开展小切口小骨窗手术治疗脑溢血、脑室内囊肿切除术、左顶叶重要功能区脑膜瘤切除术、大脑镰旁巨大脑膜瘤切除术、小脑胶质母细胞瘤切除术、小脑幕切开治疗脑疝。

1999 年，神经外科开展低温治疗重度脑挫裂伤，迟发性面瘫的治疗研究，颅骨修补及脑室—腹腔分流术一次性完成，脑动、静脉畸形的手术切除术，E、C 耳脑胶在颅骨修补术中的应用，Ⅳ脑室肿瘤切除术。2000 年，开展显微镜下脑内血肿清创术，显微镜下脑肿瘤切除术、小脑胶质母细胞瘤切除术、鞍上池区胆脂瘤切除术。2001 年，开展桥小脑角肿瘤切除术、脑重要功能区血管畸形切除术、脑栓塞并脑疝行大骨瓣减压术、延髓胶质瘤切除术，经口鼻蝶垂体瘤切除术、小脑网状细胞瘤切除术、脑室三角区肿瘤切除术、Ⅲ脑室肿瘤、梗阻性脑积水的手术治疗，全头皮撕脱行颞浅动脉吻合术。

2002 年，神经外科开始临床应用 YL–I 型颅内血肿穿刺针。2003 年，开展经股动脉插管脑血管造影术、脑动脉瘤的开颅直视夹闭术、脑室内巨大脑膜瘤切除术、经单鼻孔入路垂体瘤切除术。

2004 年 12 月，神经外科分为神经外一科和神经外二科。韩怀忠任神经外一科主任，副院长孙桂祥兼任神经外二科主任。2008 年 12 月，神经外二科分出神经外三科。孟凡军任神经外二科主任，黄韶华任神经外三科主任。2010 年 3 月，神经外一科分出神经外四科。孙宏亮任神经外一科主任，张焕芝任神经外四科主任。2014 年 9 月，神经外科合并为大病区。孟凡军任神经外科大病区主任，张焕芝任大病区副主任。

1998—2004 年神经外科负责人更迭一览表

表 2-65

姓　名	科　别	职　务	任职时间
韩怀忠	神经外科	主任	1998.2—2004.12
孙桂祥	神经外科	副主任	1998.2—2004.12
孟凡军	神经外科	副主任	1998.2—2004.12
李培春	神经外科	护士长	1998.2—1998.11
刘庆艳	神经外科	副护士长	1998.2—2002

续表 2-65

姓　名	科　别	职　务	任职时间
张作花	神经外科	护士长	1998.11—2004
李瑞芳	神经外科	副护士长	2000—2003
王玉华	神经外科	副护士长	2003—2004.12

神经外科一病区

2004 年 12 月，神经外一科由神经外科分出，韩怀忠任主任，张作花任护士长。有主任医师 1 人，主治医师 1 人，住院医师 5 人，护理人员 12 人。病房设于外科楼 9 楼，门诊设于门诊楼 2 楼。年门诊量 1500 人次，住院病人 650 人次，年手术 110 台。2005 年 1 月，科室购置便携式多参数监护仪 5 台，通过该仪器可以密切观测病人生命体征，及时了解病情变化。2006 年 7 月，购置单通道微量注射泵 4 台，可进行精确注射。

2008 年 8 月，神经外一科病房搬迁至综合病房楼 8 楼。2010 年 3 月，神经外一科分为神经外一科和神经外四科。孙宏亮任神经外一科主任，张作花任护士长。有主任医师 1 人，主治医师 2 人，住院医师 4 人，护理人员 11 人。病房搬至综合病房楼 3 楼，门诊设于门诊楼 2 楼。年门诊量 1600 人次，住院病人 700 人次，手术 130 台。2013 年 10 月，神经外一科病房搬迁至综合病房楼 2 楼。2014 年 9 月，科室更名为神经外科一病区。病房搬迁至综合病房楼 5 楼，孙桂好任主任。科室有主任医师 1 人，主治医师 3 人，住院医师 4 人。护理人员 14 人。年门诊量 1600 人次，住院病人 750 人次，手术 150 台。

2016 年 4 月，神经外科一病区搬至北区新院病房楼 7 楼，门诊设于门诊楼 2 楼外科区。6 月购置降温毯 1 条，该设备能对中枢性高热患者进行快速降温。12 月，科室有主任医师 1 人，主治医师 3 人，住院医师 4 人，护理人员 14 人。年门诊量 1700 人次，住院病人 800 人次。医疗器械有便携式多参数监护仪 5 台、单道微量注射泵 4 台、恒邦降温毯 1 台。全年独立完成脑内动脉瘤介入栓塞术 2 例、脑内动脉瘤夹闭术 10 余例、脑内动静脉畸形切除术 5 例。

神经外一科治疗范围为各种颅脑损伤、神经损伤、颅脑肿瘤、脑囊肿、脑脓肿、脑积水，各种类型脑出血，脑动脉瘤，脑血管畸形，椎管疾病，颅颈部畸形，癫痫，三叉神经痛，各种类型神经性疼痛。

2004—2016 年神经外科一病区主任、副主任更迭一览表

表 2-66

姓　名	职　务	任职时间
韩怀忠	主任	2004.12—2010.3
孙宏亮	主任	2010.3—2014.9
张焕芝	副主任	2004.12—2010.3
孙桂好	副主任	2010.3—2014.9
	病区主任	2014.9—
张跃强	副主任	2008.10—2010.3
梁俊君	副主任	2008.10—2010.3
王海鹏	病区副主任	2015.3—

2004—2016 年神经外科一病区护士长、副护士长更迭一览表

表 2-67

姓 名	职 务	任职时间
张作花	护士长	2004.12—2013.8
刘文霞	副护士长	2004.12—2012.8
曹丽丽	副护士长	2004.12—2013.8
	护士长	2013.8—2013.10
徐海燕	护士长	2013.10—2014.9
黄元坤	护士长	2014.9—

神经外科二病区

2004 年，神经外二科由神经外科析出，副院长孙桂祥兼任主任，孟凡军、黄韶华任副主任，伍春荣任护士长。科室设于内科楼 10 楼，开放床位 30 张。有医疗人员 8 人，护理人员 15 人。年门诊量 1800 人次，住院病人 1000 人次。

2005 年，神经外二科开展 CT 定位下颅内血肿微创穿刺引流术治，开展颅内动脉瘤开颅夹闭和介入栓塞术。

2008 年 8 月，科室搬迁至综合楼 9 楼。神经外二科由孟凡军任主任，王玉华任护士长。有医疗人员 5 人，护理人员 16 人。是年 9 月，开展美式大骨瓣在重型颅脑损伤中应用。2009 年 4 月，开展经鼻蝶垂体瘤切除术。7 月，开展微血管减压治疗三叉神经痛和面肌痉挛。

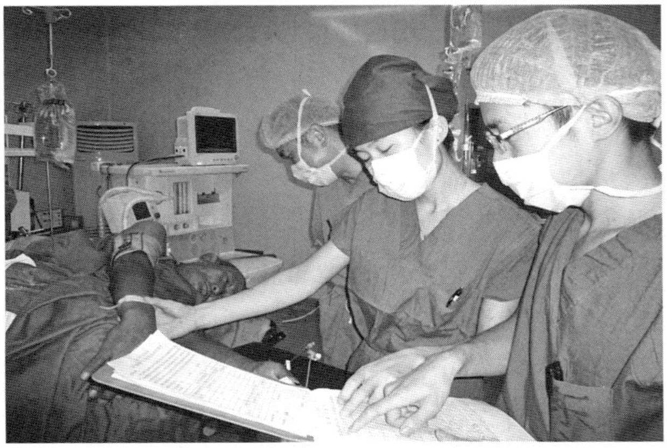

图 2-12 规范手术安全核查

2010 年 1 月，科室购进 1 台冰炭物理降温仪 1 台。3 月，神经外科重新划分为 4 个病区，神经外二科由孟凡军任主任，梁俊君任副主任，王玉华任护士长。有医疗人员 6 人，护理人员 16 人。是年，开放床位 25 张。年门诊量 1200 人次，住院病人 800 人次。科室开展脑室镜下治疗脑积水手术。2011 年，科室获“潍坊市巾帼文明岗”称号。2012 年 5 月，科室获“安丘市首批市级护理服务示范病房”称号。

2013 年 10 月，科室搬迁至综合病房楼 4 楼，曹丽丽任护士长，薛伟任副主任。2014 年 1 月，科室获医院组织的多重耐药菌应急预案评审一等奖。2014 年，科研项目《气管切开护理新方法》获医院新技术二等奖。9 月，科室更名为神经外科二病区。

2016 年 5 月，北区新院启用，科室搬迁至新院病房楼 8 楼东区，开放床位 25 张，有医务人员 6 人。其中，主任医师 1 人，主治医师 4 人，住院医师 1 人。有本科学历 5 人，研究生学历 1 人。护理人员 20 人。10 月，科室购进臭氧消毒机 1 台。11 月，床位增至 30 张。是年，门诊量 1312 人次，住院病人 1000 人次。科室新开展微创及精准定位手术治疗。

2004—2016 年神经外科二病区负责人更迭一览表

表 2-68

姓　名	职　务	任职时间
孙桂祥	主任（兼）	2004.12—2008.10
孟凡军	副主任	2004.12—2008.10
	主任	2008.10—
黄韶华	副主任	2004.12—2008.10
梁俊君	副主任	2010.3—2013.9
薛　伟	副主任	2013.10—
伍春荣	护士长	2004.12—2006.10
王玉华	副护士长	2004.6—2006.10
	护士长	2006.10—2013.10
刘　娟	副护士长	2006.10—2013.10
罗建香	副护士长	2007.3—2013.10
孙桂好	副主任	2008.10—2010.3
曹丽丽	护士长	2013.10—
李　萍	副护士长	2013.10—

神经外科三病区

2008 年 12 月，神经外三科由神经外二科析出。黄韶华任主任，王玉华任护士长。有医护人员 22 人。其中，副主任医师 2 人，住院医师 5 人，护理人员 15 人。

科室以脑出血、脑外伤为主要诊治疾病。病房位于综合病房楼 4 楼，门诊位于门诊楼 1 楼西侧，开放床位 30 张。年门诊量 1400 人次，住院病人 700 人次。2010 年 11 月 6 日，神经外三科成功为一名出血量约 150 毫升脑出血病人做颅内血肿置放三管穿刺引流。2012 年 7 月 2 日，历时 9 小时，成功为一患有直径 8.5 厘米巨大动静脉脑血管畸形病人施行手术。2013 年 3 月 5 日，成功为一直径约 6 厘米巨大颅内动脉瘤病人实施开颅脑动脉瘤夹闭术。2014 年 4 月，成功为一例患者行双侧动脉瘤开颅夹闭术。9 月，科室更名为神经外科三病区。

2016 年 3 月 6 日，成功实施安丘市首例出血性烟雾病颅内外血管搭桥术。3 月 15 日，病区独立开展安丘市首例动脉瘤介入栓塞术。5 月，病房搬迁至北区新院病房楼 8 楼西区，门诊设于 2 楼东侧。是年，科室成立神经介入外科组。以诊治各类脑血管病为主，开颅显微微创手术和神经血管介入结合方式开展各种神经外科手术，先后开展经侧裂小骨窗脑内血肿清除术、颅内外血管搭桥术、全脑血管造影术、动脉瘤介入栓塞术、动静脉畸形介入栓塞术、椎动脉支架植入术，并拟定自行开展颈动脉、椎动脉内膜剥脱术、开颅动脉瘤夹闭术、动静脉畸形开颅切除术、海绵状血管瘤开颅切除术。6 月，神经外三科更名为神经介入外科病区。病区医护人员增至 24 人。医疗人员 8 人，护理人员 16 人。医疗人员包括主任医师 1 人，副主任医师 1 人，主治医师 5 人，住院医师 1 人（其中统招研究生 1 人，在职研究生 5 人）。护理人员包括主管护师 1 人，护师 4 人，护士 11 人。开放床位 45 张，年住院病人 750 人次，年门诊量 1014 人次。全年完成 3 级以上手术 110 台。其中，椎动脉支架手术 1 台，经侧裂入路脑出血小骨窗微创开颅术 2 台，烟雾病颅内外血管搭桥 2 台，动脉瘤开颅夹闭 12 台，单纯脑血管造影 15 台，动脉瘤介入栓塞 35 台。

2008—2016 年神经外科三病区主任、副主任更迭一览表

表 2-69

姓　名	职　务	任职时间
黄韶华	主任	2008.12—
梁俊君	副主任	2013.10—2014.12
辛海滨	副主任	2015.3—2016.9

2008—2016 年神经外科三病区护士长、副护士长更迭一览表

表 2-70

姓　名	职　务	任职时间
王玉华	护士长	2008.12—2013.10
罗建香	副护士长	2008.12—2013.10
刘　娟	副护士长	2008.12—2013.10
曹丽丽	护士长	2013.10—2016.12
李　萍	副护士长	2013.10—2016.12

神经外科四病区

2010 年 3 月，神经外四科从神经外一科析出，与神经外一科共用一个护理单元。科室开放床位 25 张。张焕芝任主任，张作花任护士长。有医疗人员 7 人。其中，副主任医师 1 人，主治医师 2 人，住院医师 4 人。2012 年，率先开展显微镜下微血管减压术治疗三叉神经痛及面肌痉挛。2013 年 9 月，神经外四科代管重症监护室病房，分普通病房及监护室病房 2 个护理单元。神经外四科由王玉华任护士长，重症监护室由王子乐任护士长。

2014 年 9 月，神经外科合并，孟凡军任主任，张焕芝任副主任兼四病区主任。2015 年 3 月，高峰任神经外科四病区副主任，神经外科一、四病区共用一个护理单元。黄元坤任护士长，刘娟、王宗欣任副护士长。

2016 年 4 月，神经外科搬迁至北区新院病房楼 7 楼。神经外四科每周四在南、北院区设专家门诊。是年，全科有医疗人员 8 人。其中，主任医师 1 人，副主任医师 1 人，主治医师 5 人，医师 1 人，开放床位 25 张。年门诊量 1000 人次，年住院 800 人次，手术 200 余台，病床使用率 110%。科室主要诊疗设备有德国莱卡 L60 神经外科专用手术显微镜 1 台、蛇牌自动拉钩、西山开颅动力系统、开颅显微器械、飞利浦心电监护仪、降温冰毯等。

治疗范围为各种颅脑损伤、复合性损伤、神经损伤、颅脑肿瘤、脑囊肿、脑脓肿、脑积水，各种类型脑出血，脑动脉瘤，脑血管畸形，椎管疾病，颅颈部畸形，癫痫，面肌痉挛、三叉神经痛，各种类型神经性疼痛。创建脑外伤及脑血管病救治绿色通道，利用 CT 引导下颅内血肿清除术及各种微创开颅手术治疗各种颅内出血、重型脑挫裂伤，提高治愈率，降低致残率。应用德国进口手术显微镜广泛开展各种类型脑肿瘤的手术切除术，其中脑胶质瘤、巨大脑膜瘤切除术，桥小脑角肿瘤切除术，脑室肿瘤切除术、垂体瘤、小脑肿瘤、脊髓肿瘤切除术均获得良好效果，开展颅内动脉瘤夹闭术及脑动静脉畸形切除术。

2010—2016 年神经外科四病区负责人更迭一览表

表 2-71

姓　名	科　室	职　务	任职时间
张焕芝	神经外四科	主任	2010—2014
	神经外科四病区	主任	2014—
张跃强	神经外四科	副主任	2010—2014
	神经外科四病区	副主任	2014—
高　峰	神经外科四病区	副主任	2015—
张作花	神经外一、四科	护士长	2010—2013
刘文霞	神经外一、四科	副护士长	2010—2013
王玉华	神经外四科	护士长	2013—2014
刘　娟	神经外四科	副护士长	2013—2014
王子乐	神经外四科重症监护病房	护士长	2013—2014
黄元坤	神经外一、四病区	护士长	2014.2—
刘　娟	神经外一、四病区	副护士长	2014—
王宗欣	神经外一、四病区	副护士长	2014—

第五节　骨　科

1989 年 6 月，安丘县人民医院设立外二科，吕奎芳任主任，刘庆淮任副主任，何琦任副护士长，主持工作。设置床位 30 张，有医护人员 21 人。开展的业务有四肢骨折闭合复位术、简单四肢骨折切开复位内固定术、腰椎结核清理术、膝关节游离体摘除术、腰椎间盘突出髓核摘除术、人工股骨头置换术、骨髓炎开窗减压术、股骨颈骨折三翼钉内固定术。1990 年 4 月，潘其凤任护士长。是年，科室开展半月板切除术、先天性斜颈胸锁乳突肌切断术。

1994 年，开展颈椎病颈椎前路减压术、胸腰椎爆裂骨折 RF 钉内固定术。是年，科室搬迁至外科楼 3 楼，有床位 60 张。韩怀忠任科主任，潘其凤任护士长。

1995 年，外二科按专业分为外二科（骨科）、外四科（神经外科）。姜九零任外二科主任，隋治远、于勇任副主任。1996 年，开展先天性脊柱侧凸手术矫形术，髌骨复发性脱位的手术治疗，加压钢板在医院首次应用。

1998 年，外科楼启用，科室搬迁。外二科分为创伤一科、创伤二科。姜九零任创伤一科主任，于勇、田向群任副主任，潘其凤任护士长，付汝萍任副护士长。隋治远任创伤二科主任，邱诚、韩卫东任副主任，李秀梅任护士长，张永明任副护士长。1998 年，开展颈椎病经后路椎管成形术、人工全髋置换术、肩锁关节脱位喙锁韧带重建术、四肢骨折外固定支架固定术、四肢骨折交锁髓内钉内固定术、腰椎滑脱症手术复位植骨融合术（RF 器械）。1999 年开展膝前、后交叉韧带断裂修补术及重建术、肘外翻髁上截骨矫形术、腕骨骨折植骨内固定术、膝关节滑膜切除术。

2001年年底，创伤一科、创伤二科分为4个医疗组。田向群、于勇、分别负责创伤一科一组、二组，李梅任护士长；邱诚、韩卫东分别负责创伤二科一组、二组，李培春任护士长。是年，开展四肢骨恶性肿瘤切除术、膝关节滑膜血管瘤切除术、肱骨上端切除腓骨小头代肱骨头移植术（自体）。

2002年，科室开展同种异体股骨髁置换术、膝关节镜检、镜下半月板切除术。2003年，开展胸椎结核经胸清理术、髋臼骨折切开复位内固定术。

2004年，骨科开展半月板囊肿切除术。是年，全科有副主任医师3人，主治医师3人，医师5人。创伤二科收住院病人2000人次，抢救危重病人50人次，成功率99%以上。开展人工关节置换，开展关节镜下前、后交叉韧带重建术、半月板初合切除术、多发骨盆骨折内固定术、颈椎前路减压植骨内固定术、后路开门减压术、腰椎间盘突出伴腰椎不稳定后路减压椎弓根钉内固定术、胸骨折切开椎弓根部固定术等一系列手术。

2005年，于勇任创伤一科主任，邱诚任创伤二科主任。2007年，邱诚副院长兼任创伤二科主任。

2008年，创伤科搬至综合病房楼，于勇兼任创伤一科病区主任，李梅任护士长；邱诚任创伤二科主任，李培春任护士长。

2009年，创伤一科分为骨伤一科、骨伤二科、手足显微外科，分别由丁敬瑄、张树立、刘国良任主任，共用一个护理单元，王俊芳任护士长。创伤二科分为骨伤三科、脊柱外科、关节外科，分别由邱诚、韩卫东、郭建利任主任，共用一个护理单元，刘庆艳任护士长。

2013年5月，骨科按专业重组，分为脊柱骨科、关节骨科、创伤骨科，副院长邱诚分管骨科，田向群任骨科主任，丁敬瑄任骨科副主任。

1980—2013年骨科主任、副主任更迭一览表

表2-72

姓　名	科　别	职　务	任职时间
孙衍琪	外科创伤组	负责人	1980—1989
吕奎芳	外二科	主任	1989—1994
刘庆淮	外二科	副主任	1989—1997
韩怀忠	外二科	主任	1994—1995
姜九零	外二科	主任	1995—1998
	创伤一科	主任	1998—2009
隋治远	外二科	副主任	1995—1998
	创伤二科	主任	1998—2009
于　勇	外二科	副主任	1995—1998
	创伤一科	副主任	1998—2005
	创伤一科	主任	2005—2009
邱　诚	创伤二科	副主任	1998—2005
	创伤二科	主任	2005—2007
	创伤二科	主任（兼）	2007—2009

续表 2-72

姓　名	科　别	职　务	任职时间
邱　诚	骨伤三科	主任（兼）	2009—2013.5
韩卫东	创伤二科	副主任	1998—2009
	脊柱骨科	主任	2009—2013.5
张维波	脊柱骨科	副主任	2009—2013.5
张树立	骨伤二科	主任	2009—2013.5
周永立	骨伤三科	副主任	2009—2013.5
刘国良	手足显微外科	主任	2009—2013.5
郭建利	关节骨科	主任	2009—2013.5
李星江	关节骨科	副主任	2009—2013.5
田向群	创伤一科	副主任	1998.2—2013.5
	骨科	主任	2013.5—
丁敬瑄	骨伤一科	主任	2009—2013.5
	骨科	副主任	2013.5—

1989—2012 年骨科护士长、副护士长更迭一览表

表 2-73

姓　名	科　别	职　务	任职时间
何　琦	外二科	副护士长	1989—1990.4
潘其凤	外二科	护士长	1990.4—1998
	创伤一科	护士长	1998—2001
李秀梅	创伤二科	护士长	1998—2001
付汝萍	外二科	副护士长	1989.6—1998.2
	创伤一科	副护士长	1998.2—2000
张永明	外二科	副护士长	1989.6—1998.2
	创伤二科	副护士长	1998.2—2000
李　梅	创伤一科	护士长	2001—2009
李培春	创伤二科	护士长	1998.12—2009
王俊芳	创伤一科	护士长	2009—2013.5
刘庆艳	创伤二科	副护士长	2004.3—2009
	创伤二科	护士长	2009—2013.5
刘洪英	创伤二科	副护士长	2006.4—2012.9

续表 2-73

姓　名	科　别	职　务	任职时间
王福梅	创伤一科	副护士长	2009.3—2013.5
黄元坤	创伤一科	副护士长	2008.9—2014.2
苏　湘	创伤二科	副护士长	2009.7—2014.3
刘海玲	创伤二科	副护士长	2010.3—2013.5

脊柱骨科病区

2009 年，脊柱骨科自创伤二科析出，始称脊柱外科，与泌尿外科共用一个护理单元，韩卫东任主任，王兰萍任护士长。门诊设于门诊楼 1 楼西侧。病房设于综合病房楼 4 楼，开放床位 15 张。医疗人员 9 人。

2010 年，医院购置医用三氧治疗仪。是年，脊柱外科开展腰椎间盘突出射频消融术、臭氧融核术。

2011 年 3 月，医院购置下肢功能康复器，协助病患进行下肢功能康复锻炼。是年，脊柱外科开展腰椎间盘突出胶原酶髓核溶解术。

2013 年 5 月，骨科按专业重组，脊柱外科更名为脊柱骨科。张维波任主任，王仲娟任护士长。门诊设于门诊楼 1 楼西侧。9 月，脊柱骨科成为独立的护理单元，张金卫任护士长。10 月，病房搬至综合病房楼 5 楼，开放床位 20 张。

2014 年 1 月，赵志刚任脊柱骨科主任。3 月，苏湘任护士长。病房设于综合病房楼 2 楼，固定床位 25 张；门诊设于门诊楼 1 楼西南侧。有医护人员 20 人。其中，主任医师 1 人，副主任医师 2 人，主治医师 3 人，住院医师 4 人，主管护师 2 人，护师 5 人，护士 3 人。7 月，医院购进下肢静脉泵，预防卧床病患静脉血栓形成。是年，脊柱骨科在潍坊市率先开展椎间孔镜技术。年门诊量 8909 人次，住院病人 816 人次。完成手术 381 例，其中椎间孔镜手术 53 例。

2016 年 4 月 26 日，脊柱骨科搬至北区新院病房楼 6 楼西区，门诊搬至北区新院门诊楼 2 楼。6 月，脊柱骨科更名为脊柱骨科病区。开展椎间孔镜手术 75 例，新开展经皮穿刺椎体成形术。是年，脊柱骨科固定床位 25 张，有医护人员 22 人。其中，主任医师 1 人，副主任医师 2 人，主治医师 3 人，住院医师 5 人；主管护师 5 人，护师 5 人，护士 1 人。年门诊量 12832 人次，住院 757 人次，完成手术 483 例。

脊柱骨科专业以脊柱疾病为主，主要诊治颈腰椎间盘突出症、颈腰椎管狭窄症、腰椎结核、腰椎肿瘤、脊柱外伤，同时负责骨盆骨折、小儿骨折的治疗。

2009—2016 年脊柱骨科病区主任、副主任更迭一览表

表 2-74

姓　名	职　务	任职时间
韩卫东	主任	2009.7—2013.9
孙献辉	副主任	2009.7—
张维波	副主任	2009.9—2013.9
	主任	2013.9—2014.3
赵志刚	副主任	2013.9—2014.3
	主任	2014.3—

2009—2016 年脊柱骨科病区护士长、副护士长更迭一览表

表 2-75

姓　名	行政职务	任职时间
王兰萍	护士长	2009.7—2012.6
王仲娟	副护士长	2009.7—2012.6
	护士长	2012.6—2013.9
李艳红	副护士长	2012.6—2013.9
张文娟	副护士长	2012.6—2013.9
张金卫	护士长	2013.9—2014.3
李秀芬	副护士长	2014.3—
苏　湘	副护士长	2009.7—2014.3
	护士长	2014.3—2014.9

关节骨科病区

2009 年，关节外科从创伤二科析出，独立建科，与骨伤三科共用一个护理单元，有临床医生 6 人。郭建利任主任，刘庆艳任护士长。病房位于综合病房楼 7 楼，设床位 20 张；门诊位于门诊楼 1 楼西南侧。是年，医院引进关节镜并开展人工髋膝关节置换手术及关节镜手术。

2010 年，关节外科开展 PFNA 内固定治疗股骨粗隆间骨折手术。2011 年，开展关节镜下胫骨平台骨折内固定手术。

2013 年 5 月，骨科重组，关节外科由综合楼 7 楼搬至综合病房楼 6 楼，更名为关节骨科。郭建利任关节骨科主任，王俊芳任护士长。有固定床位 25 张。有工作人员 20 人。其中，副主任医师 1 人，主治医师 4 人，住院医师 4 人；主管护师 2 人，护师 4 人，护士 5 人。门诊位于门诊楼 1 楼西南侧。是年，门诊量 10870 人次，住院病人 1088 人次。完成手术 857 余例。其中，髋、膝人工关节置换 120 余例，关节镜手术 260 余例，关节镜下交叉韧带重建手术 56 余例。

2014 年，开展 Intrafix 治疗前交叉韧带断裂重建手术，提高手术质量，减少患者术后并发症。

2016 年 4 月 25 日，关节骨科由市南区搬迁至北区新院。科室位于病房楼 6 楼东区，门诊位于门诊楼2楼东侧。是年，成功开展膝关节单髁置换术，膝关节镜下半月板缝合术，肩关节镜手术。2016年6月，关节骨科更名为关节外科病区，开放床位30张。有医护人员20人。其中，副主任医师1人，主治医师5人，住院医师3人；主管护师4人，护师5人，护士2人。

主要业务范围为股骨头坏死，髋关节炎，膝关节骨性关节炎，肩部疼痛与外伤，膝关节韧带及半月板损伤，髋臼骨折，股骨颈骨折及其他骨病。尤其擅长人工全髋关节及半髋关节置换，人工膝关节置换，关节镜下交叉韧带重建，半月板修整，膝、踝关节腔清理，肩关节镜下肩袖修补术，以及四肢近关节骨折的内固定治疗。

2009—2016年关节骨科病区主任、副主任更迭一览表

表2-76

姓　名	职　务	任职时间
郭建利	主任	2009.7—
李星江	副主任	2009.7—2013.11
唐志良	副主任	2015—

2009—2016年关节骨科病区护士长、副护士长更迭一览表

表2-77

姓　名	职　务	任职时间
刘庆艳	护士长	2009.7—2013.5
刘洪英	副护士长	2009.7—2012.9
王俊芳	护士长	2013.5—
王福梅	副护士长	2013.5—

创伤骨科病区

2013年5月，创伤骨科由原骨伤一科、二科、三科及手足显微外科部分人员合并组成。周永立任主任，刘庆艳任护士长。医疗人员16人。其中，副主任医师2人，主治医师9人，住院医师5人；护理人员12人。病房位于综合病房楼7楼，固定床位25张。门诊位于门诊楼1楼西北侧。科室专业以四肢创伤为主，对于复杂的股骨近端骨折、胫骨平台复杂骨折、踝关节的复杂骨折及跟骨骨折有丰富的治疗经验。科室有5名主治医师从事显微外科工作，对于手足外伤的断指（趾）再植手术，技术娴熟。

2014年11月，创伤骨科配合医院举办潍坊市医学会运动医学专业委员会年会。12月，田向群任主任。

2015年5月，创伤骨科配合医院举办潍坊市医学会骨矿盐与骨质疏松专业委员会年会。科室引进台湾高端骨科牵引床，对于下肢骨折的微创手术提供有利条件。对于老年人的髋部骨折，通过微创手术解决，减少手术并发症及手术创伤。

2016年4月27日，创伤骨科搬迁至北区新院区病房楼5楼，固定床位30张。门诊位于北区门诊楼2楼东侧。科室有医护人员28人。其中，医疗人员14人，护理人员14人。医疗人员包括副主任医师2人，主治医师6人，住院医师6人。6月，科室更名为创伤骨科病区。是年，引进红色激光创口治疗仪。该治疗仪器可以减少创口渗血，促进切口愈合。科室有足底静脉泵2台，为下肢手术术后的康复提供支持，减少下肢血栓及促进肢体消肿。

2013—2016 年创伤骨科病区负责人更迭一览表

表 2-78

姓　名	职　务	任职时间
周永立	主任	2013.5—2014.12
袁延光	副主任	2013.5—
田向群	主任	2014.12—
韩守江	副主任	2015.4—
刘庆艳	护士长	2013.5—
刘海玲	副护士长	2013.5—

第六节　泌尿外科

1998 年 2 月，泌尿外科专业从外三科析出，独立为泌尿外科。孙绍良任主任，岳建华、李永波任副主任，韩本彩任护士长。有医疗人员 6 人，护理人员 8 人，编制床位 22 张。门诊设在门诊楼 1 楼东侧，病房设在病房楼 3 楼西侧。年门诊量 7000 人次，年住院病人 900 人次。泌尿外科与小儿外科共用一个护理单元，业务收入统一核算。主要设备有 OLYMPUS 膀胱尿道镜 1 台、OLYMPUS 电切镜 1 台、体外震波碎石机 1 台。是年，科室开展经尿道前列腺电切术及膀胱肿瘤电切术，为微创泌尿外科开辟良好的开端。

2002 年 2 月，岳建华任泌尿外科主任。病房搬迁至外科楼 4 楼，床位人员设置未变。

2004 年，科室新进德国产狼牌电切镜 1 套，新开展手术有先天性结肠手术改良 SOAVE 法双侧肾肿瘤、一侧肾癌根治、一侧肿瘤剜除术、肾癌腔瘤栓之肾癌根治腔 V 栓子切除术。

2006 年，购进 WOLF 输尿管镜及 EMS 弹道碎石机，相继开展输尿管镜检查及输尿管镜下气压弹道碎石取石术。同期相继引进 WOLF 电切镜及等离子 OLYMPUS 电切镜，使前列腺增生患者的微创治疗作为首选金标准。

2008 年，岳建华任泌尿外科病区主任，马忠堂任泌尿外科主任。病房搬迁至综合病房楼 4 楼，编制床位 26 张。年门诊量 9000 余人，年住院病人 1100 人次，手术 600 例。

2010 年，科室开展后腹腔镜技术。

2016 年，病房搬迁至综合病房楼 5 楼，编制床位 30 张，实际开放 42 张。有医护人员 18 人。其中，副主任医师 3 人，主治医师 3 人，住院医师 2 人，主管护师 1 人，护师 6 人，护士 3 人。年门诊量 13000 人次，住院病人 1400 人次，手术 900 台。主要设备有 OLYMPUS 膀胱尿道镜 2 台、OLYMPUS 等离子电切镜 1 套、WOLF 电切镜 1 套、WOLF 输尿管镜 1 套、EMS 超声弹道碎石机 1 台、体外震波碎石机 1 台、腹腔镜及前列腺治疗仪等设备。

主要诊治范围：泌尿男性生殖系先天性畸形、男性生殖系感染、性传播疾病、泌尿系结石、泌尿男性生殖系肿瘤、泌尿系梗阻性疾病、男性计划生育、男女各类肾上腺肿瘤、女性泌尿系疾病、神经源性膀胱功能障碍、泌尿系统其他疾病及男科疾病等。

开展的手术包括：前列腺电切术、膀胱肿瘤电切术、膀胱结石气压弹道碎石术、输尿管镜下气压弹道术、经皮肾镜超声联合气压弹道碎石取石术、腹腔镜下肾囊肿去顶减压术、腹腔镜下肾上腺腺瘤切除术、腹腔镜下肾脏切除术、肾部分切除术及肾癌根治术及腔静脉瘤栓取出术、膀胱癌全膀胱切除回肠膀胱术、腹腔镜输尿管切开取石术，腹腔镜下肾盂成形术、巨大腹膜后及盆腔肿块切除术、腔镜肾输尿管膀胱袖状联合切除术等。

1998—2016 年泌尿外科主任、副主任更迭一览表

表 2-79

姓 名	职 务	任职时间
孙绍良	主任	1998.2—2002.2
岳建华	副主任	1998.2—2002.2
	主任	2002.2—2008.1
	泌尿外科病区主任	2008.1—
李永波	副主任	1998.2—2002.11
马忠堂	副主任	2001.1—2008.1
	主任	2008.1—
鹿国俊	副主任	2007.3—2009.1
李红光	副主任	2014.4—
李际涛	副主任	2014.4—

1998—2016 年泌尿外科护士长、副护士长更迭一览表

表 2-80

姓 名	职 务	任职时间
韩本彩	护士长	1998.2—2004.11
王会玉	副护士长	1998.2—2004.11
牛坤香	副护士长	2000.1—2012.7
潘玉梅	护士长	2004.11—2006.10
王兰萍	护士长	2006.10—2012.6
王仲娟	副护士长	2004.6—2012.6
	护士长	2012.6—
李艳红	副护士长	2012.6—
张文娟	副护士长	2012.6—

碎石中心 1999 年 8 月，安丘市人民医院购进北京中科健安公司产体外冲击波碎石机 1 台，产品型号为 MODELK-2001，设立碎石中心。孙绍良兼任碎石中心主任，工作人员 1 人。碎石中心位于医院办公楼 1 楼东区。使用面积 80 平方米，分为办公室、工作间、机器房、仓库兼值班室。年碎石 200 人次。2001 年，碎石中心有工作人员 2 人。

2010 年 11 月，医院购进北京中科健安公司产体外冲击波碎石机 1 台，产品型号为 KDE-2001A。碎石中心迁至外科楼 10 楼东头，使用面积 160 平方米。设办公室 1 间，机房 2 间，值班室1间，仓库1间。年碎石260人次。

2014年2月，碎石中心搬迁至办公楼1楼东区，位置和房间布局同1999年布局相同，年碎石210人次。

2016年，碎石中心有工作人员1人，年碎石220人次。

第七节　小儿外科

1998年2月，小儿外科专业随泌尿外科从外三科析出，编制床位10张。有医疗人员4人，护理人员8人。岳建华兼任主任，李永波任副主任。门诊设于门诊楼1楼东侧，病房设于病房楼3楼西侧。年门诊量3000人次，住院病人400人次。与泌尿外科共用一个护理组，业务收入统一核算。主要诊治小儿各种先天性畸形、感染、肿瘤、创伤等，包括小儿胸部、腹部、泌尿等疾病。

2002年2月，病房搬迁至外科楼4楼，床位人员设置未变。11月，王光福任小儿外科副主任。科室开展经肛门先天性巨结肠根治术。2003年，开展snodgrass法治疗尿道下裂。2004年，开展温生理盐水压力灌肠复位治疗肠套叠，成功率95%以上，基本替代X-Ray下空气灌肠复位，减少患儿放射性损伤。

2008年2月，王光福任小儿外科主任。科室有医护人员13人。其中，有副主任医师1人，主治医师1人，住院医师1人。病房搬迁至综合病房楼4楼，编制床位12张。年门诊量4000人次，住院病人500人次，手术300余例。

2016年，小儿外科病房搬迁至综合楼5楼，编制床位15张，实际开放20张。有医护人员18人。其中，有副主任医师1人，主治医师1人，住院医师2人，主管护师1人，护师6人，护士3人。年门诊量5000人次，住院病人700人次，手术400余例。与泌尿外科共用一个护理组，业务收入统一核算。

小儿外科成立以来，从手术切口、操作技术、手术方式、缝合材料及缝合方法对小儿外科常见手术都一一改进。采用国际小儿外科通用方法和手术标准，使这些常见手术规范化、标准化。患儿手术损伤小，恢复快，并发症少。开展的手术主要包括小切口治疗腹股沟斜疝、鞘膜积液、隐睾症、阑尾炎，一期尿道下裂成形术，肛门闭锁肛门成形术、先天性巨结肠根治术、先天性肌性斜颈、先天性肥厚性幽门狭窄、血管瘤等。

1998—2016年小儿外科主任、副主任更迭一览表

表2-81

姓　名	职　务	任职时间
岳建华	主任(兼)	1998.2—2008.11
李永波	副主任(兼)	2000.2—2002.11
王光福	副主任	2002.11—2008.2
	主任	2008.2—

第八节　烧伤整形外科

1994年2月，烧伤整形科从外三科析出，独立为烧伤整形科。病房位于高压氧楼2楼，编制床位16张。有医疗人员4人，护理人员5人。高民信任主任，刘香兰任护士长。

1995年5月，烧伤整形科与外四科共用一个护理组，病房位于原内科楼3楼。高民信任主任，马黎明任住院医师。

1998年2月，烧伤整形与神经外科共用一个护理组，病房设在外科楼9楼。

1999年5月，高民信主持的“MEBO纱布在各类烧伤创面的应用”新技术获安丘市科学技术成果奖，并广泛应用临床。

2002年5月，烧伤整形科，病房位于外科楼4楼，编制床位16张，高民信任主任。有独立的护理组，设护士长1人，护士4人。主要设备有翻身床1张，红外线烤灯4盏。是年，开展大面积烧伤分次切（削）痂自体皮肤移植术、异种皮植皮术。

2004年，董爱国任烧伤整形科主任。门诊设于门诊楼4楼。是年，开展重睑术、眼袋去除术、假体隆鼻术及各种体表肿瘤的切除美容手术。

2006年，病房设于外科楼1楼。医院引进首台微晶磨疤机，为烧伤科整形对瘢痕的治疗开辟良好的开端。是年，开展微晶磨疤换肤术、巨乳缩小术，抽脂术、腋臭微创切除术。

2008年，病房设于综合楼2楼，与急诊科共用病房。科室引进光子治疗仪，促进烧伤创面及慢性创面的愈合。是年，开展先天性象皮腿切除原位植皮术。2009年，开展上睑下垂额肌瓣悬吊术、颞部除皱术。

2010年，病房迁至外科楼7楼，与泌尿外科共用护理组。是年，科室开展处女膜修补术，硅胶囊植入头皮扩张治疗外伤性斑秃，带蒂皮瓣转移修复体表组织缺损及难愈性创面的修复。2013年，科室开展自体脂肪填充术、胸大肌下假体植入隆乳术。

2014年，马忠堂兼任烧伤科主任，王志东任烧伤科病区主任，主要负责烧伤整形科工作，与泌尿外科共用护理组。是年，烧伤科门诊改为整形外科门诊。2015年5月，病房设在综合病房楼5楼。

2016年，烧伤整形科有医疗人员5人。其中，副主任医师1人，主治医师1人，住院医师3人；护理人员10人，主管护师1人，护师6人，护士3人。固定床位5张，实际开放床位8张。年门诊量700人次，住院病人100人次，手术300余例。主要设备有翻身床1台、烤灯4盏、光子治疗仪1台、微晶磨疤机1台。

主要业务范围：各种原因引起的烧伤、烫伤的救治，各种原因引起的体表组织的缺损，难愈性溃疡的治疗，如糖尿病足、褥疮，各种体表肿瘤的切除，修复，各类瘢痕的治疗，先天性及后天性畸形的诊治，各类整形美容手术，如重睑术，隆乳术、眼袋去除术、面部去皱，吸脂术、隆鼻术等。

1994—2016年烧伤整形外科主任、副主任更迭一览表

表2-82

姓　名	科　室	职　务	任职时间
高民信	烧伤整形外科	主任	1994.2—2004.6
董爱国	烧伤整形外科	主任	2004.6—2014.6
马忠堂	泌尿、烧伤外科	主任	2014.6—
王志东	泌尿、烧伤外科	病区主任	2014.6—

1994—2016年烧伤整形外科护士长、副护士长更迭一览表

表2-83

姓　名	科　室	职　务	任职时间
刘香兰	烧伤整形外科	护士长	1994.2—1995.2
王会玉	烧伤整形外科	副护士长	1994.2—1995.2

续表 2-83

姓　名	科　室	职　务	任职时间
王淑霞	外四科	副护士长（主持工作）	1995.5—1997.7
马建英	烧伤整形外科	护士长	1997.7—1998.2
韩本彩	泌尿、烧伤外科	护士长	1998.2—2004.11
潘玉梅	烧伤整形外科	护士长	2004.11—2006.10
王兰萍	泌尿、烧伤外科	护士长	2006.10—2012.6
王仲娟	泌尿、烧伤外科	护士长	2012.6—

第九节　麻醉科

1954 年，安丘县卫生院设手术室。外科医师兼任麻醉医师，开展麻醉工作，为患者做简单的外科手术。

1972 年，医院设立麻醉组，有麻醉医师 3 人、护士 7 人，隶属于外科，高继亮任麻醉组组长，麻醉师有王春芳、王兰香；周桂香任护理组长。手术室有房屋 2 间，清创室 1 间。麻醉组有简易手术床 3 张和部分手术器械，开展腰麻、乙醚开放麻醉、针刺麻醉和局部麻醉。

1976 年 2 月，医院成立麻醉科。高继亮任麻醉科主任，刘淑英任护士长；麻醉师有王春芳、王居章。麻醉科开展普鲁卡因复合麻醉，连续硬膜外麻醉。20 世纪 70 年代初期所开展的针刺麻醉，经实践证明对颈部手术有一定的镇痛作用。

1980 年，麻醉科搬入外科楼 2 楼，配置手术室 4 间，清创室 1 间。有麻醉师 5 人，护理人员 9 人。

1982 年，开始应用静脉氯胺酮分离麻醉辅以 γ-OH 镇痛药的方法，广泛应用于小儿外科手术。

1985 年，医院购进喷射呼吸机 1 台，为静脉全麻及气管异物取出提供充分的氧气，保证患者安全。是年，麻醉科开展颈丛及臂丛神经阻滞麻醉，双腔气管插管、二尖瓣狭窄闭式扩张的麻醉，双腔气管内插管施行肺叶切除手术的麻醉。1986 年，开展高位硬膜外麻醉施行乳腺癌根治术，颈丛神经阻滞麻醉施行甲状腺手术。

1987 年，麻醉科开展颈丛、臂丛神经阻滞麻醉施行锁骨内固定手术。

1992 年，朱秀珍任手术室护士长，王丽娟任副护士长。

1995 年，王春芳任麻醉科主任，王居章任副主任。麻醉科有麻醉师 7 人，护士 15 人，工人 1 人。引进首台欧美达麻醉机及美国惠普心电监护仪后，派出麻醉师外出学习先进技术。开展一系列新的麻醉技术，如双腔气管内麻醉、静脉复合麻醉、吸入麻醉、硝普钠降压法，及各种类型手术的监护处理，高位硬膜外麻醉技术开始应用于临床治疗。是年，开展静脉、吸入麻醉复合全麻。

1997 年，医院派 1 名麻醉师于青岛医学院附属医院院进修后，开展全麻病人施行快速诱导气管内插管术。1998 年，麻醉科搬迁至新外科楼，手术间 8 间，240 平方米。

1999 年，麻醉科改称手术室，陈霞任主任，朱秀珍任护士长。有麻醉师 11 人，护理人员 22 人，工人 2 人。是年，医院派孙梅到山东医科大学附属医院进修。回院后，与普外科成功开展腹腔镜手术。随后，微创手术逐步开展。麻醉科开展手术后病人施行单次硬膜外镇痛术。

2000 年，开展术后镇痛减轻病人术后刀口的疼痛，降低麻醉及手术并发症。是年，对手术后病人施行连续硬膜外镇痛术，高位硬膜外麻醉下施行颈部及上肢的各种手术，无痛人流及无痛分娩。

2001 年，医院派 1 名麻醉医师、2 名护士到山东省立医院学习后，对手术后病人施行连续静脉镇痛术。2002 年，首次开展体外循环心脏手术麻醉。同时开展深静脉穿刺置管技术，提高大出血、休克等病人的抢救成功率。是年，开展先天性心脏病房间隔、室间隔缺损修补术的麻醉及体外循环，同时开展颈内静脉、锁骨下静脉和股静脉穿刺及动脉穿刺，中心静脉压测量和动脉测压。

2003 年，孙梅任手术室护士长。2004 年，麻醉科开展二尖瓣、三尖瓣、主动脉瓣置换术的麻醉和体外循环术。2006 年，开展腰硬联合麻醉。

2008 年，医院综合病房楼投入使用，设东西两个手术室，东区设有 10 个现代化规模的手术间，西区设有 4 个现代化规模的手术间。孙梅任手术供应中心主任，鞠珍红任综合病房楼 11 楼手术室护士长，李建华任外科楼 10 楼手术室护士长。手术室有麻醉医生 19 人，其中主治医师 8 人，住院医师 11 人。大学本科 13 人，专科 6 人；护理人员 36 人，其中主管护师 8 人，护师 10 人，护士 18 人。

2011 年，医院购进纤支镜，开展纤支镜用于双腔气管插管的定位。是年，麻醉科开展自体血回输。全年完成大小手术 10641 台，业务收入 3450 万元，抢救危重病人 20 余例。科室有麻醉机 13 台、多参数监护仪 17 台、除颤器 2 台、颅脑显微镜 1 台、外科显微镜 2 台、电动颅骨钻 3 台、微量注射双道泵 2 台、靶控注射泵 3 台、体外循环设备 1 套、计算机 2 台、显示器 2 台、腹腔镜、关节镜、妇科腹腔镜、纤维胆道镜各 1 套、微型多功能动力系统 1 套、气压弹道碎石机 1 套、新进诺道夫腹腔镜 1 台、多参数监护仪 2 台等大型医疗设备。

2012 年 3 月，医院分设麻醉一科、麻醉二科、麻醉三科。程祥庆任麻醉一科主任，娄文祥任麻醉二科主任，王艳萍任麻醉三科主任。麻醉医师每 2 个月进行科室轮转。是年，医院派 1 名麻醉师到芜湖市妇幼保健院进修后，回院开展静脉无痛分娩。

2013 年，程祥庆任麻醉科病区主任，娄文祥任麻醉一科主任，王艳萍任麻醉二科主任。麻醉人员每 2 个月进行科室轮转。时，撤销麻醉三科。

2014 年 11 月，副院长张洪武兼任麻醉科病区主任，刘瑞全任麻醉一科主任，娄文祥任麻醉二科主任。张素芳任综合楼 11 楼手术室护士长，李建华任外科楼 10 楼手术室护士长。麻醉科由成立之初的 3 名麻醉师，7 名护士，3 张手术床，发展到东、西两个手术室，25 名麻醉师，2 名麻醉护士，44 名护士，17 张手术床。

2016 年 5 月，医院北区新院启用，设现代化手术室 14 间。麻醉科病区副主任马鹏举负责北区新院麻醉工作。是年，麻醉科有医护人员 75 人，其中手术室护理人员 44 人，麻醉人员 29 人。有副主任医师 2 人，主治医师 12 人，住院医师 9 人，助理医师 2 人。有硕士研究生 2 人，在读研究生 6 人。麻醉科全年完成麻醉手术 14093 例。东手术室开放 10 个手术间，西手术室 3 间，北区新院临时开放 4 个手术间，其中百级层流净化手术室 3 个，千级 1 个，万级 13 个，配备麻醉机 17 台、有创呼吸机 2 台、多参数监护仪 17 台、除颤仪 3 台、纤支镜 1 台、颅脑显微镜 2 台、外科显微镜 2 台、电动颅骨钻 3 台、3D 腹腔镜 1 套、椎间盘镜 1 套，另外还有麻醉深度监护仪、注射泵、咽喉镜等。

1976—2016 年麻醉科（手术室）主任、副主任更迭一览表

表 2-84

姓 名	职 务	任职时间
高继亮	主任	1972.8—1995.4
王春芳	副主任	1984.5—1995.4
	主任	1995.4—1999.3

续表 2-84

姓　名	职　务	任职时间
王居章	副主任	1986.5—1996.10
陈　霞	副主任	1995.4—1999.3
	主任	1999.3—2012.3
孙玉杰	副主任	2001.10—2010.1
李永安	副主任	2001.10—2004.2
于全生	副主任	2006.12—2013.4
程祥庆	副主任	2006.12—2012.3
	麻醉一科主任	2012.3—2013.1
	麻醉科病区主任	2013.1—2014.10
娄文祥	副主任	2006.12—2012.3
	麻醉二科主任	2012.3—2012.12
	麻醉一科主任	2013.1—2014.11
	麻醉二科主任	2014.11—
王艳萍	副主任	2009.2—2012.3
	麻醉三科主任	2012.3—2013.1
	麻醉二科主任	2013.1—2014.10
	副主任	2014.10—
马鹏举	副主任	2014.10—
刘瑞全	副主任	2010.10—2014.10
	麻醉一科主任	2014.11—

1972—2016 年麻醉科（手术室）护士长更迭一览表

表 2-85

姓　名	职　务	任职时间
周桂香	护士长	1972—1976
刘淑英	护士长	1976—1992
朱秀珍	副护士长	1987.3—1992.6
	护士长	1992.6—2003.9
孙　梅	副护士长	1998.2—2003.9
	护士长	2003.9—2008.8
	手术供应中心主任	2008.8—2011

续表 2-85

姓　名	职　务	任职时间
杨绪玲	副护士长	1998.2—2003.9
李建华	副护士长	2003.2—2008.8
	护士长（西手术室）	2008.8—
鞠珍红	副护士长	2004.11—2008.8
	护士长	2008.8—2014.3
王荫秀	副护士长	2004.11—2016.5
张素芳	副护士长	2006.11—2013.9
	护士长	2013.9—
张金卫	副护士长	2006.11—2013.9
辛丽娟	副护士长	2007.4—2013.9
王子乐	副护士长	2008.8—2013.9
陈淑英	副护士长	2011.3—
王海梅	副护士长	2011.3—2012.10
李珊珊	副护士长	2011.3—2012.10
都炳霞	副护士长	2011.6—

第十节　重症医学科

2003 年 1 月，安丘市人民医院成立重症监护室，设在外科楼 1 楼。设科主任 1 名，护士长 1 名，人员为麻醉科、呼吸内科、心内科各派 1 名资深医师值班。另从神经外科等科室选 1 ~ 2 名医师轮转，轮转时间 1 年。科室固定护士 12 人，编制床位 12 张，设 1 个单间病房，作为多重耐药菌感染或需要隔离的病人使用。配备 6 台呼吸机、12 台监护仪及 1 台除颤仪、3 台冰毯，2 台输液泵、4 台微量注射泵。实行封闭式管理，收住病员由原科室与重症监护室共同管理。主要任务是救治各种危重症患者，并为重大手术提供监护治疗。收治范围为急性循环衰竭、各型急性呼吸衰竭的患者；重大手术后的患者；全麻后需要呼吸辅助的患者；一般手术后患者有严重心、肺、肝、肾等合并症，需术后严密监护治疗者。开展有创及无创机械通气治疗各种呼吸衰竭，开展经口气管插管及肠外营养治疗危重患者。是年，救治危重病人 387 例。

2004 年，科室开展微创经皮气管切开术、微量注射泵镇静治疗技术，胃肠营养及静脉营养应用治疗危重症患者。是年救治危重病人 509 例。

2005 年，科室开放床位 12 张，有医护人员 26 人。其中，副主任医师 2 人，主治医师 2 人，医师 4 人，主管护师 1 人，护师 3 人，护士 14 人。有多功能呼吸机 5 台、无创呼吸机 1 台、监护仪 11 台、冰毯 2 台、心电图机 1 台、电除颤及起搏器各 1 台、血糖分析仪 1 台。科室与手术室合作开展中心静脉置管，行中心静脉压监测及肠外营养；独立开展有创—无创机械通气序贯治疗救治各种呼吸衰竭。是年救治危重病人 700 余例。

2006 年，监护室与手术室合作开展桡动脉置管及动脉血压监测，应用于临床监测治疗。2007 年，独立开展经外周中心静脉置管（PICC 置管）

应用治疗危重症患者。

2008年8月，医院综合病房楼投入使用，重症监护室搬入新病房楼2楼西区，开放床位12张。医生8人，护理20人。设1个单间病房，作为多重耐药菌感染或需要隔离的病人用。2010年，与上级医院合作开展床旁血滤，应用于药物中毒救治。

2013年9月，重症监护室与神经外四科合并，更名为神经外科与重症监护科。神经外四科主任兼任重症监护科主任，王子乐任护士长。新进心肺复苏仪1台、进口呼吸机1台，应用于临床救治危重患者。

2014年9月，重症监护科与神经外四科分开，更名为重症医学科。采取专业人员相对固定的多学科协作机制，设重症医学科主任1人，有医护人员30人。其中，医疗人员10人，护理人员20人。医疗人员包括副主任医师3人，主治医师1人，住院医师5人，见习医师1人；护理人员包括主管护师3人，护师5人，护士12人。开放床位12张，配备呼吸机13台（有创呼吸机12台，无创呼吸机1台）、除颤仪1台、物理降温仪4台、心肺复苏机1台、心电图机1台、监护仪13台（有创监护仪7台、无创监护仪6台）、输液泵6台、微量注射泵17台、物理排痰仪1台、血液净化机1台、电脑5台。独立开展床旁血液净化技术用于药物中毒、急性重症胰腺炎、急性肾衰竭、脓毒症、ARDS、心力衰竭、高钾血症等重症患者救治。独立开展中心静脉穿刺置管行中心静脉压监测、重症患者镇痛镇静治疗、呼吸机模式的个体化设置治疗危重患者。独立进行神经重症患者的救治，包括开颅及亚低温冬眠治疗。全年抢救危重病人、大手术病人1200人次。主要收治范围：各种急性呼吸衰竭或慢性呼吸衰竭急性发作者，或其他需要呼吸管理和呼吸支持的患者；各种类型休克；急性心肌梗死等引起的严重心功能不全或严重心律失常者；严重复合性创伤；各种原因引起的急慢性肾衰；各种原因的中毒、溺水、触电等；各种复杂大手术后的重症患者，尤其术前有合并症者，如呼吸功能不全、心功能不全、电解质紊乱或术中生命体征不稳定、出血量较大、有一过性缺血缺氧性损害者，经治疗渴望恢复的多器官功能减退急性衰竭者；各种原因心跳呼吸骤停，经心肺复苏后的患者；某些需要加强护理的重症患者。

2015年，重症医学科开展重型颅脑损伤双侧去骨瓣减压术，解决严重脑肿胀，血乳酸联合中心静脉压测定评估患者容量状态应用于救治危重症患者。

2016年5月，医院北区新院投入使用，重症医学科分为南北两个院区，分别独立管理。

重症医学科（南区）完善科室质量与安全管理制度，成立8个科室医疗质量监控小组，明确各质控小组职责。是年，重症医学科南区有医疗人员7人，其中副主任医师1人，主治医师2人，医师4人；有护理人员14人，其中主管护师3人，护师4人，护士7人。全年抢救危重病人、大手术病人500人次。科室配备呼吸机13台（瑞士哈美顿7台、瑞士夏美顿5台、法国Tacma 1台）、心电除颤仪1台、心肺复苏机1台、心电图机1台、冰毯6台、微量注射泵10台、输液泵6台、电动排痰仪1台、简易呼吸器13个，另有气管插管及气管切开等所需的各种急救器材。是年，开展经鼻肠管持续肠内营养支持用于危重患者。

重症医学科（北区）位于新院门诊医技楼3楼东侧，总面积1121平方米。王俊任主任，王子乐任护士长。有医疗人员6人，其中，主治医

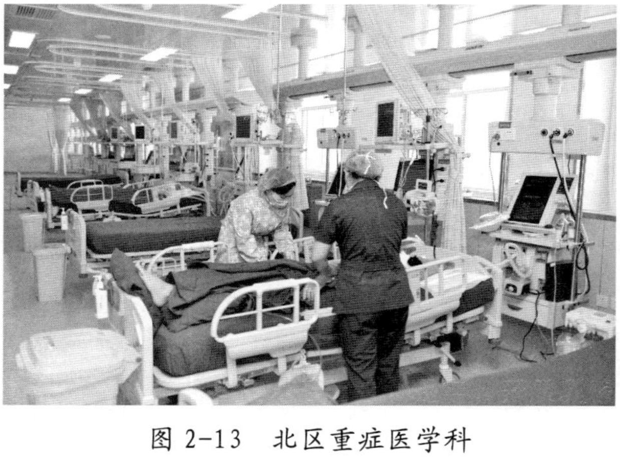

图 2-13　北区重症医学科

师2人，医师4人；有护理人员13人，其中主管护师1人，护师3人，护士9人。科室设中心监护站，开放监护病床8张，其中，6张病床开放式设置，2张病床隔离式设置。监护大厅装备中央空调、中央供氧、中央负压系统及层流空气净化系统。科室配备8台多参数中央监护仪、8台PB840多功能高档呼吸机、1台百特床旁血滤机、1台血气分析仪、1台心电除颤起搏仪、1台心电图机、2台亚低温治疗仪、1台电动排痰仪、1台简易呼吸器以及微量注射泵、输液泵、营养泵、气管插管及气管切开等所需的各种急救器材。截至2016年12月，收治病人170人次。

2003—2016年重症医学科主任、副主任更迭一览表

表2-86

姓　名	职　务	任职时间
别永江	主任	2003.1—2013.9
郎益温	副主任	2003.1—2008.12
高树霞	副主任	2008.12—
张焕芝	主任（兼）	2013.9—2014.9
曹学成	主任	2014.9—

2003—2016年重症医学科护士长、副护士长更迭一览表

表2-87

姓　名	职　务	任职时间
王厚梅	护士长	2003.1—2013.9
李爱花	副护士长	2004.9—
周玉娟	副护士长	2004.12—2007.2
王兰玲	副护士长	2007.2—2013.9
王子乐	护士长	2013.9—2016.9
刘晓珍	护士长	2016.9—

第五章　妇产科系统

第一节　妇产科

建院初期，安丘县卫生院妇产科业务归外科。1950年7月，上级派助产士张贵平开展妇幼工作，并在县妇幼卫生所的协助下训练首批接生员，推广新法接生。医院设妇产病房1间，产床6张，负责妇女的产前检查，用新法为机关干部、职工家属接生，处理一般平产。

1954年，医院成立外科专业组。外科组有姜秀芝、姜尚兰2名妇产科医生，开展人工流产、平产接生。遇有剖宫产、卵巢囊肿的手术患者，由外科医生上台协助手术。

1960年，安丘县人民医院搬迁，妇产科专业单独设立。由姜秀芝任负责人，王俊华任护士长。有6名医生，3名助产士。能开展刮宫术、人工流产、平产接生、卵巢囊肿剥除术、宫外孕、附件切除术等手术，子宫切除术、剖宫产由外科医生上台协助手术。

1962年，妇产科人员增加到13人。其中，有医师1人，医士6人，护士2人，助理护士3人，卫生员1人。隋兰芳任护理小组长。

1963年，妇产科参与计划生育工作。1964年，男性结扎47人，女性结扎20人。

1965年，外科专业与妇产科专业合并。是年，男性结扎397人，女性结扎71人，放环260人。1966年，外科能独立完成子宫切除术、剖宫产手术、输卵管结扎术、子宫肌瘤剔除术，开展臀位助产、产钳术、会阴侧切术。

1968年，门诊设置人工流产室。

1970年，妇产科从外科析出。张佩琳任妇产科主任，刘芬芳任护士长。妇产科床位增加至30张。科室能开展宫颈内口松弛缝合术、羊膜囊引产术、子宫全切术、盆腔肿瘤清扫术，阴道壁修补术、阴道成形术、经降子宫切除、腹膜外剖腹产等手术，除经常性的妇产科疾病诊治外，并进行计划生育各类女性手术。1971年，开展臀位牵引助产术。1974年，妇产科门诊开展宫颈细胞巴氏分级业务。

1976年，刘书韵任妇产科护士长。产房设护士长1人、助产士4人，负责平产接生，协助医生处理难产。

1978年，妇产科响应国家计划生育号召，开展输卵管结扎术等3000余例。

1979年10月，张佩琳调离，尚志敏、李秀清负责妇产科工作。妇产科有尚志敏、张志美、李瑞娟、李秀清、郭玉珍5名医生。是年，针对受当时医疗条件的限制、大部分妇女分娩在家庭接生，造成妇女会阴裂伤、子宫脱垂、尿瘘等疾病，山东省卫生厅在全省多个医院组织成立治疗会阴裂伤、子宫脱垂、尿瘘手术培训班，为基层医院培训医生。时，医院派李秀清到诸城县人民医院参加培训学习班。

1980—1982年，妇产科免费为全县妇女做会阴修补术、子宫脱垂手术、尿瘘修补术2000余例。1983年，妇产科开展输卵管吻合术。

1984年，李秀清任妇产科主任。是年，妇产科开展羊膜代阴道成型术。外科病房楼建成，妇产科搬至外科楼1楼。设床位44张。产房设产床4张，待产床2张。1985年，妇产科开展腹膜外剖宫产术。是年，妇产科建立使用四簿四卡，其中一簿一卡设在门诊，三簿三卡设在产房。

1986年，妇产科开展高频电刀治疗宫颈糜烂、输卵管通液术。

1988年，妇产科有医护人员31人。其中，妇产科医生10人，助产士8人。设床位48张。其中，妇科10张，计划生育10张，产科20张。妇产科病房与产房分开值班，产房设有更衣室、待产间、办公室、分娩室。是年，妇产科开展卵巢癌腹腔灌注加静脉的化疗新技术。

1989年，妇产科开展新生儿乙肝疫苗接种，有效的阻断乙肝病毒的母婴传播。1990年上半年，医院建婴儿室。是年，科室开展恶性葡萄胎、绒癌的化疗。

1991年，科室新上胎心监护仪。是年，在上级医院老师的指导下，开展宫颈癌、子宫内膜癌的手术及放、化疗。1992年，开展横位内倒转术。

1993年，妇产科开展中期妊娠完全性前置胎盘流产，采取胎盘打洞牵出胎儿，避免剖宫取胎手术，并在广州召开的全国妇产科学术会议上交流汇报。1994年，潘玉梅任护士长。妇产科开展微波治疗宫颈病变技术。1995年，联合放射科开展经股动脉插管治疗滋养细胞疾病盆腔转移的治疗。

1996年，医院购买宫腔镜、阴道镜，开展宫腔镜检查及阴道镜检查。是年，妇产科非手术治疗恶性葡萄胎成功率100%。在全国妇科肿瘤会议上，交流卵巢癌腹腔灌注配合静脉化疗治疗晚期卵巢癌的成功经验。

1997 年，妇产科开展宫外孕的保守治疗。是年，妇产科有医生 12 人，产房助产士 10 人。1998 年 2 月，妇产科分为妇科、产科两个独立的科室。

1960—1998 年妇产科负责人更迭一览表

表 2-88

姓　名	职　务	任职时间
姜秀芝	负责人	1960—1966
姜尚兰	主任	1966—1970
张佩琳	主任	1970—1979
尚志敏	主任	1979—1984
李秀清	副主任	1982.9—1984
	主任	1984—1998
王传美	副主任	1984—1998

1960—1998 年妇产科护士长更迭一览表

表 2-89

姓　名	职　务	任职时间
王俊华	护士长	1960—1965
邹义秀	护士长	1965—1970
刘芬芳	护士长	1970—1975
张素兰	护士长	1975—1976
刘书韵	护士长	1976—1994
王　毅	副护士长	1987.12—1990.4
何　琦	副护士长	1990.4—1992
潘玉梅	护士长	1994—1998

第二节　妇　科

1998 年 2 月，安丘市人民医院妇科与产科分开，成为独立的专业科室。专业范围除妇科专业外，兼不孕不育，计划生育业务。另外设产房，收治部分分娩病人。妇科病房位于外科楼 3 楼，设床位 24 张，实际开放 30 张，年住院病人 1000 人次。李秀清任妇科主任，伍春荣任护士长。是年，分设妇科门诊，位于门诊楼 2 楼东首，设有门诊、检查间各 1 间。8 月，开展阴道镜技术。9 月，妇科新进超声诊断仪 1 台。

1999 年 9 月，妇科开展宫腔镜检查技术。2000 年 7 月，开展下腹部横切技术。8 月，妇科取消产房，不再接收分娩病患。2002 年 3 月，开展经阴手术和显微镜下输卵管吻合术。2003 年 6 月，妇科率先在全市开展腹腔镜下卵巢、宫外孕手术。

2004 年 4 月，医院新门诊楼启用。妇科门诊搬至门诊楼 2 楼东首，设专家门诊、普通门诊各

1间,同时配设检查室1间,门诊手术室1间。5月,辛保春任妇科主任。6月,医院取消妇科普通门诊,开设不孕不育专科门诊和笑气(一氧化二氮)镇痛人工流产。9月,妇科新进生物安全柜、显微镜各1台。2005年6月,开展腹腔镜下子宫全切术及盆腔粘连分离术,进行不孕不育综合治疗。

2006年8月,妇科开展液基细胞筛查宫颈病变技术。11月,王礼华任妇科主任。是年,妇科开展静脉复合无痛人工流产及刮宫术。新进德国高清电视腹腔镜1台。2007年4月,开展利普刀联合阴道镜治疗宫颈病变。2008年1月,新进金科威阴道镜、LEEP刀、输卵管通液仪各1台。5月,开展腹腔镜下输卵管造口术及子宫肌瘤剔除术。12月,医院外科楼重新装修完毕,妇科病房由原来的3楼搬至8楼,固定床位35张,实际开放45张。2009年8月,能独立完成宫颈癌、子宫内膜癌、卵巢癌手术,实行手术治疗与放、化疗结合的个体化治疗方案使每位恶性肿瘤患者都能得到合理的诊治。2011年3月,妇科获"安丘市巾帼文明岗"称号。5月,获"潍坊市巾帼文明岗""山东省优质护理病房"称号。11月,开展宫腔镜下息肉电切术。年收治病人2000人次,完成手术量900台。

2012年3月,妇科开展宫腔镜下子宫肌瘤切除术、子宫内膜切除术、子宫腔粘连分离术、纵膈成型术等。宫腔镜下取环术。8月,妇科门诊开展HPV检测技术,联合TCT、阴道镜、LEEP刀等检查,对宫颈疾病进行规范化的筛查、治疗。是年,妇科被潍坊市卫生局评为"潍坊市巾帼文明岗""潍坊市优质护理服务示范病房"。

2013年1月,妇科开展宫、腹腔镜联合治疗不孕不育症。8月,妇科成为潍坊医学院附属医院生殖医学中心技术指导单位,潍坊医学院附属医院生殖中心的专家每周二到医院坐诊,为安丘市生殖专业的规范化发展提供有力的技术支持,为安丘市及周边地区的不孕不育患者提供更优质的诊疗服务。10月,妇科新进日本Olympus电子宫腔镜1台。

2014年9月,妇科分设为妇科一病区、妇科二病区,分别设有固定床位15张,实际开放床位20张,各配设病区主任、副主任1人。

2016年5月,妇科病房搬至综合病房楼4楼。是年,妇科有医护人员34人。医疗人员有17人,其中,主任医师1人,副主任医师3人,主治医师6人,住院医师7人。有护理人员17人,其中,副主任护师1人,主管护师3人,护师4人,护士9人。是年,门诊量4500人次,住院病人2000人次,完成住院手术1000例,其中微创手术200例,床位使用率90.72%。科室获山东省"巾帼文明岗"称号,被潍坊市卫计委评为"重点学科"。

主要业务范围为女性生殖系统多发病、常见病及疑难症的诊断治疗,负责小月份人工流产,输卵管通液术,诊断性刮宫,生殖器炎症的微波治疗,宫腔粘连分解,妇科生殖器畸形,宫外孕、生殖器损伤,内分泌疾病等诊治及中期妊娠引产、不孕不育的治疗等计划生育的相关技术,以及宫腔镜及腹腔镜的各类微创手术。

1998年—2014年妇科主任、副主任更迭一览表

表2-90

姓　名	职　务	任职时间
李秀清	主任	1998.2—2004.4
李丽芳	副主任	1998.2—2004.4
辛宝春	副主任	2001. 6—2004. 4
	主任	2004.4—2006.10
宿淑臻	副主任	2001.6—2008.8

续表 2-90

姓　名	职　务	任职时间
王礼华	副主任	2003. 5—2006.10
	主任	2006.10—2014. 9
潘洪国	副主任	2005. 8—2014. 9
杨丽华	副主任	2009.12—2014. 9
魏延菊	副主任	2009.12—2014.9

2014—2016 年妇科病区主任、副主任更迭一览表

表 2-91

姓　名	职　务	任职时间
王礼华	妇科病区主任	2014. 9—
杨丽华	妇科病区副主任	2014. 9—2014.12
	妇科二病区主任	2014.12—
潘洪国	妇科一病区主任	2014. 9—
魏延菊	妇科二病区主任	2014. 9—2014.12
邢瑞生	妇科一病区副主任	2014. 9—
张雪梅	妇科二病区副主任	2014. 9—

1998—2014 年妇科护士长、副护士长更迭一览表

表 2-92

姓　名	职　务	任职时间
伍春荣	护士长	1998.2—1999.4
马秀丽	护士长	1999.4—2001.5
王兰萍	副护士长	1998.2—2001.5
	护士长	2001.5—2006.6
韩旭萍	副护士长	2006.8—2008.10
	护士长	2008.10—
潘玉梅	护士长	2006.6—2008.10
韩　英	副护士长	2008.10—2010
李志玉	副护士长	2008.10—2010
孙记荣	副护士长	2010—2014
楚翠玉	副护士长	2010—2015
孙业英	副护士长	2014.9—

妇科一病区

2014年9月，妇科分设为妇科一病区、妇科二病区。妇科一病区由潘洪国任主任，邢瑞生任副主任。有医疗人员6人。其中，副主任医师1人，主治医师3人，住院医师2人。固定病床15张，实际开放20张。与妇科二病区公用同一护理组。2016年，住院病人1100人次，手术500例，微创手术率占22%。

妇科二病区

2014年9月，妇科分设为妇科一病区，妇科二病区。妇科二病区由魏延菊任主任，张雪梅任副主任。有医疗人员6人，其中副主任医师1人，主治医师2人，住院医师3人。固定病床15张，实际开放20张。与妇科一病区公用同一护理组。是年12月，杨丽华任主任。2016年，住院病人1166人次，手术500例，微创手术率占32%。

第三节 产 科

1998年2月，安丘市人民医院产科从妇产科分出。王传美任主任，李瑞娟、刘爱民任副主任，潘玉梅任护士长。有医疗人员9人，护理人员11人，设床位46张。能开展复杂难产手术和严重的并发症手术，如盆腔大血肿，子宫卒中，复杂子宫破裂手术，复杂的软产道裂伤修补术；子宫矫形术，复杂附件切除术，碎胎术，高位穿颅术，胎儿内倒转术，陈旧会阴Ⅲ度裂伤修补术，腹膜外剖宫产术，子宫切除术，子宫肌瘤挖除术，经阴粘膜下子宫肌瘤摘除术，输卵管切除术、结扎术；开展剖宫产美容缝合术、会阴切口八字缝合术、新式子宫下段剖宫产术。1999年，建立康乐待产病房。

2000年，产科开展产前中夹胎心监护系统导乐分娩。

2001年6月，李瑞娟任主任，潘玉梅任护士长。有医疗人员10人，护理人员18人。是年，产科新上大型中央监护系统。是年，开展笑气镇痛分娩技术及无痛流产。2002年，开展B超下穿刺放羊水治疗羊水过多。

2004年12月，韩本彩任护士长。2005年，医院购进母婴胎心监护仪1台，产科开展新生儿听力筛查。

2007年3月，李方丽任产科主任。2010年，孙丽兰任产科护士长。2011年，产科开始实行分娩镇痛技术。

2012年4月，韩伟任产科主任，有医疗人员11人，护理人员22人。年分娩3604人次。开展康乐待产、陪伴分娩业务，使产科服务更加人性化。是年，产科开始实行B-lynch缝合技术，抢救安丘市首例完全性前置胎盘产后大出血病人。后来此手术方式作为剖宫产手术产后出血病例止血方案之一。

2013年9月，医院将外科楼设为产科楼，分为产科一病区、产科二病区。孙倩任产科一病区主任，孙丽兰任护士长，有医疗人员10人，护理人员13人，床位51张。刘玉华任产科二病区主任，李园园任护士长。有医疗人员9人，护理人员12人。床位51张。是年，产科2个病区产妇分娩3410人次。

2014年10月，医院设立产科温馨病区。韩伟兼任主任，韩瑛任副护士长，主持工作。有医疗人员9人，护理人员15人，床位67张。位于产科楼6楼、8楼、9楼，设有大、小两种单间病房，内配微波炉、电冰箱、有线电视、高档沙发、茶几、大单间配有席梦思陪护床。根据不同的分娩方式，为产妇提供不同种类的月子餐。是年，产科3个病区产妇分娩4631人次。

2015年，产科开展无创DNA进行产前诊断，每月检验30例左右，后逐渐上升。7月16日，专门设立二胎门诊、专家门诊，并增加2个产科普通门诊，实行产科门诊预约诊疗服务，使孕产妇随到随诊，将孕妇学校设在门诊旁边，由专人进行孕期知识宣教。是年，产妇分娩3839人次。

2016年，产科与介入科合作开展双侧子宫动脉栓塞治疗产后出血。年门诊量65324人次，住院分娩7076人。门诊、住院产妇比2015年上升

49%、45.7%。产科在10楼设立专门的产科手术室，有4个手术间。是年，产科有医护人员89人，其中高级职称5人，中级职称22人，初级职称62人。开设产科专家门诊、普通门诊、二胎门诊、优生优育咨询门诊、产科预约门诊、产科门诊建档室、孕妇学校、门诊及病房胎心监护室。拥有床位169张，成为集孕期管理保健，高危妊娠预防治疗，正常及异常分娩处理，产后母乳喂养指导，产后康复，产后随访为一体的临床科室，有规范的孕期检查、围产保健、孕产妇抢救程序措施。

由于高危孕妇增多，医院承担着全市孕产妇急救工作，在医院的支持下组织优秀的产科急救团队，包括内科、外科、妇科、儿科、急诊科（包括急救车队）、重症监护室、麻醉科、输血科、检验科、影像科。产科发现危急重症病人急救团队10分钟之内均能到达。产、儿科合作纳入常规，高危儿全部由儿科专家陪伴分娩。

1998—2016年产科主任、副主任更迭一览表

表2-93

姓　名	科　室	职　务	任职时间
王传美	产科	主任	1998.2—2001.6
刘爱民	产科	副主任	1998.2—2004
李瑞娟	产科	副主任	1998.2—2001.6
		主任	2001.6—2007. 3
李方丽	产科	副主任	2005—2007.3
		主任	2007.3—2012. 4
韩　伟	产科	副主任	2002—2012 .4
	产科	主任	2012.4—
	产科温馨病区	主任（兼）	2014.10—
孙　倩	产科	副主任	2002—2013.9
	产科一病区	主任	2013.9—
刘玉华	产科	副主任	2006—2013.9
	产科二病区	主任	2013.9—
徐爱蓉	产科二病区	副主任	2015.4—2016.7
	产科温馨病区	副主任	2016.7—
房新冰	产科一病区	副主任	2015.4 —2016.7
	产科二病区	副主任	2016.7—

1998—2016年产科护士长、副护士长更迭一览表

表2-94

姓　名	科　室	职　务	任职时间
潘玉梅	产科	护士长	1998.2—2004.12
薛红霞	产科	副护士长	1998.2—2006.3

续表 2-94

姓　名	科　室	职　务	任职时间
韩本彩	产科	护士长	2004.12—2010.3
孙立兰	产科	副护士长	2007.3—2010.3
	产科	护士长	2010.3—2013.9
	产科一病区	护士长	2013.9—
唐　艳	产科	副护士长	2012.2—2013.9
	产科一病区	副护士长	2013.9—
王晓君	产科	副护士长	2012.2—2013.9
	产科一病区	副护士长	2013.9—
李园园	产科二病区	护士长	2013.9—2016.9
	产科温馨病区	护士长	2016.9—
马美娟	产科二病区	副护士长	2013.9—2016.9
	产科二病区	护士长	2016.9—
韩　瑛	产科	副护士长	2002.12—2013.9
	产科二病区	副护士长	2013.9—2014.10
	温馨病区	副护士长（主持工作）	2014.10—2016.9
	产科二病区	副护士长	2016.9—
金文媛	产科二病区	副护士长	2016.6—

产房

1987 年，安丘县人民医院扩建产房。产房与妇产科同在外科楼 1 楼，面积 100 平方米。朱宪丽任产房护士长。

1989 年 7 月，于志香负责管理产房工作。产房有 7 人。其中，医士 5 人，助产士 2 人。主要设备有产床 3 张，待产床 2 张。年分娩量 2000 人。

1992 年，产房部分人员去潍坊医学院继续深造，人员减为 6 人。其中，医士 2 人，助产士 4 人。年分娩量 1804 人。

1994 年 9 月，首次创建爱婴医院。通过全员培训，使全科人员掌握母乳喂养的技巧和重要性，并建立母乳喂养相关的规章制度，从而提高母乳喂养率，降低婴儿死亡率。

1998 年 2 月，产房随产科搬入新外科楼 2 楼。妇产科业务分开，产房面积扩大，增加新式产床 3 张。是年 6 月，于志香调妇科工作，程霞任产房护士长。

2001 年 4 月，产房新上广州三瑞中央监护系统。

2007 年 4 月，程霞调出产房，张秀荣任产房护士长。2008 年，产房开展硬膜外阻滞麻醉分娩镇痛业务。

2012 年，产房开展陪伴分娩、康乐待产服务，满足不同孕产妇需求。

2013 年，外科楼重新装修，产房面积扩大，占据外科楼 5 楼。设大待产室、康乐待产室、大分娩室和小分娩室，隔离待产室、分娩室。设产床 5 张，待产床 8 张。助产人员 13 人。其中，主管助产士 4 人，助产师 3 人，助产士 6 人。年分娩量 3365 人次。主要设备有新进的深圳理邦胎心中央监护系统，台湾雅科美德电动产床 2 张，空气消毒器4个，无影单灯3台。是年5月，开展静脉分娩镇痛业务，临床应用率60% ~ 70%。7月，科室参加潍坊市新生儿窒息复苏比赛获二等奖。

2016年，国家实行放开二胎生育政策，医院产房分娩量增加，待产床增加至12张，产床6张。助产人员20人。其中，副主任护师1人，主管助产士5人，助产师10人，助产士4人，年分娩量7076人。为确保母婴安全，产房配备产后出血抢救车和新生儿窒息复苏抢救车。

1987—2016年产房护士长、副护士长更迭一览表

表2-95

姓 名	职 务	任职时间
朱宪丽	护士长	1987 —1989.7
于志香	护士长	1989.7—1998.6
程 霞	护士长	1998.6—2007.4
张秀荣	副护士长	2001.5—2007.4
	护士长	2007.4—
王秀涛	副护士长	2001.12—2008.5
齐玉玲	副护士长	2005.12—2013.6
王国玲	副护士长	2010.12—
李 婷	副护士长	2012.4—

妇幼信息科

1995年，医院妇幼信息工作隶属于妇产科，所有产妇分娩登记由妇产科负责。出生医学证明是一张填有孩子出生信息的24开纸张。全部信息由妇产科医生通过产房提供的信息手工填写，不需要家属提供任何材料及复印件。

1996年1月1日，医院使用国家统一为新生儿设计的《出生医学证明》。是年，妇产科护理人员负责收集新生儿父母身份证原件及复印件、准生证原件及复印件和《出生医学证明》草卡，由产科医生审核原件，手写签发《出生医学证明》，并留取父母双方身份证、准生证复印件及草卡并永久保存。

1998年，妇产科分为妇科和产科，妇幼信息工作由产科承担。

2004年，《出生医学证明》告别手写，进入微机管理时代，微机打印《出生医学证明》。是年，安丘市《出生医学证明》签发工作由安丘市妇幼保健院承担。安丘市人民医院新生儿的父母身份证信息和出生信息，由护理人员负责收集后，到市妇幼保健院统一打印，由新生儿父母到医院产科指定办公室领取《出生医学证明》。

2009年，国家基本公共卫生服务项目启动。为规范医院基本公共卫生服务项目管理，医院在门诊楼3楼设立产科门诊。王秀涛等4人先后调入产科门诊。门诊主要承担孕产妇健康档案、新生儿听力筛查、农村孕产妇分娩补助、协助安丘市卫生局办理《出生医学证明》及产后访视等工作。是年，医院统一到安丘市卫生局打印《出生医学证明》，新生儿父母到医院产科门诊领取《出生医学证明》。

2014年1月，医院使用全国新版《出生医学证明》。10月，医院设立妇幼信息科。王秀涛主持工作。科室设在产科楼1楼大厅东侧，有房屋1间，有工作人员5人。承担原产科门诊妇幼信息工作及新生儿遗传代谢性疾病筛查报销工作，工作重心也从孕产妇及儿童保健工作转移到妇幼信息工作上。

2015 年 3 月，医院妇幼信息科软硬件设施均达到《出生医学证明》签发机构标准，经安丘市卫计局审核，医院取得《出生医学证明》打印资质。《出生医学证明》核发成为医院妇幼信息科的主要工作。5 月，医院设立访视科，王秀涛负责，工作人员 2 人；鲁艳调至妇幼信息科主持工作，工作人员 3 人，科室隶属于公共卫生科。

2016 年 8 月，医院在内科楼 2 号楼 1 楼东侧设妇幼信息科档案室。9 月 1 日，《出生医学证明》单机版停用。《出生医学证明》与住院分娩直报系统两网合一，实现全省联网。

2016 年 12 月，妇幼信息科有工作人员 5 人。其中，本科学历 4 人，专科学历 1 人。主要设备有 4 台微机、3 台打印机、2 台神思牌 2 代身份证验证机、1 个保险柜。

第四节　母婴保健科

2008 年 9 月，安丘市人民医院设立母婴保健科，是潍坊市综合医院首个推出妇女孕期、产褥期、哺乳期及 0 ～ 3 岁婴幼儿专业护理暨产科服务体系的一条龙服务的专业科室。程霞任主任。科室位于外科楼 3 楼东首，有工作人员 5 人。科室成立之初，设有游泳室、康复室、孕妈妈课堂，承担孕妇学校健康教育，为 0 ～ 3 岁婴幼儿洗澡、游泳和抚触。对产科分娩的产妇母乳喂养指导、乳腺疏通催乳及子宫复旧。

2009 年 10 月，医院与安丘市人社局联合成立月嫂培训基地，设在母婴保健科。12 月，医院培训的 60 多位月嫂，经过理论与技能考试考核取得山东省认证的月嫂资格证书，10 名月嫂通过潍坊市星级月嫂考核并取得星级月嫂资格。

2010 年 6 月，医院聘请北京舞蹈学院专业瑜伽老师王迪迪传授孕期瑜伽课程，并在孕妇课堂免费开展瑜伽教学。是年，科室开展中药泳疗，治疗湿疹并将此技术推广。

2011 年，科室将孕妇课堂改装为大宝宝游泳室，新增泳缸 12 个、洗澡盆 4 个，将新生儿和出院后的大宝宝分开操作，避免交叉感染等安全隐患。同时，开展产后形体恢复、子宫复旧、阴道壁弹性恢复、卵巢保养业务。2012 年 6 月，开展 0 ～ 3 岁婴幼儿早期教育。

2013 年 8 月，医院对外科楼进行装修，将 3 楼整层属于母婴保健科。游泳等待区扩建，游泳室增加为 4 间。装修完成后，共有泳缸 20 个，泳盆 9 个，泳疗缸 1 个。设立新生儿游泳专区、院外宝宝游泳专区、VIP 宝宝游泳专区。在游泳等待区配备电脑、电视、DVD、游乐园、等待椅等设备设施。产后康复室进行扩建，由原来的 1 间扩建成 4 间，14 张产后康复床，乳腺疏通仪 6 台、盆底评估仪康复治疗仪 2 台、中药熏蒸仪设备 2 台。母婴保健科与潍坊医学院成教部联合成

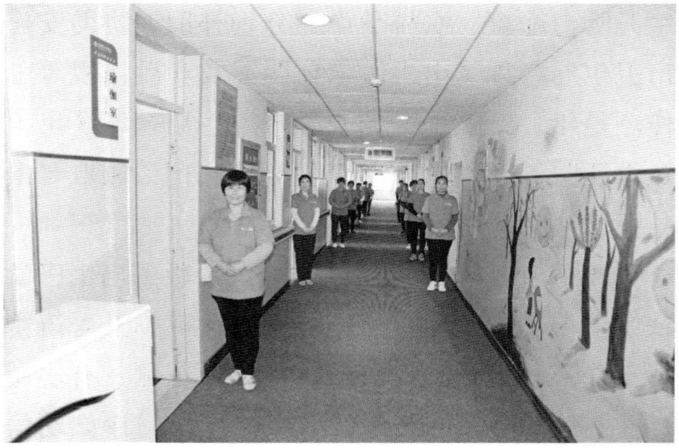

图 2-14　月嫂培训

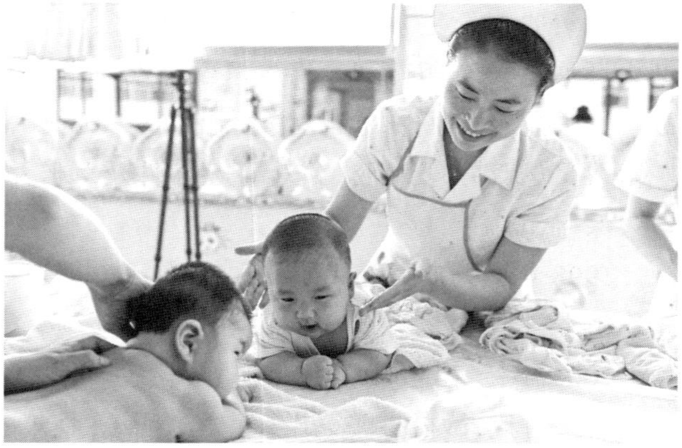

图 2-15　母婴保健

立早教课堂。9 月，开展手法退黄疸、盆底功能筛查、盆地功能康复、产后中药熏蒸。在山东济南举办的医疗机构及妇幼保健院妇产骨干培训班上,程霞介绍安丘市人民医院的服务模式。10 月，新调入 1 名儿科医师开展儿保工作。12 月，母婴保健科被潍坊市关心下一代工作委员会评为先进集体。

2014 年 1 月，新生儿听力筛查复筛在医院母婴保健科落户，对 42 天婴儿进行听力复筛。建立产后 42 天门诊，对新妈妈和婴幼儿进行健康查体，建立健康档案；对高危幼儿进行随访与早期干预。是年，母婴保健科取得潍坊市卫生局二级诊疗科目妇女保健科、儿童保健科和心理咨询门诊的诊疗资格。聘请妇保专家李秀清、儿保专家李树联充实科室的技术力量。

2015 年，医院引进先进的“美萍系统”，对游泳室、康复室会员统一管理。更新后的系统，会员统一管理，登记信息方便，便于查找、统计。是年 1 月，医院在孕妇学校的基础上开设公益大讲堂，公益大讲堂。每月举行 2 次，全年完成 24 次大讲堂活动。6 月 20 日，医院开展丹佛小儿智能发育筛查。

2016 年 4 月 19 日，医院开展早期干预及儿童康复治疗、0 ~ 1 岁 20 项神经运动检查、0 ~ 6 岁儿心智能检查。

截至 2016 年 12 月，母婴保健科有医护人员 28 人。开展妇女保健孕期球操产后瑜伽、宝宝抚触及拉玛泽呼吸减痛分娩训练班。产后康复实行套餐服务，包括形体恢复、腹部减肥、卵巢功能恢复、内分泌调整、子宫复旧、产后疲劳消除、女性盆底功能障碍筛查。对儿童早期生长发育、体格、心理行为和社会能力综合发展的适宜技术、包括 0 ~ 6 岁建档及系统管理、生长发育监测及营养评价、心理行为测评、感统训练、早期干预、婴幼儿游泳、泳疗，并提供从孕期到儿童期的连续服务。

2008—2016 年母婴保健科负责人更迭一览表

表 2-96

姓 名	职 务	任职时间
程 霞	主任	2008.9—
齐玉玲	副主任	2012—
苏亚萍	副护士长	2010—

第六章 儿科系统

第一节 小儿科

1957 年，安丘县人民医院设立小儿科。1965 年，小儿科与内科合并。1979 年 12 月，医院恢复小儿科，张玉琢任负责人，田秀婷任护士长。医疗人员有张玉琢、李树联、王桂芹。病房设在医院门诊楼东首，设置床位 20 张。小儿科对小儿支气管肺炎、肾病综合征、小儿出血性坏死性肠炎、散发性脑炎、病毒性脑炎等疾病均能做到早期诊断、早期治疗。在小儿护理方面，加强静脉穿刺技术训练，逐步解决输液问题。

1983 年，王兰香任主任，小儿科设床位 30 张。有医疗人员 5 人，护理人员 5 人，年门诊量 1 2

万人次，住院病人 1300 人次。

1985 年 8 月，郭玉兰任小儿科护士长。是年，小儿科针对小儿营养不良，采用输血、输血浆的综合疗法，明显提高治愈率，特别是对营养不良并支气管肺炎小儿治疗效果更好。1986 年，对小儿腹泻病在处量输液同时，辅以生理盐水、PPA、病毒唑、氟美松灌肠，明显缩短疗程。1987 年，对小儿重症肺炎行芥末泥敷胸，疗效明显加强。1988 年，应用中药王不留行耳穴按摩，治疗患儿顽固性腹泻。1989 年，应用早产儿培育箱成功治愈大量的极低体重儿。1990 年，应用雾化吸入治疗小儿喘息性肺炎。

1991 年 1 月，何玉芹任小儿科护士长。是年，小儿科应用干扰素治疗病毒性脑炎，治愈率明显提高，减少后遗症的发生。1992 年，开展对小儿腹泻病的四步推拿疗法，疗效明显提高。1993 年，应用血管活性药物如酚妥拉明治疗小儿肺炎并顽固性心衰，明显提高抢救成功率。

1994 年 5 月，李文花任小儿科护士长。是年，小儿科应用纳洛酮治疗重症肺炎及新生儿缺氧缺血性脑病。1995 年，应用甘露醇等治疗有机磷中毒。1996 年，应用蓝光箱治疗新生儿病理性黄疸。1997 年，采用大剂量 ATP 静推，治疗小儿顽固性心律失常。

1998 年 2 月，小儿科分为小儿一科、小儿二科，开放床位 40 张。小儿一科由李树联任主任，林胜荣任副主任，马建英任副护士长，主持工作，李芸任副护士长。病房位于内科楼 3 楼东侧。小儿二科由葛少荣任主任，李忠胜任副主任，李玉秀任护士长，黄敬芳任副护士长。病房位于内科楼 3 楼西侧。是年，应用行为疗法治疗小儿遗尿症，采用法莫替丁加 5 %碳酸氢钠治疗新生儿胃出血。1999 年，应用心理疗法治疗小儿多动症。2001 年，应用丙种球蛋白治疗血小板减少性紫癜及过敏性紫癜。

2002 年，小儿一科、小儿二科合并，称小儿科，由李树联负责。病房位于老外科楼 3 楼西侧。是年，小儿科对小儿癫痫实施药物及行为疗法取得明显疗效，采用早期应用丙种球蛋白治疗川崎病数例，无并发症及后遗症。

2003 年，李忠胜任小儿科主任，林胜荣任副主任，开放床位 60 张。是年，小儿科对小儿药物中毒实施综合疗法，取得明显进展。

2004 年，小儿科开展儿童心理咨询及行为纠正、大剂量丙种球蛋白治疗血小板减少性紫癜及重症感染取得显著效果，采用输液泵输液提高早产儿及重症肺炎的抢救成功率。2005 年，开展生脉注射治疗新生儿硬肿症疗效显著。

2006 年 3 月，小儿科分为 2 个区。一区位于内科楼 1 号楼 1 楼，李瑞芳任护士长；二区位于内科楼 1 号楼负 1 楼，薛红霞任护士长，医疗人员未变。是年，应用醒脑注射液，减轻重症新生儿缺氧缺血性脑病后遗症。2007 年，应用培美地尼治疗喘息性支气管炎。

2008 年，小儿科搬入外科楼，分 3 个治疗区。一区位于 6 楼，二区位于 7 楼，三区位于 5 楼。

2010 年 10 月，医院成立新生儿科，将小儿科分为 3 个科，开放床位 120 张。林胜荣任儿一科（新生儿科）主任；马怀庆任儿二科主任，高兴华任副主任；毕磊任儿三科主任，王凤丽任副主任。李忠胜任儿科病区主任。2012 年 11 月，小儿输液区设立，宋晓梅任护士长。2013 年 7 月，小儿感染科设立，王凤丽任主任。2014 年 10 月，新生儿科设立，凌静静任主任。

1979—2010 年小儿科主任、副主任更迭一览表

表 2-97

姓 名	科 别	职 务	任职时间
张玉琢	小儿科	负责人	1979.12—1983.1

续表 2-97

姓　名	科　别	职　务	任职时间
王兰香	小儿科	副主任	1980.8—1983.1
		主任	1983.1—1998.2
李树联	小儿科	副主任	1987.3—1998.2
	儿一科	主任	1998.2—2002.4
	小儿科	主任	2002.4—2003.2
葛少荣	儿二科	主任	1998.2—2002.4
李忠胜	儿二科	副主任	1998.2—2002.4
	小儿科	副主任	2002.4—2003.11
	小儿科	主任	2003.2—2010.11
林胜荣	儿一科	副主任	1998.2—2002.4
	小儿科	副主任	2002.4—2010.11
马怀庆	小儿科	副主任	2004.12—2010.11
高兴华	小儿科	副主任	2004.12—2010.11
毕　磊	小儿科	副主任	2007.3—2010.11

1979—2010 年小儿科护士长、副护士长更迭一览表

表 2-98

姓　名	科　别	职　务	任职时间
田秀婷	小儿科	副护士长	1979.12—1985.8
郭玉兰	小儿科	护士长	1985.8—1991.1
栾秀文	小儿科	副护士长	1985.8—1986.5
李秀梅	小儿科	副护士长	1987.12—1991.1
何玉芹	小儿科	护士长	1991.1—1994.5
李桂英	小儿科	副护士长	1991.1—1998.2
李文花	小儿科	护士长	1994.5—1998.2
李　凌	小儿科	副护士长	1994.5—1994.12
马建英	小儿科	副护士长	1995.4—1998.2
李　芸	小儿科	副护士长	1997.4—1998.2
马建英	儿一科	副护士长	1998.2—1999.4
李　芸	儿一科	副护士长	1998.2—2000.3
马建英	儿一科	护士长	1999.4—2002.4

续表 2-98

姓　名	科　别	职　务	任职时间
李湘云	儿一科	副护士长	2000.3—2002.4
牛坤香	儿一科	副护士长	2000.5—2002.4
李玉秀	儿二科	护士长	1998.2—2000.3
黄敬芳	儿二科	副护士长	1998.2—2002.4
李　芸	儿二科	护士长	2000.3—2002.4
	小儿科	护士长	2002.4—2004.3
黄敬芳	小儿科	副护士长	2002.4—2006.3
李建霞	小儿科	副护士长	2004.3—2004.10
韩旭萍	小儿科	副护士长	2004.12—2006.3
李瑞芳	小儿科	护士长	2004.3—2006.3
	小儿科（一区）	护士长	2006.3—2007.4
薛红霞	小儿科（二区）	护士长	2006.3—2010.11
黄敬芳	小儿科（一区）	护士长	2007.4—2009.6
任金民	小儿科	副护士长	2005.12—2006.3
	小儿科（一区）	副护士长	2006.3—2009.6
	小儿科（三区）	护士长	2009.6—2010.11
李晓华	小儿科	副护士长	2005.12—2006.3
	小儿科（一区）	副护士长	2006.3—2009.6
	小儿科（一区）	护士长	2009.6—2010.11
韩旭萍	小儿科	副护士长	2004—2006.3
	儿二科	副护士长	2006.3—2006.8
郎艳萍	儿二科	副护士长	2006.3—2010.11
宋晓梅	儿一科	副护士长	2007.12—2010.11

第二节　儿科病区

儿科一病区

2010 年 10 月，医院儿一科（新生儿科）从儿科析出，独立建科。科室位于外科楼 6 楼，有医护人员 27 人。其中，医疗人员 11 人，副主任医师 1 人，主治医师 3 人、医师 7 人；护理人员 16 人。林胜荣任主任，李晓华任护士长。配备微量血糖仪 1 台、小儿专用呼吸囊 2 个、心电监护仪 1 台、输液泵 6 台、新生儿暖箱 9 台、无创呼吸机 1 台，蓝光治疗毯 2 台。开放床位 46 张。主要开展小儿呼吸道感染、喘息性疾病、过敏性疾病、中枢系统感染性疾病、急性肾炎、血小板减少性紫癜、过敏性紫癜、川崎病等儿科内科常见疾病的诊疗和急性中毒性疾病、爆发性心肌炎等危重症、疑难病的救治。

2012 年 11 月，医院内科 2 号楼建成使用，儿一科搬迁至内科2号楼4楼。

2013年9月，医院设立新生儿重症监护室，增设监护室内床位4张。开始应用CPAP、新生儿辐射台等先进仪器。

2014年10月，儿一科细分为儿科一病区、新生儿科两部分，共用一个护理单元。儿一科病区有医护人员23人。其中，医疗人员7人，副主任医师2人，主治医师1人，医师4人，护理人员16人。儿一科病区由林胜荣任主任，李晓华任护士长。开放床位23张。

2016年2月，科室医疗组搬迁至内科2号楼3楼，宋小梅任护士长。是年，儿一科病区有医护人员20人。其中，医疗人员8人，副主任医师2人，主治医师1人，住院医师5人。有护理人员12人。其中，主管护师2人，护师6人，护士4人。配备微量血糖仪1台、小儿专用呼吸囊1个、心电监护仪2台、微量输液泵4台，无痛皮试仪1台、吸氧装置9台，吸引装置1台、血氧监测仪1台、电子血压计1台、紫外线消毒器1台。开放床位30张，实际开放床位44张。门诊量11000人次，住院病人2500人次。

2010—2016年儿科一病区负责人更迭一览表

表2-99

姓　名	职　务	任职时间
林胜荣	主任	2010.10—
张学云	副主任	2014.9—
李彩平	副主任	2015. 4—
李晓华	护士长	2010.10—2016.2
董玉娟	副护士长	2010.10—2016.2
朱婷婷	副护士长	2010.10—2016.2
宋小梅	护士长	2016.2—
杨昭君	副护士长	2016.2—

儿科二病区

2010年10月，小儿二科从小儿科析出，开放床位68张。马怀庆任主任，薛红霞任护士长。有医疗人员11人。其中，副主任医师1人，主治医师2人,住院医师8人。有护士14人。其中，主管护师1人，护师1人，护士12人。主要负责14岁(含14岁)以下儿童内科(不包括传染病)病的诊治。年门诊量8000人次，住院病人3000人次。主要医疗设备有小儿心电监护仪、蓝光治疗毯、输液泵。

2012年12月，新内科楼启用后，科室搬至内科楼5楼，开放床位40张。有医疗人员11人。其中，副主任医师1人，主治医师2人，住院医师8人。有护士15人。其中，主管护师1人，护师1人，护士13人。年门诊量9000人次，住院病人3000人次。是年，引进超声雾化吸入器2台，肺炎微波治疗仪1台，经皮黄疸仪1台。

2014年，马怀庆主持开展的“大承气汤与奥美拉唑联合治疗小儿消化性溃疡的临床效果探析”，获2015年潍坊市科学技术进步奖三等奖。

2016年6月,科室更名为儿科二病区。是年，有医护人员23人。其中，医疗人员9人，护理人员14人，副主任护师1人，主治医师3人。年门诊量1万人次，住院病人2636人次。主要诊疗设备有心电监护仪、经皮胆红素检测仪、微量输液泵、超声雾化仪、蓝光治疗毯、肺炎微波治疗仪。

2010—2016 年儿科二病区主任、副主任更迭一览表

表 2-100

姓　名	职　务	任职时间
马怀庆	主任	2010.10—
高兴华	副主任	2010.10—
林银花	副主任	2014.12—

2010—2016 年儿科二病区护士长、副护士长更迭一览表

表 2-101

姓　名	职　务	任职时间
薛红霞	护士长	2010.10—
宋小梅	副护士长	2010.10—2012.12
房德霞	副护士长	2013.4—

儿科三病区

2010 年 10 月，医院儿三科从儿科析出，独立建科。毕磊任主任，任金民任护士长。科室位于外科楼 5 楼，固定床位 62 张。有医疗人员 7 人，护理人员 10 人。承担安丘市儿童手足口病的诊疗。配备心电监护仪 1 台、微量注射泵 2 台、复苏呼吸球囊 1 套、小儿体重磅 1 台。2011 年，科室门诊量 8200 人次，住院病人 2000 人次。

2012 年 9 月，科室搬入新内科楼 6 楼，固定床位 46 张。新购微量注射泵 2 台、蓝光治疗仪 1 套。全年门诊量 8000 人次，住院病人 2112 人次。

2013 年 9 月，医院设立小儿感染科，小儿三科不再承担手足口患儿的诊疗。年门诊量 8500 人次，住院病人 3214 人次。

2014 年，科室引进激光针治疗仪 1 台，开展儿童大叶性肺炎激光针辅助治疗的新技术。全年门诊量 8300 人次，住院病人 3018 人次。2015 年，购进快速过敏皮试仪 1 台。全年门诊量 8000 人次，住院病人 2742 人次。

2016 年 6 月，儿三科改称儿科三病区。是年，有医护人员 22 人。其中，副主任医师 1 人，主治医师 3 人，住院医师 5 人；主管护师 2 人，护师 2 人，护士 9 人。科室配备心电监护仪 1 台、微量注射泵 4 台、蓝光治疗仪 1 套、经皮黄疸仪 1 台、复苏呼吸球囊 1 套、快速过敏皮试仪 1 台、小儿体磅 1 台。科室主要负责 14 岁（含 14 岁）以下儿童（除出生后 28 天以内的新生儿和传染病儿童）内科系统疾病的诊治，小儿常见呼吸系统疾病、过敏性疾病、中枢系统同感染性疾病、病毒性肠炎、急性肾炎、肾病综合征、血小板减少性紫癜、过敏性紫癜、川崎病等常见病，并救治病毒性脑炎、重症肺炎、先天性心脏病及并发症、重症有机磷农药中毒、药物中毒等危重症患儿。

2010—2016 年儿科三病区主任、副主任更迭一览表

表 2-102

姓　名	职　务	任职时间
毕　磊	主任	2010.10—
王凤丽	副主任	2010.10—2013.7
别会荣	副主任	2015.4—

2010—2016 年儿科三病区护士长、副护士长更迭一览表

表 2-103

姓　名	职　务	任职时间
任金民	护士长	2010.10—
吕娜娜	副护士长	2010.10—
王丽萍	副护士长	2012.2—

小儿感染科病区

2013 年 9 月，医院设立小儿感染科。王凤丽任主任，韩晓丽任护士长。有医疗人员 6 人，护理人员 9 人。病房位于内科楼 2 号楼 2 楼，设病床 43 张。主要仪器设备有气管插管所需喉镜、各种型号气管套管及金属芯 1 台、医用空气净化消毒器 1 台、小儿复苏气囊 1 个、心电监护仪 1 台、微量血糖仪 1 台、体重秤 1 台、血压计 1 台、吸引器 1 个。2014 年 9 月，购进血压计 1 台。年住院病人 2268 人次。2015 年，购进定向药透仪 1 台。年门诊量 7325 人次，住院病人 2231 人次，病床使用率 114.7%。

2016 年 6 月，科室更名为小儿感染科病区。有医疗人员 9 人，护理人员 12 人。病房位于内科 2 号楼 2 楼。主要仪器设备有血氧饱和度仪 1 台、定向药透仪 1 台、气管插管所需喉镜、各种型号气管套管及金属芯 1 台、医用空气净化消毒器 1 台、小儿复苏气囊 1 个、心电监护仪 1 台、微量血糖仪 1 台、体重秤 1 台、血压计 2 台、吸引器 1 个。年门诊量 9348 人次，住院病人 2666 人次，病床使用率 148.6%。

科室主要诊治范围是 14 岁（含 14 岁）以下儿童（除新生儿外）呼吸、消化等内科系统疾病、过敏性疾病、急性肾炎、肾病综合征、川崎病等常见病，其中小儿肺炎、小儿腹泻病、手足口病为该科重点专业，小儿感染病区负责全市范围手足口病的诊疗工作。

2013—2016 年小儿感染科病区负责人更迭一览表

表 2-104

姓　名	职　务	任职时间
王凤丽	主任	2013.7—
韩晓丽	护士长	2013.7—2014.9
潘素霞	护士长	2014.9—
王晓丽	副护士长	2014.9—

新生儿病区

2014 年 10 月，医院新生儿科医疗组从儿一科分出，负责医院产科及全市基层医院产科新生儿疾病的诊疗工作。科室有医疗人员 6 人，护理人员 14 人。凌静静任主任，李晓华任护士长，董玉娟、朱婷婷任副护士长。病房位于内科楼 2 号楼 4 楼西端，与儿一科共用一个护理单元。床位分布为新生儿重症监护室 4 张和母婴同室 15 张。主要仪器设备有史蒂芬无创呼吸机 1 台、远红外辐射抢救台 1 台、双面光疗箱 4 台、监护仪 4 台、新生儿暖箱 8 台、呼吸自救仪 1 台、微量血糖检测仪 1 台、微量胆红素检测仪 1 台、微量输液泵 21 台。

2015 年，科室新购进早产儿暖箱 10 台、监护仪 4 台。

2016 年 3 月，新生儿科护理单元独立。新生儿重症监护室床位增加 4 张，母婴同室床位增加 15 张。新增设备有创常频加高频一体机 1 台、无创呼吸机 1 台、新生儿监护仪 8 台、新生儿暖箱 11 台、微量输液泵 10 台。6 月，科室更名为新生儿病区，开展气管注入肺表面活性物质治疗新生儿呼吸窘迫综合征及高频呼吸机治疗新生儿呼吸衰竭等新技术。是年，新生儿科医疗人员 8 人，护理人员 14 人。主要设备有创常频加高频一体机 1 台、无创呼吸机 2 台、新生儿监护仪 16 台、远红外辐射抢救台 1 台、双面光疗箱 4 台、新生儿高中档暖箱 29 台、微量血糖检测仪 1 台、微量胆红素检测仪 1 台、微量输液泵 31 台及其他新生儿救治设备。

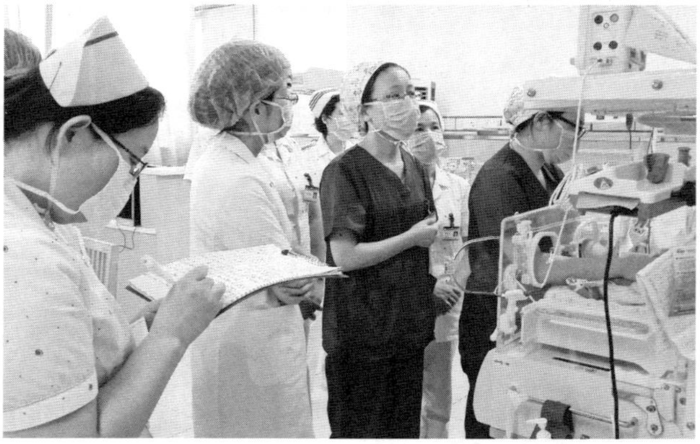

图 2-16 婴儿监护

主要业务范围：28 天以内新生儿常见病、多发病、危重疑难病以及 2 个月内小儿感染性及其他常见疾病。特别对早产儿、高危儿、低出生体重儿、新生儿呼吸窘迫综合征、胎粪吸入综合征、新生儿黄疸、新生儿败血症、新生儿化脓性脑膜炎、新生儿缺氧缺血性脑病等有丰富的治疗经验。

第三节 小儿输液区

小儿输液区一区

2012 年 11 月 15 日，医院设立小儿输液区一区，护理单元独立，医疗组未独立，由相应科室医疗人员从入院到出院全程负责到底。科室位于内科楼 3 楼，开放床位 41 张。 主要收治上感、急支、肺炎、病脑、紫癜、腹泻等患儿。有护理人员 9 人。其中，主管护师 1 人，护师 1 人，护士 5 人，固定实习人员 2 人。宋小梅代理护士长。是年 12 月，购进山东新华空气消毒器 1 台。

2013 年 6 月，科室购进深圳迈瑞便携式多参数监护仪。9 月，宋小梅任护士长，杨昭君任副护士长。12 月，科室购进山东华宸简易氧气瓶。每天收治患儿 30 ~ 40 人，冬季高峰可达 60 ~ 70 人。每位患儿都有固定的医师诊治，防止诊疗脱节。

2016 年，小儿输液区一区有护理人员 12 人。其中，主管护师 2 人，护师 5 人，护士 4 人，固定实习人员 1 人。是年，儿一科医疗组迁入，小儿输液区并入儿一科。

小儿输液区二区

2012 年 11 月 15 日，医院设立小儿输液区二区，护理单元独立，医疗组未独立，由相应科室医疗人员从入院到出院全程负责到底。科室位于内科楼（二）2 楼，开放床位 43 张。 主要收治手足口病、上感、急支、肺炎、病脑、紫癜、腹泻等患儿。韩晓丽代理护士长。有护理人员 7 人。其中，主管护师 1 人，护师 2 人，护士 3 人，固定实习人员 1 人。11 月，购进山东新华空气消毒器 1 台，12 月购进紫外线消毒车。2013 年 3 月，护理人员增至 9 人。

2013 年 5 月，科室购进深圳迈瑞便携式多参数监护仪 1 台。7 月，小儿输液区二区并入小儿感染科。

第七章　中　医

第一节　中医科

中医科始建于 20 世纪 50 年代，其前身为安丘县中医联合诊所。

1954 年，公私联营时，安丘县人民卫生院设立中医门诊部。门诊部汇聚张岳五、李耀枢、娄星五、张勋臣、范振朋等经验丰富的老中医，对聋哑、不孕症、鼓胀病疗效较好，一时省内外求医者甚多，日门诊量 780 人次。

1961 年，安丘县人民医院中医门诊部称中医科。张勋臣任主任，赵端溪被山东省卫生厅任命为中医科副主任。

1962 年 9 月，中医和中药合并。中医科由赵端溪负责，中药采购由李延贵负责。

1977 年，医院门诊楼启用，中医科门诊迁至门诊楼 2 楼东区，有诊室 5 间。

1978 年，为进一步搞好中医工作，医院设立中西医结合病房。有医疗人员 5 人。

1981 年，中医科病房从中西医结合病房独立出来，设床位 30 张，位于外科楼后第二排平房东区。医疗人员增至 11 人。其中，中医师 9 人，中医学徒人员 2 人。孙明一任中医科副主任，主持工作，章春香任护士长。主要诊疗内、外、妇科杂症。其中，以张瑞丰主任医师治疗血栓闭塞性脉管炎为著名，每年收治省外患者 20 余人，治疗技术达到国内先进水平。

1982 年 10 月，郭玉兰任中医科副护士长。1983 年，邹义秀任中医科护士长。

1984 年，中医科病房迁至内科楼 3 楼东区。

1985 年，医院实行院科二级聘任制，医院聘孙明一为中医科副主任，主持工作。有中医人员 14 人。其中，中医主任医师 1 人，中医主治医师 1 人，中医师 3 人；王玉玲任护士长。有护理人员 6 人。其中，护师 2 人，护士 3 人。中医科医护人员共 20 人。门诊用房 5 间，病房 18 间，面积 600 平方米。年门诊量 2 万人次，床位利用率 95% 以上，治愈率 85% 以上。

1986 年，中医科病床 30 张，医护人员 20 人。其中，中医人员 14 人，护理人员 6 人。6 月，安丘县中医院成立，张瑞丰、孙明一、刘宗廷、栾光斗、刘世刚、张玉兰 6 人调往中医院。县医院中医科医疗人员减至 7 人，科室工作由宿乐娟负责。是年 6 月，中医科采用针刺配化痰散治愈 1 例因散发性病毒性脑炎引起失语的马姓患儿。由于县中医院的成立，中医科的技术力量分流，使病房床位利用率、门诊人次相对减少。床位利用率 70% 以上，年门诊量 1.5 万人次，主要以诊疗杂病为主，如中风偏瘫、肝病、肾病、妇女痛经、不孕症、崩漏及泌尿系统结石等。其中，赵端溪治疗妇女病、慢性肝炎著名。

1987 年，宿乐娟、郑忠兰任中医科副主任，刘芬芳任护士长。开展中风预报工作。是年，中医科设门诊 3 间，面积 45 平方米，病房床位 30 张，用房面积 600 平方米。中医人员 10 人。其中，主治医师 1 人，中医师 6 人，中医士 3 人。护理 6 人。3 月，中医科开办生物全息诊疗项目，对失眠、头痛、胃炎、慢性阑尾炎、小儿腹泻、近视等疗效显著，《潍坊日报》对此进行报道。

1988 年 10 月，中医科病房迁至保健楼 1 楼，床位压缩至14张，医疗人员减至9人。科室开展中药参与心衰的抢救和治疗。是年11月，用中药成功抢救1例因鼻外伤而致失血性休克的杨姓孕妇。

1989年，王善海任副主任，主持工作。中医科设床位14张，用房面积300平方米，门诊3间，医护人员15人。其中，医疗人员9人，副主任中医师1人，主治中医师3人，中医师4人，中医士1人；护理人员6人。科室开展“全息耳穴压籽治疗小儿腹泻”；拟定“中风防治1号”协定处方。是年5月，安丘县中医学会成立，王善海任副秘书长。10月，李树森停薪留职去潍坊开办哮喘病医院。11月，中医科用中药治愈1例巨大柿石症钟姓女患者。全年床位利用率110%，业务收入26万多元，收住病人299人次。主要诊疗内科、妇科杂病，以中风为多。拟定“中风防治1号”协定处方。

1990年，王善海任主任，栾秀文任护士长。中医科设床位14张，门诊3间。医护人员共17人。其中，副主任中医师1人，主治中医师4人，中医师3人，中医士3人。主管护师3人，护士3人。全年业务收入30万元，门诊量8000人次，床位利用率90%以上。主要收治中风、胃炎、肾病及肿瘤等患者。

1991年3月，中医科病房搬至外科楼西头。科室医护人员共13人。其中，中医人员8人，护理人员5人。是年4月，科室用中药成功救治1例流行性出血热严重消化道出血不止的栾姓女患者。李民华进修结束，回科开办针灸室。

1992年，中医科设床位9张，中医人员8人。其中，副主任中医师1人，主治中医师3人，中医师2人，中医士2人。护师2人，护士4人。3月份，病房搬至高压氧舱楼。科室主要开展保守治疗宫外孕、中药治疗产后蛋白尿、中药治疗粘连性肠梗阻等。

1994年4月，医院建设外科楼，病房用房紧张，撤销中医病房，只保留门诊，医疗人员5人。科室开展中药治疗胃结石。是年，李民华、孙华堂组建针灸理疗科。10月，王善海到中国中医研究院西苑医院进修中医内科。赵光荣临时负责科室工作。是年，根据医院制订“科技兴院，振兴中医，专病专方”的三大战略，中医科研制“清脑灵胶囊”治疗急性脑血管病及其后遗症，“胃炎丸”治疗慢性胃炎，“痛经丸”治疗妇女痛经，“溶石化石散Ⅰ、Ⅱ号”治疗胆结石等。

1995年，中医科设有专家门诊和普通门诊。中医人员5人，其中，副主任医师2人，主治中医师3人。年门诊量8000人次，业务收入23万元。主要诊疗内、妇科杂病为主。是年10月，中医科在心脑血管病、神经系统疑难疾病及消化、内分泌系统的疑难病症诊治方面有新的突破。

1997年7月，王善海研制的“慢胃康胶囊”治疗慢性胃炎，正式投入临床使用。10月，王善海用中药成功救治1例急性出血性坏死性胰腺炎术后感染性休克，再次手术并发热不退，危在旦夕的周姓女患者。

1998年，王福礼任中医科党支部书记。

1999年，王善海任中医科主任，兼任中医科党支部书记，赵光荣任中医科副主任。8月，王善海开始用中药跟踪治疗1例进行性肌营养不良的男性患儿，很快控制病情。2000年，王善海采用中药成功救治1名因外伤胰腺断裂术后高热不退，生命垂危的男性患者。

2001年7月，王善海研制的“五龙回春丹”正式投入临床使用，主要治疗一些慢性疑难病，如类风湿性关节炎、中风偏瘫、癫痫、脉管炎、前列腺增生、乳腺小叶增生症等，具有很好的疗效。2002年5月，安丘市中医学会换届选举，王善海被选为副理事长。9月，王善海采用中药成功救治1例高度衰竭的重度粘连性肠梗阻的赵姓患者。2003年，中医科主要诊疗一些慢性疑难病，如粘连性肠梗阻、慢性胃炎、妇女顽固性痛经、崩漏、不孕症、乳腺小叶增生症、胆肝肾结石、慢性肾炎、肾病、产后蛋白尿，产后身痛、糖尿病坏疽、血栓闭塞性脉管炎、顽固性头痛、失眠等，都有独特的治疗经验，属市内先进水平。

2004 年 4 月，医院新门诊楼启用，中医科门诊迁至新门诊楼 3 楼西区。是年，有中医门诊 2 间，中医人员 3 人。其中，副主任中医师 1 人，主治中医师 1 人。

2012 年，中医科参与“全国基层中医药工作先进县”创建工作，并圆满完成任务。赵光荣成为山东省五级中医药师承教育工作第一批指导老师和潍坊市第三批老中医药专家学术经验继承工作指导老师，带徒 2 人。

2013 年，为迎接医院二级综合医院复审，医院重新设立中医科病房。中医病房与中西医结合中风病区共用一个护理单元，设置床位 5 张，位于办公楼东区 2 楼。有医疗人员 5 人。其中，副主任中医师 2 人，主治中医师 1 人，中医师 2 人。王英力任主任，李金倩任护士长。是年，科室被潍坊市卫生局授予潍坊市第一批综合医院示范中医科。王善海成为山东省五级中医药师承教育工作第二批指导老师，带徒 2 人。

2014 年 11 月，医院进一步壮大中医科，中医科按照国家中医药管理局《综合医院中医临床科室基本标准》进行设置，整合医院中医资源，开放床位 50 张，孙华堂任主任，并成立中医专家门诊、中医综合科、中医针灸科、中医推拿科、中西医结合科等。2016 年，医院成立“国医堂”，位于内科楼（一）2 楼，将中医专家门诊、中医综合科、针灸科门诊、中医推拿室、中药房、煎药室迁至国医堂。中医专家门诊为“名老中医赵光荣工作室”和“名老中医王善海工作室”。赵光荣成为山东省五级中医药师承教育工作第四批指导老师，带徒 2 人，年门诊量 8000 人次。是年，中医科总门诊量 38230 人次。

1961—2016 年中医科负责人更迭一览表

表 2-105

姓　名	职　务	任职时间
张勋臣	主任	1961—1962
赵端溪	副主任	1961—1962
	主任	1962—1981
孙明一	副主任	1981—1986
宿乐娟	负责人	1986—1987
	副主任	1987—1989
郑忠兰	副主任	1987—1989
王善海	副主任	1989—1990
	主任	1990—2013
赵光荣	副主任	1998—2012
王英力	主任	2013—2014.11
	中医综合科主任	2014.11—
孙华堂	中医科主任	2014.11—

1981—2016 年中医科护士长、副护士长更迭一览表

表 2-106

姓　名	职　务	任职时间
章春香	护士长	1981—1982
郭玉兰	护士长	1982—1984
田秀婷	副护士长	1983—1984
王玉玲	护士长	1984—1987
刘芬芳	护士长	1987—1990
李秀梅	副护士长	1987—1990
栾秀文	副护士长	1987—1990
	护士长	1990—1993
李金倩	护士长	2013—

第二节　针灸理疗（康复）科

1975 年,安丘县人民医院设立理疗室。是年，理疗室添置超短波治疗机、红外线治疗灯、音频治疗机，开展慢性腰腿痛，血管、神经性疾病的治疗。

1991 年 3 月，医院中医科针灸门诊成立，设治疗床 3 张，有医务人员 2 人。开展针灸等疗法，主治中风后遗症等疾病。

1994 年 5 月，针灸室由中医科析出，与理疗室合并成立针灸理疗科。李民华任副主任，主持工作，邱宝兰任护士长。科室位于门诊楼 2 楼东侧，设治疗床 6 张，新开展超短波治疗、音频治疗和中药离子导入治疗等。年门诊量 3600 人次。科室主治范围包括颈肩腰腿痛专科和神经系统的瘫痪康复。是年，开展中风后运动性失语的针灸疗法。1995 年，开展中药离子导入法治疗风湿性肌肉关节病。

1996 年，科室搬至市人民医院门前沿街房，设治疗床 9 张。开展腰椎成角旋转快速牵引治疗、温热低周波治疗和药物熏疗、超短波治疗小儿慢性支气管炎等新治疗技术。年门诊量 5500 人次。1997 年，科室购进电脑薰疗平牵床，治疗腰椎间盘突出症。1998 年，开展三维成角快速旋转腰椎牵引疗法，温热低周波疗法。1999 年，开展针刺醒脑开窍法治疗中风。

2002 年，科室搬至急诊楼 3 楼，设治疗床 18 张。开展电脑中频治疗、穴位注射治疗、药物汽疗、注射针刀治疗等。年门诊量 7300 人次。主治病种涉及内外妇儿各科常见病、多发病、疑难病中的中医优势病种。

2005 年,科室迁至门诊楼东侧的 1 楼和 2 楼，拥有治疗床 22 张，并下设颈腰肢痛和神经康复 2 个专业。开展现代康复、运动治疗、作业治疗、醒脑开窍针刺治疗、臭氧溶核治疗、穴位埋线治疗、减胀活血治疗等。年门诊量 10220 人次。

2007 年，科室分为颈腰肢痛专业和神经康复专业两部分。颈腰肢痛专业迁至保健楼 1 楼，神经康复专业搬至内科楼 6 楼西侧，共拥有治疗床 24 张。开展激光治疗、浮针治疗、神经阻滞治疗、骶管注射、椎旁注射等多种治疗方式。2008 年，颈腰肢痛专业搬至外科楼 2 楼，神经康复专业搬到内科楼 9 楼西侧。设治疗床 26 张。开展脑神经损伤治疗、悬浮牵引治疗。年门诊量 18200 人次。2010 年，颈腰肢痛专业搬至办公楼 1 楼。开展超激光治疗、红光治疗、冬病夏治。年门诊量2.1万人次。2011年，科室被潍坊市卫生局评为潍坊市中医系统先进集体。

2012年11月，颈腰肢痛专业搬至内科楼（二）1楼并设立病房，床位30张；神经康复专业搬至内科楼（一）2楼，改称康复医学科，由针灸理疗科统一管理。科室使用面积1800平方米，有医务人员38人，治疗床32张。年门诊量25500人次，住院病人520人次。2015年，科室开放病床50张，有医务人员45人。开展针灸和中药并用治疗各类疾病。年住院病人856人次。

2016年5月，康复医学科搬至安丘市人民医院北区新院，使用面积2000平方米，建成潍坊市重点支撑学科。是年6月，医院对内科楼（一）2楼进行中式装修，将中医专家门诊、针灸科门诊、中医综合科、中药房、煎药室等中医相关科室进行组合，成立国医堂。针灸科病房迁至内科楼（一）6楼。10月，针灸科成为潍坊市重点中医专科建设单位。

1994—2016年针灸理疗科负责人更迭一览表

表2-107

姓　名	职　务	任职时间
李民华	副主任	1994.8—1999.5
邱宝兰	护士长	1994.8—1998.6
李民华	主任	1999.6—2002.4
孙华堂	副主任	1999.6—2002.4
	主任	2002.4—
楚术华	副主任	2004.8—2013.4
王文娟	副主任	2004.8—
刘凤伟	副主任	2010.7—
杨江波	神经康复组长	2010.8—
蔡旭霞	副护士长	2010.6—2012.11
徐海燕	副护士长	2012.11—2013.9
张素芳	护士长	2013.9—2014.3
张金卫	护士长	2014.3—

第八章 五 官

第一节 五官科

建院初期，安丘县卫生院五官科专业归外科，只能治疗一般眼疾。1963 年，外科能做白内障、青光眼等内眼手术。

1974 年 1 月，安丘县人民医院成立五官科，设五官科门诊。五官科包括眼、耳鼻喉、口腔 3 个专业。设副主任 1 人，病房设在外科，有病床 10 张。1977 年，五官科能处理口腔伤、面部生理畸形，进行异体牙齿移植、自体牙再植等。1978 年，逐步开展扁桃体切除术、乳突根治术、上颌窦根治术、鼻息肉切除、鼻中隔手术。

1979 年 12 月，医院设立五官科病房，有病床 15 张，设科主任 1 人，副主任 1 人。1980 年始，眼科开展验光业务。

1985 年 3 月，医院聘任于延深为五官科主任，韩承兰为护士长。1987 年，耳鼻喉科从五官科分出，成为独立的业务科室，1988 年，与五官科合并。

1996 年，眼科从五官科析出，成为独立的业务科室。五官科包括耳鼻喉和口腔 2 个专业，设病床 20 张。有医疗人员 9 人，技师 3 人；主任 1 人，副主任 2 人；护士长和副护士长各 1 人，护理人员 8 人。1997 年，口腔科从五官科分出独立成科，两科同用一病房。

耳鼻喉科、眼科、口腔科成科前业务相对独立。

耳鼻喉专业 1966 年，为了开展耳鼻喉专业工作，医院派外科医士于延深到潍坊市人民医院进修学习，回院后开展扁桃体摘除、鼻息肉摘除等手术。1982 年医院成立耳鼻喉门诊。1983 年、1985 年杨世国、李桂月分别到潍坊市人民医院进修学习，回院后开展乳突根治术、鼓室成型术、鼻侧切开术、鼻翼耳廓成型术、鼻中隔矫正术、声带息肉摘除术、上颌室根治术、上颌骨切除术。1986 年，成功实施首例气管异物取出术。1990 年，开展喉癌切除术。1995 年，购进电测听仪 1 台，开展相应检查，相继开展面神经封闭治疗面肌痉挛、外耳道成型术、全喉切除及发音重建术、腭咽成型术，治疗鼾症等。

眼科专业 1962 年 3 月，眼科王德金在昌潍地区县级医院开展首例白内障囊外摘除术，其事迹被《大众日报》报道。1983 年 7 月，王德金完成 1 例角膜移植手术。1990 年，开展白内障囊外摘除术、泪囊鼻腔吻合术、眼睑下垂矫正术。1991 年，开展简单的斜视矫正手术。1992 年，开展简单的视网膜脱离手术。1994 年，开展治疗各种青光眼手术。1995 年，开展白内障摘除人工晶体植入术、眼睑成形术。

口腔专业 1975 年，开展复杂面部肿瘤摘除术。1980 年，开展先天性唇裂、腭裂修补术，同期开展牙齿修复（固定活动）技术。1988 年，开展下颌骨骨折内固定术。1990 年，开展固化复合树脂修复前牙缺损。1993 年，口腔专业从大五官科分出，能进行一般的治疗和镶复。1994 年，开展首例对 3 岁儿童先天性唇腭裂一次性修补术。1995 年，开展首例口腔恶性淋巴瘤切除，取颈洞肌皮瓣修复术。1998 年，开展上下颌骨微型钛板内固定术。

1973—2016年五官科负责人更迭一览表

表 1-108

姓　名	职　务	任职时间
于延深	副主任	1974.1—1979.12
	主任	1979.12—1986
韩珍玉	副主任	1980—1986
	主任	1986—1994
李桂月	副主任	1987—1996
杨世国	主任	1994—1997
王德金	副主任	1994—1996.6
郭兰珍	副护士长	1981.2—1983.3
	护士长	1983.3—1983.10
韩承兰	护士长	1983.10—1985.6
唐慧丽	护士长	1985.6—1986.8
韩承兰	护士长	1986.8—1995
栾秀文	护士长	1995—1997.12
李秀梅	护士长	1997.12—1998.2
李月英	副护士长	1994—1998.2
	护士长	1998.2—2008.11
赵蓉蓉	副护士长	1998.2—2004
李湘云	副护士长	2004—2008.11
	护士长	2008.11—2013.9
李海燕	副护士长	2007.3—2011.11
高小辉	护士长	2013.9—
王丽云	副护士长	2013.9—

第二节　耳鼻喉科

1996年3月，安丘市人民医院耳鼻咽喉专业从五官科析出，设立耳鼻喉科，与口腔科共用一个护理单元。有医疗人员4人。李桂月任主任，丁长青任副主任，李秀梅任护士长。病房位于保健楼1楼，设置床位10张，有护理人员8人。门诊设在门诊楼2楼。科室主要设备为扁桃体电切刀。能开展乳突根治、鼻中隔矫正、鼻息肉切除、上颌窦根治、扁桃体切除、食管异物取出、气管及支气管异物取出等常规手术。年门诊量5600人次，住院病人280人次。

2000年，耳鼻喉科开展与国内国际接轨的新型手术，有鼻内窥镜手术、支撑喉镜手术、喉癌功能性切除术、腭咽成形术等；另外用中药治疗鼻窦炎，取得很好的效果。开发研制的鼻窦炎丸获省级专利。

2002 年，科室病房搬入内科楼（一）9 楼，固定床位 20 张。有医疗人员 8 人，护理人员 12 人。是年，耳鼻喉科开展支撑喉镜及鼻内窥镜手术，逐步开展声带息肉及声带良性肿瘤切除、鼓室成形、鼻内镜下鼻窦开放及鼻腔肿物切除等手术。

2003 年 3 月，丁长青任副主任，主持工作。2004 年 3 月，丁长青任主任。科室固定床位 20 张。有医疗人员 6 人，护理人员 12 人。门诊设在门诊楼 3 楼，设有诊室 1 间，检查治疗室 1 间，电测听室 1 间。科室主要设备有普通听力检查设备、耳鼻咽喉综合治疗台、国产电动切割器、微波治疗仪、鼓膜按摩仪、国产鼻内窥镜及支撑喉镜。是年 12 月，杨世国任主任。科室购置德国狼牌鼻内镜及美国美敦力切割器，逐步开展喉部恶性肿瘤切除、颈部淋巴结清扫、下咽癌切除、鼻内镜下视神经管减压、鼻内镜下鼻腔泪囊造瘘等手术，水平达到同级医院的前列。是年，韩海红护师从小儿科调入，负责检查治疗室和电测听室的检查及护理工作。年门诊量 9700 人次，住院病人 1100 人次 .

2006 年，李爱云协同负责检查治疗室和电测听室的检查及协助治疗工作。

2008 年 5 月，病房搬入综合病房楼 10 楼，固定床位 20 张。有医疗人员 7 人，护理人员 12 人。定期聘请潍坊市人民医院和山东省立医院专家坐诊手术。

2010 年 12 月，耳鼻喉科分为耳鼻咽喉一科和耳鼻咽喉二科。黄向阳任耳鼻咽喉一科主任，有医疗人员 3 人；李东方任耳鼻咽喉二科主任，有医疗人员 2 人；杨世国任耳鼻咽喉科总主任，有医疗人员 8 人，护理人员 12 人。固定床位 20 张，两科共用一个护理单元。随着阻塞性睡眠呼吸暂停低通气综合征疾病的认识提高，腭咽成形术技术逐步开展。科室主要医疗设备有美国美敦力动力切割系统、德国狼牌鼻内镜及显像系统、耳科显微镜、耳鼻咽喉科综合治疗台、丹麦听力测试系统、鼓膜按摩仪、微波治疗仪。

2013 年 9 月，耳鼻喉一科、二科合并为耳鼻咽喉科。黄向阳任主任，郭冬梅任副主任，高小辉任护士长。病房设在外科楼 2 楼，设置床位 20 张，实际开放床位 30 张。有医护人员 23 人。其中，副主任医师 3 人，主治医师 3 人，住院医师 5 人，主管护师 2 人。年门诊量 15100 人次，年住院病人 1550 人次。2014 年 9 月，病房搬至综合病房楼 3 楼。

2016 年，全科有医护人员 22 人。其中，副主任医师 2 人，主治医师 4 人，住院医师 3 人，主管护师 4 人。设置床位 20 张，实际开放床位 30 张。新购置狼牌和史道斯牌鼻内镜及美敦力动力切割系统。

主要业务范围：耳鼻咽喉科常见病，多发病及疑难杂症的诊断和治疗，包括急慢性鼻炎、鼻窦炎、鼻息肉、中耳炎、扁桃体炎、腺样体肥大、支气管异物、食管异物、声带息肉及良性肿瘤、喉癌、下咽癌、鼻咽癌、耳聋、耳鸣，阻塞性睡眠呼吸暂停低通气综合征、鼻面部外伤，尤其鼻内镜手术及阻塞性睡眠呼吸暂停低通气综合征的治疗更为出色。

1996—2016 年耳鼻咽喉科主任、副主任更迭一览表

表 2-109

姓 名	科 别	职 务	任职时间
李桂月	耳鼻咽喉科	主任	1996.3—2002.12
丁长青	耳鼻咽喉科	副主任	1996—2004.2
	耳鼻咽喉科	主任	2004.2—2004.12
杨世国	耳鼻咽喉科	主任	2004.12—2013.3

续表 2-109

姓 名	科 别	职 务	任职时间
李东方	耳鼻咽喉科二科	主任	2010.12—2013.9
黄向阳	耳鼻咽喉科一科	主任	2010.12—2013.9
	耳鼻咽喉科	主任	2013.9—
郭冬梅	耳鼻咽喉科	副主任	2013.9—

1996—2016 年耳鼻咽喉科护士长、副护士长一览表

表 2-110

姓 名	职 务	任职时间
李秀梅	护士长	1996.3—1998.2
李月英	护士长	1998.2—2008.11
李湘云	护士长	2008.11—2013.9
高小辉	护士长	2013.9—
王丽云	副护士长	2013.9—

第三节 口腔科

1979 年 12 月，韩珍玉在五官科负责口腔专业工作。1993 年，口腔专业从大五官科分出，能进行一般口腔病的治疗和牙齿的镶复。1994 年，岳建平任口腔专业组长，韩振玉担任技术指导。是年，科室开展首例对 3 岁儿童先天性唇腭裂一次性修补术。1995 年，开展首例口腔恶性淋巴瘤切除，取颈洞肌皮瓣修复术。

1996 年，口腔科从五官科析出，独立成科。岳建平任主任。门诊设于门诊楼 2 楼，病房设于保健楼 1 楼，与耳鼻喉科共用 1 个护理单元，开放床位 5 张。是年，科室开展下颌骨造釉细胞瘤下颌骨切除术、取肋骨植骨术 2 例，获得成功。1997 年，对 4 例舌癌患者实行舌、颌、颈联合根治术，获得成功。1998 年，开展腭部肿物切除术、颌下腺肿瘤切除术、腮腺肿瘤切除术。

1999 年，刘文培任科主任，工作人员 16 人。是年，科室应用平阳霉素等药物注射治疗海绵状血管瘤获安丘市科技成果三等奖。

2000 年，岳建平任主任，工作人员 17 人。2001 年，口腔病房搬迁至内科楼 1 楼，开放床位 5 张。至 2003 年，科室开展三叉神经撕脱术，面部肿瘤切除，取胸大肌游离皮辨植皮术；面部反肤缺失取游离皮辨整形术、腮腺导管吻合术、颌骨囊肿摘除术、上颌骨次切除术等。

2004 年，新门诊楼正式启用，口腔门诊搬迁至门诊楼 4 楼。有开放诊室 7 间，拥有牙科综合治疗椅 7 台。

2006 年，李德仁任主任，宋锐、孙丽美、赵梅任副主任，医护人员 16 人。2008 年，口腔病房搬至综合病房楼 10 楼，开放床位 10 张。口腔门诊搬迁至门诊楼 5 楼，诊疗面积 500 多平方米，开放诊室 10 间。科室新购入韩国口腔综合治疗椅、超声洁牙机、根管长度测量仪等先进的医疗设备。2009 年，新购入美国 OSSEOCISCON 种植机、牙科 X 光机等医疗设备，并邀请上级医院专家来科指导、开展种植牙业务。

2012 年，宋锐任副主任，主持工作。2013 年，宋锐任主任。口腔病房搬迁至外科楼 2 楼，开放床位 10 张。2014 年，口腔病房搬迁至综合病房楼 3 楼，开放床位 10 张。

2015 年，口腔科细化为口腔颌面外科、口腔内科、口腔修复正畸 3 个专业组。截至 2016 年 12 月，口腔科有医疗技术人员 25 人。门诊设于门诊楼 4 楼，年门诊量 2 万人次；病房设于综合病房楼 3 楼，固定床位 10 张、年住院病人 263 人。

口腔颌面外科 2015 年，口腔颌面外科设立，是在原口腔外科医疗组基础上成立的专业科室。宋锐任口腔科主任兼口腔颌面外科主任，孙志强、王洪光任副主任。科室有医疗人员 6 人。其中，主治医师 3 人，医师 3 人。护理人员 11 人，其中，主管护师 2 人，护士 9 人。科室设有门诊区和病房区两部分。门诊区位于门诊楼 4 楼，诊疗面积 500 平方米。配有德国西诺德电脑综合治疗椅、德国西门子口腔全景 X 线拍片机、压力真空消毒机等设备。病房位于综合楼 3 楼（与耳鼻喉科共用病房），开放床位 10 张。口腔颌面外科业务范围包括各类复杂牙齿的拔除、微创拔牙、口腔颌面部各类外伤清创缝合术、松动牙固定、牙再植、种植牙、口腔颌面部肿瘤及囊肿摘除术、涎腺肿瘤摘除术、颌面部感染治疗、各种颌骨骨折钛板坚强内固定术及骨折术后颌骨牵引钉的使用、口腔颌面部恶性肿瘤切除及恶性肿瘤联合根治术等。2016 年，口腔颌面外科门诊量 8122 人次。

口腔修复正畸科 2015 年科室设立，臧运华任主任，孙丽美、赵梅任副主任。有专业技术人员 11 人，本科学历 4 人，硕士研究生学历 1 人，大专学历 6 人；有副主任医师 1 人，主治医师 2 人，医师 5 人，技工 3 人。口腔修复正畸科业务范围包括口腔正畸专业和口腔修复专业。口腔正畸业务范围包括儿童及成人的各种错颌畸形的矫治、唇腭裂患者的正畸治疗、正畸 + 正颌外科手术治疗各种复杂骨性错颌畸形、各种错颌畸形的早期整治、口腔矫治器治疗鼾症（OSAS 阵发性呼吸睡眠暂停综合征）。口腔修复科业务范围包括移位牙、变色牙、四环素牙等牙形态颜色异常的烤瓷冠修复；活动义齿修复各种牙列残缺；全口义齿修复各种牙列残缺；种植牙修复各种牙齿缺失。2016 年，口腔修复正畸科门诊量 1108 人次。

口腔内科 2015 年科室设立，韩志强任主任，韩静任副主任。有医疗人员 6 人。其中，主治医师 2 人，住院医师 4 人。配有韩国微电脑综合治疗椅 4 台，美国超强光固化机，进口洁牙机，瑞士根管治疗系统，法国根测仪，牙齿专用 X 线拍片机，真空消毒机。业务范围包括各种国内外新材料牙体修复治疗，牙体牙髓病的治疗，根尖周病，儿童龋病预防及窝沟封闭，牙周疾病的治疗，牙齿洁治，牙齿美白，牙齿贴钻等。2016 年，口腔内科门诊量 514 人次。

1981—2016 年口腔科主任副主任更迭一览表

表 2-111

姓　名	职　务	任职时间
韩珍玉	五官科主任兼口腔专业负责人	1981—1994
岳建平	口腔科主任	1994—1999
刘文培	口腔科主任	1999—2000
冯　肖	口腔科副主任	1999—2008
岳建平	口腔科主任	2000—2006
李德仁	口腔科主任	2006—2012
宋　锐	口腔科副主任	2006—2013

续表 2-111

姓　名	职　务	任职时间
孙丽美	口腔科副主任	2006—2015
赵　梅	口腔科副主任	2006—2015
宋　锐	口腔科主任	2013—2015
	口腔外科主任（兼）	2015—
韩志强	口腔内科主任	2015—
臧运华	口腔修复正畸科主任	2015—
孙志强	口腔外科副主任	2015—
王洪光	口腔外科副主任	2015—
韩　静	口腔内科副主任	2015—
孙丽美	口腔修复正畸科副主任	2015—
赵　梅	口腔修复正畸科副主任	2015—

第四节　眼　科

1958年前，安丘县人民医院眼科专业的业务及设置先后归外科、五官科。主要治疗沙眼和外眼病，工作重点是防盲。1959年，王德金从医学院毕业到医院从事眼科专业。随着工作的开展和医院的发展，从单纯的防盲逐渐扩展到眼病的治疗和手术。1963年，五官科开展白内障、青光眼的治疗。1974年，于延琛任外科副主任，负责眼科工作，护理人员王焕敏。1983年7月，在潍坊地区人民医院医师指导下，王德金完成1例角膜移植手术。1985年，五官科开展的手术有白内障囊内摘除术、青光眼手术、眼球摘除术、眼睑板囊肿摘除术、简单的眼外伤手术。

1987年，外科病区增设眼科，于延琛任眼科主任。1988年，眼科与五官科合并。1990年，开展白内障囊外摘除术、泪囊鼻腔吻合术、眼睑下垂矫正术。1991年，开展简单的斜视手术。

1993年，医院设眼科门诊，引进眼科手术显微镜，开展眼科显微手术。

1994年，医院在保健楼1楼设眼科专业组，李华任组长。科室开展白内障囊外摘除手术、各种青光眼手术。1995年，科室迁至急诊楼2楼，李华任眼科副主任。设眼科病房，开放床位18张，开展白内障摘除人工晶体植入术，眼睑成形术。

1996年7月，眼科从五官科分出，迁至急诊楼3楼。李华任主任、王德金任副主任，李凤华任护士长。科室引进新一代手术显微镜，使眼科手术进入微创时代。手术范围逐渐扩展到外眼、内眼和视网膜疾病，并在县级市医院率先开展白内障人工晶体植入、视网膜脱离环扎、羟基磷灰石植入矫正眼窝内陷和晶体悬吊、视神经管减压、眼袋眼睑松弛美容手术等高难手术，并开展粘弹剂在眼外伤前房出血中的应用研究。1997年，引进白内障超声乳化仪，开展白内障超声乳化和玻璃体切割手术。是年，开展眼外伤、眼整形手术、复杂的青光眼手术.

1998年2月，栾秀文任眼科护士长。科室开展眼内容物剜除羟基磷灰石义眼台植入术、复杂的外伤性白内障人工晶体植入术。是年，眼科病房迁至办公楼3楼东首，设病床21张。

1999年，眼科开展复杂的视网膜脱离手术及玻璃体切割术。是年，引进眼科A超、角膜曲率计，精确测量人工晶体度数，使白内障手术效果更加准确。2000年，开展复杂的眼肌手术（斜视矫正术）、白内障超声乳化加折叠人工晶体植入、角膜板层移植和翼状胬肉切除加角膜干细胞移植。是年，科室获潍坊市“青年文明号”称号。

2002年，眼科迁至内科楼10楼。2003年，眼科迁至办公楼。1楼设眼科门诊，2楼设眼科病房。是年，眼科开展准分子激光治疗近视眼手术。3月，杨绪玲任护士长。

2004年,眼科引进准分子近视激光治疗系统，开展准分子激光治疗近视，完成手术200余例。是年，开展眼部恶性肿瘤摘除术、准分子激光治疗远视、人工晶体悬吊术治疗晶体脱位。2005年，科室迁至门诊楼4楼西首,实施门诊、病房一体化。是年，开展新技术有羊膜移植在翼状胬肉手术中的应用、羊膜在青光眼手术中的应用。

2006年，眼科引进眼底造影和眼底激光治疗机，开展糖尿病视网膜病变和眼底病的检查诊断和激光治疗。2007年，眼科病房迁至内科楼10楼。医院投入1000万元，更新准分子激光设备，增添眼底造影、眼底激光、眼OCT、眼A/B超、角膜内皮计数仪、角膜曲率计、角膜测厚仪、眼前节拍片、电脑验光、电脑眼压计、综合测眼台、眼电生理、电脑视野计、眼科数字工作站等全套眼科检查和治疗设备。2008年，眼科引进新一代白内障超声乳化仪和玻璃体切割机，开展超乳加多焦人工晶体植入，并通过玻璃体切割治疗视网膜脱离和玻璃体积血等。

2009年，病房迁至外科楼9楼。眼科引进超声生物显微镜和升级眼电生理，开展青光眼的早期诊断。2010年,董春香任眼科护士长。2011年，眼科开展青光眼阀植入手术，解决疑难青光眼的手术难题。2013年，升级玻切加速器开展23G和25G免缝合玻璃体切割手术；引进角膜塑形镜和亮焦点近视防控镜，开展近视防控研究。

2014年，眼科应用康柏西普眼内注射治疗老年黄斑变性等新生血管疾病，取得良好的效果；开展眼表分析对眼干和眼红的鉴别诊断和治疗，同时引进弱视近视训练系统开展近视弱视训练。

2015年3月，马京平任眼科主任。是年，眼科病房搬迁至综合病房楼10楼，病床增设为26张。眼科成为山东省白内障复明手术定点医院科室，普及白内障超声乳化手术，开展高端人工晶体植入、23G微创玻璃体切割、青光眼阀植入、羊膜和角膜干细胞移植等眼表复杂手术。门诊推广RGP、棱雾亮焦点等近视防控技术。

2016年,眼科编制病床26张,实际开放45张。有业务技术人员22人。其中，副主任医师2人，主治医师3人,医师6人。主管护师4人,护师6人，护士1人；设主任、副主任、护士长、副护士长各1人。科室分白内障专业、眼底病专业、视光专业，视功能检查专业。年门诊14268人次，住院1568人次，床位使用率达115.0%。主要诊疗设备有美国博士伦CX300超乳玻切一体机、美国爱尔康公司超声乳化仪Laureate、荷兰DORC公司波切加速器、德国徕佧公司M500手术显微镜、F19M844显微镜、日本拓普康SP-3000P角膜内皮细胞计、日本拓普康3DOCT—1000光学相干断层扫描仪、德国蔡司公司MEL—80准分子激光系统等。

主要诊治范围：眼科常见病、多发病及疑难病诊断和治疗，包括白内障、青光眼、翼状胬肉、玻璃体眼底病、斜视、弱视、泪道系统疾病、眼眶病及复杂眼外伤等病症。

眼视光中心 2009年12月，医院设立眼视光中心。周建义任主任，李增兰任护士长。有医疗人员4人，其中主治医师2人，住院医师2人；护理人员3人。科室设在门诊楼5楼西首，有房间9间，其中诊室2间、特检室3间、层流手术室1间、普通手术室1间、眼镜展示加工室1间、更衣室1间，面积400平方米。有德国蔡司MEL70准分子激光治疗仪1台。是年，年门诊量6000人次，年手术量1000人次。其中，白内障超乳手术300人次，近视眼手术300人次，斜视、青光眼、翼状胬肉、眼外伤及其他门诊手术500人次。2012年，购入德国蔡司MEL80准分子激光治疗仪 1 台。2013 年，眼视光中心并入眼科。

1974—2016 年眼科负责人更迭一览表

表 2-112

姓 名	科 别	职 务	任职时间
于延琛	眼科	眼科负责人	1974—1994.3
王德金	眼科	副主任	1996.6—1999
李 华	眼科	眼科小组组长	1994.3—1994.12
	眼科	副主任	1994.12—1996.6
	眼科	主任	1996.4—2015.3
闫秀伟	眼科	副主任	1999—2003
周建义	眼科	副主任	2003—2009
	眼视光中心	主任	2009—2013
朱振流	眼科	副主任	2006.3—2016.7
马京平	眼科	副主任	2008.3—2015.3
	眼科	主任	2015.3—
李殿光	眼科	副主任	2015.8—

1993—2016 年眼科护士长、副护士长更迭一览表

表 2-113

姓 名	科 别	职 务	任职时间
李风华	眼科	护士长	1993—1997
栾秀文	眼科	护士长	1997—2003.3
李振美	眼科	副护士长	1998.2—2003
杨绪玲	眼科	护士长	2003.3—2010
董春香	眼科	副护士长	2010— 2013
		护士长	2013—
金文媛	眼科	副护士长	2013—2016.6
付娜娜	眼科	副护士长	2016.6 —

第九章 医技科室

第一节 检验科

1953年，安丘县卫生院设立化验室，由上级配给德国产旧显微镜1台。当时设备比较简陋，只能开展简单的血、尿、大便三大常规化验，郭玉兰任化验员。

1960年，安丘县人民医院开展肝功能的碘实验，高田氏实验，麝香草酚浊度实验，二氧化碳结合力、非蛋白氮、血糖、胃液分析等。

1963年，化验室增设581G光电比色计1台、千分之一分析天平1台。开展肝功能试验（黄疸指数、范登白、碘试验、麝香草酚浊度实验、高田荒氏试验）、二氧化碳结合力（量积法）、妊娠试验等。

1964年，化验室工作人员5人，颜素荣任负责人。在门诊西端设化验室2间、值班室1间和仪器室兼仓库1间。是年，开展非蛋白氮测定（消化法）、多项体液及排泄物检验，如脑脊液检验、胸腹水穿刺液检验、胃液分析、血型检测和配血。

1968年8月，科室开始接收进修人员，为县直卫生部门、公社医院、工矿、部队等培养检验人员。1970年始，医院检验室每年举办检验学习班。

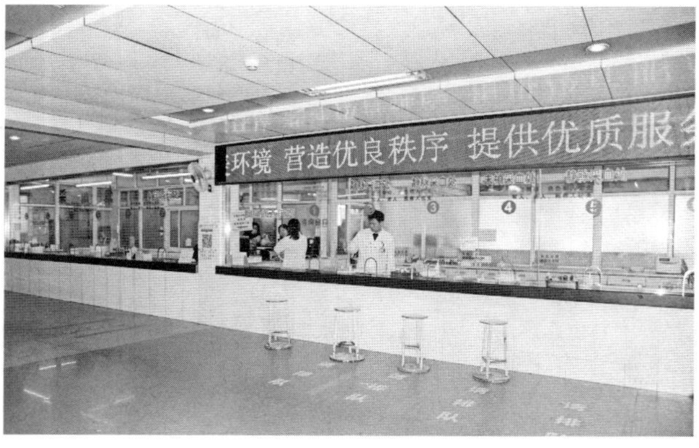

图 2-17 检验科（2016年摄）

1971年，化验室更名为检验科，于徽钦任主任，有工作人员6人。是年，相继开展尿三杯、本周氏蛋白尿等检验和生化试验（谷－丙、谷－草转氨酶、胰淀粉酶、血糖、总蛋白、白蛋白和球蛋白测定等）。

1972年，检验科购进72型分光度机，开展胆固醇、甘油三酯等生化项目的检测。1973年，购进电泳仪，开展脂蛋白电泳和电解质钾、钠、氯检验，开展尿素氮检测，停查非蛋白氮。

1974年，检验科举办安丘县疟原虫检测学习班。1975年，开展扩散免疫法检测甲胎蛋白（AFP）和肝炎表面抗原即澳抗（HAA），后利用对流电泳法检测。是年，利用血液细胞学，诊断确诊安丘县首例红斑狼疮病。

1976年2月，于徽钦参加安丘县巡回医疗队，检验科暂由冯克力负责。是年12月，检验科正式建立血库。1977年，购进微量振荡机，采用反向间接血凝法进行乙肝5项测定，并开展免疫球蛋白及补体测定。

1978年，医院门诊大楼启用，检验科搬门诊楼东段。是年，利用自制培养箱进行细菌培养和药敏试验。1979年，检验科编写《晋升考试检验100难题及答案》，刻板油印，装订成册，全县检验人员人手一册。1980年，检验科自制标准血清进行室内质控，绘制质控图。同时通过方法学筛选，制定《检验科检验操作规程》《检验科试剂配置规程》和《医疗器械管理档案》，并装订成册。是年，增建细菌室，开展细菌培养。

1981年，医院筹建检验科病理室，王军廷任负责人，开展常见疾病的病理切片检查。

1982年9月，安丘卫校依靠安丘县人民医院检验科力量开办检验班，学制1年。

1984年12月，在潍坊市卫生局组织的全市卫生工作大检查中，县人民医院检验科获潍坊市检验科第一名。1985年，检验科参加省室间生化质控。是年，医院实行院科两级聘任制度，于徽钦聘检验师2人、检验士5人、检验员7人、卫生工人1人。是年12月，在潍坊市卫生工作大检查中，检验科再次获第一名的好成绩。

1986年，医院内科楼启用，检验科由门诊楼搬至内科楼1楼西段，正式分病房化验室和门诊化验室。病房化验室迁至内科楼西段，生化室、细菌室等正式挂牌。生化室建有专用的检验台。门诊化验室设在门诊楼东端走廊北侧，房屋4间，其中值班室1间。

1988年，王军廷任检验科主任，有工作人员10人。是年，开展血液流变学，并利用血象诊断，确诊安丘县首例传染性单核细胞增多症。

1992年，医院根据二级甲等医院评审的相关要求设立核医学科。1993年初，核医学科从检验科析出，独立成科。1994年，检验科参加山东省临床免疫学检测质量控制和临床细菌检验质量控制。

1997年，检验科购进康艺PRO全自动生化分析仪，开展生化常规项目检测。1998年3月，新外科楼启用，检验科搬至新外科楼1楼西端。病理室搬至1楼东段。6月，段盛美任主任，有工作人员19人。是年，病理室由检验科独立出来。1999年，检验科购进CA500血凝仪1台，开展血凝常规检测。

2004年，检验科搬至门诊楼负1楼。是年，基因扩增实验室通过卫生部验收。核医学科又合并到检验科，并在检验科的基础上成立临检中心实验室。2005年，艾滋病筛查实验室通过山东省疾病预防控制中心验收。

2007年4月，王春光任检验科主任，有工作人员27人。是年，购置全自动干式生化分析仪1台，糖化血白蛋白仪1台。

2010年，血库由检验科析出。2011年，检验科开展肺炎支原体培养法检测。2012年，开展肿瘤相关物质（TAM）检测。

2013年，检验科在门诊楼5楼增加一个工作区。是年，科室调整，鞠修亮任支部书记兼生化室主任，王春兰任免疫室主任，劳富娟任临检室主任。同年，开展乙肝五项、丙肝抗体、梅毒抗体、HIV抗体的化学发光检测。2014年，检验科被共青团安丘市委评为青年文明号。是年，开展N末端B型尿肽前体、降钙素原检测。与上海联合基因合作开展基因位点检测。2015年，开展谷氨酸脱氢酶检验。

2016年5月，北区新院检验科投入使用。位于医技楼二楼东侧，房屋面积800平方米，从医院南院区检验科抽调人员10人，其中副主任检验师1人，检验师1人，检验士7人。主要仪器设备有全自动血液分析仪XNA1、全自动生化分析仪7600、全自动尿液分析仪labumat等。是年，检验科有职工45人。其中，主管检验师17人，检验师（士）26人，护工2人。日工作量600人次。

1971—2016年检验科主任、副主任更迭一览表

表2-114

姓　名	职　务	任职时间
于徽钦	主任	1971—1988.2
赵彩凤	副主任	1985—1996.10
王军廷	主任	1988.2—1998.6
段盛美	副主任	1988.2—1998.6
	主任	1998.6—2007.4

续表 2-114

姓 名	职 务	任职时间
王玉香	副主任	1999.4—
鞠修亮	副主任	2003.6—
张艳芹	副主任	2004.8—2013.4
王淑兰	副主任	2004.8—2013.4
王海英	副主任	2004.8—2013.4
劳富娟	副主任	2004.8—
王春光	副主任	2004.4—2007.4
	主任	2007.4—
陈 勇	副主任	2007.10—
王春兰	副主任	2013.7—

第二节 输血科

输血科的前身为血库，隶属于检验科。1998年前，安丘市人民医院血库使用的血液都是自采自供。1998年后，使用的血液由潍坊市红十字会中心血站提供，结束自采自供的局面。

2008年9月，安丘市人民医院血库开始单独值班，业务相对独立。有检验师2人，检验士1人，人员与检验科轮转，南志学任血库副主任，主持工作。配有储血冰箱、储血冰柜、离心机、水浴箱各1台。2009年9月，南志学任血库主任。

2010年4月，血库从检验科析出，设立输血科。位置在门诊楼地下室西侧，设有储血室、配血室、值班室等。有主管检验师1人，检验师3人，南志学任主任。7月，输血科被潍坊市卫生局公布为首批承担县级储血库职能单位，负责本辖区医疗机构临床用血储备与调剂，及临床用血考核与指导。10月，与潍坊中心血站联网，从血液预订、接收、入库、储存、出库及库存预警等实行计算机管理，保证血液储存、运输符合国家相关标准和要求。

2012年，输血科迁至综合病房楼。设发血室、储血室、实验室、血样交接处置室、值班室、办公室等。主要业务有凝聚胺交叉配血、卡式交叉配血、血型卡式正反定型、不规则抗体筛查等检测项目。新增储血冰箱1台、血浆解冻箱1台。向临床提供去白细胞悬浮红细胞、洗涤红细胞、特殊血型红细胞、去白细胞单采血小板、冷沉淀、病毒灭活血浆等血制品，成分输血率达100%。是年的临床用血量RBC7312U，血浆612670ML，血小板315个治疗量，冷沉淀1294 U。

2013年，输血科辅助医务科建立完善的临床输血管理制度，制定临床病历检查细则，执行输血管理职能。

2014年9月，刘红玲任副主任。年用血量为RBC 6309U，血浆395120ML，血小板408个治疗量，冷沉淀990U。

2016年5月，安丘市人民医院北区新院启用，输血科新增储血冰箱1台、储血冰柜1台、血浆解冻箱1台，血小板保存箱1台。7月，新增输血管理软件系统和全自动血库系统，开展血栓弹力图新项目。是年，科室工作人员7人，设主任1人、副主任1人，主治医师1人、主管检验师3人，检验师3人。全年临床用血量RBC 4962U，血浆338060ML，血小板404个治疗量，冷沉淀1525 U。

第三节　病理科

1981年9月，安丘县人民医院设立病理室，隶属于检验科。位于门诊楼2楼东南方，房屋2间，由王军廷负责。科室利用1台上海产202-1型手摇切片机、1台国产单目显微镜、自制烤片机、手动脱水进行包埋、染色，正式开展工作。1989年，工作人员增至3人。1990年，科室搬至外科楼2楼，毗邻手术室，有房屋2间。

1998年，病理室从检验科析出，独立成科。科室搬至产科楼1楼西头，李旭忠任主任。科室配有日本奥林巴斯双目显微镜、上海徕卡半自动切片机，应用HE染色技术进行常规石蜡切片。至2000年，病理室完成病理检查23821例。

2004年，病理室搬至产科楼1楼东头，有房屋5间。2005年，开展冰冻切片新技术。2006年，开展免疫组织化学技术，业务量逐年上升。2007年，搬至综合楼1楼西头，面积增至200平方米。2008年，开展细胞病理诊断技术，对胸腹水等体液和宫颈涂片查找癌细胞，4 ~ 12小时即可做出准确诊断，及时、快捷，准确率高。是年，病理室共完成冰冻切片2310例。

2009年1月，李富亮任病理室副主任。2010年，购进显微镜和5人共览系统。2013年，李富亮任副主任，主持工作。

2014年4月，李富亮任主任。是年，医院成立安丘市病理诊断中心、安丘市病理质控中心。病理科开展细胞蜡块技术，为肿瘤患者又增加一个新的诊断方法，提高肿瘤患者检出的阳性率，年诊断病人13000例。

2015年3月，山东省病理质控中心及潍坊市病理质控中心对病理科全面检查，得到充分肯定。是年，科室被潍坊卫计局评为潍坊市重点学科。病理科针对肿瘤患者的个体化治疗，开展精准的肿瘤分子靶标检测技术，为临床医师提供指导选择性用药，避免不合理用药和无效用药。是年，杨菲斐任副主任。病理科承担安丘市宫颈癌筛查工作，共检查适龄妇女2万余例，查出宫颈癌和癌前病变患者200余例。达到早期预防、早期发现、早期治疗，保障了广大妇女的身体健康。

2016年，病理科设主任1人，副主任1人。有工作人员9人。其中，副主任医师1人，主治医师3人，医师3人，技师2人。科室拥有日本奥林巴斯BX51十人共缆显微镜系统、奥林巴斯BX53显微镜、赛默飞全自动染色机、赛默飞冰冻切片机、德国徕卡冰冻切片机、DAKO免疫组化自动染色机、日本樱花全封闭脱水机、德国美康轮转切片机。是年，科室在全省率先开展“内镜活检小标本细胞收集液”的研究。

第四节　放射科

1961年，安丘县人民医院设X光室。从益都中心医院调入100毫安X光机1台（匈牙利布达佩斯出产），开展一般常规透视。1962年，孙玉文、田欣昌为医院X光室医士，孙兰惠为技术员。

1964年，医院开始进行四肢摄片和简单的造影检查，如肾盂造影、胃肠造影等。1970年，开展头颅、骨盆、脊柱摄片，进行气管插管造影、胆道、椎管、输卵管、子宫造影、支气管造影，断层造影、膝关节充气造影。

1975年，医院X光室称放射科，有上海产200毫安、张店产200毫安X光机各1台。放射

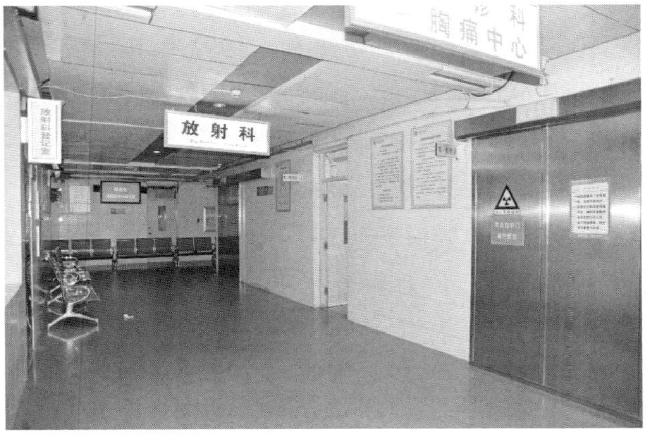

图2-18　放射科（2016年摄）

科位于门诊后面平房,有值班室1间、报告室1间、透视室1间、拍片室1间。

1977年，放射科搬入门诊楼1楼西首。1978年,放射科新进日本索尼产100毫安X光机1台。

1979年，宋德明任放射科副主任，主持工作。科室工作人员5人。其中，医师3人，医士1人，技师1人。

1984年，放射科新进上海产钼靶机1台，开展乳腺摄影。是年，医院购进日本B型超声诊断机1台。

1985年，医院设立超声室，隶属于放射科。宋德明、孙建德先后任B超室负责人。12月28日，放射科宋德明、孙建德发表的《B型超声监控下诊断和治疗肠套叠（综述）、B型超声监控下整复肠套叠的研究（附23例报告）》论文，经多位知名专家鉴定，具有国内先进水平，填补国内空白。

1986年4月26日，放射科购进荷兰飞利浦100毫安X光机1台，带影像增强器。1987年，新进西南医疗器械产400毫安双床、双球管X光机1台。是年，宋德明任放射科主任。

1988年，放射科购进200毫安X光机1台。孙建德任放射科主任，工作人员6名。是年，医院设立华安医学影像诊治中心，经济独立，自主经营。

1990年，华安医学影像诊治中心开展肝癌、肺癌的介入手术。

1992年，B超室独立，徐德华任主任。

1992年，华安医学影像诊治中心新进日本东芝500毫安遥控透视机1台。1993年5月，新进美国GE640CT机1台，投入使用。CT室人员有程新芳、孙卫星、李新。

1994年6月25日,华安影像诊治中心的人事、财务、资产纳入医院管理。

1996年，放射科新进日本东芝500毫安遥控透视机1台、东芝500毫安拍片机1台。乳腺机停用。

1998年，唐建军任放射科主任，有工作人员17人。其中,主治医师1人,医师5人,医士2人，技师3人，技士4人，登记员1人，卫生员1人。1999年8月，核磁共振室设立，地址位于办公楼1楼，孙卫星任副主任，主持工作。

2001年10月，放射科新进德国AGFA CR，开始CR摄影，为山东省县级医院首台CR。新进激光相机1台。2002年7月22日，新进西门子R200 800毫安数字胃肠机。

2004年，医院新门诊启用，放射科搬入新门诊楼负1楼东首。2005年10月，引进日本森田产的牙科全景X光机1台。新一代牙科全景X光机采用曲面断层技术，可以将全部牙齿一次性成像于一张胶片上，具有一次性成像、图像清晰、患者痛苦少、X线辐射少等优点，可以准确诊断出上、下颌骨、牙周、阻生齿等疾病。2006年11月，引进美国GE产乳腺钼靶X光机1台。乳腺钼靶X光机结合CR使用，辐射小，分辨率高，成像清晰，可以发现早期乳腺疾病，是世界卫生组织乳腺疾病普查的首选项目，填补安丘市的一项医疗技术项目。2008年6月，新进荷兰飞利浦产Digital Diagnost DR，开展DR摄影。DR具有成像清晰，信息丰富，分辨率高，容易显示细微病变。同时缩短曝光时间，病人受辐射量明显降低，图像便于数字化存储及传输。2009年，新进日本岛津公司产FLEXAVISION数字化胃肠机。2010年10月，新进荷兰飞利浦产Essenta DR。

2013年4月，姜凤举任放射科主任。科室有主治医师8人，医师2人，主管技师4人，技师3人，技士6人。是年，新进德国西门子公司产数字化平板多功能X光机和荷兰飞利浦产essentadrcompact DR。数字化大平板多功能X光机是目前世界上最先进的多功能数字化X光机。能完成透视，各种X光拍片，胃肠造影，静脉肾盂造影，ERCP等各种造影以及外周血管介入，且各种造影和手术均是通过动态平板实现，相比较传统的多功能X光机，具有很大优势，图像质量更佳，X线剂量更低，检查更舒适、快捷。

2015年5月，医院北区新院放射科设立，购进设备有德国西门子公司产数字化平板多功能X

光机 1 台、荷兰飞利浦产 Digital Diagnst DR2 台、美国 GE 公司产双能 X 线骨密度仪。设 DR 拍片室 2 间，数字胃肠室 1 间，骨密度室 1 间。新开展骨密度项目。双能 X 线骨密度仪检查是世界卫生组织认定的骨密度测量“金标准”，它是诊断骨质疏松、预测骨折风险、跟踪骨质随年龄变化情况、骨质疏松疗效监测的最佳定量指标。

2016 年，放射科有工作人员 28 人。其中，主治医师 9 人，医师 4 人，主管技师 4 人，技师 5 人，技士 6 人。南区设有 DR 拍片室 2 间，数字胃肠室 3 间，口腔全景室 1 间，乳腺钼靶室 1 间。北区新院设 DR 拍片室 2 间，数字胃肠室 1 间，骨密度室 1 间。年工作量 78607 人次。其中，拍片 69863 人次，胃肠透视 8744 人次。

1977—2016 年放射科负责人更迭一览表

表 2-115

姓　名	职　务	任职时间
宋德明	负责人	1977—1979
	副主任	1979—1985
	主任	1985—1988
陈其旺	副主任	1981.9—1993.9
孙建德	主任	1988—1998
李爱国	副主任	1998.2—1999.8
唐建军	主任	1998.2—2013.9
刘建平	副主任	1998.2—2013.9
吕爱文	副主任	1998.2—2013.10
陈国礼	副主任	2004.2—
姜凤举	副主任	2007.8—2013.9
	主任	2013.9—
董征学	副主任	2008.8—2013.9
韩洪波	副主任	2008.8—
郑玉霞	副主任	2008.8—

第五节　超声科

1985 年，安丘县人民医院设 B 超室，成立 B 超诊断组，隶属于放射科。宋德明、孙建德先后任 B 超室负责人。B 超室位于老门诊楼 2 楼西首，有检查间 1 间，配备东京计器 LS200 黑白超 1 台，有 2 名工作人员。日平均检查 15 人次左右，以腹部 B 超检查为主。是年，B 超诊断组被山东省总工会授予“富民兴鲁”劳动奖状。

1992 年，B 超室独立，徐德华任主任，共有 3 名工作人员。购进日本阿洛卡 -630 黑白超一台，日均检查 50 人次左右。1995 年，购入首台彩超惠普 1000，检查间增至 2 间，开展心脏检查；工作人员增至 5 人，日均检查 80 人次左右，以腹部、妇产检查为主。1999 年 10 月，购进飞利浦尖端影像彩超 1 台，全面替换黑白超，日均检查总量 100 人次左右。2003 年 5 月，购入飞利浦 4500 彩超 1 台，日均检查 120 人次。

2004 年 4 月，新门诊楼启用，科室搬至门诊楼1楼西首，有3间检查间，8名工作人员。2005年，购入东芝纳米17和阿洛卡3500彩超，开始开展腔内妇科超声检查，可早期发现宫外孕等疾病，为妇科临床提供更加准确及时的诊断结果。是年起，开展甲状腺、乳腺等小器官检查，为小器官肿瘤的早期发现提供有价值的诊断信息。日均检查总量150人次。

2008年12月，B超室分为超声一科和超声二科（心血管方向）。2014年9月，医院设立超声科，下设超声一科、超声二科，杨仁翠任主任。

1992—2008年B超室主任更迭一览表

表2-116

姓　名	性别	职　务	任职时间
徐德华	男	B超室主任	1992—2008.12
杨仁翠	女	B超室副主任	1997—2008.12
宿秀霜	女	B超室副主任	1997—2008.12
杨仁翠	女	超声科主任	2014.9—

超声一科

2008年12月，医院设立超声一科。徐德华任主任，有10名工作人员。2009年2月，超声一科搬至门诊楼3楼中部北区，设3个检查间。是年10月，购入西门子Antares彩超1台，检查间增至4间，日均检查170人次。2011年9月，购入西门子S2000ABVS 1台，开始开展胎儿常规超声检查，筛查胎儿畸形，为提高优生优育，避免严重缺陷儿的出生保驾护航。日均检查200人次。

2014年9月，王国宝任超声一科主任，科室有15名工作人员，4间检查间，1间夜间检查间。2015年11月，购进西门子S2000（闪电）彩超1台，开展超声引导下介入诊疗，为患者提供微创治疗手段。日均检查240人次。

2016年5月，医院北区新院启用，科室在新院医技楼1楼及3楼各设检查间1间，购进GEE8彩超1台。是年6月，随着二孩政策的实施，孕产妇检查量翻倍。为方便孕产妇检查，科室在医院南院门诊楼2楼毗邻产科门诊，开设4间妇产彩超检查间，添购GE E8（炫彩）1台，用于胎儿四维专项检查。日均检查320人次。是年，超声一科有工作人员21人，彩超10台套，7间普通检查间，2间夜间检查间。开展腹部、妇产、小器官、腔内、介入、胎儿四维等彩超检查。年检查11万人次。

2008—2016年超声一科主任副主任更迭一览表

表2-117

姓　名	职　务	任职时间
徐德华	主任	2008.12—2014.9
王国宝	副主任	2008.12—2014.9
曹玉洁	副主任	2008.12—
王国宝	主任	2014.9—
王　维	副主任	2014.9—

超声二科

2008年12月，超声二科（心脏彩超室）由B超室析出，独立建科。杨仁翠任主任，开展心脏彩超。有工作人员3人。位于门诊2楼西侧，房屋1间，与心内科门诊相邻。

2009年，科室迁至门诊楼2楼中厅北侧，有房屋2间。1室开展心脏彩超和颈动脉彩超，2室开展经颅多普勒。配备仪器有SONOS4500彩色多普勒诊断仪1台，经颅多普勒仪FourVmed1台。年接诊5600人次。有工作人员5人。2010年，购置德国西门子Sequoia-512彩色多普勒诊断仪1台。年接诊7000人次，有工作人员6人。2011年,购置飞利浦IE33彩色多普勒诊断仪1台，有工作人员7人，年接诊1万人次。配置西安华海医疗信息工作站3台。

2012年11月，科室迁至门诊楼3楼中厅北侧，与超声一科相邻，诊室3间，其中，彩超7室开展经颅多普勒，彩超8室、9室开展心脏和颈动脉彩超,有工作人员6人,年接诊1.4万人次。2013年，购置飞利浦IE Elite彩色多普勒诊断仪1台，开展四肢血管彩超。年接诊1.7万人次。

2014年9月，杨仁翠任超声科主任兼超声二科主任，刘滢任超声二科副主任。超声二科有工作人员8人，年接诊2.2万人次。2015年，有工作人员8人，年接诊2.6万人次。

2016年，超声二科有工作人员10人。其中，副主任医师1人，主治医师1人，主管技师1人，医师7人。年接诊3万人次。5月，飞利浦IE Elite彩色多普勒诊断仪及1台西安华海医疗信息工作站搬入市北区人民医院新院门诊楼3楼东侧。医院南区设2间诊室，北区新院设1间诊室。是年，超声科被潍坊市卫计委评为潍坊市级基础支撑学科。

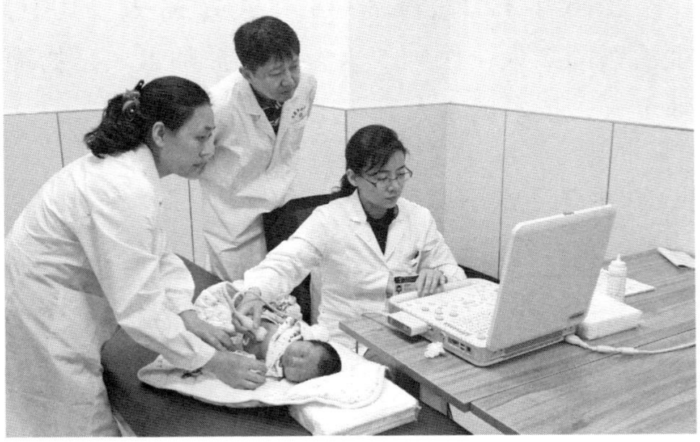

图2-19　彩超检查

第六节　介入科

2001年7月，安丘市人民医院设立介入科。王军任主任。有专业技术人员3人。其中，主治医师1人，住院医师1人，主管护师1人。科室设在外科楼7楼西首，导管室设在外科楼10楼手术室内。设备主要有美国GE公司产OEC-9800血管造影机、Mark Ⅴ高压注射器。主要开展肝、肺、脾、肾等器官恶性肿瘤介入化疗栓塞术、胸腹部病变穿刺活检术、脓肿（囊肿）经皮穿刺置管引流术、四肢血管造影术、外周血管介入溶栓及支架植入术、食管良恶性肿瘤球囊扩张及支架植入术、下腔静脉滤器植入术。

2002年8月，王明军、王军分别于北京朝阳医院及北京阜外医院进修返回医院，开展冠状动脉造影及支架置入术、临时及永久性起搏器安装术。10月，医院引进珠海和佳公司产肿瘤介入热疗机，在潍坊市内率先开展恶性肿瘤介入热化疗技术。12月，科室搬迁至内科一号楼7楼，与综合内科共用一个护理单元。2003年3月，田凌燕任副护士长，主持护理工作。

2007年10月，科室引进日本岛津公司产大型血管造影机及四川锦江产电生理治疗仪。12月,科室由内科一号楼7楼搬迁至1楼西首。是年,手术量185例，

2008年10月，田凌燕任护士长。随着设备的更新，科室先后开展脑血管造影术、颈椎动脉支架植入及颅内动脉瘤弹簧圈栓塞术、椎间盘突出射频消融术及椎体成形术、布加氏综合征介入治疗术、梗阻性黄疸经皮经肝穿刺置管引流及胆道支架植入术、气管支架植入术、各种原因引起咯血支气管动脉栓塞术、股骨头缺血坏死介入治

疗术、外伤出血介入栓塞术、瘢痕妊娠子宫动脉栓塞术、产科产后大出血介入栓塞术、心脏射频消融术。2010 年，施行手术 480 例。2013 年，施行手术 695 例。

2014 年 7 月，医院购进德国西门子公司产 Artis Zee Ⅲ Ceiling 大型数字减影血管造影机。同年独立开展急性心肌梗死冠状动脉支架植入术。

2016 年 3 月，科室开展微波消融及粒子植入术治疗肝、肾、脾等器官恶性实体肿瘤 。10 月，医院购进德国西门子公司产 Artis Zee Ⅲ Ceiling 大型数字减影血管造影机 1 台，于医院北区新院门诊楼 3 楼西区介入科导管室装机使用，主要用于神经介入手术。是年，科室有医护人员 8 人。其中，副主任医师 1 人、主治医师 1 人、住院医师 2 人、技师 1 人、副主任护师 1 人、护士 2 人。年手术量 1498 人次。

第七节 放疗科

1991 年 6 月，安丘县人民医院新建 230 平方米的放疗室，投资 33 万元添置钴 60 放疗机，于 1992 年 5 月投入使用。放疗室由陈成果任副主任，主持工作。有专业技术人员 4 人，主要业务范围：头颈部、胸部、腹部及四肢恶性肿瘤及部分良性病变的放射治疗及部分良性病的放射治疗工作。

1992 年 8 月，钴 60 放疗室归华安影像中心管理。陈成果任副主任，主持工作。1994 年 6 月，钴 60 放疗室划归医院管理。陈成果任副主任，有医疗人员 4 人。1995 年 4 月至 1997 年 6 月，钴 60 放疗室归医院内四科管理。

1997 年，医院投资 60 万元在内科楼南面建直线加速器机房，总面积 240 平方米。

1998 年 2 月，放疗室更名为放疗科。陈成果任主任，人员增至 8 人。8 月，医院投资 165 万元，新购置广东产直线加速器。先后开展各种脑瘤、鼻咽癌、口咽癌、喉癌、甲状腺癌、肺癌、食管癌、纵隔肿瘤、恶性淋巴瘤、乳腺癌、肝癌、胰腺癌、胆管癌、前列腺癌、直肠癌、腹腔转移癌、子宫内膜癌、宫颈癌、卵巢癌、外阴癌、皮肤癌、软组织肿瘤、骨癌、骨转移癌等放射线治疗。

2008 年 9 月，王志刚任肿瘤内科副主任兼放疗科主任。10 月，体外高频热疗机由针疗科调回放疗科使用。年工作量 300 人次。

2010 年 7 月，放疗科归放疗肿瘤内科管理。9 月，医院购置美国瓦里安公司产 23EX 直线加速器。放疗科专业技术人员增至 11 人。其中，主治医师 2 人，医师 2 人，主管护师 1 人，物理师 2 人，技术员 4 人。科室在安丘市率先开展三维适形放射治疗（3D-CRT）及调强放射治疗（IMRT）。年收治患者数量 460 例。是年，新增颈部转移癌、扁桃体癌、胸膜间皮瘤、精原细胞瘤、膀胱癌、骨肉瘤及各种软组织恶性肿瘤等。还有部分良性病变，如血管瘤、瘢痕等诊疗项目。2012 年 10 月，王传栋任主任，有工作人员 10 人。其中，主治医师 1 人，医师 3 人，主管护师 1 人，物理师 1 人，技术员 4 人。年工作量 290 人次。2013 年 10 月，科室体外高频热疗机报废处理。2015 年，科室新增研究生 1 人。

2016 年 12 月，科室有工作人员 13 人。其中，主治医师 2 人，医师 5 人，主管护师 1 人，物理师 1 人，技术员 4 人。年工作量 370 人次。

1994—2016 年放疗科主任、副主任更迭一览表

表 2-118

姓　名	科　室	职　务	任职年月
陈成果	放疗科	副主任	1994.4—1998.2
		主任	1998.2—2008.9

续表 2-118

姓　名	科　室	职　务	任职年月
周仕龙	放疗科	副主任	2001.4—
张宝华	放疗科	副主任	2001.4—
王志刚	放疗科	主任	2008.9—2012.9
王传栋	放疗科	主任	2012.10—

第八节　磁共振室

1997年5月22日，安丘市人民医院派孙卫星、刘胜涛先后去广东威达集团、威海正骨医院、潍坊人民医院学习磁共振诊断与技术。

1999年8月，设磁共振室，有医师2人，孙卫星任主任。医院购进的美国GE公司永磁型磁共振安装调试完毕，投入临床使用，开展全身各部位磁共振检查及增强扫描检查。科室位于办公楼1楼东部，设有操作间、磁体间、洗片室、阅片室、办公室。是年，开展颅脑、胸腹部、双下肢MRA、MRV血管成像，MRCP胆胰管水成像技术填补安丘市空白，在潍坊市处于领先水平。

2003年10月，科室与潍坊医学院生理学教研室联合开展动物实验颈内动脉结扎后T2WI成像显示脑缺血时间研究。

2008年12月，医院购进美国GE公司HDe1.5T超导型磁共振安装调试完成投入临床应用。科室开展脑功能磁共振成像(DWI弥散成像)，在急性、亚急性脑梗塞诊断上提供依据。是年，开展水成像技术（MRU泌尿系水成像）、乳腺磁共振检查技术。科室搬迁至综合楼前东侧原急诊楼1楼，设有操作间、磁体间、设备间、报告室、登记室、办公室、病人更衣间。

2009年5月，科室开展全身弥散成像（R-PET）技术，适用于恶性肿瘤、转移性肿瘤及原发肿瘤的筛查。7月，与301医院放射科建立远程会诊关系，提高磁共振诊断技术水平，方便病人就医。

2013年4月，刘胜涛任主任。磁共振室有人员6人。其中，主治医师2人，医师2人，技士1人，护师1人。

2015年12月，北区新院筹备磁共振室，医院购进的美国GE公司DiscoveryMR750 3.0T高端超导型磁共振机在北区新院安装完成，于2016年4月投入临床应用。科室先后开展脑功能成像（DWI弥散成像、3D-ASL脑灌注成像、MRS波普成像），全身各部位磁共振检查，肝脏、垂体、盆腔动态增强扫描，不需要打药的肾动脉、肾静

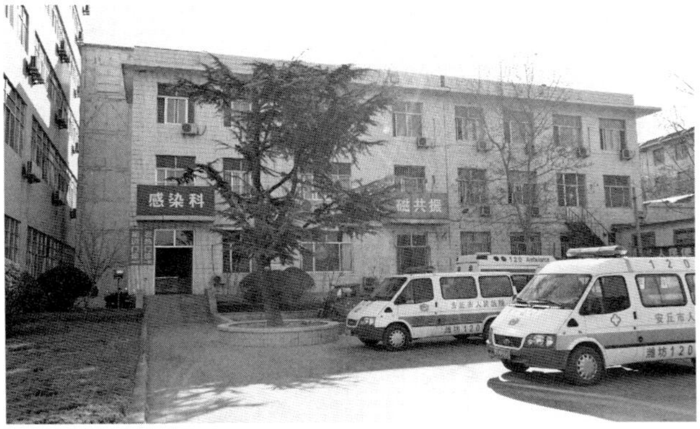

图 2-20　磁共振

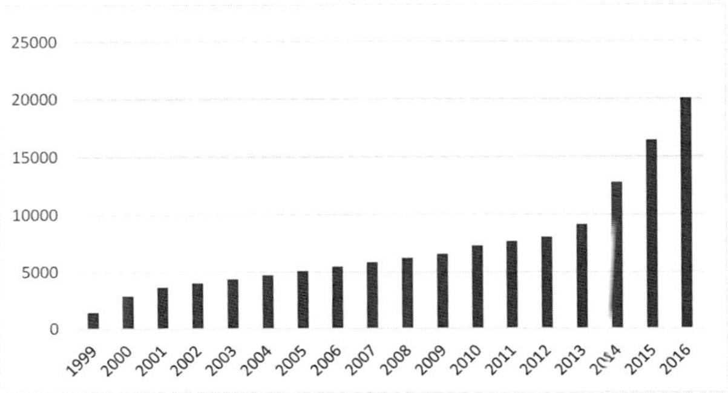

图 2-21　核磁共振室历年检查人次

脉成像等新技术。科室位于北院区医技楼1楼西侧，设有操作间、设备间、磁体间、登记室、办公室、报告室、病人更衣间。是年，磁共振室有医护人员10人。其中，主治医师3人，医师2人，医士2人，护师2人，技士1人。

1999—2016年磁共振室主任、副主任更迭一览表

表2-119

姓　名	职　务	任职时间
孙卫星	主任	1999.8—2013.4
刘胜涛	副主任	2003.6—2013.4
刘胜涛	主任	2013.4—
王金珠	副主任	2015.9—

第九节　CT室

1993年5月，安丘县人民医院成立CT室。科室位于门诊楼2楼西首，程新芳任主任。CT室有医师4人，护士1人。下设登记处、CT扫描室、阅片室。是年5月3日，美国GE公司产的MAX640单排CT安装调试完毕，正式投入临床使用。CT室开展全身各部位的常规CT检查，同时开展加压手推静脉注射的增强CT。

1998年，科室开展CT导引下穿刺活检术及肝、肾囊肿CT导引下硬化治疗。

1999年，CT室迁至办公楼1楼中部，MAX640单排CT移机至急诊楼1楼。1999年12月，德国西门子ARstar单排螺旋CT正式投入临床使用。2000年，科室开展颅内血肿CT定位穿刺引流术。

2004年4月，CT室迁至医院门诊楼负1楼南区西侧，ARstar单排螺旋CT移机至门诊楼。是年，医院将MAX640单排CT处理，赠送黄旗堡镇卫生院。

2005年3月，医院购进的GE公司产8排螺旋CT（LightSpeed8）正式投入使用，设备开始进入快速、大范围扫描时代。4月，科室购进第一台高压注射器，使用静脉团注法，开展全身各部位的增强CT扫描，实现肝脏的三期扫描。是年，开展骨骼三维重建检查。

2008年5月，GE公司产16排螺旋CT（LightSpeed16）投入使用。8月，娄立志自清华大学附属酒仙桥医院进修归来，开展颅脑CTA检查。同期尝试开展冠状动脉CTA检查。12月，张方安任主任。是年，医院将ARstar单排螺旋CT处理，赠送石埠子镇卫生院。

2010年9月，科室开展肿瘤适形放疗CT定位检查。

2011年9月，娄立志任主任。11月，医院购进的GE公司产64排螺旋CT（Optima CT 660）投入使用。科室随之开展颈部CTA、冠状动脉CTA、髂下肢动脉CTA、颈—颅CTA、尿路成像（CTU）检查。

2016年4月，医院购进的德国西门子公司产炫速双源CT在人民医院北区新院投入临床使用。科室随之开展胸痛三联征、下肢静脉CTV、颅脑灌注检查及肺癌低剂量CT筛查。是年12月，医院首台国产东软64排CT投入临床使用。至此，CT室有专业技术人员20人。其中，主治医师9人，医师2人，无证医师3人，技师2人、技士1人，主管护师2人，护师1人。随着设备的更新，CT室除开展全身各部位的常规CT检查外，还开展以下特殊检查和治疗：CT三维成像和多平面重建成像，冠状动脉造影和CT血管造影，CT灌注，CT仿真内窥镜技术，CT泌尿系造影，低剂量肺癌早期筛查和CT介入诊断和治疗。

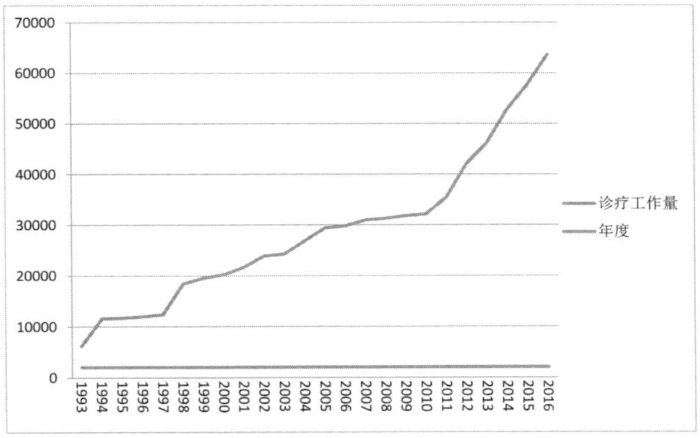

图 2-22 1993—2016年诊疗量变化示意图

1993—2016年CT室主任、副主任更迭一览表

表 2-120

姓　名	职　务	任职时间
程新芳	主任	1993.5—2008.12
张方安	副主任	2002.3—2008.12
娄立志	副主任	2007.8—2011.8
吕铁军	副主任	2008.12—
张方安	主任	2008.12—2011.9
娄立志	主任	2011.9—

第十节 心电图室

1970年，安丘县人民医院购进心电图机，加强心血管疾病的诊疗。

1974年，医院仅有的一台单导联心电图机放在心内科使用。1977年，心电图机开始有专人管理，与B超、理疗合并一室，位于门诊2楼西首。

1979年，医院设立心电图室，归门诊部管理，位于门诊楼1楼东区，有两名工作人员负责作图、诊断，并广泛应用于临床。日工作量15人次左右。

1983年，心电图室新增3名工作人员，新购入一台国产心电图机，应用于下病房作图。日工作量25人次左右。

1992年，心电图室从门诊部分离，王景兰任主任。门诊心电图室位于门诊楼2楼北区，病房心电图室位于外科楼1楼东区。

1993年，医院购进国产三导动态心电图机。

1999年，医院购进美国太空实验室活动平板测试仪1台。是年，购入上海6511单导心电图机1台。2001年，购入美国GE十二导联心电图机1台。2003年，购入日本光电十二导联心电图机，用于门诊心电图室。

2004年，门诊心电图室搬迁新门诊楼2楼西首，有3间检查室，8名工作人员。是年，医院购入美国GE十二导联动态心电图机。病房心电图室位于门诊负1楼西区，有一间检查室。是年12月，吕兰英任心电图室主任。

2008年5月，心电图室正式分为门诊心电图室和病房心电图室。门诊心电图室由吕兰英任主任，有工作人员4人。病房心电图室由梁筱林任主任，有工作人员5人，并购入4台三导心电图机福田7101。

2010年4月，门诊心电图室和病房心电图室合并。吕兰英任主任，有工作人员17人。2012年，医院购入北京世纪今科动态心电图系统1套、记录盒6个；购入北京世纪今科动态血压系统1套，记录盒2个。

2013年4月，李爱芹任心电图室主任，有工作人员17人。是年，医院购入3台三导心电图机福田7101，科室日工作量50人次。

2015年8月，李媛任心电图室主任，有工作人员20人。有5间检查室、1间夜班值班室。日检查100人次。

2016年5月，北区新院正式运行，心电图室设在门诊楼2楼东区。有5间检查室、1间夜班值班室。6月，医院购入北京世纪今科动态心电图机1套，3个记录盒。是年，心电图室分为南北两区，有工作人员17人。心电图模式由过去提机器下病房改为科室自动传输。日工作量120人次。基层医院会诊由5处增加到20处，日工作量增至140人次。

1992—2016 年心电图室主任一览表

表 2-121

姓　名	职　务	任职时间
王景兰	主任	1992.6—2004.12.
吕兰英	主任	2004.12—2013.4
梁筱林	病房科主任	2008.5—2010.4
李爱芹	主任	2013.4—2015.8
李　媛	主任	2015.8—

第十一节　脑、肌电图室

1981 年，安丘县人民医院设立脑电图室，位于老门诊楼 2 楼西首，有房屋 2 间，由马桂莲负责，隶属于门诊部。脑电图室使用上海产走纸式脑电图机，主要开展常规脑电图，对癫痫、中枢神经系统感染、颅脑损伤、小儿发育异常、头痛等疾病进行检查。

1991 年，科室人员有 2 人。孙文玲到山东省立医院脑电图室进修学习脑电图。1993 年，科室引进数字化脑电图机 2 台，采用无纸描记，借助计算机对脑电图进行分析，如脑电地形图等。

1994—1998 年，医院对安丘市及周边县市（青州、寿光、烟台、威海等）150 名脑电图工作人员，进行数字化脑电图机的培训。

1998 年，孙文玲任脑电图室副主任，主持工作。科室有成员 3 人，脑电图机 2 台。年工作量 2800 例。

2003 年 4 月，孙文玲任脑电图室主任。科室迁至门诊楼 2 楼西侧，有房屋 2 间。2004 年，引进 BM 系列脑电综合分析仪，其余 2 台脑电图机报废停用。

2005 年，脑电图室从门诊部分出，独立成科，孙文玲任主任，王培香任副主任，科室成员 4 人，脑电图机 1 台。年工作量 4800 例。

2006 年 12 月，科室引进肌电诱发电位仪，开展运动传导速度 (MCV)、感觉传导速度（SCV）、F 波、肌肉检查（EMG）、诱发电位等多个项目检查。能够诊断脊髓前角损害，神经根及周围神经病变；另外对神经嵌压性病变、神经炎、遗传代谢障碍神经病、各种肌肉病变也有诊断价值，是当时安丘市唯一开展此检查项目的科室。

2009 年，科室迁至门诊楼 2 楼中间大厅北侧，有房屋 3 间。

2010 年，科室引进上海诺诚无线蓝牙视频脑电图仪，开展常规视频脑电监测。是年，孙丽娜任副主任。

2012 年，科室引进美国尼高力数字化脑电图仪，增加 16AV 描记模式，利用单 - 双极更替描记，可进行病灶定位等，减少伪差。3 月，脑血管功能室设立，由王培香任副主任，有房屋 1 间，位于门诊楼 3 楼东侧。开展脑血管功能检查，年工作量 300 余例。

2013 年，科室更名为脑肌电图室，包括脑电图室、肌电图室。10 月，孙丽娜任脑肌电图室主任，工作人员 7 人，脑电图机 2 台，肌电图机 1 台。脑电图年工作量 5600 例，肌电图年工作量 370 例。

2014 年年底，科室引进美国尼高力 4 通道神经电检诊断仪，原肌电图诱发电位仪报停。

2016 年 5 月，医院在北区新院设立脑电图室。脑血管功能室整体迁至北区新院，位于门诊 2 楼东侧，共用房屋 4 间。7 月，市南区脑肌电图室迁至门诊楼负 1 楼，有房屋 3 间。至 12 月，科室成员 7 人，脑电图年工作量 5200 例，肌电图年工作量 460 例。

1981—2016 年脑、肌电图室负责人更迭一览表

表 2-122

姓　名	职　务	任职时间
马桂莲	负责人	1981—1998
孙文玲	副主任	1998—2003.4
	主　任	2003.4—2013.10
孙丽娜	副主任	2010—2013.10
	主　任	2013.10—
王培香	脑血管功能室副主任	2005—

第十二节　核医学科

1975 年，安丘县人民医院检验科开展免疫学研究和检测。

1988 年 7 月，医院开展体外放射免疫分析。借助 3V 公司的 r- 计数仪，利用放免法进行乙肝 5 项测定。

1992 年，医院为创建二级甲等医院，由于徽钦负责筹建核医学科。科室设在老门诊楼东段。

1993 年，核医学科由检验科析出，独立成科。于徽钦任主任，有工作人员 2 人。科室购进西安二六二厂生产的 2008Pr- 放射免疫计数仪，开展 T3、T4、TSH 等体外放射免疫分析。是年，购进二六二厂生产的 2918P 核多功能测量仪，开展体外脏器功能检测，进行核素脑血流图、肾图、肾有效血浆流量、肾小球滤过率等检测。

1997 年，科室购进中国原子能研究院制造的锶 90 敷贴器 2 块。1998 年，开始试用敷贴器治疗皮肤血管瘤及瘢痕。开展的体外免疫分析项目 50 项：甲功 5 项、乙肝 5 项、甲型肝炎抗体 IgG、IgM 检测、乙肝抗体 IgG、IgM 检测、丙肝抗体检测、肝硬化检测 3 项、肾功检测 3 项、性腺激素检测 7 项、糖尿病检测 3 项、高血压监测 3 项、肿瘤标志物检测 6 项、出血热抗体 IgM、IgG 检测等。

1999 年，蒲建莉任主任。科室设置在内科楼 1 楼西侧，房屋 7 间。有工作人员 5 人，达到核医学科医、技、护、工人员编制的要求。2001 年，开展内分泌六项、HCG 检测。

2003 年 12 月，科室开展碘 -131 治疗甲亢、钐 153 和锶 89 治疗癌症骨转移等。核医学科开设门诊。门诊设于门诊楼 1 楼西，房屋 1 间。2004 年，王春兰任主任，有工作人员 7 人。

2006 年，科室开展 CA-153 检测乳腺癌。2007 年，开展胶体磷 32 治疗血管瘤。

2009 年，科室购进美国生产的 MPR 型单光子发射计算机断层仪 1 台，设置在西药制剂楼 1 楼，有房屋 13 间，占地 400 平方米。率先在安丘市开展 ECT 核素功能显像，从而使核医学科成为既能诊断又能治疗的完整学科。开展项目为全身骨显像、股骨头坏死局部显像检查、肾动态显像、甲状腺静息及动态显像、肺及双下肢静脉显像。是年，核医学科分成了 2 个经济核算单位，王春兰任主任，有工作人员 5 人，负责体外免疫分析和体外脏器功能检测；董爱强任副主任，有工作人员 3 人，负责核素治疗和显像。

2011 年，核医学科开展药物负荷核素心肌灌注显像。2012 年 4 月，购进甲状腺吸碘功能检测仪 1 台、核素自动分装仪 1 台，为甲亢、甲状腺癌患者提供诊断及治疗手段。

2012 年 7 月，ECT（核素显像）室搬迁至外科楼西侧，有房屋18间，使用面积800平方米。按防护要求，重新设置和布局，建成控制区、监督区和非限制区三区分明的标准核医学科，验收达标。是年9月，搬迁至现产科楼1楼西，同时启用核医学科病房2间，4张病床。

2015年，核医学科与肿瘤外科、普外科等科室合作开展碘131治疗分化型甲状腺癌及转移灶。

2016年5月，医院将放免室由核医学科划出，转入检验科。12月，董爱强任核医学科主任。科室设医护人员8人。其中，医师5人，技师1人，护师2人。年门诊及病房接诊3000人次，年业务收入180万元。

1992—2016年核医学科主任、副主任更迭一览表

表2-123

姓　名	科　别	职　务	任职时间
于徽钦	核医学科	主任	1992—1999
蒲建丽	核医学科	主任	1999—2004
王春兰	核医学科	主任	2004—2016
董爱强	核医学科	副主任	2005—2009
	ECT室	主任	2009—2016.12
	核医学科	主任	2016.12—

第十三节　高压氧科

医院高压氧舱始建于1989年3月，医院投资36万元，自河南省开封市医用氧舱研究所购置2舱4门12人氧舱1台。高压氧舱设置在医院东北侧的二层楼房内，占地面积700平方米。设接诊室、医护办公室、抢救间、机房。宋培国任主任，刘香兰任护士长，有工作人员5人。科室在青岛401医院相关专家的指导下，开展高压氧治疗工作。

1990年6月，张玉琢任主任。科室有工作人员6人。主要开展一氧化碳中毒、突发性耳聋、烧伤、脑外伤恢复期治疗等治疗项目。1991年10月，王文合任副主任，主持工作。

1993年4月，王志新任副主任，主持工作。科室有工作人员6人。1998年2月，王志新任主任。科室有工作人员5人。是年，高压氧舱进行升级改造，舱内更换了防火材料，提高氧舱的安全性。

2000年5月，方永胜任副主任，主持工作。2002年1月，方永胜任主任，徐京娥任副护士长，主持护理工作。有工作人员6人。

2004年，高压氧舱由济南技术监督局进行技术指导，由潍坊华信氧舱承接改造，加装递物筒，更换操作台，纯无油空压机等十余项先进设施，提高治疗效果和安全性。年治疗病人3000人次，治愈率90%。

2005年，医院自青岛崂山医用氧舱厂购置吸氧头罩，开展气管切开病人高压氧治疗项目。2006年3月，医院编制《高压氧防病治病160问》，进行高压氧治疗宣传教育，提高医院各临床科室及社会人员对高压氧治疗的认知度，拓宽高压氧治疗范围，提高收治率。

2008年，科室迁至外科楼1楼东侧，占地面积1楼400平方米，地下室400平方米。设有医技护办公室、候诊厅、更衣室、抢救间。科室购置YC2612-24型两舱四门高压氧舱1台，一次可同时容纳12个患者接受治疗。高压氧舱设施先进达到国内领先水平，内配舒适防燃沙发座椅，高档音响、大循环风空调、水喷淋消防系统。2009年，购置婴儿纯氧舱两台安装于儿科，协助儿科开展新生儿缺血缺氧性脑病项目。

2013 年，高压氧舱更名为高压氧科。方永胜任主任，徐京娥任副护士长，主持护理工作。科室有工作人员 6 人。2015 年 3 月，科室修订高压氧诊疗规范。

2016 年，高压氧科治疗一氧化碳中毒及迟发性脑病病人 3560 人次、脑外伤及脑出血恢复期治疗病人 1658 人次、突发性耳聋病人 237 人次、骨愈合不良病人 23 人次。

高压氧治疗范围：一氧化碳中毒、二氧化碳中毒、硫化氢中毒、氰化物中毒、氨气中毒、光气中毒、农药中毒、化学药物中毒等，溺水、自缢、电击伤、麻醉意外以及其他原因引起的脑缺氧、脑水肿等，胃、十二指肠溃疡、术后溃疡，气性坏疽、破伤风及其他厌氧菌感染，病毒性脑炎等，空气栓塞，脑血栓形成、脑栓塞、脑萎缩、脑供血不全、脑挫伤、脑外伤后综合征、骨髓炎、周围神经损伤、多发性神经炎，皮肤移植、断肢（指）再植术、脉管炎、顽固性溃疡、术后伤口不愈、动脉栓塞、骨愈合不良、放射性骨髓炎、挤压伤，新生儿窒息、新生儿缺血缺氧性脑病。

1989—2016 年高压氧科负责人更迭一览表

表 2-124

姓　名	职　务	任职时间
宋培国	主任	1989.3—1990.6
刘香兰	护士长	1989.3—1993.4
张玉琢	主任	1990.6—1993.4
王文合	副主任	1991.10—1993.4
王志新	副主任	1993.4—1998.2
	主任	1998.2—2000.5
方永胜	副主任	2000.5—2002.1
	主任	2002.1—
徐京娥	副护士长	2000.5—

第十四节　内窥镜室

1986 年，安丘县人民医院设立胃肠镜室，隶属于消化内科。有护理人员 1 人，负责人 1 人。是年，购进奥林巴斯纤维胃肠镜，开展纤维胃肠镜检查及治疗工作。

1992 年，纤维支气管镜及肺功能检查并入，隶属于呼吸内科。是年，开展气管镜及肺功能检查，之后陆续开展胃肠道息肉切除术、内镜下胃肠道止血、食管曲张静脉套扎术、EMR（粘膜切除术）、ERCP（逆行胰胆管造影）、十二指肠镜下乳头肌切开取石术等。

2000 年，气管镜、肺功能检查与胃肠镜室分开。刘雪贞负责气管镜、肺功能检查护理工作，隶属于呼吸内科。2003 年，张玉敏负责胃肠镜检查护理工作，隶属于消化内科。2011 年，消化内科副主任王风华兼任内镜室主任，主持内镜室日常工作，张玉敏任护士长。

2014 年 10 月，支气管镜、肺功能检查室与内镜室合并，组成内窥镜室，由王风华任主任。负责全院胃肠镜、支气管镜、肺功能等检查治疗工作。是年，胃镜检查 5000 例、结肠镜检查 1000 例、气管镜检查 400 例、肺功能检查 1200 例。各项治疗每年约 300 例。

2016 年 12 月，内窥镜室有护理人员 5 人。

其中，主管护师3人，护师1人，护士1人；房屋6间，77平方米。

1986—2016年内镜室负责人更迭一览表

表2-125

姓名	科室	职务	任职时间
都治芳	内镜室	负责人	1986—2003
李学兴	内镜室	负责人	2003—2011
王风华	内窥镜室	主任	2011—
张玉敏	内窥镜室	护士长	2011—

第十章　院外机构

第一节　院外门诊

机关门诊部

1966年，根据中共安丘县委、县人民政府的要求，安丘县卫生局决定成立机关门诊部。机关门诊部设在潍安路县卫生局院内，由安丘县人民医院派员，李树森负责。李承芝、宋美芝、孟庆玉、王明兰等人先后在机关门诊部工作过。1973年，机关门诊部撤销。

1999年1月，安丘市人民医院重新设立机关门诊部，对市委门诊部、市政府门诊部、干休所门诊部3所门诊部归属机关门诊部统一管理。刘子秀任门诊部主任，统一协调各门诊工作。2002年4月，因市政府门诊部撤销，机关门诊部不再统一管理，其他两处门诊部由医务科代管。

市政府门诊部

1980年4月，县政府门诊部设置，位于县政府大院内。由县政府提供3间房屋。配有诊断室、药房、治疗室。先后有李承芝、王福海、宋美芝、王明兰、韩书琴、葛会芹、刘正水、王荣坤、窦志芳、刘子秀、王丽君等先后在门诊部工作过。

1994年3月，由于安丘撤县设市，县政府门诊部遂改称市政府门诊部。2002年4月，市政府门诊部撤销，安丘市中医院进驻。

市委门诊部

1985年3月，县委门诊部设置，位于县委大院内。县委提供3间房屋。门诊部有诊断室、药房、治疗室。医院刘传渲、周金堂、范守吉、王洪山、陈汉文、张玉琢、高锡东、王福礼、李德芳、郑金枝、都爱梅等先后在市委门诊部工作过。

1994年3月，随着安丘撤县设市，县委门诊部遂改称市委门诊部。2010年3月，由于市委搬迁市北区等原因，门诊部撤销。

干休所门诊部

1986年，中共安丘县委、县人民政府、县卫生局研究决定成立干休所门诊部。门诊部由安丘县干休所提供3间房屋，县医院提供人员、药品、设备等。主要负责为40余名县团级以上离休干部及家庭户提供全科医疗服务。1996年，为扩大医疗服务范围，提高医疗质量水平，市人民医院增派副主任医师张玉琢、宋培国，主治医师马素梅、高锡东，主管护师郑群、高光新，药剂师凌玉明等人员到干休所门诊部。门诊部配备心电图机、理疗等设备，为老干部建立病历档案等，并向周边居民提供服务。

2016年，由于硬件设施不够完善，服务主体的离休干部多数已辞世，门诊规模缩小。是年12月，仅剩药剂、护理2人。干休所门诊部由凌玉明负责，医务科代管。

检察院门诊部

2003年8月，安丘市人民医院设置检察院门诊部。门诊部由安丘市人民检察院提供房屋3间，有马宝明、宋树良、李岚、徐新梅、李桂芹5人，月门诊量180人次。后高锡东、游新华、于爱军、别永青、潘秀霞、李聚萍等先后在此工作。2011年8月，门诊部撤销。

公安局门诊部

2009年3月，安丘市公安局出房屋3间，安丘市人民医院设置门诊。韩书琴、陈丽华、孙梅、董秀丽等先后在此工作。门诊量300人次/月。主要服务公安局家属院5幢楼家庭户。2011年9月，门诊部撤销。

看守所门诊部

2015年3月，安丘市看守所提供房屋3间，安丘市人民医院设置门诊。门诊部主要开展巡诊、查房、护理、静滴、抽血等工作，由医院护士李霞负责。2016年未有变化。

第二节 青云花园社区卫生服务站

2005年5月，经安丘市卫生局同意，安丘市人民医院在青云花园2号楼1楼成立政府主办非营利性集体医疗机构青云花园门诊。房屋产权归医院，内设综合科、口腔科。综合科设床位14张（临时输液床位），医疗人员3人。葛少荣任主任，于爱军任护士长。口腔科医疗人员为3人。门诊主要为周边群众提供医疗服务。诊疗范围为内科常见病、多发病和口腔疾病。年业务收入20万元。

2007年，综合科停诊，仅剩口腔科接诊患者。

2010年5月25日，孙华堂、陈永学调入，成立针灸康复理疗科，主要开展中风和腰椎间盘突出症的诊断与治疗。6月，根据市卫生工作的要求，青云花园门诊更名为青云花园社区卫生服务站，担负周边社区居民的基本医疗及公共卫生服务。孙华堂任主任、徐士国任口腔科副主任、高建华任副护士长。有医护人员9人。其中，主治医师3人，医师2人，护师3人，技士1人。

2013年4月，陈永学任主任。8月，高建华任护士长。年业务收入64万元。2014年9月，冯威任副主任，主持工作。是年，服务站设有全科诊室、健康教育档案管理室、健康教育讲座室、健康教育咨询室、处置室、药房、针灸诊疗室、口腔疾病治疗室、化验室、心电图室等。服务人口7749人，服务范围青云花园小区、青云御景园小区、青云金桂园小区、市人民医院家属院。2015年4月，冯威任主任。

2016年，服务站有专业技术人员15人。其中，返聘副主任医师1人，主治医师3人，医师1人，主管药师1人，主管护师4人，护师2人，技师1人，技士1人，药士1人。年就诊18000人次，业务收入127万元。主要设备有北京BA2008-IV电脑中频治疗仪、SQC-B4三维慢速牵引床、南京HBS-B电脑微波治疗仪、ECG-6951E心电图机、深圳迈瑞BC-2600血常规分析仪、深圳美桥H-300尿液分析仪、YKY-Y牙科X线机、韩国TAURUS-Z牙科综合治疗椅。针灸治疗室设有10张治疗床，观察室设有14张临时输液床。

第三节 老年安养

颐乐园老年护理院

安丘市颐乐园老年护理院（安养中心）是安丘市人民医院出资创办的社会服务性医养结合型健康养老服务机构。2013年5月18日，获得安丘市民政局民办非企业资质。10月11日，获得安丘市卫生局医疗机构资质。业务用房设在市北区建设路1号的4层楼内，设置床位100张。护理院有工作人员20人。其中，医疗2人，护理3人，护工2人，其他工作人员13人。入住老人39人，实行医养结合型养老服务。由退休副院长潘丽萍负责，葛会芹任护士长。2015年，入住人员100人。

2015年7月，因业务用房存在消防安全隐患，安丘市消防大队要求关闭业务用房，将不能自理老人及部分自理的入住老人共30人，迁往同一区域内的潍坊亲和源租用的医院16层的3、4两层楼内。是年9月，都全荣任老年护理院院长。9月22日，山东省老龄委在安丘市齐鲁酒地会议室召开全省医养结合养老研讨会，都全荣代表安丘市颐乐园老年护理院（安养中心）在会议上作情况介绍，护理院为与会人员提供参观现场。

2016年11月7日，安丘市颐乐园老年护理院（安养中心）取得安丘市民政局养老机构许可证。截至12月，有工作人员20人。其中，医疗2人，护理5人，护工8人，其他工作人员5人。入住老人62人。

潍坊亲和源老年公寓

潍坊亲和源老年公寓是安丘市人民医院通过招商引资，引进上海亲和源公司开办的一处老年公寓。公司租用医院楼房一幢，共16层，22638平方米。2014年10月，公寓开业，采取“会员制”的养老模式。在1楼与地下室建有健身房、阅览室、茶室、餐厅等公共活动空间。试用一月以上的老人134位，公司每周组织1～2批短期试住活动，开业后有100多位老人试住体验。

医院为潍坊亲和源老年公寓开通医疗绿色通道，确保老人生病时在第一时间得到救治。同时，医院定期派医疗专家为老人查体，通过举办养生讲座，对养老护理员加强技术培训等途径，做好医疗保障。老年公寓为每位老人建立“健康档案”、定期测量血压，组织健康体检；为老人提供贴心的生活服务，组织各类文艺活动、度假旅游。同时，发挥连锁经营的优势，让“候鸟迁徙式”的养老更加便利，在寒冷的冬季，会员可以到海南三亚的亲和源老年公寓入住，既享受自然环境带来的舒适，又能得到同样高品质的养老服务。

由于此项业务收费高，与安丘经济发展水平不相适应，实际收住入院人数较少，入不敷出，业务开展萧条。2016年12月，医院终止与潍坊亲和源老年公寓房屋租赁合同。

第十一章 医疗管理

第一节 医院各委员会

1960年，安丘县人民医院成立院务委员会。由11人组成：党支部书记李太恩，副院长王建业、刘其祥，医师文丕卿、付润生，会计王寿玺，护士胡玉华、隋兰芳，主任潘佑基，中医范振鹏，药剂士吕德著。院务委员会在院长主持下，讨论决定医院工作中的重大问题。如：讨论决定医院工作的总结、计划、业务学习和生产劳动计划，处理重大医疗责任事故及其他重大问题等。

1985年7月，医院成立卫生委员会，张德华任组长。下辖家属区卫生委员会。

1987年3月，医院成立质控委员会，李崇廉任组长，各科室主任、护士长任组员。

1989年6月，医院成立药事委员会，曹始显任主任。

1991年7月，医院成立创“二甲”评审委员会，张美英、李修功任主任，全面负责二级甲等医院创建工作。

1992年，医院建立健全医疗质量管理委员会、护理质量管理委员会、教学管理委员会、科学技术委员会、药事委员会、院内感染控制委员会、安全管理委员会、病历质量管理委员会、院内审计委员会、计量管理委员会、计划生育委员会、医疗工作社会监督委员会、爱国卫生委员会

13 个委员会。其中，张美英任医疗质量管理委员会主任，张素兰任护理质量管理委员会主任。

2002 年 1 月，安丘市人民医院调整医疗质量管理委员会。主任委员：张德华、孙建德、吕奎芳、潘丽萍；副主任委员：蔡波、李忠刚、赵克明、高立俊。

2007 年 1 月，医院调整质量管理委员会、医疗质量管理委员会等 21 个管理委员会成员及其职责。其中，质量管理委员会由孙建德任主任，分医疗、医技、护理、职能 4 个小组，负责医院全面质量管理工作；医疗质量管理委员会由李忠刚任主任，负责医院医疗质量管理工作。

2012 年 10 月，医院成立以院长席敦升为主任委员的二级综合医院评审管理委员会，全面负责等级评审工作的领导、组织及督查工作，做好与政府、卫生行政主管部门及各相关单位的请示协调运行工作。同时，医院成立医院质量与安全管理委员会。委员会由席敦升任主任，负责全院行政、医疗、护理、院感各项规章制度及质量控制标准的制定和落实。

2013 年 12 月，医院修订 20 个院级管理委员会及职责。其中，医院质量与安全管理委员会负责医院全面质量和安全管理工作，席敦升任主任；医疗质量与安全管理委员会负责医院医疗质量与安全管理工作，李文平任主任；护理质量管理委员会负责具体组织和实施医院护理质量管理、督查、评价等工作，张洪武任主任。

2016 年 8 月 19 日，医院公布医院质量与安全管理委员会。委员会修订相关制度与职责，由院长席敦升任主任委员。确定医院质量与安全管理委员会是医院质量管理的最高机构，全面负责医院质量和安全管理工作，负责各专业质量管理委员会、各科室质量管理小组的设立及撤销。质管科为医院质量与安全管理委员会的常设机构，在医院质量与安全管理委员会的领导下，负责医院质量管理体系的建立与运行，监测、评价医院质量管理体系的运行情况，并保持相关记录。8 月 27 日，医院质量与安全管理委员会公布医疗质量与安全管理委员会等 13 个专业管理委员会，其中，李文平任医疗质量与安全管理委员会主任委员。医疗质量与安全管理委员会负责全院医疗、医技工作的质量监督与安全管理。医教科为医疗质量与安全管理委员会的常设机构，在医疗质量与安全管理委员会的领导下，负责具体组织和实施医院医疗质量管理、督查、评价等工作；负责建立院科两级医疗质量管理组织，审定医院有关医疗质量管理制度、持续改进方案，修订各项医疗质量标准、各种诊疗操作规范和各项医疗文书；负责审定医院医疗质量与安全管理方案、计划、措施，决策医院医疗质量与安全管理重大问题；负责讨论、决定全院医疗、医技工作中的差错、过失和事故等事件的院内处理意见。

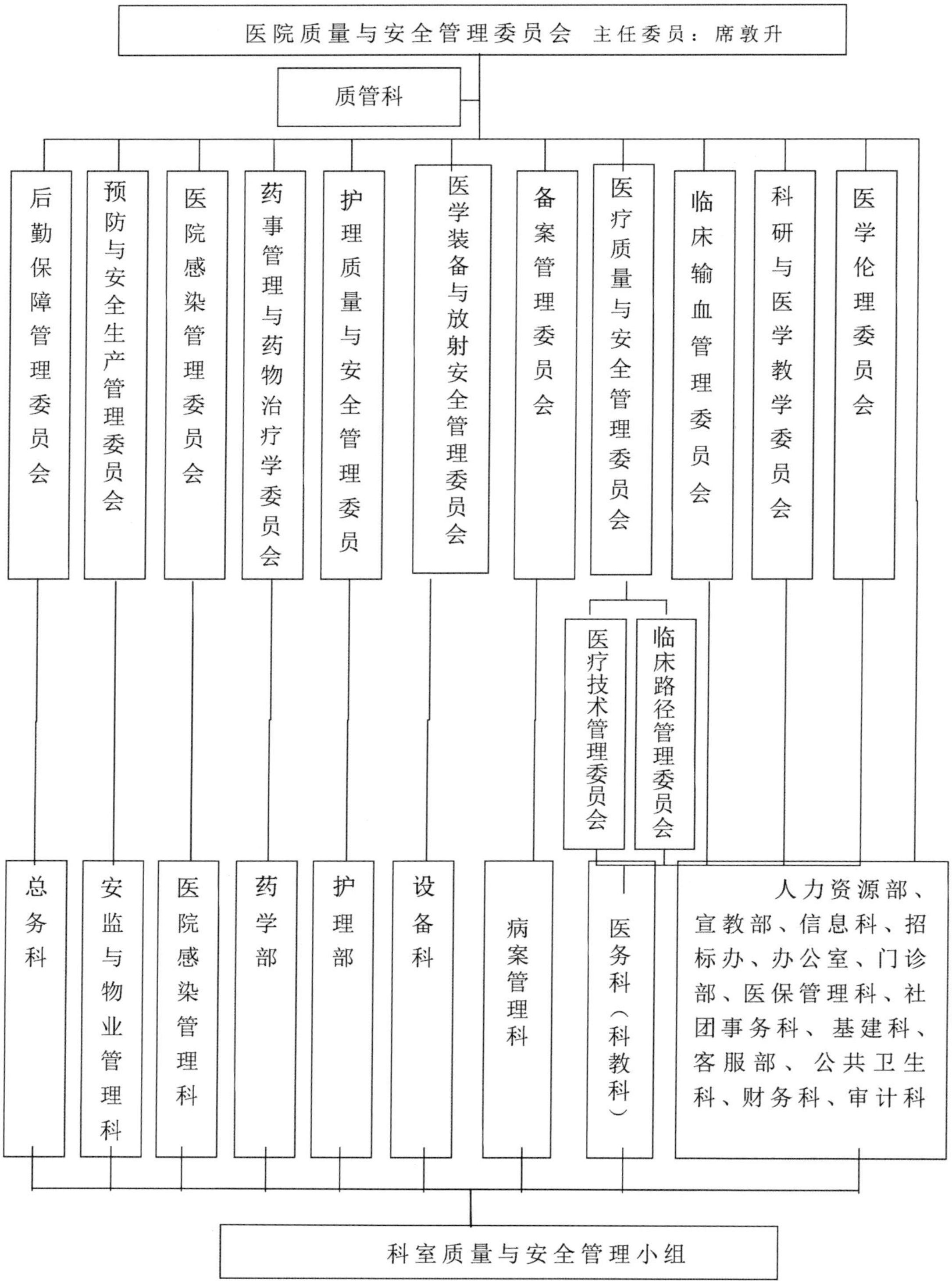

图 2-23　2016 年 8 月，医院质量管理架构图

第二节　管理制度

1951年，安丘县卫生院建立会议制度、请示汇报制度、病房制度、门诊制度、产房制度、学习制度。其中《门诊制度》要求："每日早八时开始挂号及时开诊，至十一时半停止挂号，十二时停诊。下午一时开始挂号及时开诊，四时半停诊。凡急症随到随诊。星期日只看急症，农村路远来诊者亦挂急症号。"

1957年，安丘县人民医院门诊看病打破假日和夜间不看病的陈规，实行不分假日，不分昼夜，随到随诊，随叫随到，便于病人及时就医的制度，并在门诊设立简诊室。护理工作由三班制改为两班制。

1960年，医院制定《安丘县人民医院工作试行条例（草案）》。《条例（草案）》规定"医院工作应以医疗为主，以救死扶伤的革命人道主义精神，全心全意为病人服务，不断提高医疗质量，在保证全县人民身体健康上发挥重要作用。通过门诊、住院，对病人进行医疗工作和急诊抢救工作。努力学习国内、外先进医学科学成就，继承与发扬祖国医学遗产，中西医密切结合，不断提高医疗技术水平，并在不断提高医疗质量的基础上，妥善安排科学研究、技术人员的培训及生产劳动和社会活动等"。是年，根据中华人民共和国卫生部颁发的《医疗事故处理暂行办法》，制定《提高医疗质量防止医疗差错制度》，要求："严格执行各项操作规程及常规制度，医疗人员应执行'四诊'（视、触、扣、听），护理人员应执行'三查'（操作前、操作中、操作后），'五对'（姓名、药品、剂量、时间、用法）。"

1973年，医院根据中华人民共和国卫生部颁发的《综合医院工作制度》，逐步恢复和建立被"文化大革命"破坏的医疗制度，如《门诊工作制度》《急诊工作制度》《手术制度》《医疗护理质量检查制度》等。《手术制度》要求："手术治疗应严格掌握适应症，特别是术中可能致残的手术更应慎重""凡术前参加手术的有关人员，必须对手术病人再进行一次病情询问，核对诊断，全面体检，注意检查各主要脏器功能，排除手术禁忌症。"《医疗护理质量检查制度》中规定："医疗质量关系到广大工农兵的健康与生命安全。全体职工应认真贯彻执行各项规章制度，互相监督，发现问题及时解决。"对医生查房要求："各级医师查房注意改进查房的方法，提高查房效果。对新入院病人，必须亲自询问病史，掌握病情，全面体格检查，核对诊断，审查处理措施，对诊断不明的及治疗效果不好的，应有计划地组织本组或全科医生会诊，力求明确诊断提出有效治疗措施。"对医疗护理质量的要求："各科科主任（负责人）应带领主治医师、医疗组长、护士长每月一次检查病房治疗工作落实情况、病历书写情况，检查情况利用晨会向全体人员公布，表扬好的，批评坏的。"

1975年，医院制定《安丘县人民医院医院管理工作制度》，其中医疗工作制度18项，包括门诊工作制度、急诊工作制度、病房工作制度、病人出入院工作制度、会诊转科转院工作制度、晨会工作制度、交接班制度、隔离消毒制度、查对制度、病房物品管理制度、各班护士的工作范围、手术制度、医疗护理质量检查制度、提高医疗质量防止事故差错制度、中医科工作制度、婴儿室工作制度、分娩室工作制度、处方用药工作制度。如《病人入院出院制度》要求"对急症病人及烈性传染病人入院如无空床，病房应加床，不得拒绝入院"。《交接班制度》要求"值班人员要随时做好各种记录，交班时要做到交的清楚，接的明白，重要病情除书面交班外，对危重、手术、特殊治疗病人应床前交班，严格执行交班制度，并实行班班交接"。

1980年，医院建立健全各项规章制度，实行岗位责任制。如实行床位分工，专人管理危重病人，加强治疗特殊护理、严密观察，坚持每周一次的病历讨论及死亡病例随时讨论制度，疑难病例现场讨论及会诊制度，建立病历书写制度。

1981年，医院制定《医疗经济责任制百分考核具体实施办法》，第三次修订医院管理工作制度，包括会议制度、请示报告制度等57项。制定《医院经济管理意见》，印发《一般护理技术操作常规十二项》。

1982年，医院根据卫生部颁发的《全国医院工作条例》《医院工作制度与医院工作人员职责》，修订《各项医疗规章制度》。其中，《查房制度》要求“科主任及主治医师每周查房不少于2次”；《疑难、危重、死亡病人讨论制度》中要求“疑难、危重病人讨论最少半月一次，死亡病人讨论每周一次”；《病案书写制度》中要求“科主任及主治医师要保证经常有1～2份病历作示范，高年住院医师不少于5份病历”；《重危病人抢救制度》中要求“各科室重危病人的抢救科主任和护士长要亲自抓，主治医师亲自管，主管医师负责到底”。

1984年，医院实行“两包一改”的护理包干责任制，即定人员、包床位、包房间、办公由办公室改到病房。

1985年，医院实行院科两级负责制，即医院聘任科主任，科主任聘任工作人员、护士长聘任护士。是年，医院召开第三届职工代表大会第一次会议，修改《管理责任制暂行条例》。

1986年，实行《首诊医师负责制》，即门诊患者挂号后，接诊医师应以对患者高度负责的精神，详细询问病史，做好全面检查。如在诊断和处理上有疑难，应及时请上级医师协助检查，对疑难、复杂的边缘性疾病患者，首诊医师应首先完成病历记录和体格检查。

1990年5月21日，医院第五届三次职代会召开，通过《管理责任制草案》。是年，医院制定《关于加强门诊工作的规定》，强调严格执行首诊医师负责制，任何科室和个人均不得以任何借口将患者推出，对于科室间诊断不清或处理上有分歧者，应由首诊医师负责。严格执行会诊制度，凡属诊断不清需其他科室会诊的患者必须请示上级医师，会诊前由首诊医师做好必要的检查及病历书写。

1991年，医院印发《单病种质量控制制度》，人手一册。修订《医院工作制度》70项，健全新开展技术项目及重大手术讨论、审批制度，确保手术安全。《病房管理制度》规定：“病房由护士长管理，主治或高年住院医师积极协助，定期向病人宣传讲解卫生知识，定期召开病人座谈会，征求意见，改进病房工作。医师查房时不接私人电话。”《急诊科工作制度》规定：“选派有一定临床经验和技术水平的医师、护士担任急诊室工作。一切急救药品，实行‘四固定’（定数量、定地点、定人管理、定期检查消毒及维修）制度，各类仪器要保证性能良好，抢救室物品一律不外借，值班护士要班班交接，并作记录。”

1993年6月30日，医院六届二次职代会通过“一坚持、二巩固、三建立、四补偿、五宽松”为主要内容的综合目标经营管理责任制修订报告，规定医院实行院科两级管理，即院长负责制下的科主任、护士长负责制。12月20日，在苍山县举行的全省二级甲等医院交流会议上，医院介绍经验。是年，先后接待30个单位参观学习；修订出版《医院工作制度和工作人员职责》。《门诊工作制度》中规定：“医务人员对工作认真负责，坚守岗位，做到热情接待，并简明扼要地书写病历。需要做其他项目检查的病人，工作人员要力求达到准确及时，以提高阳性率，有计划地收病人住院治疗。挂号室设立专家挂号窗口，由专人负责挂号登记，并做好专家的特长宣传，以指导病人就医。”

1996年1月17日，安丘市人民医院召开六届三次职代会。会议通过《安丘市人民医院第七个五年计划和2010年远景规划（讨论稿）》及《安丘市人民医院管理奖惩规定（讨论稿）》。

2002年8月17日，医院召开第八届职工代表大会第一次会议。会议通过《安丘市人民医院奖惩规定》。是年，按照潍坊市卫生局ISO 9001:2000贯标要求，医院着手制定全院质量管理程序。至2002年11月，医院共完成60余万字的质量手册、程序文件、作业文件，具体规定医疗、护理、医技、职能后勤服务的管理程序、职责、内容与要求，制定172项工作制度、管理规定及98个岗位的工作职责。

2003—2004年，医院及时组织非典型性肺炎（简称“非典”）、禽流感、霍乱、艾滋病等传染病防治知识培训和防护训练，并按卫生部标准开设发热门诊、腹泻门诊，分别成立“非典”“霍乱”防治抢救机动队，制订《“非典”防治方案》《霍乱等肠道传染病防治方案》。

2007年，医院修订《医疗工作制度》，其中《病历管理制度》中规定：“运行病历由科室负责管理。病历回收入病案室前一律不准外借、复印。住院病人出院、转院或死亡时，责任医师应于24小时内完成全部病历的书写（包括病案首页），病人出院次日责任医师整理完结病历交科内病历终审人员审查，并经科主任审查签字。”《优质服务准则—安丘市人民医院优质服务条款》公共部分中规定：“全院干部职工要牢固树立和贯彻以病人为中心，以质量为核心，以科技求发展，满足并力争超越病人的需求和希望，确保医疗安全的宗旨，人人都要将对病人的爱心、责任心、细心、耐心贯彻落实到每项医疗服务当中去。”医疗部分中规定：“严格执行三级医师负责制度、三级医师查房制度，主治医师每天查房1～2次，科主任、副主任医师每周查房1～2次。实行责任医师负责制度。提高效率，住院病人每日费用总数日清日结，并建立分项细目费用查询系统。减轻病人负担，缩短平均住院日。合理调整人力、物力、时间和流程。加强手术室管理，合理利用资源，开展连台手术，提高手术室的使用率。”护理部分中规定“进病房时先敲门，每项护理操作前征得病人的同意。实行首问、首听、首看负责制：看到的有我的责任，问到的有我的责任，想到的也有我的责任。各科室在接收急、危重及特需病人时实行急救绿色通道护理服务，在5分钟内开始处置。继续实行全方位整体护理，各项护理措施落实到位”。

2009年，医院修订印发《安丘市人民医院工作制度与岗位职责》，其中工作制度、流程与应急预案等共计688项。《会诊制度》中要求：“凡遇疑难病例，应及时申请会诊。科内、院内、院外的集体会诊：经治医师要详细介绍病史，做好会诊前的准备和会诊记录。会诊中，要详细检查，发扬技术民主，明确提出会诊意见。主持人要进行小结，认真组织实施。”《查对制度》中要求：“执行医嘱时要进行‘三查七对’：摆药后查；服药、注射、处置前查；服药、注射处置后查。对床号、姓名和服用药的药名、剂量、浓度、时间、用法。”

2010年8月12日，医院制定2010年《医疗质量万里行活动实施方案》。9月20日，制定《临床路径管理实施方案》。《方案》要求：“规范临床抗菌药物应用；强化院内感染管理；合理检查，合理治疗，合理用药。”

2013年6月，医院制定出台《安丘市人民医院管理规定》；修订印发《安丘市人民医院工作制度》629项，其中医疗核心制度14项，包括首诊负责制、三级医师查房制度、疑难病例讨论制度、会诊制度、危重病人抢救管理制度、术前讨论制度、死亡病例讨论制度、查对制度、医师交接班制度、病历书写管理制度与书写规范、手术安全核查制度、临床用血管理审核制度、医患沟通制度和分级护理制度。其中《医患沟通制度》中强调针对不同疾病患者的沟通方式：“普通疾病患者，由主管医生在床旁查房时就将病情、预后、治疗方案、详细地与患者或家属进行沟通。疑难、危重病人，由病人的主管医生、主治医师（包括科主任）和责任护士（包括护士长）直接与患者和家属进行正式沟通。带有共性的多发病、常见病，由护士长及相关医生、护士一起召集病人或家属开会，集中进行沟通。”医患沟通的基本要求是“尊重、诚信、同情、耐心”。“一个技巧”：倾听，请多听病人或家属说几句，介绍（解释），请多向病人或家属说几句。“二个掌握”：掌握病情、治疗情况和检查结果；掌握医疗费用的使用情况。“三个留意”：留意对方的情绪状态、教育程度及对沟通的感受；留意对方对病情的认知程度和对交流的期望值；留意自身的情绪反应，学会自我控制。“四个避免”：避免强求对方及时接受事实；避免使用易刺激对方情绪的词语和语气；避免过多使用对方不易听懂的专业词汇；避免刻意改变和压抑对方情绪，适时舒缓。是年9月5日，医院印发《质量管理体系运行工作制度》，确立院科两级质量管理体系，及日检查、周通报、月反馈、季分析的医院质量管理体系运行原则。成立科主任负责制的科室质量安全管理小组。

2016年1月29日，医院印发《安丘市人民医院质量管理体系与评价标准》，形成决策、控制与执行的三级质量控制系统，院、科两级的质量管理组织。7月22日，医院召开上半年工作总结会议暨三级医院迎评动员会议，印发《安丘市人民医院关于启动迎评工作的决定和推进迎评工作管理规定》，创建三级医院迎评工作正式启动。8月，印发《质量管理制度编写规则及准入流程》，规定医院质量管理制度统一编写规则及准入流程；印发《科室质量与安全管理小组管理办法》；修订完善医疗核心制度18项，增设4项医疗核心制度。《手术分级与手术医师资格分级管理制度》中规定：“所有手术医师均应依法取得执业医师资格，且执业地点在本院。医务科每两年对医院手术分级和手术医师权限进行调整、审核及再评价、再授权，遇到特殊情况随时进行动态管理。”《危急值报告制度》中规定：“危急值报告与接收均遵循谁报告（接收），谁记录原则。检查、检验科室及临床科室均应建立检验（查）《危急值报告登记本》，对危急值处理的过程和相关信息做详细记录。”《抗菌药物分级管理制度》中规定：“医师在临床诊疗活动中，应严格遵守《抗菌药物临床应用指导原则》《关于抗菌药物临床应用管理有关问题的通知》等相关文件规定，根据患者病情及病原学特点选择抗菌药物，制定合理给药方案，严格掌握抗菌药物应用指征，按抗菌药物分级管理原则用药。”《新技术新项目准入制度》中规定：“凡引进本院尚未开展的新技术项目，首先须由所在科室进行可行性论证。医务科每半年对新开展的新技术项目例行检查1次，项目负责人每半年向医务科书面报告新项目的实施情况。”10月30日，印发《安丘市人民医院医疗质量管理办法实施方案》，同时印发《信息安全管理制度》，《制度》中规定“为保护患者隐私，未经批准，操作人员不得将系统数据和资料以任何方式提供给其他单位或个人。科主任对科室内部信息负有管理责任，在数据及文件的存取、打印、复制、删除等过程中，应严格管理，不得擅自拷贝、打印和修改，防止信息泄密。”是年，根据三级综合医院评审标准，医院重新修订包括临床、医技、护理、行政职能等在内的各项工作制度，使医院工作制度得以全面建立和完善。

第三节 岗位职责

1960年，安丘县人民医院制定《各级医务人员职责》22项。包括院长职责、业务副院长职责、行政副院长职责、门诊部办公室主任职责、科主任职责、医师职责、医士职责、助产士职责、病房护士长或组长职责、病房护士及助理护士职责、药剂科主任职责、药剂师（士）职责、药剂员职责。《院长职责》中明确：“按照勤俭办医院、根据全心全意为人民服务的医疗办院方针，领导医院的医疗工作。包括政治思想、医疗预防、卫生防疫、学术研究及人事、财务和总务等工作；根据上级指示，领导制定本院工作计划，经院务会讨论通过后，经领导机关批准按期布置、检查、总结，并向领导机关汇报；负责组织、检查门诊与病房病人的诊断、治疗和护理工作，定期深入门诊、病房，并采取有效措施，保证不断提高医疗质量；负责组织检查全院工作人员及基层卫生组织的业务技术学习，不断提高其业务技术水平；负责组织检查本院担负的医疗工作和对应负责的机关、工厂的职业病、多发病以及服务区内的流行病的防治情况，联合基层卫生组织，共同采取防治措施；根据国家人事制度，经院务会讨论通过医院工作人员的任免、奖惩、调动、提升及进修等工作，由院长公布执行，并报上级机关调整、批准或备案；及时研究处理人民群众对医院工作的意见。”《科主任职责》中明确：“科主任（或负责人）在院长的领导下，负责本科全面工作，不断提高本科的医疗技术水平，及时处理危重病人；负责组织领导本科医务人员的业务学习，帮助指导基层卫生组织的医务人员提高医疗技术水平；经常了解本科人员的思想作风，及时进行教育，并向院长提出奖惩意见；及时处理本科发生的医疗事故、重大事故，及时报告院长，请示处理。发现传染病及时通知门诊办公室，报告防疫站；经常做好病人和家属思想教育工作，做好保护性医疗工作。”

1962 年，医院本着“任人唯贤、德才兼备”的干部政策和“量才施用、有利工作”的工作原则确定各科室负责人及各科室、各岗位的工作职责。

20 世纪 60 年代末，实行“医护一条龙”制，原各级人员职责被取消，医生护士不分等级，分组搭配，医生兼做护理和卫生员工作，扫床发药、打针、清扫卫生等。

1972 年，医院整顿，修订工作规章制度、职责及规则。如科室负责人职责、护士长职责、住院规则、探视规则。

1979 年，医院成立医务科，具体负责组织实施全院的医疗、科研、教学、护理、病案、图书等工作。

1980 年，医院建立健全各级各类人员职责，实行岗位责任制。

1982 年，根据卫生部颁发的《全国医院工作条例》《医院工作制度与医院工作人员职责》，医院结合实际，修订各级医务人员岗位职责。其中《科主任职责》中规定：“组织本科及进修实习人员业务学习，搞好业务培训和考核；经常教育本科室人员遵纪守法，认真执行各项规章制度及技术操作规范，严防差错事故发生。”

1985 年，医院建立院科两级负责制，实行院长负责制。院长负责全院的行政、业务领导工作，科室主任（负责人）在院长领导下，负责本科室的行政、业务领导工作。明确院科负责人职责、行政职能科室职责、临床及医技科室职责。

1986 年，印发《安丘县人民医院工作程序》，按照月计划、周安排、日程序，规定各级各类工作人员的工作程序及职责。

1991 年，建立各级各类人员职责 113 项。设置总住院医师，“实行 24 小时负责制，协助科主任做好各项业务和日常医疗行政管理工作。带头执行并检查督促各项医疗规章制度和技术操作规程的贯彻执行，严禁差错事故发生”。

2002 年，按照潍坊市卫生局 ISO 9001：2000 贯标工作要求，安丘市人民医院成立质管科，具体负责 ISO 贯标工作。《质管科科主任职责》中明确：“在管理者代表的直接领导下，负责协调全院的质量管理工作；负责质量管理中贯彻质量方针和质量目标，制定质量体系审核计划，组织和参与质量体系审核活动；文件和资料的更改有审核权；负责质量体系文件的归口管理；协调与质量体系有关的所有科室（部门），做好文件资料和质量记录；不定期组织质量评审，并进行分析、总结；协助院长和管理者代表处理质量体系运行中的有关事项；负责病案终审工作。”是年，医院制定全院质量管理程序，完成 60 余万字的质量手册、程序文件、作业文件，具体规定医疗、护理、医技、职能后勤服务的管理程序、职责、内容与要求，制定 172 项工作制度、管理规定及 98 个岗位的工作职责，印发《工作制度与岗位职责》。

2006 年，医院修订印发《安丘市人民医院岗位职责》，分为党政后勤、医疗医技门诊科室、护理三部分。其中《医务科主任职责》中明确：“根据院长的指令，定期起草、制定全院医疗工作计划和医疗工作总结，并提交批准；根据国家颁发的法律、法规、制度和标准，结合医院实际，督促、组织全院医务人员认真贯彻执行，保证医疗工作正常有序地进行，积极防范医疗事故，减少医疗缺陷；了解和掌握各业务科室医疗技术工作情况，协调各业务科室的工作，组织协调重危病人的抢救、突发性事件的处置和院内外会诊，检查分析各科室的医疗质量，搞好医疗质量管理；负责医疗工作的内外联系，办理医疗日常事务，负责安排特殊病人（高干/外宾）的诊治工作；负责实施临时性院外医疗任务和对下级医疗单位的业务指导工作；协调、支持、检查和管理各医疗部门开展专业技术工作；协助有关部门做好临床人员的考核、晋升、奖惩及聘用工作；组织处理医疗纠纷和医疗事故，对医疗事故、重大差错进行调查、组织讨论、鉴定、处理，做好善后工作，并报告主管副院长或院长；指导处理病人的对外联系事务（如转院、会诊等）；合理有效地安排本科室员工，加强劳动纪律，督促工作人员贯彻执行医院各项规章制度；对本科室员工进行考核，并提出晋升、聘用及奖惩建议。”

2009年12月，医院修订印发《安丘市人民医院工作制度与岗位职责》，其中岗位职责185项。《临床科主任职责》中要求：“每周大查房2次，研究解决急危重和疑难病例的诊断治疗问题，组织临床病例讨论。督促本科人员认真执行各项规章制度和医疗技术操作规程，保持工作良好运行，确保诊断、医疗措施安全有效。”

2013年6月，医院修订印发《科室岗位职责与工作流程》，其中各级各类人员职责346项。

2016年6月，根据三级综合医院评审标准，医院对各级各类人员的岗位职责进行修订和完善，进一步明确各科室岗位设置及职责范围。印发《安丘市人民医院岗位职责》，包括临床医疗、护理、医技、职能、后勤科室人员职责共98项。其中《主诊医师职责》中明确：“在医疗组长管理下，履行患者的日常治疗和处理；观察专科患者每日的病情和体征变化，并及时向医疗组长汇报；充分了解所管患者的医疗、护理记录和实验室检查结果；负责填写或督促住院医师填写化验单、其他实验室检查、会诊单等；负责填写或督促住院医师填写医嘱单，督促住院医师完成病史、体格检查和病程记录，完成重要的专科记录，尤其专科操作记录；必须和患者的责任护士有良好的沟通，必须及时应答护士有关患者事宜的传呼和电话；在医疗组长查房时和住院医师共同汇报患者新的病史、体征的变化，汇报生命体征（包括体重和进出入量等），新的实验室和辅助检查资料；当患者出现明显的病情变化或家属对患者的诊治不满意时，应立刻向本组医疗组长报告；主诊医师必须积极参加继续教育，掌握必要的专科技术，努力学习新技术，参与科研，阅读与疾病诊治有关的医学论文；必须参加所要求的值班任务，值班时及时了解重危患者的病情，及时发现病情的变化，并及时向上级医师汇报或做出相应处理；参加科室教学计划的执行，指导下级医师临床工作的实施。”

第四节　质量管理体系

2002年11月，根据潍坊市卫生局统一部署，安丘市人民医院贯彻中华人民共和国国家标准GB/T 19001-2000《质量管理体系要求》的工作，以“规范、创新、发展”为行动主题，“三纵连五横，质量认一证”为行动思路，运用ISO 9001：2000思想方法和标准，规范和管理各项工作。按照潍坊市卫生局制定的《全市卫生系统质量行动方案》总体要求，成立院长任组长，院领导成员为组员的贯标领导小组，先后任命副院长张德华、李忠刚为管理者代表。设立质管科，具体负责贯标工作，召开动员大会，统一思想，提高认识。医院组建内审员队伍，加强理论培训，通过认真策划、反复修订，确定医院质量方针和质量目标。医院把“以病人为中心，以质量为核心，以科技求发展，满足并力争超越病人的需求和希望，确保医疗安全”作为行动指南。医院共完成60余万字的质量手册、程序文件、作业文件，具体规定医疗、护理、医技、职能后勤服务的管理程序、职责、内容与要求，制定172项工作制度、管理规定及98个岗位的工作职责。

2003年7月，北京新世纪认证中心青岛办事处作为医院实施 ISO 9001∶2000 质量管理体系认证的咨询公司，参与认证工作的全过程。8 月 28 日，医院正式建立医院质量管理体系组织并开始运行，成立以院长为组长的医院贯标工作领导小组。贯标办公室设在质管科，具体负责贯标工作。医院召开贯标动员大会，制定计划，编制体系文件并进行培训和学习。11 月 10—12 日，医院进行一次内部审核，通过对不合格项进行改进，实现体系的有效运行。12 月 8—10 日，医院通过北京新世纪认证有限公司 2 位专家对医院进行的预审核。12 月 20 日，医院通过北京新世纪认证有限公司 3 位专家组成的审核组，对医院贯彻 ISO 9001∶2000 质量管理体系标准进行的为期 2 天的审核认证。

2006 年，医院修改完善各科室的质量手册、程序文件。11 月 25 日，北京新世纪认证有限公司组成的审核组，对医院贯彻 ISO 9001∶2000 质量管理体系标准进行为期 3 天的审核复评。2007 年 11 月，医院通过 ISO 9001 第二周期评审。2008 年 11 月，医院通过 ISO 9001 第三周期第一次监督评审。2009 年 8 月，ISO 换版，医院修改完善各科室的质量手册、程序文件。2009 年 12 月，医院通过 ISO 9001∶2008 质量管理体系复审。2010 年 12 月 19 日，医院通过 ISO 9001∶2008 第一次监督评审。

2011 年 11 月 4 日，医院通过 ISO 9001∶2008 第二次监督评审。根据 ISO 质量管理体系持续改进的理念，医院每年定期组织 ISO 质量管理体系内审员进行内审，每三年由 ISO 质量管理体系外审员对医院进行一次外审，外审合格后，颁发合格证书。ISO 质量管理体系的内审、贯标、认证，与各相关职能科室每月组织的质量检查，形成完整的医院质量与检查体系。

2012 年 12 月，根据《二级综合医院评审标准实施细则》（2012 年版）要求，确立以院长为第一责任人的医院质量管理体系及其运行工作制度。

2013 年 9 月 5 日，医院印发《质量管理体系运行工作制度》，确立质量管理体系的组成层级，建立以院长为主任委员的医院质量管理委员会，负责医院全面质量管理工作、负责建立院科二级质量管理组织，审定医院质量管理方案、计划、措施；成立以科主任为第一责任人的科室质量管理小组，负责组织落实质量与安全管理及持续改进相关任务；质管科为质量管理工作的常设机构，具体负责质量管理监控工作；调整质量监管的任务和方式：日检查、周通报、月反馈、季分析为医院质量管理体系的运行原则。

2016 年 1 月 29 日，根据《三级综合医院评审标准实施细则》（2011 年版），医院结合工作实际，印发《安丘市人民医院质量管理体系与评价标准》，形成决策、控制与执行三级质量控制系统，院、科两级的质量管理组织。坚持“日检查、周汇总、月奖惩、季分析”的科室质控运行原则和“日检查、周通报、月反馈、季分析”的院级质控运行原则。

附：

安丘市人民医院质量管理体系
质量方针及质量目标

（2016 年 1 月）

一、医院质量管理体系（二级组织、三级质控）

（一）院、科两级质量管理组织

院即医院各质量管理委员会，科即科室质量与安全管理小组。

（二）三级质量控制系统

决策层：即医院质量与安全管理委员会，负责确定组织的目标、纲领和实施方案，进行宏观控制。

控制层：即各专业质量管理委员会，把决策层制定的方针、政策贯彻到各个职能部门的工作中去，对日常工作进行组织、管理和协调。

执行层：即各委员会下设办公室及科室质量与安全管理小组，在决策层的领导和管理层的协调下，把组织目标转化为具体行动。

二、医院质量方针

以病人为中心，以安全为重点，以质量为核心，以病人满意为目标。

三、住院患者十大安全目标

目标一：严格执行查对制度，提高医务人员对患者身份识别的准确性。

目标二：严格执行在特殊情况下医务人员之间有效沟通的程序，做到正确执行医嘱。

目标三：严格执行手术安全核查制度和流程，防止手术患者、手术部位及术式错误。

目标四：严格执行手卫生规范，落实医院感染控制的基本要求。

目标五：提高用药安全。

目标六：建立临床实验室“危急值”报告制度。

目标七：防范与减少患者跌倒事件发生。

目标八：防范与减少患者压疮发生。

目标九：主动报告医疗安全（不良）事件。

目标十：鼓励患者参与医疗安全。

第五节 创建等级医院

二级甲等综合医院评审

1991年7月，安丘县人民医院组建创二级甲等医院评审委员会，成立领导小组和办公室，开展二级甲等医院创建工作。医院建立健全医疗质量委员会等14个委员会和6个二级科室。组织人员到全国创甲先进单位参观学习，到北京、济南、青岛等地参加医院分级管理学习班。医院制定创“二甲”实施方案，召开动员大会，与科室间签订责任书。医院进行人人参与的基本理论、基本知识、基本技能的“三基”训练，逐人逐项过关，“三基”考试合格率达100%。医院配齐完善运行设施，并对院科两级的基础资料实行档案化、规格化、系统化管理。

医院成立党风和廉政建设领导小组，印发《行政经费开支的管理规定》《关于资金管理制度》，严把公费开药关。建立医德医风档案，实行民主评议和社会监督相结合的方式，定期或不定期召开监督员会议，搜集反映社会群众对医院的建议和意见，改进工作，改善服务态度，病人满意度达97%。

医疗方面，采取派出去学、请进来教的办法，请专家教授到医院进行业务讲座、技术指导54人次，开展科研新项目12项。完善科室建设人员、床位、设施、技术、管理五配套，实行医护文书三级负责制和病案终审制度，杜绝丙级病历，甲级病历率97.6%。

护理工作方面，加强手术室、供应室、洗衣房、治疗室、服药室、抢救室、监护室和病室的标准化建设。制定《护理管理目标细则》《基础护理质量标准》《护理技术操作质量标准》。护理技术操作合格率94.9%，基础护理合格率97.4%，一级护理合格率95%，护理表格书写合格率96%，一人一针一管执行率100%。

行政管理方面，完善和落实各项规章制度125个，建立各级各类人员职责113个，健全责、权、利相结合的综合目标管理责任制。

药剂科对药品实行全额管理、数量统计、实耗实销的管理办法，严格药品采购供应制度，对毒、麻、限、剧药品实行专人、专账、专柜、专销、专方管理，防止库存药品的过期、失效、霉烂等现象。

从强化后勤保障工作入手，医院建立健全各项规章制度、岗位职责，达到人人有专责、事事有人管、办事有标准、工作有检查的工作要求。医院物资管理实行统一领导、统一计划、统一调配、统一核算的办法，加强物资计划审批、采购入库、保管发放、维修报废等各个环节的控制管理，做到专职管理、定期盘点账物相符的要求。医院对材料物资实行全面定额管理、节奖超罚，对医疗设备实行先考察后论证购进的办法。医院开展成本效益分析，业务收支、药品供需、物资管理、基本建设等活动定期审计。医院建立安全委员会，健全管理制度，制定安全方案，实行工作人员先培训后上岗的工作流程。

1992年9月26日，医院通过山东省医院分级管理评审委员会的实地评估。10 月 24 日，通过山东省医院分级管理评审委员会的验收工作。12 月，通过山东省医院分级管理评审委员会的现场评审工作，医院创建成为山东省首批二级甲等综合医院。

二级甲等综合医院复审

1994 年 1 月 19 日，安丘县人民医院通过山东省二级甲等医院复核工作组的评审复核。

1996 年 7 月 26 日，安丘市人民医院通过潍坊市卫生局二级甲等医院评审团的评审复核。

2012 年 10 月，医院成立以院长为主任委员的二级综合医院评审管理委员会，组建评审办。评审办由质管科具体负责。12 月 5 日，医院召开二级甲等医院复审动员大会，印发《安丘市人民医院二级综合医院等级评审工作方案》，制定医院质量管理体系运行工作制度，确立院科两级质量管理体系及日检查、周通报、月反馈、季分析的医院质量管理体系运行原则；成立科主任负责制的科室质量安全管理小组，负责完成科室的评审工作；实行预案销号制度，理顺职能科室的管理程序；实行自主招聘高层次人才，优化人才结构，建立中层干部竞聘上岗制度。

医院制定医疗质量管理工作规范、医疗文件 42 项，梳理确认 16 项核心制度。规范手术安全核查制度的落实和科室交接班的形式和内容，落实科室病历每日质控抽查制度，运行病历网上质控监管，加强出院病历终末审核，推行 19 个病种的临床路径，实施临床路径网上质控管理。对手术、麻醉、腔镜、介入及有创诊疗等逐项实行分级授权管理。医院开展科研创新。年度获山东省级奖励 12 项，潍坊市级奖励 15 项，潍坊市卫生局科研立项 4 项，发明专利 3 项，实用新型专利 49 项，发表学术论文 80 篇。

医院制定护士长查房制度，建立护士长每日督导本。优质护理服务病房覆盖率 87.5%，建立优质护理服务专项奖励基金。编写《安丘市人民医院健康教育手册》及 95 种具有专科护理特点的健康教育处方，修订《护士工作手册》《护理常规》《应急预案》《工作流程》《技术操作规范》《护理质量标准》，完善工作制度和岗位职责。制作以表格式为主的护理文书，改革护理交班报告，减少护士处理护理文书的时间。规范病区药品管理和抢救车管理，统一制作警示标识，抢救车定点放置，药品、物品规范放置。投资 3 万余元建成护理示教室，按计划、分级别、分层次进行护理人员“三基三严”培训，培训合格率 100%。

医院加强临床药物应用管理制度，药占比从 2012 年的 53% 降至 2013 年的 46%。规范全院高危、易混淆药品及其他药房、药库标识。临床科室统一配备保险柜，储存麻醉药品和第一类精神药品。医院严把药品购入关，建立供货商信息档案网上集中招标采购制度。

医院修订医院感染管理工作规范，投入资金改善手卫生设施，配备手卫生用品，举办多重耐药防控知识培训，加强对重点科室多重耐药防控的检查指导，将多重耐药菌纳入危急值管理，加强多部门协作，避免耐药菌的院内传播，院内感染率 1%，感染漏报率 2.8%。

医院实行出院患者中长期预约管理制度，建立预约服务信息化平台，完善人力资源应急调配制度，加大对门诊医师的出诊管理和病历书写管理，加强预检分诊管理，优化门诊服务流程。放射安全防护措施到位，防护用品齐全，实行 CT、普放、磁共振等影像网络资料共享。设置固定资产管理系统及专职管理人员，加强大型设备 CT、磁共振设备、高压氧设备等设备证件的管理，实现了固定资产信息化管理。

医院与 13 所乡镇卫生院签订医联体合作协议，实行双向转诊，设立 24 小时转诊服务电话，方便患者就医。医院启用电子回访系统，建立满意度评价体系，健全医院的社会评价体系。

医院规范材料书写格式、归档放置要求，统一编制各科室等级评审材料目录，完成 573 条评审条款材料的收集、整理、归档工作。

2013 年 11 月 4 日，医院通过潍坊市卫生局的二级甲等医院复审初审。12 月 20 日，通过潍坊市卫生局的二级甲等医院复审终审。

三级乙等综合医院评审

2015年7月，安丘市人民医院组织召开三级乙等综合医院（简称三乙）申请准备工作会议；分配“三乙”评审条款；拟定“三乙”医院申请文件。12月，印发《安丘市人民医院贯彻落实三级综合医院评审标准工作方案》，正式开始全面贯彻落实三级综合医院评审工作标准。

2016年7月22日，医院召开上半年工作总结会议暨三级医院迎评动员会议，印发《安丘市人民医院关于启动迎评工作的决定和推进迎评工作管理规定》，创建三级医院迎评工作正式启动。成立以院长为组长、副院长为副组长的标准化建设领导小组，与科室签订责任书。印发《安丘市人民医院质量管理体系与评价标准》，形成决策、控制与执行的三级质量控制系统，院、科两级的质量管理组织。针对工作中的薄弱环节，职能科室每周进行联合工作检查，检查交接班制度、值班制度、会诊制度等核心制度的落实情况。医院实行质量管理周报制度，每月印发一期质量管理简报，每月召开全院质量反馈会议，每季度印发季度分析报告。建立质量与安全管理指标体系，设置“日常统计学评价指标、职能管理评价指标、绩效考核评价指标”三大类736项，印发临床、医技科室的质量指标数据集。修订完善质量管理制度、工作流程、应急预案和诊疗规范等564项。修订医疗安全（不良事件）管理制度，对不良事件进行月汇总、奖惩及季度分析。

医院加强心肺复苏操作技能培训，全员培训率100%，通过率100%。对核心制度进行细化、量化，并印发，医护人员知晓率100%。每月定期开展院内继续教育讲座，分专业、分层次、分岗位进行培训，通过技术操作比赛、“三基三严”考试、病例讨论、病历展评等形式，检验培训成效，并将结果与职工的绩效工资、晋职晋级、岗位聘用等直接挂钩。

医院落实多学科会诊、医师联合查房制度，落实手术安全核查、手术风险评估和手术部位标识制度，手术安全核查率和手术部位标示率均为100%。医院突出技术特色。2015年，医院年开展内窥镜检查例数6354例，年开展微创手术1408例，年开展PCI手术435例，其中急诊PCI手术220例，医院被山东省胸痛联盟纳入中国急性心肌梗死救治项目山东省PPCI医院。医院重视学科建设。至2016年，建成胸外科、心血管内科、骨科、病理科、妇科、普外科、呼吸内科、神经内科、康复医学科、超声科10个潍坊市级临床重点专科及基础支撑学科。医院重视医技科室建设和管理。利用信息化手段自动监测危急值，并通过网络和电话通知临床科室。

医院开展“专病专护”为特色品牌的创新性优质护理服务活动。责任护士使用专病专护健康教育执行单，对入院、住院期间、围手术期、出院患者进行床边指导，发放专病健康教育处方。2016年3月26日，中国南丁格尔志愿护理服务第108支分队在医院成立，年度开展服务5000余人次，服务2000余小时。《护理志愿服务》在潍坊市护理管理创新项目比赛中获得一等奖。完善护理质控体系，按照质控计划对重点制度落实和重点环节进行专项督导检查，使用五种风险评估表，及时评估患者风险，对高危患者采取有效护理干预措施。编辑《护理质量信息简讯》，及时反馈质量结果。

医院每年进行现患率调查，开展院内感染性疾病监测和目标性监测，定期向临床科室发布院内感染简讯。引进开发医院感染实时预警监控软件系统，监控全院感染发病情况和危险因素等，无重大医院感染暴发事件。

医院建立规范的冷库、阴凉库、配送用冷藏箱，规范药品冷链养护系统。规范医用温湿度计，完善药房、病区备用药品冷藏柜温湿度记录。临床药师开展药学查房，对重点患者实施药学监护并建立药历。

医院完善多种紧急救援应急预案和救治流程，加强急诊绿色通道建设，优化六大重点病种急诊服务流程，多次进行相关培训和演练，发现不足及时纠正，扩充应急物资库。

医院建立“互联网＋医疗”模式，实现区域医疗信息共享和交换，借助信息化平台实现患者住院费用床边结算。北区新院区建成100平方米标准化机房，上线电子病历、HIS、PACS等50余个信息系统及功能模块。

医院与10所镇街道卫生院签署对口支援及双向转诊协议，接收57人次到院进修，完成指导手术167例。医院门诊重点优化产科门诊流程，提供“一站式”“一条龙”服务，通过调整预约、分诊、检查布局，使用一卡通等措施，缩短病人等候时间。医院开展“孕妇公益课堂、青春期健康讲座、幼儿家长教育”等多项健康宣教活动。落实先诊疗后付费、床边结算、免费月子餐等多种形式的便民服务措施。以职工代表大会为平台，将医院的“三重一大”（重大问题决策、重要干部任免、重大项目投资，大额资金使用，必须经集体讨论作出决定）等事项，均向职工公开。通过院务公开栏、网站、电子显示屏、投诉信箱、电话等形式，公开医院各项诊疗、检查价格、医务人员信息、行业作风等情况。加强医疗器材二级库管理，上线管理软件，对植入类高值耗材实行条码化、零库存管理。健全财务制度，加强价格管理，实行成本核算。水、电、气、物资供应、餐饮等后勤工作安全、有序、到位，未发生一例安全责任事故。

2016年11月6日，医院通过山东省卫生和计划生育委员会的三级乙等综合医院预评审检查。12月10日，通过山东省卫生和计划生育委员会的三级乙等综合医院现场评审。12月20日，通过山东省医学会服务质量评价分会的医院综合服务满意度第三方社会评价，医院晋升为三级乙等综合医院。

第 三 编

护 理

第一章 护理队伍

安丘市人民医院护理队伍伴随着医院规模的扩展，治疗、护理分工的细化，临床科室的增加而不断发展、壮大。1951年6月，医院有护士3人。1952年，有护士9人。1985年，有护理人员130人。1995年,有护理人员235人。1996年，有护理人员251人。医院优先录用潍坊卫校、益都卫校的毕业生。2014年，全院有护理人员703人。2016年，有护理人员847人。

第一节 护士来源

自1950年建院至2016年，安丘市人民医院的护士主要来源于4条渠道。

社会招工

1972年，医院招收7名社会回乡知识青年。1976年，招收5名社会青年，经安丘县新职工卫生学习班培训后，从事护理工作。1979年，医院招收19名社会青年，安排进安丘县卫生学校学习护理专业，毕业后到医院从事护理工作。1997年，由安丘市卫生局组织社会青年就工考试，医院招收护士5人。

学校分配

1961年，学校分配至安丘县人民医院初级卫校生8人。自1962年始，分配卫校中专毕业护士到医院工作。是年，分配护士1人。1964年分配护士5人。1980年分配护士3人。1981年分配护士16人。1985年分配护士7人。1988年分配护士3人。1996年分配护士14人。1997年分配护士6人。1999年分配护士14人。医院的护士来源大部分是益都卫校、潍坊卫校、寒亭卫校、胶县卫校等毕业分配的学生。1999年后，由于中国职业教育体制改革，职业院校的毕业护士陆续分到医院。

医院自主招聘

2002年起，安丘市人民医院实行护士聘任合同制，自主招聘护士。新入院护士全部实行聘任合同制。聘任合同制护士成为医院护理队伍中的中坚力量和主力军。

其他医院调入

医院部分护理人员由于工作关系调动等原因，先后调入医院从事护理工作。

第二节 人员构成

1950年，安丘县卫生院有护理人员3人。1961年，安丘县人民医院分配初级卫校生8人。1985年，医院有护理人员130人，其中有中专学历的人员90人。护师23人，护士54人，无证护士53人。1997年，医院有护理人员264人，其中大专学历人员2人、中专学历人员204人。有中高级职称护士25人,护师106人,护士47人，无证护士86人。2016年,医院有护理人员847人，其中大学本科学历228人、专科学历453人、中专学历166人。有副主任护师24人，主管护师171人，护师277人，护士376人。

1985—2016 年医院护理人员构成表

表 3-1 单位：人

年份	护士总数	学历结构			职称结构				
		本科	专科	中专	高级	中级	护师	护士	护理员
1985	130	—	—	90	—	—	23	54	53
1986	137	—	—	95	—	—	23	52	62
1987	148	—	—	102	—	—	25	61	62
1991	156	—	—	122	—	11	64	64	—
1992	161	—	1	146	—	16	72	73	—
1993	133	—	—	—	—	11	112	—	—
1994	161	—	—	—	4	15	120	—	—
1995	235	—	—	—	4	25	206	—	—
1996	251	—	—	—	4	15	109	—	—
1997	264	—	2	204	1	24	106	47	86
1998	251	—	—	—	1	26	103	50	71
1999	243	—	36	196	0	30	98	66	41
2000	244	—	58	197	0	30	103	69	42
2001	269	—	67	222	0	40	101	87	41
2002	274	6	51	216	0	40	101	63	70
2003	331	6	60	264	0	57	81	96	97
2004	348	9	69	259	0	53	81	175	39
2005	383	25	173	185	1	88	82	114	98
2006	456	25	143	288	1	102	99	184	69
2007	458	31	172	255	2	102	99	188	67
2008	536	—	—	—	4	116	125	232	59
2009	587	—	—	—	5	128	139	264	51
2010	602	—	—	—	7	138	173	244	40
2011	613	—	—	—	7	146	176	251	33
2012	618	—	—	—	15	163	203	215	7
2013	624	84	489	50	15	160	205	244	1
2014	703	181	345	177	14	160	205	244	81
2015	807	196	432	179	22	173	281	330	6
2016	847	228	453	166	24	171	277	376	9

第二章　护理服务

护理服务工作是科学、艺术、爱心的有机结合。在不同时期有不同要求。基本内容分三个方面：治疗服务、生活服务、服务礼仪。

第一节　治疗服务

1974年，安丘县人民医院对护士长、护士分别提出具体技术操作要求并进行操作考核。对吸氧、吸痰、静脉输液、导尿、各种注射进行培训及操作大练兵，增强护理人员操作技能。

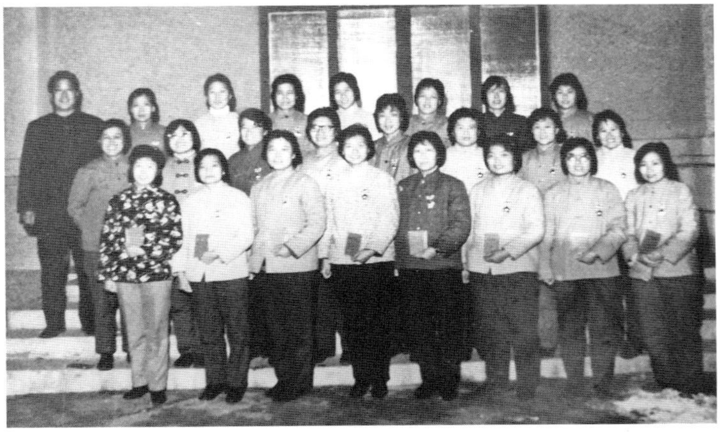

图3-1　1983年1月，张素兰（中排右三）参加山东省优秀护士表彰大会

1985年，医院开展“五讲、四美、三热爱”活动，“五讲”即讲文明、讲礼貌、讲卫生、讲秩序、讲道德；“四美”即心灵美、语言美、行为美、环境美；“三热爱”即热爱共产党、热爱祖国、热爱社会主义。结合活动教育，把医疗服务态度当作大事来抓，为人民服务好人好事层出不穷。有一职工在医院后大门发现一人面色苍白，大汗淋漓，躺在地上，便上前询问，才知是南部乡人，因事来安丘，不幸得病，身边无人照顾，上吐下泻，四肢无力，已不能行走，这名职工便用平车急送门诊治疗室。这时病人已昏迷，血压、脉搏测不到，医院及时地进行抢救和护理。第二天患者病情稳定后又为病人办理住院手续，住院后医护人员协助病人大小便、给他喂水喂饭，经过精心治疗护理，病人痊愈。

1986年7月，医院建立健全护理体制，加强病房管理和基础理论、基本知识、基本技能的学习，使护理工作达到组织安排科学化。

1987年5月，医院成立急诊科，加强急诊、急救工作。急诊科护士熟练掌握心电监护、电除颤、心电图检查的操作及诊断，气管插管及气管切开的配合，人工呼吸机的应用、心肺复苏术、静脉切开技术的配合。外科开展风湿性心脏病二尖瓣狭窄分离术、椎管减压大网膜包脊髓术、肝内胆管切开取石术、肝癌的外科治疗及显微外科的手术配合及术前、术后护理。内科护理在应用溶栓疗法治疗急性心肌梗塞及脑血栓方面取得较成熟经验。抢救危重、急诊病人纳入护理工作重点。非同步电除颤抢救广泛前壁心肌梗塞突然心跳停止取得成功。

1991年，医院护理工作开始应用计量管理，同时开展深浅静脉置管术，高频呼吸机、空气净化器在临床中得到应用，眼科开展眼角膜移植术护理。全院护理人员撰写护理论文50篇。其中潘丽萍撰写的《加强病房管理减少陪人》在山东省卫生厅第一届护理工作会议上交流；张素兰、韩承兰撰写的《计量管理在护理工作中得应用》《输液反应的病人肛温、腋温倒置》在潍坊市级刊物上发表；《锁骨下静脉穿刺用具的改良》获安丘县科技成果二等奖；《心脏二尖瓣手术护理》《眼角膜移植手术前、手术后护理》获安丘县科技成果三等奖，张素兰、潘丽萍著《护理病例汇编》由潍坊市新闻出版局出版。

1992年，医院创建二级甲等医院，全院进行护理技能操作大练兵，护理技术操作合格率达94.9%。病房、手术室、供应室、治疗室、服药室、抢救室、监护室达到标准化管理；基础护理合格率97.4%，一级护理合格率95%，五种表格书写合格率96%，一人一针一管执行率100%，病人对护理工作满意度达86%。全年发表护理论文46篇。其中，孙梅撰写的《手术中输液的管理》、王荫秀撰写的《一例外伤性心室穿孔的术中抢救》等7篇论文发表在潍坊市级刊物上，赵蓉蓉制作《改革开口器套的制作与使用》、于爱军的《介绍一种排定量液体的简易排液架》等4项小革新在全县推广使用。

1993年，医院专科护理水平明显提高。其中，心脏安装永久起搏器的护理，人工髋关节置换术，显微外科及开颅手术等病人的护理均获得满意效果。全院护理人员撰写论文94篇。其中，《右心导联心电图对右室心梗病人的诊断价值》等2篇论文在省学术会交流，《带蒂骼骨块移植治疗股骨颈骨折》获安丘县科技进步一等奖。

1994年，各临床科室根据自己的专科特点，积极开展新技术、新项目。手术室开展“高频呼吸机在颅脑手术中的应用”，外科病房开展“乳腺癌根治术的护理研究”及“嗜咯细胞瘤摘除术的护理”等。外三科一例23岁病人，因车祸造成心脏破裂，施行心脏修补术，对这一罕见、难度较大的伤病员，护理获得成功。安丘电视台和12月17日《大众日报》进行报道。

1996年，医院专科护理水平迈上新台阶，许多新技术、新项目在各临床科室踊跃展开。外一科中心型肺癌切除术病人的护理，填补安丘市空白；产科股动脉插管灌注抗癌药物治疗绒癌、葡萄胎盆腔转移的护理及临产妇体位管理加速产程进展等项目的开展，均属安丘市首创。李凌撰写的《一次性三通灌肠器的研制与临床应用》获安丘市科技进步一等奖。

1997年，李月英、潘丽萍参与撰写的《弹力四头带的研制及其在颌面部损伤护理中的应用》获安丘市科技进步二等奖。黄敬芳《头皮针硅胶管代替小儿吸氧管应用》在全市卫生系统推广。1999年，李凌撰写的《前列腺经尿道电切术后并发症的护理研究》获安丘市科技进步奖。

2000年，医院临床科室实行护士站管理系统。各科根据专科病人特点设计表格，产科设计使用产妇、婴儿评估表及表格式交班报告，神经内科、创伤二科自行设计入院评估表。年终考核增加语言展示和论文答辩。全年护理人员共撰写论文72篇，其中邱凤兰撰写的《生脉注射液治疗充血性心力衰竭46例》《老年急性心肌梗塞病人的护理分析》、李凌撰写的《全蝎白僵蚕治疗痔疮》、王会玉撰写的《肠系膜动脉栓塞2例误诊分析》等28篇论文在国家级刊物发表。由潘丽萍主编的《现代护士3000问》由省级出版社出版。李秀梅参与撰写的《腰椎板盖状截骨后柱结构回直重建术的临床研究》获潍坊市科技进步三等奖；邱凤兰参与撰写的《改良式Dewar手术治疗肩锁关节脱位》获安丘市科研成果二等奖；韩桂珍参与撰写的《手术中血液回输的临床研究》获潍坊市科技进步三等奖。

2001年，医院全体临床护士掌握病理性心电图图形特点及急危重、大手术病人监护技能，重视对护士长、护理专科带头人的培养，17个临床科室及手术室实施整体护理，临床各科室完成微机联网，实行住院病人一日清单制，废除医嘱本、手抄服药及注射卡等，用《护理交班日志》代替《护理交班本》，使用护理病程记录及有医生签名的医嘱单。全院护理人员共撰写护理论文156篇，其中牛坤香撰写的《胸腔内空肠间置代食道术后护理》、薛红霞撰写的《母乳喂养与人工喂养对产后出血的影响》、李迎春撰写的《卵巢癌病人水化的护理》及《老年妇科恶性肿瘤病人围手术期的护理》、李淑珍撰写的《尿激酶治疗外伤性前房积血40例护师观察》及《急性生活性铅、汞中毒病人的护理》等26篇论文发表在国家级刊物上。同年，护理部获安丘市巾帼建功示范岗称号。

2003年，小儿科改良传统的头皮留置针用防凝剂封管的方式，用0.9%氯化钠冲、封管，取得良好效果；神经内科开展亚低温法护理大面积脑梗塞病人，自制棉垫为瘫痪病人保持良肢功能位，危重病人预防褥疮的手法技巧，多功能电脑超声治疗仪的应用及意念疗法的临床应用。11月，医院召开全院护理新技术新经验交流会，其中“输液器针帽在临床护理中的应用”等18项护理技术得以演示交流。王梅、潘丽萍撰写的《老年慢性支气管炎病人的健康指导》《恬尔心治疗术后高血压病人的疗效观察》、李凌撰写的《中药治疗慢性肺炎、胆石症46例》等8篇论文发表在国家级刊物上，在潍坊市级刊物上刊登及交流会交流论文500篇。李凌被山东省益都卫生学校评为优秀临床带教老师。为有效应对SARS疫情，护理部积极参与“非典”病房、留观病房和发热门诊的组织、筹建和管理工作，有200多名护士主动请缨，要求参与“非典”战斗第一线，成立、完善“非典”救护一、二、三梯队。其中潘丽萍、王厚梅分别被潍坊市人民政府记二、三等功；李凌、李海燕受到安丘市委、市人民政府嘉奖。

2004年，护理部依据ISO 9001:2000质量管理体系要求，结合护理专业特点和本院实际情况进一步完善护理各项制度、职责流程及规范，注重落实、检查、评价及反馈，理顺管理行为，明确职责权限，以病人为关注点，狠抓质量管理，护理管理各项指标达到“二级甲等医院”水平。工作中注重人才培养，支持鼓励护理人员进行专业学历升级教育，选派护士长、护理骨干到上级医院参观及进修学习，参加各级专业培训班和学术交流会，鼓励护理人员总结护理经验，开展护理新业务、新技术，撰写护理学术论文。重症监护室开展“有创呼吸机的应用与气道管理”，王玉莲、梁永丽撰写的“中药外敷法治疗头癣24例”在国家级刊物《中国民间疗法》发表，程霞撰写的《笑气用于分娩期镇痛的前瞻性研究》发表于《现代妇产科新进展》,《低位水囊用于中孕引产》发表于《中华围产医学杂志》。

2006年，医院进一步完善《护理技术操作规范》，对全院护理人员进行培训和考试考核。分层次进行《医学临床“三基”训练护士分册》、法律法规、院感知识和护理管理等内容的强化培训和考试考核，对正副护士长前10名、护士前30名进行奖励。开展新业务、新技术革新及特色护理服务10余项，举行护理人文关怀及革新展示演讲会、护理星级服务汇报演讲会各1次，为广大护理人员展示聪明才智和科技创新提供平台。规范护理文件书写，加强终审，合理调配护理人力资源，实行弹性排班。规范病房管理，建立以人为本的住院环境，使病人达到接受治疗的最佳身心状态。急救物品进行“四定”管理（定点存放、定人管理、定期检查、定期消毒），每周专管人员进行一次全面检查，护士长每周检查，随时抽查，保证急救物品始终处于应急状态。严格落实消毒隔离及保洁措施，病房每日定时通风，保持病室安静、整洁、空气新鲜。对意识障碍病人提供安全有效的防护措施，落实岗位责任制，按分级护理标准护理病人。落实健康教育，加强基础护理及重危病人的个案护理，满足病人及家属的合理需要，加强护理过程质量管理，使各项护理服务到位，各项护理管理指标均达标。

2013年，根据护理人员培训需求，医院投资2万多元，购置护理示教器材及用具、多功能床2张、不锈钢床头桌2张、示教人4个、多功能输液手10个、不锈钢治疗车1辆、不锈钢治疗盘1个、数据投影机1台，满足各项护理操作的示教及练习。

2014年，根据临床工作需要，医疗护理相互配合，心内科成功开展急诊冠状动脉介入手术治疗急性心肌梗塞技术，提高急性心肌梗塞病人抢救成功率。是年，护理部组织优质护理服务新技术、新项目创新经验交流活动，全院53个护理单元参与，共交流护理信息191项，包括护理小革新，护理贴心服务，个案性、细化性的健康宣教，功能锻炼康复操等。其中神经外二、外三科气管切开处安普贴代替普通纱布换药，不仅减少患者

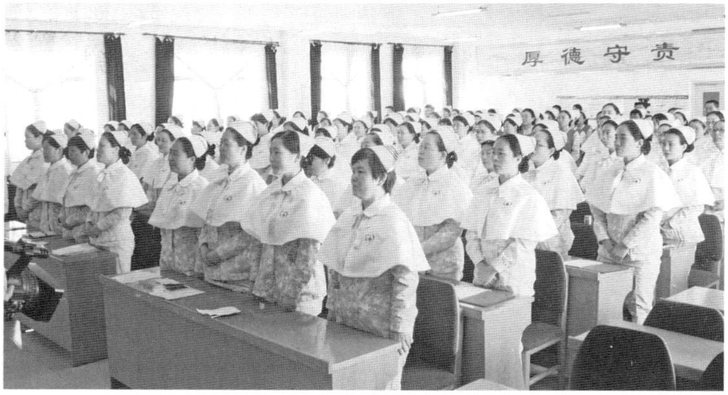

图 3-2　2016 年 3 月，志愿护理服务队宣誓仪式

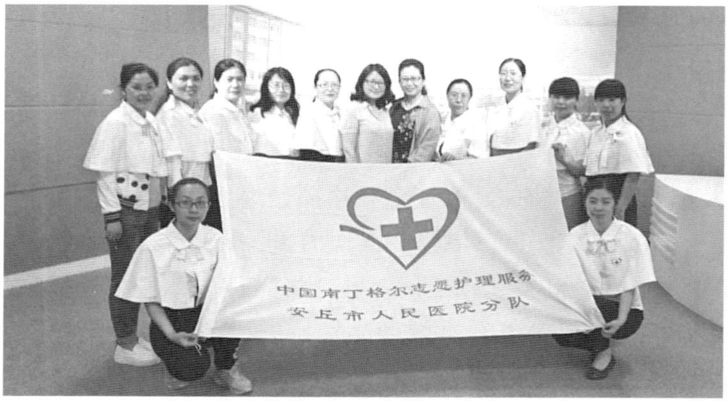

图 3-3　2016 年，医院护理服务小分队合影

换药频次，而且降低患者费用，促进病人的早日康复，在全院推广应用。

2016 年 8 月，医院成立安丘市首家经外周静脉置入中心静脉导管护理专科门诊，由静脉治疗护理技术指导小组人员轮流坐诊，主要进行外周静脉置入中心静脉导管置管、维护和并发症的处理，并率先开展超声引导下外周静脉置入中心静脉导管置管技术。王兰玲在超声引导下进行首例外周静脉置入中心静脉导管置管的成功，标志着医院经外周静脉置入中心静脉导管置管技术迈上新台阶。至 12 月底，护理专科门诊成功完成超声引导下外周静脉置入中心静脉导管 27 例，穿刺置管成功率 100%，在提高置管成功率及控制并发症等方面收到满意的效果。是年，为提高护理人员技术操作能力、急救水平和处理突发事件应急能力，全院开展护理人员技能操作大练兵活动。通过培训，提高护理人员的技术操作水平及急救能力，增强护理人员团队精神及应急协调能力，保证抢救工作快速、准确、及时。

第二节　生活护理

在护理服务工作中，除治疗服务外，生活服务越来越凸显出重要性，两者相辅相成才能更好地服务于病人，让病人及时康复。病人的生活护理，1974 年医院收住病人时就已经开始，护士对病人进行晨间护理，扫床笤帚与抹布浸泡消毒，每床一把笤帚，湿法扫床。护理人员协助病人处理床上大小便，为病人送水、送饭、洗手、洗脸。

1986 年，医院在创建示范病房时，对基础护理、病房管理提出新要求。基础护理：口腔护理每日不少于 2 次，按时皮肤护理；洗头、洗脚、剪指甲每周 1 次；病人卧位舒适，符合要求；床铺整洁、舒适美观；测量体温、脉搏、呼吸、血压并记录准确。病房管理：一要整齐。床头桌放暖瓶、口杯；床上、床下、窗台不放私物；床、床头桌、方凳固定位置，经常保持三条线；墙上不挂衣物，不贴字画；床铺保持干燥、平整、规范统一。二要清洁。床单、被褥、衣裤保持清洁；病室定时开窗、流通空气，室内床、桌、凳、地面、走廊、墙壁、门窗清洁无蛛网无痰迹。三要舒适。病人入院热情接待，作入院介绍；做到给危重病人喂水、喂饭；病人走时被服及时更换、洗晒，危重病人的被服随时更换，一般病人每周更换一次。

1992 年，医院创建二级甲等医院，基础护理要求达到“六洁四无”标准。六洁：头发、口腔、皮肤、会阴、指（趾）甲、床单元清洁；四无：无压疮、无坠床、无烫伤、无交叉感染。要求护士协助病人做好基础护理，提高病人自身清洁度。

1997 年，医院开展责任制整体护理，要求基础护理达“六洁四无”标准外，护士需协助病人床上大、小便，帮助生活不能自理病人喂水、喂饭、洗头、梳头、皮肤护理等，协助做好住院病人生活护理。

2004年，医院开展惠及患者系列活动，增进护患沟通，落实基础护理，开展“我为病人送温暖”亲情护理服务活动，推广使用文明用语，开展“六心、六声、四轻、四勤”活动。六心：爱心、诚心、细心、耐心、精心、责任心；六声：欢迎声、问候声、致谢声、介绍声、关心声、告别声；四轻：说话轻、走路轻、操作轻、开关门窗轻；四勤：手勤、脚勤、眼勤、嘴勤。

2007—2008年，医院陪护中心成立，由12名无护士注册证人员组成，为需求病人进行专业及生活护理。

2010年，医院开展以“夯实基础护理，提供满意服务”为主题，以“让患者满意、社会满意、政府满意”为目标的“优质护理服务示范工程”活动，推广优质护理服务模式。妇科、肿瘤外科率先开展优质护理服务示范工作，神经外二、外三科和创伤骨科、神经内二科相继开展优质护理服务。护士主动或协助家属为生活不能自理病人剪手指甲、脚趾甲，洗脸、洗头、梳头发，做会阴部、脚部清洁，为卧床病人翻身、拍背，做好皮肤护理，为插鼻饲管患者鼻饲喂饭等。病人基础护理要求护士当班完成，由于病人病情等原因，当班不能完成者进行交接班，在24小时内完成。

2011年，医院继续开展“优质护理服务示范工程”，提升护理人员整体素质，改善服务质量，营造争先创优的良好氛围。护理部每月组织优质护理病房护士长召开座谈会，交流护理工作心得体会，互相学习、互相促进。优质护理服务科室开展“优质护理服务明星”活动，通过评选“明星护士”，全院形成“比服务、比技能，争做星级护士”的良好氛围，以优质护理更好地服务于病人。各科室设置住院病人意见箱、留言簿，增设微波炉、便民服务袋，为患者提供轮椅、雨具，病床间设置床幔，体现医院对病人的关心、爱心、细心和责任心。医院成为山东省优质护理服务重点联系医院。3月，医院病房被山东省卫生厅确认为“全省护理服务示范病房”；5月，医院病房被潍坊市卫生局、潍坊市妇女联合会评为“全省卫生系统优质护理服务示范工程”巾帼文明岗；医院被潍坊市人力资源和社会保障局、潍坊市卫生局授予“全市卫生系统先进集体”；妇科病房被山东省卫生厅评为“山东省优质护理服务示范病房”，妇科、神经外二、外三科被潍坊市卫生局评为“巾帼文明岗”。

2012年4月，护理部首次制作《优质护理服务手册》。手册体现各专科护理特色，充实医院优质护理服务内涵，推动优质护理服务水平提高。5月，妇科和神经外二、外三科被潍坊市卫生局评为“优质护理服务示范病房”，医院成为山东省优质护理服务重点联系医院。

2013年，医院加强管理监控，实施护理质量目标管理。根据护理工作实际和质量管理关键环节，管理组织分两级，二级质控由护理部相关人员负责，一级质控有科室护士长及科室人员组成，分别对所负责的护理质量项目目标进行管理与监控。各级组织成员认真履行管理责任，严格按照护理质量控制标准要求，对质控中发现的问题及时分析原因，制定整改措施，认真落实整改并对整改情况进行跟踪检查，将详细情况记录在“护理质量反馈单”上，实现护理质量有效追溯。

2014年1月10日，医院组织护理应急预案演练比赛，全院有20个护理单元300余名护士参加，由过去死记硬背操作流程，变为情景演示，提高护理人员床边护理综合能力。在医院新业务、新技术交流活动中，有13个科室的13项新技术、新项目参赛，包括推广应用的肿瘤外科的经外周静脉置入中心静脉导管置管技术、乳甲康复操，胸外科的振动排痰技术，内分泌科的糖尿病康复操指导技术，神经内二科的约束衣使用技术，小儿一科的控速奶瓶使用技术，关节骨科的CPM（下肢关节活动器）使用技术。10月10日，护理部针对跌倒不良事件，召开有关科室护士长会议，进行不良事件成因分析，提出切实可行的环境改造方案及护理干预措施。在前晾台、便器一侧墙面安装安全扶手，洗手间铺设防滑垫，并在走廊、病室内及厕所里显著位置，张贴防跌倒及站起时注意事项等通俗易懂的宣传画、防跌倒标识；科室自制防跌倒宣教片，每日电视播放。夜间100%将床挡拉起，如厕100%陪伴，遵循“起床三部曲”。制定预防病人跌倒告知书，对中高危患者使用告知书并让患者或家属签字，减少跌倒事件的发生。

2015年，根据护理分级中对病人病情和自理能力进行评定的要求，护理部制定《安丘市人民医院住院患者日常生活能力评分量表》，该量表从病人进食、洗澡、修饰、穿衣、控制大便、控制小便、如厕、床椅转移、平地行走、上下楼梯10个维度，对患者日常生活进行评定，确定自理能力分级，护士根据分级要求对患者进行生活照护，满足病人生活需求。

第三节　护士礼仪

1974年，安丘县人民医院护士工作时着护士服，戴白色护士圆帽，护士服按不同职称以腰带区分，护士工作服有腰带，护师无腰带，有2组扣标识。

1980年，医院对护士工作时的言行做口头要求：工作时做到“四轻”，即：说话轻、走路轻、操作动作轻、开关门窗轻，进病房时不要用脚踹门。

1986年，医院对护士仪容仪表、言行规范做出要求：护理人员衣帽整洁，举止大方，动作规范，态度和蔼、关心体贴病人；工作时做到说话轻、走路轻、操作轻、开关门窗轻，上班不穿高跟鞋和硬底鞋；不穿工作服去食堂、大街、宿舍及参加劳动等。

1997年，护理部主任潘丽萍与董惠玲、韩桂珍等护士长去上海，参加瑞金医院护理中心组织的护士形体与文化素质培训班，学成归来对全院正副护士长进行护士形体与文化素质培训，并举办护士形体语言展示会，提高医院护士的自身修养与素质。

1998年，医院护士更新换戴燕尾帽，戴头花，佩戴胸牌，行政职务以燕尾帽上的蓝带标记区分，护士戴白色燕尾帽，护士长燕尾帽上一条蓝带，护理部主任燕尾帽上三条蓝带。

1999年，医院规定护士工作时需着护士服，穿护士裤、护士鞋，戴燕尾帽。

2004年，医院在全院推行规范化服务，旨在建立制度化、标准化的服务保障体系，给病人以更多的人文关怀，把人性化服务融入于医疗保健的全过程。《服务规范》要求：服务用语（公共用语、岗位用语）用您好！请！谢谢！您叫什么名字？现在给您做XX检查，请不要紧张；请慢走，祝您早日康复等；服务行为（行为原则、行为细则）要求仪表整洁，举止文明，态度和蔼，语言亲切，主动服务，周到热诚；着装大方，饰物简单，佩戴胸卡，仪容高雅，女士淡妆，男士整洁；举止端正大方，站立仪态高雅，行走稳健轻盈，来有迎声，走有送声，站立迎送，主动问候，微笑服务，爱心相助；谈吐高雅，语言文明，倾听认真，语意清晰，语气亲切，语调适中，解答问询，热情耐心。将文明用语、服务规范运用到实际护理工作中。

2007年始，医院对实习学生、每年新入院护士进行护士仪表仪态、语言交流、行为礼仪教育，规范护生、护士的仪表仪容及行为规范。同年，医院在“5·12”国际护士节期间，进行护士礼仪比赛展示，展示护士走、坐、持病历夹、推治疗车、接电话等方面礼仪活动，进一步规范护士的工作行为。

2010年，医院开展优质护理服务示范工程，规范护士病房交接班礼仪。要求护士进病房前要先敲门，走到病人床前要先与病人打招呼，例如：交班护士说：“您好！或早上好！我是夜班护士XXX，我要下班了，我们交接一下您的病情及护理情况”。接班护士说：“您好！我是您的责任护士 XXX，今天我分管您所有治疗与护理，有事您找我。”主动介绍与问候，密切护患关系。

2012 年，医院护士服更换为花分体装。同年，王兰玲、孙记荣参加潍坊市人民医院组织的礼仪培训班，学成后对全院护士进行礼仪培训。

2013 年，医院规范医护晨会交接班及护士病房交接班礼仪，要求医护晨会交接班时，科主任、护士长站一排，医生站一排，护士站一排，交班医生、护士站在本排第一位，其后依次为副主任、副护士长，然后其他人员按资质依次正位站立。要求仪表端庄，精神饱满，目视前方，双手相握放于下腹部。交班开始时主任说：“早上好！”，大家说：“早上好！”。交班时护士先汇报夜间病人病情及工作情况，然后医生汇报，汇报时要求声音洪亮，重点突出。交班完毕，护士长、主任分别对交班情况进行点评并交代工作中注意事项；护士病房床头交接班时礼貌用语：敲门“大家好、早上好（下午好）、您好点了吗？我要下班了，我上白班（夜班），将由我来照顾您”等。要求一对一交接，交班护士站在病人健侧，接班护士站在病人患侧；早晨集体交接，护士长及接班责任护士站在患侧，由交班者按程序介绍、交代病人的情况，按从上到下的顺序对病人进行交接，接班者了解咨询病人情况。

2016 年，医院在原礼仪交接班的基础上要求责任护士佩戴心型“责任护士牌”，交班护士佩戴“交班护士牌”，医护晨会交接班时，夜班护士的病情交代完毕后，责任护士及时回应“责任护士明白”，增强责任护士对夜班护士交班内容的记忆。

第三章　护理管理

第一节　管理体系

医院护理管理体系随着医院发展规模的扩大逐步完善，设置分管护理副院长、护理部主任、护理部副主任、护士长管理体系。

护理部

1978 年，根据上级要求，安丘县人民医院党支部会议研究决定：张素兰任总护士长。

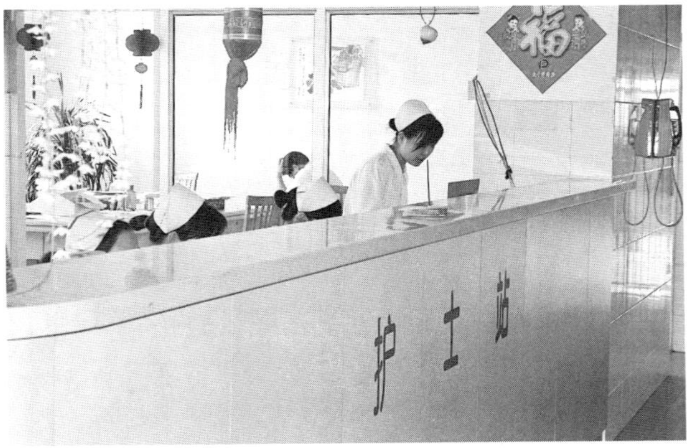

图 3-4　护士站（2006 年摄）

1983 年，安丘县人事局发文任命张素兰为医院总护士长，全面负责医院的护理管理工作。

1988 年 7 月，医院成立护理部，护理部有工作人员 2 人，由张素兰任主任，全面负责医院的护理管理工作。

1998 年 12 月，潘丽萍任副院长分管护理工作，兼护理部主任。医院成立护理质量管理委员会，委员会成员由 9 名病区护士长兼职，负责全院护理工作质量检查和业务指导。

2004 年，李凌任护理部主任。2011 年，李芸任护理部主任。2013 年，副院长张洪武分管护理工作。

2016 年，医院护理部有工作人员 8 人。其中，主任 1 人，副主任 4 人，干事 3 人。下设供应室、护理示教室、外周静脉置入中心导管门诊、洗衣房。主要工作职能是全面负责医院护理工作质量管理；组织抢救重大、危重病人的护理工作；护理人员的培训，考核、调配与奖罚；护理教学与科研工作。

1988—2016 年医院护理部负责人更迭一览表

表 3-2

姓　名	职　务	任职时间
张素兰	主任	1988—1996
刘淑云	副主任	1988—1989
潘丽萍	副主任	1989—1996
张丽华	副主任	1989—1999
潘丽萍	主任（兼）	1996—2004
李　凌	副主任	1998—2004
	主任	2004—2011
伍春荣	副主任	2008—2013.7
马建英	副主任	2010.3—2013.7
张素梅	副主任	2010.3—
李　芸	副主任（兼）	2011.7—2011.11
	主任	2011.11—
王玉华	副主任（兼）	2013.9—2014.9
	副主任	2014.9—
王兰玲	副主任	2016.7—
周玉娟	副主任（兼）	2016.7—

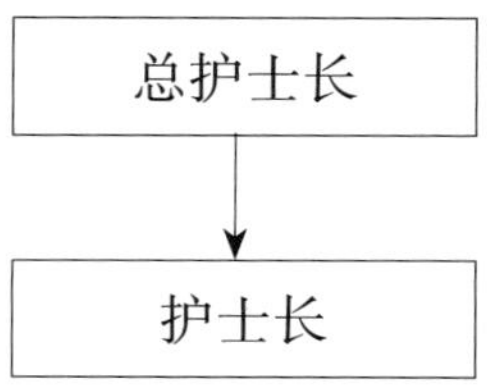

图 3-5　1978—1988 年医院护理管理架构图

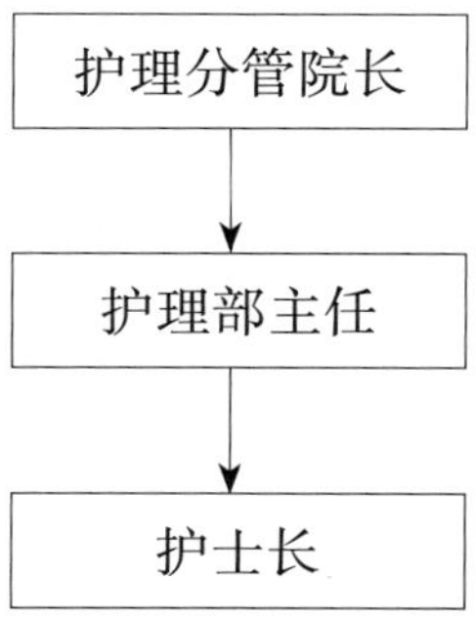

图 3-6　1988—2016 年医院护理管理架构图

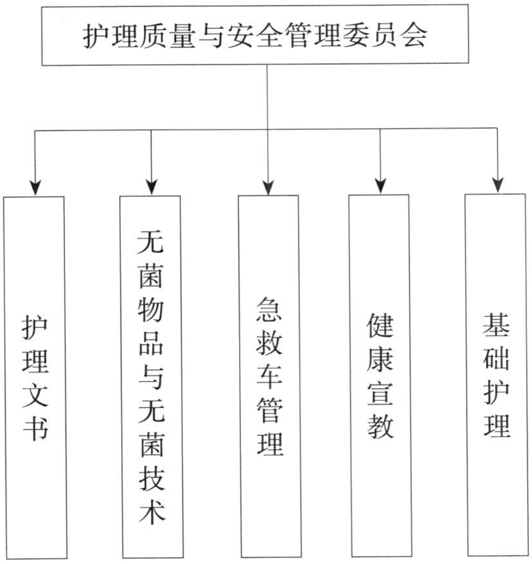

图 3-7　1998—2003 年医院护理质量与安全管理架构图

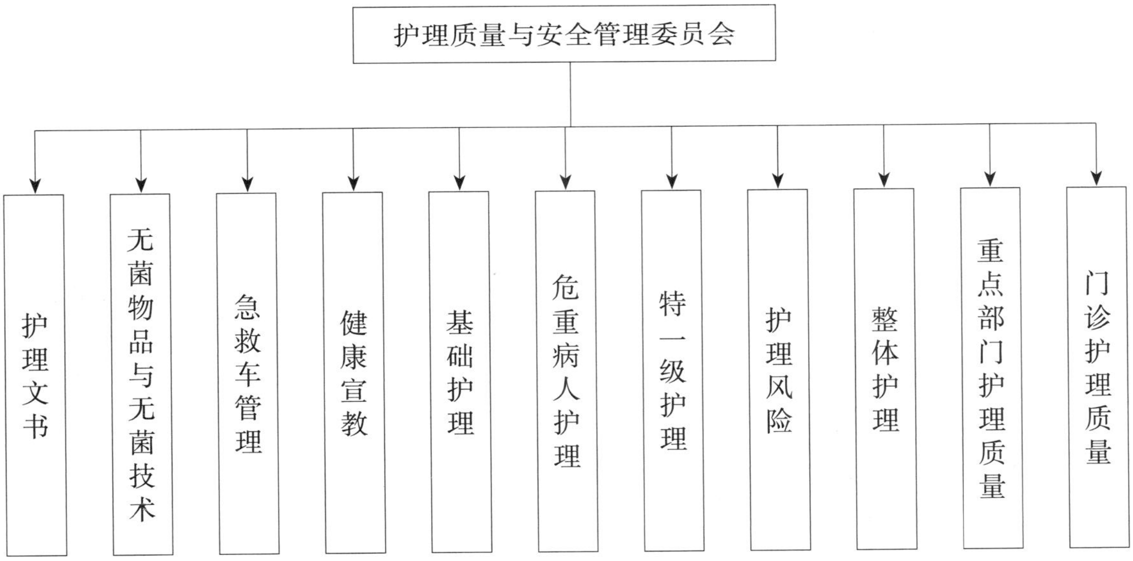

图 3-8　2004—2015 医院护理质量与安全管理架构图

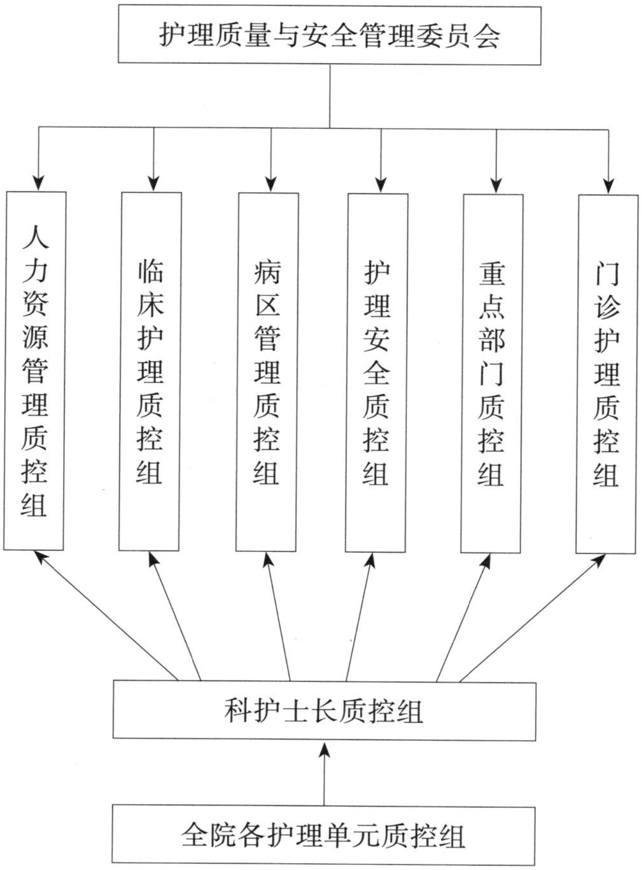

图 3-9　2016 年医院护理质量与安全管理架构图

护理示教室

1987 年，安丘县人民医院建立护理示教室，设在老保健楼 3 楼，由护理部直接管理。

1998 年，医院为加强护理人员的“三基训练”，将示教室设在外科楼 6 楼的胸外科。2003 年，示教室搬至门诊楼 4 楼。2011 年，示教室搬至外科楼 10 楼。2013 年，示教室搬至内科楼(二)15 楼，由原神经内一科护士长李建芳负责，示教室主要承担医院护理人员技能操作培训的教学工作。

2016 年，医院护理示教室有副主任张素梅、护士长李建芳 2 人组成，主要工作职责未变。

第二节　护理模式

随着医学模式的转变和人民群众对护理服务的需求越来越高，护理服务模式经历了功能制护理、责任制护理、整体护理模式。

1950—1985 年，安丘县人民医院实行功能制护理。护理工作以单纯疾病护理为主，从属和附着于医疗。护士是医生的助手，只限于执行医嘱和护理常规。在组织分工上，把护士分为治疗护士、主班护士、护理护士等，是一种片面流水作业的方法。这种护理模式，护士分工明确，便于组织管理，技术相对熟练，且节省人力，但忽视和较少考虑人的整体护理，对病人的病情、心理状态缺乏系统的了解，也容易造成医护责任不清。

1982 年，张素兰被省卫生厅评为全省优秀护士，出席山东省优秀护士表彰大会。

1986 年，医院实行责任制护理制度。由多年来实行的以疾病为中心的功能护理，改变为以病人为中心，以责任制为基础，以计划护理为内容，以心理护理为特点的护理。这种责任制护理，护士相对稳定，实行8小时在班、24小时负责制，对所负责的病人，做到床号、姓名、症状、体征、诊断、治疗、护理和饮食八知道，并对特殊重点病人实行心理护理。医院的责任制护理由护理部负责。12月，潘丽萍被评为潍坊市卫生系统先进工作者。

1989年4月，高怀娥在潍坊市卫生局组织的潍坊市护理知识竞赛中获优胜奖。

1990年1月，李玉秀被安丘县人民政府授予安丘县劳动模范称号。是年5月，高怀娥在中华护理学会山东潍坊分会举办的“护士之春”专业知识技术竞赛中获优秀奖。1991年，医院32名护士被评为潍坊市卫生系统先进工作者；刘振杰、杨润等12名护理人员在潍坊市护理技术比武中获技术能手；潘丽萍被潍坊市卫生局、潍坊市人事局评为先进工作者。1993年，张素兰被山东省总工会授予山东省优秀工会积极分子称号；邱凤兰获潍坊市优秀共青团员荣誉称号。1995年，高怀娥被潍坊市护理学会评为潍坊市护理学会优秀会员。1996年7月，李凌、王俊芳因护理病历书写优秀被潍坊市卫生局授予二等奖，李培春获安丘市优秀共产党员称号；孙梅获潍坊市优秀共产党员称号。

1997年7月，医院在内一科、外一科推行整体护理，更新护理观念，推行护理人员文明语言。护理模式由以病人为中心的责任制护理，改为以人的健康为中心的整体护理，护理任务超出原有对病人的护理，护士不仅要帮助病人逐渐痊愈，而且还帮助其恢复自理能力，达到最佳健康状态。是年，房永红被潍坊市卫生局授予“百佳服务明星”称号；潘玉梅被安丘市委、市政府评为先进工作者；1998年5月，王淑霞、田凌燕、王凤霞在潍坊市卫生局举办的全市护士体势语言及语言展示比赛中获二等奖。

1999年，医院建立高标准的整体护理模式管理病房，非模式病房实行整体护理的渐进模式。护理部、科室双层弹性排班，护理文书规范化管理。5月，护理部获安丘市先进基层妇女组织称号。2000年3月，李凌被安丘市委、市政府评为先进工作者。5月，孙梅被潍坊市人事局、卫生局评为潍坊市优秀护士。2001年，李凌撰写的《F–R固定器治疗胸腰椎爆裂骨折的护理研究》获安丘市科学技术进步奖。全院17个临床科室及手术室实施整体护理，整体护理开展率50%。2002年9月，护理部被潍坊市“双学双比”“巾帼建功”竞赛活动协调小组评为“巾帼文明示范岗”。李芸、李凌、李培春、潘玉梅被潍坊卫生局评为“潍坊名护”。2003年，李凌被潍坊市卫生局评为先进工作者。2005年12月，李凌、潘玉梅、邱凤兰被潍坊市卫生局评为“潍坊名护”；高怀娥被山东省疾控中心评为全省传染病信息网络直报工作先进个人。

2006年，医院提倡人性化服务，从服务对象的特点和个性出发，开展护理服务，以尊重病人，服务于病人，顺应时代发展和现代生活需要为切入点，不断改善服务措施。在全院开展护理服务示范病房的创建活动，心内科、胸外科被潍坊市卫生局评为潍坊市护理服务示范病房。以方便病人、满足病人需求为尺度，对现行的护理工作流程进行改良和重组，实行“首问负责制”和“首迎负责制”，严格执行国家法律法规，依法执业。严格护士执业管理，未注册护士不得独立值班及操作。是年，组织副护士长竞岗。通过科室推荐—医院组织演讲—综合评议等竞岗程序，有20名护士被选入护士长后备人才库，13名护士走上副护士长岗位，使护士长的选拔更加公开、公正和科学。同年，李培春、李瑞芳被潍坊市卫生局评为潍坊市优秀护士。2007年1月，李瑞芳被潍坊市卫生局评为“满意在卫生活动先进个人”；3月，潘丽萍被山东省卫生厅评为山东省优秀医疗工作者，荣立三等功，并获山东省“三八红旗手”称号。

2007年，按照上级主管部门要求，护士人手一册《护士岗位技能训练指导手册》，护理部对全院护理人员进行50项护理技术操作的示范培训，岗位练兵，举办护士岗位技能竞赛，有40名优胜者参加潍坊市护士岗位技能竞赛，获得集体二等奖。韩旭萍获护理岗位技能标兵称号。注重培养实用型的护士，改变以往考与做分离的考核方法，护理部组织的静脉输液考核全部在病房进行，将考核与临床实际工作充分结合，有效指导护理工作。注重提高护士应急能力和急救水平，对心肺复苏术、心电监护等急救监测技能进行重点培训，加强经外周插管的中心静脉导管应用，年内重症监护室成功开展27例经外周插管的中心静脉置管术并进行维护。病人满意度达98.9%，临床护理措施落实率100%，基础护理合格率98%，特一级护理合格率99.1%，健康教育覆盖率99%，一人一针一管执行率100%，护理文书书写合格率98.7%。一次性注射器、输液（输血）器用后毁型率100%。每100张床护理严重差错及年事故发生数为“0”。无护理并发症发生。年内召开护理新技术新业务展示会，有16个科室、22项新技术、新业务进行演示。其中综合内科的“创新小技术在化疗中的应用”、神经内一科的“简易掰安瓿装置”、普外科的“三通管在静脉化疗病人中的应用”、胸外科的“自制简易屏风”和“专科常用药物配伍禁忌表”、产科的“会阴烤灯的改进”、重症监护室的“人体结构图与人工气道患者沟通中的应用”，受到专家评委一致肯定。

2008年4月，医院获潍坊市全市护士岗位技能竞赛二等奖；5月，李芸被安丘市妇联授予“三八红旗手”称号；12月，孙梅、李培春、李建华、韩旭萍被潍坊市人事局、潍坊市卫生局评为“潍坊名护”；韩旭萍被潍坊市卫生局评为潍坊市护士岗位技能标兵；高怀娥被潍坊市卫生局评为全市手足口病防控工作先进个人；李凌被安丘市委、市政府评为全市文化建设工作先进个人。

2009年5月，李芸、韩本彩被潍坊市卫生局评为潍坊市优秀护士。

2010年，医院在全院推行优质护理服务示范工程，实行责任制整体护理，改变护理服务模式，减少交接班次数。护士长将住院病人分成几个责任区，每个责任区设置一名责任护士，每位责任护士负责护理病人数量不超过8人，病人住院期间所有治理、护理服务项目全部由一名护士负责完成。要求及时观察病人病情变化，对病人实行无缝隙全程护理，保证护理质量，提高护理满意度。护士长在病人入院30分钟内到床前征求病人需求，掌握病人病情。住院过程中，护士做好出院指导，出院后做好随访。普通病房实行替早、午、大小夜班；重症监护病房实行白班8—4班及夜间大、小夜班，减少白班交接班次数。为加强护理专科建设，拓展护理服务内涵，肿瘤外科开展甲状腺操、乳腺操，内分泌科开展糖尿病操；护士为病人发放口服药时，做到看服到口，保证患者服药安全；护士为长期卧床病人翻身、拍背、皮肤护理，杜绝或减少院内坠积性肺炎及压疮的发生；护士指导或为肢体偏瘫患者做偏瘫肢体功能锻炼，杜绝或减少下肢静脉血栓形成；护士为插鼻饲管病人鼻饲喂饭，既保证患者营养，又减少或杜绝病人吸入性肺炎的发生，促进患者早日康复。公示护理分级内容及服务项目，积极开展人性化护理服务。12月，潍坊市优质护理服务现场交流会在安丘市人民医院召开，与会专家共同交流优质护理服务经验、心得，并对医院的优质护理服务取得的成绩给予高度评价。

2011年，医院改革临床护理服务模式，继续推行优质护理服务模式，神经内二科、神经外二科开始创建优质护理服务示范病房。加强质量管理，分三个片区由护理部人员进行质量控制。5月，李玉丽、刘庆艳、韩旭萍、刘娟被潍坊市卫生局、潍坊市妇女联合会评为潍坊市优质护理服务先进个人，授予“巾帼建功标兵”称号；高怀娥被潍坊市卫生局、潍坊市公安局、潍坊市民政局评为全市城乡居民健康信息监测工作先进个人，被山东省疾控中心评为全省传染病信息网络直报工作先进个人。2012年，李芸、马建英、薛红霞、王玉华被潍坊市人社局、潍坊市卫生局评为“潍坊名护”；王玉华、王凤霞、韩旭萍被潍坊市卫生局评为优质护理服务示范标兵；李凌被潍坊市妇女联合会评为潍坊市妇女创先争优先进个人，被潍坊市统计局、潍坊市第六次人口普查领导小组办公室评为先进个人。程霞被山东省科学技术委员会、省卫生厅、大众报业集团评为山东省首届百佳护士。

2013 年，根据“二级甲等医院”评审要求，医院改变护理排班模式，普通病房实行替早、午、双夜班，取消大小夜班，减少夜班交接次数，最大化对病人实行全程、无缝隙管理；护理部重新修订《护理规章制度、职责》《护理常规》《临床护理技术操作规范及并发症预防处理》《护士工作手册》《护理应急预案及工作流程》《健康宣教手册》，完善各项质控检查标准及质控记录，逐步建立完善护理人才培养管理体制，各级护理人员的学习、培养、考核、晋升等方面逐步向标准化发展。加强护理人员护理操作技能大练兵，增强护理人员操作技能；整理护理个人技术档案，达到一人一袋，并对 709 名护士完成注册。实行护理部—科室二级质控体系，保证护理质量。是年，李芸、马建英、张素梅被潍坊市卫生局评为潍坊优秀护士；孙梅被潍坊市人力资源和社会保障局、市卫生局评为全市新型农村合作医疗工作先进个人；高怀娥的《光量子氧透射治疗脑血管病》被潍坊市科技局评为“潍坊市第十届科学技术优秀学术论文二等奖”；李晓华被安丘市总工会授予“富民兴安”劳动奖章。李凌被潍坊市科学技术协会、潍坊市卫生局、潍坊报业集团评为首届潍坊市优秀护士；孙记荣入选 2012 年度潍坊市好人榜。3 月，程霞经中国女性医疗管理课程组综合评定，被评为“巾帼圆梦：中国女性医疗管理课程”优秀学员。

2014 年，护理部在“二级甲等医院”复审基础上努力提升护理服务质量、提高护理技术水平。组织成立压疮技术指导小组，静脉治疗技术指导小组。每周进行临床指导，促进专业护理技术水平的提高。李芸获山东医学高等专科学校优秀教学管理者称号，被潍坊市科学技术委员会、潍坊市卫生局、潍坊报业集团授予第二届“潍坊市优秀护士”；程霞被山东省卫生和计划生育委员会、山东省爱国卫生运动委员会办公室授予省级基层健康指导员称号，并获首届健康山东、全民健康生活方式健康指导技能大赛个人优秀奖；李芸被潍坊市总工会评为潍坊市先进女职工工作者；徐海燕被潍坊市总工会评为潍坊市女职工建功立业标兵；辛荣、都雯静、李建霞被潍坊市卫生局评为“潍坊市优秀护士”；李建霞被潍坊市妇女联合会、潍坊市“双学双比”“巾帼建功”竞赛活动协调小组办公室评为“潍坊市巾帼建功标兵”；潘玉梅被中共潍坊市委宣传部、潍坊市文明办等单位评为 2013 年度潍坊市文明诚信标兵；韩旭萍被潍坊市人力资源和社会保障局、潍坊市老龄工作委员会办公室评为“潍坊市十大孝星”；田凌燕被潍坊市卫生局评为“潍坊市优秀护士”；高怀娥被潍坊市卫生局评为“全市卫生应急与疾病控制工作先进个人”；田凌燕被潍坊市卫生局授予“优秀带教老师”；程霞被安丘市总工会授予“富民兴安”劳动奖章，被潍坊市卫生局、潍坊市教育局授予“优秀基层健康指导员”称号，在潍坊市首届“健康山东　全民健康生活方式”基层健康指导员技能大赛中获一等奖。2015 年，辛荣、周玉娟被潍坊市人社局、潍坊市卫生计生委评为“潍坊名护”，张利娜被山东省总工会授予“山东省女职工建功立业标兵”；王凤霞被潍坊市人力资源和社会保障局、潍坊市老龄工作委员会办公室评为“潍坊市十大孝星”；高怀娥被潍坊市疾病预防控制中心评为全市疾病预防控制工作先进个人。

2016 年，医院继续推行优质护理服务，实行 AN（白班、夜班）排班模式，全院病区取消中午替午班次、取消大小夜班，实行白天责任护士全程监护，夜间双人值夜班模式，减少交接班次数，对病人实行全程、无缝隙护理，提升护理质量；进一步完善护理管理体系，使用省护理质量控制中心制定的住院患者五项风险评估量表，分别为：住院患者压疮风险评估量表、住院患者跌倒风险评估量表、住院患者非计划性拔管风险评估量表、住院患者 VTE 风险评估量表、住院患者疼痛评估量表，病人入院后，护士有针对性地对病人进行各项风险评估，对存在危险因素的患者采取相应的防范措施，并悬挂各种警示性标识，保证患者安全；抓好“四个”特殊管理：对特殊人员（新护士、工作责任心不强及思想情绪有波动的护士）、特殊时间（中午、夜间、节假日）、特殊病人（年老体弱、婴幼儿、疑难和危重及大手术等病人）、特殊操作（不常见的操作或者难度大的一些技术操作及新业务、新技术开展等）病人的护理，开展“专病专护”特色品牌的创新性优质护理服务，科室对患者使用专病专护 / 健康教育执行单，对入院、住院期间、围手术期、出院指导具体措施床边逐一落实，在保证护理服务整体性、连续性的同时，彰显护理服务的个性化和人性化；建立经外周静脉置入中心静脉导管“管管相护”微信群，及时回答患者的各种问题及预约换药等，拓展护理服务内涵。是年，李芸、辛荣、刘文霞被中共潍坊市委宣传部、潍坊市总工会、潍坊市卫生和计划生育委员会评为潍坊市“金牌护士”;王淑霞被潍坊市卫生计生委、潍坊市编办、潍坊市财政局评为“心理健康服务体系建设工作先进个人”；王志红、李晓华被潍坊市护理学会评为“潍坊市优秀护士”；王志红被潍坊市人力资源和社会保障局、潍坊市老龄工作委员会评为“潍坊市十大孝星”，宋小梅被安丘市卫生和计划生育局评为先进工作者；李凌、程霞、王淑霞被山东省护理学会授予“健康守护天使”称号；都雯静被安丘市人民政府授予劳动模范称号；范常云被潍坊市妇女“双学双比”“巾帼建功”活动领导小组、潍坊市妇女联合会评为巾帼建功标兵。

第三节　护理职责

安丘市人民医院在不同时期不同的护理岗位，对护士的职责有不同要求。并且随着时代的进步、医疗水平的提高、医疗技术的发展，护士职责随之发生改变。

建院初期，住院病人的治疗、生活琐事、吃、喝、拉、撒全由护士协助完成。

1974 年，医院的护理工作逐渐走向正规，各级护理人员的职责范围与要求越来越明确具体。开展各项技术操作，如:吸氧、导尿、吸痰、鼻饲、胃肠减压、尸体料理等。

1986 年，医院创建示范病房，对总护士长工作职责提出要求，要求总护士长工作有月计划、周安排、日重点，及时有效完成各项工作，保证护理工作质量。是年，医院实行责任制护理制度。

1988 年，医院实行护理部、病区护士长两级管理负责制。派 3 名护理人员参加山东省卫生厅举办的护理管理培训班。医院护理制度按山东省卫生厅 1981 年 4 月颁发的《医院护理质量管理条例》执行。

1992 年，为创建二级甲等医院，医院成立医疗护理质量管理委员会，委员会与院长签订《创建二级甲等医院责任书》。潍坊市卫生局组织评审委员会，分行政、后勤、医技、医疗、护理 5 组，按医院评审细则对医院进行正式评审，医院顺利通过评审，成为山东省首批县级二级甲等医院，省重点联系医院。

1993 年 5 月，潍坊市举行护理学术经验交流会，医院成功的护理经验得到与会专家一致好评，并被兄弟单位所借鉴。是年，护理部加强对各项护理工作的检查指导，落实护理责任。医院各项护理措施到位，基础护理合格率、特一级护理合格率分别为 99.1% 和 99.4%，护理文书合格率为 100%，抢救危重病人 640 例，抢救成功率达 93.9%。

1994 年 9 月 12 日，医院顺利通过山东省爱婴医院评审团的评审，同时医院护理工作得到专家的高度评价。

1998 年，根据评审要求，医院结合工作实际，调整医院护理质量管理委员会，委员会成员由 9 名病区护士长兼职，负责全院护理工作质量检查和业务指导。

1999 年，医院建立高标准的整体护理模式管理病房，非模式病房实行整体护理的渐进模式。护理部、科室双层弹性排班，护理文书规范化管理。专业理论知识、护理技术操作全面提高，病人对护理工作的满意度达 99%。

2002 年，医院贯彻 ISO 9000 质量管理体系理念，根据 ISO 9000 质量管理体系要求，落实 ISO 9000 质量管理标准。学习当代、现代护理管理和护理程序、心理学、伦理学及法律知识。护理人员分层次培训，实行护士长竞岗制度，明确护士长职责：在护理部的领导下，全面负责病房的行政管理、临床护理、教学、科研及在职教育的管理工作；根据护理部工作计划，制定病房护理工作计划，并组织实施；负责本病房护理人员的素质培养工作，教育护理人员加强责任心，改善服务态度，遵守劳动纪律；安排和检查本病房的护理工作，落实质量控制方案；参加并指导危重、大手术患者的护理及抢救工作；督促护理人员严格执行各项规章指导和操作规程，严防差错事故的发生；参加科室主任查房，参加疑难、危重、死亡病例讨论；定期召开工休人员座谈会，听取病人意见及建议，不断改进病房管理工作。

2003 年，医院全面贯彻 ISO 9000 质量管理体系，通过 ISO 9000 质量管理体系认证。制定护理作业指导书，对护理部职能、职责，都有明确的细则规定。调整护理质量管理委员会，潘丽萍任主任，李凌任副主任，成员有李培春、潘玉梅、李芸、王建芬、韩桂珍、朱秀珍、李淑珍、栾秀文、董惠玲。制定护理质量管理委员会职责：分管副院长是护理质量控制的第一责任人，负责护理质量的监督执行；护理部是负责全院护理质量控制的主要部门，负责护理质量标准的修订、组织实施、监督检查和控制；护理质量管理委员会负责护理质量的检查控制，并将检查情况写成书面材料报护理部；科护士长对本科护理质量全面负责，并确保本科护理质量符合标准要求。

2004 年，医院改制，新进护理人员全部实行院内合同聘任制。护理部以“护理质量、护理安全、人性化护理”为主题，开展各项工作。进一步完善护理各项制度、职责流程及规范。注重落实检查、评价及反馈，规范管理行为，明确职责权限，以病人为关注点，狠抓质量管理和持续改进，护理质量标准有新的提高。积极开展人性化护理和服务，推广使用文明用语。11 月，医院成功举办首期特色护理服务新技术展示会。会议收到新技术及小发明项目 46 项，挑选 9 项由 9 位年轻护士登台演示；编排 4 个以护理服务、病房管理、电话礼仪、整体护理为主题的小品节目。手术室的《请别紧张，我来陪伴你》，创伤一科、创伤二科、神经外科合作的《电话礼仪》，普外科、胸外科、泌尿外科、妇科自编自演的《独幕话剧》，神经内科、心内科联合表演的《温馨服务从我做起》等节目，充分体现了个性化护理对病人的精神服务、文化服务、情感呵护。医院成立安丘市人民医院护理科研小组，小组成员由 22 名护理人员组成。

2006 年，医院为提升服务水平，增强护理人员静脉输液操作技能及服务水准，在全院开展护理星级评选活动。“5・12”国际护士节，李瑞芳、李建芳、李芸、王厚梅、孙梅被医院评选为“最佳五星级护士长”，沈秀臻、王海棠、李志王、刘文霞、郭海燕被评选为最佳“一针准”操作明星。

2007 年，医院开展护理星级服务活动，改善服务态度，提高服务质量，变被动服务为主动服务，激发全院护理人员无私奉献精神。“5・12”国际护士节，医院对李芸等 33 名护理星级服务活动中评出的最佳护士予以表彰。

2008 年，医院组织部分护士长赴新加坡参加医院管理高级培训班。是年，进一步明确护士长的工作职责，提高医院的整体管理水平。

2009 年，医院修订《安丘市人民医院工作制度与岗位职责》，并对工作制度及管理规定进行补充修订。制定护理部主任职责，要求护理部主任在院长领导下工作，负责领导全院的护理工作；负责实施医院的质量方针和落实质量目标，制定护理部的具体落实措施，履行监控职能；根据医院的计划，负责拟定全院的护理计划及目标，组织实施；深入科室了解掌握护理人员的思想工作情况；组织护理人员“三基三严”（基本理论、基本知识、基本技能；严格要求，严谨态度，严肃作风）培训，学习业务技术，定期进行技术考核；根据具体情况，对全院护士做院内或临时调配；召开全院护士长会议，分析全院护理工作情况，定期组织全院护士长到科室交叉检查，互相学习，不断提高护理质量；提出对护理人员的奖罚、晋升、晋级、任免及调度的意见。

2010年，医院推广优质护理服务模式，妇科、肿瘤外科成为首批优质护理服务示范病房，医院被确定为山东省优质护理服务重点联系医院。4月起，医院取消一般患者护理记录，护理病历保留体温单、医嘱单、危重患者护理记录单、手术核对单4项。

2012年7月，在潍坊市护士岗位创新技能竞赛中，医院3位参赛护理人员代表安丘市卫生局荣获团体二等奖，分别参加理论考试及临床护理、儿科护理、重症监护室护理3个项目的技能比赛，李玉梅、王兰玲、宋小梅分别获得个人第二名、第五名、第七名的成绩，被潍坊市卫生局、潍坊市总工会、潍坊市人力资源和社会保障局、潍坊市妇女联合会授予“全市女职工建功立业标兵”称号。

2013年，护理部根据“二级甲等医院”评审细则要求，重新修订护理规章制度、职责、流程、护理常规、常见护理操作并发症预防及处理，护士工作手册，护理应急预案及流程，健康宣教手册，完善各项质控检查标准及质控记录，以能级管理为切入点，根据护士的毕业时间、工作能力、学历等综合因素，分为4个等级，对护理人员分层次培训和使用。制定责任护士职责：参加晨间护理，晨会交班，进行床头交接班，对危重病人重点交接；全面履行护士职责，对新入院病人进行入院指导，心理指导，健康教育及出院指导；做好围手术期患者护理，指导患者进行康复锻炼，促进功能恢复；巡视病房，全面掌握危重、手术、新入、转科病人病情，保证患者安全，认真填写各项护理记录，做好床头交接班；负责病房公用设施、仪器管理，发现异常及时报告护士长及有关科室，并做好记录进行交班；协助护士长召开公休会，广泛征求病人意见及建议，不断改进护理工作。是年4月，在安丘市卫生局举办的全市卫生系统护理技能竞赛中，市人民医院荣获唯一一个团体优胜奖。同年12月，医院顺利通过“二级甲等医院”复审。

2014年4月，护理部组织护理文化周系列活动，护理部发放护理急救知识1000题，有223名临床护士参加选拔赛、复赛、决赛，提高临床急危重症的抢救护理水平。组织成立压疮技术指导小组、静脉治疗技术指导小组。每周进行临床指导，促进专业护理技术水平的提高。

2015年3月27日，护理部组织举办护士长管理培训班，邀请山东省立医院护理部主任李振香莅临医院授课。全院正、副护士长116人参加培训学习。以此次培训为契机，明确护理职责。大夜班护士职责：认真做好交接班工作，巡视病房，危重病人床头交接；核对小夜班医嘱，做好特殊检查及术前准备工作；认真执行医嘱，按时测量体温、脉搏、呼吸、血压，按常规做好治疗、护理；定时巡视病人，观察病情及入眠情况，进行必要护理；书写护理文书，总结24小时出入量，做好护理记录；做好危重病人基础护理，协助喂饭，检查病人进食情况；负责办公室、治疗室、换药室清洁、消毒工作。4月，护理部组织《经外周静脉置入中心静脉导管的置入与维护》理论培训及经外周静脉置入中心静脉导管的置入、维护技能培训，全院50名临床科室护士长及50名责任护士参加。是年，在“5·12”国际护士节期间，为普及急救常识、关爱生命健康，护理部组织以“爱心环保骑行送健康”为主题的巾帼志愿服务进社区活动，分别到城北社区福乐托老院、市北区老年护理院、市职业中专、天熙苑社区进行送健康活动，到青云山捡拾垃圾，保护环境卫生；护理部组织举办“向健康快乐出发”为主题的护理知识趣味运动会，激发了团队意识、协作精神及工作热情；6月16日，护理部组织监护仪使用培训，每个科室1～2名护士参加，全院70人参加培训，掌握了迈瑞公司监护仪的使用、维护、保养及相关知识。7月6—12日，护理部对本年度新招录的46名护理人员进行全面、系统的岗前培训，提高新护士综合素质，尽快熟悉医院环境，了解医院文化，掌握各项制度、职责，培养胜任临床护理工作的护理人员，确保临床护理服务质量。7月31日，护理部组织全院45岁以下559名护理人员进行上半年护理理论考试，考试内容为第五版基础护理学内容。护理部将全院护理单元按专业特点分为5个考试片区，护理人员分层级考试，按各片区护士、护师、主管护师所需掌握内容为考试重点，共出15套试卷进行5场考试。护理部对85分以下人员、缺考人员及病事产假人员组织补考。10月27日，护理部召开静脉治疗护理技术指导小组会议，针对存在问题，提出整改方案，促进静脉治疗规范化、标准化，提高静脉治疗质量。是年，护理部采取“走出去学，拿回来用”的方法，组织相关科室护士长及护理骨干近30人，先后到济南、青岛、济宁、潍坊、青州等医院参观、进修学习和参加省护理学会组织的培训班。

2016年，护理部以“创建三级乙等综合医院”为中心，积极开展工作。3月26日，医院护理志愿组织加入中国南丁格尔志愿护理服务总队成为分队队员，并聘请济南中心医院副院长肖凌凤作了题为“赢在沟通”的学术讲座，确保护患有效沟通，提高患者对护理工作的满意度。3月，护理部对院龄3年内的近120名年轻护士进行无菌技术、心肺复苏技术、静脉留置针输液、皮内注射、皮下注射、肌肉注射等基本技能操作培训及考试考核，合格率98.06%。“5·12”国际护士节期间，为激发护理人员爱院爱岗敬业的工作热情。护理部组织“爱医院，展风采”为主题的护士节演讲比赛，全院300人参加。6月28日，护理部对全院正护士长进行护理核心制度考核。7月21日，护理部组织全院护理人员进行上半年护理理论考试，考试内容为护理核心制度。8月12日，护理部联合急诊科共同进行护理人力资源调配和成批食物中毒的应急演练。护理部组织全院应急救治

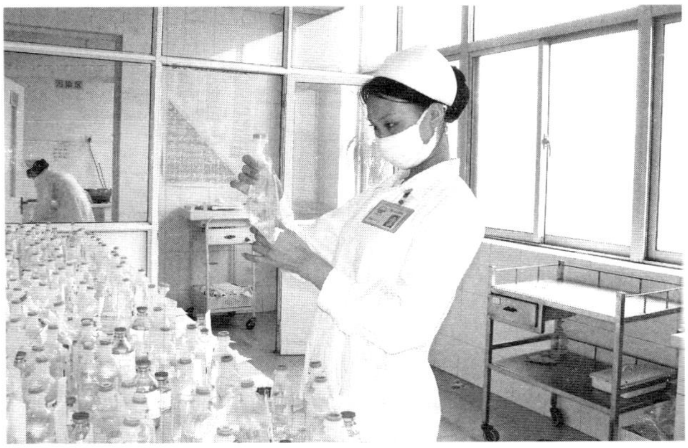

图 3-10　配药

队、机动护士库人员进行心肺复苏技术、电除颤技术理论、操作培训。9月1—20日，对当年新招录的45名护理人员进行各项制度、职责等全面、系统的岗前培训，使尽快熟悉医院环境，了解医院文化，提高新护士综合素质和临床护理质量。11月，对全院正护士长进行护士长访谈和应知应会知识考核并将考核成绩及时通报。是年，医院举办血液透析专科护士培训班、急诊科专科护士培训班、手术室专科护士培训班、重症监护室专科护士培训班，请临床护士长和科主任授课。血液透析室、急诊科、手术室、重症监护室护士全部参加培训，相关科室的部分护士自愿参加培训，培训课次59次，16人取得专科培训证，53人取得专科合格证。

是年，在潍坊市卫计委组织的护理管理创新项目比赛中，护理部申报的护士长三查房和志愿者服务2项，在潍坊市卫计委护理管理创新项目比赛中，分别获一等奖和二等奖。医院护理特色实践成果创新项目《气管切开护理方法创新》与《降压保健操在护理工作中的应用》，被山东省护理学会选为《2016年山东省护理工作年会暨护理特色实践成果展示交流会》交流项目，得到与会护理专家的好评，并现场回答参会人员提问，与多家医院参会专家进行现场交流。护理部创新和改进《护士长每日工作督导本》，督促护士长利用每日两查每周夜查，对科室护理质量进行无缝隙管理。护理部每周对护理质量问题进行周通报

月质量分析反馈，下发《护理质量信息简讯》，进行季度质量分析。

是年，在医院三级乙等综合医院评审中，护理部编写《安丘市人民医院护理不良事件管理手册》，进行“非惩罚性＋奖励”的护理不良事件管理；汇编《安丘市人民医院护理文书书写管理规定》，规范全院护理文书书写；组织护理质量与安全管理委员会重新修订护理常规与护理工作制度，并新增护理常规 16 个；修订护理工作制度 67 个，新增护理工作制度 14 个，以更好地指导临床工作；规范标识管理，将高危、非高危管道按名称、颜色进行全院统一规定。在分管院长领导下，护理部人员处理护理部业务、行政管理及日常工作，拟定、修改完善护理规章制定、护理常规、操作规程、质量标准并检查、督促落实；检查分管片区的护理管理、护理安全管理、病区管理、临床护理质量管理等实施情况并督促落实，特别对新医嘱危重患者、输血病人进行重点质量控制，提出整改意见、追踪改进效果；参与所分管病区的护理查房及护理病历讨论；组织负责静脉输液小组活动，对全院经外周静脉置入中心静脉导管的置入、维护进行专业指导及检查，对输液过程中存在的各种输液问题进行汇总、督导，对经外周静脉置入中心静脉导管及维护等相关知识培训，保证输液安全；经常深入临床科室，做好护理差错和事故的防范工作，及时追踪科室护理不良事件，及时处理护理工作中发生的护理纠纷、差错事件，不断提高护理质量和技术水平；组织护理科研、教学工作，分配带教任务，协助组织护理人员专业技术培训，不断推广新业务、新技术。

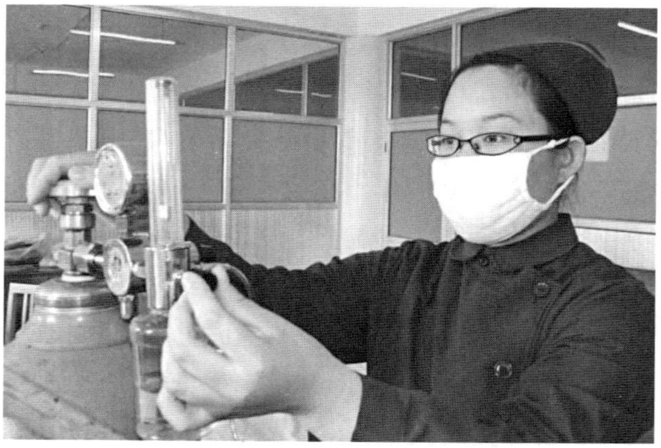

图 3-11　检查急救设备

第四节　护理制度

建院初期，医院的护理制度尚不规范。

1986 年，安丘县人民医院创建示范病房，对护理人员素质、技术要求、病房管理、基础护理、危重病人护理均制定相应规范。要求护士认真执行查房制度，每周一次。是年 5 月 27 日，医院规定，由护士长召开公休会，每周 1 次。取得病人配合。医院建立三级护理制度，重点是一级护理病人，制定护理计划，严格执行医嘱。严格执行交接班制度，实行三班交接，做到交接清楚，重点病人重点交接，严格六不交接制度（工作未完成不交接，物品不全，药械不清不交接，病情交接不清不交接，两便未处理不交接，暖瓶无水不交接，多留陪人不交接）。制定陪伴探视制度，探视陪伴人员必须遵守院规，按规定时间探视，每天上午 10 点至 11 点，下午 4 点至 8 点探视。每次不能多于 2 人，探视陪伴人员必须听从医务人员指导，不得翻阅病历和有关医疗记录，不得将病员私自带出院外；损坏贵重物品应负责赔偿；不得谈论有碍病员健康和治疗事宜，要保持病房整洁、安静，不准吸烟，要爱护公物、节约用水。规章制度建立后，病房发生明显变化，改变过去脏乱的状况，基本达到安静、整洁、舒适。医护人员态度和蔼，工作认真，医护质量明显提高。小儿科一病人因肺炎入院，经护士严格认真观察病情，发现呼吸道分泌物多，口唇紫绀，询问病史，家中灭过虱子，护士及时向医生汇报病情，按有机磷中毒进行抢救，只住 3 天痊愈出院。坚持护理质量检查，科室实行日查、周查、月查，院查实行季查，所得分数纳入评分计算，通过质量检查肯定成绩，发现问题及时解决，对提高护理质量起到推动作用；狠抓护士长的工作，提高对护理工作的认识，每周一次例会，总结评比，交流经验，发现问题及时解决；做好基础护理和专科护理，认真填写表格，开展护理疑难病历讨论，严格消毒隔离制度；开展无事故差错活动，差错逐年减少，杜绝事故的发生。1984 年差错发生率 0.2%，1985 年差错发生率 0.15%。

1994 年，医院实行护士长夜查房制度，强化薄弱环节的管理。全院护士长轮流查夜，每月查夜 8 次，每周查 1 个大夜、1 个小夜，夜间护理的各项工作更加规范，工作质量得到提高，值班人员责任心加强，切实保证患者安全。

2002 年 10 月，在全院临床科室使用巡视卡。是年，医院贯彻 ISO 9000 质量管理体系理念，学习 ISO 9000 质量管理体系要求，对护理人员分层次培训，贯彻《医疗事故处理条例》，以法治医。2003 年，借鉴海尔“OEC”管理方法，全面贯彻 ISO 9000 质量管理体系，制定护理作业指导书，对全院护理作业文件进行全面完善修订，将护理工作纳入标准化管理程序。

2005 年，医院完善支持保障系统，设备科下收下送，减少护士非护理工作时间。

2006 年，根据国家法律法规、行业规范、上级主管部门及 ISO 质量体系要求，结合医院实际，修订完善《护理工作制度》《护理应急预案及程序》《护理操作前后的告知程序》和《护理关键过程流程》等，使其更具科学性、规范性和可操作性，同时收录《山东省医院护理质量控制标准及评价细则》《山东省医院护理服务质量评价细则》、“CHA 患者安全目标”考核评分标准及感染管理检查标准，装订成册，人手一册，并认真组织培训学习，要求人人掌握标准、规范及要求，保证落实。有效预防护理差错和事故的发生，保证护理安全。护理质量管理委员会重新修订切实可行的护理质量检查标准与考核细则，定期不定期对各项护理工作进行评估、检查，发现问题及时采取有效措施解决，并提出建设性整改意见。各科室均成立以护士长牵头的护理质量管理小组，健全质控职责，在基础管理、质量控制中充分发挥职能作用，做到月有计划，周有安排，日有重点，月底有小结，并有阶段性分析，使护理安全和服务质量得到有效保证。是年，医院成立口服药中心，口服药统一摆药，统一配送。

2008 年 5 月 12 日，国家《护士条例》正式颁布实施，护理部要求护士长带领全体护理人员认真学习，正确理解，抓好落实，切实保障护理人员合法权益。是年，对全院护士进行护士注册换证。注册启用新版《护士执业注册联网管理信息系统》，实现护士注册联网及网上实时操作功能。

是年，医院成立消毒供应中心。

2009 年 12 月，医院重编《工作制度与岗位职责》，对护理部工作制度提出新要求。护理部工作制度要求护理部有健全的领导体制，实行二级管理，对护士长进行垂直领导；有年度计划、季度安排、周工作重点、年终有总结，并认真组织落实。全面实施以病人为中心，以质量为核心的质量控制工作，对全院护理质量进行控制；负责院内护理人员的调配及教学工作；建立健全各项护理管理制度、疾病护理常规及各级护理人员责任制度；健全护士长的考核标准，护理部每月汇总护士长月报表，发现问题及时解决；定期、不定期组织召开相关会议，如护理部例会、护士长例会、全院护士大会；组织全院业务学习、护理查房与会诊、护理技能培训、新护士岗前培训等活动。

是年，医院拿出专项资金奖励优质护理服务示范病房的护士，并评选、表彰优质服务先进个人，调动护士的工作积极性；建立以护理工作质量、护理患者数量、基础护理完成数量、质量、患者评价等为依据的绩效考核制度，充分体现多劳多得、优劳优得；护理部经常召开示范病房座谈会，了解护士工作中的困难，及时协调解决科室存在的问题。

2010 年，医院制定《2010 年“优质护理服务示范工程”活动实施方案》，定期召开专题会议，各相关科室召开专题协调会，分管护理工作的副院长召集示范病房现场调度会，及时研究解决创建活动中出现的新情况、新问题，护理部进一步探讨与深化临床护理责任制工作模式，对患者进行全面、全程、连续的治疗及护理。推行护理人员弹性排班制，采取个性化排班、8小时连续性排班制等，减少护士交接班次数，节约护士时间，增强护理工作的连续性。中午、夜间在治疗、护理高峰时间段有两名护士在岗，保证护理质量与患者安全。实施激励措施，充分调动护士积极性。护理部组织护士长、护理骨干到上级医院学习参观及参加相关培训班，帮助大家转变观念，拓宽思路。成立优质护理督导工作小组，定期组织召开试点病房经验交流会，持续改进服务质量。医院还采取多种形式调动护士工作积极性，对招聘护士待遇、工资、休假等进行调整，在休假方面享有与在编职工同等待遇；合理配置护士，充实临床一线护士队伍，床护比逐步达到1∶0.4。

2013年，根据“二级甲等医院”评审细则要求，医院制定8种质量检查表单：整体护理质量检查标准、健康宣教质量检查标准、护理文书书写质量检查标准、基础护理质量检查标准、病房管理质量检查标准、危重患者质量检查标准、无菌技术与无菌管理质量检查标准、急救物品、药品质量检查标准，并参照山东省卫生厅三级医院评审细则实施办法，对手术室、供应室、产房、母婴保健科、介入科、重症监护室、新生儿监护室等科室的质量检查标准进行补充修订。同时进一步完善质量管理体系，实行“护理部—护士长”二级质控体系，重新修订工作制度。交接班制度要求值班人员坚守岗位，履行职责，保证各项治疗、护理工作准确及时进行；按时交接班，接班者提前10～15分钟到病房，阅读交班记录本、护理记录等。在接班者未到岗与其交接清楚之前，交班者不得离开岗位；值班者必须在交班前完成本班的各项工作，写好病室报告及各项护理记录，处理好用过物品；遇到特殊情况应详细交代，与接班者共同做好交接班工作后方可离去；交班中发现患者病情、治疗及护理器械物品等不符时，应立即查问，接班时间发现问题，应由接班者负责。接班后如因交接不清，发生差错、事故，造成物品遗失，应由接班者负责；对晨会交班站位、站姿、内容要求，床头交接班内容要求均有具体规定，规范护士的交接班行为。

2014年3月、5月、12月，医院分别选派血液透析、重症护理、急诊急救护理专业护士，进行为期3个月的省级专科护士培训，专科护理水平提高，并取得全省名列前茅的好成绩。

2015年7月12日，国家卫计委举办《护理分级》及《静脉治疗护理技术操作规范》视频直播会，安丘市人民医院成为山东省护理质控中心网络直播定点医院，潍坊地区唯一一家直播医院。视频直播会详尽解读《护理分级》及《静脉治疗护理技术操作规范》的标准要求，进一步规范护理工作行为，对临床工作具有实际指导意义。

2016年，医院实现护理质量信息化管理。为实现护理质量信息的及时反馈，创建内部护理质量信息反馈期刊《护理质量信息简讯》，每季一期，设有日间护理质量控制，夜间护理质量控制，出院病历护理文书控制，护理不良事件分析、专项护理质控（住院危重患者护理质控、压疮护理质控、满意度调查、静脉输液小组质控），信息覆盖全院各个护理岗位，是每季各项护理工作的真实记载，形成完整的护理管理档案资料，实现护理质量的信息化管理。修订护理质量与安全管理委员会工作制度，成立由分管护理副院长，护理部主任、副主任、护士长组成的护理质量与安全管理组织，负责全面督导、检查；负责制定各项质量与安全检查标准，定期组织检查，发现问题及时反馈；质量与安全管理组织成员定期召开会议，总结质量检查中存在的问题，分析原因，提出改进措施并反馈至全体护士；实行护理部主任、护士长二级质量管理，科室质控小组每周至少检查一次，各护理质控小组每月检查一次，护理部每季度检查一次，并有记录；将质量检查结果及时反馈给当事人，并以护理质量改进记录表的形式反馈给相应科室；科室根据存在问题和反馈意见进行改进，并以质量改进记录表的形式汇报护理部，以达到持续改进的目的；护理工作质量检查结果作为科室进一步质量改进的参考及护士长管理考核重点。制定护士管理规定，所有进院护理人员必须通过医院公开、公平、公正的招聘考核；新入院的护理人员必须通过医院岗前培训，考核合格后方能进入临床科室工作，试用期三个月；试用期满考试合格后正式进入二年培养期阶段，培养期间采取严格的培训考核，实行进阶制。二年培养期结束，考核合格者，进入专科护士培养阶段，执行专科护士培养方案；经考核无法胜任护理工作且未取得执业资格者，交人力资源部按相应规定处理；护理人员定科、定岗，实行双向选择制；护理人员必须按照不同岗位、不同层次进行考核；必须按照医院准入制度上岗，取得护士执业资格并通过注册且具有独立工作能力者方可独立值班；工作中发生严重护理不良事件、重大失误时，应严格按照医院的奖惩及停待岗制度进行处理，并在技术档案备案；停岗培训后根据资格、能力、态度确定复岗时间；护理人员实行公平、公正的竞聘上岗制，其工作量、工作质量等与绩效挂钩。

第四章　医疗用品清洗消毒

做好医疗用品的清洗、消毒等工作，是控制医院内感染、保障医疗护理质量的重要环节，在感染控制中发挥着不可低估的作用。

第一节　消毒供应中心

自建院始，医院消毒工作随即开展。设兼职供应室工作人员1人。根据上级要求，供应室开展下送下收工作，一日两次将科室需要的无菌物品送至临床。

1962年，供应室设护士两人，由辛致珍负责，承担医疗用品的消毒工作。建立工作制度，物资管理规定，物品收发流程，每天清洗玻璃吊桶、输液胶管、玻璃莫非式滴管、玻璃接管、玻璃针管、针头、科室使用的穿刺包、胃管、尿管等的刷洗，油纱制作、棉球、棉棒制作、纱布剪裁制作、手套清洗上粉、产包灭菌等工作。

1964年7月，供应室归西药房管理，设副护士长1人，负责供应室工作。1979年6月，供应室归外科管理。

1985年2月起，供应室独立。3月，栾秀文任副护士长，主持工作。1987年，供应室发放部分一次性输液器，随着医院发展消毒物品的增多，人员增至8人。其中工人2人，护士6人。

1990年，工作人员增至9人，孙学琴任护士长。供应室设计制造针头冲洗器等，提高工作效率。使用手套箱，减少工作时人员对粉尘吸入。是年，淘汰棉棒制作。1992年，供应室经山东省卫生厅验收合格，颁发山东省医院消毒供应室合格证。

2004年，供应室接收科室换药碗的处理工作，医院使用一次性输液器，由供应室负责发放和回收，基本实现卫生部的收发物品程序法和管理制度要求。

2005年，实施ISO 9001:2000质量体系管理。按照《医院消毒技术规范》要求，实现生物、化学和工艺三种方式严格检测灭菌效果，达到消毒灭菌合格率100%，服务满意率100%的质量目标。

2006年，供应室负责全院各种穿刺包，换药包的回收、清洗、消毒灭菌，各科室自备消毒包的灭菌，一次性输液器、注射器、油纱、无菌纱布敷料、棉棒等的下送下收，以及回收后一次性医疗废物的毁型工作。随着一次性医疗用品的增多，供应室主要负责全院医疗物品的消毒灭菌工作。6月，医院淘汰玻璃空针，开始使用一次性无菌注射器。根据潍坊市卫生局下发的管理办法，使用后的一次性输液器、注射器由供应室“一对一”回收，登记后消毒、毁型，由医疗废物集中处置中心焚烧处理，严防流入社会引起二次感染。

2007年，科室工作人员增至11人。其中，护士9人，工人2人。

2008年，供应室更名为消毒供应中心。建立消毒灭菌物品可追溯制度，使消毒包的回收、包装、消毒灭菌等发放各环节更加明确，每日对工作进行回顾，确保无菌物品安全。

是年7月20日，医院将手术器械的回收、分拣、清洗、消毒、烘干、检查及包装、灭菌、下送纳入消毒供应中心，进行可重复使用器械及物品全程管理工作。8月，按照《医院消毒技术规范》要求，有生物、化学和工艺三种方式严格检测灭菌效果。实现消毒灭菌合格率100%，服务满意率大于98%的质量目标。9月，将手术室硬式内镜纳入消毒供应中心管理。11月，将手术室敷料由消毒供应中心接收包装。

2010年5月，实施区域内乡镇医院手术器械、器具及物品清洗、消毒、检查及包装、灭菌工作，对重复使用并需要清洗、消毒、灭菌的诊疗器械、器具、物品等，实施区域内集中消毒供应，达到资源共享。

2011年6月，医院将产房接生器械、产科包、妇科流产包、通液包、巴氏腺包由消毒供应中心统一回收并进行清洗、消毒、检查及包装、灭菌、下送。

2011年“5·12”国际护士节，安丘电视台为消毒供应中心录制专题片，在电视台《身边》栏目播放。

2013年3月，全院的持物筒、棉球缸、治疗盘由消毒供应中心统一回收，进行清洗、消毒、检查及包装、灭菌、调配下送。统一科室清创包配置，科室可直接与消毒供应中心进行对换使用。

2016年10月，手术室敷料转由洗衣房进行包装后送消毒供应中心灭菌。是年，科室有工作人员27人。其中，主管护师3人，护师6人，护士2人，工人16人。科室工作量逐年增加，灭菌物品由2008年的4～5锅增至7～12锅。消毒费收入由10万元增至到30万元，每月处理、包装消毒包2万个。

1964—2016年医院消毒供应中心负责人更迭一览表

表3-3

姓　名	职　务	任职年月
王兆兰	副护士长	1964.1—1985.3
栾秀文	副护士长	1985.3—1987.12
孙学琴	护士长	1987.12—1999.4
高怀娥	副护士长	1997.9—2000.3
李淑珍	护士长	1999.4—2003.2
张永明	副护士长	2002.9—2003.3
刘振杰	护士长	2003.2—
杨秀娟	副护士长	2008.11—2010.12
韩　英	副护士长	2013.9—2014.9
刘春燕	副护士长	2011.11—2013.9
张翠翠	副护士长	2011.11—2013.9

续表 3-3

姓　名	职　务	任职年月
黄元坤	副护士长	2013.10—2014.3
鞠珍红	副护士长	2014.3—

第二节　消毒设施

建院初始，消毒工作随即开展，最早有立式消毒锅 1 个。

1989 年，医院改进供应室，调整布局，从收物—初洗—清洗—超声振荡处理—蒸馏水处理—包装—消毒—烘干—无菌间储藏，形成一套完整的流水线。刷洗程序按照四部洗涤法，机初洗、去污、去热源、精洗。常用水安装净化系统。

1990 年 3 月，供应室搬入老液体室楼。医院购置潍坊医疗器械厂生产的蒸馏机 1 台，卧式消毒柜 1 台，淘汰玻璃吊桶清洗。

1991 年，医院使用一次性输液器。

1997 年，医院添置 XGIP 脉动真空灭菌器 1 台，结束手动操作消毒锅的历史，实现计算控制灭菌工作。

1999 年 5 月，供应室搬入老总务楼 2 楼，设回收间、刷洗间、精洗间、烘干间、组装间、消毒间、无菌间、蒸馏机间、手套间、仓库 10 个工作间。

2000 年，医院根据卫生部《医院消毒技术规范》要求设置布局，将供应室搬至三楼原手术室内，严格划分污染区、清洁区、无菌区，实现人流、物流由污到净，不交叉不逆行的行走路线。是年，购进脉动真空灭菌器 1 台。

2002 年，医院逐渐淘汰玻璃空针，开始使用一次性无菌注射器。是年，潍坊市卫生局统一管理一次性医疗废品，由供应室一对一回收，经初步消毒、毁型后，出售给上级指定的定点回收单位。为做好毁型工作，根据医院感染管理规定的要求，购进毁型机 1 台，使毁型工作更加彻底。

2004 年 4 月，供应室安装 1.2 升脉动真空灭菌器 1 台，淘汰下排气式灭菌器，结束手动操作消毒锅的历史。淘汰输液胶管、玻璃莫非氏滴管、玻璃接管刷洗。为满足下送下收工作需要，添置无菌送物车 3 辆，保证消毒物品足量、安全、及时送到临床科室。是年，根据潍坊市卫生局下发的管理办法，医疗废物由供应室一对一回收登记毁型后，由医疗废物集中处置中心焚烧处理。

2007 年 4 月，供应室购置裁布刀，用于纱布的裁剪工作；购进棉球成品，极大地提高纱布裁剪工作效率。8 月，无菌间配置空气净化器、购置封口机 1 台，用于纸塑包装袋的封口。

2008 年 7 月，供应室搬入新建综合楼一楼东侧，总面积 520 平方米，分工作区和辅助区。工作区分去污区、清洁区和无菌区，区域间设有实际屏障及出入缓冲间。空气采用由洁到污流向，设有污物接收通道和灭菌、消毒、一次性物品发放通道。各工作间配备空调，无菌间、器械包装间、敷料包装间配备空气净化设备及新风、排风系统。主要仪器设备有：全自动清洗消毒机 2 台、超声波清洗机 1 台、预真空消毒柜 2 台、低温等离子体灭菌柜 1 台、恒温培养箱 1 台、洗衣机 1 台、高压水枪 1 把、高压气枪 1 把，器械分类台、无菌物品存放货架 4 组、互锁传递窗 2 组、密闭式下送、下收车 2 辆。消毒供应中心正式启用，改变以往的工作模式，由手工作业转变为机械化操作，淘汰纱布的裁剪制作、棉球的制作。9 月，医院对供应室进行布局改建、流程改造。在无菌区安装简易升降机，解决大量一次性无菌物品和不锈钢无菌物品靠人工搬运问题。

2010 年 5 月，供应中心购置低温等离子体灭菌柜 1 台。7 月，按照卫生部《医院消毒供应中心管理规范》等六项卫生行业标准和《山东省医院消毒供应中心考核评估标准（试行）》等要求，购置医用干燥柜。10 月，购置脉动真空灭菌器 1 台，将旧的灭菌器更换。2011 年 8 月，购置密闭式回收车 1 辆，保证消毒物品、足量、安全及时送到临床科室。2012 年 1 月，购置密闭式下送车 1 辆。2013 年 5 月，购置平板货架 1 组用于放置灭菌物品，购置美国 3M 快速生物阅读器 1 台。8 月，由手术室转入台式灭菌器 1 台，用于急用物品灭菌工作。

2016 年 11 月，供应中心购进内镜工作站，使内镜器械处理流程更加规范化。

2016 年医院消毒供应中心主要仪器设备一览表

表 3-4

设备名称	设备型号	产　地	购买日期
全自动清洗消毒机 2 台	EASR350	山东新华医疗	2008.6
超声波清洗机 1 台	QS	山东新华医疗	2008.6
预真空消毒柜 3 台	XGLDW JMAST-A MOST-80	山东新华医疗 山东新华医疗 山东新华医疗	2010.7 2013.8 2013.12
低温等离子体灭菌柜 2 台	PS-100	山东新华医疗	2008.9 2009.12
烘干机 1 台	AA220	山东新华医疗	2010.6
医用封口机 1 台	HM850DC	德国	2013.9
快速生物培养仪 1 台	290	美国	2012.7
医用封口机 1 台	XH101-PD	山东新华医疗	2015.1
内镜工作站	—	山东新华医疗	2016.12

第三节　消毒供应制度

2016 年，消毒供应中心进一步完善各项规章制度。

消毒供应中心查对制度

回收各类器械时应“五查”：即查品名、查数量、查性能、查规格、查清洁情况；物品包装时应“六查”：即查洗涤质量、查物品性能规格、查数量、查品名、查日期、查签名。抢救包必须二人查对并签名后方能封包。乳胶管包装前应查性能，打包时检查包布的完整性，包内放置化学指示卡、包外贴化学指示标签注明包名称、锅号、锅次、灭菌日期、失效日期、打包者签名或工号；发放各类物品时应“七对”：对科别、对包名称、对数量、对规格、对灭菌日期、对失效日期、对灭菌标志，包装完整且没有破损和潮湿。“三查”：物品放时查、存时查、发时查；发放护士按发放单准备物品，核对科别、品名、数量，下送护士核对无误后装车。科室灭菌物品由发放护士放入互锁传递窗内，下送护士装车；下送护士到科室与科室治疗护士进行交接。科室灭菌物品交治疗护士并收回取物单；消毒灭菌时查对制度：装锅前查数量、查规格、查装载及灭菌方法，装锅后查压力、查温度、查时间，出锅时查湿包、查化学指示胶带变色情况；物资入库出库时查；厂家批号、查品名、查有效期、查规格、查数量。

消毒供应中心监测制度

监测人员认真遵守各项监测技术操作规范，以实事求是的科学态度对待工作；定期对清洁剂、消毒剂、洗涤用水润滑剂、包装材料等进行质量检查；使用中的消毒液每日监测浓度并记录；清洗消毒质量监测：每批次监测清洗消毒器的物理参数及运转情况，每年应监测清洗消毒器的主要性能参数，清洗消毒器新安装、更新、大修、更换清洗剂、消毒方法、改变装载方法等，应进行清洗效果监测，每天对纯水进行电导率水质监测，并记录，如有异常汇报护士长。每月随机抽查3至5个待灭菌包内全部物品的清洗质量，并记录监测结果；灭菌质量监测：采用物理监测法、化学监测法和生物监测法，灭菌器新安装、移位和大修后，应进行物理、化学和生物监测（连续3次），预真空消毒柜每日第一锅做B-D试验，合格后方可运行。每周生物监测一次，植入性物品随锅生物监测。低温灭菌柜每日生物监测一次，植入性物品随锅生物监测；环境监测：定期对相应区域物体表面、空气进行监测；对各种监测结果，认真登记，妥善保管。发现问题采取措施，立即改进，以保证质量。清洗、消毒质量监测结果及记录保留的期限应大于或等于6个月，灭菌质量监测资料和记录保留的期限应大于或等于3年；每月对灭菌物品、工作人员的手抽样做细菌培养；凡新购的高压灭菌器或大修后，必须经过三次生物测试，合格后方可使用。

手术器械、器具和物品回收、下送流程

消毒供应中心人员，从污染电梯去手术室污物区，用密闭车将用后重复使用的器械及物品核对签字，装入密闭车运回消毒供应中心去污区。负责灭菌后手术器械、器具和物品的消毒供应中心人员，按回收单将灭菌器械、物品及敷料核对无误后装车，由洁梯运往手术室，按门铃进入缓冲区，与手术室护士按单卸灭菌物品并签字。

消毒供应中心护士长职责

护士长在护理部的直接领导下，负责消毒供应中心的管理工作，包括行政管理、人员管理、业务管理、物品管理；根据护理部工作计划及消毒供应中心的工作特点，制定本科室工作计划并组织实施；培训新员工，组织护士、工人的政治和业务学习。规范各项技术操作程序，不断提高科室人员的业务及操作水平，分层次进行考核，记入人员技术档案；根据工作需求和人员情况合理安排工作，保证每日工作任务的完成和工作质量；指导和监督科室各岗人员工作职责的履行，以及规章制度和技术操作规程的落实和执行。做好不良事件的报告、防范及应急事件的处理。解决科室工作中出现的质量及技术问题；做好与上下级和相关科室的沟通和协调，营造良好工作氛围，以保证工作质量，提高整体工作效率。检查所供应物品的使用情况，不断改进物资供应工作；根据本科室需求审批物资。负责机器维修联系工作。负责请领、报损本科室器材。每月初核算科室支出上报审计科。

下送、下收岗职责

下送下收人员要熟知消毒供应中心工作流程，从“污”到“净”、不可逆行，严格区分污染区、清洁区和无菌区，进入各区域后随手关门，保持各区域间的机械屏障作用；按规定穿好工作服，做到服装整齐；与临床科室保持良好的联系，及时根据临床各科室的需求，通知相关人员增减备用物品，将临床各科的反馈意见反映给护士长，保持与各临床科室良好沟通，不断提高工作质量；电话与科室联系所需物品，在下送过程中严格执行消毒隔离制度，如洗手、手消毒，无菌物品不得夹在腋下或抱在胸前，使用清洁密闭式下送车，必要时加遮布；在操作中，无菌包落地或怀疑有污染时，不得发放给科室，均需重新灭菌。发放无菌物品前必须洗净双手，无菌物品取出后，即使没有使用也不能再放回无菌室，必须重新处理灭菌；将科室回收的物品交回收岗，每日工作前检查运送车螺丝有无松动；负责手术室灭菌物品下送工作；7：50分进行北区新院灭菌物品装车工作。

第 四 编

药品与设备

第一章　药　品

第一节　药品种类

1950年，安丘县卫生院建院初期，医院药品种类不多。随着医学不断发展，医疗技术水平不断进步，医院规模的扩大，药品品种、数量逐年增多。1985年，医院西药品种200种，中成药150种，中药饮片200种。2016年12月，医院西药品种规格1070个，中成药260种，中药饮片400种。

第二节　药品采购

1952年，安丘县基层医疗卫生单位统一编制药品需求计划，报安丘县卫生院汇总，由地区医药公司平衡后供应。

1953年，安丘县卫生院在县城南关设中医门诊部，同时批发中药材。1955年，县卫生院中药批发业务及公私合营药店并入药材批发经理部。是年，医院设中药加工厂。所需西药及大部分中成药由县外购进。1959年，按照山东省卫生厅要求及管理条例规定，医院麻醉药品到昌潍地区药材公司麻醉药品经营部采购进货。

1980年，医院药品主要由安丘县药材公司采购，部分药品由医院药剂科主任和药库保管员到潍坊、沂水、马站、青岛等地采购。1981年，药库保管员加强与临床科室的沟通，对药品品种进行遴选，只购进临床需要的药品，避免药品积压、浪费。

1985年，药剂科分中药房、西药房、药库、中药制剂室、西药制剂室5个班组；药房药品实行金额管理，数量统计、实耗实销、季度盘点；医院设药品采购员。1986年10月，财务科下派药品会计1名到药剂科，负责药品出入库及药品账目管理。是年，住院药房设立。1990年2月，临床药学室成立。1991年3月，临床药学室撤销。是年，药剂科被山东省卫生厅评为药剂工作达标单位。1994年3月，中药制剂室、西药制剂室从药剂科分出，独立成科。1996年医院规范进药渠道后，药品采购坚持从国营医药公司和省内外药厂购进，明确规定凡临床所用药品，一律由药剂科采购供应。同时严格进行质量验收，凡不符合质量要求的药品不得入库，有效防止伪劣药品流入，保证药品质量。其间，中药饮片主要从河北安国、安徽亳州、山东临沂等药材市场购进。1997年，处方采用药房微机划价，收款室收款方式。1998年，药房、药库微机与信息科联网，对药品金额、数量实行双重管理。1999年8月，中心摆药室设立。

2000年2月，医院药品实行招标采购。5月，便民药房设立。10月，全院微机联网。12月，药剂科被潍坊市卫生局授予放心药房称号；安丘市卫生局对全市医疗机构使用药品实行招标采购。医院药品采购计划经分管副院长审批后，上报安丘市卫生局，通过公开竞标，按中标价格采购。2001年8月，医院参加安丘市卫生局组织的全市药品、卫生材料招标采购。2002年，药剂科被潍坊市药监局授予放心药房称号、被安丘市药监局授予药品质量信得过单位称号。2004年4月新门诊楼启用，门诊药房分成3个综合药房和1个中药药房，各药房实行单独核算管理办法。2005年，安丘市卫生局不再对全市医疗机构使用药品实行招标采购，医院药剂科自行进行药品招标采购。2009年11月，山东省卫生厅发布《山东省药品集中采购工作实施办法（试行）》，医院药品采购开始通过山东省药品集中采购平台采购。2013 年，按照潍坊市卫生局要求，医院药品供货企业压缩至 5 家。2016 年，医院门诊药房品种 800 种，日均处方量 820 张；住院药房品种 600 种；中药饮片品种 400 种，日均处方量 40 张。

第三节　药品使用

1959 年，按照山东省卫生厅要求，医院各科室医师本人不能给自己开麻醉药品处方。麻醉药品使用必须由院长批准，逐日进行处方统计，每日清点数量。1980 年，王恩升、董善亭利用公社医院院长集中开会和深入到公社医院的方式，巡回宣讲药品使用知识，促进全县临床合理用药。

1985 年，医院青霉素属于紧缺药品，除住院病人使用外，如在门诊购买，需药剂科主任批准。除麻醉药品外，青霉素、庆大霉素、复方新诺明等药品，每天要统计使用数量，要求账实相符，每日交接班。临床科室使用的酒精、洗必泰溶液、器械消毒液等，在西药制剂室配制后，科室护士到西药房领取。

1987 年，根据国务院颁布的《麻醉药品管理办法》，医院麻醉药品实行专人负责、专柜加锁、专用账册、专用处方、专册登记的五专管理。确需使用麻醉药品止痛的危重病人，需到安丘县卫生局医政科办理麻醉药品专用卡，凭专用卡到医院按规定开方配药。是年，门诊药房药品品种 350 种，日均处方 400 张，中药饮片 200 种，日均处方 60 张。

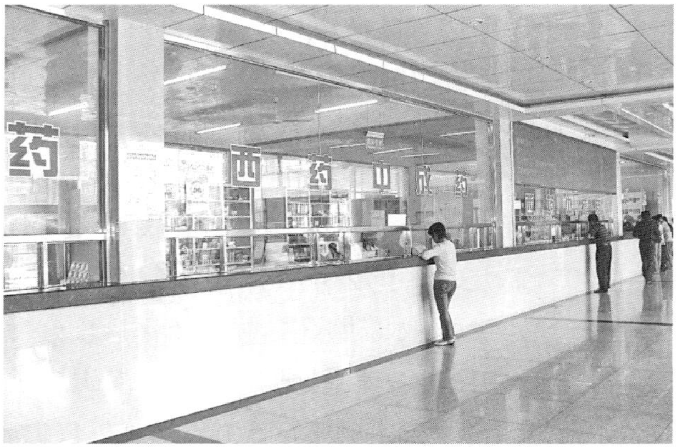

图 4-1　药房（2016 年摄）

1999 年 5 月施行《中华人民共和国执业医师法》后，医院对取得执业医师资格并经注册后的执业医师，医院授予相应的药品处方权限，以前医师、护士、个别药剂人员拥有处方权限开方用药的现象得以制止。

2007 年施行《处方管理办法》后，安丘市人民医院门（急）诊癌症疼痛患者和中、重度慢性疼痛患者需长期使用麻醉药品和第一类精神药品的，由首诊医师为其建立相应的病历，患者签署《知情同意书》即可，不再办理麻醉药品专用卡。2009 年 8 月国家基本药物制度正式实施，医院遵照执行。2011 年卫生部专项整治抗菌药物后，医院抗菌药物品种调整为 35 个，每个品种口服和注射剂型规格各不超过 2 个。抗菌药物实行分级管理，医师按专业技术职务分别授予不同的抗菌药物使用权限，住院患者抗菌药物使用率、使用强度日趋合理。2012 年，医院制定《基本药物目录》，要求临床科室基本药物使用金额占药品使用总金额的比例不低于 35%。

2016 年 12 月，医院通过三级乙等综合医院评审。按三级综合医院要求，临床科室基本药物使用金额占药品使用总金额的比例，调整为不低于 17%。同时，为合理使用药物，控制药占比，对辅助用药的使用进行干预。

第四节　药品保管

1962 年，安丘县人民医院设药库，毒麻药品贮存在毒麻药品药柜内上锁保存。1972 年，西药房购进电冰箱 1 台，用于储存胰岛素等低温冷藏药品。1998 年 3 月，药库由原门诊楼后平房搬至保健楼一楼。1999 年 3 月，又搬至外科楼一楼西北角（中草药在一楼，中成药与西药在地下室仓库内）。

2003 年起，根据医院房屋布局调整，草药库先后搬至原钴 60 处、原门诊楼中药房处、综合楼地下室内。2006 年，医院购进保险柜 5 台，药房、药库内的麻醉药品全部在保险柜内储存。2009 年，西药库建35立方米冷库1座。2010年，药库配备除湿机。2012年9月，草药库、成药库搬至内科楼2号楼地下室。

2013年7月，医院西药库用瓷砖铺地，防火材料吊顶，换用冷光源，更换药架，安装大功率空调2台，使西药库除冷库外全部变为阴凉库。2014年8月，建西药房、成药阴凉库。9月，医院在西药房、内科楼病房药房、综合楼病房药房储存麻醉药品的区域安装监控装置。2016年5月，北区新院启用后，病房药房、西药房、中药房均设有阴凉库、冰箱、除湿机、监控等装置，保证药品质量及安全。

第五节　管理机构

药事管理委员会

1989年6月，安丘县人民医院成立药事管理委员会。委员会由曹始显任主任，进一步规范药品购用工作。2011年3月，药事管理委员会更名为药事管理与药物治疗学委员会。药事管理与药物治疗学委员会职责：贯彻执行医疗卫生及药事管理等有关法律、法规、规章；审核制定医院药事管理和药学工作规章制度，并监督实施；制定本院药品处方集和基本用药供应目录；推动药物治疗相关临床诊疗指南和药物临床应用指导原则的制定与实施，监测、评估本院药物使用情况，提出干预和改进措施，指导临床合理用药；分析、评估用药风险和药品不良反应、药品损害事件，提供咨询与指导；建立药品遴选制度，审核临床科室申请的新购入药品，调整药品品种、供应企业和申报医院制剂等事宜；监督、指导麻醉药品、精神药品、医疗用毒性药品及放射性药品的临床使用与规范化管理；对医务人员进行有关药事管理法律法规、规章制度和合理用药知识教育培训；向公众宣传安全用药知识。

2016年11月，安丘市人民医院重新调整药事管理与药物治疗学委员会，委员会下设药事质量与安全管理工作组、抗菌药物管理工作组、合理用药管理工作组、特殊管理药品管理工作组、药事应急管理工作组5个小组。

药事质量与安全管理工作组的职责是：负责对医院使用的药品质量进行监督、检查，处理涉及药品质量、工作质量的严重事件；向医护人员宣传药品不良反应与药害事件监测工作的重要意义并解释有关问题；关注医院药品不良反应与药害事件动向，并督促医护人员认真填写不良反应与药害事件报告表，同时将收集到的药品不良反应报表网络直报上级药监部门；指导和督促药品不良反应与药害事件监测员的工作，对严重或疑难药品不良反应与药害事件病例进行因果关系评价。

抗菌药物管理工作组的职责是：负责贯彻执行抗菌药物管理相关的法律法规、规章，制定医院抗菌药物管理制度并组织实施；制定医院抗菌药物供应目录和抗菌药物临床应用相关技术性文件，并监督实施；对医院抗菌药物临床应用与细菌耐药情况进行监测，定期分析、评估、上报监测数据并发布相关信息，提出干预和改进措施；每年对医务人员进行抗菌药物管理相关法律、法规、规章制度和技术规范培训，组织对公众合理使用抗菌药物宣传教育。

合理用药管理工作组的职责是：负责按照《医院处方点评规范（试行）》的要求，进行处方（医嘱）点评工作；对全院临床科室正确、合理使用药品进行指导，制定合理用药指导原则，运用药物经济学理论和方法监督、检查、分析医院药品使用动态，防止药物滥用和不合理使用。

特殊药品管理工作组的职责是：负责贯彻执行麻醉药品、精神药品、医疗用毒性药品、放射性药品、药品类易制毒化学品、含兴奋剂药品、高危药品等特殊药品管理相关的法律、法规、规章；监管医院特殊管理药品的管理、领用、存放、保管、发放、核查、销毁等环节；每月一次组织检查医院特殊管理药品使用管理以及安全存储等情况，及时纠正存在的问题和隐患；每年进行涉及特殊管理药品相关法律法规的培训。

药事应急管理工作组的职责是：负责制订、审核治疗预防用药方案，审核紧急备用药品品种的剂型、数量等，负责药事管理应急事件的领导、协调工作。

药剂科

1950年，安丘县卫生院设药房，李树森任调剂员。1958年，安丘县人民医院设制剂室、硫酸厂，自制葡萄糖注射液、葡萄糖氯化钠注射液、注射用水、胎盘组织液、普鲁卡因注射液及氢氧化铝凝胶、五味子酊、虎骨酒、益母膏等50余种中西药品供临床使用。

1962年，医院设西药房、中药房、药库。1963年，中药房与中医科合并。西药房包括制剂室和供应室。吕德著任负责人，职工有陈风林、管连相、游秀贤；西药采购由陈风林负责。制剂室由吕德著负责指导，有职工6人。1964年7月，医院设药剂科，陈风林、刘正水、孙景顺、李恒先后担任负责人。1966年，医院制剂室生产中西药百余种（包括大输液），药品生产逐步向机械化发展。1971年，医院开展自制膏、丹、丸、散、中药提纯等制药活动。1979年，王恩升任药剂科主任。药剂科内设药库、西药房、中药房、中药制剂室、西药制剂室等。1984年，药剂科工作人员增至30人，西药房实行24小时值班制，中药房不设夜班；门诊处方由药房工作人员划价、收款室收款，药房照方发药；住院病人用药由临床科室护士持病房处方到中、西药房领取；病房处方由药房工作人员划价后到住院处记账。1985年，医院被吸纳为潍坊市药学会理事单位。

1986年9月，医院在内科楼一楼设病房药房。药房负责住院病人的药品供应。处方仍手工划价记账，每天药品使用金额700余元。10月底，财务科下派药品会计1名至药剂科，负责药品出入库及药品账目管理。是年，周玉芳任药剂科主任。1987年9月，马彩云当选为潍坊市中药学会理事。1991年5月16日，山东省卫生厅药政处组织千佛山医院、济宁医院、潍坊市卫生局有关人员组成验收组，对安丘县人民医院药房进行达标验收。经验收达标合格。是年，医院被山东省卫生厅评为山东省医院药剂达标单位。1993年12月，曲翠珍当选为潍坊市药学会理事。1994年3月，因医院科室调整，中药制剂室、西药制剂室作为独立科室划出；药剂科只辖门诊中西药房、住院药房、药库。4月，曲翠珍任药剂科主任。1996年，医院药库、西药房、中药房上微机（单机），只负责药房药品管理和处方划价。

1998年2月，董其坤任药剂科主任。5月，药房、药库、收款室微机联网，药品实行金额数量双重管理。7月，病房药房由内科楼搬至外科楼一楼东侧，并开始值夜班。1999年8月，医院中心摆药室设立。设工作人员3人。其中护士2人，药师1人。2000年5月，医院在医院原大门西侧沿街房设便民药房。10月，药房、药库微机与全院微机联网。2001年，药剂科被安丘市药监局授予药品质量信得过单位称号，被潍坊市药监局授予放心药房称号。2004年4月医院新门诊楼落成后，原西药房、中药房搬至门诊楼一楼，西药、中成药合并在西药房内，分为西药房（一）、西药房（二）、西药房（三）（设在门诊楼二楼）3个西药房，中药房只调配中草药。同年10月，病房药房搬至门诊楼负一楼（2013年确定名称为内科楼病房药房）。是年，董其坤被潍坊市食品药品监督管理局评为药品不良反应监测报告先进工作者。2004年4月，医院沿街便民药房撤销。2006年，医院住院病人所用药品开始由病房药房工作人员送至临床科室。2007年12月，董其坤当选为潍坊市药学会第四届理事会理事。

2008年8月，医院综合病房楼落成，后撤销西药房（二），人员整合后成立综合楼病房药房、综合楼摆药室。2009年年底，西药房（三）撤销，人员在科内分流。2012年12月，医院设立临床药学室。2013年1月，董其坤当选为潍坊市药学会第六届理事会理事，并担任潍坊市药学会医院药学专业委员会副主任委员。2014年3月，医院药剂科被中共潍坊市委宣传部、潍坊市文明办、潍坊市卫计委、潍坊市食品药品监督管理局等13

部门联合授予2013年度潍坊市文明诚信窗口称号。2014年5月，董其坤任安丘市药学专业质量控制中心主任。2014年10月，药剂科派出两名药师到山东省立医院、淄博市第一人民医院临床药师培训基地进行为期半年的进修学习。

2016年3月，医院购进口服药自动分包机。内科楼中心摆药室、综合楼中心摆药室合并。5月北区新院启用后，医院设北区新院西药房、中药房、急诊药房。综合楼病房药房由南院搬至北区新院后，更名为北区新院病房药房。北区新院暂未设药库，所用药品由南院药库供应。住院病人使用的口服药在南院由药品自动分包机分装后，专车送至北区新院护士站。大输液在北区新院设周转库，临床科室使用的大输液每天由工作人员送至护士站。

1962—2016年药剂科负责人更迭一览表

表4-1

姓　名	职　务	任职时间
吕德著	药房负责人	不详
陈风林	药房负责人	不详
刘正水	药房负责人	不详
孙景顺	药房负责人	不详
李　恒	药剂科负责人	1964.7—1979
王恩升	药剂科主任	1979—1986
周玉芳	药剂科副主任	1980.8—1986
曲翠珍	药剂科副主任	1984—1994.3
周玉芳	药剂科主任	1986—1992
曲翠珍	药剂科主任	1994.4—1998.2
王文贞	药剂科副主任	1989—2000.4
曹杰汉	药剂科副主任	1990.5—2013.5
董其坤	药剂科主任	1998.2—
孙桂玉	药剂科副主任	1998.2—2003.4
王志伟	药剂科副主任	1999.4—
孟建军	药剂科副主任	2004.4—
王增强	药剂科副主任	2004.4—2013.4
王明霞	药剂科副主任	2004.4—2016.5
李丽莉	药剂科副主任	2004.4—2013.5
李秀梅	药剂科副主任	2006.4—2016.5
周雪梅	药剂科副主任	2007.3—
杜雪花	药剂科副主任	2008.8—
张姗姗	药剂科副主任	2014.9—

第六节　药品制剂

中药制剂

1957年，安丘县人民医院中药制剂室设立，生产中成药50余种。1981年,年产值达1.3万元。1985年，有工作人员8人，房屋8间。设备有粉碎机、制丸机、搓刃板、煎药锅等。制剂室主要为张瑞丰、赵端溪两位老中医临床服务。剂型有膏、丹、丸、散。1987年,中药制剂生产达到高峰，主要生产中西医结合科李树森治疗哮喘病的“咳喘安”“消喘净”。工作人员增至20人，年产值65万元。1988年,李树森的科研项目转移到潍坊，制剂室的规模随之减小，年产值降至15万元。

1994年3月，中药制剂室作为独立科室由药剂科分出，设在门诊楼后。马彩云任副主任，主持工作。1995年4月，马彩云任主任。医院推行专病专方战略，经潍坊市卫生局审批的自制制剂品种达60多个,其中门诊部主任李林福研制的“芪柏降糖片”“胰康宁胶囊”疗效显著，畅销全国10多个省份。1995年8月,马彩云的科研项目《复方黄药子冲剂治疗甲状腺囊肿的研究》获安丘市科技进步三等奖。

1997年12月，马彩云的科研项目《加味伐木丸治疗缺铁性贫血的研究》获安丘市科技进步三等奖。中药制剂室购进口服液生产流水线。1998年，医院购进自动压片机、上空调净化等装置。2000年9月，购进韩国产自动煎药机。2001年10月，马彩云当选为安丘市中医学会理事。2002年9月，马彩云当选为潍坊市医疗事故鉴定委员会专家库成员。2003年，自制制剂审批由山东省药品监督管理局负责，质量标准有所提高。医院有取得批准文号的自制制剂品种14个。剂型包括片剂、颗粒剂、硬胶囊剂、丸剂、煎膏剂、散剂等。

2004年12月，王秀忠任中药制剂室主任。中药制剂室年产值136万元。2007年，中药制剂室搬至西药制剂室2楼。2014年4月，王晓东任中药制剂室主任。2014年6月，王秀忠等科研项目《一种治疗胆阑综合征的制剂及其制备方法》获得国家专利。2015年12月，由于制剂许可证到期换证，医院权衡生产及设备、人员配备情况，决定放弃换证。是年,中药制剂室有工作人员5人，主要生产“芪柏降糖片”等,年业务收入25万元。2016年5月，中药制剂室撤销，人员回归药剂科。

1994—2016年中药制剂室主任、副主任更迭一览表

表4-2

姓　名	性　别	职　务	任职年月
马彩云	男	副主任	1994.3—1995.4
		主任	1995.4—2004.12
王秀忠	男	副主任	2003.7—2004.12
		主任	2004.12—2013.9
王晓东	男	副主任	2013.9—2014.3
		主任	2014.4—2016.5

2016 年中药制剂室生产设备一览表

表 4-3

序号	设备名称	规格型号	数量	生产厂家
1	压片机	2P—19	1	聊城万合工业制造有限公司
2	荸荠式包衣机	BQ1000 型	1	潍坊医疗器械厂
3	水丸机	WZM-72	1	周口制药机械厂
4	粉碎机	YF230	1	临清药物机械厂
5	粉碎机	YF240	1	临清药物机械厂
6	提取浓缩烘干机组	TQZ、VO、39901	1	常熟制药机械厂
7	手动胶囊填充机	—	1	周口制药机械厂
8	恒温干燥箱	—	2	潍坊精鹰医疗器械公司
9	卧式恒温净化机组	JHKT-30 Ⅱ	1	沈阳鸿远空调净化设备厂
10	架盘药物天平	JYT- Ⅰ	1	上海第二天平仪器厂

2016 年中药制剂室检验仪器一览表

表 4-4

序号	设备名称	规格型号	数量	生产厂家
1	电光分析天平	TG-328A	1	上海天平仪器厂
2	水分快速测定仪	SC69-02C	1	上海第二天平仪器厂
3	立式冷藏陈列柜	188L	1	中国星星集团有限公司
4	显微镜	—	1	上海分析仪器厂
5	托盘扭力天平	N 型	1	上海第二天平仪器厂
6	生化培养箱	LRH-150B	1	广东医疗器械厂
7	电热恒温培养箱	WMK-08	1	潍坊医疗器械厂
8	标准净化工作台	SW-CJ-IB	1	苏州净化设备厂
9	层析净化缸	—	1	上海信谊仪器厂
10	六管崩解仪	LB-881C	1	上海分析仪器厂

西药制剂

1958 年，安丘县人民医院制剂室设立。以手工生产为主，生产葡萄糖注射液等大输液，另产 10% 氯化钾注射液、0.9% 氯化钠注射液、依沙吖啶注射液等小容量注射剂，普通制剂配制氯化钾溶液、颠茄合剂、胃蛋白酶合剂及部分滴眼剂、滴耳剂、滴鼻剂等。1973 年，为保证大输液质量，医院开始饲养家兔，以家兔热原试验法检测细菌内毒素。1979 年，为贯彻党的“调整、改革、整顿、提高”的八字方针，制剂室工作人员刘正水、吕德著、董善亭、于秀英进行中药提取，生产丹参注射液、胎盘组织液、大脑注射液等自制制剂

30余种。

1981年，医院药品检验室设立，开展自制制剂的检验工作，主要进行制剂的快速含量测定和灭菌制剂的热原检测。1984年，药剂科副主任曲翠珍负责西药制剂室工作。1985年，家兔热原试验法检测细菌内毒素改为鲎试验法。1989年，医院新建制剂楼，购进湖南浏阳产大输液生产流水线一条，输液生产实现半自动化。1993年，医院药品检验室灭菌制剂实行全检。1994年3月，西药制剂室作为独立科室由药剂科分出，董其坤任副主任，主持工作。医院对西药制剂室实行较为宽松的政策，制剂室实行定额管理、超产提成，制剂生产、销售比较红火，大输液品种、规格13个，为医院创造较为可观的经济效益，年创纯利35万元。

1998年2月,孙成钢任医院西药制剂室主任。1998年10月至2000年10月，西药制剂室实行承包经营。职工福利待遇由科室承担，当年上交医院纯利润97.7万元。2000年，上交医院纯利润102.35万元。2001年6月，医院对科室实行定额管理，超额提成。2004年4月，制剂室小容量注射剂、普通制剂停产。2005年2月，制剂室有工作人员46人，设有洗瓶组、配料组、检验组、灌装组、销售组、维修组。主要设备有半自动灌装生产流水线1套、高压灭菌柜3个、检验器材1宗、汽车2部。5月，大输液停产，人员分流下放，相继减员32人。留用人员负责大输液的采购、保管及下送。2013年3月，西药制剂室撤销，人员合并到药剂科。

1984—2013年西药制剂室负责人更迭一览表

表4-5

姓 名	性 别	职 务	任职年月
曲翠珍	女	药剂科副主任	1984 —1994.3
董其坤	男	副主任	1994.3—1998.2
孙成钢	男	副主任	1994.3—1998.2
		主任	1998.2—2013.3
付立新	女	副主任	1998.2—2001.9
陈国明	男	副主任	1999.4—2013.3

1994—2005年西药制剂室固定资产、年产液体量表

表4-6

年 份	固定资产（元）	年产液体量（瓶）
1994	—	720000
1995	—	1080000
1996	107584	1260000
1997	210234	1440000
1998	221234	1600000
1999	858444	1800000
2000	948474	1980000

续表 4-6

年　份	固定资产（元）	年产液体量（瓶）
2001	1141634	2102000
2002	1171034	1600000
2003	1181434	1400000
2004	1189434	1300000
2005	1189434	750000（1—6月）

第二章　医疗设备

第一节　设备购置

1950年，安丘县卫生院医疗设备购置，主要由山东省、昌潍地区卫生行政部门调配。1960年，医院从益都中心医院调入1台匈牙利布达佩斯出产的X光机。1962年，购进电冰箱1台、电热恒温箱1台、显微镜3台。1963年，增添万能手术床1台、电动人工流产器1具、手术无影灯1架、氧气瓶3个、200毫安X光机1架。1971年，购进万能手术床2台、普通手术床2台、综合手术床1台、高压消毒柜3个、手提高压消毒锅3个、200毫安X光机1台、100毫安X光机1台、显微镜3台、电冰箱2台、氧气筒5个、高压锅炉1台。

1980年，医院卫生体制改革后，医疗设备按需由安丘县卫生局调拨。1984年，安丘县人民医院500元以上医疗器械有：超声诊断仪1台、超短波治疗机3台、音频电疗仪2台、红外线灯2架、心电图机3台、万能手术床4台、吊式无影灯4架、电刀1台、乙状结肠镜1套、膀胱镜1套、食道镜1套、气管镜1套、麻醉机1套、干烤箱3个、培养箱3个、切片机1台、581-G光电比色计1个、72型分光角度计1个、电动分析仪1个、显微镜5架、水浴箱1台、血清凝固器1个、双目裂隙灯1架、视野计1架、验光检验镜片箱1个、牙科治疗机1台、升降椅1把、磨光机1台、产床3台、400毫安X光机1台、200毫安X光机2台、氦氖激光器1架、压片机1台、粉碎机1台、切药机1台、消毒箱2台、电冰箱5台、蒸馏机1个、高压消毒锅3台、B型超声波1台、脑电图机1台。1988年，医院购进价值1.32万元的手术显微镜1架。1989年，购进价值29.1万元的B超机1台。1990年，医疗设备多为医院自筹资金购置。是年，购进价值57.6万元的500毫安透析诊断系统1套、价值17万元的血气分析仪1台。1992年，购进山东新华公司的钴60，价值55万元。1993年12月，购进1台美国GE MAX640型CT机，价值约320万元。1998年12月，安丘县人民医院购置安装广州威达所生产的WDVE-6型首台直线加速器，价值165万元。1999年8月，购置安装核磁共振仪，价值505万元。2000年，购进德国西门子AR-STAR/S型CT机1台，价值约399万元。2002年6月，购进德国AGFA CR系统1套，价值160万元，同年，购进德国西门子R200数字胃肠机1台。2004年12月，购置德国MEL-70型准分子激光，价值280万元。是年，购进全自动生化分析仪1台，价值159万元。

2005年，购进美国GE公司3X8排CT机1台，价值425万元；购进SONOS4500的彩超1台，价值140万元。至是年底，购置万元以上医疗器械396台（件），价值6381万元。

2007年11月，购进德国飞利浦HDIIXE型彩超1台，价值160万元。2008年3月，购进日本岛津KS-60型血管造影系统1套，价值350万元。是年8月，购进美国GE公司16排螺旋CT机1台，价值400万元。9月，购进德国飞利浦DiDSY型DR系统1套，价值220万元；为手术室配置空气净化设备1套，价值342万元。2009年3月，购进美国GE公司SRGNAHDE型核磁共振1台，价值950万元。8月，购进美国GE公司MPR型SPECT1台，价值248万元。9月，购进德国西门子AcusoN型彩超1台，价值160万元。2010年3月，医院新购进美国瓦里安公司23EX型医用直线加速器1台，价值1244万元。2011年3月，购进德国飞利浦IE33型彩超1台，价值180万元。12月，购进QPTIMACT660型64排CT机1台，价值838万元。2012年3月，购进德国蔡司公司MEL80型准分子激光系统1套，价值460万元。2013年11月，购进德国西门子公司生产的数字化平板多功能X光机1台，价值302万元。2014年9月，购进德国西门子公司生产的Artis zee Ⅲ ceiling型血管造影机1台，价值600万元。2015年，因医院建设北区新院，设备科提前安排医疗设施；通过公开招标，为北区新院配置价值千万元的高端双源CT和核磁共振等大型设备。

2016年5月1日，北区新院正式运行，设备科安装验收成功的大型设备正常投入使用，大量的医技检查、治疗医疗设备和临床科室的医疗设备也按期完成安装验收，为新院的顺利运行提供可靠保障。

随着医院的不断发展，医院重视大型医用设备配置、基础设备的配置和普及，在超声检查、生化检验、内窥镜等设备领域的配备十分先进，为医院各临床及医技科室的全面发展打下坚实的硬件基础。至2016年12月，医院在用医疗设备价值800元以上的共计2263台（件）。其中，10万元以上318台（件），100万元以上44台（件）。总价值2.7亿元。

1992—2016年医院大型仪器设备购进情况表

表4-7

名　称	型　号	产地（品牌）	价格（万元）	购进时间（年、月）
钴60机	—	山东新华	55	1992
CT机	MAX640型	美国GE	320	1993
直线加速器	WDVE-6型	广州威达	165	1998
核磁共振仪	PROFILEPLATINVM型	美国GE	505	1999
CT机	AR-STAR/S型	德国西门子	399	2000
CT机	8排	美国GE	425	2005
血管造影机	KS-60	日本岛津	350	2008
螺旋CT	16排	美国GE	400	2008
核磁共振	SIGNAHDE型	美国GE	950	2009.3
SPETCT	MPR型	美国GE	248	2009
直线加速器	23EX型	美国瓦里安	1244	2010.3

续表 4-7

名　称	型　号	产地（品牌）	价格（万元）	购进时间（年、月）
64 排 CT	Optima-CT660	美国 GE	838	2011.12
血管造影机	Artis zee Ⅲ ceiling	德国西门子	600	2014.9
双源 CT	SOMATOM Definton Flash	德国西门子	1891.32	2016.7
核磁共振	MR750 3.0T	美国 GE	2029.95	2016.7
血管造影机	Artis zee Ⅲ ceiling	德国西门子	576	2016.10

1996—2016 年医院主要医疗器械统计表（10 万元及以上）

表 4-8

设备名称	规格型号	购置时间（年月日）	生产厂家	使用科室
麻醉机	EXCEL110SE	1996.4.1	美国	麻醉一科
麻醉机	1105E	1998.3.6	美国公司	麻醉二科
病理图文分析系统	BX40	2000.5.19	日本奥林巴斯株式会社	病理室
手术眼科显微镜	M500	2001.2.1	德国莱伟公司	眼科
手术显微镜	MC-1	2001.10.31	进口	手术室
全自动凝血仪	CA-530	2002.3.12	日本东亚公司	门诊检验室
CR 系统	AGFA	2002.6.14	德国公司	放射科
麻醉机	1ALYS2000	2002.12.12	法国	麻醉二科
血液透析机	DBB-26	2003.1.17	日本日机装	血液透析
全自动非接角膜眼医针	AT550	2003.2.11	美国公司	眼科
金伽利略呼吸机	金伽利略	2003.5.29	瑞士夏美顿公司	重症监护
血液透析机	DBB-26	2004.1.26	日本日机装	血液透析
耳鼻喉治疗综合工作台	BS-ENT222	2004.4.1	广州白云	耳鼻咽喉科
化学发光仪	ACCLSS	2004.4.19	美国贝克曼公司	核医学科
血培养仪	BACTEC9050	2004.4.19	美国公司	门诊检验室
干式相机	01	2004.7.1	美国公司	放射科
呼吸机	拉斐尔	2004.12.9	瑞士夏美顿公司	重症监护
螺旋 CT	3X8 排	2005.4.2	美国 GE 公司	CT 室
CR 扫描系统	SOLO	2005.4.25	德国爱可发公司	放射科
关节刨削系统	01	2005.7.16	中国 01	手术室
全自动血液分析仪	SYSMEXK-4500	2005.8.20	日本公司	门诊检验室
呼吸机	拉斐尔银	2005.10.1	瑞士	呼吸与危重医学

续表 4-8

设备名称	规格型号	购置时间（年月日）	生产厂家	使用科室
彩超	纳米 17	2005.12.2	日本东芝	查体科
全景 X 光机	ECPB4	2005.12.27	日本公司	放射科
AB 超	01	2006.1.23	中国 01	眼科
眼底照相机	CF-60UD	2006.1.23	中国 01	眼科
麻醉机	S/SAespire	2006.3.2	中国 01	麻醉一科
冷冻切片机	CM1850	2006.3.28	德国公司	病理室
医用臭氧发生器	CHY-II-B	2006.3.28	山东公司	针疗科
数字医学形象 3D 工作站	01	2006.4.11	北京公司	CT 室
腹腔镜摄像系统	01	2006.5.12	中国 01	手术室
EMS 碎石系统	01	2006.6.23	中国 01	手术室
数码裂隙机	TOPCON	2006.9.13	日本公司	眼科
斯蒂苔婴儿呼吸机	F-120	2006.11.16	中国 01	小儿一科
乳腺 X 射线机	AIPHAAT	2006.12.6	美国 GE 公司	放射科
动力系统台式机	OSSEODC	2006.12.12	瑞士	手术室
干式相机	DS5302	2007.3.8	德国爱可发公司	放射科
电生理仪	LEAD2000	2007.4.3	四川锦江电子科技	介入科
生物理治疗仪	MORA-Supr	2007.5.17	德国公司	过敏源检测治疗室
博士伦超乳玻切一体机	CX3000	2007.10.29	美国公司	眼科
彩超	HDIIXE	2007.11.13	德国飞利浦	查体办公室
经皮穿刺椎间盘镜	DCZI-II	2007.12.1	山东冠龙公司	手术室
等离子射频刀	VAPR	2007.12.6	美国强生公司	手术室
心血管造影系统	KS-60	2008.3.7	日本岛津	介入科
激光光凝仪	GL532	2008.4.7	美国公司	眼科
螺旋 CT	16 排	2008.8.22	美国 GE 公司	CT 室
空气净化设备	01	2008.8.23	中国 01	手术室
中心供应消毒净化设备	EASY480.SQ	2008.8.29	山东新华医疗器械厂	供应室
颅内压无创检测仪	MICP-1A	2008.9.4	重庆名希医器公司	神经内二科
DR 系统	DIDSY	2008.9.19	德国飞利浦	放射科
麻醉深度监护仪	NC-T	2008.9.24	瑞士	麻醉一科
数字医学图像分析系统	BX57	2008.10.15	奥林巴斯医疗株式会社	病理室
血液透析滤过机	DBG-02	2008.10.27	日本日机装	血液透析室

续表 4-8

设备名称	规格型号	购置时间（年月日）	生产厂家	使用科室
血液透析机	DBB-27	2008.11.6	日本日机装	血液透析室
血液透析机	DBB-27	2008.11.6	日本日机装	血液透析室
液压手术床	330TF	2008.11.7	台湾三丰公司	手术室
麻醉机	ROYA-77	2008.12.25	韩国	麻醉二科
高压氧舱	YC2612-24	2008.12.29	潍坊华信	高压氧室
呼吸机	银拉菲尔	2009.1.5	瑞士哈美顿	重症监护室
呼吸机	银拉菲尔	2009.1.5	瑞士哈美顿	重症监护室
呼吸机	银拉菲尔	2009.1.5	瑞士哈美顿	重症监护室
呼吸机	银拉菲尔	2009.1.5	瑞士哈美顿	重症监护室
麻醉机	S15Aspire	2009.1.5	欧美达公司	麻醉一科
神经损伤诊断系统	PHYSIOMED	2009.1.7	德国公司	针疗科
吞咽言语诊断仪	Vocqstim	2009.1.7	中国 01	针疗科
核磁共振	SIGNA.HDE	2009.3.17	美国 GE 公司	核磁共振室
射频控温热凝器	R-2000B	2009.3.17	北京北琪医疗	手术室 - 北区
彩超	SSI-2000	2009.3.26	深圳开立科技	手术室
胸腔镜	162.102.822	2009.3.27	北京科曼公司	手术室
全景超声生物显微镜	SW-3200L	2999.4.24	天津公司	眼科
磁共振机房空调	SAD/u452	2009.5.21	北京宇搏昊	核磁共振室
动力系统台式机	XPS3000	2009.7.15	美国公司	手术室
电子支气管镜	CLV-180	2009.8.12	奥林巴斯医疗株式会社	纤支镜、肺功能室
数字化伽马 ECT 系统	MPR	2009.8.12	美国 GE 公司	ECT
数字胃肠	FLEXAVISION	2009.8.21	北京岛津医器	放射科
数字胃肠	FLEXAVISION	2009.8.21	北京岛津医器	放射科
伟力糖尿病治疗仪	WLTY-2000	2009.8.28	北京伟力公司	内分泌一科
胸骨锯	DGJ-111	2009.9.7	上海医疗器械公司	手术室
彩超	AcusoN	2009.9.9	德国西门子公司	B 超室
腹腔镜	TC805HD	2009.9.15	德国诺道夫	手术室
关节镜	AScope4mm	2009.9.30	美国施乐辉公司	手术室
酶标仪	A9	2009.10.10	上海希亚克诊断	门诊检验室
重症监护血气分析系统	GEMpermier30	2009.10.28	美国实验仪器	门诊检验室
种植机	Osseociscon	2009.12.15	美国公司	口腔颌面门诊

续表 4-8

设备名称	规格型号	购置时间（年月日）	生产厂家	使用科室
产科中央监护站	01	2009.12.25	深圳理邦	产房
西门子彩超	Aauson512	2010.1.13	德国西门子公司	心脏彩超
医用三氧治疗仪	CHY-31	2010.1.13	淄博悦华公司	脊柱骨科
UPS 电源	80KVA	2010.1.14	山东科普公司	磁共振室
神经损伤诊断系统	PHYSIONCED	2010.1.29	德国菲兹曼	针疗科
全自动尿液分析	Labumat	2010.2.5	匈牙利	门诊检验室
床边血虑机	Aquanus	2010.3.8	百特公司	重症医学科－北区
脉冲激光治疗机	DL-200E	2010.3.8	北京东泰吉光	疼痛科
直线加速器	23EX	2010.3.8	美国公司	放疗科
模拟定位机	E5765HD-P2	2010.3.15	北京圣喻华	放疗科
萨勒心肺复苏器	1007CCV	2010.3.15	美国密执安	急诊科
超声骨密度分析仪	BMD-1000C	2010.3.18	河北澳诺	查体办公室
无线蓝牙视频脑电图机	WT128	2010.4.7	上海诺诚	脑电图室
吸入镇痛装置	AII5000C	2010.4.10	深圳安保科技公司	胃镜室
显微镜和五人共览系统	BX51.BO	2010.4.15	日本公司	病理室
彩色多普勒	X300	2010.4.23	西门子公司	B 超室
自动凝血时间测量仪	ACTPIUS	2010.4.26	美敦力公司	麻醉一科
人工心肺机	WH20	2010.6.1	进口	手术室
手指手腕 CPM 机	Measra	2010.6.4	法国	针疗科
全自动生化分析仪	7600-20-25E	2010.6.12	日本公司	门诊检验室
全自动血凝仪	CA-1500	2010.6.12	日本希斯麦森	门诊检验室
综合听力测试系统	AA220	2010.6.12	丹麦国际听力	耳鼻喉科门诊
脉动真空灭菌器	XGI.DW	2010.7.3	山东新华医疗器械厂	供应室
肺功能仪	Powercube	2010.7.30	德国康迅	纤支镜、肺功能室
腹腔镜增强	TC907HD	2010.10.11	德国公司	手术室
体外冲击波碎石机	KDE-2001A	2010.11.3	北京中科院路岛公司	碎石中心
体外冲击波碎石机	KDE-2002A	2010.11.3	北京中科院路岛公司	碎石中心
扩张式通道	KT-II	2010.11.13	山东冠龙公司	脊柱骨科
U 臂 DP	ESSENTADR	2010.11.18	德国飞利浦	放射科
闭环肌松注射系统	CLMRIS-I	2010.11.26	广西威力方舟	麻醉一科
听力脑干反应测试仪	MB11	2010.12.2	德国 MAILO	母婴保健科

续表 4-8

设备名称	规格型号	购置时间（年月日）	生产厂家	使用科室
视力筛查仪	ar-20	2010.12.7	日本	产科门诊
呼吸机	Trilogy100	2010.12.16	美国公司	呼吸与危重医学
彩超	AcusonX300	2010.12.21	西门子公司	B 超室
插件式多参数监护仪	T5	2011.1.7	深圳迈瑞生物医疗电子公司	麻醉一科
插件式多参数监护仪	T5	2011.1.7	深圳迈瑞生物医疗电子公司	麻醉一科
减重步态训练器	G-JZB-03	2011.1.7	中国江苏公司	针疗科
麻醉机	WATOEX-65	2011.1.7	深圳迈瑞生物医疗电子公司	麻醉一科
平衡功能检测仪训练系统	B-PHY	2011.1.7	江苏公司	针疗科
上下肢康复训练器	AD-2XQ-01	2011.1.7	江苏公司	针疗科
语言障碍诊疗仪	SYYZ-01	2011.1.7	江苏公司	针疗科
中药煎药包装机	YB200	2011.1.8	北京东华原医疗设备公司	煎药室
红光治疗仪	CHX-630	2011.3.23	中国武汉创鑫公司	皮肤科
彩超	IE33	2011.3.26	德国飞利浦	心脏彩超
便携式插管内窥镜	FI-13BS	2011.3.29	中国 01	麻醉一科
糖尿病风险评估设备	EZSCAN	2011.3.30	法国英佩特	内分泌一科
PACS 系统	01	2011.3.31	中国	设备科
电子胃肠镜	GIF-Q150	2011.3.31	奥林巴斯医疗株式会社	胃镜室
光学相干断扫描仪	3DOCT-1000	2011.3.31	日本公司	眼科
移动式 C 形臂 x 光机	HMC-50	2011.3.31	北京万东医疗公司	放射科
自体血液回收机	3000P	2011.3.31	北京京精公司	手术室东
中央遥控监护系统	hpevjs	2011.4.6	深圳迈瑞生物医疗电子公司	心内一科
血液透析机	DBB-27	2011.5.3	日本日机装	血液透析
血液透析机	DBB-27	2011.5.3	日本日机装	血液透析
血液透析机	DBB-27	2011.5.3	日本日机装	血液透析
神经损伤诊断系统	PHYSIOMED	2011.7.14	德国菲兹曼	针疗科
神经损伤诊断系统	PHYSIOMED	2011.7.14	德国菲兹曼	针疗科
麻醉机	WATOEX-65	2011.7.25	深圳迈瑞生物医疗	麻醉一科
麻醉机	WATOEX-65	2011.7.25	深圳迈瑞生物医疗电子公司	麻醉一科
ORE 系统	5400-50	2011.7.30	史赛克公司	手术室
彩超 ABVS	S2000	2011.9.23	西门子公司	B 超室
明泰复用机	PA100	2011.9.23	美国明太克公司	血液透析

续表 4-8

设备名称	规格型号	购置时间（年月日）	生产厂家	使用科室
全自动化学发光仪	600	2011.9.23	美国公司	门诊检验室
UPS 电源	TC100KVA	2011.10.14	佛山新光宏锐	放疗科
全封闭脱水机	VIP5JV	2011.10.16	日本樱花公司	病理室
电子胃镜	GIF-Q150	2011.10.21	欧林巴斯公司	胃镜室
等离子电切镜	SC	2011.10.25	奥林巴斯医疗株式会社	手术室
麻醉机	PRIMASP102	2011.10.25	英国	麻醉一科
等离子电切镜	S7	2011.11.17	奥林巴斯医疗株式会	手术室
关节镜 1008 系统	1088	2011.12.2	美国史赛克公司	手术室
插件式多参数监护仪	T5	2011.12.10	深圳迈瑞生物医疗电子公司	麻醉一科
插件式多参数监护仪	T5	2011.12.10	深圳迈瑞生物医疗电子公司	麻醉一科
64 排 CT	QPTIMACT660	2011.12.27	美国 GE 公司	CT 室
超激光疼痛治疗仪	HA-2200LE2B	2012.2.20	日本东京	针疗科
CT 高压注射器	STELLECNTD	2012.3.12	美国瑞达	CT 室
血液透析机	DBB-27	2012.3.12	日本日机装	血液透析室
血液透析机	DBB-27	2012.3.12	日本日机装	血液透析室
脑血管功能检测仪	GT-3000	2012.3.13	上海神州	脑功能室
数字脑电图仪	CH32	2012.3.20	美国尼高力	脑电图室
准分子激光系统	MEL80	2012.3.28	德国蔡司公司	眼科
麦默通乳房活检与旋切系统	MAMMOTOMEEX	2012.4.14	美国强生公司	肿瘤外科
核素自动分析仪	FZY	2012.4.24	合肥众成机电	ECT
角膜内皮细胞计	SP-3000P	2012.4.26	日本拓普康	眼科
强脉冲光治疗仪	SMQ-A	2012.6.5	北京新科仪仁公司	皮肤科
闭环肌松成靶控注射系统	CONCERT-1	2012.6.14	广西威力方舟	麻醉一科
徕卡眼科显微镜	F19M844	2012.6.27	德国公司	眼科
加温注射泵	HS-9000	2012.7.12	中国北京京精公司	麻醉一科
大骨动力 S5 系列	S5	2012.7.16	美国史赛克公司	手术室
插件式多参数监护仪	T8	2012.7.25	深圳迈瑞生物医疗电子公司	麻醉一科
麻醉机 + 主流呼末模块	WATOEX65	2012.8.3	深圳迈瑞生物医疗电子公司	麻醉一科
呼吸机	V60	2012.9.17	美国公司	呼吸与危重医学
经皮穿刺椎间盘镜手术系统	DCZJ-H	2012.11.2	山东冠龙公司	脊柱骨科

续表 4-8

设备名称	规格型号	购置时间（年月日）	生产厂家	使用科室
麻醉机	WATOEX-65	2012.11.27	深圳迈瑞生物医疗电子公司	麻醉一科
主动脉内球囊反博泵	CS100	2012.11.27	美国公司	介入科
麻醉机	AESTIVA	2012.12.15	美国 GE 公司	麻醉一科
经颅超声溶栓治疗仪	LHZ-600	2013.1.24	洛阳康立	针疗科
呼吸机	V200	2013.1.29	美国飞利浦	呼吸与危重医学
呼吸机	V60	2013.1.29	美国飞利浦	呼吸与危重医学
移动式 X 射线机	GEDEC7900	2013.2.22	美国 GE 公司	手术室
上肢智能反馈系列系统	YK-A2	2013.4.18	中国 01	针疗科
失语认知康复评估与治疗系统配台	ICETS-A	2013.4.18	德国公司	针疗科
四肢联动全身运动康复训练器	NUSTEPIT4	2013.4.18	美国公司	针疗科
四肢联动全身运动康复训练器	NUSTEPIT4	2013.4.18	美国公司	针疗科
瘫痪站立评估训练台	MEOZCAIBT	2013.4.18	德国公司	针疗科
下肢智能反馈系列	A1	2013.4.18	广州一康	针疗科
智能上下肢主被动训练器	MEDICAITHERA-VLTAL	2013.4.18	德国公司	针疗科
作业分析评定与运动控制训练系统	IBIOMASTER	2013.4.18	德国公司	针疗科
全自动微生物分析系统	VITEK2COMPACTSYSTEM	2013.5.10	法国	门诊检验室
经颅超声溶栓治疗仪	LHE-600	2013.5.23	洛阳康立	针疗科
生物反馈电刺激仪	UROSYM	2013.5.25	加拿大莱博瑞	母婴保健科
生物反馈电刺激仪	UROSYM	2013.5.10	加拿大莱博瑞	母婴保健科
经颅超声溶栓治疗仪	LHZ-600	2013.6.22	洛阳康立	针疗科
胎儿中央监护系统	MFM-CN	2013.6.22	深圳理邦	产房
康复理疗设备一套	训练系统	2013.7.5	青岛海诺迪医疗	针疗科
吞咽言语治疗仪	Vocastim-Master	2013.7.10	德国菲兹曼	针疗科
双级血液透析用制水设备	TCH-ROII/2(1200)	2013.7.16	杭州天创环境科技股份有限公司	供应室
奥林巴斯电子结肠镜	A-150	2013.7.31	日本奥林巴斯株式会社	胃镜室
脉动真空灭菌器	MAST-A	2013.8.21	山东新华医疗器械厂	供应室
宫腔手术监测系统	KMD6000A-3	2013.9.24	无锡科美达医疗科技公司	妇科
心肺复苏机	ccv-1007	2013.10.11	美国密执安医器公司	重症监护室
血液透析机	DBB-27	2013.10.12	日本株式会社	血液透析室

续表 4-8

设备名称	规格型号	购置时间（年月日）	生产厂家	使用科室
血液透析机	DBB-27	2013.10.12	日本株式会社	血液透析室
血液透析机	DBB-27	2013.10.12	日本株式会社	血液透析室
血液透析机	DBB-27	2013.10.12	日本株式会社	血液透析室
睡眠监测系统	Alice	2013.10.22	伟康公司	呼吸与危重医学
麻醉机	7100	2013.10.28	美国 GE 公司	麻醉二科
麻醉机	7100	2013.10.28	美国 GE 公司	麻醉二科
麻醉机	7100	2013.10.28	美国 GE 公司	麻醉一科
奥林巴斯宫腔镜	S7	2013.11.11	日本奥林巴斯株式	妇科
呼吸机	v60	2013.11.11	美国伟康公司	呼吸与危重医学
数字化拍片系统 (DR)	essentadrcompact	2013.11.12	荷兰飞利浦公司	放射科
数字化平板多功能 X 光机	AXIOMLMINOS	2013.11.12	西门子公司	放射科
经颅超声溶栓治疗仪	LH8-600	2013.11.26	洛阳康立	针疗科
口腔综合治疗台	C8+	2013.11.26	德国西诺德	口腔颌面门诊
彩超	IE ELITE	2013.12.17	荷兰飞利浦公司	心脏彩超
彩超	SPARQ	2013.12.17	荷兰飞利浦	B 超室
彩超	iu elite	2013.12.17	荷兰飞利浦公司	B 超室
全自动染色机	thermo	2013.12.25	英国赛默飞	病理室
全自动血液分析仪	XN-10IB4IJ	2014.1.16	日本希森美康株式会	门诊检验室
全自动血液分析仪	XN-20ISLJ	2014.1.16	日本希森美康株式会	门诊检验室
呼吸机	V60	2014.3.19	美国飞利浦公司	呼吸与危重医学
骨科动力系统一套	5400-100-000	2014.4.22	美国史赛克公司	手术室
全自动生化分析仪	AU5800	2014.4.22	美国贝克曼公司	门诊检验室
神经外科动力系统一套	5400-100-000	2014.4.22	美国史赛克公司	手术室
北琪射频控温热凝器（双极）	R-2000B	2014.5.29	北京北琪医疗公司	介入科
经颅超声溶栓治疗仪	LHZ-600	2014.5.29	洛阳康立	针疗科
调强验证系统	MAP CHECK1177	2014.6.14	美国 SUNNUCLAR	放疗科
粪便分析仪	LJ-2000	2014.6.14	济南兰洁	门诊检验室
显微镜和五人共览系统	5 人	2014.7.15	奥林巴斯医疗株式会社	病理室
血管造影机	Artis zee Ⅲ ceiling	2014.9.30	德国西门子公司	介入科
胸腔镜	oty-s7pro	2014.10.8	日本奥林巴斯医疗株式会社	手术室

续表 4-8

设备名称	规格型号	购置时间（年月日）	生产厂家	使用科室
呼吸机	HAMILTON-C1	2014.12.24	瑞士哈美顿	重症监护室
呼吸机	HAMILTON-C1	2014.12.24	瑞士哈美顿	重症监护室
呼吸机	HAMILTON-C1	2014.12.24	瑞士哈美顿	重症监护室
呼吸机	HAMILTON-C1	2014.12.24	瑞士哈美顿	重症监护室
麻醉机	aestiva/57100	2014.12.24	美国欧美达公司	麻醉一科
眼表综合分析仪	KERATOGRAPH	2014.12.24	德国欧科陆	眼科
肌电图诱发电位仪	viring quest	2014.12.29	美国尼高力	脑电图室
生物反馈电刺激仪	urostym	2015.1.22	莱博瑞医疗技术公司	母婴保健科
生物反馈电刺激仪	urostym	2015.1.22	莱博瑞医疗技术公司	母婴保健科
彩超	HD15	2015.3.11	美国飞利浦公司	查体办公室
视力筛查仪	14021	2015.3.11	美国伟伦公司	母婴保健科
血压脉波检查装置	BP-203RPE-III	2015.3.11	日本欧姆龙公司	查体办公室
膀胱镜	27005BA-27005CA	2015.3.31	卡尔史托斯	手术室
无创呼吸机	BIPAP Focus	2015.3.31	德国飞利浦公司	呼吸与危重医学
无创呼吸机	BIPAP Focus	2015.3.31	德国飞利浦公司	呼吸与危重医学科
有创呼吸机	V-200	2015.3.31	德国飞利浦公司	呼吸与危重医学
脊柱内镜系统	S2002.15	2015.4.27	德国 Spandos	手术室－北区
液压手术床	SMART-P2000CLASSIC	2015.4.27	鼎众股份有限公司	手术室－北区
冷冻切片机	CRYOTOME-FSE	2015.5.26	英国赛默飞世尔科技	病理室
无创呼吸机	BIPAP Focus	2015.6.10	德国飞利浦	呼吸内二科
无创呼吸机	BIPAP Focus	2015.6.10	德国飞利浦	呼吸内二科
经颅超声溶栓治疗仪	lhz-600	2015.10.12	洛阳康立医疗器械有限公司	康复医学科
无创呼吸机	BIPAP Focus	2015.12.4	美国飞利浦公司	呼吸内一科
无创呼吸机	BIPAP Focus	2015.12.4	美国飞利浦公司	呼吸内一科
电子胃肠镜	GIF-260	2015.12.7	奥林巴斯医疗株式会社	胃镜室
剂量仪	T10009	2016.1.12	德国 PTW 公司	放疗科
混合动力碎石清石	LCM21	2016.3.12	瑞士	手术室
冲击波治疗系统	2074	2016.3.31	美国 DJO	针疗科
多参数生物反馈仪	INFINITI3000A	2016.5.19	南京伟思医疗科技	母婴保健科
血培养仪	BACT-3D60	2016.5.20	法国梅里埃	门诊检验室

续表 4-8

设备名称	规格型号	购置时间（年月日）	生产厂家	使用科室
心肺复苏机	1007CCV	2016.5.30	美国 Michigan	急诊科－北区
心肺复苏机	1007CCV	2016.5.30	美国 Michigan	重症医学科－北区
眩晕诊疗系统	SRM–IV	2016.5.30	济南拜伦斯医疗有限公司	神经内三科
手术显微镜	F40	2016.6.17	德国莱作公司	手术室－北区
麻醉系统	Aestiva/5 7100	2016.6.20	欧美达公司	手术室－北区
麻醉系统	Aestiva/5 7100	2016.6.20	欧美达公司	手术室－北区
麻醉系统	Aestiva/5 7100	2016.6.20	欧美达公司	手术室－北区
麻醉系统	Aestiva/5 7100	2016.6.20	欧美达公司	手术室－北区
电动综合手术床	6100	2016.6.21	南京迈瑞	手术室－北区
电动综合手术床	6100	2016.6.21	南京迈瑞	手术室－北区
电动综合手术床	6100	2016.6.21	南京迈瑞	手术室－北区
电动综合手术床	6100	2016.6.21	南京迈瑞	手术室－北区
电动综合手术床	6100	2016.6.21	南京迈瑞	手术室
电动综合手术床	8300	2016.6.21	南京迈瑞	手术室－北区
血液回收机	3000P	2016.6.21	北京京精医疗设备有限公司	手术室－北区
全自动尿液分析	LABUMAT–URISED	2016.7.11	匈牙利	门诊检验室
糖化血红蛋白分析仪	HB9210	2016.7.11	美国 TRINITY	门诊检验室
影像板扫描处理装置	51751100	2016.7.11	爱克发（德国）	放射科
CT（计算机断体层摄影设备）	SOMATOM Definton Flash	2016.7.22	德国西门子公司	CT 室
X 射线摄影系统（数字化）	Digital Diagnst	2016.7.22	德国飞利浦公司	放射科
X 射线摄影系统（数字化）	Digital Diagnst	2016.7.22	德国飞利浦公司	放射科
X 射线诊断系统	AXIOM LUMINOSDRF	2016.7.22	德国西门子公司	放射科
彩色多普勒超声诊断系统	E8	2016.7.22	美国 GE 公司	B 超室
超声诊断系统	S2000	2016.7.22	美国西门子公司	B 超室
高压注射器	M5200	2016.7.22	美国万灵科医疗	磁共振室
高压注射器	V8401	2016.7.22	美国万灵科医疗	CT 室
骨密度仪（双能 X 射线）	PRODIGY	2016.7.22	美国 GE 公司	放射科
核磁共振（成像系统）	MR750 3.0T	2016.7.22	美国 GE 公司	磁共振室
移动式 C 形臂 x 光机	GE OEC fluorostar compact D	2016.7.22	美国 GE 公司	手术室－北区
有创呼吸机	PB840	2016.8.30	美国柯惠	急诊科－北区

续表 4-8

设备名称	规格型号	购置时间（年月日）	生产厂家	使用科室
有创呼吸机	PB840	2016.8.30	美国柯惠	急诊科－北区
有创呼吸机	PB840	2016.8.30	美国柯惠	重症医学科－北区
有创呼吸机	PB840	2016.8.30	美国柯惠	重症医学科－北区
有创呼吸机	PB840	2016.8.30	美国柯惠	重症医学科－北区
有创呼吸机	PB840	2016.8.30	美国柯惠	重症医学科－北区
有创呼吸机	PB840	2016.8.30	美国柯惠	重症医学科－北区
有创呼吸机	PB840	2016.8.30	美国柯惠	重症医学科－北区
有创呼吸机	PB840	2016.8.30	美国柯惠	重症医学科－北区
有创呼吸机	PB840	2016.8.30	美国柯惠	重症医学科－北区
超声诊断系统	P300	2016.9.2	西门子公司	B 超室
小儿呼吸机	sophie	2016.9.2	德国斯蒂芬公司	新生儿科
婴儿正压进气控制器	3090（medin CNO®）	2016.9.2	美国 Endo	新生儿科
呼吸机	HAMITON-C1	2016.9.6	瑞士哈美顿	急诊科
呼吸机	HAMITON-C1	2016.9.6	瑞士哈美顿	重症监护室
呼吸机	HAMITON-C1	2016.9.6	瑞士哈美顿	重症监护室
呼吸机	HAMITON-C1	2016.9.6	瑞士哈美顿	重症医学科－北区
超声诊断仪	E8	2016.10.11	美国 GE 公司	B 超室
血管造影机	Artis zee Ⅲ ceiling	2016.10.11	德国西门子公司	介入科
婴儿培养箱	C2000	2016.10.22	美国德尔格	新生儿科
超声高频外科集成系统	GEN11	2016.11.4	美国强生公司	手术室
超声高频外科集成系统	GEN11	2016.11.4	美国强生公司	手术室
半导体激光治疗仪	LFK-SLT30	2016.11.21	上海镭福康	手术室

第二节　设备使用

1950 年建院后，医院逐步形成一套医疗设备使用制度。对医技科室购置的医疗设备，自行管理，全院使用；对临床科室购置的设备由各临床科室自行管理，自行使用；医院为麻醉科、手术室购置的设备，由麻醉科、手术室自行管理，各手术科室使用。随着医院的发展，陆续购置的设备、特别是大型设备的使用，为病人得到及时、合理的救治，以及新技术在临床上的广泛开展提供保障。

1995 年，医院购入首台彩超，为惠普 1000 型，开始为病人进行心脏彩超的检查。

1999 年 8 月，医院安装的美国 GE 公司生产的 Signa Profile0.2T 永磁型磁共振调试完毕，投入临床使用，开展颅脑、胸腹部、双下肢 MRA、MRV 血管成像，其中 MRCP 胆胰管水成像新技术填补安丘市空白，在潍坊市处于领先水平。12月，医院购入由美国太空实验室生产的QUEST型价值21万元的心电运动平板系统。活动平板的开展，明确冠心病存在，正确评价心功能的等级，是最有价值的诊断冠心病的无创伤性检查之一，可以鉴别呼吸困难的性质是否为心脏病或肺病引起；早期检出不稳定性高血压；确定于运动有关的心律失常和运动引起症状的原因等，为临床提供有力的科学依据。

2005年，医院投入使用的东芝纳米17和阿洛卡3500彩超，开展妇科腔内超声检查，可早期发现宫外孕等疾病，为妇科临床提供更加准确及时的诊断依据；同时开展甲状腺、乳腺等小器官检查，为小器官肿瘤的早期发现提供积极有价值的诊断信息。是年3月，投入使用GE公司生产8排螺旋CT（LightSpeed8），进入快速、大范围扫描时代。开展全身各部位的增强CT扫描，实现肝脏的三期扫描，开展骨骼三维重建检查。2006年11月，医院引进美国GE公司生产的乳腺钼靶X光机1台。乳腺钼靶X光机结合CR使用，辐射小，分辨率高，成像清晰，可以发现早期乳腺疾病，是世界卫生组织乳腺疾病普查的首选项目，填补安丘市空白。2006年，医院购进YC2612-24型两舱四门高压氧舱1套，内配舒适防燃沙发座椅，高档音响、大循环风空调、水喷淋消防系统，一次可同时容纳12名患者接受治疗，设备达到国内领先水平。2009年，医院投入临床应用的美国GE公司生产的HDE1.5T超导型磁共振，开展脑功能磁共振成像(DWI弥散成像)，在急性、亚急性脑梗塞诊断上提供很好的诊断依据；同时开展水成像技术（MRU泌尿系水成像）、乳腺磁共振检查技术。医院购进的SPECT，辅助实现核素显像，全身骨显像、股骨头坏死局部显像检查。全身骨显像可以早期发现肿瘤骨转移，良恶性骨肿瘤的鉴别诊断，早期诊断股骨头坏死。甲状腺显像可以鉴别诊断甲亢、甲状腺炎、结节性甲状腺肿、高功能腺瘤，甲状腺形态和功能的诊断以及对甲状腺结节的良恶性鉴别，甲状腺MIBI阳性显像还有助于良、恶性病变的鉴别诊断。

2010年9月，医院投入使用美国瓦里安公司产23EX直线加速器，开展颈部转移癌、扁桃体癌、胸膜间皮瘤、精原细胞瘤、膀胱癌、骨肉瘤及各种软组织恶性肿瘤等疾病的诊断，部分良性病变的诊断，如血管瘤、瘢痕等。2011年9月，投入使用德国西门子S2000型彩超机，开展胎儿常规超声检查，筛查胎儿畸形，避免严重缺陷儿的出生。2013年，引进使用的德国西门子公司产数字化平板多功能X光机，是非常先进的多功能数字化X光机，能完成透视、各种X光拍片、胃肠造影、静脉肾盂造影、ERCP等各种造影以及外周血管介入，且各种造影和手术均是通过动态平板实现；图像质量更佳，X线剂量更低，检查更舒适、快捷。2015年11月，引进德国西门子S2000（闪电）彩超1台，开展超声引导下介入诊疗，为患者提供微创治疗。

2016年4月，医院投入使用美国GE公司生产的DiscoveryMR750 3.0T高端超导型磁共振机，开展全身各部位磁共振检查，先后开展脑功能成像（DWI弥散成像、3D-ASL脑灌注成像、MRS波普成像）；肝脏、垂体、盆腔动态增强扫描，不需要打药的肾动脉、肾静脉成像等新技术。德国西门子公司产炫速双源CT在北区新院投入临床使用。医院随之开展胸痛三联征、下肢静脉CTV、颅脑灌注检查及肺癌低剂量CT筛查。

随着医院的发展，医院陆续购进的医疗设备，特别是大型设备的投入使用，使医技新技术在临床广泛开展，为病人得到及时、合理的救治提供有力保障。

第三节　设备管理

1985年前，医院设备由各使用科室管理。1992年，医院规范医疗器械设备管理，建立医疗设备电子台账。2010年，安丘市人民医院规范新购设备的建档工作，建立1万元以上设备完整的档案。2003年12月，实施ISO 9001:2000质量管理体系标准管理，规范各项管理工作制度。

2013年，各临床科室提交设备采购申请，设备科初审，经设备管理委员会认真讨论，报院长办公会研究，制订下一年的全院设备购置计划，规范医疗设备的采购。为迎接二级甲等医院复审，医院根据评审标准重新修订《医学装备三级管理制度》《设备科工作制度》《采购论证制度》等设备科作业文件，规范、改进各个质量环节和流程，完善各项质量记录清单，对医院设备安装、验收。按照医疗设备配置原则、配置标准和医院的发展规划，保证各科室的医学装备逐步达到卫生部业务科室建设的规范要求。2014年6月，医院实行高值耗材条码管理，9月，启用耗材管理系统（二级库），运用一系列先进的管理方法（工具），使全院耗材管理工作日趋规范，有效地控制耗材支出。医院通用耗材由潍坊国药医疗器械有限公司托管供货。

2016年，为迎接三级乙等综合医院评审，医院进一步规范《医疗器械临床使用安全控制与风险管理制度》《质量控制制度》《医疗设备培训考课制度》等制度，各项工作流程也严格按照三级医院的标准进行规范。建立较为完善的医疗设备管理体系，如医学装备三级管理制度、医疗设备季度巡检制度、贵重设备档案管理制度、计量设备定期强检、校准制度等，并严格执行。各项工作有严格的工作流程。医疗设备科工作人员13人，分工明确，职责分明。专业技术人员负责全院医疗设备安装、验收、维修、保养工作，库房管理员负责全院医用耗材（医疗设备）的验收、出入库及配送供应工作，兼职计量管理员负责医院的医疗设备的计量工作，档案管理员负责全院医疗设备和医用耗材的档案管理工作。

第四节　设备维修

1990年，安丘县人民医院医疗设备科从药剂科分出，负责全院的医疗设备维修。从一把锤子、一把钳子起，维修工具逐渐增加。1992年，由于潍坊技术监督局对医院授权建标，不仅可以院内维修校准血压计，并且可以对外提供校准。1997年1月，设备科配备成套的维修工具、工具橱及制冷专用设备工具。1998年，逐渐配置更专业的维修工具，有示波器、电容表、晶体管测试仪、银焊枪、手电钻、油烟机等，进一步规范维修工作。

2003年，配置万用表、模拟电发生器、血压计标准仪。加强电子类设备的维修，对维修过的血压计能进行规范的维修后校准，保证维修后血压计的计量准确性。2013年，为迎接二级甲等医院复审，规范、改进各个质量环节和流程，完善各项质量记录单。维修人员定期对设备进行全面检查，对所有医疗设备的运行环境（防静电、防尘、防潮、防蚀、防霉等问题）和水电气路进行巡查，设备的运行情况、磨损程度进行检查校验，及时发现潜在问题，提出改进维护措施，有针对性地做好维修前的各项准备工作，提高修理质量，缩短修理时间。按照分级保养制度对全院的医疗设备进行定期保养，降低设备的故障率。

2016年，为迎接三级乙等综合医院评审，医院规范维修日常工作，加强设备预防性修理，由仪器保养人员会同维修人员共同进行，设备进行调整维护，发现问题及时处理。做好日常维修工作的同时，制定专门记录本，通过科室评价来进一步规范维修工作 。对一些维修保养要求较高、技术难度大、备件来源困难的设备，由厂家或维修站提供维修和零配件服务，并通过签订的保修合同降低费用，设备科维修人员监督保养过程进行登记，确保医院医疗设备的正常。

第 五 编

教育科研

第一章　医学教育

第一节　业务培训

院内培训

1976年，安丘县人民医院注重中西医结合，举办“西医学习中医”培训班，并将学到的知识应用到实际工作中，西医大夫也掌握一些针灸、推拿技术和中草药验方。

1982年，医院对1968—1980年间初、高中毕业的在职职工进行文化课补习，开设语文、数学、物理、化学等课程。

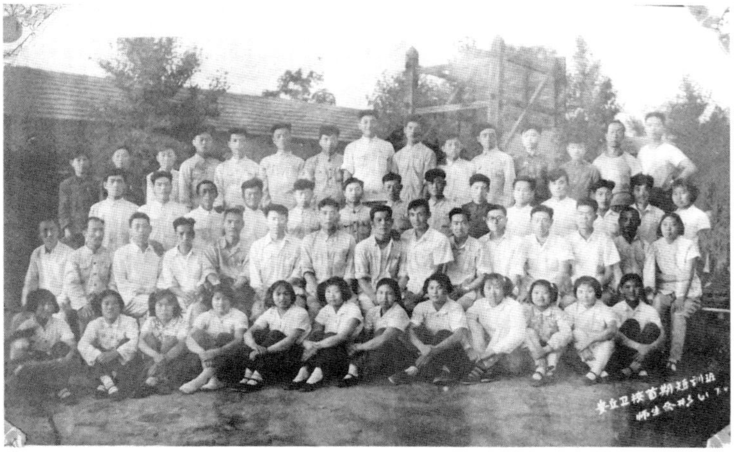

图5-1　1961年7月，安丘卫校首期短训班

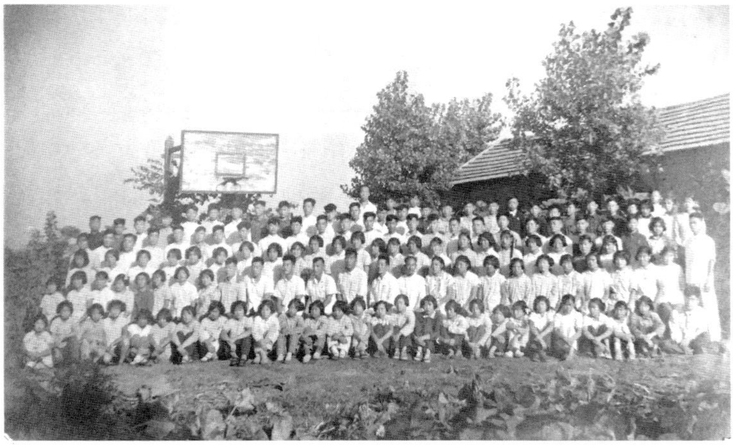

图5-2　1961年8月，安丘县卫生学校全体师生合影

1993年，医院对医护人员开展“三基三严”（基本理论、基本知识、基本技能；严肃态度、严格要求、严密方法）培训，加强基础训练。

2003年，安丘市人民医院实行星期四知识讲座制度，结合医院实际，年初制定培训计划并组织实施，组织培训讲座20次。4月，组织对“非典”救护人员进行个人防护、“非典”知识及常用抢救监护仪器操作规程的培训。

2004年10月，根据潍坊市卫生局《关于实施基层卫生“春风行动”的通知》精神，医院配合安丘市卫生局免费培训全市基层卫生技术人员，并邀请山东省立医院、山东大学齐鲁医院、潍坊市人民医院的专家、教授授课。培训内容有：常见消化系统疾病的诊断与治疗、抗生素的合理应用、如何避免容易引起纠纷的产科并发症、妇科常见病的诊断与治疗。12月底，医院通过ISO 9001:2000质量管理体系的认证，对入院工作三年以下的职工进行ISO 9000:2000版标准基础知识、ISO 9001:2000标准的理解与实施，以及如何与医疗行业有效结合再培训。是年，组织举办培训讲座25次。

2005年，医院坚持“科技兴院”的办院方针，把积极开展继续医学教育列入医院工作的重要议事日程，内容以参加外出学术交流带回的新技术、新项目和当前国内外先进的学术动态为主。组织医学教育培训讲座19次。举办全院性学习讲座25次，上级院校专家到院讲座20次，示教手术40人次。各病区每两周组织一次临床讲座，有讲稿、有笔记。教学查房每周一次，由主治医师以上人员担任，并且主持每周一次的疑难危重病例讨论。是年，医院开展重点传染病防治知识培训，深入了解和认识艾滋病、霍乱、鼠疫、结核病、传染性非典型性肺炎、流行性感冒、人禽流感等传染性疾病。

2006年，医院结合中国医院分级管理和医院评审制度将“三基三严”训练列入医院分级管理标准和评审标准，逐步强化在职职工“三基三严”训练工作，制定培训考核计划。院级培训以全院性业务讲座为主，内容以公共卫生知识和学术动态为主，包括医院感染相关知识、传染病知识、抗菌药物的合理应用、输血知识等。全院性讲座每月一次，时间为每月第一周的星期四下午。同时，不定期邀请上级医院专家到院讲学和示教手术；科室培训以基本技术操作训练和科内专业知识讲座为主，每月各一次。是年12月，医院举办安丘市核医学新技术应用学习班，邀请北京海军总医院教授朱家瑞、首都医科大学附属北京友谊医院核医学科教授李春林主讲，对医院全体医疗、医技及进修、实习人员进行培训。是年，举办全院性的业务学习讲座26次，邀请上级专家讲学5次，示教手术48人次。

2007年，医院安装“24小时医学频道”，使医护人员能够及时了解和掌握医学领域的新进展、新动向。

2007—2008年，邀请省内外、院内专家为全院医疗人员进行培训讲座53次。

2009年，医院实行继续医学教育合格与卫生技术人员专业技术职称晋升、聘任、医师考核与护士执业再注册、年度考核“四挂钩”。4月，邀请复旦大学护士长杜玉民，对医院科主任、护士长进行医院管理培训。5月，针对甲型H1N1流感，组织全院医护人员进行“甲型H1N1流感防控知识”培训讲座，同时，进行“甲型H1N1流感”实战救治演练，共6项内容：个人防护、预检分诊、病员隔离、病员转运、病

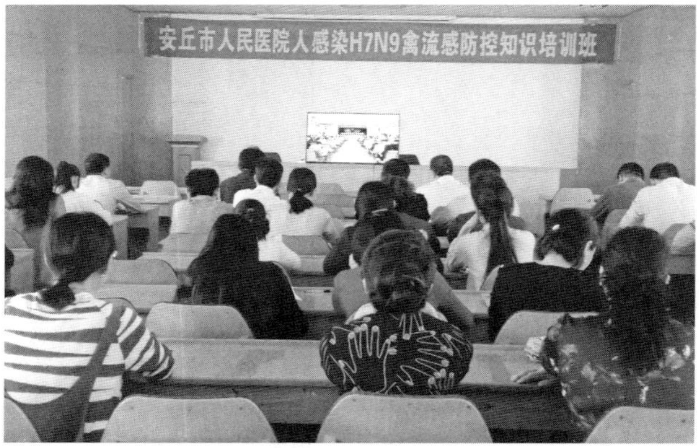

图 5-3 禽流感防控培训班（2016年摄）

员治疗、废物处理。6月，医院再次进行“甲型H1N1流感职业防护与医院感染控制”知识培训。8月，为积极配合安丘市卫生局开展“卫生培训年”活动，制定《2009年“业务培训年”活动实施方案》，参加市卫生局开展的重点业务培训班。9月，组织全体医疗医技护理人员进行《医务人员手卫生规范》专题培训。是年，组织26次全院性培训讲座。

2010年10月，医院组织全院临床医师开展病历文书书写大练兵活动。10月中旬，安丘市卫生局举办“基本药物制度政策及基本药物临床应用指南和处方集”师资培训班，参加培训的人员负责为全院科室培训师资。12月，医院组织全院283名住院医师开展理论、操作、病历展评三项考核。重点考核急诊急救知识、医疗核心制度落实，以及病历书写规范。全年组织进行全院性培训讲座21次。 2011年，组织全院性培训讲座26次。

2012年，医院邀请上级医院专家到院讲学和示教手术40人次，组织全院性培训讲座26次。12月，开展“适宜技术推广项目培训班”，组织医院及各乡镇卫生院医师参加，有5项推广项目：心源性猝死的预测与预防、急性期脑卒中的规范化治疗技术方案应用与推广、针刀治疗颈椎病、腰椎间盘突出症、强直性脊柱炎临床操作规范、眼外伤在基层医院的急诊处理及规范化治疗、小儿病毒性心肌炎诊断治疗技术的推广

应用。同时组织全院 267 名住院医师，进行“心肺复苏、手卫生”操作技能考核，组织 122 名住院医师，进行“换药术”操作技能考核。

2013 年 3 月 21 日，为贯彻落实《麻醉药品和精神药品管理条例》和卫生部《临床医疗机构麻醉药品、第一类精神药品管理规定》，医院配合安丘市卫生局，组织举办《规范麻醉药品和第一类精神药品管理使用》培训班。市人民医院及 19 处乡镇卫生院 257 名医师参加培训与考核。7 月，二级甲等综合医院复审期间，医院加强对全院医疗医技、护理、职能后勤人员理论及操作技能的培训，邀请潍坊医学院附属医院教授孙银贵，对全院临床、医技、职能、后勤科室科主任及护士长进行心肺复苏术急救操作技能培训，明确心肺复苏的新标准，更正新旧标准的不同及某些错误观念。同时，邀请潍坊市人民医院妇科王惠进行妇科检查培训。8 月 23 日，组织安丘市人民医院及 14 处乡镇卫生院 175 名医师，参加潍坊市级继续医学教育项目“乳腺疾病外科治疗进展”培训班。是年，医院组织通过 6 项潍坊市级继续医学教育项目，分别为：如何运用法律调整医患关系的研究、乳腺疾病外科治疗进展、登楼实验在低肺功能食管癌患者术前心肺功能评估中的作用、应用多媒体进行健康宣教的效果评价、糖尿病药物注射技术新进展研究、骨科下肢关节功能锻炼新进展。

2014 年 1—3 月，为提高全院医师的病历书写质量，邀请潍坊市病历质量控制专家，对全院医师及部分职能科室人员进行“规范病历书写，提高病案质量”培训讲座。同时组织 7 位院内专家，针对首页填写、入院录、病程记录、知情同意、医嘱单及辅助检查、围手术期、出院小结等内容进行专项培训。医院申报通过 6 项潍坊市级继续医学教育项目，分别为：宫颈病变的发病及认知情况、急性心肌梗死 STD 与非 STD 患者临床对比分析、脑梗死发病相关危险因素研究、脑血管狭窄支架成形术与血管性痴呆的研究、正确认识优质护理服务、护士为病人鼻饲喂饭的必要性。3 月 29 日，举办潍坊市级继续医学教育项目“脑血管狭窄支架成形术与血管性痴呆的研究 ”“颈动脉支架成形术治疗高危颈动脉狭窄”培训班，组织安丘市人民医院及 8 处乡镇卫生院 58 名医师参加培训。4 月 12 日，举办 CIDE 学术交流会，邀请青岛医学院附属医院主任医师阎胜利、余霄龙，分别进行“糖尿病的药物治疗”“中国 I 型糖尿病防治指南 2013”专题培训讲座。5 月 9 日，于金明院士工作站在医院设立，举办“肿瘤治疗现状与思考”“晚期 NSCLC 内科治疗进展及策略”培训讲座。5 月 26 日—6 月 26 日，医院举办第四届“医师节”系列竞赛和成果展活动，组织全院主治医师、住院医师、护士，进行临床技能大赛——心肺复苏技能比赛、知识竞赛、优秀病历展评、进修成果展和科室成果展等系列竞赛活动。

2015 年 4 月 18 日，山东省医师协会消化内科分会在医院举办“基层医师消化系统继续教育培训班”，邀请山东齐鲁医院消化内科主任阎明和山东省千佛山医院中医脑病研究室主任周霞，分别作“腹部疼痛的鉴别与诊断”“头痛的鉴别与诊断”的培训讲座。7 月，在医院引进新的“24 小时医学频道”学习平台上，为全院 682 名医疗医技人员、687 名护理人员、82 名药学人员建立账号，便于在线学习“三基三严”视频及理论操作知识，实时观看学术活动以及培训讲座视频，参与考试考核。7 月 4 日，于金明院士率院士工作站专家团队成员到医院举行“个体化与精准治疗——思考与挑战”的学术讲座。7 月 8 日，举办中国慢性病防治基层医生诊疗院内交流会，邀请潍坊医学院附属医院教授侯宁宁做“基础胰岛素治疗，兼顾疗效与安全性”学术报告。7 月 24 日，举办医院管理培训班，邀请北京安贞医院副院长周生来教授做“医院科室管理者的团队建设与高效沟通”培训。是年，医院申报通过 6 项潍坊市级继续医学教育项目：耳后带蒂颞肌瓣乳突腔填塞治疗乳突根治术后迷路瘘管的临床观察、SPECT门控心肌灌注显像在急性冠脉综合征诊断及疗效评价中的应用、关节腔注入肿瘤坏死因子拮抗剂联合甲氨蝶呤治疗类风湿关节炎、气管切开护理创新、高压氧治疗新生儿缺氧缺血性脑病的临床疗效及综合护理干预、肝炎性假瘤B超引导经皮穿刺的诊断与治疗。

2016年1月16日，于金明院士到医院举行“于金明院士——肿瘤个体化治疗现状与思考”学术讲座。4月，申报通过3项潍坊市级继续医学教育项目，分别是：几种常用肌上皮标记物在乳腺常见疾病中的表达和意义、免疫组化在几种子宫腺癌诊断与鉴别诊断中的作用及意义、氨甲喋呤放射介入联合消癥杀胚方治疗输卵管妊娠的临床研究。5月13日，医院举办全院中层干部“卓越管理、砥柱中流”医院管理培训班。5月16日—6月26日，举办庆祝第六届“医师节”系列培训竞赛活动，组织101名主治医师及104名住院医师开展优秀病历展评，87名主治医师及100名住院医师开展影像与心电图阅读系列培训与竞赛。5月25日，“医师节”活动期间，举办“医患纠纷防范借鉴与医疗安全管理”培训讲座。7月16日，中国医药教育协会在医院举办“基层医院抗感染规范化诊治全国巡讲——潍坊站”培训班，邀请火箭军总医院教授张睢扬、浙江大学医学院附属第二医院副主任医师王丽华、博士张嵘作学术讲座。8月10日—11日，医院对全院临床、职能后勤科室人员，进行心肺复苏急救技能操作训练。8月31日，医院组织全院医疗、护理人员，进行“病历书写规范”“住院病案首页填写说明”培训讲座。

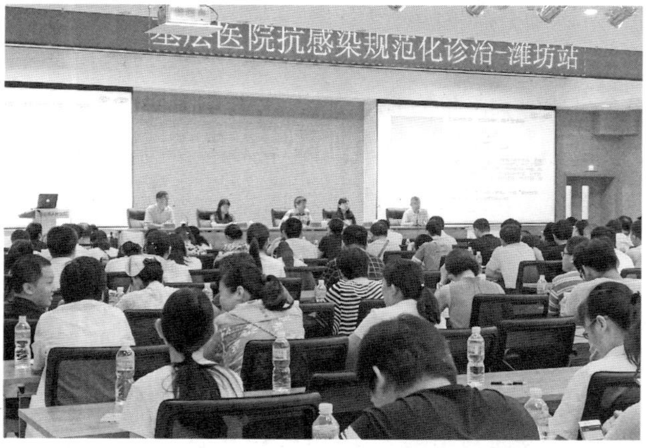

图5-4　2016年7月，感染规范化培训

附：

安丘市人民医院
住院医师规范化培训实施细则

（2016年6月）

住院医师规范化培训是培养合格医师的必需阶段。为进一步提高住院医师医德及医疗技术水平，做好临床住院医师毕业后医学教育工作，根据卫生部《临床住院医师规范化培训试行办法》的规定和《临床住院医师规范化培训大纲》的要求，结合医院实际情况，制定住院医师规范化培训计划，各科根据学科特点，制定规范化培训的实施细则。

1. 指导思想和培训目的

鼓励青年医师勤奋学习，刻苦钻研，认真实践，早日成才；加强理论和实践的结合，提高临床技能和诊治水平；学习新理论、新技术、新方法，拓宽知识面，为今后发展打下扎实基础；重视医德医风教育，培养良好的职业道德。通过系统培训，在政治思想、医德医风、临床专业技术、医学理论、科研、教学及组织管理能力方面得到提高，成为医德高尚、技术过硬、理论扎实的专业技术骨干。

2. 培训对象

医学院校本科毕业的住院医师、研究生，自进入我院开始临床工作的第一年内进行规范化培训。

从其他单位调入的医师，经医院考核后，按实际业务水平参加相应年限的住院医师培训。

3. 培训目标和内容

住院医师经过规范化培训，达到低年资主治医师水平，即达到从事某一临床专科实践所需要的基本能力，能独立从事某一专科（指三级学科）的临床医疗工作。具体要求如下：

热爱祖国、热爱医院、热爱病人、热爱本职

工作，遵纪守法，认真贯彻执行国家、医院的各项法规和规章制度，具有良好的医德医风。

具有较强的法律意识，尊重病人合法就医的各项权利。

掌握本学科的基础理论，熟悉有关学科的基础理论，具有较系统的学科知识，了解国内外本学科的新进展，并能用以指导实际工作。

具有本学科较丰富的临床经验和较强的临床思维能力，较熟练地掌握本学科的临床技能，能独立处理本学科常见病及某些疑难病症，能对下级医师进行业务指导。

能担任指导本科生、实习生和进修医师的教学工作。初步掌握临床科研方法，能紧密结合临床实践，写出具有一定水平的学术论文。

培训内容包括政治思想、临床能力、专业理论、医疗文件书写、教学能力、医疗法律法规知识等。业务培训以科室培训为主，专业理论、医疗法律法规知识以自学为主。

4. 培训模式

培训分两个阶段，第一阶段一级学科培训，一般为三年，经考核合格进入第二阶段，进行二级学科即专科培养。第二阶段培养的具体培训时间视专业而定，一般为两年，旨在通过临床实践，使其把在医学院校所学知识尽快转化为独立分析、解决临床实际问题的能力，该阶段突出基础理论、基本知识、基本技能训练。第二阶段的培训，即专科医师培训。主要在定向的学科工作学习，旨在为专业发展奠定一个坚实的基础。专科培养要求：(1) 通过自学和参加医院、科室组织的讲座和学术活动，提高专科专业理论水平；(2) 熟练掌握本专科常用诊疗技术，能独立解决本专业较复杂或疑难、急重症；(3) 能正确应用国内外先进医疗技术解决较为复杂的专业技术问题；(4) 能独立完成院内专科一般会诊，协助上级医师承担本科部分管理工作，使医师在跨学科知识、会诊能力、组织管理能力方面得到进一步提高；(5) 具备独立完成进修生、轮转生、实习生教学及参加部分科研和撰写学术论文的能力。

5. 考核内容及标准

医德医风：服务态度较差；利用工作之便向病人及家属索要钱物，收受“红包”；违犯规定参加院外医疗有偿服务、行医卖药；乱开处方及医疗证明书；人情漏费或有其他违犯职业道德行为者，经查属实该项考评为不合格。

理论知识：参加医院和医务科统一组织的住院医师理论考试，每半年一次。内科组考察重点为外科知识，外科组考察重点为内科知识，医技组考察内容为临床基础知识。

临床技能：对相关临床技能，由科主任组织进行考核。以上考核不及格者延长所在轮转科室的培训时间。

医疗文件书写：抽查住院医师书写的病历，按照医院病案质量标准及处方书写标准打分，发现弄虚作假现象本年度考核不合格。

参加医院组织的各种学术活动：参加科内、院级的业务讲座及疑难病例讨论会等学术活动，每年不少于20次。

医疗法律法规知识：由医院统一组织考试，不及格者必须补考。

医患关系与沟通能力：应有大局意识，坚持原则，团结同志，尊重领导，乐于助人，善于与人沟通，尤其应具有与病人及其家属的沟通能力。由所在科室科主任负责，进行面试模拟考试，考察住院医师处理各种应急情况以及医患沟通能力。

6. 考核的组织与准入

本院培训期间考核分季度考核、年度考核，季度考核由培训科室主任组织实施；年度考核采取科室考核和院级统一考试相结合的形式进行。

季度考核：对住院医师在本季度的学习和工作情况进行考核登记，并由所在科室审核备案。考核分技能考试及理论考试两部分。

年度考核：专科培训阶段的医师，每年要由组织培训科室按照培训实施细则要求对其进行年度考评。年度考核不合格者，继续延迟一年本年度的培训。

7. 组织管理

本科毕业分配来院的住院医师，只确定专业方向，分为内科组、外科组和医技组。在培训期间，其日常工作、行政管理由轮转科室负责；专科医师培训期间，由科室对其进行管理。

在分管副院长的领导下，住院医师的培训考核实行医教科、科室二级管理制度。医教科负责制定全院住院医师规范化培训计划及年度考核工作：各临床组、医技组负责落实、检查并审核轮转考核、季度考核的有关情况；各科室负责具体培训和轮转期间考核及季度考核的部分项目的考核工作。

院外培训

建院以来，医院作为安丘市综合性医院，担负着所辖医疗区内各乡镇卫生院的业务培训任务。医院采取定期举办培训班、专题讲座、“派下去服务”“送上来培训”等多种方式，培训基层卫生技术人员。

1963年，安丘县人民医院举办一期公社医生进修班，学员共7人。

1976年，在农村举办两期赤脚医生培训班，培训赤脚医生40人。

2006年，安丘市人民医院根据卫生部、财政部、国家中医药管理局《关于实施“万名医师支援农村卫生工程”的通知》、山东省卫生厅《关于实施万名医师支援农村卫生工程进一步做好卫生支农工作的通知》、潍坊市卫生局《潍坊市“千名医师支援基层工程”实施方案》等文件精神，结合医院实际情况，将“派下去服务”与“送上来培训”相结合，医院组织53名医师分期分批对4处乡镇卫生院进行技术支持服务与业务指导，协助看门诊、带教低年资医师、教学查房工作；不定期组队到贫困地区巡回医疗；派出医疗人员到乡镇卫生院工作，同时接收25名基层医院医师到院进修。

2007年6月，为贯彻落实山东省卫生厅《关于申报“1127工程”技术骨干培训基地的通知》精神，经安丘市卫生局审核批准医院为“1127工程”技术骨干培训基地。医院组织成立由分管院长为组长的“1127工程”技术骨干培训领导小组，制定培训计划、培训工作管理与奖惩制度、培训学员管理规定等，医院成立的学科导师组有内科组、外科组、妇科组、儿科组、传染组、中医组、B超组、放射组、检验组、护理组。参加首批培训的人员为21人，分别有内科、外科、妇产科、麻醉科、心电图室及影像科室6个科室参加培训，其中医疗医技专业15人，护理专业6人。培训采取自学、集中理论学习、操作规程讲解、操作示范带教的形式进行，培训时间为半年。另外，医院共派出专家130人次到乡镇卫生院进行对口支援、帮扶，进行业务培训和诊疗技术支持、指导。组织45名医师，对各乡镇卫生院开展“千名医师支援基层工程”帮扶、技术指导服务，协助诊疗患者1422人次。由眼科主治医师以上人员常年轮流到红沙沟医院、石埠子医院进行医疗扶持，帮助开展眼科手术。诊疗患者260人次。每逢集日，各科室主治医师以上人员轮流到柘山卫生院进行医疗技术的传、帮、带，诊疗患者170人次。组织举行业务讲座10次、示范手术60余例、帮助开展新技术10余项，使卫生院医生能够做较常见的外科手术及内科穿刺术。

2008年，医院抽调20名吃苦耐劳、乐于奉献，并具有较高技术水平和社会威望的卫生技术人员，组成老中青合理搭配的巡回医疗队伍，深入镇村、社区宣传卫生知识，举办培训班7期，培训基层卫生人员150人，义务诊治病人1000人次。

2009年，医院举办“卫生强基工程”培训班，与柘山中心卫生院、兴安社区卫生服务中心、大汶河社区卫生服务中心、郚山中心卫生院建立帮扶关系，签订帮扶协议书。继续与柘山中心卫生院、金冢子镇卫生院、大盛镇中心卫生院、红沙沟镇中心卫生院、石埠子镇卫生院，开展医疗技术帮扶。对帮扶单位医疗技术人员进行业务指导和培训，指导开展1～2项新技术、新项目。

2010 年，医院举办三期乡镇卫生院低年资卫生技术人员进修轮训班，为 16 处乡镇卫生院培训卫生技术人员 68 人。

2012 年 12 月，医院开展“适宜技术推广项目培训班”，组织医院及各乡镇卫生院医师参加，有 5 项推广项目：心源性猝死的预测与预防、急性期脑卒中的规范化治疗技术方案应用与推广、针刀治疗颈椎病、腰椎间盘突出症、强直性脊柱炎临床操作规范、眼外伤在基层医院的急诊处理及规范化治疗、小儿病毒性心肌炎诊断治疗技术的推广应用。

2013 年 3 月 21 日，为贯彻落实《麻醉药品和精神药品管理条例》和卫生部《临床医疗机构麻醉药品、第一类精神药品管理规定》，医院配合安丘市卫生局，组织举办“规范麻醉药品和第一类精神药品管理使用”培训班，市人民医院及 19 处乡镇卫生院 257 名医师参加培训与考核。8 月 23 日，组织市人民医院及 14 处乡镇卫生院 175 名医师，参加潍坊市级继续医学教育项目“乳腺疾病外科治疗进展”培训班。

2014 年 3 月 29 日，医院举办潍坊市级继续医学教育项目“脑血管狭窄支架成形术与血管性痴呆的研究”“颈动脉支架成形术治疗高危颈动脉狭窄”培训班，组织安丘市人民医院及 8 处乡镇卫生院 58 名医师参加培训。

2016 年 3 月 17 日，针对各乡镇卫生院和社区服务中心的基层医师，医院举办“急性心肌梗死救治项目——基层医院培训班”，建立科学的急性心肌梗死区域协同医疗救治体系，最大限度地缩短早期救治时间，提高急性心肌梗死救治成功率，降低病死率，致残率，有效减轻病人负担。

第二节　外出进修

1980 年，安丘县人民医院安排程新芳到北京西苑中医研究所，进修医学影像专业。

1984 年，医院安排韩卫东到齐鲁医院进修骨科专业。

1987 年，医院安排 2 人外出进修。蔡波到山东省立医院进修普外科。潘铁民到济宁市第一人民医院进修普外科。

1989 年，医院安排外出进修人员 4 人，进修单位为山东省立医院、山东大学齐鲁医院、解放军肝病研究所。

1997 年，医院安排外出进修人员 9 人。进修单位拓展到北京医院、北京中医友好医院、北京协和医院等国内影响较大的医院。

2001 年，医院安排外出进修人员 11 人。进修单位拓展到北京阜外医院、北京友谊医院、北京大学人民医院、北京儿童医院等。

2009 年，医院安排外出进修人员 21 人。新拓展到上海仁济医院、上海瑞金医院、上海华山医院等进修单位。

2014 年，医院安排外出进修人员 56 人。进修单位有北京医院、北京安贞医院、北京中科院肿瘤医院等。2015 年，医院安排外出进修人数最多，达 69 人。

2016 年，医院安排外出进修人员 31 人。进修单位主要有山东省立医院、北京大学人民医院、解放军 301 医院、首都医科大学附属复兴医院、上海华山医院、北京积水潭医院、北京大学肿瘤医院、上海中山医院、青岛医学院附属医院等。

1980—2016 年医院医疗人员进修学习一览表

表 5-1

年份	姓　名	从事专业	进修单位	进修专业	起止时间
1980	程新芳	CT	北京西苑中医研究所	医学影像学	1980.1—1981.1
1984	韩卫东	骨科	齐鲁医院	骨科	1984.12—1985.12
1987	蔡　波	普外科	山东省立医院	普外科	1987.4—1988.3

续表 5-1

年份	姓　名	从事专业	进修单位	进修专业	起止时间
1987	潘铁民	普外科	济宁市第一人民医院	普外科	1987.7—1988.7
1988	秦巧萍	心内科	山东省立医院	心血管内科	1988.7—1989.7
1988	李　华	眼科	潍坊市人民医院	眼科	1988.9—1989.12
1989	王明军	心内科	山东大学齐鲁医院	心血管内科	1989.8—1990.8
1989	林胜荣	儿科	山东省立医院	儿内科	1989.3—1990.3
1989	陈跃华	感染科	解放军肝病研究所	肝病	1989.5—1990.5
1989	岳建华	感染科	山东省立医院	泌尿外科疾病的规范诊疗	1989.3—1990.3
1991	程新芳	CT	山东省医学影像研究所	CT 诊断学	1991.3—1991.9
1991	宋曰礼	神经内科	青医附院	神经内科	1991.7—1992.7
1991	李　新	CT	山东省医学影像研究所	CT 诊断学	1991.3—1991.9
1992	常光宇	内分泌科	青医附院	内分泌科	1992.7—1993.8
1992	张方安	CT	山东省医学影像研究所	CT 诊断学	1992.10—1993.4
1993	陈跃华	感染科	济南传染病医院	流行性出血热	1993.9—1994.2
1993	李　新	CT	山东省医学影像研究所	CT 诊断学	1991.3—1991.9
1993	李　新	CT	潍坊医学院附属医院	CT 诊断学	1993.3—1993.9
1993	田茂胜	普外科	山东齐鲁医院	普外科	1993.4—1994.3
1993	程新芳	CT	潍坊医学院附属医院	CT 诊断学	1993.3—1993.9
1994	郎需和	肾内科	山东医科大学附属医院	肾内科	1994.2—1995.2
1994	王善海	中医科	中国中医研究院西苑医院	中医内科提高班	1994.10—1995.9
1994	李学兴	消化内科	山东省立医院	消化内科	1994.4—1995.4
1994	尹忠民	心内科	山东省立医院	心内科	1994.5—1995.5
1994	王兰云	肾内科	山东省立医院	慢性肾脏疾病的个体化治疗	1994.8—1995.8
1995	辛保春	妇科	山东省立医院	妇科下腹部小切口、输卵管妊娠开窗术、经阴子宫全切、宫颈妊娠处理	1995.8—1996.8
1995	王洪真	血液内科	山东医科大学附属医院	血液专业	1995.1—1995.12
1995	李旭忠	病理	潍坊医学院	病理诊断	1995.10—1996.10
1995	李　华	眼科	北京医院	白内障专业	1995.10—1996.3
1996	田向群	骨科	89 医院	显微外科	1996.4—1997.4
1996	王英明	胸外科	中日友好医院	胸外科	1996.8—1997.8
1996	王少山	普外科	山东省立医院	普外科	1996.3—1997.3
1996	孟凡军	神经外科	山东省省立医院	神经外科	1996.7—1997.7

续表 5-1

年份	姓　名	从事专业	进修单位	进修专业	起止时间
1996	李华	眼科	北医三院	眼整形专业	1996.3—1996.9
1997	张方安	CT	中日友好医院	CT 介入诊断与治疗	1997.2—1997.8
1997	蔡　波	普外科	中日友好医院 北京协和医院	普外科	1997.4—1998.3
1997	宫爱芹	内分泌科	青医附院	内分泌科	1997.1—1998.1
1997	王　军	介入科	山东省医学影像研究所	放射、CT	1997.3—1998.2
1997	刘胜涛	磁共振	广东威达集团	MRI 技术	1997.5—1997.7
1997	刘胜涛	磁共振	威海整骨医院	MRI 诊断	1997.8—1997.11
1997	王焕良	普外科	山东省立医院	普外科	1997.9—1998.8
1997	鞠作泉	神经内科	山医附院	神经内科	1997.1—1997.12
1997	马京平	眼科	89 医院	普外科专业	1997.1—1997.12
1998	程　霞	妇科	山东大学齐鲁医院	助产	1998—1999
1998	张秀荣	助产	山东齐鲁医院	助产	1998.8—1998.10
1998	刘胜涛	磁共振	潍坊市人民医院	MRI 诊断	1998.2—1999.8
1998	刘晓波	急诊急救	中日友好医院	骨科	1998.1—1999.1
1998	李富亮	病理科	潍坊市人民医院	病理诊断	1998.8—1999.2
1999	马忠堂	泌尿外科	济南军区总医院	泌尿外科疾病的规范诊疗	1999.9—2000.10
1999	黄韶华	神经外科	山东省省立医院	神经外科常规手术	1999.9—2000.9
1999	张学云	儿科	潍坊医学院附属医院	儿内科	1999.10—2000.10
1999	孟凡军	神经外科	北京天坛医院	神经外科	1999.9—1999.11
1999	李卫红	心内科	齐鲁医院	心内科	1999.1—1999.12
1999	张洪武	胸外科	山东省立医院	胸外科	1999.3—2000.3
1999	王春光	检验科	山东省齐鲁医院	细胞形态学	1999.4—2000.2
2000	潘铁民	普外科	山东大学齐鲁医院	普外科	2000.1—2001.1
2000	郭建利	骨科	北京大学人民医院	关节外科	2000.8—2001.8
2000	尹忠民	心内科	北京阜外医院	心内科	2000.9—2001.9
2000	郎益温	呼吸内科	北京阜外医院	肺心病专业	2000.3—2000.9
2000	郎益温	呼吸内科	北京朝阳医院	呼吸内科	2000.9—2001.9
2001	张日金	普外科	北京大学人民医院	腹腔镜、胃肠外科、肝胆外科	2001.8—2002.8
2001	王　军	介入科	山东省肿瘤医院	介入	2001.4—2001.7
2001	王　军	介入科	北京阜外医院	介入	2001.5—2002.8

续表 5-1

年份	姓　名	从事专业	进修单位	进修专业	起止时间
2001	娄文祥	麻醉	山东省立医院	麻醉	2001.3—2002.3
2001	丁敬瑄	骨科	北京友谊医院	骨科	2001.2—2002.1
2001	刘玉华	产科	青岛医学院附属医院	妇产科	2001.7—2001.12
2001	李东方	耳鼻咽喉科	山东齐鲁医院	耳鼻咽喉头颈外科	2001.3—2002.2
2001	田茂胜	普外科	北京大学人民医院	普外科	2001.6—2001.8
2001	王光福	小儿外科	北京儿童医院	小儿外科，经肛门巨结肠根治术等新技术	2001.8—2002.8
2001	李俊霖	放疗	山东省立医院	核医学科 ECT	2001.10—2002.10
2001	董爱强	核医学	山东省立医院	核医学	2001.10—2002.10
2002	王风华	消化内科	山东省立医院	消化内科	2002.3—2003.3
2002	王明军	心内科	北京朝阳医院	冠心病介入治疗	2002.3—2002.6
2002	孟　刚	普外科	北京大学第二临床医院	普外科	2002.08—2003.10
2002	黄向阳	耳鼻咽喉科	北京海军总医院	耳鼻咽喉头颈外科	2002.3—2003.2
2002	张永波	呼吸内科	中国人民解放军总医院	呼吸内科	2002.7—2003.7
2002	田向群	骨科	北医三院	运动医学	2002.2—2002.5
2002	张洪武	胸外科	山东省立医院	心外科	2002.3—2002.9
2002	王礼华	妇科	青岛大学附属医院	妇科微创技术	2002.3—2002.9
2002	张焕芝	神经外科	山东省省立医院	神经外科	2002.9—2003.9
2002	李献兵	胸外科	山东省立医院	心外科	2002.3—2002.9
2002	苏金花	CT	山东省肿瘤医院	医学影像学诊断	2002.6—2002.12
2002	宋宁宇	核医学	山东省立医院	放射与 CT	2002.3—2003.3
2002	王传栋	放疗科	山东省肿瘤医院	放疗、适形放疗	2002.10—2003.10
2002	韩　伟	产科	山东齐鲁医院	妇产科	2002.7—2002.9
2003	郎益温	呼吸内科	上海长海医院	中心 ICU	2003.9—2004.2
2003	王春兰	检验科	山东大学附属二院	细胞形态学	2003.9—2004.9
2003	崔建英	呼吸内科	北京朝阳医院	呼吸内科	2003.10—2004.10
2003	颜廷国	心内科	北京阜外医院	心电生理专科、心脏急危重症专科	2003.7—2004.9
2003	李富亮	病理	山东省立医院	病理诊断	2003.4—2004.4
2003	毕　磊	儿科	山东省立医院	儿内科	2003.9—2004.9
2003	潘洪国	妇科	中日友好医院	妇产科 妇科微创手术	2003.3—2004.4
2003	黄韶华	神经外科	山东省立医院	神经血管介入	2003.1—2003.3

续表 5-1

年份	姓　名	从事专业	进修单位	进修专业	起止时间
2003	孟晓彬	神经内科	北京 301 医院（解放军总医院）	神经内科	2003.7—2004.7
2003	娄立志	CT	山东省医学影像研究所	CT 诊断学	2003.9—2004.3
2003	田　军	血液内科	山东省肿瘤医院	内科化疗	2003.1—2003.10
2003	曹玉洁	超声	青医附院	超声诊断学、经阴超声	2003.6—2003.12
2004	李现民	普外科	山东省立医院	普外科	2004.4—2005.3
2004	王洪真	血液内科	山东省肿瘤医院	恶性肿瘤的内科治疗	2004.7—2004.9
2004	马锡泉	CT	山东省影像研究所	CT 诊断	2004.10—2005.4
2004	刘红玲	输血	山东省立医院	细胞学诊断	2004.9—2005.3
2004	李献兵	胸外科	山东省立医院	胸外科	2004.3—2005.3
2004	张德刚	肿瘤内科	北京大学肿瘤医院	肿瘤内科	2004.3—2005.3
2005	马怀庆	儿科	山东省立医院	儿内科	2005.3—2006.3
2005	孙　琳	风湿	北京大学人民医院	风湿免疫	2005.2.—2006.2
2005	周文华	神经内科	复旦大学附属中山医院	神经内科	2005.7—2006.6.
2005	鹿国俊	普外科	中国医学科学院协和医科大学肿瘤医院	腹部外科　甲状腺、乳腺，胃结直肠肿瘤的外科规范手术治疗	2005.8—2006.7
2005	吕　岩	胸外科	山东省立医院	胸心外科	2005.3—2006.3
2005	李旭忠	病理	山东省立医院	病理诊断	2005.9—2005 12
2006	董广才	血液内科	山东齐鲁医院	血液内科	2006.2—2007.2
2006	刘丽梅	内分泌	山东齐鲁医院	内分泌	2006.2—2007.2
2006	薛德娜	妇产科	山东省立医院	妇产科	2006.3—2007.3
2006	魏延菊	妇产科	山东齐鲁医院	妇产科	2006.8—2007.8
2006	孙丽娜	肌电图	山东齐鲁医院	肌电图	2006.8—2006.11
2006	张跃强	神经外科	山东齐鲁医院	神经外科	2006.8—2007.8
2006	曹志升	传染病	北京佑安医院	传染病	2006.9—2007.9
2006	李庆华	神经内科	卫生部北京医院	神经内科	2006.8—2007.8
2006	刘春英	B 超	山东省立医院	B 超	2006.9—2007.3
2006	蓝　天	检验	山东省立医院	临床经验（细胞学）	2006.9—2007.9
2006	刘金凤	腹部彩超	山东省立医院	腹部彩超	2006.4—2006.10
2006	张云霞	心电图	山东省立医院	心电图	2006.9—2007.9
2006	刘瑞全	麻醉科	上海长征医院	麻醉	2006.9—2007.9
2006	袁延光	骨科	解放军八九医院	骨科	2006.7—2007.8

续表 5-1

年份	姓　名	从事专业	进修单位	进修专业	起止时间
2007	李殿光	眼科	北京大学人民医院	眼科	2007.4—2007.12
2007	张兴花	麻醉科	四川大学华西医院	麻醉	2007.3—2008.3
2007	任锦程	CT	山东省医学影像研究所	医学影像学诊断	2007.9—2008.9
2007	吕凯凯	核医学	潍坊市人民医院	核医学	2007.12—2008.6
2007	胡希勇	神经内科	北京医院	神经内科	2007.3—2008.4
2007	李富亮	病理	北京友谊医院	细胞病理诊断	2007.8—2007.10
2007	马玉超	整形美容	济南军区青岛第二疗养院	整形美容	2007.3—2007.9
2007	周永立	骨科	上海交大附院第九人民医院	骨科	2007.5—2007.10
2007	徐　蕾	神经内科	北京大学第三临床医学院	神经内科	2007.6—2008.6
2007	郑玉霞	放射	山东省立医院	放射	2007.3—2007.10
2007	王金美	检验	山东省立医院	细胞学	2007.9—2008.9
2007	吕铁军	CT	山东省医学影像研究所	CT	2007.10—2008.3
2007	韩庆亮	心内科	上海第二医科大学附属仁济医院	心内科	2007.9—2008.9
2007	梁俊君	神经外科	天津环湖医院	神经外科	2007.9—2008.9
2007	唐国永	血液内科	天津血液病研究所	血液病	2007.5—2008.6
2007	马鹏举	麻醉科	上海复旦大学附属中山医院	麻醉	2007.11—2008.5
2007	吕凯凯	核医学	潍坊市人民医院核医学科	SPECT	2007.12—2008.6
2007	杨丽华	妇科	青岛大学医学院附属医院	妇科及腹腔镜手术	2007.3—2007.9
2008	程　霞	妇产	日照市人民医院	助产	2008—2009
2008	李晓燕	口腔	青岛大学医学院青医附院	正畸	2008.8—2009.1
2008	李彩平	儿科	北京大学第三临床医院	儿科	2008.1—2009.1
2008	杨丽华	妇科	青岛医学院附属医院	妇科	2008.2—2008.8
2008	李红光	泌尿外	山东省立医院	泌尿外	2008.3—2009.3
2008	马鹏举	麻醉科	山东省立医院	心脏麻醉	2008.6—2008.12
2008	王志东	烧伤科	青医附院	整形	2008.5—2009.5
2008	王　俊	呼吸内科	解放军 301 医院	呼吸内	2008.7—2009.7
2008	高　峰	神经外科	青医附院	神经外科	2008.9—2009.3
2008	辛海滨	神经外科	山东省立医院	神经外科	2008.12—2009.6
2008	王天河	肌电图	山东省立医院	肌电图	2008.12—2009.3
2008	王志东	烧伤科	青岛市立医院	烧伤	2008.11—2009.5
2008	王欣生	胸外科	山东省立医院	胸外	2008.9—2009.3

续表 5-1

年份	姓　名	从事专业	进修单位	进修专业	起止时间
2008	刘　滢	B 超	武汉同济医院	B 超	2008.11—2009.5
2009	李全科	消化内科	第二军医大学长海医院	消化内科	2009.2—2010.2
2009	马京平	眼科	上海交通大学附属新华医院	眼科专业	2009.06—2009.12
2009	吕　岩	胸外科	北医三院	胸腔镜	2009.8—2009.11
2009	李富亮	病理	济南艾迪康检验中心	病理诊断	2009.8—2010.8
2009	李献兵	胸外科	北医三院	胸腔镜	2009.8—2009.11
2009	房新冰	妇产科	解放军 301 医院	妇产科	2009.2—2010.2
2009	李献兵	胸外科	北京大学人民医院	胸外微创中心	2009.12—2010.3
2009	陈涛	创伤骨科	山东省立医院	创伤骨	2009.3—2009.8
2009	宋宁宇	ECT	山东省立医院	ECT	2009.3—2009.6
2009	韩志强	口腔	济南市口腔医院	口腔	2009.4—2009.10
2009	马晓蕾	B 超	潍坊市人民医院	经颅多普勒	2009.5—2009.8
2009	徐晓胜	神经外科	山东省立医院	神经外科	2009.6—2009.12
2009	邢瑞生	妇科	上海仁济医院	妇产科	2009.8—2010.7
2009	王增涛	麻醉科	上海长海医院	麻醉	2009.9—2010.9
2009	马忠堂	泌尿外科	济南市中心医院	输尿管镜、弹道碎石技术，经皮肾镜碎石技术	2009.9—2009.10
2009	薛　伟	神经外科	山东省立医院	神经外	2009.6—2009.12
2009	杨振忠	麻醉科	解放军 301 医院	麻醉	2009.7—2010.7
2009	郝晓臣	心内科	上海瑞金医院	心内	2009.8—2010.6
2009	陈　静	口腔科	济南市口腔医院	口腔	2009.10—2010.4
2009	刘　成	胸外科	山东省立医院	胸外	2009.12—2010.5
2009	岳建华	泌尿外科	济南市中心医院	输尿管镜、弹道碎石技术，经皮肾镜碎石技术	2009.8—2009.8
2010	徐爱蓉	妇产科	山东省立医院	妇产科	2010.9—2011.9
2010	李臣英	CT	山东省影像研究所	CT 诊断、CT 血管成像	2010.11—2011.5
2010	凌静静	儿科	山东省立医院	儿科	2010.3—2011.3
2010	刘锡庆	肝胆外科	上海长海医院	肝胆外科	2010.2—2011.2
2010	杨国兰	神经内科	上海中山医院	神经内科	2010.3—2011.3
2010	唐志良	关节外科	山东省立医院	关节外科	2010.3—2011.3
2010	郑秀英	呼吸内科	上海瑞金医院	呼吸内	2010.11—2011.11
2010	别会荣	儿科	齐鲁医院	儿科	2010.6—2011.11

续表 5-1

年份	姓　名	从事专业	进修单位	进修专业	起止时间
2010	李际涛	泌尿外科	解放军 301 医院	泌尿外科	2010.7—2011.6
2010	刘雪云	麻醉科	中国医学科学院	麻醉	2010.6—2011.6
2010	孙志强	口腔科	山大口腔医院	口腔	2010.8—2011.3
2010	李振芳	消化内科	上海瑞金医院	消化内	2010.11—2011.11
2010	李华红	内分泌科	山东省立医院	内分泌	2010.9—2011.3
2010	李臣英	CT	山东省医学影像研究所	CT 诊断	2010.11—2011.5
2010	李秀文	神经内科	解放军 301 医院	神经内科	2010.2—2011.2
2011	张　丽	康复医学	天津医科大学第二医院	疼痛学	2011.2—2011.8
2011	高树霞	ICU	上海仁济医院	ICU	2011.4—2012.4
2011	于新琦	麻醉科	上海长海医院	麻醉	2011.2—2012.1
2011	王海鹏	神经外科	青医附院	神经外科	2011.3—2011.9
2011	刘海燕	妇产科	山东省立医院	妇产科	2011.3—2012.3
2011	李　媛	心电图	山东省立医院	心电图	2011.3—2011.6
2011	李　娅	心电图	青医附院	心电图	2011.5—2011.11
2011	麻晓楠	脑电图	山东省立医院	脑电图	2011.10—2012.4
2011	刘婷婷	心内科	上海瑞金医院	心内科	2011.2—2012.4
2011	林银花	儿科	青医附院	儿科	2011.4—2012.4
2011	张瑞真	检验科	青医附院	内分泌免疫检验	2011.3—2011.9
2011	王　维	B 超	山东省立医院	B 超	2011.9—2012.3
2011	李沛臻	呼吸内科	复旦大学附属中山医院	呼吸内	2011.9—2012.9
2011	杨竹青	B 超	山东省立医院	B 超	2011.9—2012.9
2011	程　霞	妇产	清华大学经管学院	医疗管理	2011.12—2012.3
2011	赵晓娟	脑电图	青医附院	脑电图	2011.9—2012.5
2011	鞠　振	神经内科	山东省立医院	神经内科	2011.12—2012.8
2011	杨丽华	妇科	首都医科大学复兴医院	妇科宫腔镜手术	2011.9—2011.10
2012	郑朋朋	口腔科	济南口腔医院	口腔	2012.3—2012.9
2012	高　丽	心内科	青医附院	心内科	2012.4—2013.4
2012	高　强	骨科	上海长海医院	骨科	2012.2—2012.7
2012	赵少波	显微外科	解放军八九医院	显微外科	2012.4—2012.10
2012	张翠萍	妇产科	青医附院	妇产科	2012.3—2013.3
2012	王慧涛	神经外科	青医附院	神经外科	2012.2—2012.9

续表 5-1

年份	姓　名	从事专业	进修单位	进修专业	起止时间
2012	都晓君	显微外科	解放军八九医院	显微外科	2012.10—2013.4
2012	马晓蕾	心脏彩超	青医附院	心脏彩超	2012.3—2012.9
2012	曹　岚	风湿免疫	山东千佛山医院	风湿免疫	2012.3—2013.3
2012	杨菲斐	病理科	北京武警医院	病理	2012.5—2012.10
2012	崔海燕	乳腺外科	北京协和医院	乳腺外科	2012.4—2013.4
2012	李　娇	B 超	山东省立医院	B 超	2012.6—2012.11
2012	徐冰冰	神经外科	青医附院	神经外科	2012.7—2013.7
2012	宋立华	神经内科	山东省立医院	神经内科	2012.9—2013.9
2012	王海莲	口腔科	山东省口腔医院	口腔科	2012.9—2013.5
2012	李全科	消化内科	上海长海医院	消化内科	2012.1—2013.3
2012	朱金平	放疗科	山东省肿瘤医院	物理师	2012.5—2013.1
2012	刘伟泉	神经内科	山东省立医院	神经内科	2012.5—2012.11
2012	凌静静	儿科	青岛市妇幼儿童医院	儿科	2012.10—2013.2
2013	李冬梅	儿科	山东省立医院	儿科	2013.3—2014.3
2013	张雪梅	妇科	北京妇产医院	妇科	2013.3—2013.12
2013	颜廷国	心内科	北京阜外医院	冠心病介入治疗	2013.9—2014.9
2013	王丽华	产科	山东省立医院	产科	2013.3—2014.3
2013	程　霞	妇科	北京大学第一医院	盆底康复	2013.6—2013.8
2013	郭晓亮	皮肤科	中国医学科学院皮肤病研究生	皮肤	2013.3—2013.12
2013	颜廷国	心内科	北京阜外医院	冠心病介入治疗	2013.9—2014.9
2013	都增凤	检验科	山东省立医院	检验	2013.3—2013.10
2013	陈　静	B 超	山东省医学影像研究所	B 超	2013.3—2013.9
2013	郝晓臣	心内科	上海瑞金医院	心内介入	2013.3—2014.3
2013	张汝森	手足显微外	青岛 401 医院	手足显微外	2013.3—2013.12
2013	刘敬妍	内分泌科	青医附院	内分泌	2013.6—2014.6
2013	马锡泉	CT	山东省医学影像研究所	CT	2013.6—2013.12
2013	刘淑良	耳鼻喉	山东省立医院	耳鼻喉	2013.5—2014.6
2013	王　云	病理科	山东齐鲁医院	病理	2013.7—2013.10
2013	李晓东	神经内科	上海瑞金医院	神经内科	2013.8—2014.8
2013	吕秀娟	神经内科	解放军 301 医院	神经内科	2013.7—2014.7
2013	李国杰	神经内科	解放军 301 医院	神经内科	2013.7—2014.7

续表 5-1

年份	姓　名	从事专业	进修单位	进修专业	起止时间
2013	张海滨	关节外科	上海九院	关节外科	2013.11—2014.5
2013	李良武	神经外科	青医附院	神经外科	2013.8—2014.2
2013	王　磊	胸外科	山东省立医院	胸外微创	2013.9—2014.9
2013	高　强	脊柱外科	解放军九〇医院	脊柱	2013.7—2013.10
2013	马玉超	脊柱外科	临沂四院	微创	2013.8—2013.9
2013	杜玉梅	口腔科	青医附院	口腔	2013.10—
2013	闫志远	神经内科	上海瑞金医院	神经内科	2013.11—2014.11
2013	宋　锐	口腔科	山大口腔医院	口腔	2013.12—2014.2
2014	辛晓珺	肾内科	山东中医药医院	肾内科	2014.4—2015.4
2014	赵海波	创伤骨科	上海九院	创伤骨	2014.5—2014.11
2014	韩守江	创伤骨科	上海九院	创伤骨	2014.2—2014.8
2014	苏坤雄	胸外科	北京安贞医院	血管外科	2014.1—2015.1
2014	杨丽华	妇科	潍坊医学院附属医院	生殖	2014.1—2014.4
2014	任锦程	CT	青医附院	CT 诊断	2014.3—2014.9
2014	刘慎重	神经外四	齐鲁医院	神经外四科	2014.2—2014.8
2014	于馨杰	神经内科	卫生部北京医院	神经内科	2014.4—2015.3
2014	张学智	神经外科	青医附院	神经外科	2014.3—2014.9
2014	王　虹	神经内科	上海瑞金医院	神经内科	2014.2—2015.3
2014	赵志刚	骨科	卫生部北京医院	骨科	2014.2—2015.2
2014	曹学成	ICU	齐鲁医院	ICU	2014.2—2014.8
2014	王　磊	胸外科	山东省立医院	血管外科	2014.3—2014.9
2014	张桂萍	小儿科	山东省立医院	儿科	2014.6—2015.6
2014	李现民	副主任医师	上海交通大学附属瑞金医院	上海临床微创中心（腹腔镜技术）	2014.6—2014.9
2014	胡焕枝	产科	青医附院	妇产科	2014.3—2014.9
2014	李国杰	神经内科	齐鲁医院	神经介入	2014.4—2014.7
2014	王　健	病理科	杭州艾迪康医学检验中心	病理	2014.4—2014.5
2014	游莲莲	妇科	首都医科大学放附属北京妇产医院	妇科	2014.6—2015.6
2014	汤顺广	创伤骨科	北医三院	骨康复	2014.4—2014.7
2014	李宝娟	神经内科	北京协和医院	神经内四科	2014.10—2015.10
2014	赵海波	呼吸内科	上海瑞金医院	呼吸内	2014.10—2015.10

续表 5-1

年份	姓　名	从事专业	进修单位	进修专业	起止时间
2014	刘彦标	呼吸内科	上海瑞金医院	呼吸内	2014.10—2015.10
2014	李晓蕾	青云花园门诊	济南市中心医院	口腔	2014.6—2015.3
2014	楚善斌	普外科	解放军 301 医院	肝胆外科	2014.7—2015.7
2014	李现民	普外科	上海瑞金医院	普外及腔镜	2014.6—2014.9
2014	裘立潍	小儿科	山东省立医院	儿科	2014.9—2015.9
2014	郭霞	消化内科	上海瑞金医院	消化内科	2014.8—2015.8
2014	张进武	神经外科	齐鲁医院	神经外科介入	2014.8—2015.8
2014	楚晓华	神经外科	齐鲁医院	神经外科	2014.8—2015.8
2014	郎晓东	放疗肿瘤	北京中科院肿瘤医院	肿瘤内科	2014.7—2015.8
2014	刘玉财	心内科	上海瑞金医院	心内科	2014.7—2015.7
2014	陈佳伟	检验科	山东省立医院	检验（细胞）	2014.9—2015.6
2014	宋立杰	神经内科	上海瑞金医院	神经内科	2014.8—2015.8
2014	隋晓亮	口腔科	山东省立医院	心电图	2014.9—2015.3
2014	赵萍萍	血液肿瘤内	天津市血液病研究所	血液学	2014.8—2015.10
2014	李树旺	创伤骨科	上海十院	骨科	2014.8—2015.2
2014	孙　娜	神经内科	上海瑞金医院	神经内	2014.8—2015.8
2014	刘胜涛	MR 室	上海中山医院	MR	2014.9—2014.12
2014	吕　岩	胸外科	山东省立医院	血管外科	2014.9—2014.12
2014	陈　勇	检验科	潍坊市人民医院	细菌学检验	2014.11—2015.1
2014	游光栋	肿瘤外科	山东省立医院	两腺	2014.9—2015.2
2014	吴伟强	放射	山东省影像研究所	普放	2014.9—2015.3
2014	苏金花	CT	山东省影像研究所	CT 诊断学	2014.3—2014.9
2014	苏金花	CT	山东省影像研究所	CT	2014.9—2015.3
2014	汤顺广	骨伤	北医三院	骨康复	2014.4—2014.9
2014	朱金平	放疗科	山东省肿瘤医院	物理师	2014.9—2015.3
2014	高婷婷	药剂科	淄博中心医院	临床药学	2014.10—2015.4
2014	赵梅	口腔	青岛 401 医院	口腔	2014.11—2015.6
2014	韩庆亮	心内科	北京阜外医院	心内	2014.11—2015.2
2014	董爱强	核医学	上海中山医院	核医学	2014.12—2015.3
2014	郝晓凤	口腔	山大口腔医院	口腔	2014.12—2015.9
2014	蔺晓红	心内科	北京阜外医院	心血管	2014.12—2015.12

续表 5-1

年份	姓　名	从事专业	进修单位	进修专业	起止时间
2014	张来勇	感染科	济南传染病医院	传染病	2014.9—2015.9
2014	宋　锐	口腔科	上海九院	口腔	2014.2—2015.2
2014	张成娟	药剂科	山东省立医院	药剂学	2014.10—2015.4
2015	崔建英	呼吸内科	四川华西医院	呼吸睡眠检测	2015.09—2015.12
2015	张玉强	眼科	青岛眼科医院	眼科	2015.3—2015.9
2015	李景花	麻醉科	上海中山医院	麻醉	2015.6—2015.11
2015	刘珍珍	妇科	上海中山医院	妇科	2015.6—2016.2
2015	孙敬希	消化内科	上海长海医院、西京医院	消化内	2015.9—2017.1
2015	张跃强	神经外科	上海仁济	神经外科	2015.3—2015.8
2015	汤顺广	创伤骨科	青岛阜外医院	骨科	2015.3—2015.6
2015	潘　静	输血科	潍医附院	检验	2015.1—2015.3
2015	曹金丽	检验科	潍医附院	检验	2015.2—2015.5
2015	王文森	神经外可	山东省立医院	神经外科	2015.3—2016.3
2015	李艳丽	检验科	潍坊市人民医院	微生物检验	2015.5—2015.7
2015	孙明堂	神经外科	北京宣武医院	神经外科	2015.2—2016.2
2015	姜　英	检验科	潍坊市人民医院	输血	2015.6—2015.9
2015	游光栋	肿瘤外科	浙大附院	甲状腺	2015.3—2015.7
2015	孙丽美	口腔科	山大口腔医院	口腔	2015.1—2016.1
2015	梁俊君	神经外科	北京宣武医院	神经外科	2015.2—2015.7
2015	吕廷明	神经外科	齐鲁医院	神经外科	2015.8—2016.8
2015	辛海滨	神经外科	山东省立医院	神经介入	2015.12—2016.3
2015	林光温	儿科	齐鲁儿童医院	小儿科	2015.4—2016.3
2015	王金珠	磁共振	解放军 301 医院	磁共振	2015.3—2016.3
2015	马志强	普外科	武汉同济医院	普外科	2015.3—2016.3
2015	周晓华	B 超	山东省立医院	B 超	2015.3—2015.9
2015	韩爱云	中西医结合	北京天坛医院	神经内科	2015.3—2016.3
2015	吴建华	神经外科	齐鲁医院	神经外科、介入	2015.3—2016.3
2015	于振波	关节外科	北医三院	关节镜	2015.10—2016.10
2015	梁俊君	神经外科	北京宣武医院	颈动脉内膜切除术及脑血管搭桥术	2015.3—2015.7
2015	吕铁军	CT 室	上海中山医院	CT 诊断	2015.3—2015.6
2015	朱建凤	血液肿瘤	中科院肿瘤医院	肿瘤内科	2015.8—2016.8

续表 5-1

年份	姓　名	从事专业	进修单位	进修专业	起止时间
2015	高军铭	内分泌	山东省立医院	内分泌	2015.3—2016.3
2015	张跃强	神经外科	上海仁济医院	神经外科	2015.3—2015.9
2015	朱明亮	放射科	山东省医学影像研究所	普放	2015.3—2015.9
2015	楚大伟	麻醉科	青岛 401 医院	麻醉	2015.3—2015.9
2015	隋晓亮	心电图	青岛阜外医院	心电图	2015.3—2015.9
2015	杨世东	关节骨科	山东千佛山医院	关节骨	2015.3—2015.9
2015	蔡曼丽	新生儿科	潍坊妇保院	新生儿	2015.1—2015.4
2015	胡希勇	神经内科	卫生部北京医院	神经介入	2015.3—2015.9
2015	刘玉玉	新生儿科	山东省立医院	新生儿	2015.6—2015.12
2015	王亚楠	中医科	山东省中医院	小儿推拿	2015.4—2016.3
2015	杨翠玲	小儿科	山东省立医院	儿科	2015.6—2016.6
2015	杨珊珊	新生儿科	潍坊妇保院	新生儿	2015.4—2015.7
2015	刘兆先	神经内科	上海瑞金医院	神经内科	2015.5—2016.5
2015	周文华	神经内科	中国武警总医院	眩晕	2015.12—2015.12
2015	娄立志	CT 室	北大附院	CT	2015.6—2015.9
2015	吕凯凯	核医学	青医附院	核医学	2015.6—2015.12
2015	王　亮	神经外科	山东齐鲁医院	神经外科	2015.8—2016.8
2015	吕廷明	神经外科	山东齐鲁医院	神经外科	2015.8—2016.8
2015	辛海滨	神经外科	山东省立医院	神经介入	2015.12—2016.3
2015	胡晓娟	神经内科	解放军 301 医院	神经内科	2015.7—2016.7
2015	李　宁	心内科	北京阜外医院	心内	2015.11—2016.11
2015	郭允鹏	B 超	山东省立医院	超声	2015.9—2015.12
2015	鹿国俊	肿瘤外科	中科院肿瘤医院	微创外科	2015.7—2015.10
2015	王雯雯	感染科	北京地坛医院	感染	2015.8—2016.7
2015	王兰美	检验科	山东省立医院	检验	2015.9—2016.6
2015	韩存武	针灸科	山东省中医院	针灸	2015.10—2016.10
2015	庞彩云	脑电图	青医附院	脑电、肌电	2015.9—2016.3
2015	胡明安	麻醉科	北京协和医院	麻醉	2015.9—2016.9
2015	崔若凡	病理科	山东齐鲁医院	病理诊断	2015.11—2016.5
2015	周　振	普外科	上海长海医院	普外	2015.9—2016.8
2015	马新江	呼吸内科	上海瑞金医院	呼吸内	2015.8—2015.8

续表 5-1

年份	姓　名	从事专业	进修单位	进修专业	起止时间
2015	姜燕妮	母婴保健	青岛妇幼儿童医院	儿童康复	2015.9—2016.2
2015	殷继宝	创伤骨科	青岛 401 医院	手外科	2015.9—2016.6
2015	赵文明	推拿科	山东省中医院	推拿	2015.5—2015.8
2015	李国军	肿瘤外科	山东省中医院	普外	2015.10—2016.10
2015	张君蕾	产房	齐鲁医院	产科	2015.6—2015.9
2015	马玉超	脊柱外科	青医附院	脊柱外	2015.12—2016.6
2015	周文华	神经内科	北京武警总院	眩晕专科	2015.12—2016.3
2015	李景花	麻醉科	青医附院	麻醉	2015.12—2016.6
2015	齐玉玲	母婴保健	潍坊市妇保院	妇产科	2015.12—2016.3
2015	刘　娜	母婴保健	青岛妇女儿童医院	儿童心理	2015.9—2016.2
2015	牟春彩	肾内科	上海长海医院	肾内科	2015.9—2016.9
2016	李臣英	CT 室	山东省医学影像研究所	CT（放射）	2016.1—2016.4
2016	马春晖	血液肿瘤	北大人民医院	肿瘤内科	2016.2—
2016	王　健	创伤骨科	青岛阜外医院	骨科康复	2016.1—2016.4
2016	李萌生	神经内科	解放军 301 医院	神经内科	2016.2—
2016	殷继宝	创伤骨科	青岛阜外医院	康复	2016.3—2016.6
2016	赵海波	创伤骨科	青岛阜外医院	康复	2016.3—2016.6
2016	黄向阳	耳鼻喉科	山东省立医院	耳鼻喉	2016.5—2016.8
2016	孟晓红	心电图	青医附院	心电图	2016.6—2016.12
2016	孙桂好	神经外科	上海华山医院	神经血管病	2016.5—2016.11
2016	张　红	新生儿科	青医附院	新生儿	2016.6—2016.12
2016	王晓菲	神经内科	解放军 301 医院	神经内科	2016.7—
2016	李　敏	脊柱骨科	山东齐鲁医院	脊柱骨科	2016.8—
2016	李　玉	神经介入	山东齐鲁医院	神经介入	2016.8—
2016	李帅帅	母婴保健	济南妇幼保健院	儿童保健	2016.3—2016.6
2016	王　惠	小儿科	山东齐鲁医院	儿科	2016.2—
2016	王　勇	神经外科	山东齐鲁医院	神经外科	2016.2—
2016	凌静静	新生儿科	山大二院	新生儿	2016.3—2016.5
2016	刘　坤	关节外科	北京积水潭医院	矫形骨科	2016.3—
2016	李　岩	关节骨科	千佛山医院	关节骨	2016.4—2016.10
2016	郑春玲	风湿免疫	齐鲁医院、北京协和医院	风湿	2016.8—

续表 5-1

年份	姓　名	从事专业	进修单位	进修专业	起止时间
2016	侯倩倩	血液内科	北大肿瘤医院	肿瘤内科	2016.8—
2016	孙连栋	普外科	上海中山医院	普外胃肠	2016.8—
2016	沈宝田	康复医学	青医附院	康复医学	2016.9—2016.12
2016	韩国红	肾内科	山东省立医院	肾内科	2016.9—
2016	李　栋	普外科	北医三院	普外	2016.10—
2016	刘秀珂	针灸科	山东中医院	针灸	2016.10—
2016	任晓珊	神经内科	北京医院	神经内科	2016.10—
2016	王　晓	妇科	首都医科大附属复兴医院	妇科	2016.12—
2016	罗　萍	神经内科	上海中山医院	神经内科	2016.11—
2016	张　翔	心内科	北京阜外医院	心律失常冠心病介入	2016.11—
2016	马钰杰	耳鼻喉科	上海华山医院、潍坊医学院	整形美容	2016.5—

第三节　临床教学

院外学生实习

1989—1993 年，安丘县人民医院根据各校提供的学生资料选定实习队长，结合医院实际编组选出组长，制定学生轮转表下发科室及实习组。实习生在进入科室前，医院召开全体实习生大会，介绍医院基本情况、实习纪律和注意事项，一般由学校带队教师和医院有关人员参加，后由各科分管教学的副主任领回各实习科室。学生进入科室后，科室分管副主任再根据学生在本科室实习时间安排门诊、病房实习时间，同时引导学生度过从书本到临床的转折阶段。对学生的基本技能、基本操作也进行严格训练。实习生入院后，须交纳一定数量的实习保证金，实习结束后返还本人，对违纪者将扣除部分金额。医院组织各科专业带头人，在医院举办学术讲座，实习生参加。每月 2—4 次，周而复始。

1994—2000 年，医院成立以分管副院长为主任，临床科室主任和有关职能后勤科室主任为委员的医院临床教学工作管理委员会。分工明确，职责清楚。每年初制定临床教学计划，参考各单位的教学大纲，加强临床实习生的管理。结合医院临床教学承受能力，每年安排包括医疗、护理、医技、管理等临床实习人员 100 名左右。实习学生来自临沂医专、益都卫校、潍坊卫校和安丘卫校等。自 2001 年始，潍坊医学院、滨州医学院等相继在安丘市人民医院设立临床教学基地，实习学生数量有所增加。学生实习前，医院对实习学生实行岗前培训，包括了解医院的基本情况和有关规章制度、组织纪律、安全常识、实习须知等，以保证实习学生顺利度过自己的实习期。安排好实习周期，严格按计划实行科室轮转。带教老师认真施教，严格把关，根据专业特点，组织安排专题讲座 20 次左右。完成实习周期后进行考核，成绩填入实习人员成绩册。医院定期召开临床实习工作会议，通报教学管理情况，针对出现的问题，研究制定新的管理措施，有针对性地认真加以解决。负责临床教学的有关人员不定期地深入临床各科室，了解和检查实习学生的学习工作等情况，发现问题，随时解决。同时，将临床各科室对实习学生的管理纳入医院定期进行的工作质量检查，并将检查情况以通报形式下发全院，与经济奖惩挂钩。这样，不仅将检查发现的问题及时反馈到科室，有利于科室的自查自纠，也提高了科室对临床教学质量管理工作的重视程度。

在临床师资培养方面，医院有计划、有措施，定期举办师资培训班，选定具有中级以上资质的专业技术人员任临床带教老师，提高教学质量。临床实习期间，各实习病区每两周组织一次临床讲座，有讲稿、有笔记。教学查房每周一次，由主治医师以上人员担任，并且主持每周一次的病历讨论，坚持出科考试制度，做到有记录，有考核成绩，保证临床教学质量的不断提高。在实习期间，绝大多数学生态度端正、学风严谨、纪律性强、热情为病人服务，得到病患者的好评。同时，经过严格要求和严格施教，大多数实习学生医疗文书书写规范，临床基本技能操作正确、规范、熟练。多发常见病的诊疗准确率较高，实践操作考核及格率大于90%，达到培养目标及教学大纲的基本要求。

根据医院工作安排，学生实习开始前，由医务科组织护理部、政工科、文明办、保卫科、总务科对实习学生进行岗前培训，培训内容有：医务人员仪表行为规范、医德医风教育、治安管理、总务后勤管理及医院管理规定，培训历时3天。同时制订《临床实习医生须知》《实习管理制度》，让实习学生了解医院管理制度并明确实习的重要性与必要性。培训结束后，非临床实习学生按专业进入相关科室实习，临床专业实习学生分为22个实习小组进入临床科室实习，按《安丘市人民医院2000年度实习学生各科轮转次序》全面轮转。为了缓解临床科室实习学生较多的压力，同时使实习学生理论联系实际，增加感性认识，医院从临床科室抽调29名业务骨干，利用每周二、四下午时间给实习学生讲课，对参加听课人员作好考勤，对平时发现的违规违纪人员及时处理，激发了学生的学习积极性。实习结束后，由医务科组织全体实习学生实行无记名投票，评选出20名优秀实习学生。由于教学成绩突出，医院被潍坊医学院确立为“潍坊医学院教学基地”。

2001年8月2—4日，由医务科牵头，组织护理部、政工科、文明办、保卫科、总务科有关人员，对实习学生就医院医务人员仪表行为规范、全院整体护理概况及医院各项管理规定进行培训，并组织学习《安丘市人民医院实习学生守则》《实习管理制度》《临床实习医生须知》，培训结束后，请医院有关领导讲话并提出要求，实习同学写好决心书。非临床专业实习生进入相关科室实习，临床专业实习学生根据教学大纲要求，分为21个小组进入临床科室轮转实习。实习开始后，由医务科不定期进行查岗，定期召开实习学生会议，总结前段实习情况并对违规违纪、脱岗串岗人员及时处理并批评教育，对表现好的同学提出表扬，总结前段实习情况并对下步实习提出明确要求。同时，实习期间由医务科组织临床业务骨干，利用周二下午时间给实习学生讲课，周四下午进行考试，记录考试成绩。实习结束后，根据实习表现由实习学生评选优秀实习生20名，并颁发荣誉证书。由于严格的教学管理，良好的实习成绩，被临沂医专及益都卫校确立为“临沂医专教学基地”和“益都卫校教学基地”。

2002年，医院实习人员分为24组，根据实习大纲要求，临床医学学生安排在各临床科室及心电图室进行实习。药剂、口腔、信息管理、影像等分别安排在相应的科室进行实习。理论方面安排全体实习学生集体授课，每月一次，共11次。分别由张德华、孙桂祥、李文平、杨世国、王英明、郭建利、王明军等副高级以上专家讲课。各科室每周组织业务讲课一次，主要讲授本科室的知识及病例，使同学们能够理论联系实际。带教老师每天查房时、查房后、手术时、术后，随时进行医学知识传授。实习期间不定期查岗，发现违规违纪人员立即处理，定期召开部分实习学生座谈会，了解他们的一些实习要求，及时帮助他们解决，并定期召开实习学生大会，总结前段实习情况，提出下步要求，使他们明确实习目的，端正实习态度。在实习期间还组织实习学生进行业务考试、考核，以检验医院的教学质量及学生的学习质量。实习结束后评选“优秀实习生”10名。

2004年，医院重新公布以院长为主任，副院长为副主任，各临床科室主任和有关职能后勤科室主任为委员的医院临床教学工作管理委员会，制定各项工作制度和工作职责，做到分工明确，措施得力，任务清楚、责任到位，为临床教学工作的顺利开展提供良好的组织和制度保证。为更好地搞好临床教学，配合省卫生厅教学医院达标检查，医院成立科教科，专职负责医院的科研教学工作。固定工作人员3人，顺利通过教学医院验收达标。同时，参考各医学院校的教学大纲和教学要求，结合医院的实际情况，制定切实可行的年度临床教学工作计划和教学工作方案，将各医学院校安排到院实习学生进行统一编组，安排好整个实习周期，确保实习学生在实习期间有条不紊地进行。是年，医院共安排实习学生143名（护理专业除外），其中包括医疗、医技、管理等多个专业。上岗前，对全体实习学生进行岗前培训，使他们充分了解医院的基本情况，与实习有关的规章制度、组织纪律、安全意识 、实习须知等。使实习学生能安全地度过实习期。实习期间，各科室的临床带教老师认真施教，严格把关，根据各专业特点，组织安排专题讲座20次。并进行考核，成绩填入实习人员成绩册。

2010年，医院为改善职工及实习学生住宿条件，投资建成8层宿舍楼，配有独立卫生间、热水器、地暖等设备，为到院实习学生提供良好的住宿环境，受到学生、家长及学校的一致好评。是年，医院共接收85名实习学生，医院指定科内带教老师，严格入科、出科培训考试，每月为实习学生安排4 ~ 6场院内专题知识讲座，全年共安排带教老师进行培训讲座27场次。

2013年6月，为更好地进行临床带教工作，医院引进先进的技能训练模拟人，在内科楼（二）15楼建立技能操作教室、多媒体室教室、图书室、自习室，免费提供无线网络，为实习学生营造良好的学习环境。

2016年，医院针对临床实践技能操作，对实习学生进行专项培训，安排心肺复苏、体格检查、换药术、各项穿刺术等培训23次，本级潍坊医学院实习学生在回校进行的技能操作考核中，获得优异成绩，受到医学院及附属医院的一致肯定。根据实习学生毕业后自谋职业的特点，医院安排一定时间为实习学生提供就业支持，并安排专升本复习，受到实习学生的好评。在做好临床教学工作的同时，医院定期召开临床教学管理工作会议，通报教学管理情况，针对出现的问题，研究制定新的管理措施，有针对性地认真加以解决。负责临床教学的科教科人员不定期地深入临床科室，了解和检查实习学生的学习工作情况，及时发现问题，随时解决。同时，将临床各科室对实习学生的管理纳入医院的工作质量检查。并通报全院，与奖惩挂钩。在临床师资培养方面，医院有计划、有措施，定期举办师资培训班，选定具有中级以上资质的专业技术人员为临床带教老师，每两周组织一次临床讲座。教学查房每周一次，由主治医师以上人员担任，主持每周一次的病历讨论，坚持出科考试制度，做到有记录，有考核成绩。实习学生绝大多数在实习期间态度端正，学风严谨，纪律性强，热情为病人服务，得到广大患者的好评。同时，经过严格要求、严格施教，大多数实习学生医疗文书书写规范、临床基本技能操作正确、规范、熟练。通过实习，提高实习生对多发常见病的诊疗准确率，实践操作考核及格率为90%，达到培养目标及教学大纲的基本要求。

1989—2016 年医院安排实习学生情况一览表

表 5-2

年份	人数	实习学校及专业
1989	77	潍坊医学院 10 人，沂水医专 12 人，潍坊卫校医士班 15 人，安丘卫校 40 人。在内科、外科、五官、急诊、手术室、放射科、传染病科、妇科、产科、小儿科等各专业科室实习，其中内、外、妇、儿、传染、五官各一月，放射、手术室各半月。
1990	118	潍坊医学院 15 人、沂水医专 12 人、菏泽医专 6 人、潍坊卫校医士班 20 人、安丘卫校 65 人。在内科、五官、外科、急诊、手术室、放射科、传染、妇产、小儿科等各专业科室实习，分组进入内、外、妇、儿、传染、五官各一月，放射、手术室各半月。
1991	132	潍坊医学院 15 人、沂水医专 14 人、菏泽医专 6 人、潍坊卫校 10 人、益都卫校 15 人、安丘卫校 72 人。在内一、内二、外一、外二、急诊、传染、放射、儿科、五官、手术室等各专业科室实习，其中内、外、妇、儿、传染、五官科各一月，放射、手术室各 2 周。
1992	160	潍坊医学院 20 人，沂水医专 12 人，潍坊卫校 10 人，安丘卫校 118 人。在内一、内二、外一、外二、急诊、传染、放射、儿科、五官、手术室等各专业科室实习，其中内、外、妇、儿、传染、五官科各一月，放射、手术室各 2 周。
1993	156	潍专医学院 18 人，沂水医专 6 人，潍坊卫校 10 人，安丘卫校 122 人。在内一、内二、外一、外二、急诊、传染、放射、儿科、五官、手术室等各专业科室实习，其中内、外、妇、儿、传染、五官科各一月，放射、手术室各 2 周。
2000	236	潍坊医学院 51 人，临沂医专 20 人，潍坊卫校 23 人，益都卫校 14 人，安丘卫校 114 人，以及山东医科大学、西安医科大学、鸡西煤炭学校等外地其他学校学生 14 人，其中实习临床专业 209 人，口腔专业 8 人，检验专业 5 人，五官专业 2 人，药剂 3 人，放射 2 人，卫生信息 5 人，妇幼及助产各 1 人。
2001	180	潍坊医学院 40 人，临沂医专 10 人，益都卫校 20 人，潍坊卫校 7 人，安丘卫校 78 人，万杰医学院、武汉大学医学院、天津医科大学等 25 人，其中实习临床医疗专业 166 人，眼科专业 3 人。口腔科 4 人，麻醉、检验、信息管理各 1 人，中医及助产专业各 2 人。
2002	137	潍坊医学院 24 人、临沂医专 8 人、益都卫校 7 人、潍坊卫校 1 人，安丘卫校 61 人、山东医科大学、千佛山医学院、万杰医学院、菏泽医专、武汉大学医学院等院校 37 人。其中临床专业 104 人，口腔专业 7 人，影像专业 3 人，信息管理 4 人，耳鼻喉及药剂专业各 1 人。
2003	120	潍坊医学院 25 人、滨洲医学院 16 人、临沂医专 17 人、益都卫校 15 人、安丘卫校 38 人、山东中医药学院、襄樊医学院等 9 人。
2005	151	潍坊医学院、滨州医学院、临沂医专、益都卫校、安丘卫校等医学院校。有医疗专业、药剂、专业、口腔专业及检验专业等，分 16 个临床、医技科室轮转。
2009	109	潍坊医学院临床医学 35 人，潍坊卫校护理 25 人，山东医学高等专科学校临床医学 10 人、护理 6 人、麻醉 2 人、口腔 4 人，山东省益都卫生学校全科医学 2 人、护理 22 人、药剂 1 人、口腔 2 人。分 24 个组进行实习轮转。
2010	85	潍坊医学院临床医学 25 人、检验 1 人，医学高等专科学校临床 10 人、口腔 5 人、检验 4 人、高级护理 10 人，益都卫校临床医学 8 人、卫生保健 4 人、中西医结合专业 2 人，滨州医学院全科医学 10 人、影像 1 人，力明职业学院临床医学 1 人、针灸推拿 1 人、菏泽医学高等专科学校麻醉 1 人，协和职业学院临床医学 1 人，滨州职业学院检验 1 人。分成 32 个组下科室进行实习。
2011	44	潍坊医学院临床医学专业 19 人，医学高等专科学校临床医学专业 11 人，麻醉 3 人，口腔医学 5 人，长沙医学院 1 人，吉林学院 2 人，安丘卫校 1 人，益都卫校 1 人，滨州职业学院康复医学专业 1 人。共分 29 个组下科室进行实习。

续表 5-2

年份	人数	实习学校及专业
2012	52	潍坊医学院临床26人、护理1人、预防医学1人，医学高等专科学校临床医学11人、口腔4人、麻醉1人、检验1人、护理1人，泰山医学院检验1人，菏泽职业学院全科医学1人、检验1人，协和学院检验1人，山东药品食品职业学院1人，河北医科大学临床医学1人。共分31个组下科室进行实习。
2013	84	潍坊医学院21人，山东医学高等专科学校25人，益都卫校31人，万杰医学院2人，菏泽医专2人，泰山医学院1人，安丘卫校2人，滨州职业学院1人。共分30个组下科室进行实习。
2014	42	潍坊医学院临床医学24人、公共卫生专业2人，山东医学高等专科学校16人。
2015	46	山东医学高等专科学校31人，潍坊医学院临床医学14人，药学1人。分15个组下科室进行实习。
2016	40	潍坊医学院19人，滨州医学院1人，菏泽医专临床医学2人、检验2人，南昌大学1人，潍坊护理职业学院1人，泰山医学院2人，大连医学院1人，其他学校3人，见习7人，分别来自滨州医学院、山东中医药大学，浙江中医药大学，接收到院社会实践1人。

基层医院进修

安丘市人民医院接收基层医院医务人员进修的历史始于1963年。在进修教学工作中，医院根据进修人员实际水平和业务需求，对进修人员实行多科室的全面培养，使他们在进修结束后都能在基层独立开展工作。是年，医院举办第一期公社医生进修班，学员共7人。1964—1973年，因“文化大革命”运动中断基层医院进修工作。1974年，医院培训乡村医生31人。1975年，医院加强对进修生的管理，定期召开进修人员座谈会，征求他们对进修工作的意见和建议。是年，培训赤脚医生35人。1976年，医院接收藏族学员5人，历时2年。是年，在农村举办两期赤脚医生培训班，培训赤脚医生40人。1977年，医院为农村举办9期培训班，为社队两级培训医务人员32人。

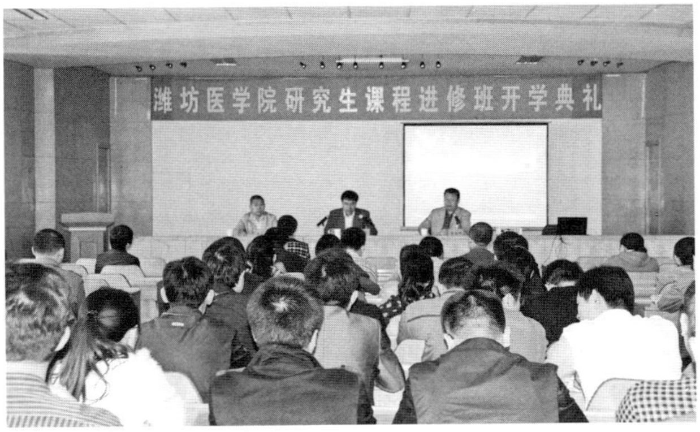

图 5-5　2013年10月，潍坊医学院研究生课程进修班

20世纪80年代至90年代，医院分科逐渐细化，主要分专业进修。医院制定进修人员管理规定，促进进修教育的制度化、规范化。

进入21世纪，由基层卫生院人员到医院进修，逐步改为医院到基层帮扶指导。

基层帮扶指导

2006年6月，医院实施“潍坊市千名医师支援基层工程”。全年培训乡镇卫生院基层医师25人，有内科、外科、妇产科、儿科、检验科、麻醉科、心电图室及影像科室等专业。

2007年，医院派出专家130人次到乡镇卫生院对口支援、帮扶。6月，医院开始实施支基医疗“1127工程”（山东省对条件较差的1127所乡镇卫生院进行全面改造），培训乡镇卫生院基层医师21人，有内科、外科、妇产科、麻醉科、心电图室及影像科室等。是年12月至2008年7月，医院派出专家80人次到乡镇卫生院对口支援，共培训乡镇卫生院基层医师9人，有内科、外科、儿科、心电图室等专业。

2008年，医院与柘山卫生院实行科室主任、护士长之间定期互访交流；院与院之间建立技术协作关系，每逢集日派专家到卫生院坐诊、查房、手术和技术指导,先后派出卫生技术人员58人次;开通绿色生命通道，全面落实双向转诊制度，凡卫生院转入的病人，免收挂号费，双方病历及部分辅助检查结果互认。

2009年3月，医院实施“卫生强基工程”。培训乡镇卫生院基层医师7人，包括内科、妇产科、儿科、心电图室等。是年6月至2010年12月，医院派高年资主治医师以上人员30人次到乡镇卫生院支援基层医院建设。

2010年4月开始，市人民医院对乡镇卫生院低年资卫生技术人员进行轮训，共分3期。培训乡镇卫生院基层医师22人，有内科、外科、麻醉科、检验科、妇产科、B超室、放射科及护理等专业；派出专家130人次到乡镇卫生院对口支援。是年11月至2011年5月，培训乡镇卫生院基层医师21人，有内科、外科、麻醉科、检验科、妇产科、B超室、放射科及护理专业。

2011年11月，为认真贯彻落实国家医改方案中关于城乡医院对口支援工作的精神，切实做好潍坊市城乡对口支援工作，安丘市卫生局、安丘市人民医院共同制定《安丘市人民医院对口支援乡级医院工作管理办法（试行）》。每年免费接收3名以上受援医院医务人员进修和培训、开展远程教育、选派专家指导受援医院业务和管理工作等形式，对受援医院进行支援。全年培训乡镇卫生院基层医师13人，有内科、外科、麻醉科、检验科、妇产科、B超室、放射科及护理专业。

2013年，医院派高年资主治医师以上人员30人次到乡镇卫生院支援基层医院建设。全年培训乡镇卫生院基层医师9人，有内科、外科、心电图、影像科室等。2014年，医院培训乡镇卫生院基层医师12人，包括内科、检验科、妇产科、B超室、放射科等专业。2015年，医院培训乡镇卫生院基层医师15人，有内科、B超室、放射科及心电图等专业。

2016年，医院培训乡镇卫生院基层医师21人，包括内科、妇产科、检验科、B超室、放射科及心电图等专业。

1963—2016年乡镇医院到院进修人员一览表

表5-3 单位：人

年份	进修人数	内科	外科	妇产科	儿科	检验	麻醉	心电图	影像	其他
1963	7									
1974	31									
1975	35									
1976	45									
1977	32									
2006	26	8	2	4	1	1	2	3	5	
2007	14	5	1	2			2	2	2	
2008	9	2	2		3			2		
2009	7	5		1				1		
2010—2011	57	26	11	1		2	3	1	12	1
2013	9	2	1						2	4
2014	12	2		3		1			2	4
2015	15	2						1	7	5
2016	21	3		1		1		2	11	3

第四节　学术活动

承办院外学术活动

2014年，安丘市人民医院承办潍坊市核医学年会暨核素显像研讨会、潍坊市运动医学专业委员会学术年会、潍坊市医学会疼痛学分会第一次常委会议。

2015年，医院承办 潍坊市心血管外科专业学术年会、潍坊市普外科专业年会、潍坊市临床输血专业学术年会、潍坊市骨质疏松与骨矿盐专业学术年会。承办山东省继续教育项目2项，分别为“人工髋膝关节置换术新进展”与“肩关节镜下肩袖盂唇损伤修复的新进展”。

至2016年，医院承办潍坊市级学术活动7次，来自全国各地到医院参会人员1800余人次。

外出参加的学术活动

多年来，医院重视和支持专业技术人员参加各种学术活动，专业技术水平不断提高。

至2016年12月，医院组织32个专业学科的315人次外出学习，参加专业培训和学术活动，其中国家级学术活动50次，涉及专业包括临床内科、外科、妇产科、儿科、五官科、中医科和护理、医技、职能后勤等。医务科制定医院人员外出学习管理规定，通过审批、登记、收集材料、知识转化等进一步规范短期外出学习，保证外出培训学习质量，有效推广学习经验、促进各项工作的顺利开展，把新知识、新理论应用到医院临床、护理、医技、职能后勤工作，效果良好。

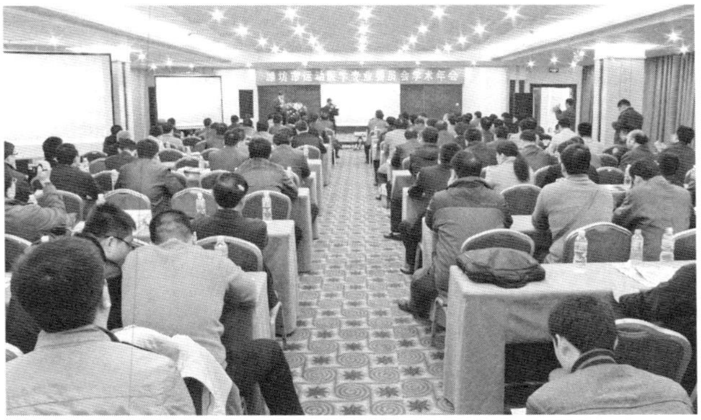

图 5-7　2014年11月，潍坊市运动医学专业学术年会在安丘市人民医院召开

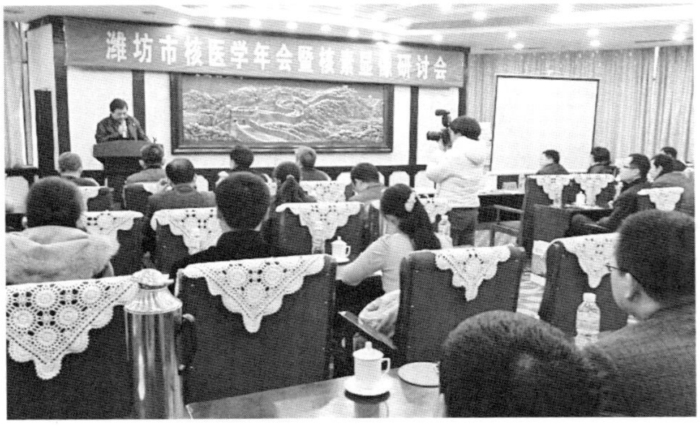

图 5-6　核医学年会

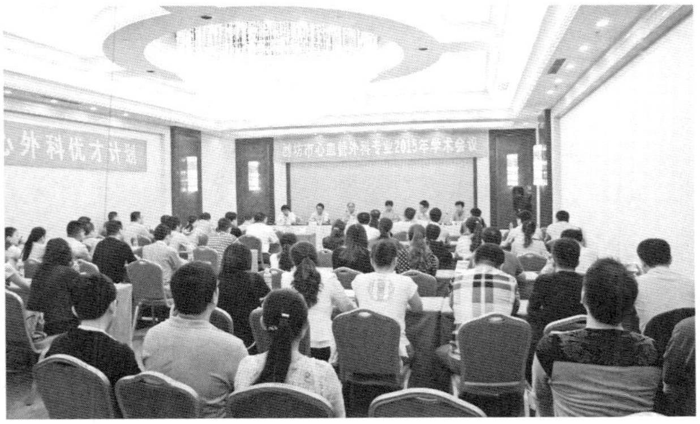

图 5-8　2015年9月，心血管外科年会

1986—2014年医院外出参加学术活动一览表

表 5-4

年　份	参加人员	学术活动
1986	王景兰	在北京参加心电图培训班
1989	王景兰	在青岛参加心电图培训班
1991	王善海	参加全国第五届中医儿科学术大会

续表 5-4

年　份	参加人员	学术活动
1992	赵光荣	在临朐参加潍坊市中医药学会基础理论分会学术会议
	李民华	在桂林参加全国疼痛学术会议
	吕兰英	在北京参加全国临床心电图学习班
1993	王善海	在济南参加全国高血粘症学术会议
1995	方永胜	在济南参加高压氧医学会举办的学术交流会议
	徐京娥	
	刘明利	在南京参加医院信息化管理学习班
1996	王善海	在青岛参加全国中西药临床应用学术会议
	孙丽萍	在安丘参加省统计学习班
1997	郑忠兰	在北戴河参加全国疑难病学术会议
1998	赵光荣	在泰安参加全国学术会议
	方永胜	在青岛参加高压氧医学会举办的学术交流会议
2000	唐建军	参加第五届全国 CT 鉴别诊断及新进展学习班
2001	刘建平	参加第二届全国 CT、MRI 和 X 线综合影像鉴别诊断新进展培训班。
	唐建军	参加医学影像学科技成果推广培训班；第二届全国 CT、MRI 和 X 线综合影像鉴别诊断新进展培训班
	孙丽萍	在潍坊参加国际疾病分类（ICD-10) 编码学习班
	杨　润	
2002	王洪山	在济南参加山东省性病诊疗专业培训班；山东省性病检验专业技术培训班；第二届中华医学会皮肤性病高级研修班
2003	颜廷国	参加长城国际心脏病学会议（GWICC）
	唐建军	参加前列腺癌的影像学早期诊断及分期学习班；前列腺癌的影像学早期诊断及分期学习班
	方永胜	参加高压氧医学会举办的学术交流会议
2004	颜廷国	参加中国心脏大会 CHC2004；中国介入心脏病学大会（CIT2004）
	陈安国	参加山东省血压净化新技术学术培训会
	刘晓波	参加全省狂犬病处置学习班
	高怀娥	在潍坊参加潍坊市卫生执法及传染病疫情防控培训班
2005	孙　琳	在北京参加全国风湿免疫年会
	葛文涛	在上海参加上海市中西医结合皮肤病诊治新技术培训班
	刘晓波	在北京参加急诊急救培训学习班
	陈　勇	参加临床基因扩增实验室技术人员培训班
	高怀娥	在潍坊参加潍坊市艾滋病性病疫情防控培训班

续表 5-4

年　份	参加人员	学术活动
2006	孙　琳	在青岛参加变态反应会议
	逯　静	参加临床诊断与治疗新进展培训班
	陈安国	参加人工肝技术新进展及在临床中的应用培训
	刘晓波	在济南参加首届中毒急救培训学习班
	唐建军	参加 CT 导引下介入治疗与诊断新进展培训班
	刘建平	
	孙丽萍	在济南参加信息化发展及数字化医院建设学习班
2007	张云霞	在青岛参加全国大型复杂、疑难心电图高层阅图培训班及心电图学新进展讲习班
	李　媛	
2008	孙　琳	参加华东六省一市风湿免疫学术会
	鞠作泉	在上海参加长海医院脑血管病介入治疗新进展学习班
	秦巧萍	参加长城国际心脏病学会议
	葛文涛	在济南参加山东省第五期医疗美容主诊医师岗位培训班
	王洪山	在济南参加全国皮肤感染临床诊疗新进展研修班；山东省第五期医疗美容主诊医师岗位培训班
	陈　霞	在新加坡参加新加坡国际管理学院现代医院高级管理课程
	娄文祥	
	刘晓波	参加全市急危重症培训学习班
	唐建军	参加多层螺旋 CT 新技术临床应用
	王　宇	在济南参加高压氧医学会举办的学术交流会议
	徐京娥	
	高怀娥	在潍坊参加潍坊市传染病疫情防控培训班、潍坊市艾滋病性病疫情防控培训班、手足口病疫情防控培训班
2009	孙　琳	在济南参加全国风湿免疫年会
	鞠作泉	山医附院脑动脉狭窄的介入治疗学术研讨会
	颜廷国	参加长城国际心脏病学会议
	葛文涛	在临沂参加山东省性病诊疗专业培训班
	王善海	在济南参加中西医结合儿科疾病诊治新进展研讨班
	陈国礼	参加山东放射学会骨肌分会学术会
	董征学	
	李艳丽	参加临床基因扩增实验室技术人员培训班
	刘振杰	参加医院消毒供应中心管理规范培训班

续表 5-4

年　份	参加人员	学术活动
2009	高怀娥	在潍坊参加潍坊市传染病疫情防控培训班，甲型 H1N1 流感疫情防控培训班
2010	孙立兰	参加潍坊市新生儿听力筛查与相关技术培训班
	孙　琳	在济南参加山东省医师学会风湿分会
	鞠作泉	在上海参加长海医院脑血管病介入治疗学术研讨会
	韩庆亮	参加长城国际心脏病学会议
	陈安国	参加山东省血液净化中 CRRT 技术及婴幼儿、老年患者血液透析新技术培训
	葛文涛	在济南参加山东省第十四次皮肤性病学学术会议
	闫　倩	
	王善海	在青岛参加中西医结合治疗小儿哮喘培训班
	孙立兰	参加省级继续教育项目——护理核心能力培养和提高
	房新冰	参加潍坊产科急症重症论坛学习
	唐建军	参加前列腺癌影像学诊断新进展学术会。
	孙丽萍	在济南参加医疗文书书写及病案质量管理学习班
	高怀娥	在潍坊参加全球艾滋病基金管理项目培训班、死亡病例报告管理培训班
2011	孙　琳	在青岛参加变态反应专业学术会
	鞠作泉	参加中西医结合神经内科新进展学习班
	孙立兰	参加省级继续教育项目——妇产科护理新技术新进展学习班
	房新冰	参加省级继续教育项目——优质服务与安全培训班；泰医围产期监护研究中心 256 期学习班
	陈　霞	在北京参加全国痛疼新进展学习班
	唐建军	参加中西医结合影像学诊断与研究学习班
	刘振杰	参加第 7 届全国消毒供应中心发展论坛大会
	张云霞	在济南参加北京世纪今科学习班
	李　媛	
	杨　润	在北京参加国际疾病分类（ICD-10) 编码、手术分类编码（ICD-9-CM3）学习班
	高怀娥	在潍坊参加潍坊市传染病疫情防控培训班，潍坊市肿瘤发病报告培训班、手足口病疫情防控培训班
2012	孙　琳	在济南参加山东省风湿学术会议
	葛文涛	在北京参加中国医师协会美容与整形医师分会与北京军区总医院联合举办的第九期全国皮肤激光美容新技术学习班；在济南参加山东省性病诊疗专业培训班
	王英力	在济南参加全省中西医结合脑病诊治新进展研讨班
	李　杰	
	娄文祥	在济南参加山东省麻醉年会

续表 5-4

年　份	参加人员	学术活动
2012	刘瑞全	在济南参加山东省麻醉年会
	于全生	
	唐建军	参加磁共振功能成像技术在中枢神经系统的临床应用学术会议
	董征学	
	马艳妮	在济南参加高压氧医学会举办的学术交流会议
	李庆民	
	于春惠	在北京参加国际疾病分类（ICD-10) 编码、手术分类编码（ICD-9-CM3）学习班
	鞠作泉	参加齐鲁缺血性脑血管病介入高峰论坛
2013	孙　琳	在北京参加风湿免疫新进展研讨班
	鞠作泉	全国脑血管病治疗新进展学习班；潍坊市医学会脑血管病专业委员会学术研讨会；潍坊市医学会行为医学专业委员会学术研讨会
	范常云	参加血液净化护理质量及规范化培训
	葛文涛	在济南参加山东省激光医学会举办的皮肤美容专业委员会学术会议
	郭晓亮	在徐州参加苏鲁皮肤病性病学术会议；9 次中国医学科学院皮肤病研究所皮肤内科疑难杂病讨论会；在南京参加南京市疑难病讨论会；36 次中国医学科学院皮肤病研究所疑难杂病讨论学术会；中国皮肤科医师年会；南京市疑难病讨论会；表观遗传与自身免疫国家级继续教育学习班；南京市疑难病讨论会；中华医学会皮肤性病学分会全国过敏与自身免疫学术会议；全国危急重皮肤病救治进展学习班；南京市疑难病讨论会
	王善海	在济南参加山东省中西医结合脾胃病疑难杂症新进展研讨班
	王英力	在济南参加山东省五级中医药师承教育工作第一批继承人培训班
	曹　岚	
	娄文祥	在济宁参加山东省麻醉年会
	刘瑞全	
	程祥庆	在天津参加第二十一届全国麻醉年会
	王勇	参加全省狂犬病处置学习班
	韩英	参加山东省消毒供应专业岗位技能培训。
	王子乐	在广州参加重点科室感染控制与技术规范
	刘海升	在郑州参加中华数字化信息网络大会
	刘云龙	
	孙丽萍	在济南参加病案质量管理与控制学习班
	杨　润	
	孙晓伟	在济南参加病案首页信息上报学习班
	高怀娥	在潍坊参加 H7N9 禽流感疫情现状与防控培训班、传染病疫情防控管理培训班、慢性病发病报告管理培训班

续表 5-4

年　份	参加人员	学术活动
2013	韩　涵	在潍坊参加传染病疫情防控管理培训班、慢性病发病报告管理培训班
	鲁　艳	在潍坊参加传染病疫情防控骨干培训班
	刘振杰	参加山东省消毒供应专业岗位技能培训
2014	孙　琳	在滨州参加山东省风湿年会
	鞠作泉	山东预防医学会卒中预防与控制分会既第七届齐鲁缺血性脑血管病与相关疾病论坛；山东省脑血管病防治协会疾病与健康管理分会学术会议；第七届齐鲁缺血性脑血管病介入高峰论坛
	韩庆亮	参加长城国际心脏病学会议
	颜廷国	参加中国第三届重症心脏病学大会；中国心脏大会 CHC2014
	凌静静	在济南参加全国新生儿危重症技术培训
	范常云	参加专科护士培训
	李泽青	
	逯静	参加海峡两岸抗感染精英研修班
	范常云	参加医院重点科室感染控制及管理实践研讨会
	葛文涛	在潍坊参加山东省医学会皮肤病学分会学术大讲堂（第一期）学习班
	赵光荣	在济南参加国家中医药管理局优秀中医临床人才培训项目第三期培训班
	王英力	在济南参加山东省五级中医药师承教育工作第一批继承人培训班
	曹　岚	
	赵光荣	在南昌参加国家中医药继续教育项目“疑难急重病症中医诊治护理讲习班”
	王英力	
	姜凤举	参加第七届山东省骨关节影像学术交流会
	陈国礼	
	王春光	参加临床基因扩增实验室技术人员培训班
	李蓓蓓	
	刘振杰	参加中国医师协会院感培训
	张玉敏	在济南参加内窥镜风险评估与消毒感染控制
	李淑娟	在济南参加心血管专业药物知识
	张玉敏	在济南参加内窥镜清洁消毒管理
	李　芸	在青岛参加华东六省市护理年会
	王玉华	在济宁参加鲁西南第二届伤口造口护理研讨会
	赵迎春	
	刘文霞	

续表 5-4

年　份	参加人员	学术活动
2014	王凤霞	在济宁参加鲁西南第二届伤口造口护理研讨会
	王子乐	
	曹丽丽	
	王兰玲	
	李丽霞	
	高怀娥	在济南参加 2014 年全国慢性病创新管理与实践高级巡讲班；全省医务人员主动参与艾滋病咨询检测培训班
	鲁　艳	在潍坊参加传染病疫情管理综合培训班

院外专家到院交流

为加强医院的对外交流与合作，跟踪国内外先进技术，推动医院医疗技术的提升，医院每年派业务骨干到上级医院进修学习，积极参加全国各种大中型学术交流，并定期邀请国内知名专家到院进行学术交流。2000 年以后，学习交流日趋频繁，交流形式多样化，如到院讲学、会诊手术、业务指导、远程会诊等。交流内容除临床业务知识外，还涉及医院管理、医疗法律法规解读、病历书写等方面。

1999 年 4 月，医院聘请潍坊市人民医院教授张绪敬到院指导工作，主要负责指导放射、CT、MR 等科室的疑难杂症影像诊断工作。2001 年 7 月，王军、李东民从山东省肿瘤医院进修结束，返回医院开展介入手术，张绪敬在指导影像诊断工作的同时，指导开展介入诊疗相关工作，于 2002 年指导医院成立介入科病房，为介入科的发展奠定了基础。

2002 年 1 月 4 日，医院由北京阜外医院主任楚建民指导，开展了第一例射频消融术治疗室上性心律失常。7 月 12 日，医院在潍坊医学院附属医院主任李敬田指导下，开展了第一例冠状动脉造影术。

2003 年 10 月 3 日，山东省立医院教授张兴华到医院，指导开展了第一例冠状动脉支架植入术。是年，山东省立医院主任李德才带领心外科专家团队到医院指导开展体外循环心脏直视手术，第一例左房粘液瘤切除术。

2004 年 3 月，在李德才指导下，医院完成首例二尖瓣置换术；2005 年 3 月，完成首例法洛四联征矫治术；2006 年 10 月，医院开展双瓣膜置换术。

2004—2006 年，上海瑞金医院张瑞岩教授，到医院指导开展冠脉支架植入术，其间，北京阜外医院教授颜红兵、上海闵行中心医院教授张大东、海军总医院教授李田昌、北京朝阳医院教授李惟铭、山东齐鲁医院教授李继福、千佛山医院教授李国华，相继到医院指导手术。

2007—2010 年，主要由上海胸科医院教授仇兴标，到医院指导冠脉介入手术。

2011—2013 年 10 月，邀请上海瑞金医院教授张奇，到医院指导开展冠脉支架植入术。

2012 年 7 月，特别邀请医院战略管理专家，法国里昂医院管理学院教授、北京大学医学部特聘教授史晓群，为医院中层以上干部进行“如何做好医院年度目标管理与医院绩效管理体系的建立”等医院管理方面的专题培训。通过学习和实践演练，医院管理模式得到进一步规范，理顺了工作秩序，进一步明确和优化了职能部门的职责，中层干部管理能力得到提高。

2013 年 12 月，医院打造区域性肿瘤多学科规范综合治疗中心，成立安丘市人民医院于金明

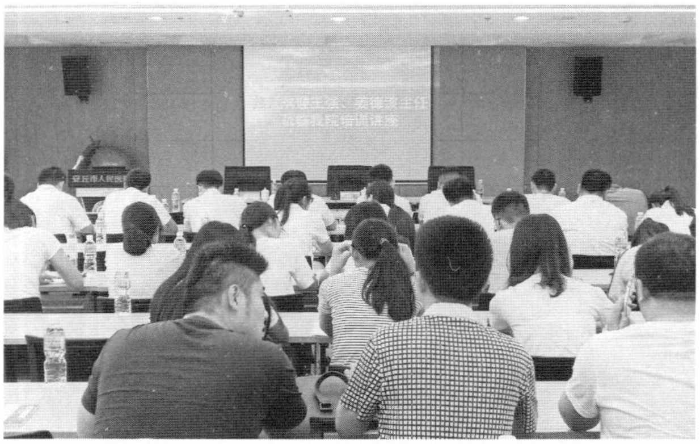

图 5-9 2016 年 7 月，专家讲座

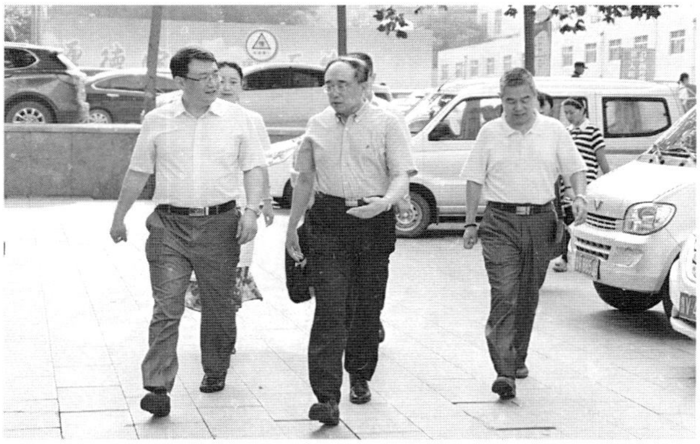

图 5-10 2016 年，于金明院士到院指导工作

院士专家工作站。2014 年 5 月 9 日，举行工作站启动揭牌仪式。院士工作团队专家定期到医院进行专题讲座、会诊查房、手术指导、参与疑难病例讨论，或以远程会诊等方式，指导和帮助医院推广肿瘤综合治疗的新观点、新方法、新理论，协助医院提升肿瘤综合治疗技术水平并及时更新治疗理念。

2013 年 10 月—2014 年 4 月，北京朝阳医院教授孙浩、北京阜外医院教授赵杰到院指导冠脉介入手术。

2014 年 4 月 28 日开始，医院独立开展冠脉支架植入术。是年 10 月 17 日，医院与中科汉华医学科技（北京）有限公司进行远程会诊合作，每年会诊病人近百例。合作的医院有：北京协和医院、解放军 301 医院、北京阜外医院、中国医学科学院肿瘤医院、北京天坛医院、北大第一医院、北京大学肿瘤医院等。通过远程会诊，解决医院疑难病症的诊治难题，节省外出就诊的费用和时间，减少病人的痛苦。

2015 年 5 月 17 日，在山东省立医院主任李德才指导下，医院完成了首例主动脉瓣置换 + 心脏搭桥手术。

2016 年，上级医院专家到院举行课题讲座 8 次。

2003—2016 年院外专家到医院举办讲座情况

表 5-5

时间	讲座专家	讲座课题
2003.3	青岛市立医院副院长郭新贵博士	急性冠脉综合征介入治疗
2003.3	中山医科大学肿瘤研究所所长周兆淮教授	肿瘤微创治疗及新进展
2003.12	北京医院妇产科专家张毅教授	经阴道子宫切除并卵巢癌规范化治疗
2004.5	青医附院细菌培养专家刘思远教授	血培养临床应用
2004.7	潍坊市人民医院遗传科主任官立学	荧光定量 PCR 原理及临床诊断意义
2004.8	青医附院李铁山教授	现代神经康复技术与进展
2006.12	青医附院丁连安教授	临床疾病的营养支持
2008.8	潍坊市输血指控中心主任闫东河、孙福廷	临床输血技术及输血安全
2008.9	济南军区总医院 PET-CT 中心主任谢浩	PET-CT 的临床应用
2009.4	复旦大学附属医院护士长杜玉民	重大医疗过失、医疗事故防范预案和处理程序及医院管理培训

续表 5-5

时间	讲座专家	讲座课题
2011.7	山东省荣军总医院主任刘瑞华	乳酸监测在临床的应用
2012.7	法国里昂医院管理学院教授、北京大学医学部特聘教授史晓群	医院管理方面的培训
2013.1	山东省立医院疼痛科主任宋文阁	椎间孔镜下的间盘摘除
2013 .1	山东省立医院院感科主任李卫光	医院感染管理与控制
2013.7	北京大学法学院教授孙东东	中国医师道德建设与医疗纠纷防范与处理巡讲
2013.7	潍坊市人民医院临床营养科主任张明	营养风险筛查（NRS-2002）在规范化肠外肠内营养支持中的位置和实践
2013.7	青岛大学附属医院胃肠外科周岩冰教授	围手术期营养支持治疗
2013.7	潍坊医学院附属医院麻醉科主任孙银贵	心肺复苏培训
2014.1	潍坊市人民医院主任刘琳	规范病历书写，提高病案质量
2014.7	北京安贞医院核医学科王倩教授	ECT 临床应用
2014.8	山东省卫生教育培训中心主任冀春亮	人人守规则、D R G s 评价法对病案质量的要求
2014.8	潍坊市立医院营养科主任慕海蓉	营养与疾病防治
2015.4	山东大学齐鲁医院妇科张培海教授	子宫切除利与弊的探讨
2015.5	解放军 401 医院主任李玲	基础胰岛素治疗策略的核心价值
2015.6	山东中医药大学第二附院主任张铁峰	中医体质辨识的临床应用
2015.7	于金明院士	个体化治疗与精准医学
2015.7	潍坊医学院附属医院主任侯宁宁	基础胰岛素治疗，兼顾疗效与安全的起始选择
2015.7	北京安贞医院副院长周生来教授	医院科室管理者的团队建设与高效沟道
2015.7	潍坊市妇保院副院长、教授郭永	产科安全与科学沟通
2015.8	山东大学齐鲁医院妇科张培海教授	高危 HPV 的检测意义
2015.12	山东省立医院血管外科教授金星、主任王默	血管外科专题讲座
2016.1	于金明院士	肿瘤个体化治疗现状与思考
2016.5	潘武忠教授	医院管理培训
2016.6	济南市医调委主任，山东省医师协会维权专业委员会副主委马继任	医患纠纷防范借鉴与医疗安全管理
2016.7	青医附院康复医学科主任王强	腰腿痛的康复治疗
2016.7	火箭军总医院呼吸科主任张睢扬教授、浙大二附院放射科副主任医师王丽华、浙大二附院检验科主任张嵘	基层医院抗感染规范化诊治培训
2016.7	首都医科大学附属北京安贞医院血管外科副主任医师、副教授王盛	血管外科诊疗技术培训

续表 5-5

时间	讲座专家	讲座课题
2016.7	山东省立医院东院神经内科主任，山东省睡眠医学中心常务副主任刘振华	综合医院心身疾病患者的分布与诊疗
2016.8	山东省病案质量控制中心主任委员，山东省医学会病案管理分会主任委员常艳群	病案首页质控及病历书序规范培训

学术机构任职

1978 年，山东省医学会恢复，昌潍分会相继建立，学会进行老会员登记验证和新会员的发展工作，安丘县人民医院各专业技术人员加入山东省及昌潍地区专业委员会。进入 21 世纪，医院学术气氛浓厚，学术活动活跃，多数学科带头人均在各级学术委员会中担任职务，对学术活动的开展发挥着积极的推动作用，促进了医院业务水平的提高。截至 2016 年，医院共有中华医学会会员 266 名；在职医务人员中，有国家级医学会委员 1 名；山东省各类医学会副主任委员 1 名，常务委员 3 名，委员 33 名；潍坊市各类医学会主任委员 1 名，副主任委员 11 名，常务委员 22 名，委员 103 名。

2016 年医院业务人员在各级学术机构中担任职务情况表

表 5-6

姓　名	学术机构名称	所任职务
席敦升	山东省微量元素科学研究会第一届儿童健康专业委员会	委员
	山东省微量元素科学研究会第二届儿童健康专业委员会	常务委员
李忠刚	中国脑卒中早期预警与脑血管健康管理课题专家组	委员
	国家脑防委市县卒中中心建设专家指导委员会	委员
	山东省睡眠专业委员会	委员
	山东省脑血管病专业委员会	委员
	潍坊市医学会神经内科专业委员会	副主任委员
	潍坊市医学会脑血管病专业委员会	副主任委员
蔡　波	山东省医师协会肝胆外科专业委员会	常务委员
	山东省医师协会甲状腺乳腺外科专业委员会	委员
	潍坊市医学普外科专业委员会	副主任委员
	潍坊市医学普外科专业委员会胃肠外科学组	组长
	潍坊市医学肛肠外科专业委员会	副主任委员
	潍坊市中西医结合学会第二届乳腺、甲状腺专业委员会	副主任委员
李文平	山东省医师协会	理事
	中国哮喘联盟	会员
	中国抗癌联盟	会员
	山东省抗癌协会肺癌分会	委员

续表 5-6

姓　名	学术机构名称	所任职务
李文平	潍坊市医学会呼吸专业委员会	常务委员
	潍坊市医学会变态反应专业委员会	副主任委员
孙桂祥	山东省激光协会神经外科专业委员会	副主任委员
	山东省医师协会神经外科专业委员会	委员
	山东省疼痛专业研究会神经外科专业委员会	委员
	潍坊市疼痛专业研究会神经外科专业委员会	副主任委员
	潍坊市医学会神经外科专业委员会	常务委员
张洪武	山东省抗癌协会胸部肿瘤分会	委员
	潍坊市医学会心血管外科专业委员会	副主任委员
	潍坊市医学会中西医外科委员会	副主任委员
	潍坊市医学会胸外科专业委员会	常务委员
	潍坊市中西医结合学会肺病专业委员会	副主任委员
邱　诚	中国中西医结合微创专业委员会	委员
	中华医学会骨科分会	委员
	山东省疼痛研究会基础理论专业委员会	委员
	山东省医师协会创伤专业委员会	委员
	潍坊市医学会骨质疏松专业委员会	副主任委员
	潍坊市医学会运动专业委员会	常务委员
王明军	山东省医师协会胸痛专业委员会	委员
	山东省生物医学工程学会心律专业委员会	委员
	潍坊市医学会心血管病专业委员会	委员
	潍坊市介入心血管病专业委员会	副主任委员
	潍坊市医学会高血压病专业委员会	常务委员
王礼华	山东省疼痛研究会妇产科专业委员会	委员
	山东省微量元素科学研究会妇产科专业委员会	委员
	山东省老年医学研究会妇产科专业委员会	委员
	山东省中西医结合专业委员会	委员
	潍坊市医学会妇产科专业委员会	常务委员
王英明	潍坊市中西医结合学会肺病专业委员会	常务委员
	潍坊市医学会胸外科分会	常务委员
郎需和	山东省中西医结合学会肾病专业委员会	常务委员

续表 5-6

姓　名	学术机构名称	所任职务
郎需和	山东省中医药学会第三届中医肾病专业委员会	常务委员
	潍坊市医学会肾病专业委员会	常务委员
	潍坊市医学会血液净化委员会	常务委员
鞠作泉	山东省脑血管病防治协会	委员
	山东省脑血管病防治协会疾病与健康管理分会	理事
	山东省中西医结合学会神经内科专业委员会	委员
	山东省老年学会癫痫专业委员会	委员
	潍坊医学会脑血管病专业委员会	常务委员
	潍坊市中西医结合学会首届脑心同治专业委员会	常务委员
	潍坊医学会神经内科专业委员会	委员
黄韶华	山东省疼痛研究会	委员
	山东省脑血管病防治协会精准医学专业委员会	常务委员
	潍坊市医学会神经外科学专业委员会	委员
	潍坊市抗癌学会神经肿瘤专业委员会	委员
赵光荣	山东省中医学会	会员
	山东省中西医结合学会肝病专业委员会	委员
	潍坊市中医药学会脾胃病专业委员会	常务委员
王洪真	中国抗癌协会会员	会员
	山东省化疗专业委员会	委员
	潍坊市医学会第二届化疗专业委员会	常务委员
	潍坊市医学会血液病专业委员会	委员
	潍坊市中医药学会肿瘤专业委员会	常委
	山东省抗癌协会第四届化疗专业委员会	委员
孟晓彬	山东省脑血病防治协会认知障碍委员会	委员
	山东省中西医结合学会睡眠障碍委员会	委员
	潍坊市医学会神经内科专业委员会	委员
张永波	潍坊市医学会呼吸专业委员会	委员
	潍坊市医师协会呼吸专业委员会	常务委员
刘瑞全	潍坊市医学会麻醉专业委员会	常务委员
	潍坊市医师协会麻醉专业委员会	常务委员
娄文祥	潍坊市医学会麻醉专业委员会	常务委员

续表 5-6

姓　名	学术机构名称	所任职务
常光宇	山东预防医学会内分泌代谢疾病防治分会	委员
	潍坊市医学会内分泌专业委员会	委员
李华红	潍坊中医药学会第二届糖尿病专业委员会	委员
	潍坊市医学会糖尿病分会	委员
葛文涛	山东省激光医学会皮肤美容专业委员会	委员
	潍坊市医师协会皮肤科分会	常务委员
	潍坊市中西医结合学会皮肤性病专业委员会分会	委员
	潍坊市医学会第六届皮肤病学专业委员会	委员
梁俊君	山东省卒中学会	委员
	山东省脑血管病防治协会精准医学专业委员会	副主任委员
	潍坊市中西医结合学会首届神经外科专业委员会	常务委员
	山东省脑血管病防治协会	委员
辛海滨	山东省脑血管病防治协会精准医学专业委员会	常务委员
王凤丽	潍坊市医师协会儿科分会	委员
尹忠民	潍坊市医学会高血压病专业委员会	委员
	潍坊市中西医结合心血管病专业委员会	委员
李卫红	潍坊市老年医学会专业委员会	委员
郝晓臣	潍坊市中西医结合心血管病专业委员会	委员
程　霞	中国优生科学协会	理事
	中国助产联盟专家团	成员
	山东省健康教员专业委员会	委员
	潍坊市生殖医学专业委员会	委员
王善海	山东省中医药学会儿科、脾胃病委员会	委员
	潍坊市中医药学会	理事
	安丘市中医药学会	副理事长
郑树旺	山东省中西医结合学会神经内科分会	委员
	潍坊市医学会神经内科专业委员会	委员
李庆华	潍坊市医学会神经内科专业委员会	委员
郭建利	山东省医学会骨科专业委员会	委员
	潍坊市医学会骨科专业委员会	常务委员
	潍坊市医学会运动医学专业委员会	委员

续表 5-6

姓　名	学术机构名称	所任职务
孟凡军	潍坊市医学会神经外科专业委员会	常务委员
	潍坊市抗癌协会神经肿瘤专业委员会	副主任委员
马忠堂	潍坊市医学会泌尿外科专业委员会	委员
李学兴	山东省医师协会消化内科专业委员会	委员
张焕芝	山东省疼痛医学会头颈痛专业委员会	常务委员
	山东省脑血管病介入委员会	委员
	潍坊市医学会神经外科专业委员会	委员
	潍坊市抗癌协会神经肿瘤专业委员会	委员
孙玉杰	山东省医师协会疼痛学分会	委员
	潍坊市医学会疼痛学分会	副主任委员
董爱国	潍坊市医学会烧伤学分会	委员
王　军	山东半岛介入专业委员会	委员
	潍坊市抗癌协会肿瘤微创靶向治疗专业委员会	委员
	潍坊市医学会介入专业委员会	委员
鹿国俊	山东省医师协会普外专业委员会	委员
	潍坊市医学会乳腺病专业委员会	常务委员
	潍坊市抗癌协会乳腺病专业委员会	常务委员
孙华堂	中国医药学会	会员
	山东省中医药学会	会员
	山东省中医药学会内科专业委员会	委员
	山东省疼痛研究会中西医结合疼痛分会	常务委员
	山东省中医药学会潍坊针推专业委员会	常务委员
	潍坊市医学会康复专业委员会	常务委员
张日金	潍坊市医学会普外专业委员会	委员
	潍坊市中西医结合专业委员会结直肠专业委员会	委员
王风华	潍坊市医学会消化内科专业委员会	委员
李　华	潍坊市医学会眼科专业委员会	常务委员
田茂胜	潍坊市医学会普外专业委员会	委员
	潍坊市抗癌协会胃癌专业委员会	常务委员
潘铁民	潍坊市医学会普外科专业委员会	委员
	潍坊市医学会甲状腺、乳腺外科专业委员会	委员

续表 5-6

姓　名	学术机构名称	所任职务
潘铁民	潍坊市中西医结合专业委员会肛肠外科专业委员会	委员
王少山	潍坊市医学会普外科专业委员会	委员
	潍坊市医学会肛肠外科专业委员会	常务委员
	潍坊市抗癌协会胃癌专业委员会	常务委员
毕　磊	潍坊市医学会儿科专业委员会	委员
孟　刚	山东省医师协会血管外科分会	委员
	潍坊市医学会普外科专业委员会	委员
	潍坊市医学会肛肠外科专业委员会	委员
王　勇	山东省医学会急诊分会	委员
潘洪国	潍坊市医学会妇产科专业委员会	常务委员
郎益温	潍坊市医学会呼吸专业委员会	委员
	潍坊市医学会变态反应专业委员会	委员
	潍坊市中西医结合学会肺癌专业委员会	委员
吕　岩	山东省医师协会心外科分会	委员
	潍坊市医学会胸外科分会	委员
	潍坊市医学会心血管外科分会	委员
李献兵	山东省抗癌协会胸部肿瘤分会	委员
	潍坊市医学会胸外科分会	委员
	潍坊市医学会心血管外科分会	委员
曹学成	山东省老年医学研究会第一届重症医学专业委员会	委员
	山东省毒理学会中毒救治专业委员会	委员
	潍坊市医学会首届器官移植专业委员会	副主任委员
	潍坊市医学会第二届重症医学专业委员会	常务委员
	潍坊市医师协会重症医学医师分会第一届委员会	常务委员
	潍坊市抗癌协会神经肿瘤专业委员会第一届委员会	委员
田　军	山东省化疗专业委员会	委员
	潍坊市医学会化疗专业委员会	常务委员
	潍坊市中医药学会肿瘤专业委员会	常务委员
王旭东	潍坊市医学会神经内科专业委员会	委员
高树霞	山东省医师协会重症医学分会重症 POCT 委员会	委员
	山东省毒理学会中毒救治专业委员会青年医师分会	委员

续表 5-6

姓　名	学术机构名称	所任职务
高树霞	潍坊市医师协会重症医学医师分会第一届委员会	委员
李富亮	山东省抗癌协会肿瘤病理分会委员会	委员
	潍坊市医学会病理学专业委员会	副主任委员
	潍坊市医师协会病理医师分会	常务委员
李旭忠	潍坊市医学会病理学专业委员会	委员
	潍坊市医师协会肿瘤医师分会	委员
黄向阳	山东省医师协会耳鼻咽喉科分会	委员
	潍坊市医师协会耳鼻咽喉科分会	常务委员
	潍坊市中西医结合协会耳鼻咽喉科分会	常务委员
李东方	潍坊市中西医结合协会耳鼻咽喉科分会	委员
郭冬梅	潍坊市医师协会耳鼻咽喉科分会	委员
	潍坊市中西医结合协会耳鼻咽喉科分会	委员
孙　宇	山东省肺癌防治联盟潍坊分联盟	委员
	潍坊市抗癌协会胃癌专业	委员
孙　琳	山东省医师协会风湿免疫学医师分会委员会	委员
	山东省中西医结合学会变态反应专业委员会	委员
	潍坊市医学会风湿免疫专业委员会	委员
杨丽华	山东妇产远程医疗技术创新联盟妇科肿瘤专业委员会	委员
	山东省疼痛研究会第二届妇产科专业委员会	委员
	山东省疼痛研究会妇产科中青年专业委员会	委员
	潍坊市医学会首届生殖医学专业委员会	委员
凌静静	潍坊市医师协会潍坊儿科分会	委员
	山东省妇幼保健协会新生儿分会	委员
	潍坊市儿科协会新生儿分会	委员
董光才	潍坊市医学会血液病专业委员会	委员
王英力	潍坊市中医药学会脾胃病专业委员会	委员
	潍坊市中医药学会老年病病专业委员会	委员
	潍坊市中西医结合学会妇产科专业委员会	委员
陈安国	潍坊市医学会血液净化专业委员会	委员
刘胜涛	潍坊市医师协会放射专业委员会	副主任委员
	潍坊市医学会放射专业委员会	委员

续表 5-6

姓　名	学术机构名称	所任职务
刘胜涛	中国中西医结合放射专业委员会潍坊分会	常务委员
唐建军	潍坊市医学会放射专业委员会	委员
	潍坊市中西医结合学会放射学分会	委员
姜凤举	潍坊市医学会放射专业委员会	委员
	潍坊市中西医结合学会放射学分会	委员
董征学	潍坊市医学会放射专业委员会	委员
	潍坊市中西医结合学会放射学分会	委员
王国宝	山东省超声医学工程学会外周血管及小器官专业委员会	委员
	山东省医学影像学研究会第三届超声分会	委员
	山东省医师协会超声医师分会浅表器官委员会	委员
董爱强	山东省医学会第八届核医学分会	委员
	山东省医师协会核医学与分子影像医师分会	委员
	山东省抗癌协会肿瘤核医学分会	常委
	山东省医师协会肿瘤介入医师分会	委员
	山东省医学影像学研究会影像微创诊疗专业委员会	委员
	潍坊市医学会核医学专业委员会	副主任委员
杨仁翠	潍坊市医学会超声专业委员会	委员
	山东省医学影像学研究会第三届超声分会	委员
	山东生物医学工程学会医学超声工程专业委员会	委员
娄立志	潍坊市医学会放射专业委员会	常务委员
	潍坊市中西医结合协会放射专业委员会	常务委员
杨菲斐	潍坊市医师协会病理医师分会	委员
王　云	潍坊市医师协会病理医师分会	委员
孟建国	潍坊市医师协会耳鼻咽喉科分会	委员
刘淑良	潍坊市医师协会病理医师分会	委员
吕凯凯	潍坊市医学会核医学专业委员会	委员
张进武	山东省脑血管病防治协会	委员
吕廷明	山东省脑血管病防治协会	委员
刘婷婷	女医师协会常务委员会	委员
潘丽萍	山东省护理学会	理事
	潍坊市护理学会内科分会	主任委员

续表 5-6

姓　名	学术机构名称	所任职务
李　凌	全国百姓放心医院《患者安全标准》	监督联络员
	潍坊市护理学会护理管理委员会	委员
李　芸	山东省医院协会护理管理专业委员会	委员
	山东省护理学会消化内科专业委员会	委员
	山东省医院品质联盟护理专业委员会	常务委员
	潍坊市护理学会	常务理事
	潍坊护理学会医院感染管理专业委员会	委员
	潍坊护理学会护理管理专业委员会	常务委员
张素梅	潍坊护理学会	委员
王玉华	潍坊护理学会护理科研专业委员会	委员
	潍坊护理学会	委员
王兰玲	山东省医院协会护理管理专业委员会	委员
	潍坊护理学会 PICC 专业委员会	委员
王凤霞	潍坊护理学会伤口造口护理专业委员会	委员
刘文霞	潍坊护理学会伤口造口护理专业委员会	委员
王光欣	潍坊护理学会肾内科护理专业委员会	委员
李丽霞	潍坊护理学会肾内科护理专业委员会	委员
李爱梅	潍坊护理学会感染性疾病科护理专业委员会	委员
潘素霞	潍坊护理学会感染性疾病科护理专业委员会	委员
任金民	潍坊护理学会儿科护理专业委员会	委员
孙丽兰	潍坊护理学会产科护理专业委员会	委员
刘庆艳	潍坊护理学会骨科护理专业委员会	委员
苏　湘	潍坊护理学会骨科护理专业委员会	委员
韩晓丽	潍坊护理学会内分泌科护理专业委员会	委员
刘惠平	潍坊护理学会内分泌科护理专业委员会	委员
董春香	潍坊护理学会眼科护理专业委员会	委员
付娜娜	潍坊护理学会眼科护理专业委员会	委员
李金倩	潍坊护理学会中医 / 中西医结合护理专业委员会	委员
李玉梅	潍坊护理学会神经内科护理专业委员会	委员
王国芹	潍坊护理学会神经内科护理专业委员会	委员
程　华	潍坊护理学会老年病护理专业委员会	委员

续表 5-6

姓　名	学术机构名称	所任职务
张玉敏	潍坊护理学会腔镜诊疗管理专业委员会	委员
王志红	潍坊护理学会肿瘤护理专业委员会	委员
吕彦丽	潍坊护理学会肿瘤护理专业委员会	委员
李淑娟	潍坊护理学会心血管内科护理专业委员会	委员
刘春燕	潍坊护理学会消毒供应专业委员会	委员
郭海燕	潍坊护理学会急诊护理专业委员会	委员
朱金梅	潍坊护理学会急诊护理专业委员会	委员
李玉丽	潍坊护理学会乳腺外科护理专业委员会	委员
张素芳	潍坊护理学会手术室护理专业委员会	委员
曹丽丽	潍坊护理学会神经外科护理专业委员会	委员
黄元坤	潍坊护理学会神经外科护理专业委员会	委员
高小辉	潍坊护理学会五官科护理专业委员会	委员
王丽云	潍坊护理学会五官科护理专业委员会	委员
李建霞	潍坊护理学会普外科护理专业委员会	委员
李永娟	潍坊护理学会普外科护理专业委员会	委员
范常云	潍坊护理学会血液净化护理专业委员会	委员
谢莎莎	潍坊护理学会血液净化护理专业委员会	委员
张　萍	潍坊护理学会 ICU 护理专业委员会	委员
王子乐	潍坊护理学会 ICU 护理专业委员会	委员
周玉娟	潍坊护理学会呼吸内科护理专业委员会	委员
赵迎春	潍坊护理学会呼吸内科护理专业委员会	委员
李晓华	潍坊护理学会静脉治疗专业委员会	委员
都雯静	潍坊护理学会营养支持护理专业委员会	委员
韩旭平	潍坊护理学会妇产科护理专业委员会	委员
辛　荣	潍坊护理学会血液病护理专业委员会	委员
孟令花	潍坊护理学会血液病护理专业委员会	委员
马　询	潍坊护理学会护理教育专业委员会	委员
李园园	山东省护理学会产科专业委员会	委员
张维民	潍坊市医药学会医疗器械专业委员会	副主任委员
	潍坊医学会第二届医学工程专业委员会	常务委员
	潍坊计量测试学会	副理事长

续表 5-6

姓　名	学术机构名称	所任职务
董其坤	山东省卫生经济协会医药采购与管理专业委员会	委员
	潍坊市医药学会	理事
	潍坊市药学会第三届医院药学专业委员会	副主任委员
	潍坊市药学会第一届合理用药与评价专业委员会	委员
	安丘市卫生局药学会专业质量控制中心	主任

第二章　医学科研

第一节　科研制度

2003 年 1 月，安丘市人民医院成立科教科，主要负责制定科研和科研管理的办法，组织科技成果鉴定，申请奖励及成果推广应用等方面的工作。设立内、外、妇产、儿科教研室，主要负责组织制定科研工作计划，督导检查科研课题进展情况。完善相关规章制度、职责，为科研工作的开展奠定基础。10 月，医院制定《科研管理制度》，对科研计划的制定、科研任务的组织实施，以及经费管理情况做出具体规定，要求每年制定年度科研计划及新开展项目，写出专题报告，于规定时间内上报医务科，经讨论评议并报院长审查同意后向有关部门申报。医院对科研人员的科研能力、课题进度以及经费管理情况，每半年进行一次考核检查，督促其按时完成科研任务。加强科研经费管理，做到专款专用。建立科研档案，科研资料完整、准确、真实，由专人妥善保管。对做出突出成绩的科研人员，酌情给予奖励。

2009 年 12 月，医院为规范科研档案管理，制定《科研档案管理制度》，凡科研课题在开题研究、试验、鉴定、推广应用、申报、评审奖励等过程中形成的文件、资料、图表、照片等，都应归档管理。

2013 年，医院参加二级甲等综合医院复审，梳理修订工作制度，调整科研教学管理委员会，成立学术与技术管理委员会、医学伦理委员会。学术与技术管理委员会负责指导全院的科研工作，对科研选题、设计方案、课题的实施进行论证、评审，负责制定科技活动规章制度及开展活动的审议工作。医学伦理委员会负责对科研中的医学伦理问题进行决策。为加强学术论文、专著管理，鼓励科研、新技术、新项目的研究、应用及重点学科建设，促进医院学术水平的提高和医学科技的发展，有效落实“科技兴院”的措施，制定《科技工作管理办法》，对科研项目的选题、审批程序、计划的实施以及科研成果的奖励标准做出说明，规定所有科技人员均可申请科研项目，任何人不得压制。项目提出者要征得课题组所有参与者的同意，填写“科研项目立项申请表”，交所在科室签署意见后报医院科教科。科教科根据医院学术与技术管理委员会、医学伦理委员会制定的工作规程，负责实施科研活动的日常管理及考核工作。科研计划项目完成后，经医院学术与技术管理委员会讨论通过，报上级主管部门申请鉴定，并申报市级以上科技进步奖。凡获得各级各类成果奖励的科技项目(必须是立项项目，有原始资料备查，有所发的成果证书原件，成果奖励者为第一负责人），除颁奖单位发给的奖金外，医院再给予奖励，奖励标准为：通过专家鉴定的国家级、省部级、市级科研课题分别奖励2万元、1万元、5000元；获得国家、省部、市级一等奖分别为15万元、6万元、3万元；二等奖分别为10万元、4万元、2万元；三等奖分别为5万元、2万元、1万元；其他部门奖励参照以上规定，按照相应级别进行奖励。是年6月，医院制定《临床科研项目中使用医疗技术的相关管理规定》，规定医院开展临床科研项目使用的医疗技术，必须由医院学术与技术管理委员会组织，对有手术、有创操作、介入、麻醉等高风险技术项目操作人员进行资格的审批、许可授权管理，医务科负责监督落实。

2016年6月，医院申报三级乙等综合医院评审，修订《科技工作管理办法》（以下简称《办法》），对科研管理、论文论著、重点专科建设、新技术新项目、学术活动管理等方面，作出详细规定。医院同时调整各专业管理委员会，成立科研与医学教学委员会，负责指导全院的科研工作，对科研选题、设计方案、课题的实施进行论证、评审，负责制订科技活动规章制度，开展活动的审议工作。审定医院科研与医学教学管理方案、计划、措施，对医院科研与医学教学管理重大问题进行决策，审定医院有关科研与医学教学管理的标准和制度。评定、审议、推荐上报各级各类科研项目。审议全院学术活动计划，审阅学术性稿件，负责院级科学技术成果鉴定及奖项的设立，负责院内科研成果的宣传、推广工作，以及院级课题、院级重点学科评定、审议。《办法》规定：医院所有卫生技术人员，均可申请研究项目。项目提出者要征得课题组所有参加者的同意，按照上级主管部门的要求，填写“科研项目立项申请表”，交所在科室签署意见后报科教科；凡已承担上级计划项目尚未完成的，如不能保证在规定时间内完成，则其课题负责人不得另外申请新的项目；协作项目尤其是与外单位的协作项目，应先征得协作人员和协作单位的同意，分工要明确，项目落实后必须签订协议书；科教科根据研究项目的立题条件对申报的项目逐一进行形式审查，并提出初审意见，然后提交医院科研与医学教学管理委员会讨论通过，方可列入医院科研计划；项目一经列入计划并下达后，其内容与指标不得随意改动，完成时间不得随意延期，课题负责人应严格按照设计方案，定期检查、总结、汇报实施进度情况，每半年一次上报科教科；科教科不定期检查各课题实施完成情况，对出现的问题及时帮助解决。对重点项目及需跨科室协作的课题，进行组织，协调工作，相关科室应积极支持、配合，在实施中遇到问题和困难时，应及时报告科教科；科研计划项目完成后，无论是上级课题还是院级课题均应整理全部资料，写出研究工作报告、技术报告、有关的测试报告、应用推广报告、查新检索等材料，并发表相关系列学术论文，办理结题手续。经科研与医学教学管理委员会讨论通过后，上报上级主管部门申请鉴定，并申报市级以上科技进步奖。

第二节　科研成果

20世纪50年代，医院建院初期，由于受医疗条件的限制，医院科研及新技术项目的开展主要局限于对常见病、多发病及常规检查项目的临床研究与经验总结。

1963年，医院开展白内障、青光眼的研究治疗。1975年，医院眼科开展角膜移植手术。1978年，医院采用中西医结合治疗顽固性哮喘、腕踝针、骶前充气治疗肠梗阻等。

1981年冬，内科抢救治疗肺心病并低渗性脑病，低钾低性碱中毒在同级医院领先。1982年，麻醉科开始研究应用氯胺酮静脉复合麻醉。张瑞丰主任医师治疗血栓闭塞性脉管炎的研究达到国内先进水平。1983年秋，内科首例用肺导管灌注抗生素治疗慢性肺脓疡疾病获得成功。1985年，外科孙良希进修回院后做首例风湿性心脏病二尖瓣狭窄分离术取得成功。1986 年，内科首次为一例心肌炎三度房室传导阻滞的病人安装了临时起搏器。

1987 年 5 月，赵端溪研制的《自拟排石汤治疗泌尿系结石》获安丘市科技成果二等奖。9 月 11 日，内科首次使用非同步电除颤抢救成功一名急性心肌梗死室颤病人。是年,李树森研制的“咳喘安”“消喘净”，用于治疗哮喘病，疗效显著。

1989 年，内科安装首例永久心脏起搏器（单腔）。1983—1989 年，医院进行技术革新 18 项，获得安丘县科技进步奖 9 项。宋德明、孙建德完成的“B 型超声监控下诊断和治疗肠套叠（综述）”“B 型超声监控下整复肠套叠的研究（附 23 例报告）”2 项科研，通过潍坊市科技局鉴定，具有国内先进水平，填补了国内空白。1989—1992 年，医院逐步开展“全息耳穴压籽治疗小儿腹泻”“中药治疗产后蛋白尿”“中药治疗粘连性肠梗阻”“中药保守治疗宫外孕”的临床研究、“干扰素抗乙肝病毒治疗”“中风防治 1 号”协定处方。建立冠心病监护病房，开展溶栓疗法治疗急性 ST 段抬高型心肌梗死（ST-EMI）。

1993—1995 年，医院开展新技术新项目 11 项，其中，眼科引进眼科手术显微镜，开展白内障囊外摘除手术，实施首例人工晶体植入。骨科在潍坊市率先开展椎弓根螺钉治疗胸腰椎骨折技术。麻醉科开展快速诱导气管插管全麻，减轻了病人清醒插管的痛苦。

1996 年，医院制订“科技兴院、振兴中医、专病专方”的方案，中医科研制“清脑灵胶囊”治疗急性脑血管病及其后遗症，郑忠兰研制“胃炎丸”治疗慢性胃炎，赵光荣研制“痛经丸”治疗妇女痛经，王善海研制“溶石化石散 I、II 号”治疗胆结石，取得满意疗效。李林福研制成功的“芪柏降糖片”“胰康宁胶囊”疗效显著。眼科开展视网膜脱离环扎手术、视神经管减压和眼袋眼睑松弛美容手术。泌尿外科引进第一台 OLYMPUS 电切镜（第一代单纯电切），在潍坊市率先开展经尿道前列腺电切术。传染科在陈跃华主持下，首次在安丘市开展血液透析治疗流行性出血热伴肾衰病人。是年，医院开展纤维结肠镜检查术。在安丘市率先开展血液透析、血液灌流、血液透析灌流、血液滤过。

1997 年,中医科王善海研制的“慢胃康胶囊”治疗慢性胃炎，赵光荣研制的“冠心灵”治疗冠心病，正式投入临床使用。

1998 年，医院规范食管癌、贲门癌的综合治疗，多脏器联合切除治疗中晚期癌（包括食管、贲门、肝、胰腺体尾部）。产科开展会阴切口八字缝合术。

1999 年 6 月，王善海主持研究的“清脑灵胶囊治疗急性脑出血 75 例”获安丘市科技成果 3 等奖。

20 世纪 90 年代，医院逐步重视在科研项目方面的发展，先后有 78 项科研成果获奖。其中，获省科技进步奖 2 项，省优秀技术成果奖三等奖 2 项，潍坊市科技进步奖三等奖 7 项，安丘市科技进步奖 67 项。

2000 年，眼科开展白内障超声乳化加折叠人工晶体植入和角膜层移植和翼状胬肉切除加角膜干细胞移植。外科开展中心型肺癌支气管袖状切除治疗中心型肺癌，最大限度保留健康肺组织。

2001 年,中医科王善海研制的“五龙回春丹”正式投入临床使用，主要治疗慢性疑难病，如类风湿性关节炎、中风偏瘫、癫痫、脉管炎、前列腺增生、乳腺小叶增生症等，具有很好的疗效。耳鼻喉科引进鼻内镜，逐步开展鼻内镜手术。医院引进电子胃镜，开展电子胃镜检查术。7 月，第一例肝细胞癌介入治疗由介入科主任王军主持进行。

2002 年，妇科开展微创手术，包括腹腔镜、宫腔镜下经阴道手术及无痛人流。开展第一例冠状动脉造影及第一例心脏直视体外循环手术。麻醉科开展体外循环下心内直视手术的麻醉。

2003 年 6 月，妇科开展腹腔镜下卵巢囊肿、宫外孕等手术，填补安丘市空白。10 月 4 日，医院开展第一例经皮冠状动脉腔内血管成形术

（PTCA）加冠脉支架置入术。开展安丘市第一例全脑血管造影术。

2004年，耳鼻喉科购进耳鼻喉科综合治疗台及鼻内镜显微系统，眼科引进准分子近视激光治疗系统，开展准分子激光治疗近视。

2005年11月，王善海主持的“柴胡和胃肠治疗慢性胃炎的临床研究”获安丘市科技进步三等奖。医院开展萨博机械人工心肺复苏。开展安丘市第一例脑动脉瘤开颅夹闭术，第一例动脉瘤介入栓塞术。医院采用床边血液滤过技术治疗出血热并发肾衰尿毒症肺水肿病人。艾滋病筛查实验室通过山东省疾病预防控制中心验收。是年，耳鼻喉科开展鼓室成形术、鼻内镜下泪囊鼻腔造口术、视神经减压术、喉部肿瘤切除术及颈部淋巴结清扫术、鼻腔及鼻窦肿瘤切除术等高难度手术。

2006年7月1日，医院开展先天性心脏病介入治疗技术。

2007年，医院开展异位妊娠、产后出血的介入手术，可以保留子宫，为外科手术保驾护航。

2008年，医院引进新一代白内障超声乳化仪和玻璃体切割机，开展超乳加多焦人工晶体植入。

2009年，通过派员到北京大学人民医院胸外科微创中心、北京安贞医院、山东省立医院等单位进修学习，医院开展了电视胸腔镜和胸部微创技术，填补安丘市空白。

2000—2009年，医院进一步规范科研项目的管理，对科研经费的使用做出明确规定。有26项科研成果获奖。其中有8项获得潍坊市科技进步奖，2项获得潍坊市科技创新优秀成果奖一等奖，13项获得安丘市科技进步奖。

2010年，鹿国俊主持完成的“乳腺癌改良根治术并I期假体植入乳房重建疗效观察”科研项目，获山东省技术市场科技金桥奖二等奖，王英明主持完成的“登楼试验在低肺功能食管癌患者术前心肺功能评估中的作用”、孙丽美主持完成的“置管引流冲洗术治疗颌骨巨大囊性病变的应用与研究”、于勇主持完成的“伸趾短肌皮瓣修复虎口挛缩伴大鱼际肌缺损的临床研究”等，获潍坊市科技进步奖。

2011年,腹腔镜技术在外科手术中广泛应用。开展大隐静脉激光治疗术、分娩镇痛技术等各项新技术、新项目47项。

2012年6月，成功开展首例全胸腔镜下肺癌根治术，为早期肺癌的首选治疗方法，在潍坊市同级医院中处于领先地位。麻醉科开展静脉无痛分娩。8月，鹿国俊主持完成的“基质金属蛋白酶2与直肠癌侵袭的关系研究”获得山东省科技情报科学技术奖二等奖。10月，王洪真主持完成的“恩度联合同步放化疗治疗晚期非小细胞肺癌的临床研究”、李华主持完成的“钠氢交换蛋白1在β淀粉样蛋白诱导的神经元凋亡中的作用研究”、杨世国主持完成的“慢性化脓性中耳炎病变区域性差异的研究及意义”等3项科研项目获得潍坊市科技进步奖二等奖。

是年，医院开展临时透析病人深静脉（颈内静脉、股静脉）置管术。建立呼吸ICU，机械通气治疗各种呼吸衰竭、心力衰竭，特别是慢性阻塞性肺病、冠心病心衰、呼吸肌麻痹等。开展各项新技术、新项目30项。

2013年，医院制定科研及新技术、新项目奖励制度，出台科技工作管理办法，对获国家、省、市科研奖和开展新技术、新项目的专业技术人员，给予一定的奖励。鼓励科室及人员外出进修学习，将进修成果推广到临床应用中。“华蟾素注射液对人肝癌HepG-2细胞增殖、凋亡及周期的影响”“脑梗死患者血浆纤维蛋白原、尿酸水平与颈动脉粥样硬化斑块及梗死面积的相关性研究”“汉黄芩素对胶质瘤U251细胞增殖、凋亡、Survivin及Caspase-3表达的影响”“脑血管狭窄支架成形术与血管性痴呆的研究”“宫颈病变的发病及认知程度调查”“急性心肌梗死ST段抬高与非ST段抬高患者临床对比分析”“舌癌细胞囊泡中的致癌同素细胞间转移研究”等科研成果获潍坊市科技进步奖二等奖；“七氟醚或异丙酚麻醉与老年肺癌患者血清S100β浓度改变的相关性研究”获潍坊市科技进步奖三等奖；孟凡军主持完成的“TGF-β1与颅脑创伤后慢性脑积水形成的相关研究”科研成果获得山东医学科技奖三等奖；李东方等“耳后带蒂颞肌瓣乳突腔填塞治疗乳突根治术后迷路瘘管的临床研究”等4项科研，获批潍坊市卫生局科研项目计划；张焕芝等“亚低温对重型脑外伤患者神经功能及预后的影响研究”“综合护理干预联合高压氧治疗新生儿缺氧缺血性脑病的临床疗效研究”等7项科研通过潍坊市科技局组织的鉴定。同时，医院开展各项新技术、新项目51项。6月，开展ERCP诊疗技术。9月，成立新生儿重症监护室，开始应用CPAP、新生儿辐射台等先进仪器。开展放射性粒子植入术，对癌症晚期病人治疗效果较好。

2014年，医院在科研和新技术新项目的开展方面给予更大的鼓励和支持，制定《科技工作管理办法》，设立新技术奖、科学技术进步奖、论著及专利奖、工作创新奖、学科建设奖，并在科研立项和科研成果获奖方面有了进一步的提高。全院获得山东医学科技奖三等奖3项，分别为“IL-6和TNF-α对兔颈动脉内膜切除术后再狭窄的影响”“免疫组化在几种子宫腺癌诊断与鉴别诊断中的作用及意义”“钠氢交换蛋白1在β淀粉样蛋白诱导的神经元凋亡中的作用研究”。获潍坊市科技进步奖4项，通过潍坊市科技局鉴定项目11项，获批潍坊市卫生局科研项目计划5项，潍坊市科学技术发展计划（卫生部分）2项，潍坊市科学技术发展计划（软科学部分）1项。3月，医院独立开展急诊冠脉支架植入术治疗。呼吸内科开展睡眠呼吸监测技术，在潍坊同级医院处于领先水平。安丘市人民医院在潍坊市率先开展椎间孔镜技术等新技术、新项目48项。对新技术“急诊冠状动脉支架植入术（急诊PCI术）”“经皮椎间孔镜下腰椎间盘切除术”“细胞蜡块技术”“胸腔镜下肺叶切除术（含肺部分切除术）”“腹腔镜下结直肠癌切除术”“腓肠神经营养皮瓣修复足跟部皮肤缺损”等，给予新技术奖奖励。对成绩突出的新技术、科研成果、论著及专利、新项目，给予奖励。

2015年，医院共有9项科研项目获奖，获潍坊市科技进步奖8项，通过潍坊市科技局鉴定项目6项，获批潍坊市中医药科研计划2项，潍坊市科学技术发展计划（卫生部分）1项。其中“综合护理干预联合高压氧治疗新生儿缺氧缺血性脑病的临床疗效研究”获山东医学科技奖三等奖，医院“关节腔注入肿瘤坏死因子拮抗剂联合甲氨蝶呤治疗类风湿关节炎临床观察”“快速诊治方案在急性输尿管结石中的作用”2项科研项目，获第四届潍坊市职工优秀技术创新成果三等奖。医院成功开展胸腔镜下肺叶切除术（含肺部分切除术）、腹腔镜下结直肠癌切除术、冠状动脉搭桥术、介入栓塞术在急症出血中的临床应用、电子支气管镜引导下治疗气管食管瘘等41项新技术、新项目。12月，医院重新界定新技术、新项目的奖励标准，分为新技术奖、新项目奖。其中，胸腔镜下肺叶切除术（含肺部分切除术）、腹腔镜下结直肠癌切除术获得新技术奖一等奖。介入栓塞术在急症出血中的临床应用、下腔静脉造影+滤器置入术+置管溶栓术获得新技术奖二等奖。腹腔镜下子宫全切术、股骨近端髓内钉治疗股骨近端骨折获新技术奖三等奖。根据获奖等级分别奖励3万元、2万元、1万元。

2016年，医院获得潍坊市科技进步奖10项，其中“土黄洗剂抑制皮肤浅部真菌及治疗手足癣的实验观察”“润骨通治疗股骨头坏死临床研究”“关节腔注入肿瘤坏死因子拮抗剂联合甲氨蝶呤治疗类风湿关节炎临床观察”“桂枝茯苓丸联合紫杉醇治疗晚期卵巢癌的临床效果研究”“沙培林粘膜下注射联合经尿道电切术治疗浅表性膀胱肿瘤的临床效果研究”“家兔颈动脉内膜切除术后血管再狭窄相关性因子表达分析”6项科研项目获二等奖，其他4项获三等奖。高淑霞主持的“参麦与复方丹参注射液联合治疗急性心肌梗死对血清肌钙蛋白I的影响研究”，获批潍坊市卫生计生委科研项目计划。是年，医院开展后腹腔镜下输尿管切开取石术、肩关节镜下治疗肩袖损伤、肩峰撞击征等肩关节疾病、腹腔镜胃癌根治术、颅内动脉瘤夹闭、介入栓塞术、颈动脉支架植入术、白内障超声乳化术联合多焦点人工晶体植入术等 50 项新技术、新项目。其中，后腹腔镜下输尿管切开取石术、肩关节镜下治疗肩袖损伤、肩峰撞击征等肩关节疾病、腹腔镜胃癌根治术、冠状动脉搭桥术，获得新技术奖一等奖。至 2016 年年底，医院各科室申报开展新技术新项目 450 余项。

1983 年—2016 年医院各级科研成果统计表

表 5-7

姓　名	时间（年）	项目名称	获奖名称	名次	等　级	授奖机关
李瑞娟	1983	子宫角部妊娠手术方式	安丘市科技进步奖	1	三等奖	安丘县科技局
李方莲	1983	普鲁卡因封闭治疗宫颈水肿	安丘市科技进步奖	1	二等奖	安丘县科技局
	1983	腹腔化疗治疗卵巢癌	安丘市科技进步奖	1	二等奖	安丘县科技局
高继亮	1985	二尖瓣狭窄闭式扩张麻醉	安丘市科技进步奖	1	一等奖	安丘县科技局
王春芳	1986	双腔气管插管	安丘市科技进步奖	1	三等奖	安丘县科技局
赵瑞溪	1987	自拟排石汤治疗泌尿系结石	安丘市科技进步奖	1	二等奖	安丘县科技局
王淑霞	1989	带蒂剥离皮质骨片移植的临床应用	安丘市科技进步奖	1	二等奖	安丘县科技局
王善海	1989	全息耳穴压籽治疗小儿腹泻	安丘市科技进步奖	1	三等奖	安丘县科技局
	1998—1999	清脑灵胶囊治疗急性脑出血	安丘市科技进步奖	1	三等奖	安丘市科技局
	2004	降气通粘汤治疗粘连性肠梗阻的临床研究	安丘市科技进步奖	1	三等奖	安丘市科技局
	2005	柴胡和胃汤治疗慢性胃炎的临床研究	安丘市科技进步奖	1	三等奖	安丘市科技局
孙绍良	1989	膀胱粘膜移植治疗尿道下裂一期成功	安丘市科技进步奖	1	二等奖	安丘县科技局
	1991	全膀胱切除肠代膀胱术临床研究	安丘市科技进步奖	1	一等奖	安丘县科技局
	1991	用显微外科技术吻合输精管	安丘市科技进步奖	1	一等奖	安丘县科技局
	1991	经皮肾穿刺注入无水酒精治疗肾囊肿	安丘市科技进步奖	1	二等奖	安丘县科技局
	1995	直肠癌切除原位肛门重建术研究	安丘市科技进步奖	1	二等奖	安丘县科技局
	1995	前裂腺增生症高然患者治疗研究	安丘市科技进步奖	1	三等奖	安丘县科技局
	1997	经尿道前列腺切除术的临床研究	安丘市科技进步奖	1	三等奖	安丘市科技局
	2001	应用显微外科技术吻合输精管临床研究	潍坊市科技进步奖	1	三等奖	潍坊市科技局
陈跃华	1991	胰高血素治疗重症病毒性心肌炎的临床研究	安丘市科技进步奖	1	二等奖	安丘市科技局
	1999	消痢汤治疗急性细菌性痢疾临床研究	优秀技术成果奖	1	三等奖	山东省职工技术协会
	1999	克乙肝治疗乙型肝炎临床研究	安丘市科技进步奖	1	二等奖	安丘市科技局
	2000	HA 乙肝硬化相关性研究	安丘市科技进步奖	1	三等奖	安丘市科技局
杨世国	1991	咽喉壁淋巴组织驻设计感治疗 慢性咽炎的研究	安丘市科技进步奖	1	一等奖	安丘县科技局

续表 5-7

姓　名	时间（年）	项目名称	获奖名称	名次	等　级	授奖机关
杨世国	2012	慢性化脓性中耳炎病变区域性差异的研究及意义	潍坊市科技进步奖	1	二等奖	潍坊市科技局
韩珍玉	1993	用中西医结合治疗口腔溃疡防止复发	安丘市科技进步奖	1	二等奖	安丘市科技局
孙建德	1994	B 超结合 X 线对早期贲门癌的诊断	山东省科技进步奖	1	三等奖	山东省科学技术奖励委员会
李德芳	1995	流行性出血热临床研究	山东省科技进步奖	1	三等奖	山东省科学技术奖励委员会
孙良希	1995	胆道手术选择性不放“T”型管引流的临床研究	潍坊市科技进步奖	1	三等奖	潍坊市科技局
马彩云	1995	复方黄药子丸治疗甲状腺囊肿的研究	安丘市科技进步奖	1	三等奖	安丘市科技局
	1997	加味伐木丸治疗缺铁性贫血临床研究	安丘市科技进步奖	1	三等奖	安丘市科技局
周元升	1996	胆阑综合征和胆阑消炎丸	安丘市科技进步奖	1	一等奖	安丘市科技局
	1997	以“胆脉通”行“心病胆治”临床研究	安丘市科技进步奖	1	二等奖	安丘市科技局
	1997	胆阑综合征和胆阑消炎丸的临床研究	潍坊市科技进步奖	1	三等奖	潍坊市科技局
	1999	胆兰综合征与胆兰消炎丸的临床研究	潍坊市科技进步奖	1	三等奖	潍坊市科技局
	1999	胆阑综合征和胆阑消炎丸的临床研究	潍坊市科技进步奖	1	三等奖	潍坊市科技局
刘明利	1997	综合治疗不规则皮肤疣状赘生物临床研究	安丘市科技进步奖	1	三等奖	安丘市科技局
曹玉环	1997	脑室体外引流治疗脑出血临床研究	安丘市科技进步奖	1	三等奖	安丘市科技局
蔡　波	1997	腹部切口 Heller 开术治疗贲门痉挛临床研究	安丘市科技进步奖	1	一等奖	安丘市科技局
	1999	手法挤压治疗山楂粪石性肠梗阻	安丘市科技进步奖	1	三等奖	安丘市科技局
	2006	结直肠癌中—连接素和突变型 P53 基因表达与恶性生物学行为的研究	潍坊市科技进步奖	1	二等奖	潍坊市科技局
段盛美	1997	F-800 血球计数仪 WBC 分布图形临床研究	安丘市科技进步奖	1	三等奖	安丘市科技局
	1998—1999	AVL9130-NaKCL 离子选择电极仪两种试剂的研制及临床应用	安丘市科技进步奖	1	三等奖	安丘市科技局
	1999	离子选择电极仪两种试剂的研制	安丘市科技进步奖	1	三等奖	安丘市科技局
都全荣	1997	梨状肌综合征治疗的临床研究	安丘市科技进步奖	1	一等奖	安丘市科技局
	1997	硬膜外注药治疗慢性腰腿痛和 C 病	安丘市科技进步奖	1	二等奖	安丘市科技局
	1999	应用中药汤剂与甲硝唑预防开腹术后肠粘连的研究	潍坊市科技进步奖	1	三等奖	潍坊市科技局
	2016	润骨通治疗股骨头坏死临床研究	潍坊市科技进步奖	1	二等奖	潍坊市科技局
姜九零	1997	R — F 固定器治疗胸腰椎爆裂骨折	安丘市科技进步奖	1	二等奖	安丘市科技局
李林福	1997	中西结合治疗痔疮临床研究	安丘市科技进步奖	1	三等奖	安丘市科技局
	1998—1999	芪柏降糖片治疗Ⅱ型糖尿病和星状神经节注射并按摩治疗顽固性失眠	安丘市科技进步奖	1	三等奖	安丘市科技局

续表 5-7

姓　名	时间（年）	项目名称	获奖名称	名次	等　级	授奖机关
李林福	1998	激光中药浴治疗肌肠病研究	安丘市科技进步奖	1	三等奖	安丘市科技局
王贯芝	1997	中西结合治疗急性乙肝 104 例疗效观察	安丘市科技进步奖	1	三等奖	安丘市科技局
李　凌	1997	一次性三通灌肠器研制与临床应用	安丘市科技进步奖	1	二等奖	安丘市科技局
李月英	1997	弹力四头带研制及在颌面部损伤护理应用	安丘市科技进步奖	1	三等奖	安丘市科技局
秦巧萍	1997	中小量尿激酶 V 溶栓治疗急性心梗研究	安丘市科技进步奖	1	二等奖	安丘市科技局
孟晓彬	1997	东菱去栓酶栓治疗急性脑梗塞	安丘市科技进步奖	1	二等奖	安丘市科技局
	2013	脑梗死患者血浆纤维蛋白原、尿酸水平与颈动脉粥样硬化斑块及梗死面积的相关性研究	潍坊市科技进步奖	1	二等奖	潍坊市科技局
韩志伟	1998	球海绵体肌、结肠套叠法原位肛门直肠重建术的临床研究	潍坊市科技进步奖	1	三等奖	潍坊市科技局
	1999	低位直肠 Ca 球海绵体肌结肠套选法肛门重建术的应用	潍坊市科技进步奖	1	三等奖	潍坊市科技局
邱　诚	1999	改良式 Dewar 手术治疗肩销关节脱位	安丘市科技进步奖	1	二等奖	安丘市科技局
潘丽萍	1998—1999	经尿道电切前列腺术后的临床护理研究	安丘市科技进步奖	1	三等奖	安丘市科技局
	1999	前列腺经尿道电切术后并发症的护理	安丘市科技进步奖	1	三等奖	安丘市科技局
李忠刚	1999	脑脊液置换治疗蛛网膜下腔出血	安丘市科技进步奖	1	二等奖	安丘市科技局
李文平	1999	支气管肺泡灌洗治疗难治性支气管肺感染	安丘市科技进步奖	1	三等奖	安丘市科技局
	2004	序贯机械通气治疗慢性阻塞性肺疾病 II 型呼吸衰竭研究	安丘市科技进步奖	1	三等奖	安丘市科技局
刘福田	1999	B 超引导下置管治疗细菌性肝脓肝	安丘市科技进步奖	1	三等奖	安丘市科技局
程　霞	1999	Foley's 尿管促晚孕妇女宫颈成熟及其引产效果的临床研究	安丘市科技进步奖	1	二等奖	安丘市科技局
	2015	综合护理干预联合高压氧治疗新生儿缺氧缺血性脑病的临床疗效研究	山东医学科技奖	1	三等奖	山东医学科技奖奖励委员会
赵克明	1999	卡铂和 VP-16 治疗晚期非小细胞肺癌	安丘市科技进步奖	1	二等奖	安丘市科技局
韩　伟	1999	米索前列醇用于产后出血的临床研究	安丘市科技进步奖	1	三等奖	安丘市科技局
韩卫东	1999	采用腰椎后路椎板截骨椎管扩大椎板回植治疗腰椎管狭窄症	安丘市科技进步奖	1	一等奖	安丘市科技局
	1999	腰椎板截骨再植椎管成形术的临床应用	安丘市科技进步奖	1	一等奖	安丘市科技局
	2000	腰椎板盖状截骨后柱结构回植重建术的临床应用	潍坊市科技进步奖	1	三等奖	潍坊市科技局
李东方	1999	气管镜插管的开展及探讨	安丘市科技进步奖	1	一等奖	安丘市科技局
	1999	鼻内镜下鼻咽部活检鼻咽癌的临床研究	安丘市科技进步奖	1	一等奖	安丘市科技局
	2005	纤维喉镜下间接喉钳声带息肉摘除术的临床研究	安丘市科技进步奖	1	三等奖	安丘市科技局
	2014	耳后带蒂颞肌瓣乳突腔填塞治疗乳突根治术后迷路瘘管的临床研究	潍坊市科技进步奖	1	三等奖	潍坊市科技局

续表 5-7

姓　名	时间（年）	项目名称	获奖名称	名次	等　级	授奖机关
高民信	1999	mebo 纱布在各类烧伤创面的应用观察	安丘市科技进步奖	1	二等奖	安丘市科技局
葛会芹	1999	会阴侧切伤口全层“8”字缝合法的应用	安丘市科技进步奖	1	三等奖	安丘市科技局
程新芳	1999	CT 结合 X 线对提高消化道肿瘤诊断质量的临床研究	优秀技术成果奖	1	三等奖	山东省职工技术协会
王厚梅	1999	心先安治疗充血性心务衰竭护理研究	安丘市科技进步奖	1	三等奖	安丘市科技局
董其坤	1999	冻溃膜治疗溃烂型冻疮	安丘市科技进步奖	1	三等奖	安丘市科技局
高怀娥	1999	载体氧透射治疗脑血管病	安丘市科技进步奖	1	二等奖	安丘市科技局
宿秀霜	1998—1999	多普勒超声心动图在二尖瓣返流病因诊断中的应用研究	安丘市科技进步奖	1	三等奖	安丘市科技局
	1998—1999	多普勒超声心动图在二尖瓣返流病因诊断中的应用	安丘市科技进步奖	1	三等奖	安丘市科技局
王文合	1998—1999	高压氧并耳针治疗突发性耳聋	安丘市科技进步奖	1	三等奖	安丘市科技局
王桂芹	1998—1999	干扰素治疗病毒性脑炎	安丘市科技进步奖	1	三等奖	安丘市科技局
王传美	1998—1999	新式剖宫术的临床研究	安丘市科技进步奖	1	三等奖	安丘市科技局
李桂月	1998—1999	鼻内窥镜下鼻咽部活检诊断鼻咽癌	安丘市科技进步奖	1	三等奖	安丘市科技局
唐建军	1998—1999	腰椎间盘突出 X 线平片诊断价值	安丘市科技进步奖	1	三等奖	安丘市科技局
杨新山	1998—1999	祛邪扶正丸治疗消化道恶性肿瘤	安丘市科技进步奖	1	三等奖	安丘市科技局
王　军	1998—1999	胃大部术后肠山楂石 X 线诊断	安丘市科技进步奖	1	三等奖	安丘市科技局
张方安	1998—1999	CT 导引下穿刺活检	安丘市科技进步奖	1	三等奖	安丘市科技局
	1999	CT 导向下介入技术	安丘市科技进步奖	1	三等奖	安丘市科技局
王军廷	1999	非手术治疗甲状腺囊肿	安丘市科技进步奖	1	二等奖	安丘市科技局
于　勇	1999	趾短伸肌皮瓣修复虎口挛缩伴大鱼际肌缺损	安丘市科技进步奖	1	二等奖	安丘市科技局
	2007	后交叉韧带胫附着部撕脱骨折的治疗	安丘市科技进步奖	1	三等奖	安丘市科技局
	2009	取第二足趾移植再造拇指与手指	潍坊市科技创新优秀成果奖	1	一等奖	潍坊市科技局
	2010	伸趾短肌皮瓣修复虎口挛缩伴大鱼际肌缺损的临床研究	潍坊市科技进步奖	1	二等奖	潍坊市科技局
岳建平	1999	平阳霉素治疗海绵状血管病瘤	安丘市科技进步奖	1	二等奖	安丘市科技局
王明军	1999	冠心灵的研制及其临床应用	安丘市科技进步奖	1	一等奖	安丘市科技局
	2005	雷帕霉素洗脱支架防治冠脉支架内再狭窄的临床研究	安丘市科技进步奖	1	三等奖	安丘市科技局

续表 5-7

姓　名	时间（年）	项目名称	获奖名称	名次	等　级	授奖机关
孟凡军	1999	骨水泥在颅骨缺损修补术中的应用	安丘市科技进步奖	1	二等奖	安丘市科技局
	2013	TGF-β1 与颅脑创伤后慢性脑积水形成的相关研究	山东医学科技奖	1	三等奖	山东医学科技奖奖励委员会
韩桂珍	2000	手术野中血液回输的临床研究	潍坊市科技进步奖	1	三等奖	潍坊市科技局
常光宇	2001	阿司匹林对糖尿病患者红细胞全糖还原酶活性及周围神经传导速度的影响	潍坊市科技进步奖	1	三等奖	潍坊市科技局
孙桂祥	2004	CT 引导下微创手术治疗颅内血肿	安丘市科技进步奖	1	二等奖	安丘市科技局
	2004	颅内血肿粉碎穿刺针治疗硬膜外血肿及慢性硬膜下血肿	地区级科技进步奖	1	三等奖	新疆喀什地区
	2004	颅内肿瘤切除术	地区级科技进步奖	1	二等奖	新疆喀什地区
	2004	小骨窗治疗高血压脑出血	地区级科技进步奖	1	三等奖	新疆喀什地区
陈国礼	2004	20 例骨纤维皮质缺损的临床与 X 线分析	安丘市科技进步奖	1	三等奖	安丘市科技局
周建义	2005	倍诺喜代替酒精的 LASEK 及呼气触发灵敏度在机械通气中的临床应用的临床研究	安丘市科技进步奖	1	三等奖	安丘市科技局
郎益温	2005	呼气触发灵敏度在机械通气中的临床应用	安丘市科技进步奖	1	三等奖	安丘市科技局
李德仁	2006	太极和附着体修复牙周病合并游离端缺失的应用与研究	潍坊市科技进步奖	1	二等奖	潍坊市科技局
	2006	置管引流术冲洗对颌骨巨大囊性病变的应用与研究	潍坊市科技进步奖	1	三等奖	潍坊市科技局
鹿国俊	2007	基质金属蛋白酶及其组织抑制物在直肠癌中的表达及意义	安丘市科技进步奖	1	二等奖	安丘市科技局
	2010	乳腺癌改良根治术并 I 期假体植入乳房重建疗效观察	山东省技术市场科技金桥奖	1	二等奖	山东省科技金桥奖奖励委员会
	2012	基质金属蛋白酶 2 与直肠癌侵袭的关系研究	山东省科技情报科学技术奖	1	二等奖	山东省科技金桥奖奖励委员会
张洪武	2009	体外循环下完成心脏直视手术	潍坊市科技进步奖	1	二等奖	潍坊市科技局
于全生	2009	颈路臂丛阻滞法在肩关节手术中的应用	潍坊市科技创新优秀成果奖	1	一等奖	潍坊市科技局
	2010	颈丛 + 肌间沟阻滞在锁骨骨折中的应用	潍坊市科技进步奖	1	一等奖	潍坊市科技局
王英明	2009	支气管袖状切除术治疗中心型肺癌	安丘市科技进步奖	1	三等奖	安丘市科技局
	2010	登楼试验在低肺功能食管癌患者术前心肺功能评估中的作用	潍坊市科技进步奖	1	三等奖	潍坊市科技局
	2011	登楼实验在低肺功能食管癌患者术前心肺功能评估中的作用研究	安丘市科技进步奖	1	二等奖	安丘市科技局
孙丽美	2010	置管引流冲洗术治疗颌骨巨大囊性病变的应用与研究	潍坊市科技进步奖	1	二等奖	潍坊市科技局
王洪真	2012	恩度联合同步放化疗治疗晚期非小细胞肺癌的临床研究	潍坊市科技进步奖	1	二等奖	潍坊市科技局

续表 5-7

姓　名	时间（年）	项目名称	获奖名称	名次	等　级	授奖机关
李　华	2012	钠氢交换蛋白 1 在β淀粉样蛋白诱导的神经元凋亡中的作用研究	潍坊市科技进步奖	1	二等奖	潍坊市科技局
李学兴	2013	红花注射液对大鼠 UC 的疗效及对血管内皮生长因子表达的影响	潍坊市科技进步奖	1	二等奖	潍坊市科技局
李卫红	2013	急性心肌梗死 STD 与非 STD 患者临床对比分析	潍坊市科技进步奖	1	二等奖	潍坊市科技局
黄韶华	2013	汉黄芩素对胶质瘤 U251 细胞增殖、凋亡、Survivin 及 Caspase-3 表达的影响	潍坊市科技进步奖	1	二等奖	潍坊市科技局
娄文祥	2013	七氟醚或异丙酚麻醉与老年肺癌患者血清 S100β 浓度改变的相关性研究	潍坊市科技进步奖	1	三等奖	潍坊市科技局
孙　宇	2013	华蟾素注射液对人肝癌 HepG-2 细胞增殖、凋亡及周期的影响	潍坊市科技进步奖	1	二等奖	潍坊市科技局
宋　锐	2013	舌癌细胞囊泡中的致癌同素细胞间转移研究	潍坊市科技进步奖	1	二等奖	潍坊市科技局
周文华	2013	脑血管狭窄支架成形术与血管性痴呆的研究	潍坊市科技进步奖	1	二等奖	潍坊市科技局
魏延菊	2013	宫颈病变的发病及认知程度调查	潍坊市科技进步奖	1	二等奖	潍坊市科技局
杨丽华	2014	氨甲喋呤放射介入联合消癥杀胚方治疗输卵管妊娠的临床研究	潍坊市科技进步奖	1	二等奖	潍坊市科技局
李富亮	2014	免疫组化在几种子宫腺癌诊断与鉴别诊断中的作用及意义	山东医学科技奖	1	三等奖	山东医学科技奖奖励委员会
	2014	几种常用肌上皮标记物在乳腺常见疾病中的表达及意义	潍坊市科学技术奖	1	三等奖	潍坊市科技局
	2016	子宫腺癌的诊断与鉴别诊断	潍坊市科技进步奖	1	三等奖	潍坊市科技局
张焕芝	2014	亚低温对重型脑外伤患者神经功能及预后的影响研究	潍坊市科技进步奖	1	三等奖	潍坊市科技局
李　华	2014	钠氢交换蛋白 1 在 β 淀粉样蛋白诱导的神经元凋亡中的作用研究	山东医学科技奖	1	三等奖	山东医学科技奖奖励委员会
梁俊君	2014	IL-6 和 TNF-α 对兔颈动脉内膜切除术后再狭窄的影响	山东医学科技奖	1	三等奖	山东医学科技奖奖励委员会
	2016	家兔颈动脉内膜切除术后血管再狭窄相关性因子表达分析	潍坊市科技进步奖	1	二等奖	潍坊市科技局
鞠作泉	2015	老年性脑梗死与颈动脉粥样硬化斑块相关性临床研究	潍坊市科技进步奖	1	三等奖	潍坊市科技局
郎需和	2015	不同膜材料透析器对维持性血液透析患者肾性骨病相关因素的影响	潍坊市科技进步奖	1	二等奖	潍坊市科技局
董爱国	2015	股前外侧皮瓣移植修复老年患者四肢软组织缺损	潍坊市科技进步奖	1	三等奖	潍坊市科技局
曹志升	2015	老年活动性失代偿期乙肝肝硬化合并脾亢行脾切除术后经恩替卡韦治疗的临床研究	潍坊市科技进步奖	1	二等奖	潍坊市科技局
杨仁翠	2015	超声心电图评价生脉胶囊治疗慢性充血性心衰疗效的临床应用价值	潍坊市科技进步奖	1	二等奖	潍坊市科技局
马怀庆	2015	大承气汤与奥美拉唑联合治疗小儿消化性溃疡的临床效果	潍坊市科技进步奖	1	三等奖	潍坊市科技局

续表 5-7

姓　名	时间（年）	项目名称	获奖名称	名次	等　级	授奖机关
齐玉玲	2015	不同治疗方法对宫颈上皮内瘤变Ⅲ级患者的临床疗效研究	潍坊市科技进步奖	1	三等奖	潍坊市科技局
孙　梅	2015	改良经皮椎体成形术治疗老年骨质疏松性椎体压缩骨折的临床疗效及护理干预分析	潍坊市科技进步奖	1	三等奖	潍坊市科技局
吕铁军	2016	CT 检查在早期诊断卵巢癌中的研究	潍坊市科技进步奖	1	三等奖	潍坊市科技局
马忠堂	2016	沙培林粘膜下注射联合经尿道电切术治疗浅表性膀胱肿瘤的临床效果研究	潍坊市科技进步奖	1	二等奖	潍坊市科技局
潘洪国	2016	桂枝茯苓丸联合紫杉醇治疗晚期卵巢癌的临床效果研究	潍坊市科技进步奖	1	二等奖	潍坊市科技局
孙　琳	2016	关节腔注入肿瘤坏死因子拮抗剂联合甲氨蝶呤治疗类风湿关节炎临床观察	潍坊市科技进步奖	1	二等奖	潍坊市科技局
王传栋	2016	高压氧对放射性直肠炎的临床疗效观察	潍坊市科技进步奖	1	三等奖	潍坊市科技局
葛文涛	2016	湿疹方联合解毒散治疗小儿湿疹的临床研究	潍坊市科技进步奖	1	三等奖	潍坊市科技局
郭效东	2016	土黄洗剂抑制皮肤浅部真菌及治疗手足癣的实验观察	潍坊市科技进步奖	1	二等奖	潍坊市科技局

第三节　著述　论文

著述

2011 年，安丘市人民医院孟建军参与主编的《中药学综合知识与技能——应试考题精练及全真模拟》《药学专业知识（一）—应试考题精练及全真模拟》由上海第二军医大学出版社出版。周文华主编的《现代临床老年病学》、董其坤主编的《临床常用药物指南》、朱振流参编的《现代眼科学新进展》相继出版。

2012 年，医院先后有《新编临床实用肿瘤学》《实用当代临床诊疗医学》等 5 部著作出版。

2013 年，医院为加强对学术论文、专著管理，促进医院学术水平提高和医学科技发展，有效落实“科技兴院”措施，制定《科技工作管理办法》，从政策上给予扶持。医院医务人员参与编写的 11 部著作出版，其中第一主编是医院专业技术人员的有《精编手术室护理学》《最新临床内科疾病诊疗学》2 部。

2014 年，医院医务人员先后有 43 部著作出版，其中医院专业技术人员为主编独立出版《冰冻制片技术实用指南》《临床实用脑血管病学》《护理学临床研究》《临床儿科呼吸系统疾病学》等专著 11 部，医院专业技术人员为第一主编出版《实用临床内科学》《实用临床妇产科学》著作 2 部。

2015 年，医院医务人员参与编著的 120 部著作出版。其中医院专业技术人员为主编独立出版《实用内科学》《创伤骨科疾病诊断与治疗》《耳鼻咽喉临床治疗学》《护理学基础》《临床儿科学》《临床妇产科学》《临床呼吸内科诊疗学》《临床麻醉与常见肌肉松弛药物》等专著 62 部，医院专业技术人员为第一主编出版《临床妇产科诊疗学》《临床实用护理学》《临床实用内科学》《临床肿瘤学》等著作 11 部。

2016 年，医院医务人员有 62 部著作出版。其中，医院专业技术人员为主编独立出版《神经内科诊疗常规》《泌尿外科手术治疗学》《临床放射介入治疗学》《临床病原生物与免疫检验学》《新编护理学》等专著 28 部，医院专业技术人员为第一主编出版《肾脏病学新进展》《临床麻醉技术》《病理学技术》等著作 5 部。

2011—2016 年医院医务人员为主编著作统计表

表 5-8

出版时间	著作名称	出版社	主　编
2011.5	中药学综合知识与技能——应试考题精练及全真模拟	第二军医大学出版社	孟建军
2011.9	现代临床老年病学	科学技术文献出版社	周文华
2011.8	现代眼科学新进展	第二军医大学出版社	朱振流
2011	临床常用药物指南	内蒙古大学出版社	董其坤
2012.1	新编临床实用肿瘤学	第二军医大学出版社	王传栋
2012.11	实用当代临床诊疗医学	中国科学技术出版社	黄韶华
2012.11	实用当代临床诊疗医学	中国科学技术出版社	梁俊君
2012.8	现代内科学	第二军医大学出版社	曹志升
2012.6	糖尿病	中国科学技术出版社	王春兰
2012.4	实用内科诊疗学	吉林科学技术出版社	宫爱芹
2013	实用普通外科疾病诊疗学	科学技术文献出版社	李现民
2013	临床实用影像学	第二军医大学出版社	吕铁军
2013	新编现代外科学	第二军医大学出版社	孙桂祥
2013	现代外科临床诊疗学	第二军医大学出版社	张焕芝
2013	现代眼科学新进展	第二军医大学出版社	朱振流
2013.9	精编手术室护理学	天津出版传媒集团	孙　梅
2013.9	临床护理健康教育学	第二军医大学出版社	程　霞
2013.9	现代新编护理学	第二军医大学出版社	程　霞
2013.6	最新临床内科疾病诊疗学	第二军医大学出版社	孟晓彬
2014.8	现代内科临床与护理	吉林科学技术出版社	鞠作泉
2014.8	神经内科常见病诊疗与康复	吉林科学技术出版社	鞠作泉
2014.1	冰冻制片技术实用指南	济南出版社	李富亮
2014.5	实用临床常见病诊疗与护理	科学技术文献出版社	张跃强
2014.6	临床重症疾病诊疗与护理	科学技术文献出版社	张跃强
2014.4	实用临床妇产科学	第二军医大学出版社	张秀荣
2014.9	常见病影像诊断学	中医古籍出版社	吴伟强
2014.9	常见病影像诊断学	中医古籍出版社	高　峰
2014.9	常见病影像诊断学	中医古籍出版社	鹿国俊
2014.9	现代内科临床与护理	吉林科学技术出版社	鞠作泉
2014.8	神经内科常见病的诊治与康复	吉林科学技术出版社	鞠作泉

续表 5-8

出版时间	著作名称	出版社	主　编
2014.8	临床实用脑血管病学	天津科学技术出版社	鞠作泉
2014.7	新编现代医学临床研究——肿瘤学	中医古籍出版社	时学军
2014.7	新编现代医学临床研究——肿瘤学	中医古籍出版社	王传栋
2014.9	新编实用影像学	科学技术文献出版社	杨仁翠
2014.9	实用临床护理学	中医古籍出版社	任金民
2014.9	实用临床护理学	中医古籍出版社	刘新美
2014.9	实用临床护理学	中医古籍出版社	马连芹
2014.9	实用临床护理学	中医古籍出版社	刘洪英
2014.9	实用临床护理学	中医古籍出版社	李志玉
2014.9	实用临床护理学	中医古籍出版社	张其慧
2014.6	医学检验学	中医古籍出版社	蓝　天
2014.11	新编护理学	吉林科学技术出版社	李淑娟
2014.11	新编护理学	吉林科学技术出版社	吕彦丽
2014.11	新编护理学	吉林科学技术出版社	王仲娟
2014.11	护理学临床研究	吉林科学技术出版社	赵迎春
2014.11	护理学	吉林科学技术出版社	王仲娟
2014.11	护理学	吉林科学技术出版社	李淑娟
2014.2	实用临床疾病诊疗与护理	科学技术文献出版社	李现民
2014	最新实用妇产科学	第二军医大学出版社	齐玉玲
2014.9	实用麻醉医学	吉林科学技术出版社	刘瑞全
2014.11	新编麻醉学	吉林科学技术出版社	刘瑞全
2014	临床实用心胸外科学	吉林科学技术出版社	刘　成
2014	实用现代外科学	吉林科学技术出版社	刘　成
2014	临床儿科呼吸系统疾病学	吉林科学技术出版社	马怀庆
2014.10	临床眼底病诊疗学	吉林科学技术出版社	朱振流
2014.8	口腔医学临床诊疗	吉林科学技术出版社	孙丽美
2014.6	现代实用内科学新进展	第二军医大学出版社	孙　琳
2014.12	实用医院药学	科学技术文献出版社	张成娟
2014.6	现代医学临床与护理——药物学	中医古籍出版社	郭效东
2014.6	实用临床内科学	第二军医大学出版社	郎需和
2014.6	内科疾病护理常规	西安交通大学出版社	韩旭萍

续表 5-8

出版时间	著作名称	出版社	主　编
2014.4	实用医学诊疗技术——急诊学	科学技术文献出版社	葛文涛
2014.11	临床神经内科护理学	吉林科学技术出版社	王凤霞
2014.12	临床护理学	西安交通大学出版社	王凤霞
2014.12	内科临床常见病诊断与治疗	科学技术文献出版社	高　丽
2014.11	临床眼创伤诊疗学	吉林科学技术出版社	马京平
2014.12	临床妇科与产科诊疗新进展	西安交通大学出版社	邢瑞生
2014.3	实用医学诊疗技术－骨科学	科学技术文献出版社	刘晓波
2014.11	现代儿科临床诊疗学	第二军医大学出版社	马怀庆
2014.11	临床内科护理学	吉林科学技术出版社	都雯静
2014.8	临床心血管疾病诊疗与护理	吉林科学技术出版社	都雯静
2015.9	创伤骨科疾病诊断与治疗	西安交通大学出版社	袁延光
2015.6	耳鼻咽喉临床治疗学	西安交通大学出版社	李东方
2015.3	妇产科护理与护理管理	西安交通大学出版社	韩旭萍
2015.3	妇产科疾病临床实践指南	天津科学技术出版社	徐爱蓉
2015.3	妇产科疾病临床实践指南	天津科学技术出版社	张翠萍
2015.3	妇产科疾病临床实践指南	天津科学技术出版社	王国玲
2015.3	妇产科疾病临床实践指南	天津科学技术出版社	李园园
2015.3	妇产科疾病临床实践指南	天津科学技术出版社	李　婷
2015.6	护理学	吉林科学技术出版社	王志红
2015.7	护理学基础	吉林科学技术出版社	陈晓霞
2015.4	基础护理学	吉林科学技术出版社	刘文霞
2015.11	急危重症护理学	吉林科学技术出版社	李　霞
2015.11	简明内科学	吉林科学技术出版社	蓝　天
2015.8	口腔医学	吉林科学技术出版社	赵　梅
2015.10	临床 ICU 护理学	吉林科学技术出版社	李爱花
2015.12	临床常见内分泌疾病诊疗学	吉林科学技术出版社	刘敬妍
2015.8	临床儿科学	中国古籍出版社	凌静静
2015.9	临床风湿免疫学	西安交通大学出版社	孙　琳
2015.9	临床妇产科急危重症诊疗学	吉林科学技术出版社	邢瑞生
2015.7	临床妇产科学	中医古籍出版社	齐玉玲
2015.8	临床妇产科学	中医古籍出版社	齐玉玲

续表 5-8

出版时间	著作名称	出版社	主　编
2015.9	临床妇产科学与护理	吉林科学技术出版社	齐玉玲
2015.5	临床妇产科诊疗学	西安交通大学出版社	潘洪国
2015.5	临床妇产科诊疗学	西安交通大学出版社	房新冰
2015.8	临床妇儿诊疗学与护理	吉林科学技术出版社	高兴华
2015.8	临床妇儿诊疗学与护理	吉林科学技术出版社	邢国荣
2015.3	临床功能性神经外科学	吉林科学技术出版社	高　峰
2015.7	临床呼吸病学	吉林科学技术出版社	郎益温
2015.4	临床呼吸内科诊疗学	吉林科学技术出版社	刘彦标
2015.7	临床护理	吉林科学技术出版社	陈晓霞
2015.7	临床护理学	吉林科学技术出版社	李瑞芳
2015.11	临床护理学	吉林科学技术出版社	吕彦丽
2015.7	临床护理研究精要	吉林科学技术出版社	高建华
2015.12	临床麻醉与常见肌肉松弛药物	吉林科学技术出版社	徐德玲
2015.7	临床免疫学检验	吉林科学技术出版社	王春光
2015.6	临床内科护理学	吉林科学技术出版社	都雯静
2015.7	临床内科急症学	第二军医大学出版社	高树霞
2015.6	临床内科诊疗与护理	吉林科学技术出版社	郝晓臣
2015.6	临床内科诊疗与护理	吉林科学技术出版社	徐　蕾
2015.3	临床皮肤性病治疗学	西安交通大学出版社	葛文涛
2015.3	临床妊娠期高血压病症治疗学	吉林科学技术出版社	房新冰
2015.12	临床神经外科疾病诊疗学	吉林科学技术出版社	王海鹏
2015.8	临床实用放射诊断学	第二军医大学出版社	张方安
2015.1	临床实用护理学	科学技术文献出版社	王子乐
2015.7	临床实用护理学	吉林科学技术出版社	高建华
2015.3	临床实用颅脑急症学	吉林科学技术出版社	孙桂祥
2015.4	临床实用内科学	吉林科学技术出版社	王旭东
2015.3	临床糖尿病治疗学	吉林科学技术出版社	刘丽梅
2015.9	临床外科学	科学技术文献出版社	张日金
2015.7	临床危重症治疗学	吉林科学技术出版社	高树霞
2015.6	临床胃肠外科诊疗学	西安交通大学出版社	栾晓琳
2015.6	临床心血管疾病诊疗与护理	吉林科学技术出版社	都雯静

续表 5-8

出版时间	著作名称	出版社	主　编
2015.8	临床新编护理学	吉林科学技术出版社	刘新美
2015.7	临床胸部 CT 诊断学	吉林科学技术出版社	张方安
2015.10	临床眼科肿瘤治疗学	吉林科学技术出版社	李殿光
2015.7	临床医学实践	吉林科学技术出版社	张　丽
2015.8	临床医学实践	吉林科学技术出版社	赵　梅
2015.7	临床影像学	中医古籍出版社	吕铁军
2015.10	临床针灸与推拿实践	天津科学技术出版社	孙华堂
2015.10	临床肿瘤内科常见疾病诊疗	吉林科学技术出版社	董广才
2015.6	临床肿瘤学	吉林科学技术出版社	唐国永
2015.6	临床肿瘤学	吉林科学技术出版社	孙　宇
2015.11	临床肿瘤治疗学	吉林科学技术出版社	孙　宇
2015.3	临床助产与母婴保健	吉林科学技术出版社	程　霞
2015.7	麻醉医学与临床实践	吉林科学技术出版社	张兴花
2015.7		吉林科学技术出版社	王艳萍
2015.8	内科疾病中西医结合诊疗手册	吉林科学技术出版社	韩庆亮
2015.8	内科疾病中西医结合诊疗手册	吉林科学技术出版社	王增良
2015.8	内科疾病中西医结合诊疗手册	吉林科学技术出版社	刘婷婷
2015.8	内科疾病中西医结合诊疗手册	吉林科学技术出版社	李全科
2015.8	内科疾病中西医结合诊疗手册	吉林科学技术出版社	辛晓珺
2015.6	内科学	吉林科学技术出版社	吕彦丽
2015.7	全科医学	中国古籍出版社	田凌燕
2015.8	神经内科常规诊疗学	吉林科学技术出版社	郑树旺
2015.9	神经外科诊疗学	吉林科学技术出版社	王海鹏
2015.5	神经系统疾病诊断与治疗	科学技术文献出版社	李　莉
2015.9	实用妇产科与临床护理	吉林科学技术出版社	朱坤香
2015.6	实用骨科学	吉林科学技术出版社	郭建利
2015.7	实用呼吸系统疾病诊疗	吉林科学技术出版社	王　俊
2015.6	实用护理学	吉林科学技术出版社	吕彦丽
2015.7	实用护理学	吉林科学技术出版社	周玉娟
2015.7	实用护理学	西安交通大学出版社	王子乐
2015.7	实用护理学	吉林科学技术出版社	刘惠平

续表 5-8

出版时间	著作名称	出版社	主　编
2015.7	实用护理学	吉林科学技术出版社	刘文霞
2015.10	实用护理学	吉林科学技术出版社	朱坤香
2015.5	实用护理学新进展	吉林科学技术出版社	王子乐
2015.4	实用护理学研究	吉林科学技术出版社	李秀芬
2015.11	实用临床肿瘤学	吉林科学技术出版社	崔海燕
2015.6	实用内科学	吉林科学技术出版社	张永波
2015.7	实用内科学	吉林科学技术出版社	刘丽梅
2015.7		吉林科学技术出版社	刘彦标
2015.7	实用内科诊疗学与护理	吉林科学技术出版社	李瑞芳
2015.4	实用神经病学与检验医学	西安交通大学出版社	陈　勇
2015.7	实用神经内科学	吉林科学技术出版社	胡希勇
2015.7	实用神经内科学	吉林科学技术出版社	徐　蕾
2015.8	实用神经内科学	吉林科学技术出版社	杨国兰
2015.6	实用外科疾病诊疗康复学	吉林科学技术出版社	都全荣
2015.6	实用心内科学	吉林科学技术出版社	郝晓臣
2015.8	手术室护理学	吉林科学技术出版社	张素芳
2015.6	外科常见疾病的护理	云南科技出版社	胡希勇
2015.5	现代妇科疾病临床治疗学	吉林科学技术出版社	张雪梅
2015.4	现代护理实践与研究	吉林科学技术出版社	曹丽丽
2015.5	现代护理学	中医古籍出版社	田凌燕
2015.7	现代护理学新编	吉林科学技术出版社	王志红
2015.1	现代临床常见病护理学	第二军医大学出版社	李建霞
2015.6	现代临床常见疾病诊断治疗学	天津科学技术出版社	杨国兰
2015.6	现代临床常见疾病诊断治疗学	天津科学技术出版社	刘新美
2015.6	现代临床常见疾病诊断治疗学	天津科学技术出版社	鞠　振
2015.6	现代临床常见疾病诊断治疗学	天津科学技术出版社	马连芹
2015.6	现代临床常见疾病诊断治疗学	天津科学技术出版社	郑秀英
2015.6	现代临床常见疾病诊断治疗学	天津科学技术出版社	李沛臻
2015.6	现代临床常见疾病诊断治疗学	天津科学技术出版社	张其慧
2015.6	现代临床常见疾病诊断治疗学	天津科学技术出版社	王兰玲
2015.6	现代临床常见疾病诊断治疗学	天津科学技术出版社	刘锡庆

续表 5-8

出版时间	著作名称	出版社	主　编
2015.6	现代临床常见疾病诊断治疗学	天津科学技术出版社	袁　钰
2015.3	现代临床药物治疗学	第二军医大学出版社	潘秀霞
2015.7	现代泌尿外科疾病诊断学	西安交通出版社	李红光
2015.9	现代实用临床检验学	科学技术文献出版社	陈　勇
2015.7	现代实用皮肤病学	西安交通大学出版社	葛文涛
2015.11	现代医学检验与影像技术	吉林科学技术出版社	陈　勇
2015.11	现代医学检验与影像技术	吉林科学技术出版社	娄立志
2015.11	现代医学检验与影像技术	吉林科学技术出版社	董爱强
2015.11	现代医学检验与影像技术	吉林科学技术出版社	蓝　天
2015.8	现代肿瘤学	中医古籍出版社	田　军
2015.6	新编护理学	吉林科学技术出版社	王兰玲
2015.7	新编护理学	吉林科学技术出版社	周玉娟
2015.7	新编护理学	吉林科学技术出版社	李秀芬
2015.11	新编护理学	吉林科学技术出版社	邢国荣
2015.7	新编临床医学实践	吉林科学技术出版社	刘凤伟
2015.8	新编现代妇产科学新进展	吉林科学技术出版社	张雪梅
2015.4	新编影像医学	吉林科学技术出版社	董征学
2015.10	新编肿瘤学	吉林科学技术出版社	田　军
2015.8	眼耳鼻喉口腔科学	吉林科学技术出版社	郭冬梅
2015.8	医学影像诊断学	中医古籍出版社	吕铁军
2015.7	医学影像诊断与鉴别诊断	吉林科学技术出版社	董爱强
2015.4	中西医结合诊疗学	科学技术文献出版社	李　莉
2015.10	中西医结合诊疗学	吉林科学技术出版社	王英力
2015.7	中药学	吉林科学技术出版社	张　丽
2015.7	中药学新编	吉林科学技术出版社	刘凤伟
2015.11	外科学临床应用	吉林科学技术出版社	董爱国
2015.12	实用五官科学	吉林科学技术出版社	臧运华
2015.7	临床口腔修复学	吉林科学技术出版社	臧运华
2015.8	五官科学	中医古籍出版社	孟建国
2015.7	新编医学实践与研究－全科医学	中医古籍出版社	孟建国
2016.7	现代临床医学理论－医学影像诊断学	中国古籍出版社	陈国礼

续表 5-8

出版时间	著作名称	出版社	主　编
2016.12	泌尿外科手术治疗学	世界图书出版公司	李　际
2016.11	儿童发育监测与康复治疗	吉林大学出版社	姜燕妮
2016.5	新编护理学	吉林科学技术出版社	李秀芬
2016.3	实用神经内科学	吉林科学技术出版社	徐海燕
2016.12	病理学技术	济南出版社	李富亮
2016.6	临床病原生物与免疫检验学	吉林科学技术出版社	王春兰
2016.6	临床重症监护护理学	吉林科学技术出版社	王子乐
2016.7	临床基础内科与中医学	吉林科学技术出版社	刘凤伟
2016.7	临床基础内科与中医学	吉林科学技术出版社	张　丽
2016.7	临床基础内科与中医学	吉林科学技术出版社	张兴花
2016.7	临床基础内科与中医学	吉林科学技术出版社	徐德玲
2016.5	现代临床护理学	吉林科学技术出版社	杨翠玲
2016.7	临床麻醉技术	吉林科学技术出版社	徐德玲
2016.5	实用基础外科学	天津科学技术出版社	楚晓华
2016.5	临床神经外科精要	天津科学技术出版社	徐冰冰
2016.9	临床外科疾病的诊疗与护理技术	科学技术文献出版社	徐冰冰
2016.3	临床放射介入治疗学	吉林科学技术出版社	王　军
2016.8	临床检查技术与诊断	第二军医大学出版社	吕铁军
2016.12	现代临床药物治疗学	吉林科学技术出版社	潘秀霞
2016.3	现代临床内科诊疗学	吉林科学技术出版社	李萌生
2016.8	内科常见病诊疗要点	吉林科学技术出版社	杨　彬
2016.5	神经内科诊疗常规	吉林科学技术出版社	李萌生
2016.4	护理学技能与实践	吉林科学技术出版社	李　芸
2016.8	实用外科护理学	世界图书出版公司	王兰玲
2016.5	新编实用护理技术	吉林科学技术出版社	李　霞
2016.5		吉林科学技术出版社	张利娜
2016.7	新编临床医学	吉林科学技术出版社	孙　浩
2016.5	现代 CT 诊断与临床	吉林科学技术出版社	娄立志
2016.7	临床普外科急危重诊疗学	吉林科学技术出版社	李现民
2016.6	泌尿外科疾病诊疗学	科学技术文献出版社	李际涛
2016.3	最新妇产科治疗	天津科学技术出版社	张翠萍

续表 5-8

出版时间	著作名称	出版社	主 编
2016.6	药物与临床	华龄出版社	薛 伟
2016.3	神经外科常见疾病诊断学	吉林科学技术出版社	薛 伟
2016.5	内科常见病诊疗与合理用药	吉林科学技术出版社	常光宇
2016.3	临床医学	吉林科学技术出版社	范常云
2016.3	实用护理学	吉林科学技术出版社	范常云
2016.6	肾脏病学新进展	吉林科学技术出版社	郎需和
2016.3	临床感染性疾病护理学	吉林科学技术出版社	李爱梅
2016.5	现代护理学	西安交通大学出版社	李爱梅
2016.7	新编护理学	吉林科学技术出版社	刘文霞
2016.7	临床护理精要	吉林科学技术出版社	刘文霞
2016.6	临床心血管内科诊疗常规	吉林科学技术出版社	尹忠民
2016.8	现代护理学新编	吉林科学技术出版社	田净净
2016.8	皮肤病诊疗精要	吉林科学技术出版社	闫 倩
2016.5	新编实用护理技术	吉林科学技术出版社	曹丽丽
2016.5	临床医学实践新论——实用儿科诊疗学	中医古籍出版社	凌静静
2016.8	实用临床护理	吉林科学技术出版社	李晓华
2016.7	当代临床护理学	中医古籍出版社	李晓华
2016.10	儿科疾病诊治与临床进展	吉林科学技术出版社	王凤丽
2016.3	中医针灸诊疗学	吉林科学技术出版社	李 莉
2016.7	药物与临床	吉林科学技术出版社	孙 浩
2016.3	实用药物学	吉林科学技术出版社	孟建军
2016.1	实用临床医学理论与实践－综合医学	科学技术文献出版社	刘冬松
2016.7	现代妇产科诊疗精粹	天津科学技术出版社	徐爱蓉
2016.3	临床疼痛治疗学	吉林科学技术出版社	孙玉杰
2016.6	神经外科重症监测治疗技术	吉林科学技术出版社	曹学成
2016.3	临床新编实用护理学	吉林科学技术出版社	张利娜
2016.7	档案管理工作实务	天津科学技术出版社	鲁 艳
2016.7	临床实用外科诊疗与护理	吉林科学技术出版社	徐晓胜
2016.7	神经外科常见疾病诊疗常规	吉林科学技术出版社	徐晓胜
2016.3	临床药物学	吉林科学技术出版社	张成娟
2016.7	临床麻醉诊疗技术	天津科学技术出版社	杨振忠

续表 5-8

出版时间	著作名称	出版社	主　编
2016.9	外科疾病临床诊疗思维	科学技术文献出版社	杨振忠
2016.5	临床妇产科治疗学	西安交通大学出版社	潘洪国

论文

建院初期，医院医务人员逐步在医学期刊上发表论文。1959 年，崔来喜在《山东医刊》上发表论文《针灸治疗流行性腮腺炎 40 例》。1960 年，崔来喜在《山东医刊》上发表论文《维生素 B12 穴位注射治疗病毒性肝炎 80 例》。1963 年，张光贞在《中华护理杂志》发表论文《问题解答（静脉注射回血能推注吗？）》。

1971—1978 年，医院医务人员发表论文 4 篇。1971 年，李深祥在《山东医药》发表《穴位强刺激治疗麻风病五十例》。1975 年，崔来喜在《山东医刊》发表《气管注药治疗急性肺脓疡》。1976 年，李树森在《山东医药》发表《中西医结合治疗顽固性支气管哮喘二十一例》。1978 年，宋德明在《中华医学杂志》发表《中西医结合诊治肠梗阻骶前气体观察》。

20 世纪 80 年代，医院医务人员发表论文 11 篇，期刊杂志覆盖数量逐渐增多，包括《青岛医药卫生》《山东医刊》《全国中西医结合杂志》《中国活血化瘀研究》等 5 种期刊。1980 年，李树森在《山东医药》发表《感应电穴治疗慢性咽炎》，在《青岛医药卫生》发表《中西医结合治疗顽固性支气管哮喘的再探讨》，在《青岛医药卫生》发表《国内外有关哮喘研究的一些近况》，在《青岛医药卫生》发表《中西医结合治疗顽固性高血压病九十六例运行疗效观察》。1982 年 5 月，王德金在《中华眼科杂志》发表《虹膜炎、牛皮癣、糖尿病综合征》。是年，崔来喜在《山东医药》发表《肺炎合并休克六十例诊治体会》《临床病例讨论（散脑）》。

1984 年，张英美在《山东医药》发表论文《子宫切除阴道断端的处理》。

1993 年 6 月，王善海撰写的论文《热病救阴刍义》在《杏林新秀》杂志第 3 期上发表。9 月，王善海拟定的《中药抢救妊娠外伤失血休克 1 例》在《中国中医急症》杂志第 3 期上发表。撰写的《论中风病重在痰瘀相关》和《张瑞丰治疗脱疽的经验》，在大会上交流，并在《高血粘症》专集上发表。1994 年，王善海撰写的《浅析仲景对小便不利的证治》，在《杏林新秀》杂志第 2 期上发表。1996 年 9 月，王善海撰写的《小儿病毒性脑失语的治疗体会》在《中国实用现代临床医学》上发表。1997 年 5 月，王善海撰写的“浅谈糖尿病中医治疗思路”在《中国临床诊疗与药学》上发表。1998 年，赵光荣撰写的《健脾消积汤治疗胃结石 18 例》在《安徽中医学院学报》第 2 期上发表。4 月，王善海撰写的《急性重症胰腺炎术后发热不退治验》在《中国中医急症》杂志第 4 期上发表。1999 年 10 月，王善海撰写的《柴胡和胃汤治疗慢性胃炎 152 例》在《中医杂志》2000 年增刊上发表。11 月，王善海撰写的《清脑灵胶囊治疗急性脑出血 75 例》在《中华中西医结合杂志》第三期上发表。1995—1999 年，医院发表论文的质量逐步提高，共发表论文 27 篇。

2000—2009 年，医院医务人员发表论文涵盖期刊层次不断提升，在《中华临床医药杂志》《中华实用医药杂志》《中华呼吸与结核杂志》《中华医学杂志》等 23 种期刊上发表《重型颅脑损伤术中脑膨出 83 例急救治疗体会》《化物酶抗体检测的临床意义》《呼气触发灵敏度在机械通气中的临床应用》等论文 30 篇。

2010—2011 年，医院医务人员更加重视学术水平的提高，发表论文 58 篇。

2012 年，医院发表论文 90 篇。其中李德全在《Neuroscience Letters（神经科学快报）》上发表题为《Interlentin-10 promoter polymorphisms in chinese patients with parhinsor's disease（中国汉族人白介素 -10 基因多态性与帕金森病的关系）》的 SCI【《科学引文索引》(Science Citation Index，简称 SCI)】论文 1 篇。

2013 年，医院医务人员在多种国家级期刊上发表论文 111 篇。其中，有 12 篇论文获潍坊市第十届科学技术优秀论文暨潍坊市自然科学优秀学术成果奖。

2014 年，医院医务人员撰写并发表论文质量有更大提高，除发表在国家级核心期刊外，逐步扩展到 SCI 论文。全年发表论文 103 篇。其中梁俊君在《Asian Pacific of Tropical Medicine（亚太热带医药）》发表题为《Correlation of restenosis after rabbit carotid endarterectomy and inflammatory cytokines（兔颈动脉内膜切除手术后再狭窄和炎性细胞因子的相关性）》的 SCI 论文 1 篇。

2015 年，医院发表论文 111 篇。其中 SCI 论文 2 篇，分别为：高峰在《International Journal of Clinical and Experimental Pathology（国际临床与实验病理学杂志）》上发表《人垂体腺瘤细胞的 HP75 细胞系中，TFF3 基因在通过线粒体途径促进细胞凋亡》，马鹏举在《临床与实验医学》上发表《γ-氨基丁酸对麻醉状态下大鼠的血压和血流动力学的影响》。是年，根据《科技工作管理办法》，医院对发表的国家级论文分为四个级别进行奖励。

2016 年，医院医务人员共撰写医疗、护理学术论文达 600 篇。发表国家级论文 67 篇。其中 SCI 论文 2 篇，分别为王增良在《Springer Plus（斯普林格综合杂志）》上发表的论文《Genetic association of PROC variants with pulmonary embolism in Northern Chinese Han population（中国北方汉族人群中 PRO-C 基因变异与肺栓塞的遗传关联）》，尹钰涵在《Revista Sociedade Brasileira de Medicina Tropica（巴西热带医学杂志）》上发表的论文《Over expression of AdeABC and AcrAB-TolC efflux systems confers tigecyline resistance in clinical isolates of Acinetobacter baumannii and Klebsiella pneumoniae(鲍曼不动杆菌和肺炎克雷伯菌临床菌株对替加环素的耐药与外排泵 AdeABC 和 AcrAB-TolC 表达增高相关)》。

2012—2016 年医院发表的 SCI 论文统计表

表 5-9

发表时间	论文名称	期刊名称	作者
2012.2	中国汉族人白介素 -10 基因多态性与帕金森病的关系(Interlentin-10 promoter polymorphisms in chinese patients with parhinsor's disease)	Neuroscience Letters（神经科学快报）	李德全
2014.3	兔颈动脉内膜切除手术后再狭窄和炎性细胞因子的相关性（Correlation of restenosis after rabbit carotid endarterectomy and inflammatory cytokines）	Asian Pacific of Tropical Medicine(亚太热带医药)	梁俊君
2015.8	人垂体腺瘤细胞的 HP75 细胞系中，TFF3 基因在通过线粒体途径促进细胞凋亡	International Journal of Clinical and Experimental Pathology（国际临床与实验病理学杂志）	高　峰
2015.8	γ-氨基丁酸对麻醉状态下大鼠的血压和血流动力学的影响	临床与实验医学	马鹏举
2016.12	中国北方汉族人群中 PRO-C 基因变异与肺栓塞的遗传关联（Genetic association of PROC variants with pulmonary embolism in Northern Chinese Han population）	Springer Plus（斯普林格综合杂志）	王增良

续表 5-9

发表时间	论文名称	期刊名称	作　者
2016.3	鲍曼不动杆菌和肺炎克雷伯菌临床菌株对替加环素的耐药与外排泵 AdeABC 和 AcrAB-TolC 表达增高相关（Over expression of AdeABC and AcrAB-TolC efflux systems confers tigecyline resistance in clinical isolates of Acinetobacter baumannii and Klebsiella pneumoniae）	Revista Sociedade Brasileira de Medicina Tropica（巴西热带医学杂志）	尹钰涵

第四节　奖励政策

2002 年 10 月，安丘市人民医院制定《工作制度与岗位职责》，出台《科研管理制度》，对做出突出成绩的科研人员，酌情给予奖励。

2013 年，为加强学术论文、专著管理，鼓励科研和新技术、新项目的研究、应用及重点学科建设，促进医院学术水平提高和医学科技进步，有效落实“科技兴院”的措施，制定《科技工作管理办法》，从政策上对科研、论文、著作、新技术、新项目的开展给予扶持。

2016 年，医院修订《科技工作管理办法》，对医院工作人员科研、论文、著作、新技术新项目的奖励制定更加明确的执行标准。

凡获得各级各类成果奖励的科技项目（必须是立项项目，有原始资料备查，有所发的成果证书原件，成果奖励者为第一负责人），除颁奖单位发给的奖金外，医院将给予再奖励，奖励标准为：通过专家鉴定的国家级、省部级、市级科研课题分别奖励 2 万元、1 万元、5000 元。获得国家、省部、市级一等奖分别为 15 万元、6 万元、3 万元；二等奖分别为 10 万元、4 万元、2 万元；三等奖分别为 5 万元、2 万元、1 万元。

国家级核心期刊分为四个级别进行奖励：SCI 每篇奖励第一作者 6000 元；中华系列每篇奖励第一作者 5000 元；中国系列每篇奖励第一作者 2000 元；其他国家级核心期刊每篇奖励第一作者 1000 元（版面费均不予报销）。

各种医学论著出版后主编为一人的奖励 2000 元，主编为多人的奖励 1000 元，副主编奖励 500 元，编委奖励 100 元（出版费不予报销）。

新技术：在本院初次开展或推广的有一定难度技巧及风险的技术。新项目：在本科室初次开展或推广的技术或项目。包括在本科室或病区新开展或推广本院已经开展的技术项目；引进设备新开展或推广几无难度技巧及风险的技术项目；已开展技术的一般操作改进、扩展范围。新技术奖：一等奖奖励 3 万元，二等奖奖励 2 万元，三等奖奖励 1 万元，鼓励奖奖励 5000 元。新项目奖：一等奖奖励 8000 元，二等奖奖励 5000 元，三等奖奖励 3000 元，鼓励奖奖励 1000 元。

第 六 编

职工队伍

安丘市人民医院建院初期，仅有工作人员9人。随着卫生事业发展，从1952年起，上级逐年分配大、中专毕业生到医院工作，人员逐渐增加。同时，通过实践自学、选派进修等途径，医疗技术力量不断增强，1984年有工作人员315人，是建院初期的35倍。2016年12月，医院共有工作人员1982人，是建院初期的220倍。

第一章　职工构成

安丘市人民医院职工组成主要从两方面区分。一方面，按照身份区分：建院至2000年，职工身份主要由干部、聘用干部、全民职工、集体职工、城镇合同制工人、农民合同制工人和临时工组成。2001年后，随着国家政策的调整和社会发展，职工身份区别逐渐消失。另一方面，按照专业性质区分：医院职工主要由专业技术人员和行政工勤人员组成。

第一节　固定职工

行政管理与技术人员

医院初建时有工作人员9人。其中行政管理工勤人员3人，专业技术人员6人，包括医士2人、护士3人、助产士1人。1984年，医院有工作人员315人，其中行政工勤人员31人，占全院人员总数的9.85%；业务技术人员284人，占全院人员总数的90.15%。其中，主任中医师1人、主治中医师1人、主治西医师（包括放射、检验等）26人；中医师4人、西医师44人、护师23人、检验师2人、中药师1人、西药师3人；中医士6人、西医士15人、中药士3人、西药士2人、护士40人、其他技士3人；初级卫生技术人员99人。医务人员比例失调问题逐步得以解决。

2016年12月，医院有工作人员1982人，其中行政工勤人员193人，占人员总数的9.3%；专业技术人员1789人，占人员总数的90.7%。专业技术人员中，卫生专业技术人员1613人。其中，高级职称129人，正高23人（主任医师22人、主任护师1人），副高106人（副主任医师76人、副主任护师27人，副主任药师1人、副主任技师1人、副主任检验师1人），中级职称507人（主治医师241人、主管护师209人，主管检验师16人，主管技师10人、主管药师31人），初级职称977人。全院具有研究生学历的高层次人才72人。

干部与工人

1992年，医院有职工519人，干部391人，占总人数的75%。其中正式干部251人，聘用制干部140人。全民职工36人，集体职工12人，城镇合同制工人35人，农民合同制工人45人。

1996年，医院有职工548人，干部432人，占总人数的79%，其中正式干部266人，聘用制干部166人。全民职工21人，集体职工3人，城镇合同制工人54人，农民合同制工人20人。

至2000年，医院有职工621人，干部516人，占总人数的83%，其中正式干部307人，聘用制干部209人。全民职工19人，集体职工2人，城镇合同制工人59人。

2000年以后，随着国家政策的调整和社会发展，职工身份区别逐渐消失。

1950—2016 年医院技术人员构成表

表 6-1 单位：人

年份	总人数	专业技术人员	高级	中级	初级	员级
1950	9	6	0	0	6	0
1951	18	12	0	0	9	3
1952	19	12	0	0	7	5
1953	40	26	0	0	13	13
1954	47	28	0	0	13	15
1955	48	28	0	0	13	15
1956	56	34	0	0	27	7
1957	44	26	0	0	24	2
1958	57	39	0	0	31	8
1959	58	38	0	0	26	12
1960	103	84	0	0	84	0
1961	100	75	0	0	72	3
1962	114	87	0	0	84	3
1963	124	95	0	0	92	3
1964	130	100	0	0	98	2
1965	139	110	0	0	107	3
1966	116	90	0	0	87	3
1967	119	93	0	0	90	3
1968	115	89	0	0	86	3
1969	105	79	0	0	76	3
1970	102	77	0	0	74	3
1971	110	80	0	0	68	12
1972	117	85	0	0	57	28
1973	121	93	0	0	60	33
1974	157	126	0	0	67	59
1975	145	112	0	0	65	47
1976	141	106	0	0	85	21
1977	150	115	0	0	76	39
1978	168	129	0	0	94	35
1979	220	179	0	0	106	73

续表 6-1

年份	总人数	专业技术人员	高级	中级	初级	员级
1980	234	198	0	0	109	89
1981	258	227	1	23	128	75
1982	284	253	1	27	139	86
1983	300	269	1	27	147	94
1984	315	284	1	27	157	99
1985	354	218	0	28	140	50
1986	360	213	0	27	142	46
1987	394	217	0	28	142	47
1988	410	233	7	71	118	37
1989	424	267	9	80	131	47
1990	494	309	13	85	156	55
1991	526	326	13	71	175	67
1992	519	353	8	66	196	83
1993	518	364	10	60	204	90
1994	527	384	35	66	198	85
1995	552	440	37	102	201	100
1996	548	463	31	103	219	110
1997	560	454	35	112	197	110
1998	554	465	28	104	215	118
1999	589	539	35	110	256	138
2000	621	565	33	112	270	150
2001	652	595	36	118	280	161
2002	674	615	49	123	285	158
2003	680	628	56	127	287	158
2004	734	677	72	204	202	199
2005	827	721	78	211	215	217
2006	957	784	76	220	231	257
2007	1061	858	62	240	288	268
2008	1187	936	72	280	340	244
2009	1342	1120	76	284	424	336
2010	1456	1214	80	327	491	316

续表 6-1

年份	总人数	专业技术人员	高级	中级	初级	员级
2011	1528	1301	92	382	449	378
2012	1642	1391	86	378	522	405
2013	1679	1503	88	408	597	410
2014	1704	1520	91	429	607	393
2015	1840	1651	110	446	658	437
2016	1982	1789	125	469	747	448

2016 年医院在职人员一览表

表 6-2

科室	姓名	性别	出生年月	文化程度	专业技术职务	行政职务	参加工作时间	入院时间
医院领导班子成员	席敦升	男	1969.6	研究生	主任医师	党委书记、院长	1992.8	2012.9
	李忠刚	男	1963.7	大学	主任医师	党委副书记、副院长	1984.8	1984.8
	蔡　波	男	1962.9	大学	主任医师	副院长、党委委员	1982.7	1982.7
	孙桂祥	男	1962.5	大专	主任医师	副院长、党委委员兼基建科主任	1983.7	1986.10
	李文平	男	1963.3	大学	主任医师	副院长、党委委员兼呼吸 ICU 主任	1983.7	1987.12
	张洪武	男	1964.10	大学	主任医师	副院长、党委委员兼麻醉科主任	1988.7	1996.11
	邱　诚	男	1966.10	大学	主任医师	副院长、党委委员	1990.7	1990.7
	闫玉艳	女	1975.8	大学	副科	党委副书记	1995.7	2014.2
	王明芝	男	1980.1	大学	会计师	党委委员兼财务科主任	1999.11	2013.2
	颜廷国	男	1976.1	大学	副主任医师	党委委员兼心内科一病区主任	1998.10	1998.10
前任院领导	孙建德	男	1957.5	大学	副主任医师	原党委书记、院长	1974.7	1981.1
心内科	王明军	男	1961.2	大学	主任医师	科主任	1982.7	1982.7
心内科一病区医疗	席　静	女	1983.5	研究生	主治医师		2011.8	2011.8
	李　宁	男	1983.10	大学	主治医师		2007.9	2007.9
	张　翔	男	1983.5	大学	主治医师		2008.9	2008.9
	蔺晓红	女	1984.9	大学	医师		2008.9	2008.9
	丁书来	男	1972.2	大专	主治医师		1992.7	2014.1
	韩　强	男	1988.7	大专	医疗		2011.9	2011.9
	李　振	男	1989.7	研究生	医师		2016.7	2016.7

续表 6-2

科室	姓　名	性别	出生年月	文化程度	专业技术职务	行政职务	参加工作时间	入院时间
心内科一病区护理	李淑娟	女	1978.6	中专	主管护师	护士长	1999.4	1999.4
	周秀丽	女	1981.2	中专	主管护师	副护士长	2000.12	2000.12
	赵文辉	女	1982.8	中专	护师	副护士长	2002.2	2002.2
	周艳君	女	1982.5	大专	护师		2007.6	2007.6
	王洪宗	女	1980.2	中专	主管护师		2001.11	2001.11
	刘晓愿	女	1987.12	大专	护师		2011.9	2012.1
	周晓芹	女	1987.11	中专	护师		2006.3	2006.3
	李国伟	女	1988.8	大专	护师		2010.9	2011.4
	王晓敏	女	1989.1	中专	护士		2009.7	2010.11
	郑　欣	女	1990.4	大专	护士		2014.3	2014.3
	周文美	女	1990.2	大专	护士		2015.9	2015.9
心内科二病区医疗	尹忠民	男	1966.1	大专	主治医师	病区主任	1988.7	1988.7
	李卫红	女	1968.1	大学	主任医师	病区副主任	1991.7	1991.7
	郝晓臣	男	1978.1	大学	主治医师	病区副主任	2003.8	2003.8
	刘婷婷	女	1980.11	大学	主治医师	病区副主任	2005.8	2005.8
	刘玉财	男	1975.11	研究生	主治医师		1999.7	2011.9
	李汉涛	男	1983.7	大学	主治医师		2007.9	2007.9
	曹伟华	男	1986.1	研究生	医师		2014.8	2014.8
	林金龙	男	1988.10	大学	医师		2012.7	2013.2
	杜梓毓	男	1990.1	大学	医疗		2012.10	2012.10
心内科二病区护理	刘文霞	女	1978.1	中专	主管护师	护士长	1996.9	1996.9
	王爱莉	女	1981.12	中专	主管护师	副护士长	2002.7	2002.7
	刘元香	女	1984.6	大专	主管护师	副护士长	2006.7	2006.7
	吕菲菲	女	1987.1	中专	护师		2005.6	2005.6
	杜宁宁	女	1989.2	大专	护师		2010.7	2011.4
	殷倩倩	女	1987.9	中专	护师		2011.10	2012.1
	曹娜娜	女	1982.4	中专	护师		2009.12	2010.11
	王建梅	女	1988.8	大专	护师		2009.9	2010.11
	孙志梅	女	1989.11	中专	护师		2009.12	2010.11
	田　伟	女	1990.9	大专	护师		2011.4	2012.1
	冷晓丽	女	1991.8	大专	护师		2011.3	2012.1

续表 6-2

科室	姓　名	性别	出生年月	文化程度	专业技术职务	行政职务	参加工作时间	入院时间
	张艳妮	女	1987.7	中专	护师		2011.9	2012.1
	曹玉娇	女	1990.12	中专	护士		2015.9	2015.9
中西医结合科心血管病区医疗	韩庆亮	男	1977.1	大学	主治医师	病区主任	2001.1	2001.1
	李　杰	男	1987.2	研究生	主治医师		2011.10	2011.10
	李强强	男	1982.4	大学	主治医师		2009.9	2009.9
	张　杰	男	1986.1	大学	医师		2009.9	2012.10
	王晨云	女	1988.9	研究生	医师		2015.9	2015.9
	宿金英	男	1989.7	大学	医疗		2015.11	2015.11
	李明莉	女	1989.6	研究生	医师		2016.7	2016.7
中西医结合科心血管病区护理	孙记荣	女	1980.3	中专	主管护师	护士长	2000.12	2001.1
	李娜娜	女	1981.2	大专	护师		2004.11	2004.11
	郝晓晓	女	1985.10	大专	护师		2009.3	2010.11
	郭春辉	女	1987.5	大专	护师		2009.6	2010.11
	庄　莉	女	1989.2	大专	护师		2010.9	2011.6
	刘　婕	女	19887.7	大专	护师		2011.9	2012.1
	蔺洪松	女	1993.3	专科	护士		2014.9	2014.9
	刘承菊	女	1988.9	大专	护士		2012.2	2013.7
	生　敏	女	1991.12	大专	护士		2013.11	2014.3
	曹晓文	女	1990.2	大专	护师		2010.12	2011.4
呼吸内科一病区医疗	张永波	男	1970.7	大学	副主任医师	病区主任	1995.12	1995.12
	李沛臻	女	1979.5	大学	主治医师	病区副主任	2003.8	2003.8
	马新江	男	1982.4	大学	主治医师		2008.9	2008.9
	杨立丽	女	1986.7	大学	主治医师		2008.9	2008.9
	岳子云	男	1985.7	大学	主治医师		2009.9	2009.9
	尹钰涵	男	1988.6	大学	医师		2011.9	2011.9
	鞠文晓	女	1988.9	大学	医师		2012.10	2012.10
	郑爱玲	女	1990.7	研究生	医师		2016.7	2016.7
呼吸内科一病区护理	周玉娟	女	1976.12	中专	主管护师	护士长兼护理部副主任	1997.10	1997.10
	杨素红	女	1981.7	中专	主管护师	副护士长	2002.8	2003.12
	高夕凤	女	1988.3	大专	护师		2010.9	2011.4
	陈婷婷	女	1987.3	大专	护师		2008.12	2010.11

续表 6-2

科室	姓　名	性别	出生年月	文化程度	专业技术职务	行政职务	参加工作时间	入院时间
呼吸内科一病区护理	曹雪莲	女	1987.1	大专	护师		2011.9	2012.1
	于清红	女	1985.3	中专	护师		2008.2	2008.2
	辛海云	女	1990.8	中专	护士		2010.7	2011.4
	陈海红	女	1986.11	大专	护师		2011.9	2012.1
	曹友谊	女	80.12	中专	护士		2012.7	2013.7
	王艳梅	女	1988.11	中专	护士		2012.11	2013.12
	顾晓婷	女	1990.10	大专	护士		2012.6	2013.12
呼吸内科二病区医疗	郎益温	男	1968.1	大学	副主任医师	病区主任	1992.7	1992.7
	崔建英	女	1973.3	大学	副主任医师	病区副主任	1997.9	1997.9
	郑秀英	女	1979.6	大学	内科主治医师		2003.8	2003.8
	刘彦标	男	1980.2	大学	主治医师		2005.8	2005.8
	王桂丽	女	1988.1	研究生	医师		2013.7	2013.7
	王新洁	女	1984.4	大学	主治医师		2009.9	2009.9
	马金明	女	1986.11	大学	医师		2010.9	2010.9
	娄献力	男	1981.12	大学	医师		2007.9	2007.9
呼吸内科二病区护理	赵迎春	女	1976.5	中专	主管护师	护士长	1996.9	1996.9
	宿宝娥	女	1978.8	中专	主管护师	副护士长	1999.10	1999.10
	崔玉萍	女	1980.6	中专	主管护师		2002.1	2002.1
	赵丽霞	女	1980.12	中专	护师		2003.2	2003.2
	林静静	女	1986.9	中专	护师		2005.7	2005.7
	刘晓杰	女	1989.2	大专	护师		2011.4	2012.1
	曹永雪	女	1986.9	大专	护师		2006.7	2011.4
	耿欣欣	女	1990.2	大专	护师		2011.10	2012.1
	孙敏敏	女	1991.11	大专	护师		2012.7	2013.7
	江婷婷	女	1990.11	大专	护师		2012.3	2013.7
	鞠维新	女	1975.7	中专	护师		2013.11	2014.3
	李晓艳	女	1991.3	大专	护士		2015.9	2015.9
	王玉凤	女	1992.12	大专	护士		2013.11	2014 3
呼吸内科 ICU 病区护理	张萍	女	1980.6	大学	主管护师	护士长	2004.11	2004.11
	殷庆云	女	1985.1	大专	护师	副护士长	2007.10	2007.10
	孙秀霞	女	1981.8	中专	主管护师		2003.6	2003.6

续表 6-2

科室	姓　名	性别	出生年月	文化程度	专业技术职务	行政职务	参加工作时间	入院时间
呼吸内科 ICU 病区护理	周秀凤	女	1987.4	中专	护师		2006.6	2006.6
	陈明香	女	1987.10	大专	护师		2010.6	2012.1
	郑飞飞	女	1985.1	中专	护师		2005.8	2005.8
	李志杰	女	1988.5	大专	护师		2010.10	2011.4
	张　佳	女	1987.9	中专	护师		2009.2	2009.2
	徐　敏	女	1987.11	中专	护师		2008.10	2008.10
	郑　娜	女	1988.9	中专	护士		2010.1	2010.11
	崔艳雯	女	1987.7	中专	护师		2006.10	2006.10
	孙馨馨	女	1992.10	大专	护士		2012.4	2013.12
肾内科医疗	郎需和	男	1963.11	大学	副主任医师	主任兼血透室主任	1988.7	1988.7
	王增良	男	1977.12	大学	主治医师	副主任	2003.8	2003.8
	辛晓珺	女	1980.7	大学	主治医师		2004.11	2004.11
	牟春彩	女	1983.5	大学	主治医师		2007.9	2007.9
	韩国红	女	1987.12	大学	医师		2010.9	2010.9
	刘　宁	女	1985.4	大学	医师		2010.9	2010.9
肾内科、风湿免疫科护理	李丽霞	女	1979.9	中专	主管护师	护士长	1999.1	1999.1
	王光欣	女	1980.9	中专	护师	副护士长	2002.8	2002.8
	代夕芹	女	1986.12	大专	护师		2007.3	2007.3
	郭　杰	女	1982.9	中专	护师		2011.7	2012.2
	王金萍	女	1986.12	中专	护师		2005.8	2005.8
	刘晓静	女	1985.11	中专	护师		2011.10	2012.1
	杨　晓	女	1989.6	中专	护师		2009.2	2010.11
	姚蓬玉	女	1990.2	中专	护士		2010.10	2011.4
	江明华	女	87.7	中专	护士		2012.3	2013.7
	王凯华	女	1994.6	大专	护士		2015.9	2015.9
风湿免疫科	孙　琳	女	1965.10	大学	副主任医师	主任	1989.8	2002.9
	高　飞	男	1986.1	大专	医师		2008.9	2008.9
	郑春玲	女	1984.2	大学	医师		2010.9	2010.9
消化内科医疗	李学兴	男	1962.2	大学	主任医师	主任	1988.7	1988.7
	王风华	男	1972.9	大学	副主任医师	胃镜室主任兼副主任	1995.12	1995.12
	李全科	男	1978.8	大学	主治医师		2003.8	2003.8

续表 6-2

科室	姓　名	性别	出生年月	文化程度	专业技术职务	行政职务	参加工作时间	入院时间
消化内科医疗	李振芳	女	1971.12	大专	主治医师		1992.7	2005.1
	郭　霞	女	1983.11	大学	主治医师		2007.9	2007.9
	张培培	女	1986.8	大学	主治医师		2009.9	2009.9
	孙敬希	男	1985.9	大学	医师		2010.9	2010.9
	张玉香	女	1987.7	大学	医师		2011.9	2011.9
	田志伟	女	1987.9	大学	医师		2012.10	2012.10
	杜群群	男	1987.3	大学	医师		2011.9	2011.9
	吴江华	女	1989.1	研究生	医师		2016.8	2016.8
消化内科护理	都雯静	女	1971.12	中专	主管护师	护士长	1994.8	1996.10
	高　敏	女	75.9	中专	护师	副护士长	1996.3	1996.3
	李晓静	女	1982.8	大专	护师		2007.9	2007.9
	郑蓓蓓	女	1987.7	大专	护师		2011.10	2012.1
	周芳芳	女	1990.10	中专	护师		2009.9	2010.11
	王艳妮	女	1989.2	大学	护师		2012.7	2013.7
	王晓雪	女	1992.1	大专	护士		2012.9	2013.12
	赵超群	女	1988.1	大专	护士		2012.3	2013.12
	刘　文	女	1992.1	大专	护士		2012.7	2013.12
	杨赛赛	女	1990.2	大专	护士		2012.7	2013.12
	张维娟	女	1989.2	大专	护师		2013.11	2014.3
内分泌科医疗	常光宇	男	1964.5	大学	副主任医师	主任兼病区主任	1987.7	1987.12
	李华红	女	1974.11	大专	主治医师	病区副主任	1995.9	1995.9
	刘丽梅	女	1975.9	研究生	副主任医师	病区副主任	1998.10	2010.9
	宫爱芹	女	1960.11	大专	副主任医师		1976.12	1976.12
	刘敬妍	女	1981.5	大学	主治医师	团委书记	2004.11	2004.11
	高军铭	男	1982.10	大学	医师		2011.5	2011.5
	李　艳	女	1985.12	研究生	医师		2015.7	2015.7
内分泌科护理	韩晓丽	女	1974.9	中专	主管护师	护士长	1994.7	2005.1
	刘惠平	女	1982.1	大专	主管护师	副护士长	2002.12	2002.12
	杨　雪	女	1985.10	大专	护师		2005.9	2005.9
	田乐军	女	1984.1	大专	主管护师		2004.11	2004.11
	李　蓓	女	1986.2	大专	护师		2006.8	2006.8

续表 6-2

科室	姓　名	性别	出生年月	文化程度	专业技术职务	行政职务	参加工作时间	入院时间
内分泌科护理	朱龙伟	女	1988.12	中专	护师		2009.2	2009.2
	赵　娜	女	1988.10	中专	护师		2003.8	2013.3
	张黎明	女	1986.12	中专	护师		2010.10	2011.4
	赵雅捷	女	1991.8	大专	护士		2012.6	2013.12
	张继美	女	1985.1	中专	护士		2011.3	2012.1
神经内科一病区医疗	鞠作泉	男	1966.9	大学	主任医师	科主任兼病区主任	1991.7	1991.7
	李德全	男	1979.2	研究生	主治医师	病区副主任	2004.9	2011.7
	宋立华	女	1977.2	大专	主治医师		1998.1	2003.2
	李秀文	女	1979.9	大专	主治医师		2007.3	2007.3
	逄孝敬	男	1972.7	研究生	主治医师		1992.7	2011.7
	徐永婵	女	1983.10	大学	医师		2012.8	2013.2
	李萌生	女	1985.12	大学	医师		2008.9	2008.9
	杨　彬	女	1986.1	大学	医师		2009.9	2009.9
	夏春凤	女	1988.2	研究生	医师		2014.8	2014.8
神经内科一病区护理	徐海燕	女	1977.4	中专	主管护师	护士长	1995.8	1999.12
	刘妮娜	女	1981.2	中专	主管护师	副护士长	2001.12	2001.12
	张　静	女	1986.1	中专	护师		2005.7	2005.7
	郭春梅	女	1979.11	大专	主管护师		2003.12	2003.12
	赵淑贤	女	1987.8	中专	护师		2006.8	2006.8
	赵　璐	女	1988.2	大专	护师		2008.6	2008.6
	乔　洁	女	1980.7	大专	护师		2001.8	2011.6
	李　健	女	1990.7	大专	护师		2010.9	2011.4
	张晓兵	女	1988.12	大专	护师		2010.3	2010.11
	李　娜	女	1985.10	中专	护师		2005.7	2005.7
	苑晓艳	女	1987.2	大专	护师		2011.9	2012.1
	宋洋洋	女	1984.12	大专	护师		2013.11	2014.3
	李　敏	女	1986.4	中专	护士		2015.9	2015.9
	刘玉梅	女	1991.9	中专	护士		2015.9	2015.9
神经内科二病区医疗	孟晓彬	女	1966.5	大学	主任医师	病区主任	1991.7	1991.7
	王彦贞	女	1963.4	大专	副主任医师	病区副主任	1979.12	1979.12
	闫志远	男	1979.9	大学	主治医师		2005.9	2005.9

续表 6-2

科室	姓　名	性别	出生年月	文化程度	专业技术职务	行政职务	参加工作时间	入院时间
神经内科二病区医疗	李宝娟	女	1978.7	大学	主治医师		2005.8	2005.8
	高瑞丽	女	1982.8	研究生	主治医师		2011.8	2011.8
	罗　萍	女	1984.2	大学	医师		2008.11	2008.11
	王　冠	女	1985.3	大学	医师		2011.9	2011.9
	李贵阳	男	1987.8	研究生	医师		2014.9	2014.9
神经介入科内科病区医疗	胡希勇	男	1977.2	大学	主治医师	病区副主任	2001.12	2001.12
	李晓东	男	1984.5	大学	主治医师		2007.9	2007.9
	周蒙蒙	女	1990.4	研究生	医师		2016.7	2016.7
神经内科二病区护理	王凤霞	女	1976.9	中专	主管护师	护士长	1996.9	1996.9
	王新梅	女	1979.8	中专	主管护师	副护士长	2002.2	2003.12
	李海静	女	1985.1	大专	护师		2010.9	2011.4
	董　静	女	1984.2	中专	护师		2009.12	2010.11
	王建荣	女	1988.1	大专	护师		2010.5	2011.4
	李　慧	女	1987.3	大专	护师		2011.8	2012.1
	孙建香	女	1987.1	大专	护师		2010.3	2012.7
	张媛媛	女	1991.8	大专	护师		2010.11	2013.12
	张　慧	女	1990.1	中专	护士		2009.9	2012.1
	刘维静	女	1985.11	中专	护士		2009.10	2010.11
	韩凌云	女	1991.3	大专	护士		2014.3	2014.3
	李梦静	女	1991.7	大专	护士		2015.9	2015.9
	孟甜甜	女	1994.1	大专	护士		2015.9	2015.9
	邢　燕	女	1994.9	中专	护士		2015.9	2015.9
神经内科三病区医疗	郑树旺	男	1969.4	大学	副主任医师	病区主任	1995.12	1995.12
	宋立杰	女	1982.12	大学	主治医师		2007.9	2007.9
	胡晓娟	女	1983.10	研究生	主治医师		2011.8	2011.8
	刘　娜	女	1983.6	大学	主治医师		2007.9	2007.9
	李国杰	男	1984.6	大学	主治医师		2007.9	2007.9
	王晓菲	女	1985.9	大学	主治医师		2008.9	2008.9
	韩法红	女	1987.9	大学	医师		2010.9	2010.9
神经内科三病区护理	李玉梅	女	1981.5	中专	主管护师	护士长	1999.10	1999.10
	苑志艳	女	1982.1	中专	主管护师	副护士长	2006.3	2006.3

续表 6-2

科室	姓　名	性别	出生年月	文化程度	专业 技术职务	行政职务	参加 工作时间	入院时间
神经内科三病区护理	李一欣	女	1976.12	中专	护师	副护士长	1994.7	1994.7
	张晓英	女	1987.2	大专	护师		2008.12	2008.12
	李雪梅	女	1986.8	大专	护师		2011.9	2012.1
	庞倩楠	女	1985.11	中专	护师		2005.6	2005.6
	孙晓娜	女	1989.1	大专	护师		2010.7	2011.4
	曹永君	女	1989.10	中专	护师		2009.2	2010.11
	姜　琪	女	1988.7	中专	护师		2009.11	2010.11
	刘　欣	女	1987.4	中专	护士		2009.12	2010.11
	戴明华	女	1991.4	中专	护士		2011.10	2012.1
	代录燕	女	1990.12	中专	护士		2011.7	2012.1
	张　萌	女	1986.8	中专	护士		2013.11	2014.3
	王为为	女	1987.7	中专	护师		2013.11	2014.3
	张　萍	女	1991.6	中专	护士		2014.3	2014.3
眩晕病区	周文华	男	1974.10	大学	副主任医师	病区副主任	2000.12	2000.12
	孙　娜	女	1984.11	大学	主治医师		2007.9	2007.9
	刘伟泉	男	1962.8	大学	副主任医师		1986.7	2011.5
神经内科四病区医疗	李　华	男	1979.8	研究生	副主任医师	病区主任	2002.9	2010.7
	徐　蕾	女	1979.11	大学	主治医师	病区副主任	2002.8	2002.8
	宋曰礼	男	1959.9	大学	副主任医师		1982.6	1983.7
	杨国兰	女	1978.2	大学	主治医师		2004.11	2004.11
	吕秀娟	女	1981.3	大学	主治医师		2006.8	2006.8
	刘兆先	男	1983.3	大学	医师		2008.9	2008.9
	李福山	男	1986.2	大学	医师		2009.9	2009.9
神经内科四病区护理	程　华	女	1970.9	中专	主管护师	护士长	1990.7	1990.7
	刘新美	女	1978.7	中专	主管护师	副护士长	1999.7	2002.10
	孟祥玉	女	1980.3	中专	主管护师	副护士长	2001.12	2001.12
	马连芹	女	1979.11	大专	主管护师		2003.12	2003.12
	王　芳	女	1984.12	大专	护师		2008.3	2008.3
	李明玉	女	1987.4	大专	护师		2010.3	2010.11
	苏　娟	女	1987.1	中专	护师		2008.11	2008.11
	王海娜	女	1989.3	中专	护师		2009.12	2010.11

续表 6-2

科室	姓　名	性别	出生年月	文化程度	专业技术职务	行政职务	参加工作时间	入院时间
神经内科四病区护理	马凤玲	女	1989.7	中专	护师		2010.10	2011.4
	赵　莉	女	1989.10	大专	护师		2010.6	2012.1
	于丽花	女	1990.9	中专	护士		2011.10	2012.1
	李庆玲	女	1989.2	中专	护士		2013.11	2014.3
	于文杨	女	1987.9	中专	护师		2013.11	2014.3
	李东方	女	1991.9	中专	护士		2012.5	2014.3
	刘福霞	女	1990.1	大专	护师		2011.6	2013.12
神经内科五病区医疗	李庆华	男	1977.5	大学	副主任医师	病区主任	2001.9	2001.9
	王海霞	女	1977.1	大专	主治医师	病区副主任	1998.10	2003.7
	鞠　振	男	1980.5	大专	主治医师		2002.12	2002.12
	任晓珊	女	1986.3	大学	医师		2009.9	2009.9
	杨淑华	女	1986.6	研究生	主治医师		2011.8	2011.8
	陈仁玉	女	1985.2	研究生	医师		2013.7	2013.7
	葛　宁	男	1988.6	大专	医师		2011.2	2011.2
	郭晓玉	女	1992.5	大学	见习期		2016.8	2016.8
神经内科五病区护理	王国芹	女	1980.8	中专	主管护师	护士长	2001.12	2001.12
	曹晓艳	女	1982.4	中专	护师	副护士长	2003.12	2003.12
	周彦丽	女	1981.3	大专	主管护师	副护士长	2005.8	2005.8
	王玉红	女	1979.6	大专	护师		2005.6	2005.6
	王海娟	女	1985.5	大专	护师		2007.11	2007.11
	冯　洋	女	1988.6	中专	护师		2006.7	2006.7
	周玉兰	女	1987.12	中专	护师		2010.11	2011.4
	郭云霞	女	1986.8	大专	护师		2011.9	2012.1
	张玉玲	女	1987.3	大专	护师		2010.9	2011.4
	牛根红	女	1990.9	大专	护师		2011.7	2012.1
	陆　平	女	1988.5	大专	护师		2010.7	2011.4
	侯建英	女	1991.1	大专	护师		2014.3	2014.3
	辛双双	女	1991.9	大专	护士		2014.3	2014.3
	张媛媛	女	1991.10	大专	护士		2012.3	2013.12

续表 6-2

科室	姓　名	性别	出生年月	文化程度	专业技术职务	行政职务	参加工作时间	入院时间
中西医结合科中风病区医疗	王旭东	男	1977.1	中专	主治医师	病区主任	1997.10	1997.10
	韩爱云	女	1979.8	大学	主治医师		2006.8	2006.8
	褚新宇	男	1983.1	大学	主治医师		2007.9	2007.9
	于馨杰	女	1981.3	大学	主治医师		2006.2	2006.2
	王艳娟	女	1986.9	大学	医师		2010.9	2010.9
	郭杨杨	女	1988.9	大学	医师		2012.10	2012.10
	汤顺广	男	1981.1	大学	主治医师		2007.9	2007.9
	王　虹	女	1985.2	大学	主治医师		2007.9	2007.9
中西医结合科中风病区护理	李金倩	女	1981.11	大专	护师	护士长	1999.5	1999.5
	葛会霞	女	1988.4	中专	护师	副护士长	2007.7	2011.4
	夏清丽	女	1982.7	中专	护师		1999.12	2002.9
	王泉懿	女	1985.11	中专	护师		2009.9	2010.11
	刘倩倩	女	1990.5	中专	护师		2010.1	2010.11
	宿　靖	女	1984.5	中专	护士		2004.2	2004.2
	马晓燕	女	1985.10	中专	护师		2005.3	2005.3
	林秀彬	女	1986.8	大专	护士		2005.1	2010.11
	王　超	女	1989.5	中专	护士		2010.8	2011.4
	曹　杰	女	1987.5	大专	护士		2010.8	2012.1
	王巧云	女	1990.6	大专	护师		2013.11	2014.3
血液肿瘤内科医疗	王洪真	女	1965.2	大学	主任医师	科主任	1988.7	1988.7
	田　军	女	1969.5	中专	主治医师	副主任	1988.12	1991.1
	董广才	男	1976.9	大学	主治医师	副主任	1999.1	1999.1
	杨新山	男	1957.2	大学	副主任医师		1979.11	1983.7
	张德刚	男	1967.2	大专	医师		1992.11	1996.12
	赵萍萍	女	1980.2	大学	主治医师		2006.8	2006.8
	朱建凤	女	1983.1	大学	医师		2009.9	2009.9
	侯倩倩	女	1987.4	研究生	医师		2011.8	2011.8
	马春晖	男	1987.2	大学	医师		2009.9	2009.9
血液肿瘤内科护理	辛　荣	女	1970.6	大专	主管护师	护士长	1989.12	1999.12
	孟令花	女	1979.1	中专	主管护师	副护士长	1999.1	1999.1
	云军玲	女	1980.9	中专	主管护师		2002.10	2002.10

续表 6-2

科室	姓　名	性别	出生年月	文化程度	专业技术职务	行政职务	参加工作时间	入院时间
血液肿瘤内科护理	王晓洁	女	1990.4	大专	护师		2009.3	2010.11
	张杰杰	女	1989.2	大专	护师		2010.7	2011.4
	李甲甲	女	1984.1	中专	护师		2004.6	2004.6
	高圆圆	女	1988.6	中专	护士		2011.3	2012.1
	陈花玲	女	1975.7	中专	护师		2013.12	2014.3
	李凤香	女	1990.4	大专	护师		2011.7	2012.1
放疗肿瘤内科医疗	孙　宇	女	1980.2	研究生	主治医师	主任	2003.9	2010.7
	唐国永	男	1971.1	大专	主治医师	副主任	1995.9	1995.9
	楚彦升	男	1979.8	大学	主治医师		2006.7	2006.7
	郎晓东	男	1983.2	大学	医师		2008.9	2008.9
	王建成	男	1983.6	大学	主治医师		2010.10	2010.10
	刘　琳	女	1986.7	研究生	医师		2013.7	2013.7
放疗肿瘤内科护理	吕彦丽	女	1976.9	中专	主管护师	护士长	1996.9	1996.9
	孙秀玮	女	1974.5	大专	主管护师	副护士长	1993.9	2006.9
	金玉芳	女	1976.9	中专	主管护师		1997.10	2011.1
	刘炜炜	女	1982.5	中专	主管护师		2002.8	2003.12
	李　萍	女	1988.2	大专	护师		2010.9	2011.4
	杨园园	女	1981.12	大专	护师		2010.2	2010.11
	凌　超	女	1987.1	大专	护师		2010.9	2011.4
	李兆英	女	1988.2	大专	护师		2010.6	2010.11
	张文娟	女	1984.4	大专	护师		2012.7	2013.12
	禹宝梅	女	1986.12	中专	护士		2011.6	2013.12
保健科	郃俊荣	女	1963.12	大学	副主任护师	护士长	1983.7	1983.7
	郑丽丽	女	1984.9	中专	护师		2004.11	2004.11
普外科	田茂胜	男	1963.3	大学	副主任医师	科主任	1985.7	1985.7
	孟　刚	男	1969.1	大专	副主任医师	科副主任	1990.6	1992.12
胃肠肛肠外科病区医疗	王少山	男	1963.8	大学	主任医师	病区主任	1983.7	1989.2
	李现民	男	1975.9	大学	主治医师	病区副主任	1999.10	1999.10
	栾晓琳	男	1982.8	大学	主治医师	营养科主任	2006.9	2006.9
	马志强	男	1981.10	大学	主治医师		2007.9	2007.9
	孙连栋	男	1986.1	大学	主治医师		2009.9	2009.9

续表 6-2

科室	姓　名	性别	出生年月	文化程度	专业技术职务	行政职务	参加工作时间	入院时间
	周雷	男	1987.4	大学	医师		2010.9	2010.9
	李晓龙	男	1987.12	研究生	医师		2014.9	2014.9
	沈宝龙	男	1987.10	大学	医师		2011.9	2011.9
	王宝锋	男	1990.12	大学	见习期		2016.8	2016.8
肛肠外科病区护理	李永娟	女	1980.1	中专	主管护师	副护士长（主持）	2001.12	2001.12
	高　甜	女	1986.8	大专	护师		2006.7	2006.7
	徐　倩	女	1988.11	大专	护师		2010.9	2011.4
	孙美玲	女	1987.11	大专	护师		2008.10	2010.11
	梁　艳	女	1984.1	中专	护师		2005.6	2005.6
	刘　巍	女	1990.2	大专	护师		2011.9	2012.1
	陈洪超	女	1987.3	大专	护师		2010.7	2011.4
	韩　雪	女	1988.1	中专	护士		2011.9	2012.1
	华明娟	女	1990.8	中专	护士		2013.11	2014.3
	鞠丰如	女	1992.8	大专	护士		2012.2	2013.12
	王兰兰	女	1992.1	中专	护士		2012.8	2013.12
肝胆外科病区医疗	张日金	男	1971.1	大学	副主任医师	病区主任	1996.9	1996.9
	刘锡庆	男	1980.4	大学	主治医师	病区副主任	2004.11	2004.11
	王焕良	男	1964.1	大专	副主任医师		1988.7	1988.7
	周振	男	1985.10	大学	主治医师		2008.9	2009.9
	楚善斌	男	1983.5	大学	主治医师		2007.9	2007.9
	李　栋	男	1985.7	大学	医师		2010.9	2010.9
	李建文	男	1984.9	大学	医师		2009.9	2009.9
	刘瑞雪	男	1976.2	研究生	主治医师		2013.7	2013.7
肝胆外科病区护理	李建霞	女	1976.5	中专	副主任护师	护士长	1996.9	1996.9
	李卫芝	女	1980.3	中专	主管护师		2003.12	2003.12
	张爱华	女	1989.6	大专	护师		2010.8	2011.4
	张　萌	女	1991.11	大专	护师		2010.11	2011.4
	任　静	女	1990.8	大专	护师		2011.9	2012.1
	陈媛媛	女	1994.4	大专	护士		2015.9	2015.9
	鞠梦娇	女	1992	大专	护士		2013.8	2013.12
	辛丽丽	女	1990.6	中专	护士		2015.9	2015.9

续表 6-2

科室	姓　名	性别	出生年月	文化程度	专业技术职务	行政职务	参加工作时间	入院时间
胸心血管外科	王英明	男	1965.11	大学	主任医师	科主任	1990.7	1990.7
胸心血管外科一病区医疗	李献兵	男	1975.4	大学	副主任医师	病区主任	1998.1	1998.1
	张　波	男	1974.1	大专	主治医师	病区副主任	1990.12	1993.9
	袁　钰	男	1981.6	大学	主治医师		2004.12	2004.12
	肖林林	男	1987.6	研究生	医师		2013.7	2013.7
胸心血管外科二病区医疗	吕　岩	男	1974.9	大学	副主任医师	病区主任 兼医务科副主任	1999.10	1999.10
	王欣生	男	1976.1	大学	外科主治医师	病区副主任	2003.8	2003.8
	刘国龙	男	1989.1	大学	医师		2012.10	2012.10
	秦建涛	男	1991.9	大学	见习期		2016.8	2016.8
心血管外科病区医疗	苏坤雄	男	1979.11	大学	外科主治医师	病区副主任	2003.8	2003.8
	刘　成	男	1978.8	大学	副主任医师		2002.8	2002.8
	王　磊	男	1983.4	大学	主治医师		2007.9	2007.9
胸心血管外科护理	王志红	女	1975.10	中专	主管护师	护士长	1996.9	1996.9
	陈晓艳	女	1981.2	中专	主管护师	副护士长	2003.3	2003.3
	陈　雪	女	1985.11	大专	护师	副护士长	2006.5	2006.5
	韩赛赛	女	1988.8	中专	护师		2006.7	2006.7
	王文丽	女	1988.1	大专	护师		2009.8	2010.11
	韩　蕾	女	1990.3	大专	护师		2010.7	2011.4
	杨宗娟	女	1991.1	大专	护士		2014.9	2014.9
	孙秀林	女	1990.1	大专	护师		2011.7	2012.1
	李晓霞	女	1989.2	大专	护师		2011.7	2012.1
	凌亚军	女	1994.2	中专	护士		2013.6	2013.12
	许峰华	女	1988.11	大专	护师		2013.11	2014.3
	王维婷	女	1991.2	大专	护士		2012.6	2013.12
	王晓君	女	1993.3	大专	护士		2015.9	2015.9
泌尿小儿外科医疗	岳建华	男	1964.11	大专	副主任医师	科主任	1983.7	1983.7
	马忠堂	男	1967.1	大学	副主任医师	院长助理兼主任	1992.8	1992.8
	王光福	男	1970.9	大学	副主任医师	小儿外科主任	1996.11	1996.11
	李红光	男	1978.1	大学	外科主治医师	副主任	2003.8	2003.8
	李际涛	男	1982.12	大专	主治医师	副主任	2006.12	2007.1

续表 6-2

科室	姓　名	性别	出生年月	文化程度	专业技术职务	行政职务	参加工作时间	入院时间
泌尿小儿外科医疗	胡莹光	男	1983.11	大学	主治医师		2009.2	2009.2
	刘福晓	男	1985.1	大学	主治医师		2009.9	2009.9
	孙海鹰	女	1978.7	大学	主治医师		2001.7	2001.7
	李　磊	男	1986.12	大学	医师		2011.9	2011.9
	南　昕	男	1989.7	大学	医疗		2013.10	2013.10
烧伤科医疗	王志东	男	1976.1	大学	主治医师	主任	2001.10	2001.10
	马黎明	男	1967.1	大专	医师		1991.7	1991.7
	郑　鹏	男	1975.5	大专	医师		1992.12	2001.1
	苏靓靓	男	1986.4	大学	医师		2010.10	2010.10
泌尿小儿外科、烧伤科护理	王仲娟	女	1976.6	中专	主管护师	护士长	1996.9	1996.9
	李艳红	女	1976.12	中专	主管护师	副护士长	1996.5	1996.5
	张文娟	女	1979.1	中专	主管护师	副护士长	2002.2	2002.2
	王　雪	女	1983.8	大专	主管护师		2005.10	2005.10
	林春萍	女	1987.10	大专	护师		2009.9	2010.11
	王晓玲	女	1984.5	中专	护师		2003.4	2004.7
	张　娜	女	1991.4	中专	护士		2010.11	2011.4
	于巧巧	女	1988.4	中专	护士		2011.11	2012.2
	李　群	女	1989.9	中专	护士		2010.11	2012.1
	孙　雪	女	1989.7	大专	护师		2012.3	2013.12
甲状腺、乳腺外科病区医疗	鹿国俊	男	1971.11	大学	主任医师	病区主任	1998.10	1998.10
	崔海燕	女	1981.12	大学	主治医师	病区副主任	2007.9	2007.9
	潘铁民	男	1964.8	大专	副主任医师		1984.7	2003.6
	尹洪国	男	1983.3	大学	主治医师		2007.9	2007.9
	李国军	男	1978.6	研究生	主治医师		2005.9	2011.8
	游光栋	男	1983.10	大学	主治医师		2007.9	2007.9
	王玉铜	男	1989.1	大学	医师		2011.9	2011.9
甲状腺、乳腺外科病区护理	李玉丽	女	1972.9	中专	主管护师	护士长	1993.8	1996.6
	李青春	女	1977.7	大专	主管护师	副护士长	1999.11	1999.11
	周文君	女	1981.11	大专	护师		2005.11	2005.11
	张晓培	女	1988.8	大专	护师		2008.9	2008.9
	张希霞	女	1985.12	中专	护师		2005.6	2005.6

续表 6-2

科室	姓　名	性别	出生年月	文化程度	专业技术职务	行政职务	参加工作时间	入院时间
甲状腺、乳腺外科病区护理	高萌萌	女	1988.6	中专	护师		2011.3	2012.1
	韩晓静	女	1987.9	中专	护师		2010.11	2010.11
	陈婷婷	女	1990.12	中专	护士		2012.2	2013.12
	杜振凤	女	1972.12	中专	护师		1993.12	1993.12
骨科	田向群	男	1969.2	大学	副主任医师	科主任兼质管科主任、创伤骨科病区主任	1992.7	1992.7
	丁敬瑄	男	1970.2	大学	副主任医师	科副主任	1994.11	1994.11
	于　勇	男	1963.8	大学	主任医师	支部书记	1986.7	1986.7
创伤骨科病区医疗	袁延光	男	1980.2	大学	主治医师	病区副主任	2002.8	2002.8
	韩守江	男	1981.8	大学	主治医师	病区副主任	2005.8	2005.8
	都晓君	男	1981.1	大学	主治医师		2005.8	2005.8
	赵海波	男	1982.11	大学	主治医师		2005.8	2005.8
	李树旺	男	1980.2	大学	主治医师		2006.8	2006.8
	张汝森	男	1981.5	大学	主治医师		2007.9	2007.9
	王波涛	男	1982.10	大学	医师		2006.8	2006.8
	王越良	男	1987.4	研究生	医师		2012.8	2012.8
	李　伟	男	1986.7	研究生	医师		2013.7	2013.7
	王　健	男	1987.1	大学	医师		2011.9	2011.9
	刘明明	男	1986.10	大学	医师		2013.4	2014.2
	夏　凯	男	1985.10	大学	医疗		2009.11	2009.11
骨伤康复医疗	殷继宝	男	1983.2	大学	主治医师		2007.8	2007.8
	赵少波	男	1982.11	大学	主治医师		2006.8	2006.8
创伤骨科病区护理	刘庆艳	女	1973.11	中专	副主任护师	护士长	1993.8	1995.8
	刘海玲	女	1980.12	中专	主管护师	副护士长	2002.11	2003.12
	赵秀明	女	1981.8	大专	主管护师		2004.12	2004.12
	辛华荣	女	1986.4	中专	护师		2005.8	2005.8
	周慧祯	女	1985.11	中专	护师		2009.9	2010.11
	王国霞	女	1989.3	大专	护师		2010.12	2012.1
	刘　香	女	1989.7	中专	护师		2009.3	2010.11
	苑　檬	女	1989.9	大专	护师		2009.6	2010.11
	张佩佩	女	89.3	大专	护师		2012.4	2013.7

续表 6-2

科室	姓　名	性别	出生年月	文化程度	专业技术职务	行政职务	参加工作时间	入院时间
创伤骨科病区护理	韩雯雯	女	1989.1	大专	护士		2012.7	2013.12
	程祥梅	女	1994.7	中专	护士		2012.6	2013.12
	王云梅	女	1986.8	中专	护士		2013.11	2014.3
	孟　琳	女	1991.12	中专	护士		2010.12	2013.12
关节骨科病区医疗	郭建利	男	1973.2	大学	副主任医师	病区主任	1995.12	1995.12
	唐志良	男	1979.5	大学	外科主治医师	病区副主任	2003.8	2003.8
	陈　涛	男	1979.7	大学	外科主治医师		2003.8	2003.9
	杨世东	男	1982.9	大学	主治医师		2006.8	2006.8
	于振波	男	1982.3	大学	主治医师		2007.9	2007.9
	李　岩	男	1982.9	大学	主治医师		2007.9	2007.9
	刘　坤	男	1984.8	大学	医师		2009.9	2009.9
	冯海鹏	男	1987.1	大学	医师		2010.9	2010.9
	郭　强	男	1981.3	大专	医疗		2008.1	2013.2
关节骨科病区护理	王俊芳	女	1969.5	中专	主管护师	护士长	1988.7	1988.7
	王福梅	女	1973.12	中专	主管护师	副护士长	1993.10	1996.12
	臧全梅	女	1986.11	大专	护师		2006.5	2006.5
	李倩倩	女	1979.7	中专	主管护师		2001.12	2001.12
	王媛梅	女	1985.4	大学	主管护师		2007.8	2007.8
	张晓敏	女	1987.1	大专	护师		2008.8	2011.4
	姚同娟	女	1985.12	大专	护师		2009.5	2010.11
	韩　燕	女	1988.11	中专	护士		2008.7	2011.4
	李丛丛	女	1989.12	大专	护师		2011.4	2012.1
	郝　艳	女	1989.12	大专	护师		2012.8	2013.12
	王亚楠	女	1989.4	中专	护士		2010.8	2010.8
脊柱骨科病区医疗	赵志刚	男	1971.11	大学	副主任医师	病区主任	1997.10	1997.10
	孙献辉	男	1975.4	大专	主治医师	病区副主任	1990.12	1990.12
	韩卫东	男	1960.1	大专	副主任医师		1976.12	1979.12
	高　强	男	1980.2	大学	外科主治医师		2003.8	2003.8
	王进安	男	1985.4	大学	主治医师		2009.9	2009.9
	马玉超	男	1984.9	大专	主治医师		2005.8	2005.8
	李　敏	男	1984.12	大学	医师		2009.9	2009.9

续表 6-2

科室	姓　名	性别	出生年月	文化程度	专业技术职务	行政职务	参加工作时间	入院时间
脊柱骨科病区医疗	韩　乐	男	1986.1	大学	医师		2009.9	2009.9
	王　浩	男	1984.3	研究生	医师		2013.11	2013.11
	鹿东东	男	1989.8	研究生	医师		2016.7	2016.7
脊柱骨科病区护理	苏　湘	女	1978.12	中专	主管护师	护士长	1999.4	1999.4
	李秀芬	女	1975.12	中专	主管护师	副护士长	1996.9	1996.9
	殷良俊	女	1978.9	中专	主管护师		2000.12	2000.12
	安　娜	女	1979.12	中专	主管护师		2000.12	2000.12
	孙文文	女	1982.8	中专	护师		2005.7	2005.7
	李倩倩	女	1987.2	大专	护师		2007.7	2007.7
	韩　敏	女	1984.10	大专	主管护师		2006.4	2006.4
	刘晓梅	女	1981.8	中专	护师		2005.11	2005.11
	李梅花	女	1978.1	中专	护师		2010.12	2011.4
	张亚南	女	1986.3	中专	护师		2010.3	2010.11
	王　今	女	1992.3	大专	护士		2012.9	2013.12
神经外科	孙宏亮	男	1970.3	大专	主治医师	院长助理	1989.11	1989.11
神经外科一病区	孙桂好	男	1974.9	大学	主治医师	病区主任	1999.1	1999.1
	王海鹏	男	1980.12	大学	主治医师	病区副主任	2004.11	2004.11
	王慧涛	男	1977.9	大学	主治医师		2002.8	2002.8
	徐冰冰	男	1985.11	大学	主治医师		2008.9	2008.9
	李良武	男	1983.10	大学	主治医师		2008.9	2008.9
	沈江涌	男	1985.10	大学	医师		2009.9	2009.9
神经外科四病区	张焕芝	男	1971.4	大学	副主任医师	科副主任兼病区主任	1996.9	1996.9
	张跃强	男	1978.9	大学	副主任医师	病区副主任	2001.8	2001.8
	高　峰	男	1978.6	大学	外科主治医师	病区副主任	2002.8	2002.8
	刘慎重	男	1981.2	大学	主治医师		2006.8	2006.8
	楚晓华	男	1984.4	大学	主治医师		2007.9	2007.9
	孙明堂	男	1983.11	大学	主治医师		2007.9	2007.9
	董海海	男	1986.10	研究生	医师		2013.7	2013.7
神经外一、四科护理	黄元坤	女	1977.2	中专	主管护师	护士长	1997.10	1997.10
	刘娟	女	1981.2	中专	主管护师	副护士长	2000.12	2000.12

续表 6-2

科室	姓　名	性别	出生年月	文化程度	专业技术职务	行政职务	参加工作时间	入院时间
神经外一、四科护理	王宗欣	女	1984.11	中专	护师	副护士长	2005.7	2005.7
	魏海丽	女	1982.9	大专	主管护师		2006.5	2006.5
	李晓华	女	1987.2	大专	护师		2011.9	2012.1
	李　平	女	1987.10	大专	护师		2008.2	2008.2
	王森森	女	1989.1	中专	护师		2010.1	2010.11
	吴晓燕	女	90.12	大专	护师		2011.4	2012.1
	刘　娜	女	1989.3	大专	护师		2011.4	2012.1
	王　旭	女	1988.12	大专	护师		2013.11	2014.3
	邹丽娟	女	1990.8	大专	护士		2014.3	2014.3
	王楠楠	女	1990.5	大专	护士		2014.3	2014.3
神经外科二病区	孟凡军	男	1965.12	大学	主任医师	科主任兼病区主任	1991.7	1991.7
	薛　伟	男	1980.2	大学	主治医师	病区副主任	2004.11	2004.11
	徐晓胜	男	1980.9	大学	主治医师		2004.12	2004.12
	吴建华	男	1984.2	大学	主治医师		2007.9	2007.9
	王　勇	男	1984.3	大学	主治医师		2008.9	2008.9
	刘忠坤	男	1985.3	研究生	医师		2012.8	2012.8
	韩尚辰	男	1987.5	研究生	医师		2016.9	2016.9
神经外科三病区医疗	黄韶华	男	1968.3	大学	主任医师	病区主任	1993.9	1993.9
	辛海滨	男	1979.8	大学	主治医师	病区副主任	2004.11	2004.11
	梁俊君	男	1977.6	大学	副主任医师		2001.1	2001.9
	张进武	男	1982.1	大学	主治医师		2009.9	2009.9
	吕廷明	男	1982.4	大学	主治医师		2007.9	2007.9
	李　玉	男	1986.8	大学	医师		2009.9	2009.9
	马永超	男	1983.10	研究生	医师		2012.8	2012.8
	李国强	男	1985.9	大学	医师		2009.9	2009.9
神经外二、三科护理	曹丽丽	女	1980.2	中专	主管护师	护士长	1999.10	1999.10
	李　萍	女	1980.1	大专	主管护师	副护士长	2004.1	2004.1
	潘丽杰	女	1982.5	大专	护师		2006.10	2006.10
	李海娟	女	1986.1	中专	护师		2006.9	2006.9
	刘国龙	女	1988.8	大专	护师		2010.7	2011.4
	王晓晓	女	1989.11	大专	护师		2010.7	2011.4

续表 6-2

科室	姓　名	性别	出生年月	文化程度	专业技术职务	行政职务	参加工作时间	入院时间
神经外二、三科护理	孙桂兴	女	1990.4	中专	护师		2009.9	2010.11
	张鑫鑫	女	1991.7	大专	护士		2012.6	2013.12
	王小林	女	1990.3	大专	护士		2012.7	2013.12
	高淑英	女	1984.10	中专	护士		2015.9	2015.9
	陈　静	女	1990.1	中专	护士		2013.11	2014.3
	吴晓梅	女	1986.6	中专	护师		2010.9	2011.4
重症医学科（南区）医疗	曹学成	男	1971.1	大学	副主任医师	主任	1997.10	1997.10
	高树霞	女	1977.7	大专	主治医师	副主任	1996.12	2002.2
	王文森	男	1983.7	大学	主治医师		2007.9	2007.9
	张建才	男	1985.4	大学	医师		2009.9	2009.9
	王海涛	男	1984.3	大学	主治医师		2008.9	2008.9
	吕光军	男	1990.11	大学	医师		2014.9	2014.9
	朱国舜	男	1985.11	大学	医师		2010.9	2010.9
	金春武	男	1986.2	大学	医师		2009.7	2009.7
	张聪志	男	1987.7	大学	医师		2010.10	2010.10
重症医学科护理	刘晓珍	女	1980.1	中专	主管护师	副护士长（主持）	2000.12	2000.12
	李爱花	女	1977.3	中专	主管护师	副护士长	1996.10	1996.10
	李　珍	女	1988.8	大专	主管护师		2005.4	2005.4
	周晓君	女	1985.7	大专	护师		2008.3	2008.3
	王燕燕	女	1986.6	大专	护师		2007.8	2010.11
	周晓艳	女	1984.10	中专	护师		2004.12	2004.12
	张雪惠	女	1985.12	中专	护师		2005.5	2005.5
	刘红杰	女	1985.11	中专	护师		2006.7	2006.7
	王洪云	女	1989.9	中专	护士		2010.7	2011.4
	常兰霞	女	91.11	中专	护士		2010.10	2012.1
	王海云	女	1989.8	中专	护士		2010.7	2012.1
	李晓丽	女	1992.8	大专	护士		2015.9	2015.9
妇科	王礼华	女	1964.9	大专	副主任医师	院长助理兼科主任	1984.12	1984.12
妇科门诊	辛保春	女	1963.9	大学	主任医师		1988.7	1991.7
	王　晓	女	1984.7	大学	主治医师		2008.9	2008.9
	刘　帅	女	1985.6	研究生	主治医师		2011.8	2011.8

续表 6-2

科室	姓　名	性别	出生年月	文化程度	专业技术职务	行政职务	参加工作时间	入院时间
妇科一病区	潘洪国	男	1970.12	大学	副主任医师	病区主任	1997.10	2002.11
	邢瑞生	男	1978.10	大学	主治医师	病区副主任	2002.9	2002.9
	游莲莲	女	1981.5	大学	主治医师		2005.8	2005.8
	刘珍珍	女	1982.4	大学	主治医师		2007.9	2007.9
	张晓芳	女	1985.11	大学	医师		2010.7	2014.7
	李来霞	女	1987.5	大学	医师		2011.9	2011.9
	李安娜	女	1991.9	大学	见习期		2016.8	2016.8
	尹笑倩	女	1991.11	大学	医疗		2016.8	2016.8
妇科二病区医疗	杨丽华	女	1976.7	大学	副主任医师	科副主任兼病区主任	2002.3	2002.3
	张雪梅	女	1982.7	大学	主治医师	病区副主任	2006.8	2006.8
	王国宁	女	1984.8	研究生	医师		2011.8	2011.8
	张　超	男	1990.5	大学	无证		2014.9	2014.9
	董　晋	男	1991.1	大学	医疗		2016.8	2016.8
妇科护理	韩旭萍	女	1976.12	中专	副主任护师	护士长	1997.10	1997.10
	孙业英	女	1981.9	中专	主管护师	副护士长	2009.9	2009.9
	楚翠玉	女	1978.1	大专	护师		2002.12	2002.12
	王文娟	女	1984.4	大专	主管护师		2006.12	2006.12
	张满红	女	1981.10	中专	主管护师		2004.1	2004.1
	唐志敏	女	1984.12	大专	护师		2005.7	2005.7
	刘　芹	女	1980.8	中专	护师		2002.1	2002.1
	杨　娜	女	1985.8	大专	护师		2008.9	2010.11
	李　英	女	1987.8	中专	护士		2009.9	2010.10
	赵小立	女	1990.2	中专	护士		2009.11	2011.4
	崔晴晴	女	1991.10	大专	护士		2012.3	2013.12
	王　娟	女	1992.2	中专	护士		2012.7	2013.12
	李心怡	女	1989.11	大专	护士		2014.3	2014.3
产科温馨病区医疗	韩　伟	女	1968.9	中专	副主任医师	科主任兼病区主任	1983.12	1988.7
	徐爱蓉	女	1980.5	大学	主治医师	病区副主任	2004.12	2004.12
	周颖新	女	1972.7	中专	主管助产师		1992.7	2002.4
	胡焕枝	女	1982.4	大学	主治医师		2006.8	2006.8
	张丽娜	女	1988.4	大学	医师		2012.10	2012.10

续表 6-2

科室	姓　名	性别	出生年月	文化程度	专业 技术职务	行政职务	参加 工作时间	入院时间
产科温馨病区医疗	王　鑫	女	1991.7	大学	医师		2014.9	2014.9
	刘平平	女	1990.2	大学	医疗		2015.9	2015.9
	孙龙云	女	1989.8	大学	医疗		2014.9	2014.9
	田　原	女	1990.1	大学	医师		2014.9	2014.9
	徐文杰	女	1992.2	大学	医疗		2016.8	2016.8
	刘　燕	女	1990.7	大学	见习期		2016.8	2016.8
产科温馨病区护理	李园园	女	1980.1	大专	主管护师	护士长	2002.12	2002.12
	张丽娟	女	1983.4	中专	主管护师		2001.12	2001.12
	王春凤	女	1986.8	大专	护师		2007.5	2007.5
	逄　健	女	1980.3	中专	护师		2002.10	2002.10
	李　倩	女	1990.11	大专	护师		2010.8	2011.4
	曹晓阳	女	1989.2	大专	护师		2011.9	2012.7
	王姗姗	女	1986.8	中专	护师		2005.7	2015.3
	宿淑红	女	1987.4	大专	护师		2015.9	2015.9
	吴建勋	女	1979.5	中专	护师		2007.10	2011.6
	刘　萍	女	1988.2	中专	护士		2011.7	2012.1
产科一病区医疗	孙　倩	女	1964.12	大专	主治医师	病区主任兼支书	1981.12	1981.12
	孙会玲	女	1973.2	大专	主治医师		1992.7	2004.3
	张翠萍	女	1981.4	大学	主治医师		2005.8	2005.8
	方笑白	女	1984.12	大学	医师		2007.10	2007.10
	焦　娜	女	1990.2	大学	医师		2014.9	2014.9
	于丽丽	女	1987.1	大学	医师		2015.9	2015.9
	贾　敏	女	1990.9	大学	医疗		2015.8	2015.8
	王长燕	女	1990.1	大学	见习期		2016.8	2016.8
	王国明	男	1990.8	大学	见习期		2016.8	2016.8
产科一病区护理	孙立兰	女	1974.7	中专	主管护师	护士长	1996.12	1996.12
	唐　艳	女	1982.10	大专	护师	副护士长	2003.3	2003.3
	王晓君	女	1985.1	大专	主管护师	副护士长	2006.6	2007.12
	张玮玮	女	1982.12	大专	护师		2005.10	2007.10
	王珊珊	女	1987.4	大专	护师		2009.7	2010.11
	韩少菊	女	1988.11	中专	护师		2011.9	2012.1

续表 6-2

科室	姓　名	性别	出生年月	文化程度	专业技术职务	行政职务	参加工作时间	入院时间
产科一病区护理	王艳妮	女	1989.2	中专	护士		2012.6	2013.7
	裴　瑶	女	1992.3	大专	护士		2015.9	2015.9
	王静静	女	1989.4	大专	护师		2013.10	2013.10
	孟庆华	女	1979.2	中专	护师		2013.11	2014.3
产科二病区医疗	刘玉华	女	1973.8	大学	副主任医师	病区主任	1997.10	1997.10
	房新冰	女	1979.1	大学	主治医师	病区副主任	2003.8	2003.8
	王丽华	女	1983.2	大学	主治医师		2006.8	2006.8
	李梅娟	女	1989.7	大学	医师		2014.9	2014.9
	江伟华	男	1990.12	大学	医疗		2015.8	2015.8
	苑春伟	女	1984.4	大学	医师		2007.9	2007.9
	郑其梅	女	1976.6	中专	主治医师		2000.9	2015.3
	沈甜甜	女	1990.1	大学	医疗		2014.9	2014.9
	丁树伟	男	1991.3	大学	医疗		2015.11	2015.11
产科二病区护理	马美娟	女	1984.1	中专	护师	副护士长（主持）	2004.12	2004.12
	韩　瑛	女	1973.2	大专	副主任护师	副护士长	1991.7	1995.7
	金文媛	女	1979.12	大专	主管护师	副护士长	2003.3	2003.3
	郑娟娟	女	1984.10	大专	主管护师		2005.7	2005.7
	张培珍	女	1981.3	中专	护师		2003.3	2003.3
	吴保霞	女	1986.12	大专	护师		2009.7	2010.11
	韩嘉嘉	女	1991.3	中专	护师		2010.1	2010.11
	王瑶瑶	女	1991.3	大专	护师		2011.9	2012.7
	赵娟娟	女	1988.10	大专	护师		2011.9	2012.1
	周　艳	女	1989.3	大专	护士		2012.10	2012.10
产房	张秀荣	女	1969.10	大专	副主任护师	护士长	1988.12	1988.12
	王国玲	女	1980.6	中专	主管护师	副护士长	2000.12	2000.12
	李　婷	女	1982.3	中专	主管护师	副护士长	2001.12	2001.12
	刘瑞艳	女	1971.10	大专	妇产主治医师		1992.8	2009.2
	刘振香	女	1975.7	中专	妇幼医师		1994.7	2006.2
	陈秀洁	女	1982.6	中专	主管护师		2003.12	2004.2
	李慧兰	女	1985.1	中专	主管护师		2005.8	2005.8
	刘蒙蒙	女	1987.10	大专	助产师		2009.9	2010.11

续表 6-2

科室	姓　名	性别	出生年月	文化程度	专业技术职务	行政职务	参加工作时间	入院时间
产房	徐润萍	女	1984.1	大专	医师		2007.4	2007.4
	刘　健	女	1987.7	中专	护师		2006.2	2006.2
	任洪芹	女	1988.2	大专	护师		2010.1	2010.11
	马治华	女	1989.10	大专	护师		2011.7	2012.1
	张君蕾	女	1990.4	大专	护师		2011.9	2012.1
	赵明明	女	1989.12	中专	护师		2006.7	2006.7
	孙晓敏	女	1989.11	大专			2016.1	2016.1
母婴保健科医疗	程　霞	女	1963.10	大专	主任护师	主任兼宣教部主任	1979.12	1979.12
	齐玉玲	女	1979.11	中专	主治医师	副主任	1999.10	1999.10
	李帅帅	女	1986.4	大学	主治医师		2009.9	2009.9
	姜燕妮	女	1979.11	大专	主治医师		2005.7	2008.12
	张桂萍	女	1984.1	大学	主治医师		2007.9	2007.9
	刘　娟	女	1978.4	中专	医师		1999.8	2015.3
	刘　娜	女	1979.7	高中	医师		2005.12	2015.8
母婴保健科护理	苏亚萍	女	1988.11	中专	护师	副护士长	2006.7	2006.7
	辛娟娟	女	1981.4	中专	护师		2002.7	2002.7
	苏军风	女	1987.9	大专	护师		2008.1	2010.11
	王金萍	女	1986.12	中专	护师		2005.8	2005.8
	孟琳琳	女	1988.8	大专	护师		2007.12	2007.12
	李淑臻	女	1987.10	大专	护师		2009.5	2010.11
	王玉玲	女	1988.1	大专	护师		2010.11	2011.4
	王苗苗	女	1990.11	大专	护士		2013.10	2013.10
	惠杰杰	女	1989.9	中专	护师		2008.8	2010.11
	臧　帅	女	1989.8	中专	护师		2011.1	2011.4
	张海芳	女	1989.11	大专	护师		2010.11	2012.1
	代雪娇	女	1988.1	中专	护师		2009.3	2010.11
	刘　娜	女	1979.4	大专	护师		2013.11	2013.11
	辛　颖	女	1991.11	大专	护师		2012.4	2013.12
	崔园园	女	1988.7	中专	护士		2010.6	2013.12
	王　静	女	1989.2	大专	护士		2012.3	2013.7
	周晓辉	女	1992.10	大专	护士		2012.8	2013.12

续表 6-2

科室	姓　名	性别	出生年月	文化程度	专业技术职务	行政职务	参加工作时间	入院时间
	潘文文	女	1982.3	初中	高级工		2002.7	2002.7
南区急诊科医疗	刘晓波	男	1970.7	大学	副主任医师	主任	1993.9	1993.9
	王　勇	男	1973.11	大专	主治医师	副主任	1996.7	2004.11
	马素美	女	1962.1	大专	副主任医师		1983.7	1987.11
	王　虎	男	1984.9	大专	医师		2006.8	2006.8
	刘　杜	男	1983.11	大学	医师		2009.9	2009.9
	李子龙	男	1988.3	大学	医师		2011.9	2011.9
	王志刚	男	1987.7	大学	医师		2011.9	2011.9
	孙洪军	男	1988.9	大学	医师		2012.10	2012.10
	于庆波	男	1984.12	大学	主治医师		2007.7	2016.6
	赵丽丽	女	1982.4	大学	主治医师		2005.8	2005.8
北区急诊医疗	高　丽	女	1979.6	大学	主治医师	主任兼公卫科主任	2004.12	2004.12
	孙进锋	男	1971.4	大学	主治医师	副主任	1993.7	2007.3
	别永江	男	1965.1	大学	副主任医师	支部书记	1987.7	1994.12
	王萌萌	女	1987.10	大学	医师		2012.10	2012.10
	王海波	男	1986.7	大学	医师		2011.9	2011.9
	孟　强	男	1987.6	大学	医师		2012.10	2012.10
	徐　磊	男	1985.6	大学	医师		2009.9	2009.9
	张泽文	男	1984.7	大学	医师		2008.9	2008.9
	王　亮	男	1983.2	大学	主治医师		2007.9	2007.9
	王　晋	男	1989.6	大学	医师		2013.10	2013.10
	马　军	男	1988.10	大学	医师		2012.10	2012.10
	马晓阳	男	1990.3	大学	医师		2012.10	2012.10
	苑金胜	男	1981.2	大学	医师		2008.9	2008.9
急诊科护理	郭海燕	女	1977.4	中专	主管护师	护士长	1996.12	2000.10
	李　霞	女	1976.1	中专	主管护师	副护士长	1995.5	1995.5
	凌　娜	女	1981.6	中专	护师		2002.4	2002.4
	牟笑玫	女	1985.4	大专	主管护师		2006.8	2006.8
	颜秀红	女	1988.8	大专	护师		2009.10	2010.11
	王玉菊	女	1989.8	大专	护师		2010.8	2011.4
	任振丽	女	1985.10	中专	护师		2005.7	2005.7

续表 6-2

科室	姓　名	性别	出生年月	文化程度	专业 技术职务	行政职务	参加 工作时间	入院时间
急诊科护理	李红敏	女	1990.11	中专	护师		2009.7	2010.11
	曹玉峰	男	1987.7	大专	护士		2011.11	2012.1
	郭宗富	男	1989.10	中专	护士		2011.7	2012.1
	郑立娟	女	1988.5	中专	护士		2008.3	2011.4
	林丽娜	女	1992.1	中专	护士		2014.3	2014.3
	刘苗苗	女	1989.4	大专	护师		2009.6	2010.11
	徐瑞杰	女	1978.2	中专	高级工		2010.4	2010.4
	李　静	女	1980.6	大专	护师		1999.3	1999.3
急诊院前医疗	王　伟	男	1981.10	大专	主治医师		2004.9	2008.12
	毛德强	男	1975.6	中专	医师		1998.3	1998.3
	江　勇	男	1977.6	大学	医师		2002.5	2002.5
	曹建新	男	1981.2	大学	医疗		2000.6	2000.6
	孟　建	男	1988.6	大学	医师		2011.9	2011.9
	王文华	男	1983.8	大学	医师		2010.9	2010.9
	楚云华	男	1988.1	大学	医师		2012.9	2013.2
	曹国栋	男	1988.9	大学	医师		2012.10	2012.10
	李晨鹏	男	1984.5	大学	医师		2009.9	2009.9
	焦会明	男	1989.1	大学	医师		2012.10	2012.10
急诊院前护理	朱金梅	女	1979.11	大学	主管护师	副护士长	2002.4	2002.4
	孙瑞秀	女	1965.10	高中	护师		1987.1	1987.1
	劳富伟	女	1975.3	高中	高级工		2008.12	2008.12
	宋小雪	女	1974.11	中专	护师		1999.1	1999.1
	李伟华	男	1990.9	中专	护士		2013.7	2013.7
	韩海建	女	1987.8	大专	护士		2015.9	2015.9
	郭桂秋	女	1987.1	大学	护师		2013.11	2014.3
	牟璐芳	女	1987.7	中专	护士		2013.11	2014.3
急诊车队	辛致伟	男	1971.1	中专	技师	队长	1990.10	2006.3
	王继学	男	1960.8	高中	高级工		1979.10	1992.10
	李汝田	男	1963.7	高中	技师		1982.10	1996.10
	马早立	男	1979.11	高中	技师		1997.12	2005.3
	张志顺	男	1980.2	大专	技师		2001.9	2001.9

续表 6-2

科室	姓　名	性别	出生年月	文化程度	专业技术职务	行政职务	参加工作时间	入院时间
急诊车队	李建军	男	1965.4	高中	技师		2005.1	2005.1
	王寿法	男	1965.12	高中	技师		2002.8	2002.8
	杨德国	男	1978.2	初中	技师		1999.3	1999.3
	鞠振文	男	1970.10	大专	技师		1990.12	2002.12
	任洪东	男	1964.7	高中	技师		1996.3	1996.3
	罗振元	男	1964.12	初中	技师		1998.9	1998.9
	马大伟	男	1985.8	中专	技师		2012.2	2012.2
	徐金全	男	1968.8	初中	技师		1986.10	2011.12
	刘文忠	男	1966.3	高中	技师		1984.10	2000.1
	刘光选	男	1969.3	初中	技师		1999.3	1999.3
	张瑞刚	男	1972.5	中专	高级工		2011.9	2011.9
	陈国明	男	1971.3	初中	初级工		2014.11	2014.11
	韩福伟	男	1985.10	中专	高级工		2015.5	2015.5
	孙刘义	男	1977.3	初中	高级工		1994.6	2015.10
	都　凯	男	1987.6	中专	司机		2016.2	2006.6
重症医学科（北区）医疗	王　俊	男	1977.11	大学	主治医师	主任兼院感科主任	2002.8	2002.8
	姚炳相	男	1988.6	大学	医师		2013.10	2013.10
	孙　旭	男	1991.3	大学	医师		2013.10	2013.10
	张学智	男	1984.12	大学	主治医师		2010.9	2010.9
	王洪涛	男	1987.12	大学	医师		2011.9	2011.9
	李玉华	女	1988.2	大学	医师		2012.10	2012.10
重症医学科（北区）护理	王子乐	男	1979.6	大学	主管护师	护士长	2002.12	2002.12
	张庆娟	女	1982.8	中专	主管护师		2003.4	2003.4
	鞠　颖	女	1989.1	大专	护师		2008.3	2008.3
	迟文文	女	1987.12	大专	护师		2010.5	2010.11
	王　芳	女	1988.8	大专	护师		2011.4	2012.2
	罗金丽	女	1991.2	大专	护师		2011.2	2011.6
	王　丹	女	1990.09	中专	护士		2015.9	2015.9
麻醉一科	刘瑞全	男	1977.6	大学	主治医师	主任	2001.8	2001.8
	马鹏举	男	1979.4	大学	主治医师	副主任	2003.8	2003.8
	李永安	男	1959.2	大专	主治医师		1978.3	1981.11

续表 6-2

科室	姓　名	性别	出生年月	文化程度	专业技术职务	行政职务	参加工作时间	入院时间
麻醉一科	王爱华	女	1971.12	大专	麻醉士		1991.8	1991.8
	刘雪云	女	1980.2	大专	主治医师		2005.7	2005.7
	汤秀玲	女	1986.1	大学	医师		2010.9	2010.9
	李秀倩	女	1986.11	大学	医师		2011.9	2011.9
	郑永凤	男	1985.8	大学	主治医师		2010.9	2010.9
	王国锋	男	1983.5	大学	主治医师		2012.1	2012.1
	李增华	男	1982.9	大学	麻醉医师		2007.9	2007.9
	楚大伟	男	1986.1	大学	主治医师		2010.9	2010.9
	李景花	女	1983	大学	主治医师		2006.8	2006.8
	王晓丽	女	1988.8	大学	医师		2013.10	2013.10
	陈宗正	男	1990.3	大专	医疗		2011.9	2011.9
	麻倩倩	女	1988.12	大学	医师		2014.9	2014.9
	王　卓	女	1992.1	大学	见习期		2016.8	2016.8
	郑金英	女	1989.5	大学	见习期		2013.8	2016.9
东手术室	张素芳	女	1977.8	中专	主管护师	护士长	1997.10	1997.10
	陈淑英	女	1980.4	中专	主管护师	副护士长	2000.12	2000.12
	都炳霞	女	1981.5	中专	主管护师	副护士长	2000.12	2000.12
	王海梅	女	1971.6	中专	主管护师		1996.12	1996.12
	薛　妮	女	1981.7	中专	护师		2002.7	2002.7
	曹贯丽	女	1979.7	中专	护师		1998.2	1998.2
	刘　萍	女	1981.11	大专	主管护师		2004.12	2004.12
	周秀芹	女	1967.3	中专	主管护师		1991.3	1996.3
	张金梅	女	1974.1	中专	护师		1996.5	1996.5
	李珊珊	女	1983.6	大专	主管护师		2001.11	2001.11
	苏密密	女	1983.12	中专	护师		2001.11	2001.11
	曹永婧	女	1980.9	大专	主管护师		2005.2	2005.2
	马晓红	女	1985.8	大专	护师		2007.4	2007.4
	孙军霞	女	1986.5	中专	护师		2005.6	2005.6
	刘晓芹	女	1986.8	中专	护师		2005.8	2005.8
	丁　婷	女	1983.2	大专	护师		2013.1	2013.12
	宿明波	男	1987.12	中专	护师		2006.12	2006.12

续表 6-2

科室	姓　名	性别	出生年月	文化程度	专业技术职务	行政职务	参加工作时间	入院时间
东手术室	王　询	男	1982.1	大专	主管护师		2004.12	2004.12
	唐晓华	女	1987.10	中专	护师		2005.6	2010.11
	李金霞	女	1988.3	中专	护师		2008.6	2008.6
	栾青霞	女	1987.9	中专	护师		2007.5	2007.5
	张凤莲	女	1977.12	大专	主管护师		2005.4	2005.4
	王维娜	女	1985.11	中专	护师		2006.10	2006.10
	郑　华	女	1989.8	中专	护师		2007.8	2010.11
	董爱玲	女	1986.10	中专	护师		2009.9	2010.11
	赵　霞	女	1986.8	大专	护师		2010.10	2011.4
	徐森森	男	1987.11	大专	护师		2011.6	2012.1
	苑晓丽	女	1989.7	中专	护师		2010.7	2011.4
	陈增荣	男	1988.7	大专	护士		2014.3	2014.3
	杜　朝	男	1989.3	大专	护士		2014.3	2014.3
	李爱惠	女	1991.2	大专	护师		2012.2	2013.12
	陈焕起	男	1989.11	大专	护师		2012.3	2013.12
	李静静	女	1989.11	大专	护士		2012.6	2013.12
	刘世香	女	1987.10	中专	护师		2006.6	2015.3
	辛丽娟	女	1978.9	中专	主管护师		1999.4	1999.4
麻醉二科	娄文祥	男	1974.2	大专	副主任医师	主任	1990.12	1994.10
	王艳萍	女	1969.7	大专	主治医师	副主任	1988.12	1990.3
	徐德玲	女	1967.1	大专	主治医师		1987.12	1989.9
	张兴花	女	1977.4	大学	主治医师		2003.8	2003.8
	杨振忠	男	1977.8	大专	主治医师		2002.8	2002.8
	李玉春	女	1979.3	中专	主治医师		2000.12	2000.12
	于新琦	男	1980.11	大学	主治医师		2006.8	2006.8
	高黎明	男	1987.1	大学	医疗		2011.7	2011.7
	胡明安	男	1980.1	大学	主治医师		2006.8	2006.8
	赵洪昌	男	1987.12	大学	医师		2015.2	2015.2
	尹元桂	女	1976.7	中专	主管护师		1996.12	1996.12
西手术室	李建华	女	1970.5	中专	副主任护师	护士长	1990.7	1995.8
	王丽丽	女	1981.1	大专	护师		2003.12	2003.12

续表 6-2

科室	姓　名	性别	出生年月	文化程度	专业技术职务	行政职务	参加工作时间	入院时间
西手术室	刘　雪	女	1985.10	中专	主管护师		2004.3	2006.7
	楚向东	女	1988.4	大专	护师		2008.5	2009.2
	董秀香	女	1986.4	中专	护师		2005.7	2005.7
	刘妮妮	女	1988.10	大专	护师		2011.9	2012.1
	谢海妮	女	1986.2	中专	护师		2007.4	2007.4
	赵培培	女	1989.5	中专	护士		2011.8	2013.12
	田净净	女	1979.9	中专	主管护师		2001.11	2001.11
	刘淑玲	女	1977.7	中专	护师		2005.6	2005.6
门诊手术室	刘晓燕	女	1967.12	中专	主管护师	护士长	1988.12	1988.12
	曹云芳	女	1965.7	高中	主管护师		1985.1	1990.10
新生儿病区医疗	凌静静	女	1979.7	大学	主治医师	病区主任	2004.9	2004.9
	刘玉玉	女	1982.7	大学	主治医师		2007.9	2007.9
	裘立潍	女	1982.6	大学	主治医师		2006.8	2006.8
	杨珊珊	女	1987.8	研究生	医师		2013.7	2013.7
	蔡曼丽	女	1988.9	大学	医师		2011.9	2011.9
	马建鑫	男	1986.8	大学	医师		2013.10	2013.10
	张　红	女	1983.10	大学	医师		2009.12	2009.12
	张　凯	男	1988.10	大学	医疗		2014.9	2014.9
	张帅帅	男	1991.3	大学	医疗		2016.8	2016.8
新生儿病区护理	李晓华	女	1972.3	中专	主管护师	护士长	1991.7	2002.9
	朱婷婷	女	1982.10	大专	护师	副护士长	2004.12	2004.12
	董玉娟	女	1981.4	中专	主管护师	副护士长	2002.7	2002.7
	王海棠	女	1975.8	中专	主管护师		1998.4	1998.4
	韩苗苗	女	1986.6	中专	护师		2005.9	2005.9
	王丽霞	女	1984.8	大专	护师		2007.5	2007.5
	周　洁	女	1988.6	大专	护师		2009.7	2012.1
	邹晓慧	女	1988.6	中专	护士		2011.7	2012.1
	李红艳	女	1987.6	中专	护师		2011.9	2012.1
	陈政华	女	1989.6	大专	护士		2013.11	2014.3
	李宗梅	女	1992.12	中专	护士		2013.11	2014.3
	宋晓娜	女	1991.9	大专	护士		2012.1	2013.12

续表 6-2

科室	姓　名	性别	出生年月	文化程度	专业技术职务	行政职务	参加工作时间	入院时间
	崔晓晓	女	1993.1	大专	护士		2015.9	2015.9
儿科一病区医疗	林胜荣	女	1962.7	大学	副主任医师	科主任兼病区主任	1982.7	1984.3
	张学云	女	1972.9	研究生	副主任医师	病区副主任	1996.9	2010.7
	李彩平	女	1978.8	大学	主治医师	病区副主任	2002.8	2002.8
	谭　晓	女	1986.3	大学	医师		2010.11	2010.11
	孙秀娟	女	1985.7	大学	医师		2009.9	2009.9
	万珊珊	女	1986.3	大学	医师		2012.10	2012.10
	张燕青	女	1983.4	大学	医师		2012.10	2012.10
	赵汝琪	女	1990.7	大学	医师		2014.9	2014.9
	常玉岭	女	1991.8	大学	见习期		2016.8	2016.8
儿科一病区护理	宋小梅	女	1979.6	中专	主管护师	护士长	1999.4	1999.4
	杨昭君	女	1981.11	中专	主管护师	副护士长	2001.11	2001.11
	谢婷婷	女	1986.11	大专	护师		2009.9	2010.11
	孙晓茜	女	1985.12	中专	护师		2006.3	2006.3
	刘丛丛	女	1990.8	大专	护师		2009.6	2010.11
	张　萍	女	1990.2	大专	护师		2011.9	2012.7
	刘　洁	女	1987.6	中专	护士		2006.8	2006.8
	陈婷婷	女	1990.11	中专	护士		2010.11	2012.1
	张　冰	女	1989.2	大专	护师		2009.12	2010.11
	孟晓云	女	1990.7	大学	护师		2013.10	2013.10
儿科二病区医疗	马怀庆	男	1975.3	大学	副主任医师	病区主任	1998.12	1998.12
	高兴华	女	1963.11	大专	副主任医师	病区副主任	1980.12	1986.7
	林银花	女	1980.1	中专	主治医师	病区副主任	2000.12	2008.1
	王　惠	女	1985.1	大学	医师		2008.9	2008.9
	王香利	女	1985.4	大学	医师		2008.11	2008.11
	周丽华	女	1986.10	大学	医师		2010.9	2010.9
	林光温	男	1986.2	大学	医师		2008.9	2008.9
	李岗岗	男	1989.12	大学	医疗		2015.11	2015.11
	王盼盼	女	1991.12	大学	见习期		2016.8	2016.8
儿科二病区护理	薛红霞	女	1965.6	大专	副主任护师	护士长	1985.7	1985.7
	房德霞	女	1981.1	中专	护师	副护士长	2002.12	2002.12

续表 6-2

科室	姓　名	性别	出生年月	文化程度	专业技术职务	行政职务	参加工作时间	入院时间
儿科二病区护理	韩丽娜	女	1985.9	大专	护师		2006.9	2006.9
	刘　杰	女	1986.2	中专	护师		2006.2	2006.2
	王　坤	女	1987.10	大专	护师		2008.1	2008.1
	吕静静	女	1984.10	中专	护师		2004.9	2010.11
	陈金霞	女	1977.12	中专	护师		1998.2	2006.3
	刘　凡	女	1990.2	大专	护师		2009.11	2010.11
	刘兰兰	女	1989.11	大专	护士		2011.10	2012.1
	寇永媛	女	1990.12	中专	护士		2011.6	2012.1
	李晓群	女	1991.6	大专	护士		2014.3	2014.3
	韩萌萌	女	89.8	大专	护士		2012.6	2013.7
	宋希玲	女	1989.4	大专	护士		2012.2	2013.12
	王亭亭	女	1989.6	大学	护士		2015.9	2015.9
儿科三病区医疗	毕　磊	男	1975.3	大专	副主任医师	病区主任	1996.5	2004.7
	别会荣	女	1972.3	大专	主治医师	病区副主任	1992.8	2008.3
	李冬梅	女	1982.2	大学	主治医师		2006.8	2006.8
	董丽君	女	1985.9	大学	主治医师		2009.9	2009.9
	杨翠玲	女	1983.1	大学	主治医师		2008.11	2008.11
	张杰晖	女	1987.12	大学	医师		2010.9	2010.9
	李永杰	男	1986.12	大学	医师		2012.10	2012.10
	孙子涵	男	1988.11	大学	医疗		2014.9	2015.9
	韩洋洋	男	1989.1	大学	医疗		2015.9	2015.9
儿科三病区护理	任金民	女	1975.11	中专	主管护师	护士长	1996.9	1996.9
	吕娜娜	女	1983.3	大专	主管护师	副护士长	2002.12	2002.12
	王丽萍	女	1976.2	中专	主管护师	副护士长	2001.2	2009.7
	李竹清	女	1985.3	中专	护师		2004.7	2004.7
	高晓晓	女	1986.6	大专	护师		2010.7	2011.4
	刘龙杰	女	1986.12	大专	护师		2011.6	2011.6
	陈　晓	女	1985.4	大专	护师		2010.1	2010.11
	张清梅	女	1989.11	大专	护师		2009.11	2010.11
	牛根香	女	1987.7	中专	护士		2009.10	2010.11
	罗　洁	女	1989.3	大专	护师		2011.5	2012.1

续表 6-2

科室	姓　名	性别	出生年月	文化程度	专业技术职务	行政职务	参加工作时间	入院时间
	李　娜	女	1987.1	中专	护师		2012.4	2013.7
	王晓丽	女	1986.5	中专	护士		2015.9	2015.9
小儿感染病区医疗	王凤丽	女	1971.1	中专	主治医师	病区主任	1992.7	1992.7
	张　磊	男	1982.12	大学	医师		2007.9	2007.9
	李德国	男	1985.6	大学	医师		2010.11	2010.11
	马晓梅	女	1987.9	大学	医师		2010.9	2010.9
	王德民	男	1987.3	大专	医疗		2010.10	2010.10
	周立伟	男	1986.1	大学	医师		2013.11	2013.11
	曹晓帅	男	1988.12	大学	医师		2014.9	2014.9
	于宝龙	男	1989.11	大学	医师		2014.9	2014.9
	于晓峰	男	1991.8	大学	医疗		2016.8	2016.8
小儿感染病区护理	潘素霞	女	1982.1	中专	主管护师	护士长	2002.12	2002.12
	王晓丽	女	1978.11	中专	主管护师	副护士长	2000.12	2000.12
	罗玲玲	女	1987.7	大专	护师		2010.9	2011.4
	张　伟	女	1975.5	中专	护师		1998.2	2013.3
	陈瑶瑶	女	1987.5	中专	护士		2008.1	2008.1
	闫　佳	女	1990.11	大专	护师		2011.7	2012.1
	尹爱华	女	87.5	中专	护师		2012.4	2013.7
	鞠　燕	女	88.10	中专	护师		2012.6	2013.7
	赵丽芹	女	1990.12	大专	护士		2012.4	2013.12
眼科医疗	马京平	男	1971.9	中专	主治医师	主任	1992.7	2003.10
	李　华	男	1964.9	大专	副主任医师	支部书记	1983.7	1983.7
	李殿光	男	1977.10	大学	主治医师	副主任	2004.9	2004.9
	辜奎清	女	1975.1	大专	医师		1996.12	1996.12
	张玉强	男	1979.6	大学	主治医师		2004.12	2004.12
	叶　梅	女	1971.7	大专	主治医师		1994.8	2013.10
	郑　燕	女	1986.10	大学	医师		2010.9	2010.9
	张培先	男	1985.5	大学	医师		2012.10	2012.10
	侯　洁	女	1989.9	大学	医师		2014.9	2014.9
	王正乐	男	1991.5	大学	见习期		2016.8	2016.8
	朱云龙	男	1991.3	大学	见习期		2016.9	2016.9

续表 6-2

科室	姓　名	性别	出生年月	文化程度	专业技术职务	行政职务	参加工作时间	入院时间
眼科护理	董春香	女	1967.12	中专	主管护师	护士长	1988.7	1988.7
	付娜娜	女	1987.3	大专	护师	副护士长	2008.7	2010.11
	宿秋芬	女	1969.7	高中	主管护师		1988.7	1988.7
	曹湖云	女	1979.9	中专	主管护师		2002.4	2002.4
	高　娟	女	1984.2	大专	主管护师		2005.7	2005.7
	王青青	女	1985.11	大专	护师		2006.7	2006.7
	曹国萍	女	1982.10	初中	护师		2003.6	2003.6
	孙振华	女	1985.8	中专	护师		2009.3	2010.11
	钟文静	女	1985.2	大专	护师		2007.8	2007.8
	孙振梅	女	1987.3	中专	护师		2005.8	2005.8
	李晓娜	女	1986.6	中专	护师		2005.7	2005.7
	李海玲	女	1988.12	中专	护士		2012.1	2013.7
耳鼻喉、口腔	李东方	男	1965.5	大学	副主任医师	科副主任	1981.7	1991.7
耳鼻咽喉科	黄向阳	男	1975.10	大学	副主任医师	主任	1998.10	1998.10
	郭冬梅	女	1975.7	大专	主治医师	副主任兼支部书记	1996.12	1996.12
	丁长青	男	1962.2	大专	主治医师		1985.7	1988.5
	孟建国	男	1967.8	大专	主治医师		1982.12	1993.12
	韩海红	女	1975.9	中专	主管护师		1994.12	1994.12
	刘淑良	男	1983.8	大学	主治医师		2006.8	2006.8
	王子强	男	1989.8	大学	医师		2012.10	2012.10
	马钰杰	男	1982.4	大学	主治医师		2007.9	2007.9
	李文凭	男	1987.3	大学	医师		2012.10	2012.10
	李爱云	女	1980.1	中专	医疗		2000.7	2010.10
耳鼻咽喉科护理	高小辉	女	1980.3	中专	主管护师	护士长	2001.12	2001.12
	王丽云	女	1984.3	大专	主管护师	副护士长	2004.12	2004.12
	陈金玲	女	1978.3	大专	主管护师	副护士长	1999.11	1999.11
	董菲菲	女	1983.12	大专	护师		2006.2	2006.2
	李白白	女	1983.2	大专	护师		2005.8	2005.8
	张　宇	女	1987.12	大专	护师		2008.12	2008.12
	邱志玲	女	1988.12	中专	护师		2006.7	2006.7

续表 6-2

科室	姓　名	性别	出生年月	文化程度	专业技术职务	行政职务	参加工作时间	入院时间
耳鼻咽喉科护理	鞠华英	女	1988.5	大专	护师		2010.7	2011.4
	王瑶瑶	女	1991.10	大专	护士		2012.6	2013.12
	徐丹妮	女	1989.9	大专	护士		2014.3	2014.3
	周宁宁	女	1988.11	大专	护士		2008.1	2013.12
口腔科	宋　锐	男	1974.8	大专	主治医师	主任兼颌面外科组主任	1995.7	1995.7
	王洪光	男	1981.9	中专	主治医师	副主任	2002.9	2002.12
口腔颌面外科组	孙志强	男	1981.10	大学	主治医师	副主任	2006.8	2006.8
	郝晓凤	女	1981.10	大学	主治医师		2008.11	2008.11
	郑海鹏	男	1987.8	大学	医师		2011.9	2011.9
	刘　斌	男	1987.11	大学	医师		2013.7	2013.7
口腔修复正畸组	臧运华	男	1974.4	研究生	主治医师	主任	1996.10	2013.11
	孙丽美	女	1975.9	中专	副主任技师	副主任	1996.9	1996.9
	赵　梅	女	1979.2	中专	主治医师	副主任	1999.4	1999.4
	孙华婷	女	1985.1	大专	技师		2009.7	2009.7
	郑朋朋	女	1985.3	大专	口腔医师		2006.8	2006.8
	周　燕	女	1988.1	大专	医师		2011.6	2011.56
	张　敏	女	1988.9	大学	医师		2013.10	2013.10
	徐　娟	女	1979.10	中专	技师		2008.3	2008.3
	刘晓青	女	1978.3	大学	技师		2002.11	2002.11
	赵　媛	女	1990.4	大专			2011.9	2011.9
	王　维	女	1988.8	大专	医疗		2011.9	2011.9
口腔内科组	韩志强	男	1979.11	大学	主治医师	副主任	2006.8	2006.8
	韩　静	女	1983.3	大专	口腔医师	副主任	2005.11	2005.11
	冯　肖	男	1961.1	大专	主治医师		1978.9	1980.10
	王海连	女	1980.1	大学	主治医师		2007.10	2007.10
	韩娟娟	女	85.9	大学	口腔医师		2010.9	2010.9
	王　敏	女	1987.7	大专	医疗		2014.10	2014.10
	李晓华	女	1991.12	大学	医疗		2016.5	2016.5
口腔护理	张献华	女	1974.1	中专	护师		1994.5	1994.5
中医综合科	王英力	女	1980.1	大学	主治医师	主任	2004.9	2004.9

续表 6-2

科室	姓　名	性别	出生年月	文化程度	专业技术职务	行政职务	参加工作时间	入院时间
中医综合科	王亚南	女	1987.2	大学	医师		2010.10	2010.10
	曹　岚	女	1983.11	大学	主治医师		2007.9	2007.9
	杨江艳	女	1970.8	初中	高级工		1998.6	1998.6
感染科医疗	曹志升	男	1973.1	大学	副主任医师	主任	1997.7	2002.1
	牛培花	女	1963.4	大专	副主任医师	副主任	1983.7	1989.8
	陈跃华	男	1959.1	大学	副主任医师		1977.8	1983.12
	张来勇	男	1980.3	大学	医师		2004.11	2004.11
	郎咸波	男	1980.10	大学	医师		2007.9	2007.9
	王雯雯	女	1982.12	大学	主治医师		2008.11	2008.11
	姚成环	女	1979.12	大学	主治医师		2009.9	2009.9
	王丹凤	女	1984.7	大学	医师		2012.10	2012.10
感染科护理	李爱梅	女	1977.12	中专	主管护师	护士长	1999.4	1999.4
	孙天会	女	1977.5	中专	主管护师	副护士长	1999.4	1999.4
	王玉香	女	1972.9	中专	主管护师	副护士长	1989.12	1995.8
	李　蕾	女	1980.2	中专	护师		2003.12	2004.2
	高　锋	女	1987.3	大专	护师		2008.6	2011.4
	刘晓露	女	1985.2	中专	护师		2006.6	2006.6
	王春艳	女	1987.2	中专	护师		2009.7	2011.4
	张晓丽	女	1989.5	中专	护士		2010.3	2013.12
	王温柔	女	1989.10	中专	护士		2009.6	2013.12
皮肤科	葛文涛	男	1973.2	大学	主治医师	主任	1998.10	1998.10
	闫　倩	女	1969.2	大专	主治医师	副主任	1986.12	2000.7
	郭晓亮	男	1983.9	大专	主治医师		2005.8	2005.8
	刘红霞	女	1968.6	中专	主管护师	副护士长	1987.12	1989.12
	张惠婷	女	1993.7	大专			2015.3	2015.3
针灸理疗科医疗	孙华堂	男	1971.9	中专	主治针灸师	中医科主任兼针疗科主任	1991.7	1991.7
	王文娟	女	1975.1	大专	副主任医师	副主任	1995.7	2002.2
	刘凤伟	男	1979.12	大学	主治医师	副主任	2003.8	2003.8
	李　莉	女	1975.12	大专	主治医师		1996.12	2000.10
	王善海	男	1958.11	大专	副主任医师		1977.12	1982.10

续表 6-2

科室	姓　名	性别	出生年月	文化程度	专业技术职务	行政职务	参加工作时间	入院时间
针灸理疗科医疗	孙玉东	男	1980.7	大专	主治医师		2004.12	2004.12
	韩存武	男	1984.2	大专	主治医师		2006.8	2006.8
	刘秀珂	女	1986.4	大专	医师		2008.6	2008.6
	张红侠	女	1986.11	大专	医师		2009.8	2011.10
	万　欢	女	1987.4	研究生	医师		2014.7	2014.7
	王　芳	女	1988.10	研究生	医师		2015.7	2015.7
	韩增新	男	1986.2	大专	医疗		2008.7	2009.9
	王新富	男	1988.7	大专	医师		2010.8	2011.10
	赵顺萍	女	1988.2	大专	医师		2012.6	2013.2
	岳彩真	男	1989.4	大学	医师		2013.12	2013.12
	李俊龙	男	1989.12	大专	医疗		2011.9	2011.9
康复治疗室	杨江波	男	1981.2	中专	技士		2000.7	2000.7
	李艳艳	女	1986.11	大专	技师		2007.6	2007.6
	张　丽	女	1978.7	大学	主治医师		2003.8	2003.8
	赵文明	男	1987.6	大专	技师		2006.8	2006.8
	宋爱欣	女	1971.5	中专	医疗		2006.8	2006.8
	马晓倩	女	1986.6	中专	医疗		2005.5	2005.5
	李　强	男	1984.10	大专	技师		2007.9	2007.9
	岳　霞	女	1988.10	大专	技师		2011.11	2011.11
	齐玉磊	男	1989.9	大专	技师		2012.7	2012.7
	刘晓军	男	1986.11	大专	技士		2013.2	2013.2
	王冰峰	男	1988.11	大专	技士		2011.11	2013.2
	沈宝田	男	1989.10	大专	医疗		2012.7	2013.2
	李玉萍	女	1989.5	大专	技士		2012.2	2013.2
	李玉亭	女	1991.2	大专	医疗		2012.7	2013.2
	张录杰	男	1988.1	研究生	医师		2014.7	2014.7
	付雪丽	女	1991.10	大专	技士		2012.7	2013.2
	李　红	女	1988.12	大专	技士		2012.7	2013.2
	宿泉财	男	1987.4	大专	技师		2011.9	2011.9
	李中行	男	1986.1	大专	技师		2008.9	2008.9
	孙垂祥	男	1989.12	大学	康复		2015.1	2015.1

续表 6-2

科室	姓　名	性别	出生年月	文化程度	专业技术职务	行政职务	参加工作时间	入院时间
康复治疗室	王凤娟	女	1990.4	大专	针灸		2015.1	2015.1
	张楠楠	女	1992.1	大专	康复		2016.6	2016.6
针灸理疗科护理	张金卫	男	1978.7	大专	主管护师	护士长	2002.12	2002.12
	李增兰	女	1981.9	中专	护师	副护士长	2002.10	2002.10
	殷　春	女	1976.5	中专	主管护师		1994.1	1994.1
	杨振娟	女	1973.2	中专	护师		1994.11	1994.11
	闫文香	女	1971.8	中专	护师		1997.6	1997.6
	张　静	女	1976.7	大专	主管护师		2001.2	2002.12
	顾艳霞	女	1980.11	大专	护师		2002.9	2002.9
	李　斐	女	1982.3	大专	主管护师		2005.8	2005.8
	宿春一	女	1985.2	大专	护师		2009.12	2015.7
高压氧科	方永胜	男	1970.11	大专	主管技师	主任	1991.3	1991.3
	徐京娥	女	1966.2	大学	主管护师	副护士长	1983.7	1990.3
	王　宇	女	1977.6	中专	护师		1998.2	1999.3
	李庆民	男	1975.12	初中	技士		1993.12	1997.9
	马艳妮	女	1988.1	大专	医疗		2010.9	2010.9
放疗科	王传栋	男	1970.9	大专	主治医师	主任	1996.12	1996.12
	张宝华	男	1971.7	高中	医师	副主任兼支部书记	1989.3	1995.8
	周仕龙	男	1968.9	中专	医师	副主任	1990.8	1990.3
	李俊霖	男	1972.1	中专	主管技师		1990.3	2001.9
	赵艳丽	女	1968.9	中专	主管护师		1990.8	1990.8
	吕冰冰	男	1987.1	大专	技师		2010.8	2010.8
	李　根	男	1988.11	大专	技师		2010.10	2010.10
	张春艳	女	1987.6	研究生	医师		2015.8	2015.8
	钟晓凤	女	1988.4	大专	技师		2010.9	2010.9
	鹿龙华	男	1987.3	大专	技师		2011.9	2011.9
	朱金平	女	1989.5	大专	技师		2012.1	2012.1
	张　伟	男	1988.5	大学	医疗		2013.11	2013.11
	李文卿	女	1988.5	研究生	医师		2016.7	2015.7
血液透析室医疗	陈安国	男	1969.4	大专	主治医师	副主任	1989.3	2000.8
	王　敏	男	1988.1	大专	医师		2009.9	2009.7

续表 6-2

科室	姓　名	性别	出生年月	文化程度	专业技术职务	行政职务	参加工作时间	入院时间
血液透析室医疗	李瑞福	男	1985.10	大学	医疗		2008.9	2008.9
	张志鹏	男	1990.1	大学	医疗		2014.9	2014.9
血液透析室护理	范常云	女	1979.8	中专	主管护师	护士长	1999.4	1999.4
	逯　静	女	1984.8	中专	护师	副护士长	2004.2	2004.2
	张凯丽	女	1987.6	中专	护师		2006.12	2006.12
	陈小伟	女	1980.12	中专	护师		2003.6	2003.6
	李泽清	女	1975.2	中专	主管护师		1993.1	1993.1
	徐立香	女	1973.4	中专	护师		1995.12	1995.12
	谢莎莎	女	1983.7	中专	护师		2004.10	2004.10
	都　烽	女	1980.10	中专	护士		2002.7	2015.9
内窥镜室	张玉敏	女	1970.11	中专	主管护师	护士长	1990.12	1996.12
	房永红	女	1962.8	大专	主管护师		1978.9	1979.12
	吕芳丽	女	1976.1	中专	主管护师		1996.9	1996.9
	韩继萍	女	1985.10	中专	护师		2004.2	2004.2
	张莉莉	女	1979.8	初中	高级工		1999.7	1999.7
保健门诊	宋树良	男	1958.3	中专	主治医师		1981.8	1981.8
门诊部	吕铁军	男	1979.1	中专	主治医师	主任兼 CT 副主任	2000.12	2000.12
	马建英	女	1964.7	大专	副主任护师	发热门诊护士长	1983.7	1983.7
	张利娜	女	1970.4	大专	主管护师	副护士长	1984.1	1990.2
	马丽萍	女	1979.12	中专	护师	副护士长	1999.6	1999.6
	陈　静	女	1972.4	中专	主管护师		1989.12	1989.12
	孙　梅	女	1963.7	中专	主管护师		1983.7	1983.7
	张春云	女	1964.7	中专	主管护师		1984.7	1984.7
	韩　荣	女	1968.1	中专	主管护师		1989.7	1989.7
	李奎香	女	1970.9	中专	主管护师		1992.11	1996.12
	李丽君	女	1968.11	中专	主管护师		1985.12	2002.7
	梁永丽	女	1976.1	中专	主管护师		1996.12	1996.12
	任　萍	女	1970.9	中专	主管护师		1991.9	2002.9
	娄春霞	女	1972.1	中专	护师		1992.8	1992.8
	朱亚萍	女	1983.1	中专	护师		2001.7	2006.2

续表 6-2

科室	姓　名	性别	出生年月	文化程度	专业技术职务	行政职务	参加工作时间	入院时间
门诊部	赵晓娜	女	1986.7	大专	护师		2007.10	2007.10
	姚文萍	女	1987.11	大专	护师		2009.5	2010.11
	沈秀臻	女	1976.1	中专	护师		1994.10	1994.10
	张　佳	女	1987.3	大专	护师		2009.7	2010.11
	惠军华	女	1969.7	初中	护师		1990.8	1987.12
	李宗娟	女	73.2	中专	护士		2011.11	2013.7
	亓　臻	女	1983.2	大专	护师		2004.12	2004.12
	刘　君	女	1978.1	大专	中药师		2011.6	2011.6
	闫立敏	女	1990.2	中专	助会		2009.7	2012.3
	赵亮亮	男	1987.5	大专	药师		2007.12	2007.12
	牛　勇	男	1977.4	大专	高级工		2001.1	2001.1
	管秀玲	女	1971.9	中专	高级工		1990.11	2011.7
	刘永华	女	1968.6	中专	助理会计师		1983.12	1986.8
	董秀英	女	1970.2	初中	高级工		2013.11	2013.11
	陈　琳	女	1993.1	中专			2016.4	2016.4
	张凯凯	女	1983.2	大专			2013.8	2016.7
妇科门诊	李　艳	女	1982.1	中专	主管护师		2002.12	2002.12
	李玉兰	女	1974.11	中专	护师		1994.8	1994.3
烧伤整形门诊	董爱国	男	1963.10	大专	副主任医师	主任	1979.12	1996.11
脑血管功能室	王培香	女	1963.2	中专	副主任医师	副主任	1982.7	1982.7
痔瘘科	王旭东	男	1975.4	大专	医师		1996.12	1996.12
疼痛门诊	孙玉杰	男	1964.6	大专	主治医师	主任	1980.2	1987.3
	辛　锋	男	1987.7	大学	医疗		2012.7	2013.2
	孙沙沙	女	1988.10	大专	医疗		2010.9	2011.12
司法鉴定所	杨世国	男	1960.5	大专	副主任医师	所长	1981.7	1982.2
	董振芬	女	1962.3	中专	主管护师		1981.7	1981.7
	李培春	女	1962.4	大学	副主任护师		1982.7	1982.7
	孙　梅	女	1963.2	大学	副主任护师		1982.7	1982.7
	刘守政	男	1972.1	大专	医疗		1992.8	1997.1

续表 6-2

科室	姓　名	性别	出生年月	文化程度	专业技术职务	行政职务	参加工作时间	入院时间
司法鉴定所	于江龙	男	1994.7	高中	初级工		2015.10	2015.10
	李　霞	女	1973.3	中专	主管护师		1992.8	2001.8
药剂科	董其坤	男	1963.7	大专	副主任药师	主任	1984.7	1984.7
	王志伟	男	1962.4	中专	主管药师	副主任兼支部书记	1980.12	1989.3
	张姗姗	女	1983.12	大专	主管药师	副主任	2002.12	2002.12
	刘云高	男	1975.1	中专	中药师		1995.1	1997.5
	韩立娜	女	1985.1	中专	药师		2004.2	2004.2
	周向明	男	1976.2	初中	高级工		2004.11	2004.11
	尹国华	男	1979.6	大专	中药士		1998.12	2002.12
	李秀梅	女	1962.10	中专	主管药师		1980.1	1980.8
	刘　明	男	1982.8	中专	中药师		2012.5	2012.5
临床药学室	张成娟	女	1976.7	中专	主管药师		1997.9	1997.9
	郭效东	男	1975.4	中专	主管药师		1993.12	2003.9
	窦志芳	女	1962.11	大专	主管药师		1979.5	1979.5
	高婷婷	女	1979.9	中专	主管药师		2002.12	2003.5
	王明霞	女	1963.1	中专	主管药师		1980.12	1987.4
	郎世斌	男	1987.3	大学	药师		2013.9	2013.9
摆药室（二级）	刘小宁	女	1980.2	中专	药剂师	主持工作	1999.10	1999.10
	王玉凤	女	1964.5	高中	主管药师		1980.12	2001.3
	王礼芬	女	1962.4	初中	中药师		1980.6	1990.8
	程培梅	女	1962.10	中专	主管护师		1981.1	1999.8
	申皎君	女	1963.12	中专	主管护师		1979.12	1983.7
	孟庆梅	女	1962.1	中专	主管护师		1983.7	1983.7
	董秀丽	女	1974.6	中专	主管药师		1996.12	1996.12
	杨晓峰	女	1966.3	中专	主管药师		1982.12	1984.6
	周振娟	女	1967.1	初中	主管药师		1983.9	1984.9
	云增秀	女	1963.7	中专	主管护师		1979.12	1979.12
	陈丽华	女	1971.12	中专	主管护师		1990.8	1990.8
综合楼药房（二级）	周雪梅	女	1966.9	中专	主管药师	主任	1981.12	1982.3
	董爱英	女	1963.2	中专	药剂师		1986.12	1986.12

续表 6-2

科室	姓　名	性别	出生年月	文化程度	专业技术职务	行政职务	参加工作时间	入院时间
综合楼药房（二级）	李　霞	女	1964.1	中专	药剂师		1980.12	1982.5
	李云凤	女	1988.8	大学	主管药师		2009.7	2009.7
	别永青	女	1976.2	中专	药师		1997.12	2013.4
	周静波	女	1987.11	大专	药师		2009.9	2009.9
	李　娜	女	1982.11	中专	中药师		2000.10	2010.5
	牟玉红	女	1982.4	中专	药士		2001.12	2001.12
	王晓君	女	1989.10	大专	药师		2011.8	2011.8
	孟晓丽	女	1978.12	中专	药师		2000.10	2012.7
	王秀忠	男	1961.12	大专	主管药师		1982.7	1982.7
	刘　晴	女	1995.6	大专			2015.12	2015.12
	张景军	男	1967.4	中专	中药师		1986.8	2016.5
内科楼病房药房（二级）	孟建军	男	1965.1	大学	主管药师	主任	1981.12	1983.9
	刘冬松	女	1974.9	中专	主管药师		1993.9	1995.12
	郭成贞	女	1978.7	中专	主管药师		1999.4	1999.4
	代爱芹	女	1968.1	中专	妇幼医师		1985.12	1985.12
	吴丽娟	女	1975.4	中专	药师		1994.8	1994.78
	赵　静	女	1980.9	大专	药师		2005.11	2005.11
	毛丽洁	女	1988.3	大专	药师		2009.12	2009.12
	孙志扬	男	1982.9	大专	主管药师		2005.9	2005.9
	杨冬梅	女	1972.6	中专	药剂士		1992.7	2008.5
	李　丽	女	1984.11	中专	药剂士		2004.9	2004.9
	杨爱秀	女	1968.5	中专	药师		1987.5	1996.12
	闫锡霞	女	1971.12	大专	药师		1992.9	2011.8
	王立伟	女	1981.2	中专	主管药师		2000.12	2000.12
	朱　伟	男	1972.11	中专	药剂士		1996.12	1996.12
	刘淑凤	女	1971.7	大专	主管药师		1990.8	1990.8
	张慧云	女	1992.1	大学	药师		2014.11	2014.44
门诊西药房（二级）	杜雪花	女	1973.11	大学	主管药师	主任	1997.9	1997.9
	潘秀霞	女	1970.4	大学	主管药师		1990.9	2002.4
	王　珊	女	1984.10	中专	药师		2003.9	2011.11

续表 6-2

科室	姓　名	性别	出生年月	文化程度	专业技术职务	行政职务	参加工作时间	入院时间
门诊西药房（二级）	朱清娟	女	1977.5	中专	主管药师		1996.8	2013.8
	勇艳丽	女	1977.10	中专	中药师		2001.10	2013.11
	马秋岩	女	1979.11	中专	药师		2004.4	2013.11
	曹绍清	男	1987.3	大专	药师		2011.9	2011.9
	韩吉祥	男	1989.12	大专	药师		2012.2	2012.2
	李彩艳	女	1987.12	大专	药师		2013.12	2013.12
	王桂欣	女	1980.8	初中	中药士		2014.4	2014.4
	曹云凤	女	1988.4	中专	药师		2014.11	2014.11
中药房（二级）	王晓东	男	1978.9	大专	药师	主任	1997.12	2002.1
	曹杰汉	男	1957.9	中专	主管中药师		1979.12	1979.12
	任　蕾	女	1982.3	中专	中药师		2012.5	2012.5
液体药房（二级）	尹元香	女	1967.4	高中	药剂师		1985.7	1985.7
	刘凤香	女	1969.9	初中	技师		2007.1	2007.1
	于　红	女	1968.5	中专	技师		2009.11	2009.11
	李　莉	女	1977.11	中专	技师		2010.4	2010.4
	高宝秀	女	1965.4	初中	技师		2003.4	2003.4
	周书霞	女	1973.7	初中	技师		1992.7 2008.7	1992.7
	孙金兰	女	1973.6	中专	技师		2013.11	2013.11
	李　丽	女	1978.5	中专	高级工		1997.7	1997.7
	刘志花	女	1968.2	中专	技师		2008.3	2008.3
市北区西药房（二级）	孙　浩	男	1978.9	中专	主管药师		1999.10	1999.10
	张治强	男	1989.9	研究生	药物化学		2015.7	2015.7
	李德芬	女	1970.7	大专	主管药师		1996.9	1996.9
	白　丽	女	1988.2	大学	药师		2013.10	2013.10
	张始朋	男	1985.1	中专	药士		2010.4	2010.4
	李长涓	女	1988.6	中专	药剂士		2006.10	2006.10
	刘娟娟	女	1982.5	中专	中药师		2014.6	2014.6
	闫　美	女	1986.8	大学	药学		2010.5	2015.9
供应室	刘振杰	女	1963.10	中专	主管护师	护士长	1983.7	1986.8
	鞠珍红	女	1972.12	中专	主管护师	副护士长	1993.9	1996.11

续表 6-2

科室	姓　名	性别	出生年月	文化程度	专业技术职务	行政职务	参加工作时间	入院时间
供应室	刘春燕	女	1972.3	中专	主管护师		1992.12	1992.12
	许君梅	女	1976.12	中专	护师		1997.8	2005.7
	王玉娟	女	1970.1	初中	高级工		1990.8	1999.10
	王　敏	女	1984.3	大专	护师		2007.9	2007.9
	张翠翠	女	1985.4	大专	护师		2005.6	2005.6
	李　婧	女	1982.10	大专	护师		2008.4	2008.4
	赵晓燕	女	1984.8	中专	护师		2009.11	2010.11
	王倩倩	女	1987.5	中专	护师		2006.12	2006.12
	潘丽君	女	1974.11	中专	护师		1994.10	2010.8
	李丽丽	女	1976.1	中专	护士		2005.3	2005.3
	韩莉华	女	1971.9	高中	高级工		2002.6	2002.6
	宋春丽	女	1983.11	中专	高级工		2002.4	2002.4
	李兰平	女	1972.10	初中	高级工		1990.3	1990.3
	张彦平	女	1979.9	中专	高级工		2006.8	2006.8
	宋燕侠	女	1985.6	大专	高级工		2008.11	2008.11
	孙叶玲	女	1972.9	初中	高级工		2002.12	2002.12
	吕慧英	女	1970.9	高中	高级工		1990.6	2010.6
	黄永华	女	1981.11	初中	高级工		2010.8	2010.8
	王保玉	女	1976.3	工人	高级工		1995.10	1995.10
	王晓倩	女	1983.8	中专	高级工		2006.9	2006.9
	陈满霞	女	1977.10	中专	高级工		1999.8	2011.8
	李红云	女	1977.8	中专	高级工		2000.9	2013.3
	周淑花	女	1973.3	初中	高级工		2003.2	2003.2
	刘建平	女	1979.9	初中	高级工		2009.6	2010.3
	李玉莲	女	1975.4	高中	高级工		1995.5	2013.1
访视科	王秀涛	女	1970.11	大学	主管助产师	主任	1990.8	1995.7
	李凤芳	女	1981.1	中专	护师		2001.12	2001.12
	刘曲香	女	1973.2	中专	护师		1996.12	1996.12
	蒋永芳	女	1976.6	中专	护师		1996.6	2006.11
病理科	李富亮	男	1975.5	大学	副主任医师	主任	1995.7	1996.12
	李旭忠	男	1963.9	大专	主治医师	支部书记	1986.7	1995.5

续表 6-2

科室	姓　名	性别	出生年月	文化程度	专业技术职务	行政职务	参加工作时间	入院时间
病理科	杨菲斐	女	1983.3	研究生	主治医师	副主任	2008.9	2008.9
	王　云	女	1981.8	大学	主治医师		2005.8	2005.8
	王　健	男	1977.7	中专	技师		2001.1	2001.1
	周敬敬	女	1992.7	大专	医师		2010.6	2010.6
	庄振娟	女	1988.8	大专	技师		2011.6	2011.6
	崔若凡	女	1986.2	研究生	主治医师		2012.8	2012.8
	朱明昇	男	1991.1	大学	医疗		2016.8	2016.5
检验科	王春光	男	1975.2	大专	主管检验师	主任	1997.10	1997.10
	鞠修亮	男	1971.9	中专	主管检验师	副主任兼支部书记	1991.7	1991.7
	劳富娟	女	1974.2	大专	主管检验师	副主任	1998.10	1998.10
	王春兰	女	1974.2	中专	主管技师	副主任	1996.12	1996.12
	陈　勇	男	1978.1	大学	主管检验师	副主任	2003.8	2003.8
	王玉香	女	1963.9	中专	主管检验师		1983.7	1985.4
	张艳芹	女	1962.12	中专	主管检验师		1980.5	1983.10
	王海英	女	1962.5	中专	主管检验师		1978.12	1978.12
	李秀萍	女	1977.2	中专	主管技师		1997.10	1997.10
	于秀欣	女	1978.1	中专	主管技师		1999.4	1999.4
	蓝　天	女	1973.8	大专	主管检验师		1990.12	1995.8
	孙金枝	女	1978.11	中专	主管技师		1999.11	2007.4
	都增凤	女	1981.1	中专	检验师		2002.8	2013.1
	周吉香	女	1978.3	大专	主管技师		1994.12	2004.12
	郭玉英	女	1968.1	中专	检验师		1986.12	2001.4
	张丽华	女	1972.7	中专	主管护师		1992.8	2007.4
	曹金丽	女	1983.3	大专	主管检验师		2005.8	2005.8
	李艳丽	女	1985.5	大专	检验师		2006.8	2006.8
	孙希玲	女	1979.1	大专	主管技师		2002.4	2002.4
	栾运生	男	1983.12	大专	检验师		2006.9	2006.9
	任聪聪	男	1987.12	大专	检验师		2010.9	2010.9
	王成娟	女	1987.9	大专	检验师		2010.9	2010.9
	王兰美	女	1987.6	大专	检验师		2010.9	2010.9
	陈　婷	女	1986.3	大专	检验师		2009.9	2009.9

续表 6-2

科室	姓　名	性别	出生年月	文化程度	专业技术职务	行政职务	参加工作时间	入院时间
检验科	王尚杰	男	1989.12	大专	检验士		2012.10	2012.10
	刘　凌	女	1989.11	大专	检验师		2012.10	2012.10
	吴献芹	女	1975.9	大专	检验师		1996.12	1996.12
	刘晓莲	女	1987.7	中专	检验士		2008.7	2008.7
	鞠梦媛	女	1990.10	大专	检验师		2011.9	2011.9
	李蓓蓓	女	1993.4	中专	检验士		2011.9	2011.9
	陈佳伟	男	1988.11	大专	检验师		2011.9	2011.9
	李　航	男	1991.9	大专	检验		2012.9	2012.9
	曹建敏	女	1989.2	大专	检验		2013.11	2013.11
	刁咪咪	女	1990.9	大专	检验		2013.11	2013.11
	肖　珂	女	1991.11	大专	检验		2013.11	2013.11
	夏晓洁	女	1992.4	大专	检验		2013.11	2013.11
	龙　真	女	1989.3	大专	检验		2013.11	2013.11
	孟　静	女	1989.7	大学	检验师		2014.12	2014.12
	田怀忠	男	1984.12	中专	中级工		2007.4	2007.4
	李红秀	女	1973.1	高中	高级工		1996.6	1996.6
	陈培瑶	女	1990.8	中专	检验士		2009.7	2016.6
	丁苗苗	女	1993.8	大学	见习期		2016.8	2016.8
	王春兰	女	1974.1	大专	主治医师		1990.12	1995.8
	张瑞真	女	1977.12	大专	技师		2002.12	2002.12
	王晓红	女	1980.2	大专	检验师		2006.9	2006.9
输血科	南志学	男	1963.4	中专	主管检验师	主任	1985.7	1994.5
	刘红玲	女	1980.5	中专	主治医师	副主任	1999.10	1999.10
	潘　静	女	1982.1	中专	主管检验师		2001.12	2002.10
	姜　英	女	1981.1	中专	主管检验师		2003.12	2003.12
	王金美	女	1978.4	大专	检验师		1996.12	1996.12
	崔爱华	女	1987.12	大专	检验师		2011.7	2011.8
	马启慧	女	1992.4	大学	见习期		2016.8	2016.8
核医学科	董爱强	男	1979.9	中专	主治医师	主任	1999.10	1999.10
	宋宁宇	男	1968.6	大专	主治医师	副主任	1990.12	1993.7
	吕凯凯	男	1987.12	大专	医师		2007.12	2007.12

续表 6-2

科室	姓　名	性别	出生年月	文化程度	专业 技术职务	行政职务	参加 工作时间	入院时间
核医学科	熊琪	男	1988.2	大学	医疗		2013.11	2013.11
	刘洪法	男	1988.2	大专	技术		2010	2016.4
	李玉琛	男	1990.8	大学	医疗		2016.9	2016.9
	陈晓霞	女	1978.7	中专	主管护师		1997.10	1997.10
	王淑霞	女	1974.8	大专	主管护师		1994.7	2004.8
放射科	姜凤举	男	1972.1	中专	放射主治医师	主任	1994.11	1994.11
	董征学	男	1980.1	中专	主治医师	支部书记 兼质管科副主任	1999.10	1999.10
	陈国礼	男	1970.1	中专	放射主治医师	副主任	1990.12	1992.9
	郑玉霞	女	1970.8	中专	放射主治医师	副主任	1991.7	1992.12
	韩红波	男	1970.4	大专	主管技师	副主任	1989.12	1992.7
	唐建军	男	1958.7	中专	主治医师		1975.12	1975.12
	吕爱文	男	1962.12	高中	主管技师		1979.12	1979.12
	刘建平	男	1961.5	大专	放射主治医师		1977.12	1977.12
	王素娟	女	1977.10	中专	主治医师		1997.9	1997.9
	吴伟强	男	1978.11	大学	放射主治医师		2002.8	2002.8
	李明英	女	1963.12	高中	主管技师		1986.12	1990.8
	李金峰	男	1981.9	大专	放射医士		2003.12	2003.12
	任启泉	男	1974.10	中专	主管技师		1991.12	1992.7
	周　全	男	1977.8	大专	技师		1998.12	1998.12
	滕　鹏	男	1981.5	中专	放射技师		1998.3	1998.3
	张洪美	女	1981.5	大学	技师		2002.12	2007.5
	娄　伟	男	1988.7	大专	技师		2009.7	2009.7
	朱明亮	男	1980.11	大学	主治医师		2004.11	2004.11
	张科成	男	1986.7	大学	医师		2013.8	2013.8
	刘珊珊	女	1992.4	大学	医师		2013.11	2013.11
	李晓东	女	1990.5	大学	医师		2014.9	2014.9
	刘海波	男	1983.6	大专	技士		2004.7	2004.7
	马　军	男	1977.2	大学	技士		2002.9	2002.9
	李玉萍	女	1969.7	中专	技士		1990.10	1990.10
	王贯中	男	1989.5	大专	技师		2011.9	2011.9

续表 6-2

科室	姓　名	性别	出生年月	文化程度	专业技术职务	行政职务	参加工作时间	入院时间
放射科	田晨功	男	1988.11	大专	技师		2012.2	2013.2
	刘　璐	女	1992.9	大专	技术		2015.12	2015.12
	牟　琼	女	1991.8	大专	工人		2016.5	2016.5
CT 室	娄立志	男	1976.12	中专	主治医师	主任	1999.4	1999.4
	张方安	男	1963.11	中专	主治医师	支部书记	1984.7	1984.7
	马锡泉	男	1973.5	大专	放射主治医师		1991.12	1996.12
	苏金花	女	1979.11	中专	主治医师		2001.11	2007.1
	李臣英	女	1984.6	大学	主治医师		2007.9	2007.9
	任锦程	男	1985.4	大专	主治医师		2007.9	2007.9
	王　凯	男	1986.9	大专	技师		2009.3	2009.3
	李春荣	女	1975.12	大专	主管护师		1995.12	1995.12
	李庆红	女	1976.11	中专	护师		1995.7	1995.7
	王　英	女	1973.8	大专	主管护师		1999.1	1999.6
	孙国良	男	1987.8	大学	医师		2013.10	2013.10
	刘晓锋	男	1990.5	大学	医师		2014.9	2014.9
	周玉祥	男	1991.10	大学	医疗		2015.9	2015.9
	王　鹏	男	1985.9	大学			2010.11	2011.9
	张立坤	男	1990.8	大专	技师		2012.8	2012.8
	蔡晓东	男	1991.9	大专	医疗		2013.7	2013.7
	王延红	女	1964.3	初中	高级工		2007.5	2007.5
	李艳华	女	1982.10	初中	中级工		2009.9	2009.9
	石义卿	女	1993.2	大学	见习期		2016.8	2016.8
腹部 B 超室	王国宝	男	1978.8	大学	超声主治医师	主任	2003.8	2003.8
	王　维	男	1979.6	大学	主治医师	副主任	2005.8	2005.8
	徐德华	男	1961.4	大专	主治医师		1979.8	1982.5
	高丽丽	女	1976.12	大专	超声主管技师		2000.12	2000.12
	刘春英	女	1977.1	中专	医疗		1999.4	2004.3
	陈　静	女	1989.1	大专	医师		2009.9	2009.9
	郭允鹏	男	1986.1	大学	主治医师		2009.9	2009.9
	田刘红	女	1980.2	大专	医疗		2003.12	2003.12
	周晓华	女	1987.10	大学	医师		2012.10	2012.10

续表 6-2

科室	姓　名	性别	出生年月	文化程度	专业技术职务	行政职务	参加工作时间	入院时间
腹部B超室	李凯凯	男	1988.6	大学	医师		2013.11	2013.11
	马晓蕾	女	1981.7	大专	医师		2003.9	2007.4
	曹玉洁	女	1973.3	大专	副主任医师		1990.9	1990.9
	秦佃峰	男	1987.3	大专	医师		2009.9	2009.9
	韩文凤	女	1988.4	大学	医疗		2013.10	2013.10
	刘金凤	女	1981.4	中专	医士		2006	2006
	刘晓娜	女	1990.4	大专	技师		2011.9	2011.9
	杨竹青	女	1990.7	大专	医疗		2011.9	2012.9
	李　娇	女	1990.5	大专	医师		2012.7	2012.9
	宋坤坤	男	1990.12	大学	医疗		2015.11	2015.11
	李　超	男	1990.7	大学	医疗		2015.7	2016.6
	朱　兵	男	1991.11	大学	见习期		2016.8	2016.8
心脏B超室	杨仁翠	女	1967.11	大学	副主任医师	科主任兼心脏B超主任	1992.7	1992.7
	刘　滢	女	1983.2	大学	主治医师	副主任	2006.7	2008.8
	邹凤玲	女	1983.9	大专	主管技师		2006.8	2006.8
	郑凤华	女	1987.3	大专	医师		2011.12	2011.12
	刘　丹	女	1989.7	大学	医师		2013.10	2013.10
	王大鹏	男	1990.5	大学	医疗		2015.4	2015.4
	李培培	女	1988.11	中专	医疗		2009.3	2012.4
	张　晓	女	1991.3	大学	医疗		2014.7	2014.7
	张坤杰	男	1992.11	大学	医疗		2016.5	2016.5
	殷梦鑫	女	1992.12	大学	见习期		2016.8	2016.8
核磁共振室	刘胜涛	男	1971.12	大专	主治医师	主任	1993.9	1993.9
	王金珠	男	1980.1	大专	主治医师	副主任	2003.12	2003.12
	孙卫星	男	1958.9	高中	主治医师		1975.12	1981.12
	李玉秀	女	1963.9	大专	主管护师		1981.7	1981.7
	王海秀	女	1981.2	大专	护师		2003.11	2003.11
	周　波	男	1984.5	大学	医师		2009.9	2009.9
	韩海龙	男	1988.7	大学	医师		2013.11	2013.11
	刘海卫	男	1990.5	大学	影像		2015.8	2015.8
	李鹏鹏	男	1983.1	大专	技师		2003.2	2012.9

续表 6-2

科室	姓　名	性别	出生年月	文化程度	专业技术职务	行政职务	参加工作时间	入院时间
	刘子诚	男	1992.1	大学	见习期		2016.8	2016.8
介入科医疗	王　军	男	1966.8	大专	副主任医师	主任	1991.7	1991.7
	李东民	男	1970.1	大专	技师		1990.8	1990.8
	张效法	男	1984.10	大学	主治医师		2010.8	2010.8
	江洪华	男	1982.12	大学	医师		2007.9	2007.9
	惠宗亮	男	1991.9	大学	见习期		2016.8	2016.8
介入科护理	田凌燕	女	1975.7	中专	副主任护师	护士长	1992.9	1996.12
	李　杨	男	1987.7	大专	护士		2015.9	2015.9
脑 / 肌电图室	孙丽娜	女	1983.8	大专	医师	主任	2004.10	2004.10
	王天河	男	1983.3	大专	技师		2007.10	2007.10
	赵晓娟	女	1983.3	中专	技师		2011.7	2011.7
	庞彩云	女	1987.12	大专	医师		2009.9	2009.9
	尹海涛	男	1986.10	大专	助理医师		2009.9	2009.9
	张　莉	女	1978.2	大学	见习期		2016.8	2016.8
心电图室	李　媛	女	1979.2	大专	医师	主任	2003.2	2003.2
	李爱芹	女	1972.12	中专	主管技师		1990.12	1995.8
	李　方	男	1967.2	中专	科员		1985.12	2010.1
	孟晓红	女	1979.10	大专	医师		2002.10	2010.3
	都倩倩	女	1987.7	大专	医师		2007.8	2007.8
	隋晓亮	男	1983.4	大专	主治医师		2003.12	2004.1
	郭　亮	男	1985.12	大专	医师		2008.9	2008.9
	花　敏	女	1989.1	大学	医疗		2013.11	2013.11
	赵海勇	女	1984.8	大专	医师		2005.8	2005.8
	王　政	男	1978.9	大专	医士		2001.12	2001.12
	孙建宁	男	1985.9	大专	技师		2008.3	2008.3
	刘洪斌	男	1985.10	大专	医士		2009.7	2009.7
	董照艳	女	1988.9	大专	医士		2010.9	2010.9
	周晓春	女	1989.8	大专	医士		2012.2	2012.2
	刘欣欣	女	1989.6	大专	医疗		2013.11	2013.11
	李　娅	女	1981.1	大专	医士		2002.8	2002.8
	岳济深	男	1988.11	大专	初级工		2011.9	2011.9

续表 6-2

科室	姓　名	性别	出生年月	文化程度	专业技术职务	行政职务	参加工作时间	入院时间
	王淋娜	女	1990.6	大学	医疗		2015.7	2016.6
办公室	韩金峰	男	1972.9	大专	医师	院办、党办主任兼支书、司法鉴定所办公室主任	1995.6	1996.12
	林桂芹	女	1970.9	初中	高级工		1990.8	1990.8
	张　磊	男	1985.3	大学	助理馆员		2013.10	2013.10
	马龙杰	男	1989.2	中专	助理馆员		2006.12	2010.4
	孟　蒙	女	1988.10	大专	助理馆员		2009.9	2009.9
	吕和旭	男	1971.5	中专	初级工		1990.12	2012.4
	刘志芹	女	1971.10	高中	中级工		2009	2012.5
	逄瀚霖	男	1988.6	大专	助理馆员		2009.12	2013.7
	陈宗清	男	1987.10	大学	助理馆员		2009.7	2011.6
	张泽群	男	1991.2	大专	初级工		2014.6	2014.6
	刘敬翔	男	1992.9	大专	初级工		2015.10	2015.10
司机班	娄献东	男	1966.2	初中	技师		1991.3	1991.3
	李中东	男	1968.12	高中	技师		2002.11	2002.11
	张　健	男	1987.3	中专	高级工		2009.10	2009.10
	韩　进	男	1977.2	中专	技师		1994.8	2000.5
	李成杰	男	1973.10	中专	技师		2009.6	2009.6
	孙业磊	男	1984.6	初中	技师		2007.11	2007.11
	潘小波	男	1980.3	大专	高级工		1999.12	2012.9
	王希亮	男	1969.11	初中	技师		2000.8	2000.8
	孙立军	男	1969.11	初中	技师		1985.11	2010.1
	郭树栋	男	1982.12	初中	高级工		2000.12	2009.8
	曹明军	男	1972.3	初中	技师		1999.6	1999.6
	马元灏	男	1988.9	高中	司机		2006.12	2015.6
	席敦成	男	1979.8	高中	司机		2016.4	2016.4
人力资源部	刘冠军	男	1981.10	大专	高级政工师	主任	1999.8	2007.3
	张　岚	女	1982.7	大学	政工师		2001.2	2005.6
	程　远	男	1985.6	大学	政工师		2006.7	2012.8
	李文婷	女	1989.12	大学	助理馆员		2013.10	2013.10
质管科	李　凌	女	1962.4	大学	副主任护师	副主任	1979.12	1979.12

续表 6-2

科室	姓 名	性别	出生年月	文化程度	专业技术职务	行政职务	参加工作时间	入院时间
质管科	刘洪英	女	1976.9	中专	主管护师		1996.9	1996.9
	高 娟	女	1965.12	中专	护师		1982.4	2003.6
	李 梅	女	1962.12	中专	主管护师		1980.12	1986.9
	王兰平	女	1964.5	中专	主管护师		1980.12	1986.9
	杨绪玲	女	1963.9	中专	主管护师		1981.7	1981.7
	李文花	女	1962.7	中专	主管护师		1981.7	1981.7
	毛永元	男	1989.4	大学	医师		2013.11	2013.11
	董宇琦	男	1993.8	大专			2015.12	2015.12
	郑 杰	男	1983.9	大学	技术员		2007.9	2012.5
院感科	马秀梅	女	1962.11	大专	主管护师	护士长	1982.7	1985.5
	李湘云	女	1968.2	中专	副主任护师		1987.7	1987.7
	王会玉	女	1962.9	中专	副主任护师		1981.7	1981.7
公卫科	高怀娥	女	1963.11	中专	副主任护师	护士长	1981.7	1981.7
	周 蕾	女	1978.1	大专	主管护师		1997.10	2008.3
	韩 涵	男	1986.8	大专	初级工		2008.1	2010.11
	凌玛丽	女	1984.10	大学	助理馆员		2013.10	2013.10
妇幼信息	鲁 艳	女	1981.4	大学	馆员		2004.11	2004.11
	赵淑霞	女	1967.7	中专	主管助产师		1985.12	1985.12
	王婷婷	女	1989.10	大专			2013.4	2015.4
	董 敏	女	1992.5	大专	护士		2015.9	2015.9
	刘晓菁	女	1993.8	中专			2016.1	2009.9
预防接种门诊	郎艳萍	女	1975.4	中专	副主任护师	护士长	1996.7	1996.7
	都爱芹	女	1969.3	大专	主管护师		1986.9	1986.9
	王厚梅	女	1968.4	大专	副主任护师		1987.7	1987.7
	马永桢	女	1975.11	中专	主管护师		1996.12	1996.12
产科预约门诊	李瑞芳	女	1971.12	中专	主管护师	副护士长	1992.8	1995.7
医教科	王兆芬	女	1963.4	大学	高级讲师	主任	1988.7	2007.12
	张海滨	男	1982.9	大学	主治医师	副主任	2005.8	2005.8
	李 萍	女	1983.12	大学	中级		2007.12	2007.12
	李风华	女	1963.11	中专	副主任护师		1982.2	1985.11

续表 6-2

科室	姓　名	性别	出生年月	文化程度	专业技术职务	行政职务	参加工作时间	入院时间
医教科	王建芬	女	1963.4	中专	主管护师		1981.7	1981.7
	麻晓楠	女	1987.9	大专	医疗		2009.9	2009.9
	李晓娟	女	1985.2	研究生	助理馆员		2012.8	2012.8
	张海宁	女	1989.6	大专	技士		2010.9	2013.2
营养科	潘玉晓	女	1987.7	大专	高级工		2007.9	2007.9
病案室	杨　润	女	1966.5	中专	副主任护师	主任	1981.12	1981.12
	于春惠	女	1980.1	中专	馆员	副主任	2001.12	2001.12
	王善儒	男	1966.3	大专	医师		1983.12	1988.4
	刘延文	男	1989.6	中专	初级工		2008.9	2008.9
	吴海华	女	1978.2	大专	助理馆员		1998.7	2009.4
	王　剑	男	1980.9	大专	助理馆员		2000.12	2010.3
	李文萍	女	1969.9	高中	高级工		2007.7	2007.7
	公绵锦	男	1992.6	大专			2014.7	2014.7
	孙聪聪	女	1993.2	大专			2015.1	2015.1
护理部	李　芸	女	1966.7	大学	主管护师	院长助理兼科主任	1985.7	1985.7
	张素梅	女	1963.5	大专	主管护师	副主任	1983.7	1983.7
	王兰玲	女	1979.11	大学	主管护师	副主任	1999.10	1999.10
	王玉华	女	1975.10	大学	副主任护师	护理部副主任	1996.9	1996.9
	马　珣	女	1983.11	大学	主管护师	副护士长	2003.11	2003.11
	李建芳	女	1965.11	中专	主管护师		1985.7	1985.7
	李瑞芳	女	1967.12	大学	副主任护师		1987.7	1987.7
	黄敬芳	女	1965.7	中专	主管护师		1985.7	1985.7
客服部	都全荣	男	1969.2	大学	副主任医师	主任兼颐乐园护理院院长	1991.7	95.8/15.9
	王玉珍	女	1965.10	大专	主管护师	副护士长	1980.3	1989.3
	曹桂锦	女	1964.5	高中	助理会计师		1979.12	1979.12
	赵宝利	男	1973.10	大专	消毒工中级		1994.7	2013.7
	王　永	男	1982.4	大专	初级工		2004.12	2008.8
	宋科学	男	1978.9	中专	科员		1997.12	2001.12
	王昱林	男	1993.11	大专			2015.12	2015.12
宣教部	李金梅	女	1965.6	大学	副主任护师		1982.7	2002.9

续表 6-2

科室	姓　名	性别	出生年月	文化程度	专业 技术职务	行政职务	参加 工作时间	入院时间
宣教部	代艺涵	女	1988.8	大学	助理馆员		2013.8	2013.8
	李　峰	男	1990.11	大学	助理馆员		2014.9	2014.9
回访办	王淑霞	女	1962.10	中专	主管护师	主任	1979.12	1979.12
	刘乐秋	女	1969.9	中专	主管护师		1988.7	2002.9
	邢国荣	女	1968.6	大专	主管护师		1989.8	2002.9
	田丽霞	女	1970.4	中专	高级工		1998.4	2006.6
	徐新梅	女	1974.8	中专	高级工		2003.10	2003.10
	鹿连芝	女	1971.7	中专	主管护师		1994.12	1994.12
	李兆斌	女	1976.11	中专	护师		1994.9	1994.7
医德医风办	韩本彩	女	1963.12	中专	主管护师	主任	1982.7	1984.7
	邢秀玲	女	1962.11	中专	主管护师		1979.12	1979.12
	郝春友	男	1977.7	高中	助理馆员		1996.12	2000.9
纠纷办	陈安顺	男	1957.5	中专	高级工	主任	1975.11	1983.1
	马增宝	男	1986.11	大专	法律事务		2013.11	2013.11
健康体检科	刘国良	男	1970.1	大专	主治医师	副主任	1989.12	1993
	邱凤兰	女	1964.9	大专	副主任护师	护士长	1984.7	1987.4
	罗健香	女	1968.6	大专	主管护师	副护士长	1988.7	2003.11
	牛坤香	女	1965.2	大专	主管护师	副护士长	1984.7	1988.7
	韩　英	女	1973.5	大专	主管护师	副护士长	1990.12	1992.7
	刘海燕	女	1979.11	中专	主治医师		2000.12	2000.12
	郑金枝	女	1968.1	中专	副主任护师		1987.7	2002.3
	阎秀伟	男	68.5	大学	医师		1991.7	1991.7
	韩艳杰	女	1975.7	大专	主管护师		1995.7	2005.4
	李彩霞	女	1964.8	中专	主管护师		1984.7	1989.7
	肖福兰	女	1962.1	高中	主管护师		1979.12	1980.6
	焦振清	女	1975.11	大专	医疗		1993.9	1999.11
	李　青	女	1976.9	大专	医疗		1992.10	1995.8
	李　伟	女	1975.6	大专	医疗		2006.3	2006.3
	徐保华	男	1972.8	大专	医师		1990.12	1995.9
	张　玉	女	1978.8	大专	会计员		1993.6	2012.4

续表 6-2

科室	姓　名	性别	出生年月	文化程度	专业技术职务	行政职务	参加工作时间	入院时间
青云花园门诊	冯　威	男	1976.12	大专	主管药师	主任	1996.12	1996.12
	高建华	女	1977.9	中专	主管护师	护士长	1999.4	1999.4
	徐士国	男	1972.1	大专	主治医师	口腔科副主任	1996.7	2005.1
	陈永学	男	1966.5	大专	主治医师		1987.7	2008.3
	张其慧	女	1978.1	大专	主管护师		2002.12	2002.12
	肖　波	男	1978.5	中专	医师		2009.4	2009.4
	王文婧	女	1993.10	大专	药剂士		2015.8	2015.8
	王志敏	女	1970.6	中专	主管护师		1990.12	2010.5
	李凤梅	女	1981.8	中专	主管护师		2002.8	2003.12
	李明霞	女	1968.12	大专	主治医师		2011.8	2011.8
	李晓蕾	女	1988.5	大专	技师		2010.8	2010.8
	刘密密	女	1988.6	大专	护师		2010.9	2011.4
	韩赛花	女	1986.4	中专	技士		2006.3	2006.3
	张建宁	女	1977.5	中专	护士		2014.4	2014.4
老干局门诊	凌玉明	男	1963.11	中专	药剂师	副主任	1980.12	1990.6
	郑　群	女	1963.8	高中	主管护师		1979.12	1979.12
社团事务科	鞠銮荣	女	1964.2	大专	主管护师	工会副主席兼科主任	1986.7	2001.12
	徐秀辉	女	1967.9	大专	主管助产师	副主任	1982.12	1990.2
	华明秀	女	1983.2	中专	助理馆员		2003.7	2003.7
财务科	曹秀梅	女	1969.11	中专	会计员	副主任	1989.7	1996.9
	韩　卉	女	1974.2	大专	助理会计师		1999.10	1999.10
	张文华	女	1968.5	中专	助理会计师		1983.12	1986.8
	罗建芝	女	1962.11	中专	高级工（科员）		1978.8	1978.8
	高淑正	男	1978.9	中专	科员		1999.12	2002.9
	程亚东	女	1987.11	大学	会计员		2011.9	2011.9
	李　岚	女	1974.4	中专	高级工		1992.2	2003.9
	李宝莲	女	1973.6	中专	会计师		1992.7	2005.6
	张　冬	男	1986.11	大专	助理会计师		2009.9	2009.9
	程旭东	男	1991.12	大学	会计员		2014.9	2014.9
	林　晖	男	1988.7	大专	会计员		2009.12	2013.7

续表 6-2

科室	姓　名	性别	出生年月	文化程度	专业技术职务	行政职务	参加工作时间	入院时间
财务科	李升阳	女	1992.4	大学	助理会计师		2014.9	2014.9
审计科	杜润平	男	1979.5	中专	助理会计师	审计科主任	2000.12	2000.12
	邱海珍	女	1974.11	大专	高级工程师	副主任	1995.12	1995.12
	刘晶晶	女	1989.3	大专	助理会计师		2010.2	2010.2
	曹文婷	女	1984	在职研究生	助理工程师		2006.8	2006.8
	杨　丹	女	1981.2	大专	助理会计师		2004.9	2007.9
物价科	潘玉梅	女	1963.3	大学	副主任护师	主任	1982.7	1984.7
保健门诊收款室	宋常宝	女	1975.12	大专	工程师		1998.10	1998.10
	张晓梅	女	1977.9	中专	会计员		1997.9	1997.9
	曹玉芬	女	1971.5	中专	科员		1988.11	1992.9
	王福云	女	1969.1	初中	会计员		1989.7	1990.9
	高菲菲	女	1987.2	大学	会计员		2009.10	2009.10
	周　静	女	1985.7	大专	助理会计师		2006.12	2006.12
收款室	田　莉	女	1965.4	高中	助理会计师	主任	1980.12	1986.12
	苏保先	男	1966.11	中专	助理会计师		1988.7	1990.2
	姜凤霞	女	1972.1	中专	主管护师		1993.7	2002.10
	李媛媛	女	1984.4	大专	助理会计师		2005.8	2005.8
	吴晓艳	女	1981.12	中专	会计员		2002.5	2002.5
	程珊珊	女	1977.6	中专	会计员		2001.2	2012.2
	王海燕	女	1989.6	大专	会计员		2011.5	2012.7
	李　兵	女	1990.3	大专	助理会计师		2009.1	2009.1
	张沙沙	女	1989.6	大专	会计员		2010.9	2012.7
	逄福玲	女	1986.8	大专	会计员		2007.9	2011.4
	曹海圆	女	1992.8	中专	会计员		2013.7	2013.7
	邱晓洁	女	1992.6	大专	会计员		2013.7	2013.7
	杨　雪	女	1990.6	大专	会计员		2013.11	2013.11
	高晓东	男	1992.1	大专	会计员		2013.11	2013.11
	刘　琨	女	1987.2	大专	会计员		2013.11	2013.11
	任　杰	女	1990.7	大专	会计员		2013.11	2013.11
	刘清英	女	1985.3	初中	会计员		2014.8	2014.8

续表 6-2

科室	姓　名	性别	出生年月	文化程度	专业技术职务	行政职务	参加工作时间	入院时间
收款室	张　丽	女	1973.10	中专	助理会计师		2014.11	2014.11
	王张雪云	女	1992.12	大专	会计员		2015.3	2015.3
	张露彬	女	1993.11	大专	会计员		2015.3	2015.3
	张　鑫	女	1996.5	大专			2016.1	2016.1
	王增宝	男	1986.1	大专			2016.3	2016.3
	李建强	男	1994.4	大学			2016.6	2016.6
住院处	潘大勇	男	1981.6	职高	科员	主任	1999.12	2002.9
	刘倩倩	女	1988.11	大学	助会		2011.9	2011.9
	宿晓丽	女	1978.7	中专	会计员		1997.12	2005.10
	张宇凤	女	1984.8	大专	会计员		2006.8	2006.8
	胡乃韬	男	1988.2	大专	助理会计师		2008.9	2008.9
	李静静	女	1989.8	大专	会计员		2011.11	2011.11
	郭　薇	女	1989.9	大专	会计员		2011.7	2012.2
	王群山	男	1992.1	大专	会计员		2012.3	2012.3
	张　利	女	1979.1	大专	会计员		1997.12	2012.6
	王珊珊	女	1989.9	大专	会计员		2011.3	2011.3
	逄佳霖	男	1988.9	大专	会计员		2012.5	2012.5
	韩彬彬	女	1983.10	大专	助理会计师		2008.8	2010.1
	雷晓丽	女	1976.9	中专	会计员		2002.10	2013.7
	杨　雪	女	1989.7	大专	会计员		2013.11	2013.11
	齐玉芬	女	1981.8	中专	会计员		2015.3	2015.3
	李冠男	女	1993.10	大专	助理会计师		2016.6	2016.6
信息科	刘海升	男	1975.4	中专	工程师	主任	1995.12	1995.12
	刘云龙	男	1985.5	大学	中级	副主任	2012.11	2012.11
	周淑英	女	1977.6	大专	工程师		1999.10	1999.10
	赵常青	男	1976.1	中专	网络工程师		2002.8	2002.8
	高小森	男	1986.11	大学	工程师		2013.9	2013.9
	苗枫林	男	1989.3	大学	科员		2013.10	2013.10
	孙晓伟	男	1987.1	大学	工程师		2013.10	2013.10
	别冬冬	男	1985.8	大学			2008.10	2016.6
	马含情	女	1990.8	研究生			2016.7	2016.7

续表 6-2

科室	姓　名	性别	出生年月	文化程度	专业技术职务	行政职务	参加工作时间	入院时间
电子阅览室	张作花	女	1963.5	大专	主管护师		1983.7	1992.10
	孙春梅	女	1973.1	初中	高级工		2014.2	2014.2
医保管理科	王金磊	男	1969.8	大学	高级政工师	院长助理兼科主任、老干部支书	1988.8	1992.10
	张海霞	女	1966.8	中专	助理会计师	副主任	1984.12	1992.8
	刘培丽	女	1971.7	中专	主管护师	护士长	1994.8	1994.8
	王文科	男	1959.12	高中	高级工		1979.6	1990.8
	王淑英	女	1963.9	初中	主管护师		1979.12	1979.12
	赵玉英	女	1962.8	初中	主管护师		1978.9	1979.9
	孟凡珍	女	1962.1	高中	会计师		1982.12	1986.12
	董秀红	女	1963.9	中专	主管护师		1982.6	1983.6
	刘秀云	女	1982.5	中专	护师		2003.12	2003.12
	王洪刚	男	1987.4	中专	初级工		2006.1	2006.1
	孙建祥	男	1988.12	大学	初级工		2010.7	2010.7
	潘玉莲	女	1965.9	大学	副主任护师		1985.7	1985.7
	徐　香	女	1962.11	中专	主管护师		1979.11	1988.11
	蔡旭霞	女	1970.3	中专	主管护师		1989.12	1989.12
	董晓红	女	1967.1	中专	助理会计师		1983.12	1986.8
	李志玉	女	1977.9	中专	主管护师		1997.10	1997.10
	李海燕	女	1979.7	中专	护师		2000.12	2000.12
	郭秀丽	女	1971.4	中专	工人		1996.8	2016.5
设备科	张维民	男	1975.8	大专	工程师	主任兼招标办主任	1999.10	1999.10
	孙建强	男	1982.3	高中	技师	副主任	1999.12	2008.6
	常光辉	男	1976.5	高中	技师	副主任	1996.10	2008.2
	王占强	男	1977.3	中专	高级工		1995.12	2009.3
	程明光	男	1972.8	初中	高级工		1992.9	1992.9
	刘　强	男	1974.10	大专	技士		1996.12	1996.12
	崔升强	男	1989.10	大学	助理工程师		2011.10	2011.10
	王丽艳	女	1988.6	大学	助理工程师		2013.10	2013.10
	任晓伟	男	1985.6	大学	助理工程师		2013.10	2013.10
	赵云鹏	男	1988.10	大专	初级工		2013.4	2013.4

续表 6-2

科室	姓　名	性别	出生年月	文化程度	专业技术职务	行政职务	参加工作时间	入院时间
设备科	孙　健	男	1992.3	大专			2014.7	2015.12
	叶　红	女	1976.12	中专			1996.8	2016.6
	王国辉	男	1992.11	大学			2016.7	2016.7
招标办	时学军	男	1973.3	大专	主管技师	副主任	1990.12	2001.9
	张增申	男	1978.4	大专	助理会计师		1998.10	1998.10
安监办	周振中	男	1973.11	高中	高级工	主任	1991.12	1995.12
	康　磊	男	82.11	高中	高级工	副主任	2002.12	2006.11
	曹龙飞	男	1981.3	大专	高级工		2003.9	2006.8
总务科	王增强	男	1974.4	中专	主管药师	主任	1995.12	1995.12
	李乐华	男	1962.1	中专	科员	支部书记	1981.1	2002.11
	张　红	女	1973.11	中专	一级小学教师		1991.7	1991.7
	张德美	女	1962.8	高中	助理会计师		1981.8	1987.3
	王丰录	男	1976.2	中专	技师		1995.4	1995.4
	程　凯	男	1988.1	高中	助理馆员		2013.11	2013.11
	韩永成	男	1981.8	高中	高级工		1999.12	2012.11
	孙立超	男	1975.9	大专	技师		1993.8	1999.12
	谢　萍	女	1976.1	中专	高级工		2003.6	2003.6
	于钦宝	男	1977.1	高中	技师		2001.3	2001.3
	周志毅	男	1959.10	中专	药剂师		1980.1	1982.10
	李献会	男	1971.8	高中	高级工		1992.12	2012.8
	刘永超	男	1987.11	大专			2015.12	2015.12
维修科（二级）	代振明	男	1963.1	大专	助理会计师	主任	1979.7	1986.12
	夏庆刚	男	1967.1	初中	高级工	副主任	1986.12	1990.1
	孙业升	男	1969.3	中专	技师	副主任	1989.3	2000.3
	张友利	男	1962.4	高中	技师	副主任	1999.11	1999.11
	夏锡亮	男	1957.10	高中	高级工		1976.8	1990.8
	韩振勇	男	1979.6	中专	技师		1998.3	1998.3
	李　岩	男	1986.6	初中	高级工		2004.6	2004.6
	李　涛	男	1984.11	初中	技师		2006.1	2006.1
	韩红滨	男	1972.11	初中	技师		1989.3	2008.10

续表 6-2

科室	姓　名	性别	出生年月	文化程度	专业技术职务	行政职务	参加工作时间	入院时间
维修科（二级）	周国强	男	1993.3	初中	中级工		2011.5	2011.5
	赵金堂	男	1987.8	中专	技师		2002.8	2008.9
中心供氧（二级）	张明果	男	1962.6	中专	医师	副主任	1980.11	1994.6
	马连进	男	1960.3	高中	高级工		1977.8	2002.8
	孙墨勇	男	1962.11	高中	技师		1987.11	1987.11
	别永记	男	1970.3	初中	高级工		1990.12	2005.3
供电科（二级）	刘忠文	男	1967.8	中专	高级工	主任	1985.1	1999.8
	陈志明	男	1972.12	中专	技师	副主任	1998.2	1998.2
	王吉安	男	1966.9	初中	高级工		1990.8	1983.10
	曹培顺	男	1966.12	高中	高级工		1990.8	1996.112
	李荫栋	男	1970.3	初中	技师		1989.7	1989.7
	都桂江	男	1973.12	中专	技师		2002.1	2002.1
	韩金鹏	男	1989.11	中专	高级工		2008.3	2008.3
	孙锡山	男	1970.2	中专	技师		1986.12	2011.8
	都炳毅	男	1970.7	高中	高级工		1991.9	2013.7
	于红军	男	1972.3	职高	工人		1990.1	2015.5
	潘　韬	男	1991.1	高中	工人		2010.12	2016.6
水暖科（二级）	李宝康	男	1964.3	初中	技师	主任	1989.8	1989.8
	杨建军	男	1969.8	初中	技师	副主任	1988.3	1988.3
	冯思成	男	1974.4	初中	技师	副主任	1990.2	1990.3
	李敬华	男	1971.3	初中	技师	副主任	2000.6	2000.6
	孟　涛	女	1973.5	中专	技师		2002.11	2002.11
	王继才	男	1958.1	初中	技师		1998.4	1998.4
	王焕然	男	1957.4	初中	中级工		1995.4	1995.4
	李　凯	男	1982.6	中专	中级工		2011.12	2011.12
被服站（二级）	王金英	女	1969.4	初中	技师		1996.9	1996.9
	李　艳	女	1975.4	中专	技师		2001.1	2001.1
	李　梅	女	1983.6	初中	技师		2011.4	2011.4
房管科（二级）	王国栋	男	1969.12	大学	高级工程师	主任	1991.7	2001.1
	杨建波	男	1960.6	高中	高级工		1990.10	1995.12
	王桂英	女	1955.3	初中	中级工		1995.5	1995.5

续表 6-2

科室	姓　名	性别	出生年月	文化程度	专业技术职务	行政职务	参加工作时间	入院时间
基建科	李培然	男	1958.1	大专	工程师	副主任	1978.12	1996.5
	于宗新	男	1974.7	高中	高级工	副主任	1990.12	2002.12
	王福江	男	1966.1	中专	高级工	副主任	1985.11	1999.8
	孙业涛	男	1963.3	高中	高级工		1979.10	1986.4
	高芳成	男	1972.11	中专	初级工		1992.12	2004.1
	韩海龙	男	1989.9	大学	助理工程师		2014.10	2014.10
	宫恩涛	男	1973.8	高中	高级工		1993.3	1998.8
	贯　波	男	1986.5	大专	助理工程师		2009.11	2009.11
	田永涛	男	1961.2	大专	初级工		1976.4	2010.6
	田联庆	男	1974.11	大学	初级工		1990.3	2012.6
	高　涛	男	1985.6	大专	助理工程师		2008.7	2016.4
水厂	陈国明	男	1962.8	中专	主管药师	主任	1983.7	1985.7
	孙成钢	男	1960.7	中专	主管药师		1978.12	1988.6
	高红梅	女	1970.12	初中	中级工		1991.12	1991.12
	李月金	男	1973.11	中专	技师		1997.3	1997.3
	马玉云	女	1969.10	中专	技师		1999.6	1999.6
	徐金芳	女	1967.1	初中	高级工		2003.6	2003.6
	殷秀芹	女	1976.7	初中	高级工		1992.5	2010.6
	李彦霞	女	1969.10	高中	技师		2004.3	2004.3
	刘海燕	女	1975.3	初中	技师		1998.3	2010.8
	王京秀	女	1970.11	初中	高级工		2011.6	2011.6
	都文娟	女	1976.4	初中	技师		2010.8	2010.8
	马如玲	女	1967.10	初中	高级工		2004.5	2004.5
	陈怀香	女	1970.10	初中	技师		2010.6	2010.6
	徐国方	女	1974.8	中专	高级工		2010.3	2010.3
	夏　贞	女	1972.8	中专	技师		2010.12	2010.12
	郑金香	女	1966.7	初中	高级工		2012.11	2012.11
	吴振兰	女	1971.3	高中	技师		2003.6	2010.4
	田爱东	男	1969.7	初中	高级工		1985.4	2013.11
	张希春	男	1957.10	初中	高级工		2013.7	2013.7

续表 6-2

科室	姓　名	性别	出生年月	文化程度	专业技术职务	行政职务	参加工作时间	入院时间
水厂	李永安	男	1979.7	初中	高级工		2014.8	2014.8
	陈　涛	女	1979.11	大专	护士		2000.1	2015.4
	李秀红	女	1973.6	初中	技师		2013.11	2013.11
颐乐园老年护理院	葛会芹	女	1963.1	中专	主管护师	护士长	1979.12	1979.12
	陈　雪	女	1983.11	中专	护师	副护士长	2002.4	2002.4
	李月英	女	1962.10	大专	副主任护师		1982.7	1985.2
	高佳丽	女	1991.6	中专	护士		2008.5	2012.1
物业保卫	李建瑞	男	1980.9	初中	高级工		1998.1	1998.1
	贾继国	男	1974.9	初中	高级工		1999.2	1999.2
	辛　涛	男	1978.5	中专	高级工		2001.5	2001.5
	宋朝阳	男	1974.10	初中	高级工		2003.1	2003.1
	张　健	男	1986.12	中专	高级工		2005.3	2005.3
	李传宏	男	1966.9	初中	高级工		2001.1	2001.1
	钟建东	男	1973.2	初中	门卫		2004.5	2004.5
物业卫生员	姚淑风	女	1968.6	初中	高级工		2008.5	2008.5
	赵小双	女	1986.3	中专	高级工		2004.4	2004.4
	李臣旭	女	1964.8	初中	技师		1996.3	1996.3
	辛桂珍	女	1963.1	初中	技师		2005.7	2005.7
	朱香芬	女	1969.11	初中	技师		1991.12	1991.12
	王　荣	女	1967.3	高中	技师		1991.7	1991.7
	程香英	女	1965.4	初中	技师		2000.8	2000.8
	张顺泽	男	1959.9	初中	技师		1997.1	1997.1
	杨　华	女	1969.1	初中	技师		1997.3	1997.3
	潘玉芳	女	1962.1	初中	技师		1997.4	1997.4
	杨彩霞	女	1966.9	初中	技师		2007.4	2007.3
	孙美香	女	1976.2	初中	技师		2006.12	2006.12
	李文娟	女	1972.1	初中	技师		2007.3	2007.3
	周奉玲	女	1970.11	初中	技师		2008.3	2008.3
	周秀娟	女	1967.3	初中	技师		2008.3	2008.3
	曹云英	女	1971.9	初中	技师		2008.8	2008.8

1980—2016年医院离退休人员统计表

表 6-3

姓　名	性别	民族	出生年月	工作时间	离退休时间	职　称	身　份
刘春芳	男	汉	1931.11	1948.6	1992.3	副主任医师	干部
岳美云	女	汉	1936.7	1953.4	1991.10	主管护师	干部
宋培国	男	汉	1939.8	1966.7/1967.7	1999.12	副主任医师	干部
郭玉兰	女	汉	1937.10	1962.8	1992.11	主治医师	干部
孙平安	男	汉	1930.2	1948.8	1990.11	副主任医师	干部
张光贞	女	汉	1939.9	1958.8	1994.9	副主任医师	干部
宋廷廉	男	汉	1936.12	1960.9	1996.12	主任医师	干部
李佃奎	男	汉	1934.3	1951.2	1994.6	主治中医师	干部
周仕兰	女	汉	1936.4	1979.7/1992.11	1994.12	中级工	工人
郑忠兰	女	汉	1942.1	1961.8	1997.6	副主任医师	干部
李崇廉	男	汉	1936.1	1959.7	1997.1	副主任医师	干部
宿乐娟	女	汉	1942.3	1963.8	1997.6	副主任医师	干部
宋在仁	男	汉	1935.1	1955.5	1995.12	副主任医师	干部
于徽钦	男	汉	1937.8	1965.8	1997.12	主任检验师	干部
王秀兰	女	汉	1937.12	1977.1/1992.11	1994.12	普工	工人
周家欣	女	汉	1941.3	1971.9/1988.9	1996.10	小学一级教师	干部
田永忠	男	汉	1940.9	1958.4	2000.11	高级工	工人
徐桂芬	女	汉	1944.12	1964.1	1999.12	助理会计师	干部
李之平	男	汉	1942.11	1969.8	2002.12	副主任医师	干部
耿道香	女	汉	1939.2	1968.8	1996.10	副主任医师	干部
刘翠兰	女	汉	1942.1	1963.4	1997.6	主管护师	干部
王桂花	女	汉	1944.5	1977.5/1992.11	1994.12	中级工	工人
王启周	男	汉	1944.12	1962.7	2004.12	科员	干部
孙作桢	男	汉	1930.2	1948.8	1990.10	副主任医师	干部
李同祥	男	汉	1920.3	1948.11	1981.3	副处	干部
杨增仁	男	汉	1924、7	1939.4	1981.12	医师	干部
魏邦山	男	汉	1933.6	1948.7	1990.11	副主任医师	干部
张振英	女	汉	1942、2	1959.7	1997.6	主管护师	干部
刘云芳	女	汉	1942、10	1960.5	1997.12	主管护师	干部
马桂莲	女	汉	1940、9	1960.2	1997.12	主管护师	干部

续表 6-3

姓　名	性别	民族	出生年月	工作时间	离退休时间	职　称	身　份
刘淑英	女	汉	1943.10	1963.10	1998.6	副主任护师	干部
刘香兰	女	汉	1943.2	1960.10	1998.6	主管护师（科员）	干部
张丽华	女	汉	1943.12	1960.5	1998.12	副主任护师	干部
于延深	男	汉	1938.5	1959.9	1998.12	副主任医师	干部
马庆蕴	男	汉	1938.12	1963.8	1998.12	副主任医师	干部
王玉玲	女	汉	1943.11	1960.10	1998.12	主管护师	干部
张素兰	女	汉	1941.7	1964.9	1996.10	主管护师	干部
曲翠珍	女	汉	1941.3	1962.9	1996.10	副主任药师	干部
赵彩凤	女	汉	1941.2	1962.11	1996.10	副主任检验师	干部
尚志敏	女	汉	1936.11	1960.8	1991.10	主治医师	干部
张玉琢	男	汉	1932.5	1951.1	1992.8	副主任医师	干部
张志美	女	汉	1938.6	1960.8	1992.11	主治医师	干部
邹义秀	女	汉	1937.8	1955.8	1993.12	副主任医师	干部
李秀清	女	汉	1948.5	1968.10	2003.6	副主任医师	干部
马彩芳	女	汉	1937.7	1958.7	1993.10	护师	干部
刘芬芳	女	汉	1941.4	1960.5	1996.10	主管护师	干部
刘书韵	女	汉	1940.9	1960.5	1996.10	主管护师	干部
都桂贞	女	汉	1945.7	1961.10	2000.8	主治医师	干部
李学英	女	汉	1940.12	1960.9	1996.10	主管药师	干部
李炳兰	女	汉	1940.9	1960.8	1995.7	主管检验师	干部
高梅新	女	汉	1944.12	1960.10	1995.11	护师	干部
王明兰	女	汉	1941.11	1959.7	1996.12	药师	干部
韩承兰	女	汉	1941.1	1964.9	1996.12	副主任护师	干部
王翠莲	女	汉	1941.11	1960.10	1996.12	主管护师（科员）	干部
王兰香	女	汉	1941.1	1964.9	1996.12	副主任医师	干部
王世达	男	汉	1936.7	1957.9	1996.12	科员	干部
韩珍玉	男	汉	1935.1	1951.11	1994.12	主治医师	干部
许锦聪	女	汉	1944.1	1965.12	1999.5	护师	干部
王德金	男	汉	1939.8	1959.8	1999.12	副主任医师	干部
王春芳	女	汉	1945.5	1960.5	2000.5	副主任医师	干部
王智民	男	汉	1941.7	1961.10	2001.7	副主任医师	干部

续表 6-3

姓　名	性别	民族	出生年月	工作时间	离退休时间	职　称	身　份
郑福姬	女	朝鲜族	1946.1	1970.8	2001.3	副主任医师	干部
田秀婷	女	汉	1947.8	1967.8/1968.8	2002.10	主管护师	干部
王文贞	女	汉	1945.8	1966.8/1967.8	2002.10	副主任医师	干部
孙学芹	女	汉	1947.7	1967.8/1968.8	2002.10	主管护师	干部
周金堂	男	汉	1944.10	1970.7	2004.11	副教授	干部
韩书芹	女	汉	1947.1	1970.1	2002.10	主治医师	干部
周元升	男	汉	1937.4	1963.10	2003.3	副主任医师	干部
高桂英	女	汉	1948.6	1965.2	2003.6	主管护师	干部
钟希英	女	汉	1942.9	1960.8	1998.12	主管药师	干部
杨淑贞	女	汉	1949.7	1969.7	2004.8	副主任医师	干部
王贯芝	男	汉	1944.4	1963.12	2004.5	副教授	干部
周桂香	女	汉	1943.7	1960.8	1995.7	护师	干部
代桂芝	女	汉	1940.1	1958.9	1995.10	主管技师	干部
倪春兰	女	汉	1949.11	1970.5/1990.1	2004.12	助师	聘干
邱效兰	女	汉	1949.2	1964.10/1980.9	2004.3	助理会计师	聘干
李廷芹	女	汉	1949.4	1966.5/1971.12	2004.5	助师	聘干
刘桂芳	女	汉	1949.10	1982.12	2004.11	助师	聘干
张瑞英	女	汉	1944.10	1982.10/1993.9	1994.12	初级工	工人
岳桂春	女	汉	1942.9	1971.1/1996.6	1994.12	中级工	工人
周秀英	女	汉	1944.5	1979.2/1992.11	1994.12	中级工	工人
马玉芹	女	汉	1945.2	1979.6/1993.9	1995.10	检验士	工人
王玉英	女	汉	1945.9	1979.12/1993.9	1995.10	普工	工人
刘光英	女	汉	1945.10	1978.5/1993.9	1995.12	护士	工人
蔡继兰	女	汉	1934.5	1979.1/1994.6	1993.9	中级工	工人
巴玉莲	女	汉	1947.1	1978.10/1993.9	1997.6	药士	工人
李会美	女	汉	1944.1	1982.9	1994.12	初级工	工人
杨夕增	男	汉	1937.12	1977.4/1976.1	1997.6	电工	工人
陈桂英	女	汉	1932.4	—	—	—	工人
马继兰	女	汉	1949.9	1990.8	2001.6	初级工	工人
徐伦六	男	汉	1943.7	1961.1	2003.6	高级工	工人
韩美兰	女	汉	1952.1	1977.11/1990.8	2002.10	护师	工人

续表 6-3

姓　名	性别	民族	出生年月	工作时间	离退休时间	职　称	身　份
王荣绅	女	汉	1938.9	1958.7/1965.6	1993.12	主管护师	工人
徐爱芹	女	汉	1945.1	1982.6	1995.10	药士	工人
张秀凤	女	汉	1948.8	1965.10	1998.12	主管护师	工人
李成文	女	汉	1940.7	1965.1/1971.1	1995.10	主管中药师	工人
逄秋兰	女	汉	1936.6	1971.11	1993.10	中级工	工人
朱秀华	女	汉	1935.12	1957.4	1993.10	高级工	工人
段奎贞	女	汉	1941.4	1959.7	1994.9	护师	工人
李素秋	女	汉	1943.7	1984.1/1994.6	1993.9	普工	工人
王居章	男	汉	1939.1	1961.7	1999.12	副主任医师	干部
李言荣	女	汉	1945.9	1980.7/1993.9	1995.12	普工	工人
王瑞英	女	汉	1937.12	1979.4/1994.6	1993.9	普工	普工
徐守尧	男	汉	1941.6	1959.6	2000.6	高级工	工人
刘焕英	女	汉	1942.1	1979.1/1993.9	1994.12	普工	工人
周桂芬	女	汉	1949	1966.4	1999.11	普工	工人
宋春英	女	汉	1950.3	1990.8	2002.10	初级工	工人
赵夙杰	女	汉	1951.11	1972.6	2002.10	中级工	工人
杨子良	男	汉	1943.7	1968.1	2003.10	中级工	工人
李振云	女	汉	1954.1	1976.9/1990.1	2004.2	高级工	工人
王福兰	女	汉	1954.2	1973.6	2004.3	高级工	工人
张希才	男	汉	1944.10	1962.10	2004.10	高级工	工人
赵启梅	女	汉	1954.8	1995.12/1990.8	2004.10	中级工	工人
孙桂英	女	汉	1954.12	1976.10	2005.1	护师	工人
逄春菊	女	汉	1950.2	1968.7	2005.2	主管护师	聘干
周秀梅	女	汉	1954.4	1990.8/1980.12	2005.4	高级工	工人
马彩云	男	汉	1946.2	1982.7/1974.6	2005.5	副教授	干部
王　毅	女	汉	1950.10	1968.12	2005.10	主管护师	干部
李德芳	女	汉	1950.10	1968.9	2005.10	主任医师	干部
李丽芳	女	汉	1950.12	1971.12/1975.8	2005.12	主治医师	干部
赵秀玲	女	汉	1955.3	1990.8/1976.3	2005.4	助师	工人
潘京花	女	汉	1955.3	1975.6/1990.8	2005.5	护师	工人
吕月英	女	汉	1955.7	1979.1	2005.7	护师	城合

续表 6-3

姓　名	性别	民族	出生年月	工作时间	离退休时间	职　称	身　份
陶学兰	女	汉	1950.8	1968.11	2005.8	主管护师	聘干
李月英	女	汉	1955	1990.8/1977.3	2005.8	药师	城合
辛德秋	女	汉	1955.11	1990.8/1985.7	2005.11	中级工	工人
袁素花	女	汉	1950.8	1968.11	2005.8	护师	干部
孙衍国	男	汉	1946.4	1965.12	2006.4	高级工	工人
王玉美	女	汉	1956.9	1990.1	2006.9	普工	工人
段玉华	女	汉	1956.3	1974.8	2006.3	助产师	工人
李玉兰	女	汉	1956.3	1976.7/1990.8	2006.3	高级工	工人
王秀珍	女	汉	1951.3	1969.1	2006.3	护师	聘干
王跃兰	女	汉	1956.5	1983.4/1987.12	2006.5	高级工	工人
张爱兰	女	汉	1951.6	1975.8	2006.6	主管检验师	干部
崔宝芳	女	汉	1956.9	1979.1	2006.9	护师	工人
李运好	男	汉	1946.10	1965.12	2006.9	高级工	工人
李树联	女	汉	1951.1	1973.9	2006.10	副主任医师	干部
何玉芹	女	汉	1951.11	1968.12	2006.11	主管护师	干部
牟建秀	女	汉	1951.11	1970.12	2006.11	护师	干部
胡庆济	女	汉	1951.11	1968.8	2006.11	主管检验师	干部
崔学美	女	汉	1952.2	1969.3	2007.2	主管助产师	聘干
高民信	男	汉	1947.3	1968.2	2007.3	副主任医师	干部
刘子秀	男	汉	1947.9	1965.11	2007.9	主治医师	干部
刘锡海	男	汉	1947.9	1967.11	2007.9	主治医师	干部
韩克俭	男	汉	1947.9	1995.12/1986.7	2007.9	中级工	工人
王志新	男	汉	1947.10	1965.12	2007.10	副主任医师	干部
王福礼	男	汉	1947.11	1969.2	2007.11	副主任医师	干部
张德华	男	汉	1948.1	1968.9	2008.2	副主任医师	干部
仕桂香	女	汉	1952.12	1968.6	2008.2	副主任医师	干部
辛玉春	女	汉	1953.2	1974.6/1979.12	2008.2	副主任医师	干部
于志香	女	汉	1953.3	1975.3/1978.8	2008.3	主管护师	干部
王传美	女	汉	1953.3	1969.7	2008.3	副主任医师	干部
郭洪兰	女	汉	1957.12	1990.8	2008.3	中级工	工人
刘爱民	女	汉	1953.4	1970.3	2008.4	主治医师	干部

续表 6-3

姓　名	性别	民族	出生年月	工作时间	离退休时间	职　称	身　份
王桂芹	女	汉	1953.4	1977.8	2008.5	副主任医师	干部
浦建丽	女	汉	1954.12	1970.11	2008.8	主管检验师	干部
尹锡祥	男	汉	1950.1	1968.3	2008.8	副主任医师	干部
张忠奎	男	汉	1948.4	1971.6/1968.6	2008.11	高级工	工人
王焕民	男	汉	1951.2	1969.1	2008.11	护师	工人
王立群	男	汉	1958.9	1977.8	2008.11	助理会计师	干部
曹玉环	女	汉	1953.8	1978.8	2008.11	副主任医师	干部
王文合	男	汉	1948.4	1968.2	2008.11	副科	干部
李振美	女	汉	1953.10	1970.11	2008.12	主管护师	干部
李凤奎	女	汉	1958.10	1990.8/1980.5	2008.12	高级工	工人
吕奎芳	男	汉	1949.2	1968.2	2009.2	主任医师	干部
辜希位	男	汉	1949.2	1969.2	2009.2	会计师	干部
高立俊	男	汉	1949.2	1969.12	2009.2	副主任医师	干部
王景兰	女	汉	1954.2	1968.9	2009.2	主管技师	干部
赵德荣	女	汉	1954.1	1969.11	2009.2	药剂师	干部
王玉凤	女	汉	1954.5	1970.2	2009.5	主管药师	聘干
周爱英	女	汉	1954.3	1970.10	2009.3	主管护师	干部
李芳莲	女	汉	1954.8	1972.10	2009.8	副主任医师	干部
赵传云	女	汉	1954.8	1968.8	2009.8	助理会计师	干部
吴松章	男	汉	1949.8	1978.9	2009.8	会计师	干部
刘　梅	女	汉	1954.8	1972.12	2009.8	主管护师	干部
潘其风	女	汉	1954.8	1976.8	2009.8	主管护师	干部
刘瑞梅	女	汉	1964.10	1978.7	2009.9	护师	工人
都爱英	女	汉	1959.10	1990.8	2009.10	普工	工人
李聚萍	女	汉	1959.9	1978.8	2009.9	中药师	工人
夏树香	女	汉	1954.10	1974.3	2009.10	副主任医师	干部
王兰云	女	汉	1954.11	1973.2	2009.11	副主任医师	干部
李秀梅	女	汉	1954.12	1970.9	2009.12	主管护师	干部
吕　萍	女	汉	1955.1	1976.2	2010.1	科员	聘干
秦长生	男	汉	1950.1	1966.5	2010.1	主治医师	干部
刘文培	男	汉	1950.2	1968.4	2010.2	主治医师	干部

续表 6-3

姓　名	性别	民族	出生年月	工作时间	离退休时间	职　称	身　份
杨子房	男	汉	1950.3	1970.1	2010.3	高级工	工人
吕建国	男	汉	1950.3	1979.5	2010.3	高级工	工人
王金英	女	汉	1959.3	1983.11	2010.3	高级工	工人
李德贵	男	汉	1950.3	1972.3	2010.3	高级工	工人
李俊琴	女	汉	1955.4	1974.7	2010.4	主治医师	干部
冷玉霞	女	汉	1960.2	1978.2	2010.4	普工	工人
王宝玲	女	汉	1955.5	1971.4	2010.5	主管护师	干部
吕晓华	女	汉	1955.5	1972.12	2010.5	主管护师	干部
李瑞娟	女	汉	19655.5	1977.8	2010.6	副主任医师	干部
陈秀贞	女	汉	1960.6	1979.11	2010.6	高级工	工人
马玉芝	女	汉	1955.7	1975.12	2010.8	主治医师	干部
游新华	女	汉	1955.8	1974.8	2010.8	主管护师	干部
刘传英	女	汉	1955.9	1975.10	2010.9	助理会计师	干部
李桂英	女	汉	1955.9	1972.4	2010.9	主管护师	干部
牛朋吉	男	汉	1950.6	1968.7	2010.9	政工师	干部
高　龄	女	汉	1960.6	1995.6	2010.9	普工	工人
殷现珍	女	汉	1955.10	1974.7	2010.10	主治医师	干部
范守吉	男	汉	1950.10	1976.12	2010.10	副主任医师	干部
张美萍	女	汉	1955.10	1973.2	2010.10	副主任医师	干部
孙墨福	男	汉	1950.10	1979.10/1990.8	2010.10	高级工	工人
王林萍	女	汉	1955.12	1972.11	2010.12	副主任医师	干部
张风珍	女	汉	1960.12	1995.5	2010.12	普工	工人
刘红英	女	汉	1960.4	1995.12	2010.12	普工	工人
孙绍良	男	汉	1951.1	1970.1	2011.1	主任医师	干部
张立科	男	汉	1951.3	1969.12/1976.11	2011.3	高级工	工人
李淑珍	女	汉	1956.3	1976.2	2011.3	主管护师	聘干
楚维泉	男	汉	1951.4	1979.10/1990.8	2011.4	高级工	工人
陈黎明	女	汉	1956.4	1972.8	2011.4	主管检验师	聘干
段盛美	女	汉	1956.5	1972.11	2011.5	主管检验师	干部
秦巧萍	女	汉	1956.5	1975.7	2011.5	副主任医师	干部
李秀芳	女	汉	1956.5	1973.3	2011.5	主管药师	聘干

续表 6-3

姓　名	性别	民族	出生年月	工作时间	离退休时间	职　称	身　份
李迎春	女	汉	1956.5	1975.12	2011.5	主管护师	聘干
李春玲	女	汉	1956.8	1975.11	2011.8	护师	聘干
赵云瑞	女	汉	1957.8	1975.12	2011.8	主管护师	聘干
李文香	女	汉	1958.7	1976.7	2011.8	护师	工人
李向荣	女	汉	1956.9	1970.8	2011.9	主管技师	聘干
吕　明	男	汉	1951.9	1967.7	2011.9	医师	工人
辛莲美	女	汉	1961	1987.1	2011.10	普工	工人
李林福	男	汉	1951.10	1969.12	2011.11	主任医师	干部
宿秀霜	女	汉	1956.8	1974.7	2011.11	副主任医师	干部
杨恩娟	女	汉	1956.11	1974.11	2011.11	主管护师	聘干
赵子华	男	汉	1951.11	1970.11	2011.11	高级工	工人
李永波	男	汉	1958.11	1976.11	2011.11	主治医师	聘干
董惠玲	女	汉	1956.11	1972.12	2011.11	主管护师	聘干
马宝明	男	汉	1951.11	1969.11	2011.11	技术正县	干部
张玉芳	女	汉	1956.11	1975.9	2011.11	科员	干部
高锡东	男	汉	1951.1	1969.3	2011.12	副主任医师	干部
葛少荣	女	汉	1956.12	1974.8	2011.12	主治医师	干部
贾迎春	女	汉	1958.1	1976.12	2011.12	主管检验师	聘干
李桂芹	女	汉	1957.1	1979.6	2012.2	药师	聘干
董燕玲	女	汉	1963.4	1978.3/1990.8	2012.2	药师	工人
韩瑞学	男	汉	1952.2	1976.8	2012.2	主治医师	干部
孟　军	女	汉	1957.2	1974.10	2012.2	主治医师	干部
赵克明	男	汉	1952.2	1972.2	2012.2	主任医师	干部
王丽娟	女	汉	1957.3	1972.11	2012.3	主管护师	干部
王佃美	女	汉	1957.3	1975.9	2012.3	主管护师	聘干
王志宝	男	汉	1952.3	1975.11	2012.3	会计师	聘干
韩桂珍	女	汉	1957.5	1975.6	2012.5	主管护师	干部
范自昌	男	汉	1952.6	1990.8	2012.7	中级工	工人
王玉莲	女	汉	1957.7	1980.3	2012.7	主管护师	聘干
王金生	男	汉	1960.1	1976.3	2012.7	助理馆员	聘干
马秀丽	女	汉	1957.8	1976.8	2012.8	主管护师	干部

续表 6-3

姓　名	性别	民族	出生年月	工作时间	离退休时间	职　称	身　份
赵蓉蓉	女	汉	1957.8	1976.9	2012.8	主管护师	聘干
王兆胜	男	汉	1951.10	1973.3/1977.3	2012.8	高级工	工人
王军廷	男	汉	1952.8	1970.10	2012.8	主管检验师	聘干
赵光荣	女	汉	1957.9	1975.3	2012.9	副主任医师	干部
朱秀珍	女	汉	1957.10	1975.7	2012.10	主管护师	干部
栾秀文	女	汉	1957.10	1973.1	2012.10	主管护师	干部
谭玉梅	女	汉	1957.10	1974.11	2012.10	主管药师	聘干
张树云	女	汉	1957.10	1976.12	2012.11	主管药师	聘干
肖莲芳	女	汉	1957.11	1976.10	2012.11	助理会计师	聘干
孟庆梅	女	汉	1962.10	1991.9	2012.11	普工	工人
鞠维坤	男	汉	1952.2	1969.8	2013.2	副主任医师	干部
潘洪美	女	汉	1963.3	1998.1	2013.3	普工	工人
王树红	女	汉	1962.3	1993.1	2013.3	普工	工人
张秀芬	女	汉	1958.4	1975.7	2013.4	主管护师	聘干
隋治远	男	汉	1953.4	1973.1	2013.4	副主任医师	干部
李秀英	女	汉	1963.5	1989.1	2013.5	医师	工人
于爱军	女	汉	1958.5	1975.4	2013.5	主管护师	聘干
都治芳	男	汉	1953.6	1974.1	2013.6	副主任医师	干部
韩振坤	男	汉	1953.6	1980.10	2013.6	初级工	工人
王丽萍	女	汉	1965.4	1987.9	2013.7	主治医师	干部
孙亚萍	女	汉	1958.7	1978.12	2013.7	主管护师	聘干
万安宁	男	汉	1955.4	1977.12	2013.6	主治医师	干部
李丽莉	女	汉	1958.8	1976.11	2013.8	主管药师	聘干
田中会	女	汉	1958.8	1976.8	2013.8	主管技师	聘干
孙良希	男	汉	1953.8	1976.12	2013.8	主任医师	干部
张凤芹	女	汉	1958.10	1979.10	2013.10	护师	聘干
陈光春	男	汉	1953.10	1972.12	2013.10	军转副团（副处）	干部
马爱梅	女	汉	1961.6	1978.9	2013.10	主管护师	聘干
崔　金	男	汉	1953.10	1970.12	2013.10	科员	聘干
葛介宝	男	汉	1953.11	1972.12	2013.11	高级工	工人
宿献武	男	汉	1953.11	1975.11	2013.11	主管药师	聘干

续表 6-3

姓　名	性别	民族	出生年月	工作时间	离退休时间	职　称	身　份
陈成果	男	汉	1958.11	1975.8	2014.1	医师	聘干
陈　霞	女	汉	1959.2	1976.8	2014.2	主治医师	聘干
王丽君	女	汉	1959.3	1975.12	2014.4	护师	聘干
宿廷华	女	汉	1959.4	1975.4	2014.4	会计师	聘干
付汝萍	女	汉	1959.5	1977.8	2014.5	主管护师	聘干
吴秀芳	女	汉	1963.4	1979.6	2014.5	普工	工人
刘举艳	女	汉	1959.7	1975.8	2014.7	主管护师	聘干
刘彦书	男	汉	1954.8	1973.12	2014.8	高级工	工人
刘东玲	女	汉	1959.7	1975.12	2014.8	药师	聘干
孙文玲	女	汉	1959.8	1976.9	2014.8	主管护师	聘干
颜　玲	女	汉	1959.8	1976.8	2014.8	主管护师	聘干
张永明	女	汉	1959.10	1977.8	2014.10	主管护师	聘干
李爱国	男	汉	1959.10	1978.12	2014.10	主管技师	聘干
王美莲	女	汉	1959.12	1975.12	2014.12	主管护师	聘干
赵培福	男	汉	1952.12	1980.12	2014.12	中级工	工人
潘丽萍	女	汉	1960.1	1980.3	2015.1	主任医师	干部
付立新	女	汉	1960.3	1976.11	2015.3	副主任药师	聘干
韩怀忠	男	汉	1955.3	1972.12	2015.3	主任医师	干部
程新芳	男	汉	1955.4	1976.2	2015.4	主治医师	聘干
刘雪贞	女	汉	1960.4	1976.11	2015.4	主管护师	聘干
王淑兰	女	汉	1960.5	1978.9	2015.5	主管检验师	聘干
杨青兰	女	汉	1960.5	1977.12	2015.6	护师	聘干
王爱芹	女	汉	1960.6	1978.9	2015.6	主管护师	聘干
赵家存	男	汉	1955.6	1990.10	2015.6	中级工	工人
宋念文	男	汉	1955.6	1990.6	2015.6	工人	工人
刘智英	女	汉	1960.7	1980.4	2015.7	科员	聘干
刘芳秀	女	汉	1963.4	1979.12	2015.7	主管护师	聘干
姜九零	男	汉	1955.7	1970.11	2015.7	副主任医师	干部
李　丽	女	汉	1960.10	1978.12	2015.10	主管护师	聘干
周志香	女	汉	1965.10	1985.1	2015.10	普工	工人
李　新	男	汉	1955.11	1975.12	2015.11	主治医师	聘干

续表 6-3

姓　名	性别	民族	出生年月	工作时间	离退休时间	职　称	身　份
都玉珍	女	汉	1960.11	1978.9	2015.11	护师	聘干
崔志诚	男	汉	1955.12	1972.8	2015.12	主管药师	干部
吕兰英	女	汉	1960.12	1976.12	2015.12	主管技师	聘干
伍春荣	女	汉	1961.1	1978.9	2016.1	主管护师	聘干
王洪山	男	汉	1956.1	1976.12	2016.1	主治医师	聘干
张维秀	女	汉	1961.1	1981.7	2016.1	主管护师	干部
孙永顺	男	汉	1956.3	1975.11	2016.3	主管药师	干部
祝秀欣	女	汉	1966.3	1987.10	2016.3	普工	工人
刘明利	男	回族	1956.4	1975.4	2016.4	副主任医师	干部
王荫秀	女	汉	1966.4	1981.7	2016.4	主管护师	干部
刘玉霞	女	汉	1966.5	2000.5	2016.5	普工	工人
刘国昌	男	汉	1956.9	1977.9	2016.9	科员	干部
李秀梅	女	汉	1966.9	1987.11	2016.9	高级工	干部
杨桂臻	女	汉	1961.9	1977.9	2016.9	药师	干部
孙丽萍	女	汉	1961.11	1980.3	2016.11	主管护师	干部
张　梅	女	汉	1961.11	1979.12	2016.11	主管护师	干部
徐金利	男	汉	1956.12	1978.9	2016.12	高级工	工人

说明：至 2016 年 12 月，医院离退休人员 328 人。其中，离休人员 6 人，退休人员 322 人。离退休人员由人力资源部负责管理；两个工作时间的为：计算连续工龄时间和参加工作时间

1990—2016 年医院去世人员统计表

表 6-4

姓　名	性别	出生年月	参加工作时间	职　称	死亡时间
贺培琴	女	1940	1960.7	医师	1991.1.14
张德运	男	1931.4	1951.2	工人	1991.10.18
孟德渭	男	1932.9	1947.7	主治医师	1993.4.19
王恩源	男	1941.1	1968.12	主治医师	1993.8.17
王兆兰	女	1939	1958	护师	1994.11.17
孟庆玉	男	1937.1	1959.7	副主任医师	1995.10.27
李桂珍	女	1938.5	1978.3	工人	1995.12
王承亮	男	1928	1951.12	会计	1996.8.7
李文厚	男	1930	1947.4	无	1996.11.23

续表 6-4

姓　名	性别	出生年月	参加工作时间	职　称	死亡时间
赵端溪	男	1913	1950	副主任医师	1997.4
徐卫平	女	1959.9	—	药师	1997.7.21
杨金义	男	1958.2	1974.12	工人	1998.3
周敬德	男	1920.6	1950.3	干部	1998.3
高继亮	男	1935.4	1959.9	副高	1998.4.4
王敬礼	男	1949.4	1972.2	医师	1999.6
高文娟	女	1963.7	1978.9	护师	1999.8.16
张宝庆	男	1935.4	1951.9	主治医师	2000.4.26
辛致珍	女	1925.3	1945.2	科员	2001.4.7
王法润	男	1944.11	1969.12	高级工	2001.6.19
李明信	男	1951.7	1969.2	副主任医师	2001.6.27
雷秀英	女	1918.3	1952.7	工人	2001.8
郭建贞	女	1953.4	1992.8	工人	2001.10
刘敬芳	女	1937.12	1970.1	助理会计师	2001.10.25
曹秋华	女	1953.9	1971.12	助理会计师	2002.1.5
王秀芹	女	1927.2	1946.1	普工	2002.7.11
鹿国义	男	1938.3	1957.2	电工	2002.11.7
李民华	男	1964.4	1986.12	医师	2003.10.31
王世臣	男	1943.9	1961.10	主治医师	2003.3.7
郭克亮	男	1932.5	1958.6	普工	2003.12.11
李德义	男	1949.1	1949.10	主管技师	2004.1.10
王恩升	男	1931.6	1947.9	主治医师	2004.2.9
韩炳升	男	1944.11	1964.12	副主任医师	2004.3.6
于　辉	男	1971.9	1987.12	中级工	2004.3.10
周朝霞	女	1962.5	1978.12	护师	2004.5.29
尚仕江	男	1970.12	1995.12	医师	2004.12.15
钟希友	男	—	—	—	2005.2.11
楚连富	男	1927.3	1953.3	—	2006.2.2
王洪翠	女	1940.11	1966.7	副主任医师	2006.12.20
杨晓萍	女	1955.7	1970.12	主管护师	2007.2.27
姜灵波	女	1940.5	1959.9	副主任医师	2007.6.29

续表 6-4

姓　名	性别	出生年月	参加工作时间	职　称	死亡时间
李信彩	男	1933.6	1980.6	工人	2007.8.1
徐秀英	女	1934.12	1960.5	护师	2008.1.28
刘廷俊	男	1927.8	1948.11	正科	2008.9.6
闫祥友	男	1938.1	1964.9	主任医师	2009.5.21
魏义春	女	1931.10	1953.10	工人	2009.9.21
陈其旺	男	1933.7	1958.7	主治医师	2009.11.29
王金田	男	1931	1951.6	正科	2009.12.6
王阳阳	男	1985.10	2006.8	技师	2010.4.8
刘传萱	男	1938.1	1963.3	主治医师	2010.9.28
孙衍珩	男	1931.8	1948.10	副主任医师	2011.3.22
李桂月	男	1951.2	1969.12	主治医师	2011.4.19
王振东	男	1936.6	1957.8	副主任医师	2011.11.2
姜小零	男	1956.12	1974.7	护师	2011.7.26
孙业春	男	1948.11	2008.10	工人	2012.2.29
陈　蓓	女	1956.3	1972.12	工人	2012.4
赵新玉	男	1950.1	1979.11	工人	2012.10
刘玉芬	女	1937.4	1971.1	工人	2013.2.17
宋美芝	女	1931	1947.8	主管护师	2013.9.9
刘宝娟	女	1944	1961.8	主管护师	2013.1
尹跃珂	男	1942.2	1979.11	药剂师	2015.1.27
刘瑞林	男	1939.12	1962.12	副主任医师	2015.1.2
李忠胜	男	1963.1	1986.7	副主任医师	2015.6.11
张金华	男	1921.12	1944.3	正科	2015.8.22
刘庆淮	男	1944.9	1970.7	副主任医师	2015.9.19
李树森	男	1934.3	1948.6	副主任医师	2016.1.1
张维波	男	1972.9	1996.9	副主任医师	2014.3.16
徐凤章	男	1931.3	1951.11	正科	2015.12.29
郭兰珍	女	1933.9	1957.11	主管护师	2016.3.23
周悦坤	女	1937.4	1979.5	工人	2016.6.23
崔来喜	男	1934.10	1957.7	副主任医师	2016.8.10
李秀珍	女	1929.2	1947.6	主管药师	2016.9.2

续表 6-4

姓　名	性别	出生年月	参加工作时间	职　称	死亡时间
刘淑云	女	1942.9	1962.12	副主任护师	2016.10.29
王福海	男	1933.10	1959.8	副主任医师	2016.11.3
陈汉文	男	1945.2	1962.2	主治医师	2016.11.6
邱宝兰	女	1942.1	1964.9	主管护师	2016.11.11
李　恒	男	1928.3	1948.11	西药师	2016.11.26

第二节　临时工

临时工分计划内临时工和计划外临时工，计划内临时工亦称“合同工”，计划外临时工亦称“日工”。

1989 年 10 月，国务院发布《全民所有制企业临时工管理暂行规定》，对临时工的使用期限、合同管理、工资待遇、疾病医疗以及解除合同后的去向均作出原则规定。

1992 年，安丘县贯彻落实国务院《全民所有制工业企业转换经营机制条例》精神，对企业使用临时工不再履行审批手续。是年，医院有计划内临时工 33 人。

1994 年，医院有计划内临时工 28 人。

1995 年，医院招用本院职工直系子女高薪临时工 30 人，有计划内临时工 23 人，22 名计划内临时工转招城镇合同制工人。

1996 年，4 名计划内临时工转招城镇合同制工人。

2003 年，所有高薪临时工全部转为城镇合同制工人。

2012 年，医院安全保卫、卫生保洁、电梯服务等业务全部转由明德物业管理，医院 81 名临时工全部转出，医院按国家规定给予补偿款。此后，医院无临时工用工体制。

第二章　职工教育

第一节　学历教育

安丘县卫生院建院初期，职工文化程度参差不齐。为提高医护人员及后勤人员的文化素质，医院根据中共安丘县委、县人民政府指示，由医院工会具体组织，举办职工业余文化学习班。学习结业后，分别达到高小、初中文化程度。

1958 年，医院创办“安丘医专学院”，主要由医院工作人员兼职授课，设西医班、中医班、护士班、药剂班、检验班，不仅对本院职工进行培训，还招收全县基层卫生院的人员参加学习。1959 年，“安丘医专学院”更名为“安丘县卫生学校”。

1978 年，医院将部分专业基础理论薄弱的人员，分别送往昌潍医学院、益都卫校等大中专院校对口培训学习，学习后返回医院工作。

1983 年，医院加强对职工的文化业务学习，设 1 个文化班，1 个业务班，每周二、四、六下午或晚上学文化，周一、三、五学业务。对有高中、初中文化的在职人员进行初中文化补课，人人参加，学习初中文化知识，发放课本，组织考试，合格者颁发证书，作为业务职称聘任、专业技术进修学习的推荐依据。

1985年开始，医院择优选派部分业务骨干，分别前往上级医学院校进修班学习，取得高一级的学历后回院工作。

从1988年开始，省内各大院校开展高等专业学历教育，开办成人高等业余、函授、电大、自学等形式的专业学历教育。为提高职工学历，医院规定，凡符合报考高一级学历教育条件的人员均可报名参加学习，并对报考取得高一级学历教育的人员报销有关费用。

随着国家政策对高考及学历制度的关注，及医院对学历的重视，出台有关管理制度，使学历教育逐渐由被动接受教育转变为个人主动接受教育，医院新分配和招聘进入人员的学历层次逐年提高。

2016年12月，市人民医院有在读博士研究生2人，硕士研究生72人。

第二节　业务进修

医院建院初期，医务人员的业务进修多为承师学习或在诊病实践中自学。为尽快提高医务人员的整体素质，医院制定业务培训进修学习计划，并选派业务骨干到上级大医院或医学院校进修学习。进修人员把所学的新技术、新项目、先进经验运用到临床工作中，医院的医疗技术水平不断提高。

1987年，医院安排2人分别到山东省立医院和济宁市第一人民医院进修。1989年，医院安排外出进修4人，进修单位为山东省立医院、山东大学齐鲁医院、解放军肝病研究所。1997年，医院安排外出进修9人。进修单位拓展到北京医院、北京中日友好医院、北京协和医院等国内影响较大的医院。2001年，医院安排外出进修11人。进修单位拓展到中国医学科学院阜外心血管医院、北京友谊医院、北京大学人民医院、北京儿童医院等。2009年，医院安排外出进修21人。新拓展进修单位有上海仁济医院、上海瑞金医院、上海华山医院等。

2014年，医院安排外出进修人员56人。进修单位有北京医院、北京安贞医院、北京中科院肿瘤医院等。2015年，医院安排外出进修69人。

2016年，医院安排外出进修31人。

第三节　技能培训

医院各类人员工作岗位、工作性质不同，需要掌握一定的技术操作技能。医院加强相应专业人员的技能培训，以适应各自工作的要求。通过岗前培训、在职业务培训等形式，提高工作人员的各项技术技能和业务素质。

为使每位新入院职工能尽快适应医院的工作环境，帮助他们了解医院，熟悉岗位，明确自己的义务和责任，更快更好地胜任未来的工作。人力资源部每年对新入职的职工组织岗前培训教育。主要培训方式是：采用集中培训和按照不同培训内容由相应的科室和部门进行培训。集中培训的内容主要包括医院的发展史及概况、医院规章制度（医疗制度、操作规范、岗位职责、各种规范）、职业心态与团队精神、情绪管理与压力释放、医患沟通在防范医疗纠纷中的作用、消防安全知识等。集中培训结束后由医务科、护理部等相关部门对新入院职工进行专业知识培训教育。岗前培训结束后，经考核合格者方可上岗。

第三章　职工待遇

第一节　工资待遇

建院初期，医院职工生活待遇分两种形式，部分职工为供给制，部分职工实行薪金制。1952年，医院对实行薪金制人员进行第一次工资制度改革。薪金发放依据资历、能力，以工资分值计发工资。1954年，医院供给制职工转为薪金制，全院职工均实行薪金制。

1956年，医院第三次工资制度改革，绝大部分职工工资有不同程度的增长，平均增长16%。1959年，医院进行工资调整，职工月平均工资由28元增至34元。1963年，医院再次进行工资调整，60%职工升级，升级人员人均月增资5元。1971年，医院对低工资人员工资上调。1977年，医院对55%的职工增资，人均月增资7元。中等院校毕业生月工资34.5元。1979年，医院对40%的职工上调工资，人均月增资8元。1982年，医院进行职工工资调整，职工平均月工资为60元。1985年，医院实行职工工资改革，改革后工资由基础职务工资和工龄工资两部分构成。改革后，职工平均月工资为81元。

1987年、1989年、1992年，医院对部分职工工资进行调整，月增工资10元左右。

1993年10月，根据国发〔1993〕79号文件规定，医院对518名职工进行工资制度改革，平均月增资146元。

1998年6月，根据潍人社〔1998〕5号文件规定，医院对538名在职职工调整工资标准，月均增资24元。

1999年10月，根据潍人社〔1998〕5号文件规定，医院对477人增加工资，月均增资354元。

2000年2月，根据鲁人社〔94〕号13号文件，医院对21人调整职务工资及职务补贴，月增资45元。4月，根据鲁人社〔94〕12号文件，对31人调整职务工资及职务补贴，月增资50元。

2001年1月，在职职工月平均增长55元，退休人员月平均增长90元；10月，在职职工月工资平均增长125元，退休职工月平均增长180元。

2002年10月，对医院93名在职在编人员晋升工资档次，人均月增资29元。

2003年4月，根据鲁人薪〔94〕13号文件，医院对49名晋升职称人员调整工资，人均月增资60元；调整津贴补贴680人，月人均涨幅56元。10月，559名职工晋升工资档次，月人均增长46元。

2004年1月，根据鲁人薪〔94〕13号文件，医院调整职工职务工资及职务补贴，人均月增资35.7元。

2005年1月，医院对31名从事护理（助产）人员增发护龄津贴，人均月增资2.2元；为89人增加职务（岗位）补贴，人均月增资4元。

2006年7月，根据鲁人发〔2007〕24号、国人部发〔2006〕111号、鲁政办〔2006〕108号、潍政办发〔2007〕8号文件，对本单位实行工资制度改革，对基本工资结构进行调整，工资运行机制发生变化。

2007年7月，医院完成工资改革调整工作，事业在编职工671人参加工资套改，月平均增加275.15元。9月，按安医字〔2007〕36号文件，医院开始实行年薪制工资。

2008年10月、2009年9月、2010年11月、2011年10月、2012年10月、2013年10月，医院分别统一调整档案工资。

2012年10月，经院长办公会研究决定，重新调整工资分配方案，在职职工1642人参加工资调整。医院不再实行年薪制。2013年12月，对全院1679人调整岗位补贴。

2014年5月，医院为559人正常晋升工资档次，月增资46.85元，自2013年10月起执行。7月1日，根据安丘市纪委、市委组织部、市监察局、市财政局、市人力资源和社会保障局、市审计局联合下发的《关于安丘市调整津贴补贴标准实施方案的通知》，医院为在职职工1704人增加补贴，人均月增工资453元。

2015年10月，根据安人社字〔2015〕32号《关于调整事业单位工作人员基本工资标准和增加机关事业单位离退休人员离退休费有关问题的通知》，医院对1829名在职职工调整工资，人均月增资505元。退休人员工资调整由当地社保中心负责。

2016年7月，根据安人社字〔2016〕65号《关于调整事业单位工作人员基本工资标准和增加机关事业单位离退休人员离退休费有关问题的通知》，医院对1882名在职职工调整工资，人均月增资300元。

第二节　政治待遇

建院以来，医院职工在中国共产党的领导下，思想政治觉悟不断提高，民主意识逐渐增强，积极拥护党的领导，争取申请加入党组织。根据党员发展标准要求，医院各级党组织对符合条件人员积极接收加入组织，使党员队伍不断扩大。至2016年12月，全院有职工1982人，其中党员449人。

从1956年中共安丘县第一届党代会起，至2016年年底，医院党代表均由民主选举产生。医院选出代表30人次。定期召开职工大会，讨论医院发展规划和重大决策，选举县、市人大代表和政协委员。先后有2名医生分别被选举为安丘市人大常委会副主任和政协副主席，多人出席县、市人大、政协会议。

1988年8月，按照安丘县总工会要求，医院成立离退休干部管理委员会。委员会由张德华任组长，李佃奎任副组长，成员有吴松章、孟庆玉、李明信、潘丽萍。随着离退休干部逐年增加，上级组织部门及医院领导十分重视离退休老干部的工作，在政治及生活待遇方面，严格贯彻落实上级有关政策规定。1989年6月，医院在公费门诊设老干部特诊室。1991年3月至2012年9月，由政工科负责老干部工作。2012年10月，成立老干部支部。至2016年12月，医院共有离退休老干部328人，其中党员148人。离退休老干部办公室设在人力资源部。主要工作职责是：贯彻落实上级有关老干部政策；落实上级有关老干部的政治生活待遇；了解老干部的思想、身体和生活状况，维护老干部的利益，开展有益身心健康的各种活动，承担与老干部有关的其他工作。

第三节　住房待遇

建院初期至1987年，医院职工住房简陋，条件较差，所有宿舍均为平房，部分住房低矮潮湿，住房面积都很小。

1987年，为改善职工住房条件，医院建起面积为2876平方米的第一幢职工宿舍楼（2号宿舍楼），该楼分5层，4个单元，共40户。住房紧张问题有所缓解。1988年12月，建成6号宿舍楼，该楼面积2400平方米，5层，3个单元，安排30户职工入住。1989年11月，建成4号宿舍楼，该楼面积2447平方米，5层，4个单元，共40户。1993年11月，建成7号宿舍楼，该楼面积2550平方米，5层，4个单元，共40户。1997年12月，建成4号宿舍楼，该楼面积2500平方米，5层，2个单元，共20户。1998年12月，建成8号宿舍楼，该楼面积2300平方米，5层，2个单元，共20户。2000年9月，建成1号宿舍楼，该楼面积6623.5平方米，7层，4个单元，共56户。2002年1月，建成3号宿舍楼，该楼面积9199.75平方米，7层，6个单元，共84户。

2010 年 6 月，建成周转楼，该楼面积 11297.68 平方米，8 层，共 256 间。

2000 年，医院根据上级指示精神，结合医院的实际情况，成立分房委员会。制定《关于分配职工住房的规定》，开始实行依据行政职务、职称、工龄、院龄、双职工计算分数，按照分数高低依次选房。2002 年职工住房推向市场后，医院不再福利分房。

第四节　医疗待遇

1950 年建院后，医院按国家政策规定的医疗制度执行。全院在职在编职工和离退休人员，均享受国家规定的公费医疗、医疗保险等待遇。职工患病、门诊就医用药和住院费用，根据国家有关规定报销。

1950—1952 年，国家工作人员分别实行工资制和供给制，医院职工的医疗费用均包括在每月所发工资（或津贴内）之内。

1953 年始，安丘县对国家编制预算内发工资的干部、职工和二等乙级以上的残废军人实行公费医疗制度。凡享受公费医疗人员，一律发给“公费医疗预防证”，并确定部分私人联合诊所和区卫生所为公费就诊单位。

1954 年 1 月，山东省人民政府规定：县内公费医疗开支标准，每人每月按旧币 15000 元（折合人民币 1 元 5 角）编列预算，在此标准内报销。1955—1958 年，随着公立联合诊所、公社卫生院的建立，干部、职工的公费医疗全部由国家设立的医疗单位负责，收回原部分私人诊所的公费就诊权限。1953—1959 年，医院干部职工医疗费用，在标准范围内进行报销，月人均支出 1 元 2 角。

1960 年，国家对公费医疗经费规定全年定额。凡享受公费医疗者，每人年终定额为 20.04 元。门诊医药费的管理采取“一包”“两定”、把“三关”的办法。1965 年，医院公费人员公费年定额由 20.04 元压缩到 15.6 元。1973 年，公费医疗年定额增加到 18 元。1978 年，国家财政再次调整公费医疗经费后，医院职工每人年定额增加到 29 元。1986 年 5 月 13 日，医院公费医疗门诊设立，负责公费医疗人员就医。公费医疗款项由集体管理，不发给个人，医院职工就医实行实报实销。

1995 年 9 月，安丘市开始实施《安丘市党政机关、事业单位干部职工医疗保险暂行规定》。11 月，医院职工公费医疗管理转为医疗保险。

1997 年 1 月，安丘市人民政府出台《安丘市党政机关、事业单位干部职工医疗保险暂行规定的补充规定》。该规定明确对国家和单位缴纳的医疗保险基金，其计入个人账户的比例调整为在职 45 周岁以下的为 40%，在职 45 周岁以上的为 45%，退休人员为 50%。具体规定为：个人年度内支出为 3 万元封顶，3 万元以内的按《暂行规定》执行，超出 3 万元部分由医保处与参保单位及个人按 5∶3∶2 分担，超出 5 万元以上部分按 4∶5∶1 分担，参保单位年度超支超过单位医保基金总额 3 倍以上的由医保处与参保单位按 6∶4 负担，超过 5 倍以上的按 4∶6 负担。

1999 年 1 月 30 日，医院取消公费门诊，改成咨询门诊。咨询门诊无处方权。公费处方权由门诊主任负责。2000 年 1 月 1 日起，凡参保者当年医药费用报销超过本人年工资 4 倍以上部分，医疗保险处不予负担。

2001 年 5 月，市政府出台《安丘市城镇职工基本医疗保险实施办法》后，职工基本医疗保险待遇包括个人账户，参保人员个人账户本金和利息为本人所有，可以结转使用和依法继承，只能用于支付本人的门诊医疗费用和住院医疗费用中个人自负部分。

2002 年 5 月起，职工住院医疗费用调整为：第一次住院的起付标准为：一级医院 200 元、二级医院 400 元、三级医院 600 元。第二次住院，根据医院等级不同分别按上述标准减 100 元自负；从第三次住院开始，个人不再承担起付标准。自 2003 年 3 月 14 日起，职工转诊转院个人自负比例由 20% 降为 15%。2010 年 4 月 8 日起，职工转诊转院个人自负比例由 15% 降为 10%。2012

年起，医院职工，首次住院医疗费用起付标准为600元。

2013年9月1日起，参保人员在社区卫生机构及一、二、三级医院发生的住院医疗费用，基本医疗保险统筹基金对在职职工支付比例分别提高到96%、92%、90%、88%，对退休人员支付比例分别提高到98%、96%、95%、94%。异地转诊转院的个人先自负20%。是年起，转诊转院个人自负比例由10%降为5%。

2016年10月，职工住院首次起付线600元，年内二次住院为500元，从第三次住院开始起付标准为200元。起付标准以上2万元以内（含2万），在职职工符合规定的住院费用报销88%，退休职工符合规定的住院费用报销94%；2万元以上至最高支付限额以内部分在职职工符合规定的住院费用报销90%。退休职工符合规定的住院费用报销95%。生育定额报销：职工生育险定额报销2200元。职工医保慢病患者在医院发生符合规定的费用，起付标准600元以上部分报销比例为78%，最高支付限额按规定执行。

第五节　养老保险

根据国家劳动部门缴纳社会养老保险政策，从1988年年底起，国家企业固定工开始统筹社会养老保险金。医院对招工入院的城镇合同制工人缴纳养老保险。

1996年9月始，医院按规定为全院在职在编正式职工集体办理社会养老保险。职工养老保险金按照机关事业单位工作人员档案工资的24%为基数缴纳。其中，单位为职工缴纳22%，个人缴纳2%（个人负担部分从每月工资中扣缴）。同时医院为离退休人员办理相关养老保险手续。离退休人员养老保险金的发放，是由机关事业单位养老保险处按单位离退休人员养老保险工资总额数拨回医院，再由医院转发给离退休人员。

2001年，根据机关事业单位养老保险统筹规定，缴纳比例由上年度的24%下降到19%，单位缴纳17%，个人负担2%。2002—2004年，缴纳比例提升到24%，单位缴纳21%，个人负担3%。2005年，比例提升到30%，单位缴纳27%，个人缴纳3%。2008—2012年，比例提升到35%，单位缴纳32%，个人负担3%。2013年，比例提升到38%，单位缴纳35%，个人负担3%。2014年，比例提升到42%，单位缴纳39%，个人负担3%。

2015年，安丘市实行养老保险制度改革后，医院职工养老保险金缴纳占工资比例下降到28%，单位负担25%，个人负担3%。

第六节　生活福利

1976年，为解决职工子女入托问题，医院建立托儿所，设保育员2人。随着入园儿童的不断增加，医院将托儿所进行改建。至1992年年底，幼儿园有工作人员4人，入托儿童30人。同时新添置滑梯、转椅、秋千等大型玩具。2002年，幼儿园撤销。

1988—2010年，医院建职工宿舍楼10幢，实行福利分房，有380户居住。从1995年12月起，全院职工享受住房公积金。

1999年春，医院为解决职工送子女上学的困难，购大客车1辆，并配1名职工跟车上班，专门为职工接送上学的子女，解决职工接送子女上学的后顾之忧。

2003年9月始，医院每年为本院职工考上大学的子女，赠送慰问品。

自2012年始，对本院离退休职工及在职职工父母去世的，给予1000元慰问金。每年都对生活困难及长期有病的职工家庭发放补助费。对待离退休老人，每年中秋节、重阳节、春节等重大节日，医院都组织专门人员走访慰问，并为其发放慰问品及过节费。

2013年8月，医院出台本院职工及直系亲属住院优惠暂行规定，规定在市人民医院住院的本院职工及其直系亲属（父母、子女）与配偶，凡职工参加医疗保险的，保险报销后自付部分根据潍坊市总工会下发的《在职职工住院医疗互助保障计划》执行。由工会负责办理。医院职工未参加任何保险的，住院费用（扣除药品费、材料费）后减免50%，医院职工亲属参加医疗保险或农村合作医疗的，保险报销后个人自付部分（扣除自付药品费、材料费）减免40%。医院职工亲属未参加任何保险的,住院费用（扣除药品费、材料费）后减免40%。特殊情况，需院外治疗的，由院长办公会根据职工家庭情况，统一研究决定。医院职工及其直系亲属与配偶出院结算后，带齐相关材料到财务科办理减免部分。

第 七 编

医疗援助

第一章　国际国内援助

第一节　国际援助

1964年，中国与坦桑尼亚建交。1967年11月，坦桑尼亚卫生代表团访华，同中国政府签订中国派遣医疗队赴坦桑尼亚工作的协议。周恩来总理亲自批准由山东省组派援助坦桑尼亚医疗队。

1972年2月，安丘县人民医院根据上级指示选派妇产科医师张佩琳、眼科医师于延深参加援助坦桑尼亚医疗队，历时两年。援助期间，于延深被中国驻坦桑尼亚大使馆党委发展为中国共产党党员。

1989年9月，根据上级指示，安丘县人民医院选派外科医师周祥德，参加援助坦桑尼亚医疗队，到木索玛政府医院工作，历时两年。医疗人员到坦桑尼亚后，经过休整，立即奔赴各自医疗点开展工作。每天病人就诊数量很多，医务人员在极其艰苦的环境下，克服气候炎热、艾滋病和疟疾等传染病流行、医疗设备简陋、药品缺乏以及工作和生活上的一系列困难和问题，充分发挥专业技术特长和优势，在完成日常门诊、住院病人治疗以及常见手术工作的同时，开展许多当地医院从未做过的高难度手术和新技术、新项目。周祥德用精湛的医术，为坦桑尼亚尼雷尔总统实施外科手术，非常成功。之后，和尼雷尔总统合影留念。有一位患疟源性脾大综合征10余年的患者，曾到全国各大医院诊治，有20多位外科专家会诊，判为“不治之症”，已经不能进食，仅靠输液维持生命，医院和家属都认定其生命已到尽头。周祥德经过认真反复分析，决定向禁区开刀，向死神夺命，从患者腹中取出一个重约15公斤的巨大感染性脾和囊肿，手术成功。坦桑尼亚政府报纸以《中国外科专家周祥德做罕见手术》为题，予以报道和赞扬。国内《人民日报》《大众日报》等报刊均做报道。援外医疗人员精湛的技术、高尚的医德，树立中国医生的形象，赢得坦桑尼亚政府和人民的高度信赖和赞誉，为祖国、为医院赢得荣誉。

2002年，坦桑尼亚代表团访问山东省时，坦卫生部常务秘书姆瓦菲斯女士感慨地说：“六七十年代，正当我们处于缺医少药、医疗服务极度缺乏的时候，是中国政府对我们提供了医疗援助，中国医生为解除坦桑尼亚兄弟姐妹的病痛，付出了辛勤的劳动和心血，有的还献出了生命！”

第二节　国内援助

援藏医疗

1975年6月，根据山东省卫生厅指示和安丘县人民政府对口支援西藏工作安排，安丘县人民医院选派外科医师闫祥友参加援藏医疗队。在西藏自治区南木林县人民医院工作期间，闫祥友任外科副主任，历时两年。

1976—1977年，根据山东省卫生厅指示，安丘县人民医院接受培训藏族医师的任务，培训藏族医生两批共5人，分别为外科学员存真持来、妇科学员米玛、内科学员卓玛、麻醉科学员开旦桑布，和后来的内科学员1人。

援疆医疗

1999年6月，根据上级指示，中共安丘市委组织部委派安丘市人民医院神经外科副主任、副主任医师孙桂祥到新疆喀什二院工作。援疆三年中，孙桂祥参加手术460人次，完成高难度手术70人次，参与急危重病人抢救360人次，开展新项目17项，培养2名维吾尔族神经外科医生，帮助喀什地区二院成立神经外科等。由于工作业绩突出，孙桂祥先进事迹分别在《健康报》、《大众日报》、《潍坊日报》、山东电视台、潍坊电视台做专题报道。2000 年，孙桂祥被喀什地区卫生局评为十佳医生、先进援疆干部。2001 年，孙桂祥被喀什二院评为医德医风先进个人、优秀共产党员；被中共喀什地委、行政公署评为喀什地区优秀援疆干部；被中共新疆维吾尔自治区党委、自治区人民政府评为优秀援疆干部。

下乡医疗队和卫生对口支援

1965 年 10 月，安丘县人民医院派出第一批医疗队，由刘其祥带队，共 16 人。医疗队到夏坡公社为群众防病治病，历时 2 个月。此后，医院又派出第二批医疗队，由孙衍珩带队，共 8 人。医疗队到郚山公社为群众防治疾病，历时 3 个月。

1968 年，医院派出由崔来喜、张宝庆带队，共 20 人组成的医疗队。医疗队历时 2 个月，到牛沐、郚山一带巡回医疗。

1970 年，医院连续派出四批医疗队：第一批由易国杰、张宝庆带领医务人员 14 人。医疗队深入岐山、石埠子两处公社 66 个大队，为群众诊病 4200 人次，做手术 56 例，抢救危重病人 7 例，培训赤脚医生 26 人。第二批，由安丘县卫生局局长姜运先带领县医院医务人员 10 人。医疗队深入郚山公社防病治病，历时 3 个月，诊疗病人 3357 人次，抢救危重病人 28 例，针灸治疗 345 人次，手术 17 例（其中，胃大切 6 例），培训赤脚医生 21 人。第三批，由医院周秀堂带领 20 名医务人员，深入柘山公社巡回医疗，为群众诊疗疾病 4250 人次，做手术 24 例，培训赤脚医生 12 人。第四批，由医院焦方俊带领 9 人组成的医疗队，深入郚山公社巡回医疗，诊疗疾病 3000 人次，手术 19 例。

1971 年，21 名组成的县医院医疗队，到偏远山区郚山公社大安山、太平山一带的 24 个大队，诊治病人 3000 人次，做胃大切除、胆囊摘除等大型手术 13 例。

1972 年，医院 12 名医疗人员组成的医疗队，由易国杰、孙玉文带领深入牛沐公社巡回医疗。其间，诊病 6300 人次，做手术 59 例，为公社医院培训手术班子 1 个，查治妇女病 2300 人次，透视拍片 1815 人次，培训赤脚医生 21 人。

1974 年，医院 15 名医务人员组成的医疗队，由县医院革委会主任刘春芳带领到受水灾严重的景芝、临浯两处公社巡回医疗，为群众防治疾病，支援抗灾生产。

1975 年，医院 12 名医务人员组成的医疗队，由张宝庆带领，到夏坡公社巡回医疗。历时 1 年，诊疗疾病 1.5 万人次，做大小手术 150 例，抢救危重病人 70 例，培训赤脚医生 35 人。

1976 年，医院 8 名医务人员组成的医疗队，由孙衍珩带领，到孙孟公社巡回医疗。历时半年，诊病 8250 人次，手术 80 人次，利用大锅熬药预防流感、流脑 3 万人次，及时控制疾病的流行。培训赤脚医生 40 人。

1977 年，医院派出共 35 人的三批医疗队，分别由孙衍珩、李树森、韩珍玉带队，到南流、金堆、宋官疃等公社 270 个大队巡回医疗。他们既是医疗队，又是宣传队，为农村举办训练班 9 期，为社队两级培训医务人员 32 人，诊治病人 5.46 万人次，手术 280 人次，受到当地人民群众的欢迎。

1989 年，根据中共安丘县委、县人民政府指示和县卫生局安排，医院党委确定张德华、王居章、李林福、冯肖、张爱兰、宋光磊、尹锡祥、朱宪丽、葛少荣、潘丽萍、马彩云分别到庵上、召忽、官庄、管公、车庄、南逯、慈埠、关王、黄旗堡、雹泉等乡镇卫生院挂职业务副院长或主治医师，帮助开展业务，提高医疗水平。

1990 年 8 月，医院派出由 10 名医务人员组成的 4 支医疗小组。医疗小组分赴柘山、温泉等 4 所乡镇医院帮助开展医疗工作。

1992 年,孙良希下乡支援柘山医院医疗工作。

1994 年，刘庆淮、周金堂、刘瑞林分别到南流、柘山、王家庄 3 所乡镇卫生院开展“三下乡”活动，进行业务技术指导。

1997 年，潘丽萍、刘明利、李凌到红沙沟医院指导医疗护理质量管理工作。

2002 年，赵克明、孙绍良、牛培花、岳建平、尹锡祥参加卫生局组织的“三下乡”活动，分别到黄旗堡、关王卫生院开展业务技术指导1年。

2004年，李东方、郑树旺、王风华参加卫生局组织的“三下乡”活动，分别到辉渠、白芬子卫生院开展业务技术指导1年。

2005年，尹忠民、潘铁民，辛宝春参加卫生局组织的“三下乡”活动，到柘山医院开展业务技术指导1年。

2007年，市人民医院帮扶景芝、柘山、郚山等23所乡镇卫生院救护车各1辆，解决乡镇医院资金短缺问题。

2009年，市人民医院帮扶柘山卫生院资金10万元。

2013年，高立俊到官庄、管公卫生院扶贫，开展业务指导工作。

2016年，根据安丘市卫计局要求，市人民医院对口支援10所镇街道卫生院，从技术、资金、人才培养等方面提升镇街道卫生院的医疗服务能力。医院选派薛伟等40名医务人员分别到官庄、大盛、雹泉、临浯、金冢子、兴安、安丘经济开发区、景芝、郚山、红沙沟等镇区医院坐诊，并进行远程会诊支持、对口扶贫，给予每所医院5万元资金支持。是年8月，按照安丘市卫计局关于对口支援基层医疗机构工作要求，医院对口支援官庄镇卫生院病床20张、雹泉中心卫生院病床20张、金冢子镇卫生院病床15张、大盛镇卫生院病床15张、临浯中心卫生院病床10张、柘山中心卫生院病床10张。

第二章　公共卫生突发事件救助

第一节　石堆风灾伤员救治

1960年6月12日下午4点，龙卷风夹带冰雹袭击县内东南部数处公社。石堆公社会议室(石堆公社烟站大屋)倒塌，在室内参加“三夏”工作会议的500多名社队干部被困在室内，当场砸死11人，砸伤124人。

事件发生后，安丘县人民医院协同昌潍专区人民医院全力以赴，奔赴现场抢救伤员。33名轻伤员经现场处理后留当地治疗。伤势危重6人、重伤29人、较重伤56人。于6月13日下午，全部转入安丘县人民医院治疗。三天内共做手术27人，牵引16人，石膏固定16人，扩创缝合18人。经医务人员日夜精心治疗，不到半年时间91名伤员分期分批，全部治愈出院。

第二节　唐山大地震伤员救治

1976年7月28日，河北唐山地区发生强烈地震，安丘县人民医院接收抢救震中伤员任务，当年收治伤员165人，全院上下紧密配合，人人为抢救伤员贡献力量，许多同志废寝忘食，连续几天几夜不休息，为治好伤员表现出高度的责任感。不到半年时间，治愈出院156人。至1977年，县医院共收治唐山地震伤员235人，全部治愈出院。

第三节　景芝鞭炮厂爆炸伤员救治

1979年11月下旬，景芝公社杨庄大队鞭炮仓库发生爆炸，造成14人烧伤。其中，12人3度以上严重烧伤。县人民医院为此设专门病房，进行抢救和特级护理，并自制一批急救药品，用于救治伤员。在医护人员的精心护理下，烧伤病人无一例感染，痊愈出院。

第四节 抗击非典型性肺炎

2003年4月,“非典”在全国大部分地区流行。按照上级要求，山东省卫生厅做出应急响应，启动公共卫生事件疫情防控工作。市人民医院被指定为安丘市“非典型性肺炎”定点收治医院。4月8日，医院成立“非典”防治工作领导小组和医疗救治专家组，医院院长孙建德为领导小组组长，分管副院长赵克明为专家组组长，医务科主任李文平为专家组副组长、“非典”救治机动队队长，具体负责发热病人会诊、隔离观察、疑似病人救治工作；预防保健科护士长高怀娥负责信息报告工作，包括外地到安丘出差、旅游、回家探亲人员及就诊发热病人、隔离救治病人信息收集、汇总、报告等方面工作。

2003年4月23日,省长韩寓群到潍坊视察“非典”防控准备工作时要求，每个县市区必须设立独立的发热门诊、发热病人专用救护车。安丘市卫生局腾出眼科医院为发热病人隔离治疗专区，一楼为发热门诊、二楼为发热病人留观区、三楼为疑似病人临时诊疗区。医院“非典”救治机动队作为安丘市“非典”救治队伍入住眼科医院，对发热病人按规范要求开展诊疗工作。医院制定详细的应急预案,紧急组建第一、第二、第三梯队。为方便联系，各梯队成员全部配备小灵通电话，专门设置医院应急联系平台、领导小组、专家组，各梯队成员均设置简短的4位小号，相关人员24小时待命，随时准备投入防控、救治工作。医院紧急安装“非典”疫情专用报告电话及传染病报告专用网络，自此开启传染病网络直报工作。潍坊市人民医院收治第一例疑似病人后，安丘市人民医院按要求将医院东南角独立的老急诊楼装修成发热病人隔离治疗专区，一切防控工作按照上级要求落实到位。新安装病人专用楼梯，开启医务人员和病人双通道的隔离措施。6月26日，发热病人治疗专区正式启用，医院“非典”防治机动队从眼科医院迁移到市人民医院老急诊楼。严格按照上级要求设区：一楼为发热门诊、二楼为隔离观察区、三楼为疑似病人隔离救治区。配备空气消毒设施，每天2次空气消毒，所有进出该区的物品严格消毒，包括病历和各种表格都进行熏蒸消毒后，再专人收集报告。该专区共接诊发热病人700余人次，收住隔离观察病人37人次。各级领导重视“非典”防控工作。为锻炼提高医务人员的防护意识和救治水平，进行多次应急演练，包括节假日的应急救援演练。其中，有一次应急救援演练在周末凌晨3点进行，医院领导和救援队员都在规范防护的情况下，在规定时间到达指定位置，充分显示了医务人员的素质和水平，多次受到市领导和潍坊市卫生局的表扬。防治“非典”工作于2004年9月结束。在防治“非典”总结表彰时，医院分管副院长赵克明被潍坊市委、市人民政府记二等功；副院长潘丽萍、李忠刚被山东省委、省人民政府记三等功。

第五节 手足口病防控

2007年5月4日，新浪网报道“临沂市多名儿童死亡事件”，凤凰网和新加坡《联合早报》相继转发文章。山东省卫生厅应急办积极介入调查，山东省疾控中心在国家疾控中心帮助下，揭开EV71、柯萨奇病毒致病原因，手足口病防治拉开序幕，全省防控手足口病的工作迅速展开。2008年春天,邻近地区临沂市手足口病疫情暴发，市医院被潍坊市卫生局指定为安丘市手足口病轻症治疗定点医院，安丘市卫生局按潍坊市卫生局要求，启动公共卫生事件应急响应。医院为响应市卫生局要求，成立以院长孙建德为组长的手足口病防控领导小组，以业务副院长李文平为组长的手足口病防控专家组，制定详细的手足口病防控与救治应急预案，腾出外科楼一楼为手足口病治疗专区。此做法受到潍坊市卫生局领导的肯定和好评，在全潍坊市定点医院推广。是年12月，在潍坊市手足口病防控工作检查评比中，安丘市人民医院被潍坊市卫生局评为全市手足口病防控工作先进集体；儿科主任李忠胜、预防保健科护士长高怀娥被潍坊市卫生局评为全市手足口病防控工作先进个人，并在全市通报表彰。2009年7月，潍坊市卫生局指定第五人民医院为手足口病重症治疗专科医院。安丘市人民医院感染病科副主任曹志升、儿科副主任毕磊被潍坊市卫生局抽调到潍坊重症治疗医院参加重症病人救治工作，直至2009年9月，疫情基本稳定后，才返回医院工作。

第六节　汶川大地震抗灾医疗救援

2008年5月12日，四川汶川发生8级地震。安丘市人民医院党委按照市委组织部要求，专门下发文《关于支援抗震救灾工作交纳“特殊党费”的意见》，党员拿出基本工资的50%作为“特殊党费”支援地震灾区。干部、职工踊跃捐款、捐物，共捐献人民币20余万元和大量棉被、衣物等生活用品。派出经验丰富、素质过硬的司机娄献东和曹龙飞驾驶救护车1辆，满载由安丘市人民医院全体干部职工爱心捐款所购置的医疗设备和应急药品赶赴地震灾区。

5月28日，医院派出骨科副主任李星江，随潍坊市抗震救灾援建队前往四川羌族自治县桂溪乡进行医疗保障，至6月18日返回。同日，骨科副主任周永立继续随潍坊市抗震救灾援建队赴川进行医疗保障，8月9日返回。在援建工作中，他们冒着塌方、余震不断的危险接送伤员，每天行程都在300公里以上，不分昼夜参加危重病人抢救工作，为伤员进行清创换药，克服重重困难圆满完成援救任务。

8月1日，根据上级要求，医院派出外科专家刘明利、内科专家高锡东、放射科副主任韩洪波、检验科副主任南志学、男护士宿明波、司机曹龙飞（20天后由娄献东接替）组成的医疗队，日夜兼程赶赴四川省绵阳地区北川羌族自治县桂溪乡进行医疗救援。救援队员克服种种生活困难，坚持在震区医疗救助两月余，为震区重建提供医疗保障，圆满完成任务，于10月3日返回。刘明利被中共潍坊市委、市人民政府评为全市卫生系统赴川抗震救灾先进个人；南志学、宿明波被山东省卫生厅评为全省对口支援北川灾后恢复重建医疗卫生工作先进个人并给予嘉奖。

第七节　三鹿奶粉事件中毒婴幼儿筛查救治

2008年9月18日，市人民医院接到安丘市卫生局关于安丘市处置食用含三聚氰胺奶粉事件婴幼儿泌尿系统结石医疗救治的通知，指定市人民医院为定点医院。主要承担全市诊断筛查和轻症患者的救治。对筛查确诊为泌尿系统结石的患

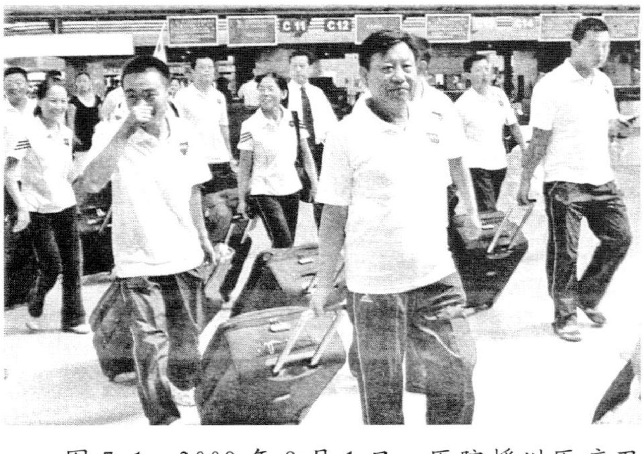

图7-1　2008年8月1日，医院援川医疗卫生队出征

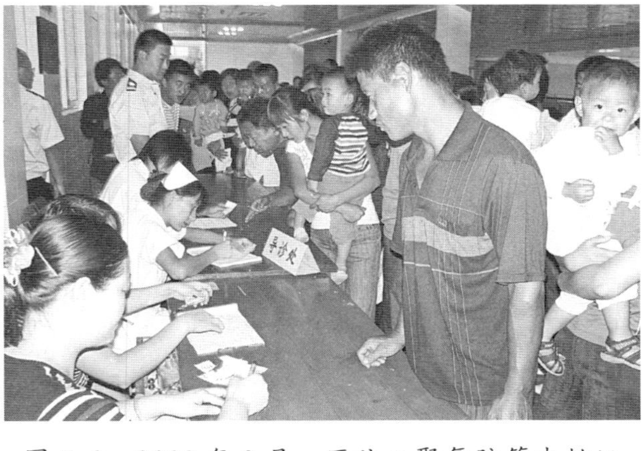

图7-2　2008年9月，医院三聚氰胺筛查救治

儿实行免费救治，筛查和救治费用先行垫付。市医院根据上级指示，腾出门诊楼二楼北边区域为专病筛查区，制定详细的筛查救治工作方案和筛查救治工作流程。李文平为专门负责筛查管理的分管院长，高怀娥负责信息报告和联络工作，岳建华、李忠胜、徐德华、林胜荣、马怀庆、徐宝华、王国宝等组成专家组参加筛查工作，王兆芬、李凌、马秀梅、孙丽萍、李金梅、李淑珍、高娟参加预检分诊工作，薛红霞、王波涛负责核对每天的住院治疗患儿入出院信息报告工作，刘国昌、于宗新、康磊等负责维持秩序，大家齐心协力共同完成紧张的婴幼儿筛查工作。筛查婴幼儿3万余人，筛查出安丘籍确诊患儿126人。按照安丘市卫生局指令，医院于筛查工作后6个月对患儿进行复查，田刘红、王维、刘春英等B超室人员参加复查。

2009年7月23日，安丘人民医院收到潍坊市卫生局《关于转发鲁卫医函〔2009〕57号文件印发婴幼儿奶粉事件患儿急性治疗期结束判断标准的通知》，阶段性结束筛查救治工作。在三鹿奶粉工厂倒闭以及后期的调查处理过程中，市医院积极争取为筛查出的26名安丘籍患儿投人寿保险以及后期的治疗费用由保险公司承担。上级要求保险公司、医院负责患儿18岁前的相关后续疾病救治工作。

第八节　甲型H1N1流感防控

2009年5月，甲型H1N1流感在临近省份发生。山东省卫生厅按照卫生部要求，启动公共卫生事件应急响应。5月11日，省卫生厅转发《卫生部办公厅关于印发甲型H1N1流感诊疗方案（2009年试行版第一版）的通知》，全省的突发公共卫生事件应急预案随即启动。安丘市人民医院按照上级主管部门要求，新购进红外线测温仪、外科口罩、N95口罩、空气呼吸器、全面性防护面罩、防护眼镜、B级防化服、C级防化服、医用防护服、防护靴、防护鞋套等物资一宗。在门诊大厅设置测体温门诊和预检分诊台，急诊科接诊室外设置预检分诊台，每日24小时不间断对入院的发热病人进行分诊、筛查，对来自疫区的发热病人进行隔离医学观察。每日汇总接诊发热病人和留观病人信息，传真至安丘市卫生局和市疾控中心。至此，医院的公共卫生事件防控与医疗救援逐步走向正规。

2011年5月，在全省甲型H1N1流感防控工作阶段性总结表彰时，医院被山东省疾病预防控制中心评为2010年度全省传染病信息网络直报工作先进集体，预防保健科护士长高怀娥被评为2010年度全省传染病信息网络直报工作先进个人。2011年12月，安丘市人民医院被潍坊市卫生局、潍坊市公安局、潍坊市民政局评为全市城乡居民健康信息监测工作先进集体；预防保健科护士长高怀娥被评为全市城乡居民健康信息监测工作先进个人。

2012年12月，安丘市人民医院公共卫生事件防控与医疗援救工作，顺利通过山东省卫生厅的验收，医院以第三名的好成绩获得“省级应急示范区”称号。

第九节　H7N9禽流感防控

2013年4月，与中国通航的某国爆发H7N9禽流感疫情，世界卫生组织发出橙色预警。中国上海和安徽两地先后发现确诊病例后，山东省卫生厅按照卫生部要求，启动公共卫生事件应急响应，于2013年4月6日召开全省H7N9禽流感电视电话会议，紧急部署H7N9禽流感防控工作。电视电话会后，潍坊市卫生局指定安丘市人民医院为安丘市唯一一家H7N9禽流感定点救治医院。院长席敦升，亲自挂帅成立H7N9禽流感防控领导小组，同时指派副院长李文平为领导小组副组长、专家组组长，具体负责H7N9禽流感的防控与医疗救治工作。根据上级要求，医院新购进医疗办公专用帐篷、便携式心电监护仪、便携式B超机、野外应急电源、野外应急照明设施、更衣帐篷、野外洗手装置、便携式折叠床、折叠椅、折叠办公桌、煤电两用高压消毒锅等若干野战医院配置。院内专门腾出两层病房，分别收治成人和儿童发热病人。在重症监护室改建隔离治疗区，在成人发热病区新建负压隔离病房。成立以分管副院长为队长的第一、第二、第三医疗救护梯队。调整医疗救治专家组，由副院长李文平带队，派出医务科主任王兆芬，预防保健科护士长高怀娥，呼吸内科主任张永波、郎益温，感染科主任陈跃华，重症监护室主任别永江，急诊科主任刘晓波，到潍坊学习防控与救治知识。在医务人员的共同努力下，积极防控，H7N9禽流感疫情防控工作顺利结束，为安丘人民的健康交出圆满答卷。

2014年3月13日，在H7N9禽流感防控工作阶段性总结表彰时，安丘市人民医院再次被潍坊市卫生局评为全市卫生应急与疾病控制工作先进集体并在全市通报表彰，预防保健科护士长高怀娥被评为全市卫生应急与疾病控制工作先进个人并在全市通报表彰。2014年4月4日，安丘市人民医院获全省“传染病与突发公共卫生事件信息网络直报工作先进集体”称号。

第 八 编

基础设施

第一章　医院建设

第一节　业务用房

1949年,筹建安丘县卫生院。建门诊室3间、药房3间。1950年，县卫生院建伙房3间、防疫室3间。1951年，建化验室1间、挂号室1间、办公室8间、干部病房8间、产科病房3间、群众病房6间、饭厅3间、保健室3间、手术室1间、招待室2间。

1959年10月，安丘县人民医院在县城东埠征地25.7亩，建设新院。按新院建设规划，建门诊部、病房、手术室各1处，均为平房，房屋128间，建筑面积2044平方米。1960年，新院建设竣工，医院迁进新址。

1963年，医院建洗衣房3间，伙房9间，共180平方米。1965年，建制剂室、锅炉房，共185平方米；建伙房224平方米。1973年，建2层宿舍楼1幢、西药制剂室、汽车房、洗衣房，面积744平方米。

1978年6月，医院建3层门诊楼1幢，建筑面积3835平方米。

1980年，医院建3层外科楼1幢，使用面积2400平方米。

1984年，医院投资52万元，建3层内科病房楼1幢，建筑面积3000平方米。

1986年4月，医院3层保健楼奠基，建筑面积1560平方米，投资31.2万元。1989年，医院投资60万元，建高压氧舱；投资20万元，建2层中药制剂楼580平方米。1991年6月，建钴60放疗机房230平方米。

1992年4月，医院急诊楼动工，3层1919平方米。1993年9月，急诊楼启用。

1995年4月，安丘市人民医院成立基建科。在医院工作区西北角拆除内科及传染病房（平房），筹建框架结构10层外科病房楼，建筑面积13162平方米,投资2172万元,由景芝建筑队（景芝建工）以垫付资金的形式建设，医院分批次给付。1998年3月，外科病房楼正式启用。

1996年，医院投资70.5万元，在医院西南角新建直线加速器机房1座，建筑面积500平方米，12月建成并顺利通过验收。1997年投入使用。是年，医院投资50.6万元，建锅炉房1座，购10吨锅炉1台，医院家属院实现水暖式供暖。

1998年3月,医院筹建5层保健楼兼办公楼，建筑面积3850平方米，投资414万元。1999年投入使用。

1999年8月,医院投资53万元,扩建急诊楼，新增建筑面积834平方米。是年11月，医院投资182.4万元，建成3层1900平方米的餐厅楼。同时在餐厅楼东侧新建510平方米的生活楼，用于解决单身职工的住宿问题。

2000年11月16日,医院拆除三层老外科楼，建10层内科楼。内科楼建筑面积10869平方米，投资2022万元。2002年5月竣工。

2002年1月26日，医院拆除三层老内科楼，新建门诊楼。门诊楼高5层，建筑面积10580平方米，投资2700万元。2003年12月门诊楼竣工投入使用。

2003年10月，改造保卫科及沿街房，2004年3月竣工。

2004年11月，为解决新进大学生的住宿问题，医院新建生活服务楼（学生楼），建筑面积1715平方米，投资190万元。2005年，医院拆除原三层门诊楼，筹建11层综合病房楼，项目投资4700万元，建筑面积21879平方米，2006年6月开工建设，2008年5月竣工。

2009年4月,医院8层职工周转楼开工建设，建筑面积9609平方米，投资2195万元，2010年6月竣工使用。同时办公楼东扩1688平方米。

2010年10月，医院拆除锅炉房、生活楼、餐厅楼；投资6889.5万元，新建高15层、1.6万平方米的内科楼（二），2012年11月15日正式启用。

截至2016年12月，安丘市人民医院市南区业务用房面积82341.79平方米，占地面积33379平方米。

1950—2016年医院业务用房建设一览表

表8-1

建筑序号	建筑物名称	建筑面积（平方米）	工程造价（万元）	开工时间	竣工时间	备注
1	门诊部、病房、手术室	2044（128间）	—	1959.10	—	已拆除
2	洗衣房、伙房	180（12间）	—	1963	—	已拆除
3	制剂室、锅炉房	429	—	1965	—	已拆除
4	宿舍、西药制剂、汽车房	744	—	1973	—	已拆除
5	门诊楼	3835	63.4	1978.6	—	已拆除
6	外科楼	2400	—	1980	—	已拆除
7	内科病房楼	3000	—	1984	—	已拆除
8	洗衣房楼	837	30	1985	—	—
9	保健楼	1560	31.2	1986	—	已拆除
10	西药制剂	520	14	1989	—	已拆除
11	高压氧、中药制剂	580	28	1989	—	已拆除
12	钴60室	230	21	1991.6	—	已拆除
13	急诊楼	1919	80	1992.4	1993.5	—
14	外科病房楼	13162	2172.5	1995.5	1997.12	—
15	直线加速器室	500	70.5	1996.8	1996.12	—
16	锅炉房	500	50.6	1997.3	1997.10	2010年拆除
17	保健楼（办公）	3850	414.5	1998.3	1991.1	—
18	急诊楼扩建	834	53	1999.8	2000.4	—
19	餐厅楼	1900	182.4	1998.5	1999.11	2010年拆除
20	小生活楼	510	43.1	2000.7	2001.4	2010年拆除
21	内科楼	10869.1	2022.7	2001.1	2002.5	—
22	门诊楼	10580.3	2729.5	2002.10	2003.12	—
23	学生楼	1715.1	190	2004.11	2005.8	—
24	保卫科沿街楼	290	22.2	2003.10	2004.3	—

续表 8-1

建筑序号	建筑物名称	建筑面积（平方米）	工程造价（万元）	开工时间	竣工时间	备注
25	综合病房楼	21879.34	4744	2006.6	2008.5	—
26	周转楼	9609.57	2194.4	2009.4	2010.6	—
27	保健楼扩建（办公楼）	1688	385.5	2009.10	2010.6	—
28	内科楼（二）	16666.33	6889.5	2010.10	2012.10	—

第二节　职工住房

1949 年 9 月，安丘县卫生院筹建职工宿舍 6 间、招待所 2 间。

1973 年，县人民医院建 2 层宿舍楼 1 幢（包括西药制剂室、汽车房、洗衣房），面积 744 平方米。1980 年，建 4 层主治医师宿舍楼、24 户。1983 年，投资 70 万元，建护士宿舍楼 4 层、24 户。1986 年，建 5 层宿舍楼、40 户。1988 年，建 5 层科主任宿舍楼 1 幢 30 户。1989 年，投资 60 万元，建 5 层、2440 平方米宿舍楼 1 幢 40 户。1993 年，医院集资建 5 层、2850 平方米宿舍楼 1 幢 40 户，并东扩 2 号楼 1 个单元、10 户。

1996 年 10 月，市人民医院建 5 层院长宿舍楼 1 幢 20 户，建筑面积 2800 平方米，投资 344 万元。1997 年 12 月，建 5 层主任宿舍楼 1 幢、20 户，投资 251 万元，建筑面积 2500 平方米。

1998 年 9 月，医院投资 140 万元，购买老建委楼 2982 平方米及所属院子。1999 年 1 月，投资 530 万元，建 7 层宿舍楼 1 幢，建筑面积 5300 平方米，12 月竣工，入住 56 户。

2000 年 10 月，医院拆除主治宿舍楼、护士宿舍楼；投资 820 万元，建 7 层 8200 平方米宿舍楼 1 幢、入住 84 户。截至 2016 年 12 月，人民医院南院家属区占地面积 18310 平方米，建筑面积 28406 平方米。

2011 年 12 月，市人民医院筹办颐乐园置业有限公司，由基建科管理。是年，医院以每亩 50 万元征用市北区永乐官庄土地 40 亩，用于莲山·水苑一期的建设，解决医院搬迁后的职工宿舍问题。该项目建设住宅楼 7 幢，建筑面积 88090 万平方米，其中地下停车场面积 19990 平方米，计划投资 20426 万元。2015 年 5 月开工建设。

2016 年 3 月，颐乐园置业有限公司征用土地 30 亩（每亩 55 万元）用于莲山·水苑二期建设。建筑面积 83900 平方米，地下停车场 16100 平方米，计划投资 18400 元。莲山·水苑项目住宅楼 13 幢。一期、二期合计建筑面积 171990 平方米，计划投资 38826 万元，设计车位 1109 个，配套地下人防工程 7043 平方米，建设住房 900 套。

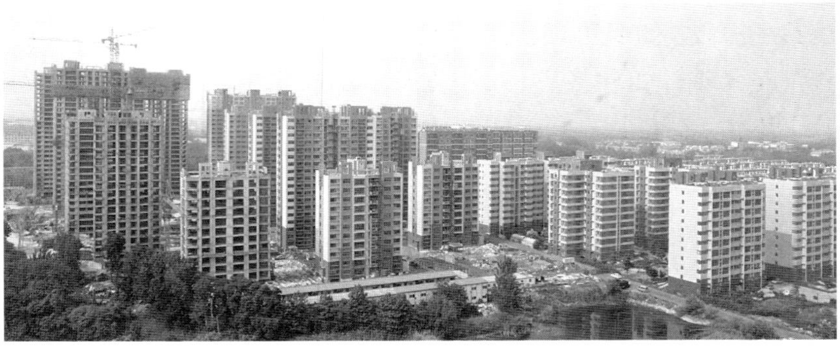

图 8-1　2016 年，医院莲山·水苑家属区

1986—2016 年医院职工住房建设一览表

表 8-2

建筑序号	建筑物名称	建筑面积（平方米）	工程造价（万元）	开工时间	竣工时间
1	宿舍楼（现 2 号）	2400（40 户）	36	1986	1987.4
2	主任宿舍楼（现 6 号）	2400（30 户）	38	1988	1988.12
3	医师宿舍楼（现 4 号）	2440（40 户）	50	1989	1989.11
4	宿舍楼（现 7 号）	2400（40 户）	60	1993	1993.11
5	宿舍楼东扩（现 2 号）	600（10 户）	—	1993	1993.11
6	5 号宿舍楼	2800（20 户）	344	1996.10	1997.12
7	8 号宿舍楼	2500（20 户）	251	1997.12	1998.12
8	1 号宿舍楼	5300（50 户）	530	1999.9	2000.9
9	3 号宿舍楼	8200（84 户）	820	2000.10	2001.12
10	莲山 · 水苑项目一期	88090（464 户）	20426	2015.5	
11	莲山 · 水苑项目二期	83900（436 户）	18400	2016.3	

第三节　北区新院建设

2013 年，安丘市人民医院筹建北区新院项目。一期投资 3 亿元，占地 73.4 亩，建筑面积 79843 平方米，4 层门诊楼与 13 层病房楼通过 4 层医技楼连接在一起。设计单位为浙江杭州现代建筑设计院。其设计充分体现以病人为中心的理念，从就诊、医技检查到办理住院不出室外就完成全过程。是年 1 月 2 日奠基，6 月动工，2016 年 5 月 1 日启用。

在新院及学府街以南，医院新征土地 126 亩，建设绿荫停车场项目，设计车位 2000 个，解决医院整体搬迁后的停车问题，2016 年 5 月 1 日停车场启用。

2016 年 2 月 27 日，医院北区新院二期工程奠基开工。二期工程占地 53453 平方米，建筑面积 130578 平方米，主体工程为 19 层内科楼、20 层妇幼楼，通过四层门诊医技楼连接一、二期形成统一整体。新院二期工程采用钢结构，抗震设防烈度 8 度，地下设有人防工程。二期工程配套 6 层后勤楼、5 层感染科楼、2 层高压氧房、1 层锅炉房，计划投资 5 亿元。

2003—2016 年北区新院建设一览表

表 8-3

建筑序号	建筑物名称	建筑面积（平方米）	工程造价（万元）	开工时间	竣工时间
1	北区新院一期	79843	30000	2013.1	2016.5
2	绿荫停车场	84000	—	2015.	2016.5
3	北区新院二期	130578	50000	2016.2	

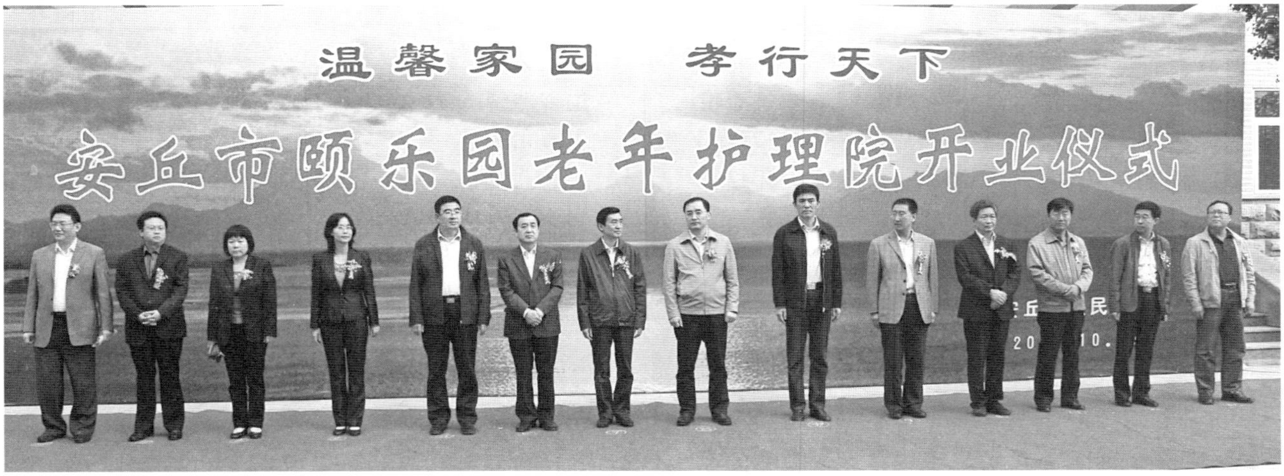

图 8-2　2013 年 10 月，安丘市领导出席颐乐园护理院开业仪式

第四节　市北区颐乐园建设

2003 年 5 月，安丘市人民医院在市北区莲花山前，建设路 1 号征地 29.93 亩，筹建安丘市人民医院市北区养老院项目。新建门诊楼 1 幢，建筑面积 6043.3 平方米；生活服务楼 1 幢，建筑面积 2032 平方米。

2006 年，市人民医院颐乐园老年安养中心，在莲花山前建设路 1 号征地 29.93 亩建设北区养老院的基础上，又向南征地 65.36 亩。2007 年，征地 27.78 亩，北至莲花山路，东临建设路，南至学府街，依托北区养老院筹建老年公寓项目。一期投资 4600 万元，建设 16 层老年公寓楼 1 幢，建筑面积 2.3 万平方米。 2007 年 5 月开工，2009 年 8 月竣工。

2009 年 6 月，建设 11 层职工 2 号公寓楼，投资 2900 万元，建筑面积 12836 平方米，于 2011 年 12 月竣工。

2010 年 10 月，开始建设 3 号公寓楼，投资 2500 万元，建筑面积 1.36 万平方米，于 2011 年 10 月竣工。同时建设的还有最南端的 5 层综合服务楼，投资 1400 万元，建筑面积 5500 平方米。

2011 年 12 月，4 号、5 号公寓楼开工建设。4 号楼投资 1600 万元，建筑面积 9810 平方米；5 号楼投资 620 万元，建筑面积 3780 平方米。两楼于 2012 年 10 月竣工，获优良工程奖。

颐乐园老年安养中心建有门诊楼、生活楼、综合服务楼，建筑面积 76526 平方米。

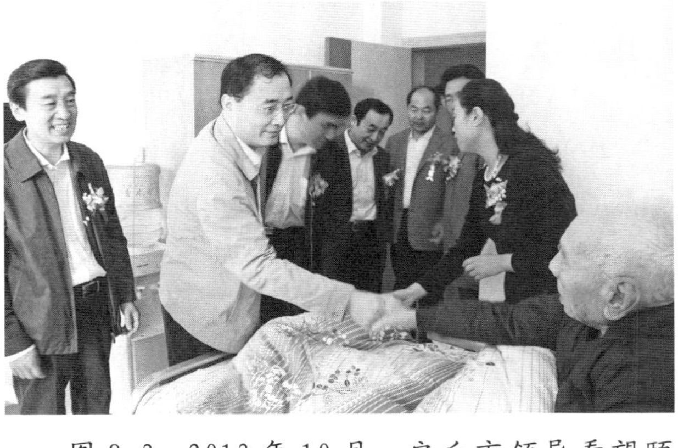

图 8-3　2013 年 10 月，安丘市领导看望颐乐园老年护理院老人

市北区颐乐园建设一览表

表 8-4

建筑序号	建筑物名称	建筑面积（平方米）	工程造价（万元）	开工时间	竣工时间
1	市北分院门诊楼	6043	810	2003.5	2004.10
2	生活服务楼	2023	270	2004.5	2005.6
3	老年公寓楼	2300	4600	2007.5	2009.8
4	职工公寓楼 2 号	12836	2900	2009.6	2011.12
5	职工公寓楼 3 号	13600	2500	2010.10	2011.10
6	综合服务楼	5500	1400	2010.10	2011.10
7	职工公寓楼 4 号	9810	1600	2011.12	2012.10
8	职工公寓楼 5 号	3780	620	2011.12	2012.10

第二章　服务设施

第一节　供　水

1982 年前，安丘县人民医院建有水塔 1 座，靠自备井供水。

1982 年，安丘县自来水厂建成后，县医院使用县自来水厂的水源为工作区和家属院供水。

1986 年 9 月，医院为职工用户安装自来水。

1998 年 4 月，安丘市人民医院在外科楼后打 40 米深水井 1 眼，配潜水泵 1 台，用于外科楼洗衣房用水。2000 年，医院在家属院 3 号楼前打 40 米深水井 2 眼，配潜水泵 2 台，附自动上水设备 2 套，供洗刷、绿化、冲厕用。2012 年，在外科楼东侧原生活服务楼西首位置建 200 立方米储水池 1 座，附自动上水设备 1 套，用于内科楼（二）用水。

2013 年 6 月，更换医院家属院 1 号、3 号、5 号、8 号楼房 180 户职工的机械数字水表，为卡式电子感应预付费水表，变抄表收费为充值预交费。

2016 年 4 月，医院北区新院接入安丘市自来水公司市政管网，由自来水公司供水；同时安装地表自备水自动供水压力罐设备 1 套，配潜水泵 1 台，供绿化浇灌用水。水源地位于病房楼北侧天然水湾；在地下室东区建储水箱 2 个，每个储水量 200 立方米；配水泵 4 台，附自动上水设备 2 套。是年，医院在北区新院安装约克（天锡）离心式中央空调机组 3 台，6 月投入使用。

医院会同市自来水公司，每月 1 次统计用水量，上报医院财务科。

第二节　供　电

1950 年建院初期，安丘县卫生院用汽灯照明。1961 年，安丘县水利、电力部门在牟山水库安装发电机组发电后，县人民医院开始用电。1965 年，医院配置 40 千瓦柴油发电机组 1 台，用作应急供电。1968 年，医院开始用公用变压器供电。1970 年，医院安装自用变压器供电。2001 年 3 月，医院引入城区三马路线（今永安路），加原用城区二马路线，实现双路供电。

1992 年，医院 40 千瓦发电机组更换为 80 千瓦发电机组 1 台。2012 年，80 千瓦发电机组更换为 800 千瓦柴油发电机组，用于突发停电时自发供电。

1961 年始，医院公用电采用低压计费。2001 年始，采用高压计费，每月抄表到电力局交费。

1983 年始，居民用电由医院电工每月进户抄表，用户到医院财务室交费。2001 年始，居民更换磁卡电表，用户用磁卡到医院财务科购电。

2003 年 4 月，医院北院区开工建设，自新安街道永乐官庄村引线用电。2005 年 9 月，改为租用供电公司 200 千伏安变压器供电。2012 年，停用 200 千伏安变压器，在办公楼西首新上 1000 千伏安青州产变压器 1 台，使用建设路 10 千伏高压支线进行变配电，供应颐乐园老年公寓各楼宇及新院建设使用。2015 年，医院在一期工程负一层安装青州产 2000 千伏安干式变压器 2 台，供门诊区、医技区、病房区使用；同址安装产 2500 千伏安干式变压器 1 台，供中央空调机组专用。高压主供电源由汶河 220 千伏安变电站专线供电，高压备用电源由学府街 10 千伏安支线供电，实现双路供电。2015 年 3 月，同址安装济南产 800 千瓦柴油发电机组 1 台，用于应急供电。

第三节　供　暖

1950 年建院初期，安丘县卫生院主要靠木柴、煤炭进行病房取暖和医疗器械消毒。

1972 年 6 月，安丘县人民医院安装 0.5 吨立式锅炉。锅炉主要用于消毒、制药，工作压力 4 公斤，7 月投入使用。1982 年 7 月，医院安装 2 吨卧式散装锅炉。锅炉工作压力 4 公斤，用于消毒、制药，门诊和内、外科楼冬季取暖。8 月投入使用。

1987 年 8 月，医院安装南京锅炉厂生产的 4 吨卧式快装锅炉 1 台。锅炉工作压力 6 公斤，主要用于手术室、内科、外科、产科、门诊取暖及供应室、洗衣房消毒。1989 年 10 月，医院安装青岛锅炉厂生产的 2 吨卧式快装锅炉 1 台。锅炉工作压力 4 公斤，主要用于供应室、洗衣房、制剂室生产、消毒。

1997 年 9 月，医院安装 10 吨双锅筒卧式快装锅炉 1 台。锅炉工作压力 6 公斤，主要用于冬季工作区、家属院供暖。

1998 年 4 月，医院为 10 吨锅炉加装 1 套水膜除尘脱硫设备，减少 50% 烟尘排放。

2000 年 5 月，医院安装江苏无锡双良集团蒸汽双效溴化锂制冷机组 1 套。中央空调范围用于办公楼、内科楼、外科楼夏季制冷。

2010 年 5 月，医院新安装螺杆式地源热泵机组 2 台，用于夏季制冷。6 月，为节能环保，医院拆除 10 吨锅炉，由安丘市盛源热电公司铺设蒸汽管道，改用热电公司供气，用于供应室、洗衣房消毒，和工作区、病房、家属院供暖。10 月，医院拆除 4 吨蒸汽锅炉，安装 2 吨单锅箱蒸汽锅炉 1 台，11 月投入使用。2014 年 7 月，新上蒸发冷机组 1 套，安装于外科楼后，缓解由于水冷机组地下水枯竭导致空调制冷不良状况。

第四节　维　修

1969 年，安丘县人民医院设木工组，主要从事全院木制门窗、锁具的维修及按照科室要求加工床、橱、桌、椅等木制品。木工组有轮子锯 1 台、电刨子 1 台及简单的手工工具。

1987 年，医院增设维修班。维修班主要负责全院水、暖、气管道及设施的日常维修、养护、更换及铁制品电焊焊接维修、制作。有电焊机 2 台，气割设备 1 套，钻床 1 台，切割机 1 台。

1998 年，根据医院需求，木工组开展铝合金制品的制作加工业务，制作各类铝合金门、窗、隔断、货架等，增加金属切割机 1 台。

2003 年，医院维修班开展不锈钢制品制作加工业务，可制作门、窗、治疗车等不锈钢成品，并进行不锈钢制品的维修。增加氩弧焊机 1 台。

医院的维修工作，包括不锈钢、铝合金门窗的成品加工制作；水暖管道零部件、氧气吸引零部件、门窗锁具、医用床、治疗车、床头柜的维修等。在具体工作中，根据医院需要制定加工方案，按要求完成任务；进行日常巡查、检修；24小时值班，接到电话，根据情况妥善处理；应急任务加班加点，按时、保质保量完成。

第五节 水 厂

2006年3月15日，安丘市人民医院水厂由孙成钢、陈国明、张立科、王强等筹建。水厂位于市北区瓦青官庄北侧，昆仑大道以南，环美农林发展有限公司（白云旅游开发有限公司）院内。是年，在环美公司院内2排大棚的基础上，改建成适宜制水生产的2排工作间，占地面积6亩，室内用建筑材料彩钢板进行间隔，工作间空气按标准要求净化，地面硬化。另建变电室1间，配80千瓦变压器1台，锅炉房1间，上压力罐1个，全自动桶装水生产线1套，水处理设备2套，刷桶机1台，配送车2辆，空气净化装置1套，购环美公司水井1眼。建东西院墙，院内绿化，路面水泥硬化。6月15日，桶装水投产，生产"青龙矿化水"，日产大桶水360桶。孙成钢任主任，陈国明任副主任，工作人员7名，大部分人员由原西药制剂室人员组成。6月30日，水样报送潍坊市疾病预防中心检测合格，生产桶装水运往医院，供病员、职工免费饮用。

2008年，医院水厂新上全自动小瓶灌装线1套，供医院招待和大型活动使用。2010年3月，经安丘市工商局核准，水厂注册名称为安丘市颐康水厂。

2011年，医院用水量增加，水厂人员由建厂时的7人增至28人。其中，生产组14人，送水组10人，司机2人。2013年4月，陈国明任水厂主任。2014年年初，水厂与环美公司对路面进行水泥硬化，水厂至环美公司大门，费用各自承担。

2016年4月，北区新院引进青州川一公司生产大桶水灌装生产线一条，产水能力100桶/小时。北区新院饮水通过管道输送至各科室，供职工和病员使用。是年，水厂有23名工作人员，日生产大桶水500桶，供应南院区职工及住院病人饮用。

第六节 房 管

2010年7月，安丘市人民医院设立房管科，办公室位于周转楼1楼，有工作人员2人，杨建波任主任。主要负责医院房屋管理、单身职工及实习进修人员的住宿管理工作。

医院有集体宿舍200间，最大容纳住宿量400人，建筑面积约1万平方米，分布于周转楼、生活服务楼、原供应室楼2楼、内科楼负1楼。

2013年，医院出台政策，为新入职研究生在周转楼提供免费住房1套，供暂时居住。

2014年9月，王国栋由设备科调入房管科任主任。

房管科主要职责是：对集体宿舍进行有效监管和调整；定期查房与不定期抽查相结合，维护住宿秩序；按规定办理入住与退住手续；每月15日将入住及退住情况报财务科；巡查与抽查相结合，消除安全隐患。

第七节 洗衣房

1950年，安丘县卫生院设立洗衣房，承担卫生院的被服洗涤工作。时，卫生院被服清洗靠锅煮、手搓、太阳晒，条件简陋。

1963年，安丘县人民医院建洗衣房3间，面积60平方米。洗衣房归西药房管理。1972年起，归总务科管理。

1985年，医院改建总务楼后，洗衣房搬至总务楼1楼，有房屋12间。新购63公斤半自动洗衣机1台，1000型脱水机1台。工作人员实行院科两级聘任制。总务科主任李津溪聘任周桂芬为洗衣房班长，班长聘7名洗衣工。是年4月，总务科将洗衣房承包。

1992年8月，洗衣房从总务科析出，独立成科，划归护理部管理。孙墨勇任洗衣房副主任，主持工作。1998年10月，孙墨勇任主任，洗衣房有工作人员10人。

2000年3月，市人民医院改造洗衣房工作间，拆掉原来的烘干室。购进2800型双辊烫平机1台、70公斤烘干机1台、120公斤半自动洗衣机1台、50公斤半自动洗衣机1台。2005年5月，在洗衣房前西侧建50平方米工作间，购进100公斤全自动洗衣机2台。

2013年，医院在原洗衣房前建简易房100平方米，购进2800型三辊烫平机1台、100公斤全自动洗衣机2台。是年11月，孙墨勇、孙金凤、陈玉玲、张茄花在潍坊市技术监督局特种设备培训中心培训学习，考取特种设备作业人员证书。

2015年1月，医院将洗衣房交由潍坊亿展物业公司承包经营。

2016年12月，洗衣房有工作人员17人，有100公斤全自动洗衣机4台、120公斤半自动洗衣机2台，100公斤半自动洗衣机1台、50公斤半自动洗衣机1台、三辊熨平机1台、双辊熨平机1台、烘干机2台、吸风烫台2台。

第八节　幼儿园

安丘县人民医院幼儿园始建于1977年，有周家欣、郭效梅、董艳玲等3名职工。有带院平房2间，配备桌椅及少量玩具。教授幼儿简单的游戏、识字及幼儿知识等。

幼儿园只接收本院职工子女，免费入园，不提供饮食及住宿。1993年前后，幼儿园处于鼎盛时期，有教职工4人，在园儿童40余人，参加安丘县总工会、县妇联等集体活动多次。2000年，由于入园幼儿减少，幼儿园停办，教职工分流。

第九节　中心供氧及中心吸引

1996年前，安丘市人民医院使用瓶装医用氧气为病人输氧。供氧室有工作人员3人，负责随时向各科室送出瓶装氧气。1997年8月，有工作人员2人。是年，医院在外科楼负1楼东南角安装氧气汇流排1处，使用多个氧气瓶通过供氧管道向科室输送医用氧气。在同一地点，安装中心吸引设备1套，通过吸引管道为各科室提供负压吸引。

2002年8月，医院引进使用中国通用机械工程总公司制氧机1套，在医院东南角位置安装使用。制氧量每小时10立方米，通过供氧管道供应全院使用。2003年，医院增加中国通用机械工程总公司制氧机1套，在医院东南角位置安装。制氧量每小时15立方米。

2004年，医院设立中心供氧科，张明果任副主任，主持工作，有工作人员4人。

2008年，医院综合病房楼建成投入使用后，在负一楼东首，建中心吸引机组1套，供应本楼负压吸引。

2009年1月，中心供氧归总务科管理，张明果任中心供氧科负责人。12月，医院在办公楼东侧安装容量10立方米液氧罐1个。液氧罐改使用液态医用氧，经气化后通过供氧管道供应全院使用。有工作人员2人。2012年10月，医院同址增加15立方米液氧罐1个。

2012年，内科楼（二）建成投入使用后，医院在负一楼西首建中心吸引机组1套，供应本楼、外科楼、内科楼负压吸引。

2016年4月，液态氧中标单位安丘市福祥气体有限公司免费提供15立方米液氧罐及汽化器1套，为北区新院各楼层供应氧气。在负一楼西首建设中心吸引机组1套，供应本楼负压吸引。是年12月，中心供氧科工作人员4人。其中，南院区、北院区各2人，负责中心供氧及中心吸引工作。

第十节　印刷厂

1987年1月，安丘县卫生局印刷厂划归安丘县人民医院，法人代表孙永顺。县医院印刷厂有轻印刷机四开2台套，对开1台套。主要负责医院表格、文字用品印刷，并承印潍坊地区卫生系统、安丘县直部门各种表格及行政事业票据。1995年2月，李德义承包印刷厂，服务规模相应扩大。

2003年，印刷厂转让社会民营。

第十一节　服务部

1984年，安丘县人民医院成立服务部。

1985年4月，医院成立医疗服务公司。医院将医疗器械服务部、客人住宿部、小吃部、经销部、经营部、救护车辆等交由医疗服务公司管理。

1987年3月，原属安丘县中医院印刷厂的李德义、孙永顺、陈秀贞、谭玉梅及2名合同工张玉芬、邹贵莲调入县医院服务部。

1989年3月，经安丘县人民政府批准，成立安丘县人民医院服务部，李德义任主任，下设汽车队、车辆维修组、招待所、餐馆、百货商店等。服务部有工作人员48人，办公室3间，厂房12间，百货商店3间，餐馆4间，招待所8间。是年，为医院职工免费灌装液化气。招待所接待康复病员，餐馆、百货商店为病员服务。

1990年8月，医院服务部纳入全院统一核算。

1995年2月，医院服务部撤销，服务项目回归后勤及职能科室管理。

第十二节　污水处理

1987年，安丘县人民医院在工作区西北角建污水处理消毒池，占地面积0.7亩，污水处理隶属医院总务科管理，是总务科的一个班组。当时无设备，无专职工作人员，由供电科工作人员轮流人工投放氯气进行消毒。

1995年8月，安丘市人民医院购进XT-8型二氧化氯发生器1台。发生器采用二氧化氯消毒法，工作人员3人，进行24小时轮流值班。

2005年，污水处理站原3名工作人员调离岗位，更换新工作人员2人。2007年，调出工作人员1人，由专人管理污水处理。2009年，新增工作人员1人，实行24小时轮流值班。

2010年，污水处理站原二氧化氯发生器消毒设备老化不能正常运转，新购进XT-8型二氧化氯发生器主机1台。2013年6月，因盐酸和氯酸钠消毒原料配比麻烦，刺激性气味较大，对工作人员呼吸道产生严重损伤，医院购进洁王子消毒设备1台，替代原设备，增强消毒效果。

2015年，北区新院新建污水处理站1处。其中，土建工程由景芝建筑公司承建，投资132万元；环境工程经中标后，由济南英群环保有限公司承揽建成一体化地埋式生化处理污水处理设备1套，投资107万元，占地面积660平方米，能承受2500张床位的最大污水排放量，满足医院污水排放要求。2016年5月1日，污水处理站正式运行，由2名工作人员24小时值班。

第十三节　通　信

1950年，安丘县卫生院建院初期，医院主要的通讯方式是书信和电话，有1部手摇式电话机用于办公。1972年，安丘县人民医院设总机室，电话32部，2名电话员，24小时值班。1990年，医院撤销总机室，改用程控交换机，仍有2名电话员24小时值班。在办公室、服务部、总机室、医务科、急诊科、妇科、儿科、西药制剂室等重点科室安装外线电话64部。1991年，由于医院电话总机容量大，扩大分机安装范围。除增加科室和部分班组电话外，还在科主任、院领导家中安装内线电话。外线电话可以拨入，但是无法拨外线电话，只能拨打院内电话。1994年，安丘市人民医院给院领导、科主任、护士长免费配备BB机。1999年，撤销程控交换机，改用联通虚拟网络。全院话机共226部。是年，医院在老保健楼、内科楼、外科楼、急诊楼、门诊楼等楼前安装6部IC磁卡电话。2000年，为副主任以上人员配备小灵通电话。随着医院的不断发展、科室的增加，通信设施也不断增加及更新。2010年，医院为科主任、护士长配备手机，手机与电话费用（部分）由医院承担。截至2016年，医院有固定电话160余部。职工普及智能手机。

第十四节 交 通

1950年，安丘县卫生院建院初期，医院主要用自行车、马车、手推车进行物资运输。1967年10月1日，医院购进第1辆救护车。1981年，医院配办公用车，由田永忠和葛介宝任司机。1985年2月，医院购进由北京装甲兵后勤部组装的北京212吉普车1辆，葛介宝任吉普车司机，孙衍国任小救护车司机。1986年，医院有司机5人。1991年，院前急诊车队成立。1999年4月，为规范车辆管理，医院成立汽车班，王继学任班长。此后，随着医院规模的不断扩大和业务需求的增加，车辆几经更换。2016年，北区新院正式启用后，为给本院职工、患者及家属提供便利，医院新租用汽运公司班车10辆。截至2016年12月，医院有33辆在用汽车。其中，11辆用于日常办公、1辆用于货物运输、15辆用于医疗救护、2辆用于水厂运水、2辆用于下乡访视、1辆用于总务科业务、1辆用于老年护理院服务。

2016年医院车辆情况一览表

表8-5

序 号	车 型	数 量	用 途
1	宝来FV7162FATE轿车	1	办公用车
2	帕萨特SVW7183LJI	1	办公用车
3	桑塔纳SVW7182KF	1	办公用车
4	金杯SY6521G2S1BG	1	办公用车
5	北京现代BH7200AW	1	办公用车
6	金杯SY6521MS1BG轻型客车	1	办公用车
7	帕萨特SVW7282HKI轿车	1	办公用车
8	大众汽车SVW71810DJ轿车	1	办公用车
9	依维柯NJ6543ER6轻型客车	2	水厂用车
10	大众帕萨特轿车7283HKT	1	办公用车
11	迈特威WV2D887H	1	办公用车
12	大通SH6524CLG多用途车	1	办公用车
13	江铃全顺JX5048XJHMCA救护车	1	救护车
14	金杯sy6521ms3bg	1	救护车
15	全顺JX5035救护车XTH2T	1	救护车
16	救护车	1	救护车
17	江铃全顺JX5034XJHZB	1	救护车
18	江铃福特JX5034XJHZA救护车	1	救护车
19	江铃全顺JX5034XJHZA救护车	9	救护车
20	瑞风面包车	1	面包车

续表 8-5

序　号	车　型	数　量	用　途
21	北斗星 CH7140A 轿车	1	面包车
22	传祺 GAC6470D1A5A	2	访视车
23	金杯 SY5033XXY-D2SBH	1	箱货

第十五节　计算机网络

1995 年，安丘市人民医院与济南华信技术有限公司共同开发医院信息管理系统，主要功能为门诊划价收费，药库、药房药品管理，住院病人药品管理等。

2000 年，医院与北京众邦慧智信息有限公司共同开发信息管理系统。系统由微机室具体实施。模块功能包括门诊收费、门诊药房、住院病人管理、医嘱管理系统、住院药房、医技计费、药库管理、医疗统计、病案管理。有服务器 2 台，护士工作站微机 21 台。

2006 年，医院委托北京众邦慧智信息有限公司升级医院信息系统，增加挂号系统、就诊卡系统、门诊医生工作站。是年，医院增加惠普服务器 DL580G3（2 台），惠普 MSA1000 存储阵列柜 1 台。

2009 年，委托北京众邦慧智信息有限公司为医院新上住院医生工作站系统、设备管理系统，增加惠普服务器 DL580G5、惠普服务器 DL360G6 各 2 台，惠普 EVA4400 存储阵列柜 1 台。检验科新上上海瑞美检验信息管理系统 1 套。

2010 年，委托北京众邦慧智信息有限公司为医院新上物资管理系统。

2011 年 3 月，委托西安华海公司新上 PACS 系统。4 月，委托山东确信信息产业公司装修 45 平方米标准机房。

2012 年 3 月，委托北京方正国际有限公司为医院新上电子病历系统、护士工作站系统、医生工作站系统；医院 his 系统升级为新系统。4 月，委托中国知网为医院新上电子图书系统。5 月，联软内网管理软件上线。6 月，上海瑞美公司升级检验系统，新上自助取报告系统。11 月，微机从财务科析出，室更名为网管科，设置为独立科室，负责医院信息系统、硬件网络的管理与维护。12 月，医院委托安丘信诺电脑公司进行网络改造，取消原无线路由器网络，改造为双绞线网络连接。

2013 年 1 月，医院等级评审系统上线，为等级医院复审做支持。3 月，医院委托上海瑞美公司对检验系统升级，实现病区条码打印。5 月，客户服务管理平台系统上线，为电话回访提供服务。6 月，北京方正国际公司、H3C 网络技术有限公司对医院网络进行升级改造。7 月，体检管理系统上线。

2014 年 3 月，医院新上反统方软件管理系统。4 月，由北大医疗信息技术有限公司承包，在医院新上手麻管理系统、院感管理系统、重症监护系统、合理用药系统、二级库管理系统、电子病历归档系统、危急值消息系统。安丘市人民医院官方网站正式上线。11 月，新上 HR 人力资源管理软件。

2015 年 4 月，安丘市人民医院官方公众号上线。6 月，医院购买山东中医药大学第二附属医院的中医体质评估软件 1.0 版本。7 月，购入 24 小时医学频道。

2016 年 1 月，医院微信预约平台、云码输血管理系统上线、中心摆药药房摆药机系统上线。2 月始，市北区一期弱电智能化建设开始，4 月底完成所有工作，为新院搬迁做好准备。6 月，电生理网络平台软件上线，门诊系统升级，更改为预付费模式。7 月，启用门诊自助机系统。9

月，新上营养管理软件。11 月，今创病案管理系统上线。

第十六节　膳　食

1950 年，县卫生院设立伙房，面向医院职工和住院病人。

1963 年，县人民医院伙房分为职工伙房和病员伙房。住院病人从医院生活会计处购买餐券，病员伙房用送餐车，一日三餐到病房送餐，病员凭餐券领餐。

1973 年，医院伙房工作人员 6 人。

1981 年，医院伙房工作人员 6 人，李德贵任炊事班长。

1984 年 9 月 24 日，医院伙房实行承包责任制，刘国昌承包职工伙房任炊事班长，李德贵承包病员伙房任炊事班长，王兆胜任生活会计，工作人员 8 人。

1985 年 3 月，医院实行院科二级聘任制，总务科主任李津溪聘任李德贵为病员伙房炊事班长，聘任职工 3 人。聘任杨金义为职工伙房炊事班长，聘任职工 3 人。

1988 年，医院伙房由李德贵承包，工作人员由医院在编职工和合同工组成，共 7 人。

1993 年，医院伙房由王兆胜承包，期限 3 年，工作人员由医院在编职工和合同工组成，共 6 人。1994 年，安丘市人民医院伙房拆除，合同终止。

2002 年 10 月，市人民医院建生活服务楼，开设餐厅。餐厅由李培然承包，工作人员由医院在编职工和招聘工组成，共 20 人。2012 年 8 月 30 日，医院拆除生活服务楼，改建内科楼（二），餐厅承包，合同终止。

2012 年 9 月，原中药制剂楼 1 楼改为餐厅，由安丘市人民政府招待所投资经营，为职工及病员提供餐饮服务。

2013 年 10 月，北院区颐乐园护理院运营，在颐乐园护理院生活服务楼 1 层设餐厅，由王金平经营，为护理院入住老人及员工提供餐饮服务。2016 年 4 月，颐乐园护理院迁移至亲和源公寓，餐饮服务终止。

2016 年 5 月，北区新院区运营，在病房楼负 1 层设餐厅，分为职工餐厅和病员餐厅，王金平经营，为职工及病员提供餐饮服务。

截至 2016 年 12 月，医院有市南区和市北区餐饮服务点各 1 处。

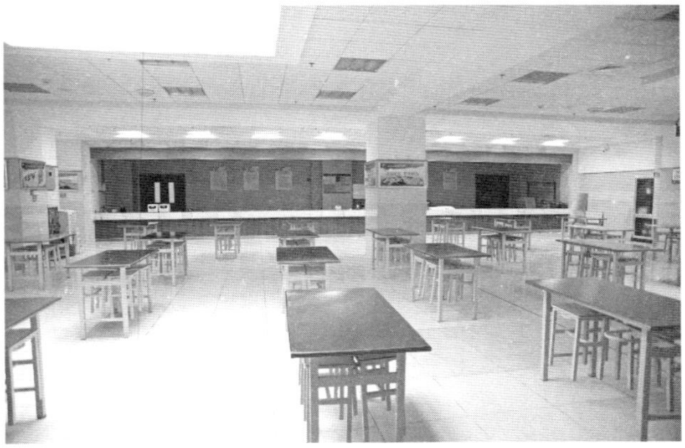

图 8-4　北区新院餐厅（2016 年摄）

第九编

经费与财务

第一章　办院经费

第一节　财政拨款

1950年11月，安丘县卫生院人员生活供给及医院专项开支均由山东省卫生厅拨款。是年，医院实行收费制度，国家拨款分为包补工资和专项拨款。主要拨款项目有薪金制人员工资，供给制人员生活费、补助工资、职工福利和房屋修缮费等。医院的公务费、设备购置费、业务费等从医院的业务收入中开支。财政拨款制度实行初期，由于医院处于百废待兴时期，经济条件有限，拨款不足，导致医院入不敷出，影响到药品、器械等必需品的购置。医院经费收入，大部分用于垫付修建费，不足正常开支所需。随着经济发展和上级投入增加，各种收费价格提高，医院总体收入有所增长，逐步达到年经费收支基本平衡。1954年，国家开始对人民医院经费实行"差额补助"的办法后，医院每年按照发展计划，据实编制年度预算，经核实后，收不抵支的差额部分，由国家拨款补助。

1964年，医院经费由国家"差额补助"改为"定额补助"，即按国家统一的职工基本工资支出数和各项补贴换算加3%，作经费补助，年终结余医院留用。1979年，医院实行"全额管理，定向补助，结余留用"的财务管理办法，年底提取结余的15% ~ 20%作为职工奖金。1980年，随着国家财政体制改革，实行"分灶吃饭、经费切块"政策，财政对医院的拨款，由原来的条条拨款为主，改为块块拨款为主，同级政府财政部门对卫生部门实行"大包干，超支不补，结余留用"的办法。卫生行政部门对医院实行按人头补助基本工资、粮油补贴、副食品补贴、洗理费等。

1986年，根据国家医疗卫生事业费"预算包干，计划使用，超支不补，结余留用"的原则，潍坊市卫生局对医院实行按人头和门诊、住院任务分别补助，并根据工作数量、质量进行少量浮动的办法。另外，以床带修缮费，按核定的床位每床带经费100元。离退休人员费用按实有人数每人每年1350元。离休干部特需、公用费每人每年350元。这些计划资金的管理使用本着"厉行节约、反对浪费、保证重点、照顾一般"的原则，由医院财务科分项制定年度支出计划，除人员经费、少量公用机动经费外，其余包干分配到有关科室。医院各科室根据分配的经费指标，按项目编制使用计划，报院领导批准后执行。在执行过程中，因情况变化需要变更计划，报院领导进行调整，超支不补，结余归下年度使用。

1988年10月，医院实行承包经营责任制后，推行"定额补助、经费包干、自主经营、自负盈亏"的国家经费补助办法。国家对医院的投资随着经济发展逐年增加，拨给医院的经费，全部用在医院医疗卫生事业的发展上。1999年始，医院实行自主经营、自负盈亏，国家拨款、其他筹款全都用于医院日常医疗活动。2004年，医院实行股份制改革，采取由政府参股、职工持股、社会资本参股的多样化形式，对于政府财政拨款全部用于医疗卫生事业发展。2005—2016年，财政拨款主要是"两癌"筛查、白内障复明工程、公共卫生项目补助及其他财政拨款。

第二节　业务收入

核算形式

1991—1998年，安丘市人民医院的财务核算沿用"权责发生制"核算原则，使用"借贷记账法"。1999年始，随着社会经济改革的不断深入，医院执行财政部、卫生部联合制定的最新医院财务会计制度。新会计制度的实施使医院的经济核算更加科学化、规范化，为医院经济管理提供更为科学、规范的财务数字信息。

财务收支

1985年，医院医疗收入158.79万元，财政拨款47.2万元，总收入205.99万元，总支出195.29万元。1996年，医疗收入3309.36万元，财政拨款54万元，总收入3363.36万元，总支出3162.65万元。总收入是1985年的21倍。2006年，医疗收入12306.68万元，总收入12306.68万元，总支出12270.41万元；总收入是1985年的77.5倍。2016年，医疗收入67774.37万元，财政拨款92.81万元，总收入67867.18万元，总支出63604.72万元；总收入是1985年的427.4倍。

1965—1984年医院收入统计表

表9-1　　单位：元

年份	医疗收入	年份	医疗收入
1965	244722	1975	353100
1966	241872	1976	364575
1967	281302	1977	380757
1968	279649	1978	438000
1969	243223	1979	516968
1970	228333	1980	596000
1971	262537	1981	701700
1972	303537	1982	825083
1973	324688	1983	924170
1974	347040	1984	1105636

1985—2016年医院财务收入支出统计表

表9-2　　单位：元

年份	医疗收入	财政拨款	总收入	总支出
1985	1587911	472000	2059911	1952925
1986	2524000	471200	2995200	3104925
1987	3625781	476000	4101781	3486632
1988	4682069	473400	5155469	4118607
1989	6599858	477000	7076858	5686264
1990	7332761	477000	7809761	6565226
1991	8240977	457000	8697977	7944328
1992	8899337	539000	9438337	9314322
1993	12321090	510000	12831090	12636363

续表 9-2

年份	医疗收入	财政拨款	总收入	总支出
1994	17848879	590000	18438879	18429111
1995	23480243	540000	24020243	23251748
1996	33093608	540000	33633608	31626542
1997	40557375	540000	41097375	40285947
1998	45433377	540000	45973377	45433421
1999	52288266	540000	52828266	46564195
2000	62464888	690000	63154888	55801741
2001	68465301	540000	69005301	55699136
2002	76674972	540000	77214972	77295863
2003	82481667	775000	83256667	86096500
2004	105775451	100000	105875451	99909308
2005	123853735	0	123853735	124938723
2006	123066779	0	123066779	122704077
2007	150252143	0	150252143	142583882
2008	187581371	1714200	189295571	187128526
2009	228576180	3633500	232209680	231221580
2010	291998123	589360	292587483	292065976
2011	361185067	200000	361385067	352474742
2012	425427964	352000	425779964	393483530
2013	452590522	247200	452837722	357247250
2014	523235706	190000	523425706	414519090
2015	590954048	571458	591525506	491203096
2016	677743667	928109	678671776	636047197

医院资产

1999年，医院总资产7312.88万元，其中固定资产5337.81万元。2004年，总资产24313.41万元，其中固定资产17065.93万元，分别是1999年的3.3倍和3.2倍。2009年，总资产53068.78万元，其中固定资产31370.72万元，分别是1999年的7.3倍和5.9倍。2016年，医院总资产166822.54万元，其中固定资产71794.41万元，分别是1999年的22.8倍和13.5倍。

1999—2016 年医院总资产及固定资产统计表

表 9-3　单位：元

年份	总资产	固定资产	年份	总资产	固定资产
1999	73128836	53378110	2008	413728889	271918197
2000	94353032	762275180	2009	530687834	313707221
2001	124126263	100204706	2010	693377415	369524161
2002	163768924	129012017	2011	740253242	434672125
2003	181611834	148891071	2012	859961288	405149594
2004	243134133	170659291	2013	984735040	432252717
2005	257244191	190318357	2014	1141624338	421750578
2006	305653991	209257418	2015	1408127567	433398346
2007	367525964	228155936	2016	1668225391	717944118

第二章　财务管理

第一节　财务机构

财务科

1950 年 11 月，安丘县卫生院会计室建立，归总务科管理。下设住院处、门诊收费室。主要负责医院收费收支账务、现金管理、工资发放、物价管理、财务预决算和季报月报工作。1960 年 8 月，会计室改称财务室。设主管会计 1 人，基建兼生活会计 1 人，门诊收款处会计 1 人。李在伦担任财务室主管会计。1963 年年初，门诊收款住院会计增加到 4 人。李言义由青岛纺织机械厂调入医院担任财务室负责人。1968 年，王茂堂负责医院财务工作。1980 年 4 月，财务室从总务科析出，设立财务科，财务科下设办公室、门诊收款室、住院处，财务人员增为 16 人。1985 年，曹始显任财务科主任。1988 年 12 月，医院实行统一的挂号、门诊收款、住院收款、住院预交款等收费票据，制定院内结算凭证制度。1990 年 12 月，吴松章任财务科主任。1995 年 7 月，安丘市人民医院在全市率先使用住院管理系统，采用信息化管理住院病人，成立微机室，工作人员 2 人，隶属财务科。

1996 年 1 月，医院财务科开展职工住房公积金代扣、代缴和代提业务。9 月，收款室、门诊药房使用收费管理系统，加强门诊收费管理，提高工作效率。10 月，实行事业编制人员养老保险、医疗保险制度，代扣、代缴社保基金。1999 年，安装使用小蜜蜂财务管理软件系统，实现会计电算化，代替手工记账法。

2000 年 10 月，医院在安丘市率先试行住院病人费用一日清单制度。2009 年 9 月，医院物价管理工作从财务科分出，设立物价科。2011 年 7 月，实行新的医院会计管理制度和医院财务管理制度，对新旧会计科目进行衔接，建立医疗成本核算体系，完善会计科目体系，确立新的会计核算模式，实现成本控制目标。

2013 年 2 月，王明芝任医院财务科主任。2015 年 12 月底，医院统一安排精简职工后勤人员，对药库、物价科、审计科人员进行调整，缩减人员充实临床门诊一线。财务科办公室设主任 1 人、副主任 2 人、现金出纳 1 人、银行出纳 1 人、记账会计 1 人、资产管理员 1 人、基建会计 1 人、档案管理会计 1 人、“五险一金”会计 1 人、报账稽核会计 1 人、药库会计 2 人、物资会计 2 人，做到岗位分离，分工明确。2016 年 12 月，财务科共有工作人员 56 人。其中，财务科会计 14 人、住院处 15 人，收款室（包括挂号处）21 人，慢病门诊 6 人。主要负责财务预算管理、资金管理、会计核算、税收核算、会计人员及科室下设部门管理。

1950—2016 年财务科负责人更迭一览表

表 9-4

姓　名	性别	职　务	任职年月
李在伦	男	主管会计	1950.3—1963.1
李言义	男	财务室主任	1963.1—1968.12
王茂堂	男	副主任	1968.12—1984.9
吴松章	男	副主任	1982.5—1988.12
		主任	1988.12—1999.4
		院长助理、主任	1999.4—2013.2
曹始显	男	主任	1985.8—1988.12
夏兆钦	男	副主任	1987.12—1992.3
崔　金	男	副主任	1994.4—1995.4
吕　萍	女	副主任	1998.2—1999.3
刘智英	女	住院处主任（二级）	2003.2—2013.3
田　莉	女	收款室主任（二级）	2003.2—
曹秀梅	女	副主任	2003.2—
张海霞	女	副主任	2004.3—2013.4
潘玉梅	女	物价科主任（二级）	2009.9—2016.12
王明芝	男	主任	2013.2—
杜润平	男	核算科主任	2013.10—
潘大勇	男	住院处副主任（二级）	2013.10—2014.4
		住院处主任（二级）	2014.4—

门诊收款室

1950 年，安丘县卫生院会计室附设门诊收款室，设收费人员 1 人，负责门诊病人的收费工作。1960 年 8 月，安丘县人民医院建立门诊统一收费制度。收款室与各医疗科室每天核对当日收入，实行科室负责人签字制度。

1972—1995 年，安丘市人民医院收款室收费人员由 3 人增加到 5 人，采用手工收费、手工记账方式，给病人出具手工发票，办理挂号、收款、住院业务。1996 年，安丘市人民医院报经山东省财政厅批准、潍坊市财政局同意，计算机开票收费代替传统的手工操作，提高工作效率，结束手工开具发票历史。1999 年，医院设立门诊慢病收费窗口，报销由每月几十人次增加到每月 2500 余人次。2004 年，医院新门诊楼启用，收款室窗口由 6 个增加至 10 个。其中，自费窗口 8 个、公费窗口 2 个。在门诊楼四楼设置体检中心收费窗口，上午开放，弹性排班。2010 年，医院青云花园门诊成立，设门诊收费窗口 1 个。2013 年，挂号处并入门诊收款室，实现收款挂号一体，缩短病人缴费等候时间，方便财务管理。是年 6 月，收款室增设颐乐园护理院收费窗口 1 个。

2016 年 5 月，医院北区新院一期启用，门诊收款室设置一、二楼收费窗口各 1 个，急诊区 24 小时收费窗口 1 个。查体中心迁至新院门诊四楼，收款室体检中心收费窗口也随之迁入。6 月，医院开始使用门诊一卡通，采用病人预付充值方式就医，同时改变收费员计算机录入药品、医疗检查的收费方式，优化缴费流程，缩短病人缴费等候时间。7 月，门诊自助挂号一体机正式应用于挂号收款，缓解窗口收费压力。是年，收款室有收费人员 21 人，主要负责办理医院门诊病人的挂号收款、门诊慢性病报销工作。

住院处

1950 年，安丘县卫生院住院病人的住院费由会计办理收取，日清月结。1980 年 5 月，安丘县人民医院住院处随财务科从总务科析出，为财务科二级科室。

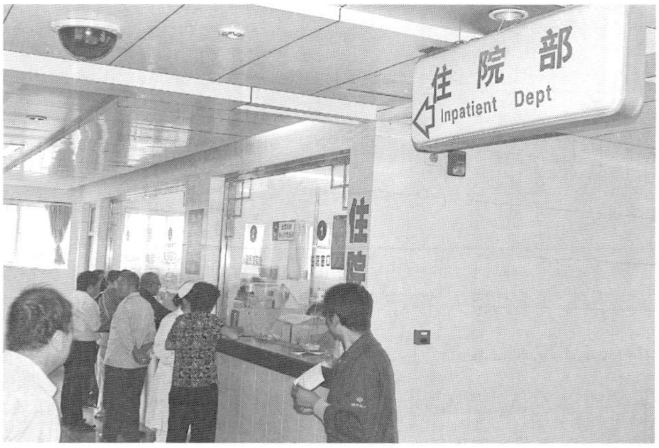

图 9-1　住院部（2016 年摄）

1995 年，安丘市人民医院在安丘市率先使用住院管理系统，采用信息化管理住院病人，代替手工记账收费。2000 年 4 月，所有住院患者的治疗费由原来的住院处工作人员单笔记录，改为各科室护士站护士对科室内病人进行计费，住院处负责医技科室检查费记账。2003 年，安丘市医保系统实现联网结算，参保病人出院即时报销。是年，住院患者检验、放射等检查费用转为相关医技科室人员负责计算机录入记账。2004 年，新门诊楼启用，住院处由沿街平房搬至门诊楼负一楼西出口位置，出入院窗口增至 4 个。2006 年，住院处搬至内科楼一楼。2008 年，综合病房楼建成，住院处在综合楼开放入院、出院结算窗口各 1 个。2012 年 1 月，参加新农合的病人实时结算报销，联网报销结算工作由原新农合办窗口划归于住院处窗口办理、出院患者只需缴纳报销后个人自费部分，极大地减少患者出院流程。年底，内科楼（二）病房楼建成并投入使用，住院处随之增设入院、出院结算窗口各 1 个。

2013 年 8 月 18 日，住院处对入院、出院窗口业务进行整合，各窗口均可同时办理患者入院、预收押金、农合报销、出院结算等业务，住院处窗口服务更加多元化、窗口设置更趋合理。10 月 1 日，医保联网平台上线使用，由以前入院患者到住院处窗口登记转变为科室管床医生在入院科室登记。10 月 15 日，为方便急诊等危急病人入院，住院处增设急诊住院处结算窗口，24 小时值班。2015 年 1 月，安丘市农村合作医疗与城镇居民医疗保险合并为城乡居民医疗保险，所有医保病人的登记、结算业务全部由住院处接管，业务量剧增。3 月，住院处医保地纬平台进行改进，实现系统内批量、自动登记，减少人工逐个患者联网干预，节省人力，得到社保中心的高度认可。

2016 年 4 月 25 日，医院北区新院一期启用，住院处在住院大厅开放结算窗口 2 个，急诊区设 24 小时值班窗口 1 个，为脑科、骨科等患者提供服务。9 月，住院处在新院部分科室试点开展“床边结算”服务，并在三级医院评审中成为亮点。10月，为进一步优化入院流程，使患者更快入科治疗，住院处推出“电话办理入院”，由科室申请入院后电话告知住院人员，即可办理患者入院，减少患者奔波，得到临床科室和患者家属的认可。是年，住院处有工作人员15人。

挂号室

1950年，安丘县卫生院建院初期，病人就诊即开始挂号。挂号采取3种方式收费：普通挂号费500元（按新币5分）；特别挂号费1000元（0.1元）；出诊挂号费2000元（0.2元）。挂号工作由1名收款人员兼职。

1978年8月，安丘县人民医院门诊楼启用，挂号室设在一楼东，工作人员2人，归门诊部管理，挂号费0.2元。

1988年，医院挂号分普通号和专家号。普通号收费0.7元，专家号收费1.5元。1992年9月，挂号室有工作人员6人，负责门诊病历保存、挂号工作，昼夜值班，惠军华任负责人。1993年，挂号室有工作人员8人。1999年8月，专家挂号费提至3元。

2004年4月，挂号室搬至新门诊楼一楼东，工作人员3人。2013年9月，挂号室归财务科管理。由财务科收款人员轮流值班。夜班挂号收费由收款室代收。

2016年7月，挂号室启用自动挂号收费系统，挂号使用身份证，实名挂号。挂号费普通号7元，挂副高职称专家号13元，挂正高职称专家号22元。

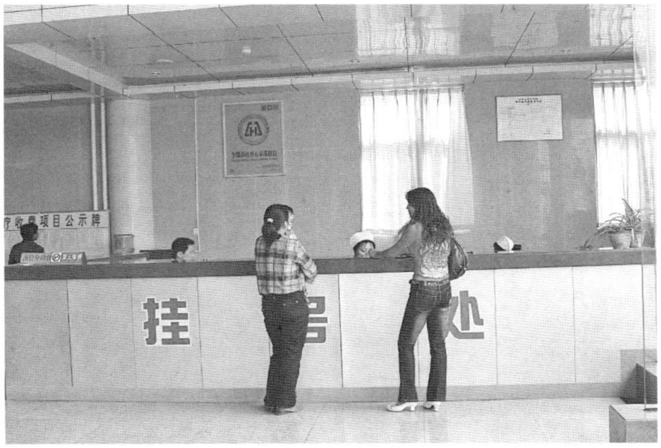

图9-2　挂号处（2005年摄）

物价科

科室成立前，医疗物价工作由财务科负责。2009年9月，安丘市人民医院物价科设立，潘玉梅任主任，工作人员2人，办公室设在办公室四楼。

2009年9月，医院完善价格管理制度。物价科主要负责培训、指导科室正确执行医疗服务价格政策，并监督检查各科室执行情况，实行收费院科二级管理，并纳入科室考核，对医院新增的医疗服务项目进行申报备案。

2010—2011年，医院申报新增收费项目90余项，根据上级有关文件及时调整公示收费价格。

2012年，根据《山东省医疗机构医疗服务价格表》，物价科对医院的收费标准进行全面调整。

2013年，医院成立价格管理委员会，席敦升任主任，成员8人。下设办公室，办公地点设在物价科，潘玉梅兼任办公室主任，各科设立兼职物价员。

2014年，物价科涉及的收费项目调整。

2016年，物价科对CT室、磁共振室分级护理收费价格进行调整。积极配合上级部门开展医药价格的指导检查，顺利通过历年上级物价部门的年审，完成安丘市卫计局交办的大型设备检查成本调查、测算统计工作，为大型设备检查价格调整政策提供依据。

第二节　财务制度

1950年建院之初，县卫生院设立会计室，建立财务管理规章制度，对医院的财务收支程序作出明确规定。1954年，安丘县人民医院加强财务管理，制定经费开支和财务工作管理计划，对医院所有的物品进行清点统计，建立固定资产账和药品账，使医院财务收支达到基本平衡。1957年，县人民医院建立健全较为严格的物资保管、领取、损坏赔偿和交接班制度，严格财务管理制度，规定一般开支均要经过院委会批准。

1969年，医院加强财务管理，增收节支。1972年7月，建立门诊收费单据审核制度。规定所有收款送交医院会计室，及时交存银行。在收款处建立错款登记制度，挂号单据领取、收回必须平衡。对于财产的管理，规定由药房负责药品、器械和材料，总务科负责房屋、被服、家具。除药房对药品器材自己购置外，其他科室购买物品一律由总务科负责。严格财务开支手续，购置设备物资等重大开支时，必须按级请示报告，经批准后再行办理。

1977年，医院全面加强经济管理，实行科室核算。1980年，财务科对门诊收款室、住院处人员进行业务考核，实行每人按工作量考核发放奖金等办法。是年，对卫生材料回收消毒利用，收旧利废，节约开支，卫生材料节约支出7000多元；安装电表、定时送水，控制公用支出。

1985年，医院以经济目标为杠杆促进医院全方位发展，制定实施《医疗卫生经济目标管理责任制》，使门诊和住院患者大幅增加，业务收入较上年度增加一倍多。责任制的大框架为“三定两核一考评”，三定即定工作人员、定工作量、定业务收入；两核即医院以整个医疗活动中投入的医疗成本所取得的社会效益和经济效益为目标，科室核算以每季度科室完成医院分配的各项任务指标为依据，分别计分，突出收支比值，与经济效益挂钩；考评是对科室所有工作人员的考核，硬性指标量化分解计分。通过院科两级核算，明确效益之多寡，利润率高低，对医院管理者决策具有指导意义。以收定支是控制成本的重要措施，各科室消耗材料按品类定量分配到科室，结余有奖，超支自负；医院所用的一切物资包括基建维修材料，在采购过程中始终坚持质优价廉的原则和院方必赢的经济理念。医院对卫生经济目标管理制度，每年进行修订实施，凸显会计核算和监督职能的重要性。

1986年1月，从事大夜班的医护人员夜班津贴由0.4元增加到0.8元。10月，财务科贯彻山东省卫生厅《关于补充、修订〈医院会计科目〉的通知》，加强周转金核算、家庭病床收入核算、更新维护基金核算，业务收入解决部分工资及补助工资、职工福利费等各项开支核算。12月，医院加强公费医疗管理，严格医疗经费报销制度。1988年，规定由原来的收付记账改为借贷记账。

1993年，医院加强公费医疗管理，更好地发挥公费医疗经费的最大效益，保障干部职工身体健康，根据潍公医（93）1号文件有关规定，公费医疗费用门诊与住院分开使用（离休人员门诊医疗费除外），分不同档次按月发给个人。自己使用，超支不补，结余归己。住院部分留作公用，按不同档次、不同比例予以报销。离休人员门诊及住院费用全部报销。

1995年1月，医院在参考各科室历年办公用品使用数量的基础上，本着既满足各科室办公用品的需要，又厉行节约的原则，首次对科室办公用品的使用实行定额管理；规定无业务收入的科室按职工人数发放，有业务收入的科室按业务量发放，每季度末核算一次，结余的50%归科室职工，超出则全部从奖金中扣除。

2000年，医院根据潍价工发〔2000〕第10号《关于公布省管药品价格的通知》，对省管药品价格进行重新审定，对自制大输液在公布的大输液价格基础上降低20%。

2001年，为进一步做好下岗职工基本生活保障和再就业，医院干部职工按工资总额的1%（每人每年按92元）捐献，其他能达到最低工资保障线企业的干部职工，按人均30元捐献，作为再就业基金。

2002年，卫生部规划司印发《关于修改事业单位支出核算内容补充说明的函》《关于执行〈2003年政府预算收支科目〉有关问题的通知》。医院结合会计核算的特点，对“医疗机构事业支出目级科目”进行补充和调整。据此对医疗支出、药品支出、管理费用科目下的目级科目进行设置，目级科目下的明细科目可根据本单位情况自行设置。支出内容进行补充，按需调整科目内容，修改会计核算软件，保证核算口径的一致性和会计资料的完整性。医院落实安财字〔2002〕17号《关于对行政事业单位有关经费支出凭证实行报告制度的通知》，涵盖办公用品费、修理修配费、燃料费、租赁费、设备购置费、水电暖、会议费等公用经费支出，由审核无误的经费支出原始凭证据实填写，分级上报，便于对单位经费支出凭证进行有效监督，增强核算的透明度。根据安丘市卫生局关于落实《潍坊市卫生系统争创行风建设十佳行业实施方案》的意见，改革医院门诊急诊工作制度，建立以病人为中心的服务模式，救护车接收病人一律免费，对有生命危险的病人坚持先抢救后收费的原则，公开收费标准，实行收费清单、签字制。

2003年12月，安丘市人民医院在潍坊市二级医院中率先通过ISO 9001:2000质量管理体系认证。是年，根据安丘市委、市政府进一步整肃投资软环境的意见，医院推行收费公示制工作，积极推进政务公开，实行挂牌服务，全面实施“阳光收费”工程。2005年，根据潍发〔2005〕33号《关于进一步加快卫生事业发展与改革的意见》精神，深化公立医院改革，改革干部队伍，实行院长聘任制、任期制、年薪制、年度考评制，取消医院人员编制定额，实行聘任制、工资总额制和岗位工资制的分配制度。

2012年1月，医院根据新《医院会计制度》的要求，完善更新财务软件，实现办公自动化。2013年，医院二级甲等医院复审通过。相继完善《经费审批制度》《住院处退费管理制度》。《住院处退费管理制度》规定：病人办理入院后换科，不允许退院重新办理入院，应按规定办理转科；病人退院需要科室开具《退院申请单》，到住院处办理退院，申请单需申请入院医院填写，并且征求科主任同意；每个病人退号需要科室认真分析原因，填写《退院原因分析》，科主任签字后报医务科；医务科每周对退院情况进行通报，每月进行汇总分析，并对违规退院情况严肃处理。

2015年，医院财务科健全《安丘市人民医院财务管理制度》《内部稽核控制制度》《财产物资管理办法》《财务岗位轮转制度》。2016年，医院继续贯彻执行已定的财务规章制度。

附：

安丘市人民医院内部稽核控制制度

2015年

1. 对原始凭证的合法性、真实性、完整性、完备性进行稽核。审查凭证的合法性。原始凭证反映的经济业务是否合法，是否符合财务预算及合同、协议的规定，是否符合财经纪律和财务制度，有无弄虚作假和双重列支等问题；审查凭证的真实性。原始凭证的经济业务内容是否真实，单位名称是否正确，有无仿造、涂改、大头小尾、上下联之间的数额不符等情况；审查凭证内容的完整性。原始凭证的内容是否完整，名称、日期、计量单位、单价、数量、金额等项目是否填写齐全，计算是否正确，大小写是否一致；审查凭证的完备性。原始凭证的手续是否完备。经办人、部门负责人、单位领导、会计负责人等是否签章，财产物资是否有验收入库等手续，款项收付凭证是否加盖“收讫”或“付讫”章，以及出纳人员印章；每周一次稽核当期所有原始凭证，审核完毕交会计档案保管员。

2. 对记账凭证的合法性、完整性、完备性进行稽核。审查会计科目的运用及对应关系是否正确，是否符合记账规则，是否按经济业务发生的时间顺序编制会计凭证。审查凭证的日期、编号、摘要、科目、金额、附件张数等内容是否齐全、完整。审查会计凭证核算与所附原始凭证反映的经济内容是否相符，有无弄虚作假现象；审查会计凭证的制单人员、审核人员、出纳人员、经办人员印章是否齐全。

3. 对会计报表准确性、真实性，完整性及对应关系进行稽核。审查报表种类是否齐全，封面及报表日期、印章等内容是否完备；审查表内项目之间、本期报表与上期报表之间是否相互衔接，勾稽关系是否正确；审查报表有无漏项、漏数、漏行、错字以及数字错误和账务处理不当等问题；审查报表内成本、利润等项目计算是否正确，计算口径是否保持一致性，是否符合规定的要求；审查报表有无文字说明，文字说明是否有分析、有预测、有建议；报表报送前应进行稽核。

4. 对各项费用支出、资金支付是否在预算内进行稽核。每日对各项费用支出、资金支付进行随机稽查。

5. 对每月银行存款，对账单和银行存款余额调节表进行稽核。审查银行存款对账单是否按时取得，是否每月填写银行存款余额调节表，是否取得银行盖章确认；审查账面银行存款余额是否与银行存款余额调节表中的金额一致；审查银行存款余额调节表中未达款项原因，有无长期未达账项；审查银行存款明细账与银行存款对账单的核对过程；每月10日前对上月银行存款对账单和余额调节表进行稽查。

6. 对财务印章的保管进行稽查。审查财务专用章、法人私名章和财务负责人私名章是否由专人分别保管;审查现金收（付）讫章、银行收（付）讫章是否由出纳员保管；每月不定期进行稽查。

7. 对现金及重要票据的安全性、完整性进行稽查。审查现金库存金额是否与总账一致，有无白条抵库；审查空支票、空白票据是否按分工保管，是否建立了领用、核销制度，并严格按规定执行；每月不定期进行稽查。

安丘市人民医院财务岗位轮转制度

2015年

1. 主管会计岗位由卫生局统一委派任职，财务科主任岗位根据医院中层岗位任职年限要求，每三年进行一次重新竞聘上岗。

2. 出纳、会计岗位每三年进行一次调整轮转，其中现金出纳和银行出纳岗位相互轮转，制证和稽核岗位相互轮转，以后年度再作调整时岗位间可交叉轮转。

3. 物资会计岗位每三年进行一次调整轮换，药品会计和材料会计岗位相互轮转或同其他岗位交叉轮转。

4. 收款室及住院处负责人岗位每三年进行一次调整轮换，同时结合医院中层岗位任职年限要求重新竞聘上岗。

5. 收款及住院结算岗位满三年相互交流调整，届时由财务科主任根据工作需要提报分管领导批准后，对相关岗位进行调整，调整前对相关人员做好岗前培训工作，并由财务科主任监督办理交接手续。

第三节　公费医疗管理

1950—1952年，国家工作人员分别实行工资制和供给制，其医疗费用均包括在每月所发工资（或津贴）之内。1953年，对国家编制预算内发放工资的干部职工和二等乙级以上的残废军人实行公费医疗。凡享受公费医疗人员均发放“公费医疗预防证”，医院对持证人员给予就医报销，每人每月预算1.5元（在此范围内予以报销），当时实际支出每人每月1.2元。

1960年，公费医疗实行定额管理，享受公费医疗人员每人每年20.04元，门诊医药费的管理实行“一包”“两定”“把三关”的办法。“一包”：规定范围内在安丘县人民医院就医的经费包干到医院；“两定”：定医疗单位、定公费医生；“把三关”：医生处方关、会计报销关、药房发药关。1965年,公费医疗人均定额压缩到15.6元,是年，实际支出14.39元，略有节余。1971年，医疗公费首次出现超支。1971—1977年,公费医疗超支，主要原因是享受公费医疗人员年龄增大，患病率高，另有个别人开人情方，少部分家庭一人公费全家享受。

1973年，享受公费医疗人员每人年定额提高到18元。1976年，每人年定额提高到19.2元。1978年，每人年定额提高到29元。要求做到一视同仁、合理用药，力争做到病情所需千金不惜，病情不需片药不给。医院加大管理力度，做到五不开（处方），即自费药品不开；一病多医不重复开方；不见病人不开方；疗效相同开一般药，不开贵重药，严把转诊关。1980年，医院对公费就诊人员建立档案本，开始使用公费医疗证，对公费就医人员既包门诊费，又包住院费。医院固定有公费处方权医务人员15人。是年，医院公费医疗管理成绩突出，在全县公费医疗会议上介绍经验。

1986年5月13日，医院公费医疗门诊设立，地址在老门诊楼一楼西南侧。医生有张宝庆、孙衎珩、马庆蕴坐诊，护士郭兰珍，与门诊部共用办公室，负责公费医疗人员的就医。公费医疗门诊基本做到认真查体，平等待人，合理用药。公费人员到上级医疗单位就诊，主要以病员及家属意见为主。是年,公费医疗门诊医生增加到30人，并制定新的管理措施：就诊人员需到病历室取病历后，持病历就医；凡公费就医人员必须由公费门诊医生诊治，否则，不予转账。医院公费医疗按进度、享受人员数由安丘县公费医疗办公室拨款,年终结账。一是实行包干到医院,二是定人员、定指标，三是与享受单位、医院、个人三方挂钩。公费医疗款项集体管理，不发给个人。每次处方一般疾病，西药不超过3日量，中药不超过3剂，特殊情况不能超过6日量。公费定额与各科室经济考核挂钩。城镇职工、实行实报实销，单位定额管理，超额部分单位垫付，节余部分单位留用。

1995年11月，公费医疗管理转为医疗保险。是年，安丘市在党政机关、事业单位实行。1999年1月30日，医院取消公费门诊，改成咨询门诊，无处方权，公费医疗处方权由门诊主任负责。2002年1月，实行企业劳保医疗。

1986年安丘市人民医院各科室公费分配指标一览表

表9-5　　单位：元

科　别	门　诊	住　院	合　计
内科	5080	6620	11650
外科	10670	2360	13030
妇科	690	1310	2000
五官科	12680	4550	17130
中医科	14110	2470	16580
传染科	2450	4230	6680
保健科	70000	30000	100000
急诊科	13360	—	13360
县政府门诊	14530	—	14530
县委门诊	8160	—	8160
干休所	5450	—	5450
合计	157030	51540	258570

第 十 编

精神文明

第一章　思想道德建设

第一节　政治思想教育

1952年，安丘县卫生院开展“三反”运动（反贪污、反浪费、反官僚主义），对职工进行廉洁教育。

1953年，卫生院对职工进行党在过渡时期总路线教育。

1956年，安丘县人民医院开展“改善服务态度，提高医疗质量，以实际行动支援工农业生产，加速社会主义建设”的活动，对职工进行爱党、爱社会主义教育。

1958年，医院开展“整风”和“大跃进”运动，被昌潍专署和安丘县委、县人委授予先进单位奖旗。1959年，医院开展社会主义、共产主义教育活动，教育职工破除迷信，解放思想，树立敢想、敢做、敢为的创业精神。

1962年，医院对职工进行战备教育。1963年3月，响应毛泽东“向雷锋同志学习”的号召，开展一系列学习雷锋活动，要求职工读雷锋故事，宣传雷锋事迹，做雷锋式人物。

1965年，医院组织学习毛主席著作“老三篇”，职工思想觉悟有很大提高，涌现出很多好人好事。遵照毛主席“把医疗卫生工作的重点放到农村去”的号召，抽出三分之一的骨干力量组成巡回医疗队，长期深入农村，为农民防病治病。

1972年，医院进行纪律作风治理整顿，开展革命大批判，深入思想和政治路线教育，树立为工农兵服务的思想。

1983年，在“全国文明礼貌月”活动中，以学习雷锋、张海迪为活动专题，对团员青年进行爱国主义教育、共产主义理想信念教育。医院团总支组织团员青年走上社会为群众服务，并开展“假若我是一个病员”讨论和“学雷锋树新风，从我做起，从现在做起”活动。医院成立两个便民服务队和学雷锋小组，为群众服务。

1985—1986年，医院组织团员青年学习对越自卫反击战英雄事迹，开展爱国主义教育，组织学英雄、爱祖国读书演讲会和“学雷锋、见行动、争做文明青年”活动。

1989年，医院对职工加强马列主义、毛泽东思想基本理论学习教育。

1991年，医院对职工进行党史、党建理论和社会主义基本理论教育。

1996年，安丘市人民医院在职工中开展党风廉政教育，加强制度建设，健全监督机制。

1998年，医院开展“三个有利于”教育，进一步解放思想，突出解决“铁饭碗”和精神状态不佳的问题。

2000年，医院在党员干部中开展讲学习、讲政治、讲正气的集中教育活动，解剖思想，增强党性。

2001年，医院开展“三个代表”重要思想学习教育活动，树立一切为病人服务的思想。

2002年，医院团委以团课、讲座、读书会等形式，对青年团员进行人生观、价值观及理想信念教育，提高青年思想政治素质。

2007年，医院开展和谐社会创建活动，对职工进行和谐理念教育。

2009年，医院在全体党员中开展落实科学发展观教育活动，不断提高医疗水平。

2013年，医院开展党的群众路线教育实践活动，广泛征求群众意见，整改存在问题，提高医护质量。

2016年，医院开展“两学一做”学习教育活动，开展“严纪律、正作风、强素质、树形象”主题教育活动，认真解决党员干部中思想、纪律、作风、素质等方面存在的问题，树立群众观念，干事创业，促进医院发展。

第二节　职业道德建设

1959年，安丘县人民医院在职工中开展以改善服务态度，转变医疗作风为中心内容的教育活动。医院设立红旗台、服务台、监督台，征求病人意见，改进医院工作。

1964年，医院开展学习人民解放军“三大作风”、学习大庆艰苦创业革命精神、活学活用毛泽东思想的群众运动。全院医务人员开展岗位练兵，提高医疗技术，热情为病员服务。

1976年，开展以“七比七赛”为内容的社会主义劳动竞赛活动。病区设立服务台，代病人寄信、发信、打电话、买糖果、买饼干；门诊设建议诊桌；病员食堂24小时有人值班；救治唐山地震伤员。

1981年，医院开展“五讲、四美、三热爱”活动，突出解决环境卫生脏、秩序乱、服务质量差的问题，为群众提供优质服务。

1982年3月，医院开展“文明礼貌月”活动，设立服务台，组织咨询组，为病人提供服务。并组织医护人员深入街道、学校，为群众服务。

1983年，医院开展学雷锋、学张海迪活动，成立16个学雷锋小组，组织观看张海迪事迹录像，与张海迪“五比”：比思想、比工作、比学习、比身体、比干劲；观看《高山下的花环》《大地的儿子—周恩来》《可爱的中国》等影片，自觉抵制精神污染；将《道德规范十条》打印成册，医院职工人手一份。

1984年，医院开展“假如我是一个病人”大讨论，通过换位思考，改善服务态度，提高医护质量。

1986年，医院开展向前线将士“十看十比十学”活动；响应团县委组织的“达标夺杯”活动号召，开展“建功杯”业务竞赛活动。

1987年，医院开展“创杯评优”活动（优质服务白求恩杯、急诊急救红十字杯、院容院貌文明卫生杯，评优秀工作者），医护质量得到提高。是年，开展争创“文明岗位”和“十大服务明星”活动。

1988年，医院开展“文明行医、优质服务、争创文明岗位”活动，举办“医德医风知识竞赛”和以改善服务态度、提高服务质量、便民利民、助人为乐为主要内容的文明服务竞赛。

1990年，医院开展“四比、四看、四赛”（比先进、看自己、赛谁赶超先进；比工作、看业绩、赛谁的贡献大；比纪律、看思想、赛谁的作风硬；比服务、看态度、赛谁的优质服务好）比学赶帮超活动。11月，医院开展“三学三创”（学雷锋、学白求恩、学共和国卫士，创优质服务、创文明单位、创四有队伍）活动，活动经验在山东省卫生厅内部刊物上刊登。

1994年，医院文明办设立，开展全程优质服务活动。10月，医院制定《加强职业道德建设实施意见》，开展“向病人献爱心送温暖”活动。

1995年，安丘市人民医院获山东省医德医风教育先进单位、潍坊市扶残助残先进单位、十佳医院称号，潘丽萍获安丘十佳岗位明星称号。

1996年3月，医院参加潍坊市文明杯跨行业优质服务竞赛活动。9月，被潍坊市精神文明建设委员会评为全市第四届“文明杯”跨行业优质服务竞赛活动百佳文明窗口。是年，医院获山东省卫生系统职业道德建设先进集体、潍坊市十佳医院称号。

1997年，医院被安丘市文明委评为安丘市百佳文明单位；被安丘市文明委确定为精神文明建设示范点。

1998年，医院实施以“端正服务态度，提高服务质量，转变行业作风，创建优美环境”为主题的爱心工程；制定创星级医院规划；荣获潍坊市文明单位称号。是年，配合创建星级医院，集中整顿医风医纪，规范医务人员言语和行为，强化医疗作风和纪律，简化医疗服务程序，提高医疗服务质量。要求医疗服务做到“三改观、一提高”（工作人员服务态度、精神面貌、医疗质量明显改观；提高群众对医疗服务的满意度）。

1999年，医院开展“实施民心工程，争创文明行业”活动。开展以自查为主的卫生法规教育整顿，推进职业道德建设，纠正医务人员服务态度差、收红包、拿回扣、搭车开药等不正之风，树立医院良好形象。制定完善首诊负责制、会议制度、手术病人术前讨论制度、护士“三查七对”制度等。要求对照文件规定，查找滥检查、乱收费、开单提成、药品回扣以及医疗服务中存在的生、冷、硬、推等问题。确保在医疗工作中做到“一满意，四规范”，即：满意在卫生，规范检查、规范用药、规范收费、规范行为。是年，医院开展“学、忆、话、迎”（学理论，忆光辉历程；话改革，迎世纪钟声）活动。

2001—2004年，医院结合开展创建“百姓放心示范医院”活动，组织全院干部职工学习中华医院管理学会的有关文件和《中华医院自律公约》，全面落实“五个明白”（让患者明白看病时医疗费和药费用到什么地方；明白自己被确诊何病；明白应该做什么检查；明白治疗疾病的方法；明白病情变化时应注意的事项）和“五个知道”（知道遵守诊疗秩序和规章制度；知道应尊重医护人员哪些诊治权；知道进行特殊检查和手术应履行的手续；知道治疗疾病诊治项目和药品费用价格；知道发生医疗纠纷应当依法解决的程序）。建立“住院病人明白卡”“服务承诺公约”，开展多种形式的便民活动。

2005年7月，医院根据中纪委、省纪委会议以及全国卫生系统纪检监察纠风工作会议精神，在全院开展“廉洁行医树新风”活动。11月，全面实施行风建设863计划（实行八项改革、重申六项纪律、采取三项措施），以严格六项纪律为重点，强化内部约束机制，依据《潍坊市医护人员不良行为纠查办法》和《潍坊市公共卫生监督管理办法》以及医院《关于职工违规违纪的处罚规定》，对职工进行自警、自律教育，建立行风建设查纠制度。

2006年，医院开展“医院管理年”和“满意在卫生”活动，强化医疗质量管理。是年，医院获潍坊市第四届职工职业道德建设先进集体、潍坊市第四届职工职业道德建设“双十佳”先进单位称号。

2007年，医院创建安丘市文明单位；刘晓波获安丘十大杰出青年称号；韩本彩获潍坊市精神文明建设先进工作者称号。

2008年，结合创建和谐医院活动，医院继续开展“医院管理年”和以“服务好、质量好、群众满意”为主要内容的“两好一满意”活动。印发《关于开展“两好一满意”活动的实施意见》。医院被潍坊市委、潍坊市人民政府评为潍坊市和谐创建示范单位。

2009年3月，医院被潍坊市委宣传部、潍坊市总工会、潍坊市精神文明建设办公室、潍坊市经济贸易委员会等四部门评为潍坊市第五届职工职业道德建设先进集体。

2012年，结合开展“三好一满意（服务好、质量好、医德好、群众满意）”和干部作风整顿活动，医院与科主任签订《党风廉政建设和行业作风建设责任书》，开展“医疗卫生职业精神大讨论”“廉政文化进医院”活动。12月，席敦升获潍坊市第六届职工职业道德建设先进个人称号。

2013年1月，孙记荣入选2012年度“潍坊市好人榜”。

2014年1月17日，医院召开树立医疗卫生行业新风、纠正损害群众利益行为专项整治工作动员大会。

2015年9月12日，医院举办学习医德模范青年演讲比赛，团市委书记王斌应邀出席。

2016年3月19日，医院召开全院作风整顿会议。5月24日，召开全院中层干部会暨“两学一做”（学习共产党党章党规、学习贯彻习近平总书记系列重要讲话精神、做合格党员）学习教育工作动员会议。6月，开展全员服务意识和服务礼仪的教育和培训，在全院医护人员中开展评选“最美护士”“优秀医生”活动。

第三节　文明优质服务

安丘市人民医院广大医护人员在“救死扶伤，实行革命的人道主义”精神感召下，始终把维护和保障人民群众健康权益作为最高使命，刻苦钻研技术，用精益求精的技术和温暖细致的服务，呵护人民群众的健康和生命安全。

1960年6月12日，安丘县石堆公社发生风灾，刮倒房屋砸伤群众，医院全力以赴协同昌潍专区人民医院进行抢救，共收治伤员91人。在抢救中，医生护士顾不上休息吃饭，全身心扑在救治伤员上，经过医护人员精心治疗，不到半年时间，伤员分期分批全部治愈出院。

1976年7月28日，河北唐山地区发生强烈地震后，医院接受抢救伤员的任务，当年收治伤员165人，全院上下紧密配合，人人为抢救伤员贡献力量，许多同志废寝忘食，连续几天几夜不休息，表现出高度的责任感。不到半年时间就治愈出院156人。至1977年，医院共收治唐山地震伤员235人。

1977年，医院派出医疗和计划生育小分队共4批35人，走村入户、深入田间地头为群众提供计划生育和医疗服务，支援农田水利建设。编印4期，发放宣传材料2000份，宣传卫生防疫常识。小分队做到既是医疗队，又是宣传队，也是工作队，受到广大群众的赞扬。

1979年11月下旬，安丘县景芝公社杨庄大队鞭炮库发生爆炸，造成14人烧伤，其中12名3度以上严重烧伤。医院为此专设病房，进行抢救和特级护理，并自制一批急救药品，用于救治伤员。在医护人员的努力下，烧伤病人无一例感染，全部痊愈出院。

2003年4月，“非典”在全国大部分地区流行，山东省卫生厅作出应急响应，启动公共卫生事件疫情防控预案。安丘市人民医院被指定为安丘市非典型性肺炎定点收治医院，医院接诊发热病人700余人次，收住隔离观察病人37人次。为锻炼各类人员的防护意识和救治水平，进行无数次应急演练，包括节假日应急救援演练，医院的领导和救援队员都能在规范防护的情况下，在规定时间到达指定位置，充分显示了各类人员的素质和水平。

2008年春天，邻近地区临沂市爆发手足口病疫情，医院被潍坊市卫生局指定为安丘市手足口病轻症治疗定点医院。医院按照卫生局要求，成立手足口病防控领导小组和手足口病防控专家组，制定详细的手足口病防控与救治应急预案，腾出外科楼一楼为手足口病治疗专区，医院做法和经验受到潍坊市卫生局领导肯定与好评，在潍坊市定点医院推广。

2009年5月，甲型H1N1流感在临近省份发生，山东省卫生厅按照卫生部要求，启动公共卫生事件应急响应，迅速展开甲型H1N1流感防控工作。医院在门诊大厅设置测体温和预检分诊台，急诊科接诊室外设置预检分诊台，每日24小时不间断对来院的发热病人进行分诊、筛查，对来自疫区的发热病人进行隔离医学观察，每日汇总接诊发热病人和留观病人信息，传真至安丘市卫生局和疾控中心，医院的公共卫生事件防控与医疗救援逐步走向正轨。

2010年1月，医院被中国医院协会授予全国百姓放心示范医院称号。

2013年4月，上海、安徽等地发生H7N9禽流感疫情，山东省卫生厅按照卫生部要求，启动公共卫生事件应急响应。潍坊市卫生局指定安丘市人民医院为H7N9禽流感定点救治医院。医院腾出2层病房楼，分别收治成人和儿童发热病人，在重症监护室专门改建隔离治疗区，在成人发热病区新建负压隔离病房。经过全体人员共同努力，圆满完成H7N9禽流感疫情防控工作任务。

2015年10月，城乡居民大病住院实行即时结报。医院加强门诊力量，安排高年资医师应诊，提高诊断水平，减少复诊次数；完善导医台、咨询台等便民服务窗口功能；门诊大厅明示医疗技术服务项目和常用药品的收费标准，完善住院费用“一日一清单”制，方便病人查询医疗费用。完善门诊叫号系统和门诊医生工作站，使门诊更加方便、快捷。12月1日，医院设立二胎保健门诊。为二胎备孕妈妈提供身体健康检查评估，根据个人具体情况进行个体化指导并做相应的检查，尤其对长期避孕者进行专业指导，对配偶进行优生优育指导、健康生活方式及备孕指导、心理疏导、专家会诊等服务，使广大女性获得专业、权威、科学、人性化指导，为孕育健康聪明宝宝奠定基础。医院推广产妇陪诊服务。陪诊服务可协助产妇办理取号、导诊、辅助检查、取药、缴费等门诊就医相关事宜，减少就医等候时间，提高工作效率。

2016年，医院建立微信服务平台。通过信息技术平台发布诊疗信息，让患者明白就医；推进预约诊疗服务，有效分流就诊患者，方便群众就医检查。同时，南北两院区同时开放门诊，方便群众就医。增设10辆摆渡车穿行于南北两院区，免费运送患者及家属。在南区门诊候诊区开放免费wifi（无线网络）；在门诊大厅和产科候诊区、检验科等窗口推行义工服务，具体负责门诊病人的咨询、引导、护送、费用查询等工作，缩短群众看病就医时间。是年，在北区新院的放射、CT、MR候诊区增设四台胶片自助打印机，门诊候诊区及医技科室增设开水炉，减少患者服务流程及等候时间，方便患者就医。

第二章　文化理念

第一节　院　徽

2013年，安丘市人民医院在二甲复审中，公开征集并首次正式确定医院院徽图样2个，同时使用。

释义：

中间“十”字：为医院的通用标志，攀附在上面的人形为白衣天使，绿色的头像代表着生命的复苏与希望。

圆形的主题“心”：

心的跳动代表患者康复；医务人员的爱心、信心、责任心，旨在一心为患者。

2015年年初，医院重新向全社会征集院徽，10月正式确定并启用，原来的院徽同时停用。

释义：

院徽以“安丘”拼音首写字母“AQ”、爱心、平安鸽、纽带、“十”字元素有机融合而成，显著地体现了安丘市人民医院的地域特征与文化内涵。

翱翔的平安鸽代表着健康、梦想与希望，体现医院快速发展、传承创新、腾飞发展的精神面貌。

爱心的造型，体现医务人员尊重、博爱的服务理念，展现医院干部职工团结担当、精益求精的精神风貌。

“十”字图形体现医疗行业的特色，表达医院救死扶伤、始终把人民健康放在第一位的社会责任感。

飞扬的纽带体现以病人为中心的和谐医患关系，展现医院健康、温馨的氛围。

第二节 院 训

2011 年，安丘市人民医院首次制定院训：法制建院、诚信立院、科技强院、服务兴院、管理治院、经营惠院。2013 年，医院在二级甲等医院复审中重新确定医院院训。

医院院训：厚德守责，精医为民。

释义："厚德"语出《易经·坤卦》"君子以厚德载物"。作为医者要心胸宽广，关爱病人，在遵守医生职业道德和职业操守的基础上，树立全心全意为病人服务的高尚医德。"精医"意出《大医精诚》，医道是"至精至微之事"。医者须钻研医学知识，探索病理药理，始终"博极医源，精勤不倦"，才能掌握精湛的医术，更好地救死扶伤。"厚德守责，精医为民"寓意安丘市人民医院坚持德术并重，不忘初心，践行"健康所系、性命相托"的职业誓言，医者仁心，服务病人。

第三节 医院精神

2014 年，安丘市人民医院制定以"医院精神"为主要内容的医院文化体系。

医院精神：团结担当 精益求精。

医院核心价值观：责任 关爱 真诚 奉献。

员工价值观趋向：以病人为中心 。

办院宗旨：尊重生命，救死扶伤，立院为民。

医院愿景：争做行业典范，建设一流医院。

服务理念：尊重 博爱。

医院文化特色：

绿色管理——干群关系、医护关系和睦，医患关系和谐。

绿色服务——服务过程体现人文关爱，以病人为中心，强调优质服务，在诊疗全过程体现尊重、关怀、服务，让患者产生信任。医护人员成为患者的精神支柱，帮助患者树立战胜疾病的信心。

绿色技术——为患者提供优质医疗技术，依法执业规范。

绿色通道——急救、就诊简便、快速、有效。

绿色环境——医院为花园式医院，门诊医技

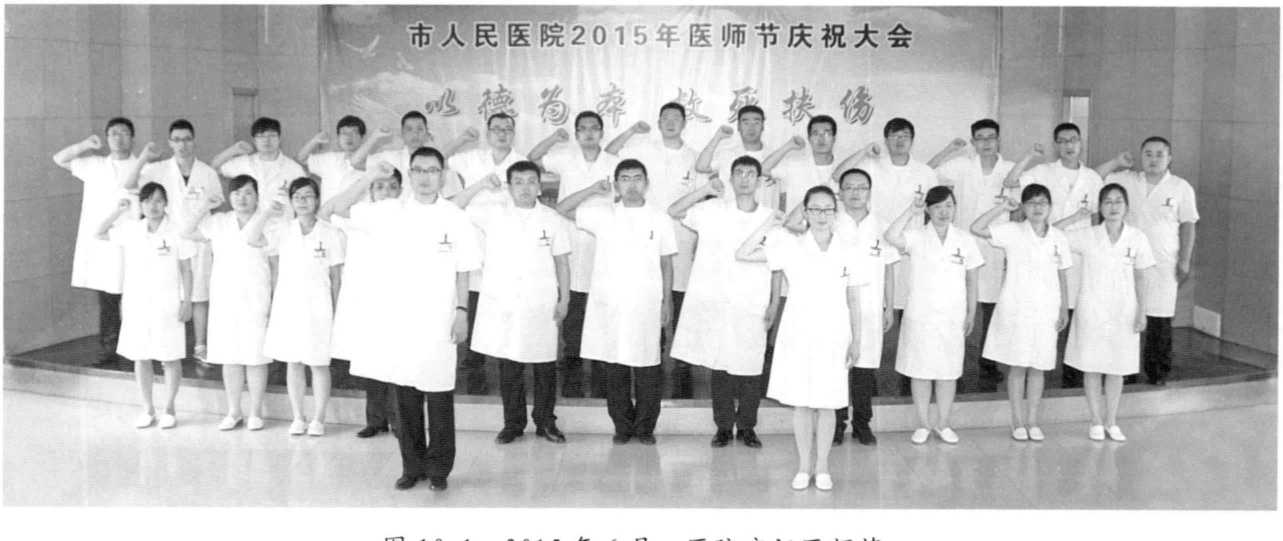

图 10-1 2015 年 6 月，医院庆祝医师节

病房三位一体建筑设计，绿色覆盖率达到40%，2000个车位的绿荫停车场。

绿色心情——就诊过程中医患关系达到平静安宁的心态。病人满意度达到96%，员工满意度达到90%。了解员工需求，关怀员工发展，给予人性化管理。

第四节　张仲景雕像

2016年4月，张仲景雕像在安丘市人民医院北区新院门诊楼前落成。

张仲景，东汉南阳涅阳县（今河南省邓州市）人。东汉末年著名医学家，后人尊称为“医圣”。张仲景广泛收集医方，写出了传世巨著《伤寒杂病论》。他确立的辨证论治原则，是中医临床的基本原则，是中医的灵魂所在。在方剂学方面，《伤寒杂病论》也做出了巨大贡献，创造了很多剂型，其所确立的六经辨证的治疗原则，受到历代医学家的推崇。这是中国第一部从理论到实践、确立辨证论治法则的医学专著，是中国医学史上影响最大的著作之一。

张仲景是一座人文丰碑，张仲景是一盏医海灯塔。张仲景是中国医学科学的象征，代表着中国医学科学追求至善至美的一种精神，代表着济世救人的人文关怀。张仲景是过去的，也是现在的，更是未来的。医院把张仲景雕像立于门前，意为学习张仲景，弘扬“团结担当，精益求精”的医院精神。

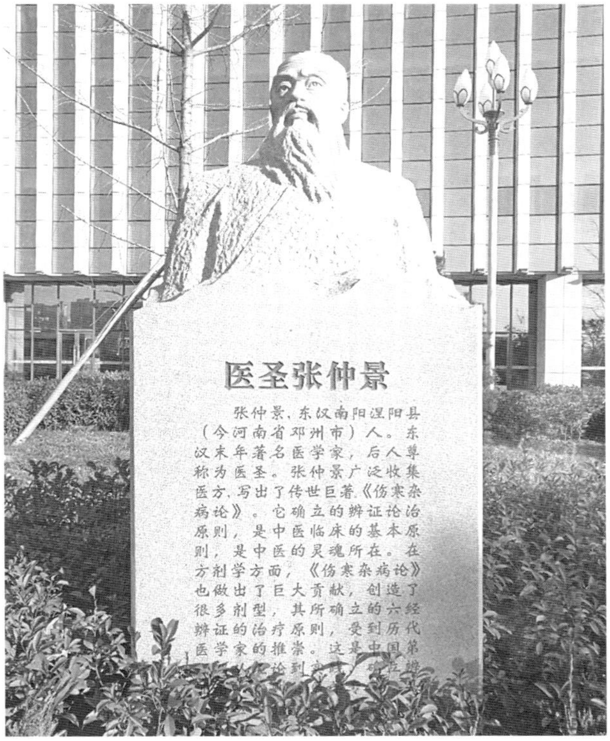

图10-2　医圣张仲景雕像

第三章　文体活动

第一节　文化活动

1979年，安丘县人民医院工会成立后，医院的文化活动由工会负责组织。

1984年，医院组织“振兴中华读书演讲会”，演讲会主题为加强思想政治工作，促进社会主义精神文明建设。

1992年秋，医院组织青年职工跳双人舞，并参加全县春节街头文化娱乐活动。

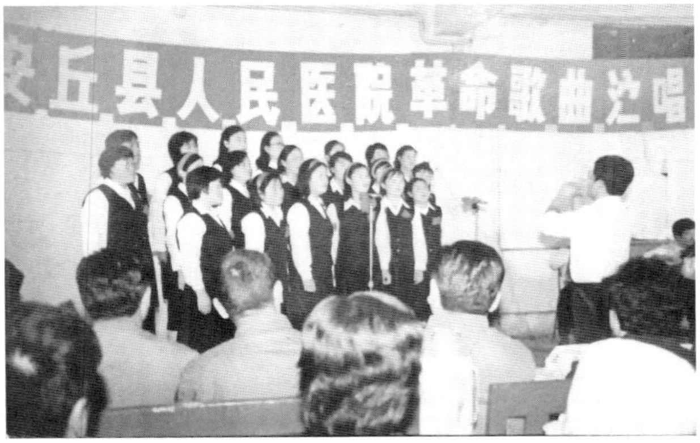

图10-3　1993年10月，医院职工演唱革命歌曲

1995年，医院组建演出方队，参加全市春节文化活动，获安丘市人民政府颁发的“春节文化活动表演奖”。

1999年6月，医院组织参加全市歌咏比赛，荣获第一名。

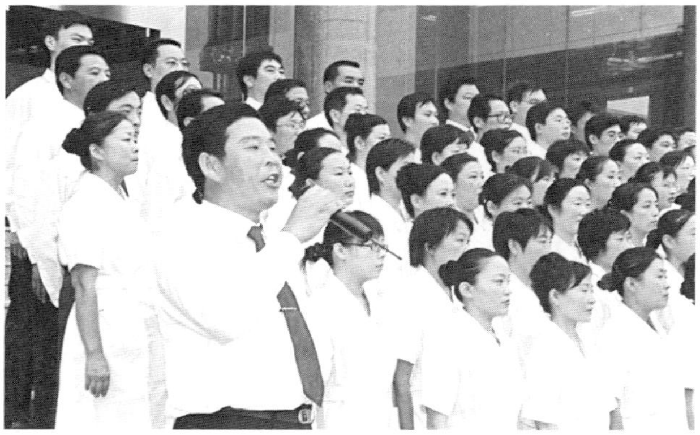

图 10-4　2006年9月，医院国庆歌咏比赛

2002年12月30日晚，医院组织“庆元旦”文艺晚会。

2006年10月1日，医院举办“爱我安丘，加快发展，迎国庆大型合唱音乐会”。

2007年5月8日，医院举行星级护理演讲会。8月21日，开展“青春筑和谐，奉献促发展”演讲比赛。9月29日，举办“共建和谐医院·文明金秋”大型合唱音乐会。10月17日，举办“共建和谐·文明金秋”卡拉ok演唱会。

2008年1月16日，护理部组织护理知识竞赛活动。

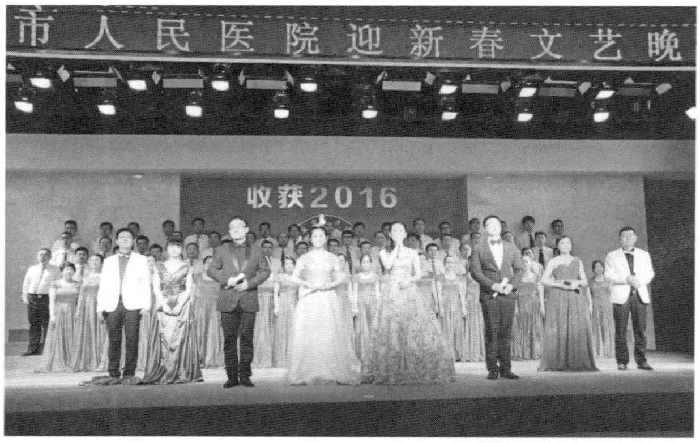

图 10-5　2016年12月，医院职工诗朗诵《扬帆远航》

2009年9月，医院在安丘市卫生局组织的全市卫生系统“同庆盛世 共建和谐”歌咏比赛中获二等奖。

2011年7月，医院在安丘市体育场参加全市庆祝建党90周年“在灿烂阳光下”大型文艺演出。

2012年5月，医院在安丘市体育场举办庆祝“100个护士节《大爱无疆》文艺晚会”，安丘电视台对晚会进行转播；8月，医院举办第一届“安医视光”杯“爱心光明行”青少年才艺大赛。9月，参加在体育场举办的“商业银行杯放歌安丘”演唱会；在安丘市委宣传部、安丘市总工会、共青团安丘市委等组织的“首届安丘市合唱艺术节”上获三等奖。

2013年5月12日，医院在安丘市体育场举办“五月的鲜花”庆祝护士节文艺晚会。

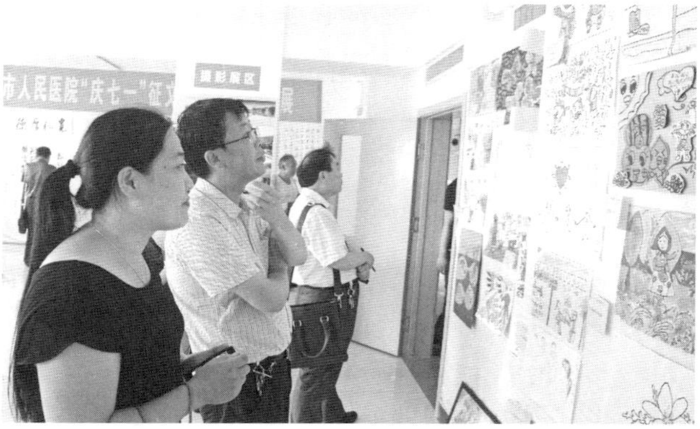

图 10-6　2014年7月，医院书画展

2014年7月，为纪念中国共产党成立93周年，医院举办“庆七一”征文、书法、绘画、摄影展。

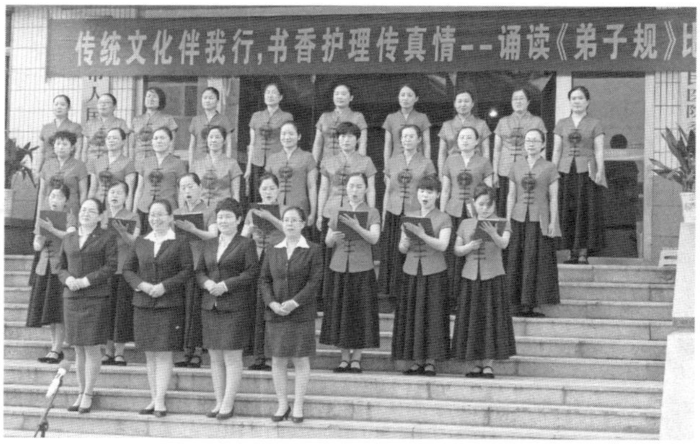

图 10-7　传统文化伴我行，书香护理传真情——诵读《弟子规》比赛

2015年2月，医院参加团市委组织的青春文艺演出。3月，医院代表卫生系统参加团市委组织的纪念五四运动96周年朗诵比赛。4月，与安丘市电视台联合举办辉渠镇“桃花节”相亲交友活动。5月，在办公楼五楼会议室举办全院职工“放下手机、与书为伴”庆祝五四青年节活动；护理部组织“健康快乐伴我行”文化知识竞赛活动。6月，医院在办公楼五楼会议室举办由医疗、护理代表参加的医师节“学模范、重医德、树新风”主题演讲比赛。7月，参加安丘市“文明之夏”《四德歌》广场舞，获展演奖。9月，参加共青团潍坊市委举办的“寻找青年身边的好榜样”微信评选活动。12月，医院与安丘市有关单位举办《缘来是你》圣诞联谊会。

2016年3月8日，医院举办庆“三八”妇女节106周年暨“秀女性之美·展巾帼风采”演讲比赛。5月，医院参与录制安丘电视台举办的安丘市庆祝“五四”青年节晚会。8月，举办“情定青云湖，浪漫七夕节”大型相亲活动。9月，医院发出“齐心协力创三乙，同舟共济铸辉煌”倡议，动员干部职工积极投身到三级乙等医院的创建之中。

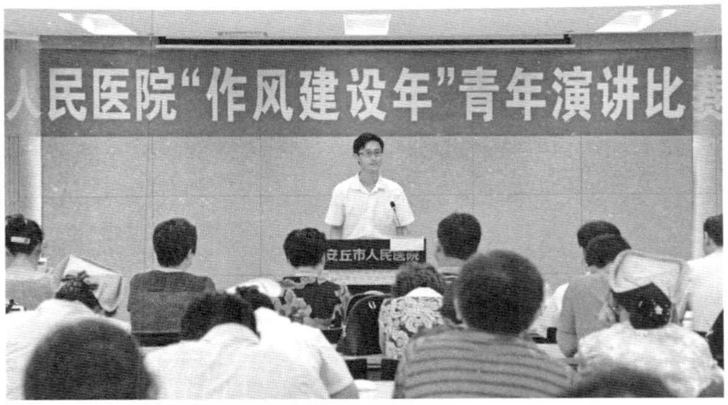

图10-8　医院“作风建设年”青年演讲比赛（2016年摄）

2006—2016年医院文化活动一览表

表10-1

时　间	活动内容
2006.10	“爱我安丘，加快发展，迎国庆大型合唱音乐会”
2007.5	星级护理活动总结汇报演讲
2007.8	“青春筑和谐，奉献促发展”演讲比赛
2007.10	“共建和谐文明金秋”晚会
2008.1	护理知识竞赛
2009.9	参加全市卫生系统“同庆盛世 共建和谐”歌咏比赛获二等奖
2011.7	参加全市庆祝中国共产党成立90周年大型文艺演出《在灿烂阳光下》
2012.5	庆祝100个护士节文艺晚会《大爱无疆》
2013.5	庆祝护士节文艺晚会《五月的鲜花》
2014.7	“庆七一”征文、书法、绘画、摄影展
2014.12	庆元旦暨建院65周年文艺晚会。
2015.2	参加团市委组织青春文艺演出
2015.4	辉渠镇“桃花节”相亲交友活动
2015.5	“放下手机、与书为伴”五四青年节活动
2015.5	护理部组织“健康快乐伴我行”文化知识竞赛活动
2015.6	医师节“学模范、重医德、树新风”主题演讲比赛

续表 10-1

时　间	活动内容
2015.7	“文明之夏”青云山广场演出
2015.9	“寻找青年身边的好榜样”微信评选活动
2015.12	《缘来是你》圣诞联谊会
2016.5	安丘市庆祝“五四”青年节晚会
2016.8	“情定青云湖，浪漫七夕节”大型相亲活动
2016.9	发出“齐心协力创三乙，同舟共济铸辉煌”倡议

第二节　体育活动

1979 年始，安丘县人民医院的体育活动由医院工会组织开展。

1985 年，医院组织的体育项目主要有篮球、乒乓球、羽毛球、田径、拔河、象棋等。

1992 年 4 月，医院组织职工练习太极拳。秋天，组织职工跳迪斯科舞。

1995 年 5 月，安丘市人民医院举办庆“五一”拔河比赛、庆国庆篮球赛、庆元旦职工乒乓球赛。

1997 年，医院举办庆“五一”象棋大奖赛。唐建军被山东省总工会、省体育运动委员会评为省职工体育先进个人。

1999 年，医院参加庆“五一”“鲁安杯”全市职工篮球赛，获第四名。5 月，医院参加市直机关“光明杯”运动会，获精神文明奖。7 月，组团参加安丘市第一届体育运动会。

2003 年 5 月 12—13 日，医院举办全院职工健身运动会。

2005 年秋，医院在青云山举办职工健身运动会。

2006 年 4 月 26 日，医院在安丘市体育场举办春季运动会，进行 100 米、200 米、400 米、400 米接力，铅球、跳绳、踢毽子、跳远、跳高、慢骑自行车、钓鱼 11 个项目的比赛。

2007 年 5 月 12 日，医院在青云山举办春季运动会，比赛项目主要是体操和拔河。

2008 年，医院组织全院职工在安丘市体育场学习健美操。

2009 年，医院组织职工在市体育场学习太极拳、太极剑、功夫扇，有 350 人参加。

2013 年 9 月，医院参加安丘市第一届“乒协杯”暨“农村商业银行杯”乒乓球比赛，获行业组团体“体育道德风尚奖”。10 月，张跃强、时学军参加安丘市第一届“乒协杯”暨“农村商业

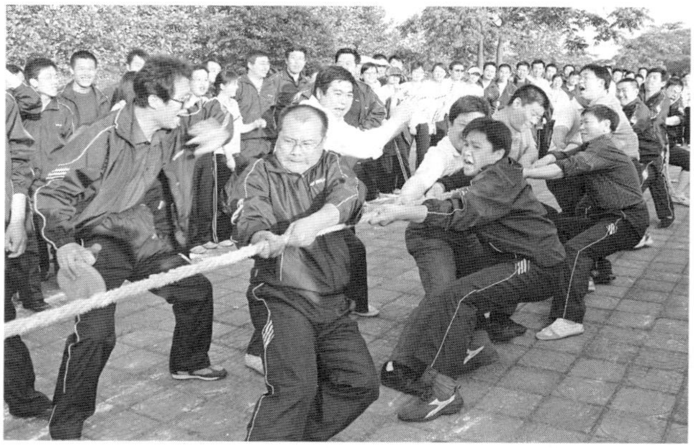

图 10-9　2005 年，医院秋季运动会拔河比赛

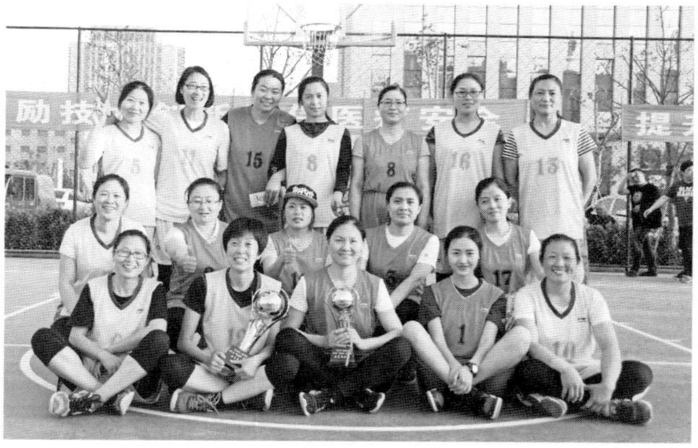

图 10-10　医院青春杯篮球赛女篮队合影

银行杯”乒乓球比赛，张跃强获行业男子单打第六名。

2014年4月，医院参加安丘市庆“五一”市直机关乒乓球比赛，获男子团体第八名。5月，在安丘市体育场举办全院职工运动会。

2015年3月，医院团委以建院65周年、北区新院即将建成启用为契机，组织近百名青年志愿者，举办以“绿色出行，健康环保”为主题的自行车骑行活动；医院2名职工参加安丘市妇联举办的“庆三八·展风采”体育彩票杯趣味运动会。

2016年3月，医院组织职工参加团市委组织的植树节活动。4月，组织医院义工春季骑行活动，为北区新院搬迁作宣传。

第四章 宣传载体

第一节 黑板报 宣传栏

建院初期，安丘县卫生院最早使用的宣传工具主要是黑板报，设置于病房、门诊和路边墙壁，用于政治宣传和医疗卫生常识宣传。1980年后，宣传栏作为宣传工具逐渐增多。医院在开展各项活动中，黑板报、宣传栏成为活动宣传的主要载体。1985年后，黑板报逐渐减少，标牌式宣传栏不断增多。1990年后，黑板报逐渐被新的宣传载体取代。随着广告业电子扫描技术的发展，以电子扫描方式制作的宣传栏、宣传看板、户外广告牌、广告灯箱等已成为医院普遍使用的宣传载体。

2004年，医院首次使用电子显示屏，用于门诊业务介绍、专家导诊和工作通报等。

2010年，医院在门诊楼前设立活动橱窗式健康教育宣传栏2处，定期更换内容。主要用于宣传新医疗技术、卫生常识和疾病预防常识等。

2013年，医院首次建立完善导向标识系统：医院总平面图、门诊大厅楼层分布导向台、楼宇名称、楼体标识（包括内科楼一、内科楼二、外科楼、门诊楼、综合病房楼、办公楼）等大型综合性标识。

2016年，随着北区新院的启用，医院大型电子显示屏相继配备使用。

第二节 院 报

2006年6月，安丘市人民医院与安丘广电报联合推出《健康指南》专栏，在全市范围内发放。专栏主要刊发与群众生活密切相关的卫生常识、医疗保健知识，重点介绍市人民医院重点科室及开展的新技术、新项目、新疗法，医疗专家及取得的科研成果、引进的先进设备等。栏目有：专家门诊、护理小常识、保健之窗、卫生大看台等，并根据季节变化设置“时令性”栏目，医院宣教科负责专栏的撰稿组稿任务。2007年7月，该栏目停办，共出版35期。

2014年6月，医院与《潍坊晚报安丘新闻》出版第一期《安丘市人民医院专刊》，对院内、院外发送，宣传医院工作，普及卫生知识。印制的报纸发送至上级领导及有关单位。至2016年12月，共出刊20期。

第三节 电视网络

2013年，安丘市人民医院以安丘电视台作为主要宣传媒介。电视台在黄金时段宣传医院开展的新技术，学科带头人，让群众充分了解医院新技术发展。

2014年4月，医院官方网站正式上线，网址：www.aqsrmyy.com。网站包含内容有医院概况、就医指南、专家介绍、科室介绍、健康教育、医院文化等宣传板块。6月，医院与安丘电视台新闻频道共同录制《养生与健康》栏目，每周一期，预定专家、主持人提前介入对接。至2016年年底，录制154期。

2015年4月，安丘市人民医院微信公众号建立。公众号不定期发送医院最新技术的开展、最新动态。7月至年底，医院与安丘电视台新闻频道录制《安丘名医》，播出15期。

2016年6—12月，医院与安丘电视台新闻频道共录制医院重大活动《关注》栏目13期。

第四节　院外媒体宣传

1987年3月10日，山东电视台《山东新闻联播》节目播放安丘县人民医院病房管理经验。

1994年上半年，山东人民广播电台、潍坊人民广播电台、潍坊电视台、《潍坊日报》报道宣传医院全程优质服务工作开展情况。

2006年6月至2007年，医院在《安丘广电报》开办健康专栏，重点介绍医院开展的新技术、新项目、新疗法、医疗专家及取得的科研成果、引进的先进设备等。

2008—2013年，医院宣教科工作人员自发撰写，报道医院的好人好事、最新技术、疑难病例等新闻稿件26件，被《潍坊晚报》《今日安丘》等新闻媒体刊发。

2015—2016年，安丘电台89.1频道定期插入安丘市人民医院广告。

2016年，医院与安丘市电视台《身边》栏目录制“关注二孩”栏目，播出49期。

第五章　图书室

第一节　藏书概况

1983年，安丘县人民医院图书室藏书1500余册，其中杂志类150余册，其余为临床、医技及医院管理类书籍，供医院干部职工查阅资料使用，一般不外借。

1992年，医院图书室藏书5000册。

1999年，医院图书室的藏书以杂志、期刊为主，长期利用价值小，时效性强。每年只订阅少量的杂志、期刊，种类有限。

2001年，医院对大部分失去利用价值的陈旧杂志、期刊进行销毁处理。图书室规模及藏书量减少，全年为临床医技科室订阅专业期刊102册，供医务人员阅读。

2002—2011年，医院每年为各临床、医技科室分别订阅1～2册专业期刊，供各科室医务人员借阅。

2012年，医院图书室仅存图书128册，且多为陈旧杂志，利用价值低，图书借阅业务基本停止。是年4月，医院订购中国知网电子图书系统，拥有电子图书2万余册。

2013年，医院电子阅览室成立，新订购图书200余册。购买部分新书，并组织全院职工捐赠图书，使电子阅览室的纸质图书增加到2000余册，电子图书增加到4万余册。

2016年年底，医院拥有图书1600余册，电子图书4万余册。

第二节　图书管理

1983年前，医院图书室由办公室文书云书锦管理。

1983年5月，图书室设在门诊楼2楼西侧，面积 40 平方米，木制排架 2 个，由医务科吕明兼图书管理员。

1992 年 8 月，医院图书室接受潍坊医学院捐赠图书 3500 册，藏书达 5000 册。1994 年，图书室搬至保健楼 3 楼西侧，占地 45 平方米，由田永忠任图书管理员。1999 年，医院图书室设在办公楼 5 楼，跟病案室一起办公，有工作人员 2 人负责图书管理。2001 年，医院 2 位图书管理员退休，临床科室 1 位护士接管图书管理工作。

2004 年，图书室作为医院二级科室划归信息科。

2012 年，由于图书室的藏书（过期的期刊、杂志）失去使用价值，医院进行处理，基本停止图书室业务。

2013 年 8 月，医院电子阅览室开始运行后，医院图书室业务转至电子阅览室。电子阅览室对本院职工开放，有 2 名工作人员进行管理。是年，医院制定电子阅览室信息服务制度。

附：

医院电子阅览室信息服务制度

为更好地为医院职工提供阅览服务，特制定电子阅览室信息服务制度。

一、按时开、闭阅览室。

二、为读者提供纸质图书借阅的信息咨询。

三、为读者提供网络图书电子设备的使用，为读者充分利用阅览室资源提供指导。

四、为读者办理图书的借阅、归还手续。

第六章　爱心奉献

第一节　灾区捐助

1998 年 8 月 17 日，安丘市人民医院召开长江特大洪水赈灾募捐动员大会，进行现场募捐，当场收到职工捐款 9300 元。会后迅速掀起捐献高潮，医院收到捐款 34500 元、衣物 937 件，医院又捐出 2 万元，通过有关途径将款物捐赠灾区。

2003 年 10 月 20 日，医院干部职工为发生严重洪涝灾害的菏泽、济宁灾区捐款 8000 余元。

2008 年 5 月 12 日，四川汶川发生 8 级地震。按照中共安丘市委组织部要求，医院党委专门下发《中共安丘市人民医院委员会关于支援抗震救灾工作交纳“特殊党费”的意见》。5 月 26 日，医院每名党员将月基本工资 50% 交纳“特殊党费”，捐助汶川地震灾区。全院党员、干部、职工踊跃捐款、捐物，共捐献人民币 20 余万元和棉被、衣物等生活用品。派出经验丰富、素质过硬的司机娄献东和曹龙飞，将爱心捐款所购置的医疗设备和应急药品送往北川地震灾区。

第二节　捐资助学

1991 年 1 月，医院发动职工为安丘县聋哑学校捐款。每名职工捐款 10 元，全院收到捐款 3570 元。1992 年 6 月，医院发动职工为兴办安丘县第四职工子弟小学捐款，每名职工捐款 40 元，收到捐款 15560 元。1993 年 8 月，医院职工每人为教育捐款 40 元，全院收到职工捐款 17200 元。是年，医院职工为希望工程捐款 881.50 元。2001 年，医院为机关幼儿园捐款 4000 元。

2002 年“六一”儿童节，医院为安丘一中幼儿园捐款 2000 元、市机关幼儿园 600 元、市实验小学 800 元。2003 年，医院为安丘妇女联合会“春雷计划”捐款 400 元。2004 年“六一”儿童节，医院为市机关幼儿园、市实验小学、东关小学各捐款 800 元。

2005 年，医院开始资助贫困家庭大学生周晓，每年 4000 元，直至大学毕业。资助贫困家庭学生周凯 4000 元。是年，医院被山东省人事厅、山东省卫生厅、山东省教育厅评为山东省捐资助学先进单位。

2006 年，继续资助贫困家庭学生周凯 4000 元。

2007 年“六一”儿童节，医院资助东关小学、市实验小学、机关幼儿园各 1000 元。2008 年“六一”儿童节，资助机关幼儿园、市实验小学、东关小学各 1000 元。2009 年“六一”儿童节，资助机关幼儿园 4000 元、东关小学 1 万元、市实验小学 2000 元。

2011 年“六一”儿童节，医院资助实验小学 6000 元，资助机关幼儿园、东关小学、实验幼儿园各 2000 元；给予安丘市关心下一代工作委员会扶贫助学资金 3 万元。

2012 年“六一儿童节”，医院资助东关小学、机关幼儿园、资助供销合作社幼儿园、实验幼儿园各 2000 元，资助实验小学 6000 元，捐助安丘市关心下一代工作委员会扶贫助学款 3 万元。2013 年“六一”儿童节，医院资助东关小学、机关幼儿园、供销合作社幼儿园、实验幼儿园各 2000 元，资助实验小学 6000 元，资助安丘市关心下一代工作委员会扶贫助学款 3 万元。

2014 年“六一”儿童节，医院资助东关小学、机关幼儿园、供销合作社幼儿园、实验幼儿园各 2000 元，资助实验小学 6000 元。2015 年，六一儿童节资助东关小学、机关幼儿园、供销合作社幼儿园、实验幼儿园各 2000 元，资助实验小学 6000 元，捐助安丘市关心下一代工作委员会扶贫助学款 3 万元。

2016 年“六一”儿童节，医院资助东关小学、机关幼儿园、供销合作社幼儿园、实验幼儿园各 2000 元，资助实验小学 6000 元，捐助安丘市关心下一代工作委员会扶贫助学款 3 万元。12 月，医院团委联合安丘市传统文化义工组织，共同举办“扶贫助学、为贫困学子送年货”爱心公益行活动，募集善款 1.7 万元，购买生活用品和学习用品，保证每个受助家庭春节都有米、面、油、肉、水果、鸡蛋等，每个孩子都拥有崭新的书包、文具、衣服和营养品等。由医院职工义务提供 7 辆爱心车辆，30 名医院职工及其子女组成的爱心团队走访 8 个贫苦孩子家庭，送去年货和捐款。

第三节 救助困难患者

1995 年，医院已故职工王恩源之子王兰昭患脑垂体瘤，急需住院治疗，但生活拮据。医院工会、团委联合倡议，全院 525 名职工和实习生，为其捐款 2999 元。

2008 年 12 月，安丘市慈善协会授予安丘市人民医院慈善医院匾牌。

2013 年，医院两次为安丘经济开发区埠南头村群众义诊，免收检查费约 2 万元，对住院的村民在新农合报销的基础上，再减免 30% 的医药费。报销药费 4000 元。春节期间，医院走访慰问困难户，送慰问金 3000 元。共计 2.7 万元。

2014 年，医院为贫困家庭补助减免、五减五免（对未参加三项基本医疗保障制度的城乡低保人员，以及残疾人、烈军属和经民政等有关部门确认的其他特困人员与医疗救助对象，门诊免收挂号含专家费、普通门诊诊疗费、急诊观察床位费，住院免收空调费、暖气费；门诊化验及其他辅助检查费减免 10%，住院床位费、药费、检查费减免 10% ~ 15%）惠民医疗费 21.86 万元。为乡镇医院帮扶款 79 万元。助残日捐款 1.2 万元。为慈善协会捐款 1 万元。

2015 年 7 月 30 日，医院在五楼会议室召开重温入党誓词大会。会上，党员捐款 1 万多元，救助贫困患者。10 月，医院职工王仲娟的女儿被诊断为恶性骨肉瘤后，全院职工自发捐款 20 余万元，帮助孩子顺利手术。医院组织医疗专家为兴安街道白芬子村村民免费义诊、免费查体 200 余人次。对因患重大疾病到医院住院的居民医保参保村民，在医保报销的基础上，再给减免剩余医药费的 30%。帮扶乡镇医院 69.2 万元，助残日捐款 1.8 万元。“五减五免”惠民医疗费 10.62 万元。

2016 年，医院为柘山镇解家沟村生活困难村民张福芬等报销 9000 元医疗费；为该村及程家车庄村、兴旺沟村的 60 岁以上老年人免费查体 170 人。帮扶乡镇医院 65 万元。助残日捐款 8000 元。五减五免惠民医疗费 11.59 万元。是年，医院北区新院为门诊就诊病人优惠 CT 检查费、磁共振检查费 15%，减免 CT 检查费 4.1 万元，减免磁共振检查费 4.88 万元，减免住院个人自负费用 8%，减免住院病人费用 45.89 万元。

第四节　志愿服务

1985 年始，每逢“学雷锋日”“五四青年节”“艾滋病日”等重大节日，医院团总支均组织青年志愿者走上街头，开展健康咨询、义务诊治、便民利民活动；每年植树节，组织团员青年，参加义务植树活动。

1997 年，医院团委开展学雷锋青年志愿者服务活动，包括：青春立功活动，以“六比六赛”为主要内容的全程优质服务活动，以改善服务态度、提高服务质量、确保医疗安全为重点的“向病人献爱心”活动，扶贫、助残、助学活动。

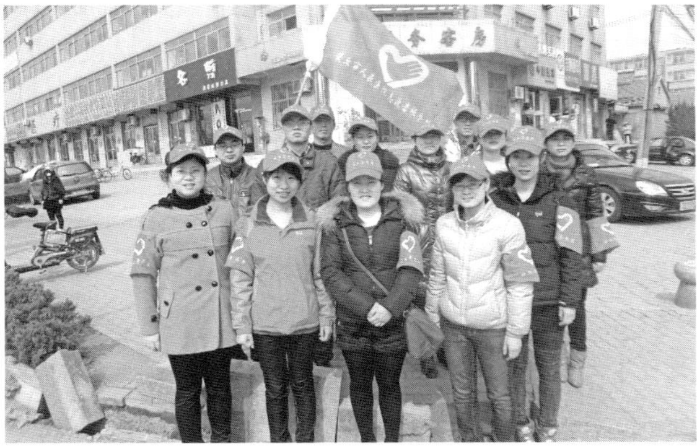

图 10-11　2013 年 3 月 16 日，医院志愿服务者上街维持交通秩序

2014 年 8 月，护理部组织开展“志愿者服务”活动。活动期间，由护理、医疗、医技及职能后勤人员 533 名组成的爱心团队，利用休息时间到门诊服务，为门诊、急诊患者提供包括导医、打

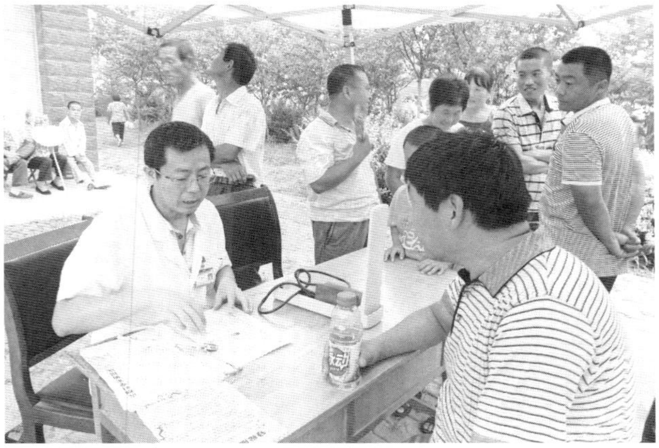

图 10-12　2014 年 8 月，医院送医进社区

印检验结果、发放医院宣传资料等服务；爱心义工走进病房，对无陪护、需要照护的病人做好生活照护及专业护理。12 月 4 日，医院“志愿服务在医院”活动启动仪式在医院办公楼 5 楼会议室举行。安丘义工理事长、医院领导及 81 位志愿者代表参加启动仪式。

2015 年 3 月 5 日，医院爱心义工走上街头参加爱心义工公益服务活动，为市民讲解保健常识，发放健康宣教手册，测量血压。4 月 24 日，医院参加爱心骑行送健康活动的 40 余名志愿者，到达第一站——福乐托养老院，为老人进行急救常识普及、生活护理及健康宣传教育等。5 月 8 日，爱心骑行送健康活动志愿者到达第二站——市北区老年护理院，为老人理发、洗头、发放健康宣教材料，帮助肢体功能锻炼等。5 月 22 日，爱心骑行送健康活动志愿者到达第三站——职业中专，为近 700 名学生及教职员工培训急救常识及六步洗手法，为 170 余名教职员工现场测量血压，通过培训，提高教师和同学们的洗手依从性，普及急救常识，受到一致好评。6 月 24 日，时值农历端午节，护理部组织第四期爱心骑行送健康活动。活动内容：一是到青云山风景区捡拾沿途垃圾，为节日来青云山风景区的游客提供清洁的游览环境，同时提高人们的环保意识；二是到天熙苑社区进行送健康活动。9 月 16 日上午，医院巾帼志愿者团队 33 人在护理部主任李芸带领下，参加安丘市妇联组织的青云湖湿地草坪护绿活

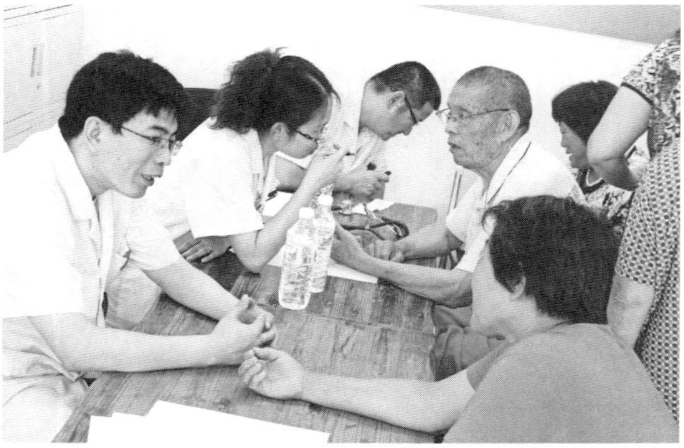

图 10-13　2015 年 7 月，医院送医进敬老院

动。11 月，利用周末时间，团委组织团员青年走进敬老院，慰问孤寡老人。

2016 年 3 月 26 日，中国南丁格尔志愿护理服务总队安丘市人民医院分队成立大会在医院 5 楼会议室举行，中国南丁格尔志愿护理服务总队理事长王雅屏、副理事长陈东、肖凌凤、谭延玲，第 40 届南丁格尔奖章获得者刘振华，安丘市卫生与计划生育局局长李菊祥，安丘市人民医院院长席敦升，医院职能部门负责人及医院志愿者代表近 200 人参加会议。4 月 20 日，护理部主任李芸带领 100 余名身着义工服装的志愿服务者，从市南区医院门诊楼出发，分组、分工搬运床单到北区新院，为搬迁科室做好铺床工作。4 月 26—28 日，100 余名护理志愿服务者共分成 10 个小组，与搬迁科室一一对接，参与到北区新院的搬迁大军中去，为顺利搬迁至北区新院尽心尽力。4 月，团委组织 130 余名团员青年，组成搬迁志愿者队伍，弘扬“奉献、友爱、互助”的志愿精神，协助医院顺利完成北区新院搬迁工作。是年年底，医院团委组织志愿者走进贫困山区，为贫困学生送学费、衣物、学习用品和年货；资助家庭贫困的住院患儿、孤寡老人等，增强医院团员青年的社会责任感，提升医院的社会形象。

第五节　见义勇为

在精神文明建设中，医院涌现出很多爱心奉献、见义勇为的好人好事，他们的事迹反映出医院干部职工的良好精神风貌。

脱轨火车上救伤员

2008 年 4 月 28 日凌晨 4 点 41 分，安丘市人民医院职工李林福、王秀忠、宋光磊一行，乘坐北京开往青岛的 T195 次列车，在运行到胶济铁路周村至王村路段时，列车突然脱轨，与上行的烟台至徐州 5034 次列车相撞。当时，王秀忠腰、腿部软组织受伤，他不顾伤痛，从车窗爬出来，坚持与其他救援人员一起，协助消防队员抬梯子、抬担架，救援受伤乘客；列车侧翻后，宋光磊发现李林福的妻子，正被困厕所内，马上大声告诉李林福。而此时李林福正在当作人梯输送乘客，他来不及去救妻子，在连续送出数位乘客后，才赶到妻子被困处。此时，消防队员也将李林福的妻子救出。宋光磊当时腿部被玻璃扎伤，鲜血直流，但他一直在帮助受伤乘客。

“轻伤的应该帮助重伤的！”——这是他们当时的想法。

5 月 8 日，《潍坊晚报》今日要闻版，对王秀忠、李林福、宋光磊等舍己救人的事迹进行宣传报道。

辛致伟水中救人

2010 年 6 月 20 日下午 5 时，休班的安丘市人民医院职工辛致伟在城西汶河大堤上散步。突然听到有人高喊：“救人啊！”他循声望去，只见前面七八十米远的汶河水边有几个孩子在大声喊叫。可能有人落水了！他快速向事发地点冲去。

辛致伟不顾自己感冒初愈的身体，顺着孩子们手指的方向，一边跑一边脱衣服。一个猛子扎下去，由于水太深，第一次他什么也没有摸到。他浮出水面换了一口气，再次潜入水中。这样连潜 3 次，加上刚才急速跑了七八十米，这时候他感觉有些体力不支。救人要紧！他再次深深地换了一口气，潜入水中……七八秒后他的手刚好摸到孩子的脚踝，他一把紧紧抓住孩子，用力浮出水面，使出全身力气把孩子托上岸。

此时，溺水的孩子已是脸色青紫，没有了呼

吸。情况异常危险！辛致伟一边让旁边的人拨打安丘市人民医院的急救电话，一边将孩子的身体放平，进行胸外心脏按压。过了一会儿，孩子嘴里、鼻子里流出许多血水，开始有了微弱的呼吸。这时，有群众围过来，他赶紧招呼大家帮忙把孩子的身体翻转并抬起来，头朝下控水，大家齐心协力把孩子从水边抬到大堤上。此刻，孩子的脸色才由青紫渐渐地转向正常，身体的缺氧情况得到改善。

救护车赶到了，辛致伟和救护人员一起，迅速将孩子送到医院呼吸内科进行抢救。由于抢救及时，两周后，孩子康复出院。

出院当天，孩子家长将感谢信送到医院办公室，直到这时，大家才知道辛致伟勇救落水少年的事迹。

当获救孩子的父亲含着热泪把 5000 元钱塞给救命恩人时，辛致伟拒绝说："孩子得救了我确实很欣慰，但这钱我不能收！我会水，做这点事根本算不了什么！"

7 月 20 日，医院党委号召全院干部职工向辛致伟学习。

2011 年 5 月，潍坊市文明委授予辛致伟"潍坊好人"荣誉称号。

姐妹俩晨练救人

2013 年 8 月 18 日早上，医院门诊收款室主任田莉、血液肿瘤内科副主任田君姐妹俩到安丘体育场晨练时，遇到有位老人突发意外昏倒在地。两人快速跑过去，发现老人口吐白沫，已经不省人事。姐妹俩立刻施救。当时有人提醒她俩不要盲目施救，还是等待救护车来。田莉大声回答说："我们是人民医院的，我们知道这种情况该怎么做。"说着，田莉用力拍打老人的脸，想唤醒他的意识，妹妹田君则跪在地上，对病人进行胸外心脏按压处理。由于田君患有严重的腰椎间盘突出，不一会儿就满头大汗。一旁的市民看到后打算接替一下，被她拒绝了。田君担心中间换人会耽误抢救时间，她咬牙坚持做下去，直到救护车到来。老人经救治顺利康复。由于田莉、田君姐妹俩及时出手相救，为后期的抢救治疗赢得宝贵时间。

老人叫谢术功，家住安丘市青云山小学。10 月 19 日上午，身体康复的谢术功特意请人做了一面"医德高尚，救死扶伤"的锦旗，与老伴一起送到医院。在医院 3 楼接待室，老两口拉着田莉、田君的手，当面向姐妹俩表示感谢。

第七章　荣　誉

第一节　集体荣誉

1963 年，安丘县人民医院被山东省卫生厅确定为重点县医院。

1981 年，中共山东省委、省人民政府授予安丘县人民医院"计划生育工作成绩显著"奖状。

1982 年，医院被中共山东省委、省人民政府评为计划生育先进集体。

1983 年，医院被中共山东省委、省人民政府评为计划生育工作先进单位。潍坊地委、潍坊地区行署为安丘县人民医院颁发"在社会主义精神文明建设中成绩显著"奖状。

1984 年，医院被潍坊市委、潍坊市人民政府评为全市建设文明单位先进集体。

1985 年，医院 B 超诊断组被山东省总工会授予"富民兴鲁"劳动奖状。

1987 年，医院妇产科被安丘县总工会评为"三八"红旗集体。

1991 年，医院被山东省卫生厅评为山东省医院药剂达标单位。

1992 年 12 月 17 日，医院达到二级甲等医院标准后，山东省卫生厅颁发证书和“二级甲等医院”牌匾。

1994 年，医院被中华人民共和国卫生部、联合国儿童基金会、世界卫生组织授予“爱婴医院”牌匾。

1995 年，医院被山东省卫生厅评为医德医风教育工作先进单位，被潍坊市卫生局评为“十佳医院”，医院工会被潍坊市总工会评为模范工会委员会、先进职工俱乐部。

1996 年，医院被山东省卫生厅评为山东省卫生系统职业道德建设先进集体。

1997 年 3 月，产科获“潍坊市青年文明号”称号。

1998 年，医院获安丘市人民政府“春节文化活动表演奖”。

1999 年 5 月，医院参加市直机关“光明杯”运动会，获精神文明奖。

2000 年 3 月 9 日，医院被潍坊市总工会评为“访、谈、帮”活动先进单位。

2001 年，医院被潍坊市委、潍坊市人民政府授予文明单位称号，被潍坊市卫生局评为卫生工作先进单位，被安丘市人民政府评为全市卫生工作先进单位、劳动保障工作先进单位，护理部获安丘市巾帼建功示范岗称号。12 月，医院被中华医院管理学会推荐为首批全国明明白白看病百姓放心医院。

2002 年 9 月,护理部被潍坊市“双学双比”“巾帼建功”竞赛活动协调小组评为“巾帼文明示范岗”。

2003 年 1 月，医院被中华管理学会推荐为首批全国医疗优质高效百姓放心医院。3 月，产科、手术室(麻醉科)获安丘市巾帼文明岗称号。6 月，医院党委被中共潍坊市委评为联防非典型肺炎工作“先进基层党组织”。7 月 10 日，经山东省医师资格考试领导小组考核，医院被批准为国家医师资格考试实践技能考试基地(临床类)。12 月 12 日，医院通过全国百姓放心放心示范医院第三主题“绿色医疗环境”。是年，医院被潍坊市精神文明建设委员会评为“全市为民服务联动工作先进单位”。

2004 年 1 月，医院被潍坊市总工会评为 2003 年职工代表大会先进二星单位,被安丘市委、市政府评为全市卫生工作先进单位。3 月，检验科获安丘市巾帼文明岗称号。7 月，医院被中华医院管理学会推荐为首批全国百姓放心示范医院。是年，医院被潍坊市总工会评为职工代表大

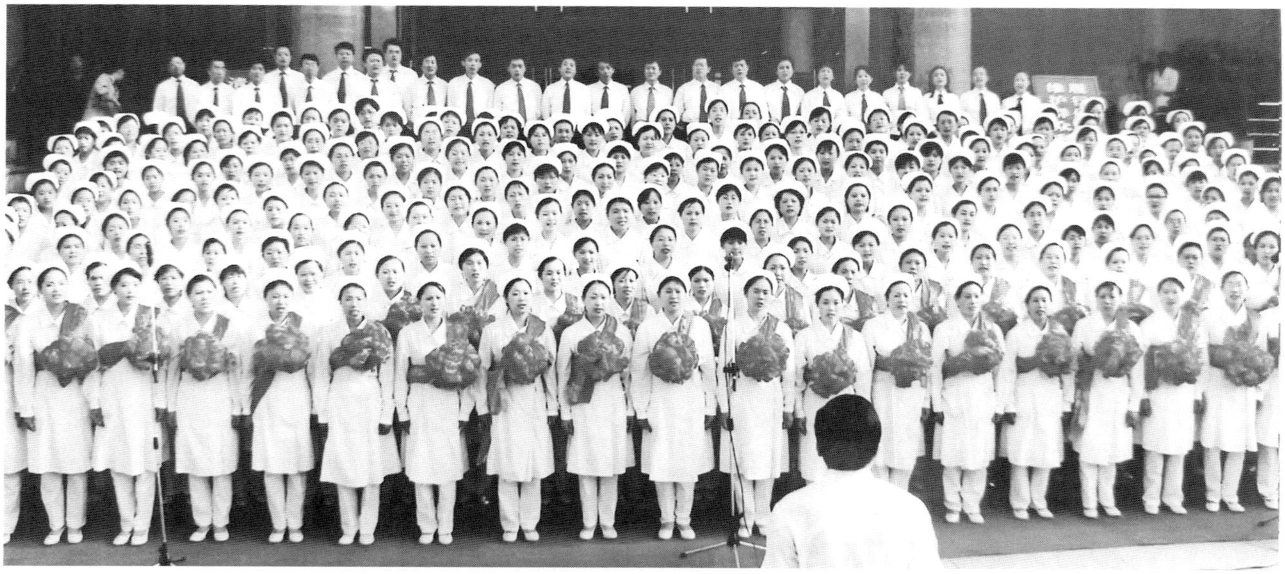

图 10-14 医院庆祝“5 · 12”国际护士节歌咏暨表彰大会

会先进星单位。

2005年，医院被安丘市委、市人民政府评为全市体育工作先进单位；被山东省人事厅、山东省教育厅评为山东省捐资助学先进单位。儿科获安丘市巾帼文明岗称号。

2006年3月，医院被山东省档案局考核为省二级先进单位，产科获潍坊巾帼文明岗称号。5月，医院被潍坊市妇女联合会授予“三八”红旗集体称号；被安丘市人民政府评为安全生产工作先进单位；被安丘市卫生局评为全市疾病控制与卫生监督工作先进单位、全市妇幼卫生工作先进集体。6月，医院被山东省社会保障事业局评为全省医疗保障经办机构目标规范化管理先进单位。12月，被潍坊市劳动和社会保障局评为“劳动保障诚信单位”。是年，医院被评为潍坊市第四届职工职业道德先进集体、潍坊市第四届职工职业道德建设“双十佳”先进单位。医院工会被评为潍坊市信得过基层工会。

2007年，医院被安丘市人民政府评为2006年度劳动保障工作先进单位。医院工会被潍坊市总工会评为潍坊市信得过基层工会。

2008年3月，医院被潍坊市委、潍坊市人民政府授予潍坊市和谐创建示范单位。4月，医院获潍坊市全市护士岗位技能竞赛二等奖。

2009年3月，医院被潍坊市卫生局评为全市卫生系统满意在卫生工作先进集体，被潍坊市消费者协会授予“消费者满意单位”、“2008年度五星级消费者满意单位”称号，医院妇委会被安丘市妇女联合会评为“红旗妇代（委）会”；医院被安丘市厂务公开民主管理领导小组评为安丘市厂务公开民主管理工作先进单位；被潍坊市委宣传部、潍坊市总工会、潍坊市精神文明建设办公室、潍坊市经济贸易委员会四部门评为潍坊市第五届职工职业道德建设先进集体。9月，医院被潍坊市献血工作委员会、潍坊市红十字会评为“潍坊市临床输血工作先进集体”；医院在安丘市卫生局组织的全市卫生系统“同庆盛世 共建和谐”歌咏比赛中荣获二等奖；医院对口支援北川灾后恢复重建医疗队被山东省卫生厅评为全省对口支援北川灾区恢复重建医疗卫生工作先进集体。12月，医院被潍坊市劳动和社会保障局评为2009年度劳动保障诚信单位。

2010年1月，医院被中国医院协会授予“全国百姓放心示范医院”称号。3月，血液肿瘤内科被潍坊市总工会授予女职工建功立业标兵岗称号；妇科获安丘市巾帼文明岗，儿科获潍坊市巾帼文明岗；医院被潍坊市妇女儿童工作委员会评为妇女儿童工作先进集体、先进单位，被安丘市卫生局评为全市卫生系统创先争优演讲比赛优秀组织奖。

2011年3月，医院被山东省卫生厅确定为全省护理服务示范病房。5月，被潍坊市卫生局、潍坊市妇女联合会评为“全市卫生系统优质护理服务示范工程”巾帼文明岗；被潍坊市人力资源和社会保障局、潍坊市卫生局评为“全市卫生系统先进集体”。

2012年，医院被潍坊市人力资源和社会保障局评为“人力资源社会保障诚信示范单位”，被中华医院管理协会确定为“常务理事单位”，被潍坊市人社局、卫生局、妇女儿童工作委员会评为全市妇幼工作先进集体，被潍坊市人力资源和社会保障局、潍坊市卫生局、潍坊市人民政府防治艾滋病工作委员会办公室评为“潍坊市艾滋病防治工作先进集体”，被潍坊市人力资源和社会保障局、潍坊市卫生局授予评为“全市中医工作先进集体”。

2013年，潍坊市卫生局颁发给医院由卫生部监制的“二级甲等医院”牌匾，医院被潍坊市计量测试学会评为“2012年度学会工作先进单位”。3月，医院女工委被安丘市总工会评为先进女职工委员会。11月，中医科被潍坊市卫生局评为“潍坊市第一批综合医院示范中医科”，医院被潍坊市人力资源和社会保障局、潍坊市卫生局评为“全市新型农村合作医疗工作先进集体”。

2014年5月，医院获安丘市总工会“富民兴安”劳动奖状。9月，医院被评为全省传染病与突发公共卫生信息网络直报工作先进集体。10月8日，医院被山东省人社厅、山东省卫计委评为2012—2013年度全省基本医疗保险定点医疗机构分级管理卫生信用档案优秀等级单位。12月22日，医院被吸纳成为山东省中医药大学医疗集团理事单位。是年，医院由中国医院协会颁发“全国百姓放心示范医院”牌匾；通过国家卫生和计划生育委员会、联合国儿童基金会、世界卫生组织爱婴医院复审并授予牌匾；被潍坊市总工会评为先进女职工工作集体；工会被安丘市总工会评为2013年度先进基层工会、先进职工之家；神经内二科被安丘市妇联授予安丘市巾帼文明岗称号。

2015年，医院被潍坊市城市管理行政执法局评为“潍坊市医疗废物规范管理先进单位”，被潍坊市老龄工作委员会授予“敬老文明号”称号。9月，医院荣获安丘市中医药传统技能大赛优秀组织奖。

2016年2月，医院被山东省医务工作委员会评为2015年度全省卫生计生系统“安康杯”竞赛活动优胜单位。4月，医院被潍坊市妇女联合会、潍坊市卫生和计划生育委员会授予潍坊市“三八红旗集体”称号。8月，血液肿瘤内科被安丘市妇联授予巾帼文明岗。12月，山东省卫生和计划生育委员会为医院颁发由中华人民共和国国家卫生和计划生育委员会监制的“三级乙等综合医院”匾牌。医院被山东省爱国卫生运动委员会评为“省级卫生先进单位”。

第二节 个人荣誉

1982年，张瑞丰获山东省劳动模范称号，出席全省职工劳模大会；是年，张素兰出席省优秀护士表彰大会。

1983年，张瑞丰被评为全国卫生系统先进个人，出席全国卫生系统先进代表大会；10月，王兰香被山东省妇女联合会授予山东省“三八红旗手”称号。

1985年，许湘被潍坊市人民政府授予潍坊市劳动模范称号；刘淑云、王兰香参加安丘县妇女第五次代表大会；张美英被县妇联授予“三八红旗手”称号。

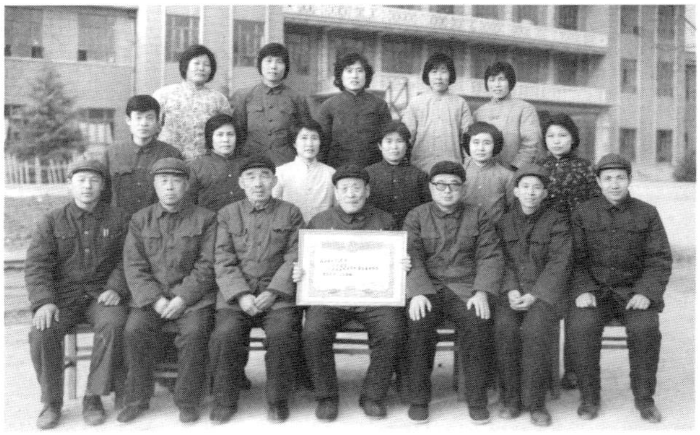

图10-15 1983年3月，医院先进模范代表合影

1986年4月28日，许湘被山东省人民政府授予山东省劳动模范称号，参加省劳模大会。

1987年，唐建军作为潍坊市团员代表参加共青团山东省第七届代表大会。

1989年，赵彩凤被山东省卫生厅评为省地方病防治先进工作者。

1990年，李玉秀被安丘县人民政府授予安丘县劳动模范称号；鞠维坤被山东省纪委授予“优秀纪检干部”称号。

1991年4月，李良宗被安丘县人民武装部授予民兵标兵称号；7月，王兰香被中共山东省委授予“优秀共产党员”称号。

1992年6月，张方安被共青团山东省委评为“山东省优秀团员”；张德华被潍坊市委组织部、潍坊市人事局评为中青年专业技术青年。

1993年，张素兰被山东省总工会授予全省优秀工会积极分子称号；5月，李良宗被共青团山东省委评为1992年度山东省优秀团员；12月，李良宗在为山东经济腾飞“青春”立功活动中荣立二等功；张德华被安丘县人民政府评为先进工作者，被潍坊市卫生局评为先进工作者。

1995年，孙建德被安丘市委、市人民政府授予1993年—1995年度“专业技术拔尖人才”称号；张德华被潍坊市卫生局评为先进工作者。

1996年1月，李良宗被安丘市委、市政府授予安丘市十佳市民称号；5月，李良宗被共青团潍坊市委评为优秀青年工作者；6月，孙建德被潍坊市人民政府授予“潍坊市跨世纪科技人才”称号；7月，李良宗被安丘市人民政府授予爱国卫生先进工作者称号；9月，张美英获全国妇幼卫生工作先进工作者称号；10月，李树联被潍坊市委、市人民政府授予“潍坊市先进儿童少年工作者”称号。

1997年5月，孙建德被安丘市委、市政府授予安丘市专业技术拔尖人才称号；是年，王明军被安丘市人民政府授予安丘市劳动模范称号；唐建军被山东省总工会、山东省体育运动委员会评为省职工体育先进个人。

1998年5月，田凌燕在潍坊市卫生局组织的全市护士体势语言与语言展示比赛中获二等奖；12月，岳建华被山东省人民政府授予做出贡献归侨侨眷知识分子称号。

1999年5月，孙建德被潍坊市委组织部、潍坊市人事局、潍坊市科委授予“潍坊市跨世纪学术、技术带头人”称号。

2000年5月，孙作桢被潍坊市委组织部、潍坊市老干局、潍坊市人社局评为潍坊市离休退休干部老干部工作先进个人，李凌被安丘市人民政府评为计划生育先进工作者，王军被共青团安丘市委评为“青年岗位能手”。

2001年，王明军被潍坊市总工会授予“富民兴潍”劳动奖章。李培春在“巾帼建功”活动中，业绩突出，被安丘市妇联评为巾帼创新业带头人。

2002年，孙桂祥被新疆维吾尔自治区委员会、新疆维吾尔自治区人民政府评为“自治区优秀援疆干部”，被中共喀什地委、喀什行政公署评为“喀什地区优秀援疆干部”。吕萍被潍坊市总工会授予“富民兴潍”劳动奖章。

2003年7月，李忠刚在山东省防治非典型性肺炎工作中成绩突出，荣获三等功；8月，潘丽萍被潍坊市委、市政府授予防“非典”先进个人，记二等功；赵克明、王厚梅被潍坊市委、市政府授予防“非典”先进个人，记三等功；陈光春、李文平荣立三等功，尹忠民、李凌、郎益温、李海燕受安丘市人民政府嘉奖。

2004年，孙建德被潍坊市人民政府授予潍坊市劳动模范称号、被全国医学基金会授予“华夏医魂全国百名优秀医院院长”称号、被中华医院管理学会评为全国百姓放心示范医院优秀管理者。是年，唐建军被潍坊市总工会评为潍坊市优秀工会积极分子；李树联获“潍坊市巾帼建功岗位明星”称号。

2005年，刘其祥荣获由中共中央、国务院、中央军委颁发的“纪念中国人民抗日战争胜利60周年”纪念章；韩瑞学被潍坊市总工会评为爱企业优秀职工。王军被潍坊市卫生局评为全市卫生系统“廉洁行医树新风”先进个人；李凌被评为“潍坊名护”。

2006年，孙梅获安丘市“三八红旗手”称号；王洪真被潍坊市卫生局、潍坊市妇女联合会评为潍坊市卫生系统“巾帼建功岗位明星”。

2007年3月，林胜荣获安丘市“三八红旗手”称号；7月，孙建德被《中国医院院长》理事会聘为杂志社理事；潘丽萍被山东省卫生厅评为山东省优秀医疗工作者，荣立三等功，并获山东省“三八红旗手”称号；9月，鞠銮荣被安丘市委、市人民政府评为安丘市妇女儿童工作先进个人；是年，孙桂祥被潍坊市总工会授予第二届“创建学习型组织，争做知识型职工”活动知识型标兵。

2008年3月，李方丽一家荣获安丘市“和谐家庭”称号；2月，李忠胜被潍坊市人民政府评为潍坊市妇女儿童工作先进个人；8月，杜润平被潍坊市总工会评为潍坊市工会财务先进工作者；9月，南志学、宿明波被山东省卫生厅评为全省对口支援北川震后恢复重建医疗卫生工作先进个人；12月，李建华被潍坊市人社局、潍坊市卫生局评为第三批潍坊名护。

2009年，鞠銮荣被安丘市妇联评为安丘市优秀妇女工作者，同时授予“三八红旗手”称号，被潍坊市医务工会工作委员会评为2009年度全市卫生系统工会工作先进个人。

2010年,孙建德荣获“富民兴鲁”劳动奖章,李芸获安丘市“三八红旗手”称号。

2011年3月,韩旭萍被安丘市妇联授予安丘市巾帼建功明星称号;王玉华被安丘市妇联授予安丘市“三八红旗手”称号;5月,辛致伟荣获“潍坊好人”称号;刘娟、刘庆艳、韩旭萍、李玉丽被潍坊市卫生局、潍坊市妇女联合会评为潍坊市优质护理服务先进个人,授予“巾帼建功标兵”称号;11月,韩伟被潍坊市妇联授予潍坊市“三八红旗手”称号;6月,鞠銮荣被潍坊市医务工会工作委员会评为全市卫生系统工会工作先进个人;9月,曹志升被山东省卫生厅、山东省医务工作者委员会授予“全省卫生系统传染病预防控制岗位技术能手”称号,被潍坊市人力资源和社会保障局、潍坊市卫生局、潍坊市人民政府防治艾滋病工作委员会办公室授予“潍坊市艾滋病防治工作先进个人”称号;李凌被潍坊市统计局第六次人口普查领导小组办公室评为先进个人。

2012年,席敦升获全省实施“两纲”工作先进个人称号、获潍坊市第四届职工职业道德建设先进个人称号;程霞获山东省科学技术委员会、省卫生厅、大众报业集团颁发山东省首届百佳护士荣誉证书;赵光荣被山东省中医药管理局聘为“山东省五级中医药师承项目第一批指导老师”;宋小梅、李玉梅、王兰玲被评为潍坊全市女职工建功立业标兵;3月,李晓华、鞠珍红获安丘市“三八红旗手”称号;王礼华被潍坊市妇联评为潍坊市十大巾帼建功标兵,李凌被潍坊市妇联评为潍坊市妇女创先争优先进个人。潘玉梅一家获安丘市“和谐家庭标兵”称号;5月,杨丽华被安丘市人民政府授予安丘市劳动模范称号。是年,宋小梅、李玉梅、王兰玲获潍坊市女职工建功立业标兵称号;鞠銮荣被安丘市委、市政府评为全市妇女儿童工作先进个人。

2013年,李晓华、杨丽华被安丘市妇联授予“三八红旗手”称号;孙记荣入选2012年度“潍坊市好人榜”;3月,程霞经中国女性医疗管理课程组综合评定,被评为“巾帼圆梦、中国女性医疗管理课程”优秀学员;田凌燕被安丘市总工会授予“全市先进女职工工作者”称号。4月,梁俊君获得山东省卫计委临床教学基地临床带教老师称号;6月,李晓华被安丘市总工会授予“富民兴安”劳动奖章;王善海、赵光荣被潍坊市卫生局评为第一批“潍坊市基层名中医”;曹志升被中共潍坊市委宣传部、潍坊市文明办、潍坊市总工会、共青团潍坊市委、潍坊市妇联、潍坊报业集团、潍坊广播影视集团评为“潍坊好人”;李凌获首届“潍坊市优秀护士”称号。9月,田凌燕被山东省高等专科学校评为“优秀带教老师”。

2014年,席敦升获安丘市专业技术拔尖人才称号;程霞被山东省卫生和计划生育委员会、山东省爱国卫生运动委员会办公室授予“省级基层健康指导员”称号,并获首届健康山东·全民健康生活方式健康指导技能大赛个人优秀奖;李芸被潍坊市总工会评为潍坊市先进女职工工作者;韩伟、徐海燕被潍坊市总工会评为潍坊市女职工建功立业标兵;尹忠民被潍坊市总工会授予“富民兴潍”劳动奖章。3月,王文娟被潍坊市妇女联合会评为潍坊市维护妇女儿童权益先进个人;宫爱芹、李建霞被潍坊市妇联授予潍坊市巾帼建功标兵称号;辛荣、孙倩、高兴华被安丘市妇联评为安丘市“三八红旗手”称号;邱海珍一家被安丘市妇联评为五好文明家庭标兵户;鞠銮荣被中国职工保险互助会评为2013年度职工互助保障险优秀工作者。4月,田凌燕被潍坊市卫生局评为“优秀带教老师”。5月,田凌燕被潍坊市卫生局授予“潍坊市优秀护士”称号;7月,梁俊君获得山东省医学高等专科学校优秀带教老师称号。9月,程霞被潍坊市卫生局、潍坊市教育局授予“优秀基层健康指导员”称号,在潍坊市首届“健康山东 全民健康生活方式”基层健康指导员技能大赛中获一等奖。12月,程霞、杜润平、张跃强、林银花、刘帅被安丘市总工会授予“富民兴安”劳动奖章;林银花、刘玉玲、刘帅、张翠萍、裘立潍、杨丽华被安丘市总工会、安丘市

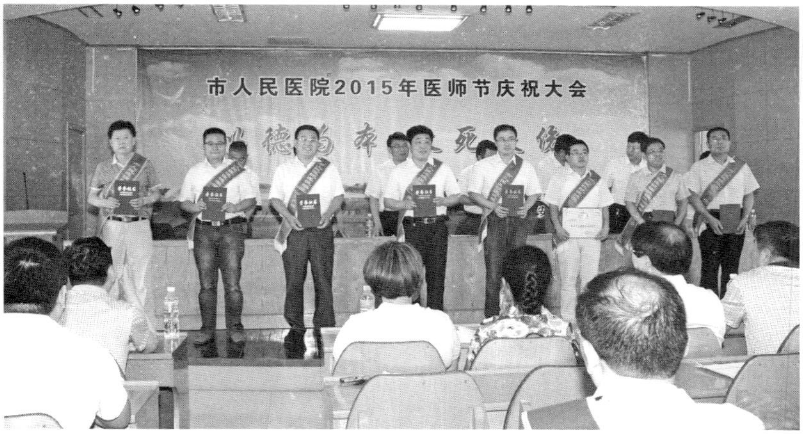

图 10-16　2015 年 6 月，医院表彰先进

程霞被山东省护理学会授予“健康守护天使”称号；王志红被潍坊市护理学会评为“潍坊市优秀护士”。7 月，孙琳被山东医学高等专科学校评为优秀带教老师。9 月，王志红被潍坊市人力资源和社会保障局、潍坊市老龄工作委员会办公室评为“潍坊市十大孝星”；孙华堂被潍坊市卫生和计划生育委员会评为“潍坊市基层中医药服务能力提升工程先进个人”。12 月，万欢被安丘市总工会授予“富民兴安”劳动奖章。是年，赵光荣被山东省卫生和计划生育委员会、山东省人力资源和社会保障厅、山东省中医药管理局聘为“山东省五级中医药师承项目第三批、第四批指导老师”；鞠銮荣被潍坊市总工会评为潍坊市优秀女职工工作者；王英力被潍坊市卫生和计划生育委员会、潍坊市人力资源和社会保障局确定为“潍坊市第三批老中医药专家学术经验继承人”；范常云被潍坊市妇女“双学双比”“巾帼建功”活动领导小组、潍坊市妇女联合会评为潍坊市巾帼建功标兵；华明秀被安丘市妇联评为安丘市巾帼建功标兵，同时获安丘市“三八红旗手”称号；李凌被山东省护理学会授予“健康守护天使”称号。

（护理人员个人荣誉，第三编护理部分已记述，不再赘述。）

人力资源和社会保障局评为安丘市技术能手。

2015 年，席敦升被中共安丘市委授予全市宣传思想文化工作先进个人称号。9 月，万欢被潍坊市卫生计生委、潍坊市总工会评为潍坊市中医药传统技能大赛技术能手，并获得潍坊市中医药传统技能大赛针灸推拿组三等奖；万欢、张录杰被安丘市卫计局、安丘市总工会被评为安丘市中医药传统技能针灸推拿专业技术能手，万欢获安丘市中医药传统技能大赛一等奖；张录杰获安丘市中医药传统技能大赛三等奖。是年，刘其祥荣获由中共中央、国务院、中央军委颁发的“纪念中国人民抗日战争胜利 70 周年”纪念章。

2016 年 1 月，孙琳被潍坊市科学技术协会评为潍坊市科协学会工作考核先进个人。4 月，都雯静被安丘市人民政府授予劳动模范称号。5 月，

第十一编

人物

安丘市人民医院，建院 67 年来，历经风雨，百炼成钢，取得辉煌成绩。在医院发展历程中，涌现出众多为医院建设作出突出贡献的优秀干部、职工。本志“人物”部分对其中优秀者予以记录，其范围是：历届医院负责人，具有副高级以上专业职称（范围以聘任时间为准）人员；在医院工作期间当选为县级以上党代会代表、人大代表、政协委员者；部分建院初期入院，影响较大的工作人员。上述人员中，已故且特别优秀者入“人物传”，余者入“人物简介”“名人录”。

第一章　人物传

张仲山　（1887—1963），字岳五，男，汉族，安丘市凌河镇儒林村人。

仲山少年即酷爱医学。辍学后先以教学为业；教学之余，静心研读中医典籍；潜悟有年，颇有心得。初期只有亲友诊治，后期求治者众多，乃于 30 岁时弃教从医。1953 年被吸收到安丘县卫生院中医门诊部工作，1963 年病故，终年 76 岁。

仲山赋性恬澹，治学态度十分严谨，对历代医著多有钻研。医术较全面，尤精脉里，每逢疑难危重之症，必探其病源，待辨证明确后，方才用药，从不草率从事，多有奇效。1924 年，昌乐县县长于某患疫痢月余，经多医治不愈，后求治于他。他改补气和血为通腑导滞，患者服药 5 剂而愈。于某大喜，赠以《皇汉医学》《孚溪医论选》等医书及名人字画多幅，以表谢意。次年，济南一带天花流行，小儿死亡甚多。时，安丘籍人王某在育英中学任教，闻仲山医术高超，延请他前去救治。其根据当时气候，疾病流行特点，精心施治，全校染病者无一例死亡。于是声名大噪，远近有危疾者多敬请之。

新中国成立后，党的中医政策为张仲山进一步开展医疗工作创造良好条件。在安丘县人民医院工作期间，与其他老中医密切合作，应用中医中药治疗流行性乙型脑炎、肝硬化腹水、不孕症、聋哑等病症取得显著疗效。省外求医者络绎不绝。晚年，虽体弱多病，但仍坚持诊务，并毫无保留地把自己的学术经验传授给年轻一代，先后带徒十余人。同时还利用工作之余，整理疑难病例一百余例留于世。严谨治学态度和丰富的医疗经验，甚为时人所赞赏。

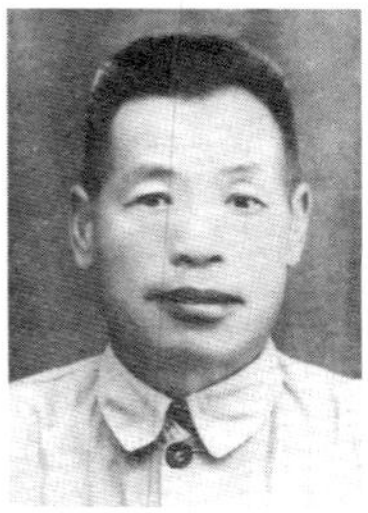

孙林甫　（1904—1977），男，江苏省赣榆县人。1932 年 6 月任大夫（郎中），行走乡里，悬壶行医。1939 年 7 月从事革命工作，参加新四军，同年加入中国共产党。历任赣榆县九支队中队长，芦阳区、王河区、城关区区长，赣榆县卫生科科长，潍坊公安局侦察股股长。1951 年 3 月任潍安县卫生院院长。1952 年 6 月任安丘县卫生院副院长。1953 年调山东省麻风病医院任院长。1964 年离休。1977 年病逝。

参军期间，参加多次战斗、战役，荣立一等功 1 次，三等功 2 次。

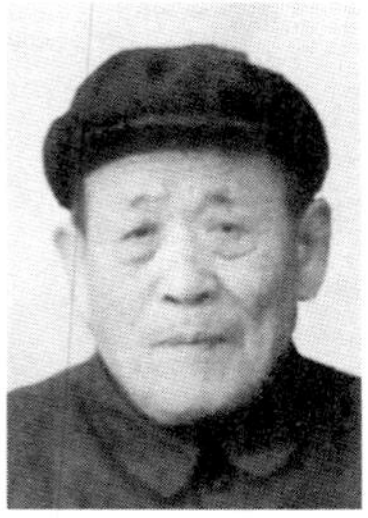

张瑞丰　（1908—1999），男，安丘市金冢子镇人，中医主任医师，曾任安丘县人民医院中医科主任。

1952 年 6 月参加工作。1953 年参加安丘县中医学习班。1956 年到山东省中医经典研究班学习。1957 年结业后，受聘出任山东省中医学院附属医院外科主任，并担任山东省中医学院教学工作。1964 年调入安丘县人民医院任中医科主任。1975 年 12 月退休后，留医院继续工作。1981年晋升为中医外科主任医师。1986年5月调安丘县中医院。1999年12月病逝。

张瑞丰精通内、妇、儿科，尤其擅长外科，有丰富的临床经验，对血栓闭塞性脉管炎、骨髓炎、骨结核及骨病等疑难病的诊断治疗有独到之处，积累宝贵经验。利用业余时间，撰写《外科秘录》等医学资料13卷。学术论文有《清血夺命汤治疗牛皮癣》《血栓闭塞性脉管炎的治疗经验》《骨结核的治疗经验》《对“骨癌”的探讨研究》等。精心带徒，言传身教，为发展和传承祖国医学做出积极贡献。为山东省中医学会外科分会副理事长，昌潍地区中医学会常务理事，安丘医学会名誉理事长。连续7年被评为先进工作者。1982年获山东省劳动模范称号。1983年出席全国卫生系统先进模范代表会。1985年获潍坊市优秀知识分子称号；是年1月10日，《潍坊日报》以“群众信得过的好医生张瑞丰”为题宣传他的先进事迹。曾任山东省人大代表、安丘县人大代表、安丘县政协副主席。

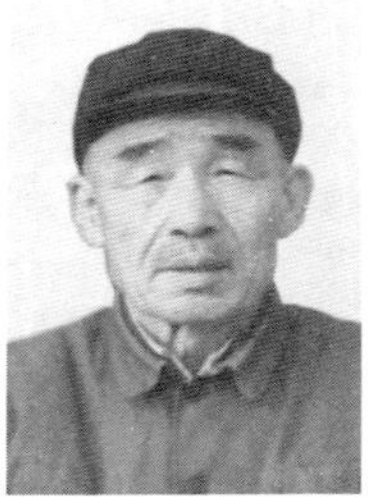

赵端溪 （1913—1997），男，安丘市景芝镇人，中共党员，副主任中医师，历任安丘县人民医院中医科负责人、门诊部主任、党总支委员。

1954年参加工作。1959年加入中国共产党。1962年1月被山东省卫生厅任命为安丘县人民医院中医科副主任。1975年12月退休后，留医院继续工作。1997年病逝。

擅长中医内科、妇科，尤以妇科著称。对肝胆病、泌尿系结石、失眠等均有独特的疗效，自拟“舒肝汤”“排石汤”，为无数患者解除痛苦并减轻经济负担。对妇科、月经病、不孕不育症有丰富的治疗经验，血虚的病人常以“四物汤”或“归脾汤”为基本加减，用药会适可而止；对出血者的治疗，始终注意止血而不致瘀，治疗淤血造成的崩漏，常以“生化汤”加以止血，使养血活血止血于一方，其活血而不致妄行，止血而不致成瘀。自拟“红泽汤”，治疗室女闭经，几乎无不效者；自拟“调经汤”，治疗月经不调，疗效精妙。在此基础上研制的“调经丸”“温经丸”，用于临床取得满意效果。撰写学术论文3篇。他医德高尚，全心全意为患者服务，享有很高的声誉。1982年7月15日，《安丘科普》以“俯首甘为孺子牛”为题，宣传他的先进事迹。1982年至1987年连续6年被中共安丘县委评为优秀共产党员。曾任潍坊市党代会代表、安丘县政协常委、安丘县人大代表。

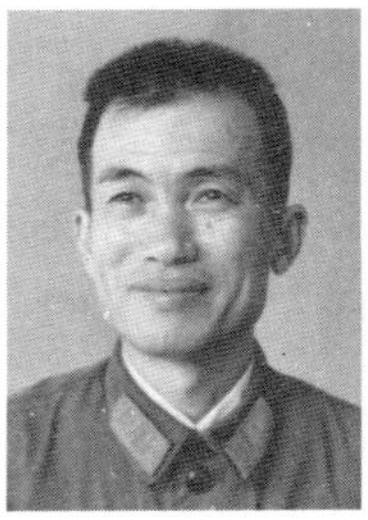

孟德渭 （1931—1993），男，山东省无棣县人，中共党员，曾任安丘县人民医院副院长、党总支副书记。

1947年9月参加革命。1948年，先后参加昌潍战斗、龙山战斗、济南战役、淮海战役。1950年，参加抗美援朝。是年5月，毕业于第五陆军医院。10月在东北军区十六医院任护士长。1956年2月到重庆第七军医大学学习。1961年3月在第134军医院任军医。1975年10月在福建莆田军分区卫生所所长。1979年10月，转业至安丘县人民医院任副院长、党总支副书记。1992年11月离休。1993年病逝。

1949年4月荣立四等功1次。1951年6月荣立小功1次。1951年10月受物质奖1次。1952年12月荣立小功1次。1955年9月荣获福建军区“解放勋章”。

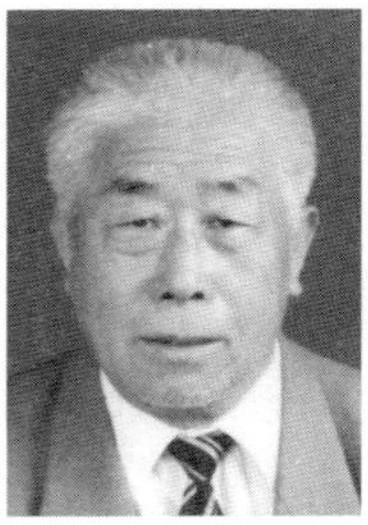

张宝庆 （1935—2003），男，安丘市凌河镇人，中共党员，副主任医师。曾任安丘县人民医院外科主任、党支部书记。

1951年在安丘县卫生院慈山卫生所工作。1952年至1956年在安丘县卫生院工作，参与县卫生院初期的创建，并从事护士及麻醉专业，是县卫生院早期创始人之一。1956年至1957年在中国人民解放军第五海校第二分校学习。1957年至1961年在中国人民解放军北海舰队服役。1961年至1963年在安丘县人民医院工作。1963年至1966年在昌潍医学院学习。1966年毕业后回安丘县人民医院从事外科工作，成为安丘县首批外科医师。1973年首批晋升为外科主治医师并担任外科主任。1993年12月晋升为外科副主任医师。1996年10月退休，2003年3月病逝。

1968年根据毛主席“把医疗卫生工作的重点放到农村去”的重要指示，受县人民医院委派，与崔来喜一起带领医务人员20人，历时两个月，到牛沐、郚山一带巡回医疗。1970年，与易国杰一起带领医疗队14人，深入岐山、石埠子公社66个大队，为群众诊病4200人次，做手术56例，抢救危重病人7例，培养赤脚医生26人。1975年，亲自带领医务人员12人，到夏坡公社巡回医疗，历时1年，诊疗疾病1.5万人次，做大小手术150例，抢救危重病人70例，培养赤脚医生35人。巡回医疗期间，山东人民广播电台记者王春杰以《踏遍青山人未老》为题，作跟踪报道并进行广播宣传。

1973年，任外科主任。带领全科医护人员，不断开创外科工作新局面。从普通外科开始，如阑尾炎切除术、肠梗阻手术、胃大部切除术、胃十二指肠吻合术、胆囊切除术等，相继开展骨外科、泌尿外科和胸外科，并不断向外科深度和广度拓展，使安丘县医院外科工作不断迈上新台阶。带领全外科医护人员，创下连续十年保持先进科室称号的佳绩。

1982年5月23日，加入中华医学会安丘分会。同年组织承办安丘县医院第一届中华医学会安丘分会外科学术交流会。1984年12月，在“两个文明”建设中做出积极贡献，受到安丘县委、县人民政府表彰，获奖章1枚。从事外科卫生工作40多年，全心全意为人民服务，深受全县群众拥戴和认可。

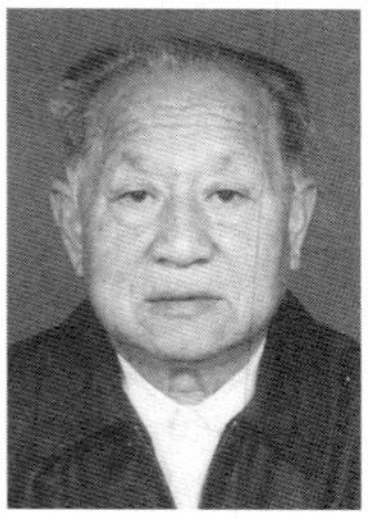

孙衍珩　（1931—2011），男，安丘市凌河镇人，中共党员，副主任医师。曾任安丘县人民医院内科主任、党支部书记。

1948年10月在华野三院三所工作。1949年在军三院三所工作。1951年调军区疗养院工作。1952年调康复六院一分院工作。1954年调康复十院一病区工作。1956年调山东黑龙潭疗养院工作。1958年到济宁医学院学习，1961年9月毕业后到安丘县人民医院工作。1967年调国营9437厂卫生室。1974年调安丘县人民医院，任科主任、支部书记。1992年离休。2011年病逝。

从医40多年的生涯中，救治无数濒临死亡的病人。在治疗内科各种常见病、多发病和疑难病症中积累丰富经验，尤其是治疗心脑血管疾病有独到之处。撰写的论文多次在省、市级学术会议上交流。被中共安丘县委授予先进工作者和模范共产党员称号。曾任潍坊市政协委员、安丘县党代表、安丘县政协委员。

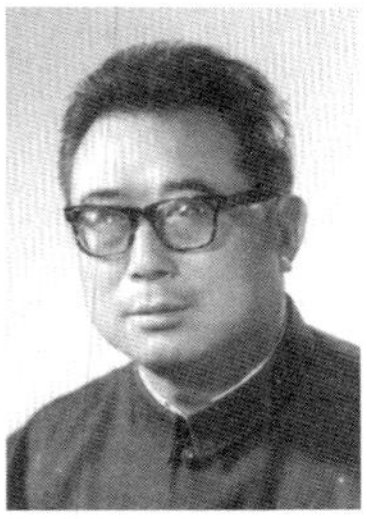

徐凤章　（1931—2016），男，安丘市景芝镇人，中共党员，曾任安丘县人民医院党支部书记、党总支书记。

1951年10月参加工作，历任安丘县药材公司经理、宋官疃乡乡长、赵戈医院院长。1974年2月任安丘县人民医院党支部书记。1980年5月至1984年12月任安丘县人民医院党总支书记。1991年6月退休。

任职期间，完善医院各项规章制度，整顿医疗秩序，解决医院挂号时间长、取药时间长、就诊时间短的问题，使医院工作逐步走向规范化。1975年，领导医院派出8个医疗队、36人次，到夏坡公社等巡回诊疗服务。1976年至1977年，组织医院收治唐山地震伤员235人。是年，医院筹资建设门诊楼。从1979年起，分别建成内科病房楼、外科病房楼各1幢，宿舍楼5幢。1981年，主持修订《医院管理工作制度》，加强医院管理工作。

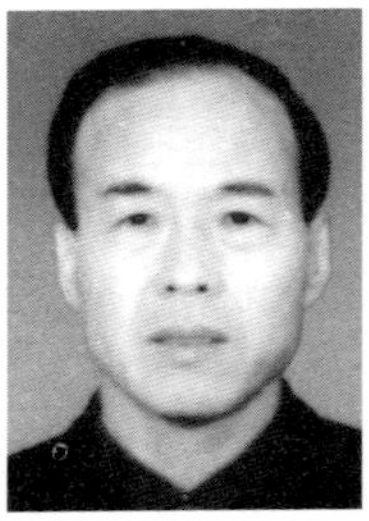

李　廷　（1956—2013），男，安丘市金冢子镇人，中共党员，曾任安丘市人民医院院长、党委书记。

1974年6月参加工作。1982年1月毕业于昌潍医学院临床医疗专业。1983年7月加入中国共产党。大学本科学历。历任慈山公社卫生院医师，安丘县卫生局科员、业务股股长。1989年10月任安丘县卫生学校校长。1993年12月至1998年12月任安丘市人民医院院长、党委书记。1998年2月任安丘市卫生局局长、党组书记。2010年1月任安丘市人大常委会委员，2011年1月离职。2013年4月病逝。

任院长期间，完善医院规章制度，加强医院管理，开展优质服务活动，建设医院10层外科楼，提高医院医护质量。医院被世界卫生组织授予"爱婴医院"称号，被山东省卫生厅评为全省医德医风先进单位，被潍坊市卫生局评为"十佳医院"。任安丘市卫生局局长期间，实事求是，思路开阔，敢于负责，开创全市卫生改革与发展新局面。

曾任潍坊市党代会代表，中共安丘市第十二届委员会委员，安丘市第十六次人民代表大会常务委员会委员，安丘市政协委员、常委。

李树森　（1933—2016），男，昌邑市人，中共党员，副主任医师。曾任安丘县人民医院门诊部主任、中西医研究室主任。

1948年参加革命，在解放军某部卫生队学习和工作。1950年在白求恩医校昌潍医训队学习。1952年在安丘县卫生院工作。1963年到昌潍医学院学习。1967年任安丘县人民医院红沙沟分院院长。1983年在安丘县人民医院工作，任门诊部主任、中西医结合研究室主任。副主任医师。2016年病逝。

在中西医结合防治支气管哮喘、慢性气管炎、肺气病、肺心病的临床实践中，开展人体多部位微循环观察及活血化瘀治疗前后血流动态的观察，1984年取得研究成果。经上海第一医学院、北京中日友好医院、潍坊医学院、潍坊市中医院、潍坊市人民医院有关教授、主任医师鉴定，有一定的科学价值。"慢性阻塞性肺疾病患的微循环及活血化瘀治疗前后多部位微循环的临床观察"，分别在《中西医结合杂志》《中国医学文摘》上发表。中西医结合治疗顽固性哮喘，应用"背肌反应物"注射法抢救哮喘危重发作和持续状态取得高效速度；应用咳喘扶正片"1号""2号"进行哮喘缓解期减免复发的治疗，其远期有效率达96%，稳定和基本稳定率占86%。在潍坊成立潍坊哮喘病医院。

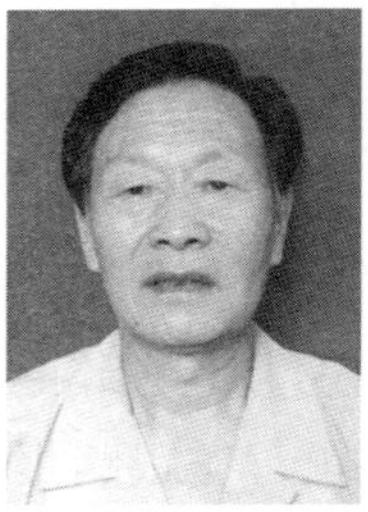

崔来喜　(1934—2015)，男，潍坊市峡山区王家庄街道人，中共党员，副主任医师，曾任安丘县人民医院医务科主任、内科主任。

昌潍医校毕业后留校任教5年，1962年调入安丘县人民医院。从事内科临床工作46年，具有丰富的临床、科研和教学经验。重点研究心血管病，在设备条件很差的情况下，开展电复律、食道调搏、心功能检查、溶栓治疗急性心肌梗塞和安装人工心脏起搏器等，其中安装人工心脏起搏器在山东省县级医院属首创。

撰写论文40余篇，其中，在全国学术会交流2篇，在省级以上刊物发表12篇，在省市级学术会议交流10篇。参与编写专著3部，其中《中西医结合疑杂病治疗学》为副主编。有科研成果4项，其中《安装人工起搏器抢救重型病毒性心肌炎6例》获安丘县科技进步一等奖。

闫祥友　（1938—2009），男，潍坊市峡山区王家庄街道人，中共党员，主任医师，曾任安丘县人民医院外科主任、院长助理。

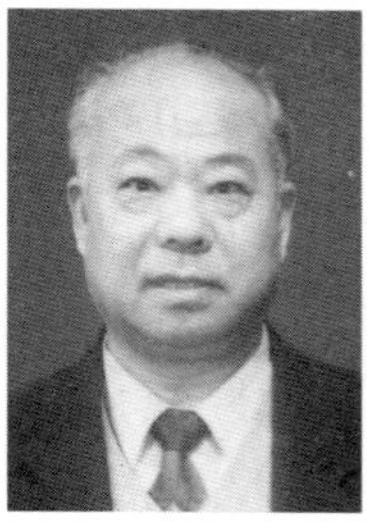

1964年毕业于山东医学院医疗系，分配到安丘县人民医院工作。1973年至1975年参加援藏医疗队，在日喀则地区人民医院外科工作。1984年任安丘县人民医院外科主任、院长助理。1985年晋升为副主任医师。

主要从事肝胆外科工作。1984年获山东省卫生厅医学科研成果三等奖。

孟庆玉　（1937—1995），男，高密市夏庄镇人，中共党员，副主任医师，曾任安丘县人民医院医务科主任。

1959年7月毕业于昌潍医专。1959年8月参加山东医学院师资班学习。1960年9月任济南

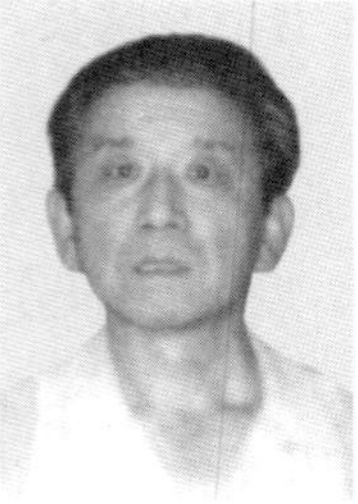

市立医院内科医师。1962年8月任济宁医专内科医师。1965年10月任济南市立医院内科医师。1975年2月任安丘县人民医院内科医师。1985年3月任医务科副主任，主持工作。是年7月晋升为副主任医师。1987年12月任医务科主任。

1984年5月任安丘医学会医务会秘书长。《人工心脏起搏技术的推广应用》获安丘科委一等奖。1991年被安丘县老龄委评为尊老爱幼先进工作者。1992年被潍坊市卫生局评为潍坊市卫生系统先进工作者。1993年被中共安丘县委评为优秀共产党员。为安丘县第二届政协委员，潍坊市科学技术代表大会代表。

第二章　人物简介

第一节　院级领导

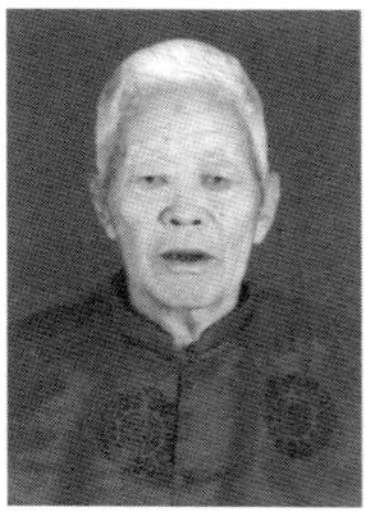

董来祥　男，生于1923年11月，安丘市官庄镇人，中共党员，曾任安丘县人民医院党支部书记。

1943年4月至1945年5月，在本村任自卫团团长，兼任爆炸队队长，在解放区与敌占区边缘埋设地雷，多次抗击日伪、汉奸对解放区的袭扰。1945年至1948年12月，历任雹泉联村主任、雹泉区公安干事。1949年1月任昌潍专区农委干事。1951年2月任丘南县农委干事。1953年5月任郚山区委副书记。1958年4月任昌潍干校学员、组织委员。1961年1月任坊子区党委副书记。1962年2月任潍坊市宁家沟公社党委书记。1971年2月任安丘县人民医院党支部书记。1974年2月，任安丘县卫生局副局长。1980年2月任安丘县计生办主任。1981年1月任安丘县计划生育局局长。1982年6月离休。

参加革命工作后，先后经历抗日战争、解放战争、和社会主义建设，并担任多部门领导干部。“文化大革命”结束后，又致力于卫生事业，为党和人民做出贡献。

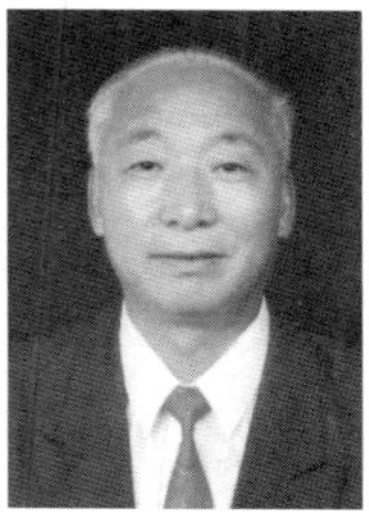

朱兆志　男，生于1937年6月，潍坊市坊子区坊安街道人，中共党员，中医主治医师，曾任安丘县人民医院党总支书记。

1954年至1955年参加公社培训班。1956年参加卫生工作。1962年任南流公社医院支部书记、院长。1965年调岐山公社医院任支部书记、院长。1976年任岐山公社党委常委。1980年任石堆公社党委副书记。1984年任安丘县人民医院党总支书

记。1986年任安丘县中医院党支部书记兼院长。1998年12月退休。

在安丘县人民医院任职期间，抓改革，推广院长科室负责制、聘任制；抓党建，落实知识分子入党问题，吸收德高望重、医德高尚的中医主任医师、80余岁高龄的张瑞丰和援藏归来的外科主任闫祥友入党；加强对科室党支部的领导，调动党员的积极性；抓医院文明建设，医院于1985年创建为市、县文明单位；抓医德医风建设，树立全心全意为人民服务思想，获得医院社会效益、经济效益双丰收。

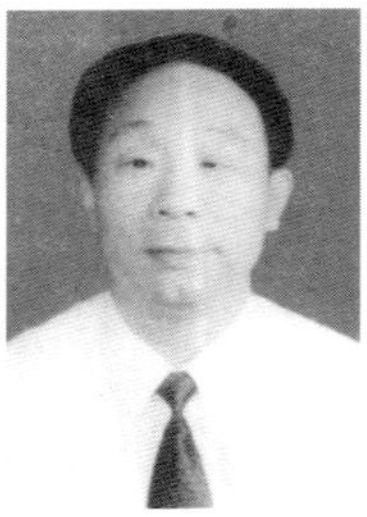

刘心田 男，生于1944年1月，潍坊市坊子区黄旗堡人，中共党员，曾任安丘县人民医院党总支书记。

1958年7月参加工作。1973年任安丘县人民医院逄王分院副院长。1980年2月任安丘县人民医院郚山分院院长，10月任南流医院院长。1984年12月任南流镇党委副书记。1986年5月任安丘县人民医院党总支书记。1988年3月任安丘县卫生局局长，党组书记。2004年1月退休。

任医院党总支书记期间，加强医院急诊和病房管理，建设宿舍楼，改善职工住宿条件。任县卫生局长期间，恢复和发展安丘农村合作医疗的先进经验，被中央电视台新闻联播报道。1995年，被人事部、卫生部、国家中医药管理局授予全国卫生系统模范工作者称号。1997年，被国家爱卫会授予“八五”期间全国农村改水先进工作者称号。

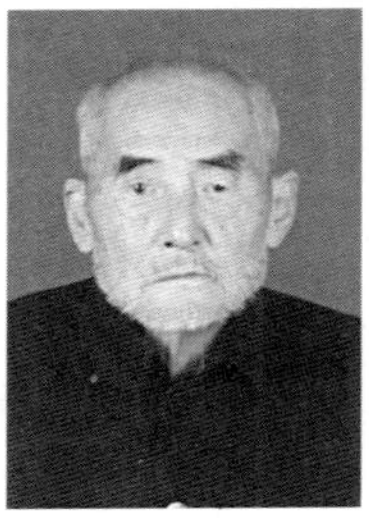

刘其祥 男，回族，生于1926年2月，河南省睢县人，中共党员，曾任安丘县卫生院副院长，主持工作。

1945年9月参加革命。1947年加入中国共产党。历任新四军三十一旅卫生部卫生员、医助，三十一旅九十二团一营军医，野战十三医院二分院军医，山东省康复五院院部军医。在解放江苏通榆战役中负过伤，留下二等残疾。1954年10月转业到安丘县卫生院，任外科医师。1955年9月8日被山东省政府昌潍区专员公署任命为安丘县卫生院副院长，主持卫生院工作。“文化大革命”中受到冲击，后复出。1980年4月2日因病退休，后经审查改为离休。分别于2005年和2015年荣获由中共中央、国务院、中央军委颁发的“纪念中国人民抗日战争胜利60周年”“70周年”纪念章。

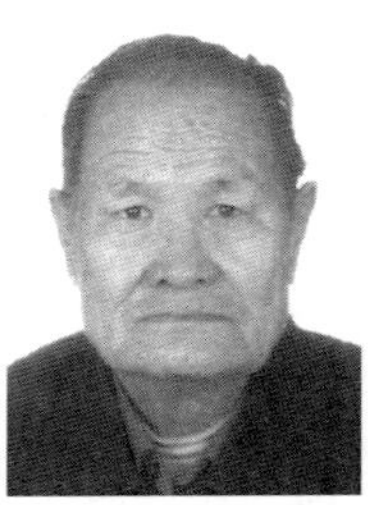

刘春芳 男，生于1931年11月，昌乐县朱留镇人，中共党员，副主任医师，曾任安丘县人民医院革委会主任、副院长。

1948年在昌潍专署卫生院学习。1949年3月分配到安丘县卫生院从事外科专业。1961年到昌潍医学院学习。1968年到红沙沟医院工作。1974年任县医院革委会主任、副院长。是年12月任安丘县卫生局副局长。1975年调入县职工医院。1978年调回县医院任副院长。在20多年征兵工作中成绩突出，1978年9月，国防部为其颁发证书和纪念章。1991年3月离休。

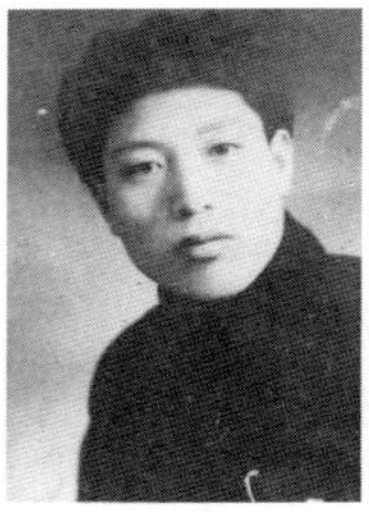

王会君 男，生于1935年3月，潍坊市坊子区黄旗堡人，中共党员，曾任安丘县人民医院院长。

1952年在安丘县新华书店工作，1959年在安丘县科委工作，1962年4月在担山公社任职，1965年调临浯公社任党委副书记，1970年带领民兵赴济南修建地下飞机场，任安丘工程总指挥。1972年任安丘县人民医院红沙沟分院党支部书记、院长，1975年任安丘县人民医院党支部副书记、院长，1980年任安丘县计生办副主任，1981年任安丘县计生局副局长，1985年调安丘县农业委员会任副主任，1995 年退休。

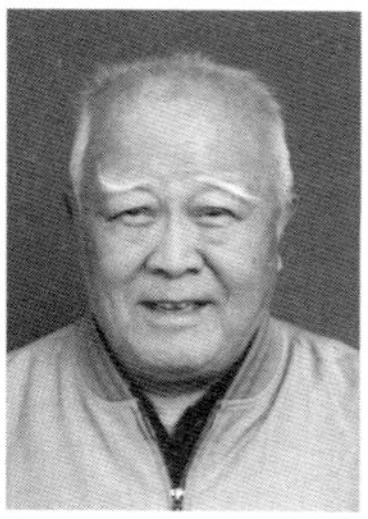

孙作桢　男，生于1932年2月，安丘市大汶河旅游开发区人，中共党员，副主任医师，曾任安丘县人民医院院长、革委会副主任。

1948 年 10 月，在山东省昌潍中学附设行政班工作。1949 年 2 月，山东警备 20 团 3 营服役。1951 年加入中国共产党。1958 年 9 月至 1963 年 9 月上海医学院学生。1963 年 10 月，上海医大指导员。1966 年 2 月至 1972 年任安丘县人民医院外科主任。1970 年任安丘县人民医院革委会副主任。1977 年 2 月任安丘县人民医院院长。1984 年 11 月，医院调研员。1987 年 10 月晋升为副主任医师。1992 年 2 月离休。

擅长骨科、泌尿外科。2000 年 5 月，被潍坊市委组织部、潍坊市老干局、潍坊市人事局评为潍坊市离退休老干部工作先进个人。安丘县第五次党代会代表。2006 年 3 月，为安丘关心下一代“五老”报告团成员。

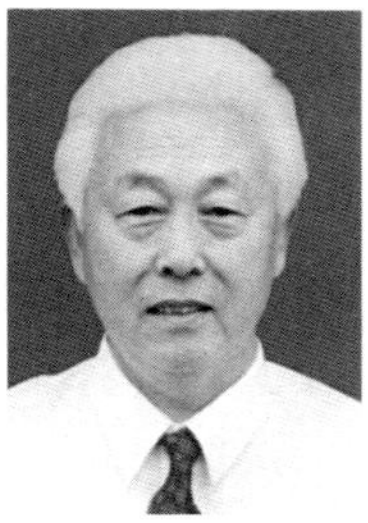

李崇廉　男，生于 1936 年 11 月，昌邑市北孟镇人，中共党员，副主任医师，曾任安丘县人民医院院长、党总支副书记。

1956 年 7 月考入昌潍医校，毕业后分配到安丘县人民医院内科。1966 年 4 月落实毛主席“六二六”指示调入红沙沟医院。1980 年 8 月调回安丘县人民医院内科。1982 年 3 月到山东省人民医院进修呼吸、心内专业 1 年。1983 年 3 月学成归来，开展首例肺导管注入抗生素治疗慢性肺脓疡术，获安丘县科委科技进步一等奖；6 月被安丘县人事局任命为内科副主任。1984 年 11 月至 1988 年 6 月任安丘县人民医院院长兼党总支副书记。1997 年 6 月退休，被医院返聘继续在心内科、呼吸内科工作到 2008 年年底。

任职期间，实行院科二级聘任制和经济责任制，明确岗位职责，细化考核办法，调动职工工作积极性，促进医院健康发展。论文《早期负极变异误诊为急性心梗一例报告》、中西医结合《治疗难治性心力衰竭 42 例疗效观察》《六味地黄汤加减治疗高脂血症》《痿症治疗》等分别刊登在《临床医学治验》和《疑难杂症治验》刊物上。

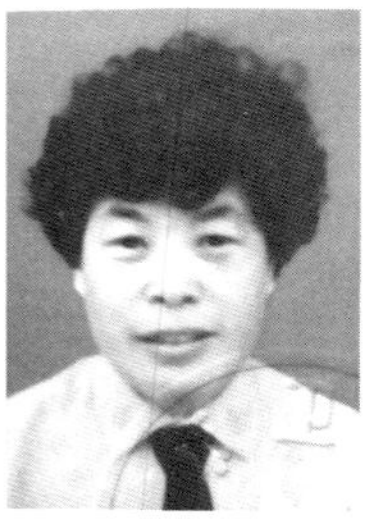

张美英　女，生于 1944 年 7 月，安丘市新安街道人，中共党员，主任医师，曾任安丘县人民医院院长、党总支副书记、党委副书记。

1969 年 8 月，山东医学院毕业，任诸城市凉台镇公社医院医师。1977 年 8 月至 1980 年 8 月，安丘县发电厂厂医。1980 年 8 月至 1982 年 8 月，安丘县人民医院妇产科医师。1982 年 8 月至 1983 年 8 月，山东省立医院进修。1983 年 8 月至 1984 年，安丘县人民医院妇产科医师。1984 年，任安丘县人民医院副院长、党总支委员。1988 年，任安丘县人民医院院长、党委副书记。1993 年 9 月，任安丘县妇幼保健院院长、书记。主任医师。

擅长妇科常见病、多发病和疑难杂症的诊治。获山东省科学技术进步奖三等奖 1 次，《普鲁卡因局封治疗宫颈水肿的研究成果》获安丘市科委科技进步一等奖。1990 年，在《中国医院管理杂志》发表《医德医风档案管理在医院管理中的应用》，应用于医院管理。任院长期间，医院实行综合目标经营管理责任制。1989 年，医院为全省“三学三创”经验交流会提供参观现场并介绍经验。其经验在山东省卫生厅内部刊物上刊登，同时上报卫生部。1992 年，医院创成“二级甲等医院”，在山东省二级甲等医院经验交流会上作经验介绍。1996 年 9 月，获全国妇幼卫生先进工作者。安丘市人大代表。

张德华　男，生于 1948 年 1 月，安丘市石

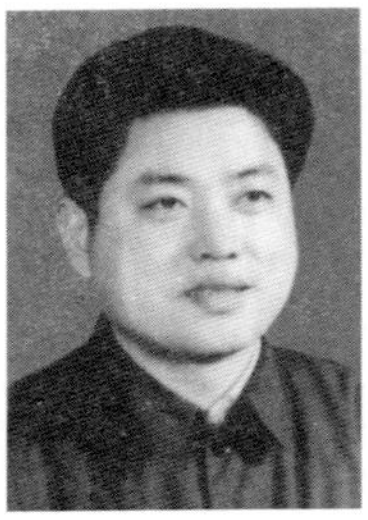

埠子镇人，中共党员，副主任医师，曾任安丘市人民医院党委书记、副院长。

1968年9月安丘卫生学校毕业，先后在张靳村卫生室、石埠子卫生院工作。1970年昌潍医学院学习，1972年毕业后分配到安丘县人民医院外科工作，从事普外科和骨科专业。1981年3月调岐山医院任业务副院长。1982年2月调回县人民医院。1984年11月任安丘县人民医院副院长、党总支委员。1993年12月任医院党委副书记、副院长。1994年晋升为副主任医师。1998年12月任安丘市人民医院党委书记、副院长。2008年2月退休。

任职期间，不断更新观念，加强医院的科学管理，实现以病人为中心，以抢救危重病人为重点的医疗模式向以病人为中心医疗模式转变。1984年，潍坊市医疗卫生系统医疗质量大检查，为医院获取质量第一名的好成绩做出贡献。1985年医院在小百分考核的基础上，完成经济技术责任制修订，形成了一套行之有效的管理办法，做到奖罚分明，使医院的社会效益和经济效益稳固提高。1989年组织医院参加潍坊市卫生局在全市卫生系统开展“优质服务白求恩杯”“急诊急救红十字杯”“精神文明服务杯”创“三杯”活动，年终获得优质服务白求恩杯第一名、急诊急救红十字杯第二名、精神文明服务杯第二名的好成绩。1991年至1992年全国医院分级管理评审工作在安丘县人民医院试点，参入并组织全院广大干部职工开展“创二甲”活动，医院创建成二级甲等医院。

40余年来，在普通外科和骨科专业，不断更新观念，学习现代医学新理论，掌握现代医学基本知识、基本理论和基本技能，掌握普外科和骨科常见病和多发病的诊断和治疗，具有较高水平。如甲状腺病的手术，乳腺癌、胃癌、结肠癌、直肠癌根治手术，门脉高压症手术，复杂的肝破裂抢救和治疗；胆道各种手术如胆总管植入术，胆总管十二指肠吻合术，肝动脉结扎治疗，胆道大出血等。从事骨科专业期间，在医院开展首例脊柱结核并截瘫腰椎间盘突出髓核切除术，椎管肿瘤切除术等。掌握婴儿瘫后遗症矫形手术，如代四头肌术、三关节融合手术等新项目获奖。腰椎间盘突出、髓核切除加侧隐窝扩大术获县科委二等奖，脊椎结核前侧减压加病灶清除获县科委三等奖，人工股骨头置换术治疗、股骨颈骨折获一等奖。1993年开展的全胃切除消化道重建术获二等奖，先天性动脉导管未闭结扎术获三等奖，选择性不放“T”管治疗胆石症手术，获潍坊市科委二等奖。1994年开展的小刀口切除髓核治疗腰椎间盘术获县科委一等奖。先后发表论文5篇，其中,《胆道手术后选择性不放“T”管137例》在《中国普通外科杂志》发表。1995年从《国外医学临床生物化学与检验分册》引文分析评价，在《中国临床医药》发表;《包皮扎切环与包皮扎切术》在《中国修复重建外科杂志》发表;《流行性出血热固相放射免疫分析》在国际老年医学讨论会发表等。

牢记为人民服务宗旨，积极参加1976年唐山大地震伤病员的抢救和治疗工作，圆满完成救治伤员任务，参加上山下乡医疗队5次，带领医疗队队员出色完成任务。1992年被潍坊市委组织部、市人事局评为中青年专业技术青年。1993年被安丘县人民政府评为先进工作者。1993年和1995年被潍坊市卫生局评为先进工作者。为安丘医学会会员、安丘医疗事故鉴定委员会副主任委员、安丘市病残鉴定委员会主任委员、潍坊医学会理事、潍坊市肿瘤协会理事。安丘市政协委员。

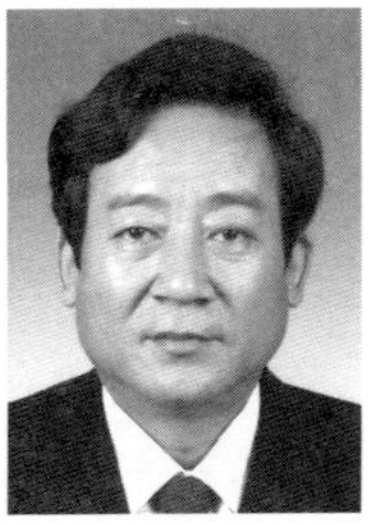

孙建德 男，生于1957年5月，安丘市大汶河开发区人，中共党员，曾任安丘市人民医院院长、董事长、党委书记。

1974年7月高中毕业后下乡到担山公社东朱戈大队。1975年12月至1980年1月在安丘县霍泉医院工作。

1980年1月调入安丘县人民医院工作，历任放射医师、主治医师、放射科主任、副院长、院长兼党委书记。其间，1986年9月毕业于潍坊医学院医疗系夜大班。1995年12月毕业于中央党校经济管理本科班。1998年12月晋升为放射副主任医师。

任院长期间，注重医院基本建设，引进先进仪器设备。先后新建改建内科楼、门诊楼、综合病房楼、内科楼（二）、职工周转楼等。在市北区征地建设新院。增添CT、核磁共振、彩超、C型臂、生化设备等。促进医院快速发展。

在国家、省、市级专业刊物发表论文40余篇，开展新技术、新项目20多项，获山东省科技进步奖2项，潍坊市科技进步奖1项，安丘市科技进步奖7项。为中华医学会潍坊放射学会、潍坊超声学会委员，是安丘医学影像学科带头人。连续4年被潍坊市卫生局授予先进工作者称号。被安丘市委、市政府授予1993年—1995年度和1997年—1999年度“专业技术拔尖人才”称号。1996年6月被潍坊市政府授予“潍坊市跨世纪科技人才”称号。1997年5月被安丘市委、市政府授予安丘市1997年—1999年度专业技术拔尖人才称号。1999年5月被潍坊市委组织部、潍坊市人事局、科委授予“潍坊市跨世纪学术、技术带头人”称号。2004年4月被潍坊市人民政府授予“劳动模范”称号。是年5月被全国医学基金会授予“华夏医魂全国百名优秀医院院长”称号。7月被中华医院管理学会授予“全国百姓放心示范医院优秀管理者”称号。2010年荣获“富民兴鲁”劳动奖章。曾当选山东省党代会代表、潍坊市人大代表、安丘市人大代表。

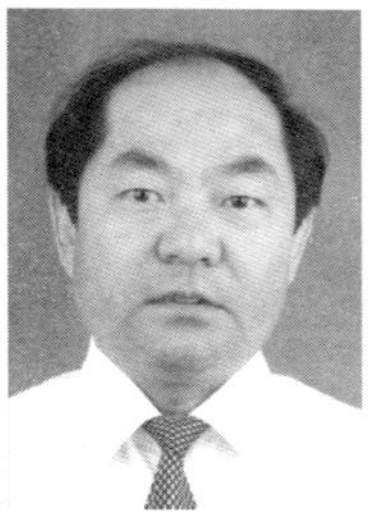

石玉国　男，生于1963年9月，安丘市辉渠镇人，中共党员，副主任医师，曾任安丘市卫生局长、党委书记，兼安丘市人民医院党委书记。

1985年毕业于昌潍医学院，分配到安丘县卫生防疫站任医师。1989年3月，任安丘县卫生防疫站计划免疫科副科长。1993年2月，任安丘县卫生防疫站计划免疫科科长。1994年12月，任安丘市卫生防疫站计划免疫科、防疫科科长。1998年12月，任安丘市卫生防疫站副站长。2001年11月，晋升为副主任医师。2007年1月，任安丘市卫生防疫站党总支书记，卫生局副局长、党组成员。2007年12月，任安丘市卫生局副局长、党组成员。2009年12月，任安丘市卫生局局长，党委书记。2012年9月至2014年2月，兼任安丘市人民医院党委书记。2015年2月，任安丘市卫生和计划生育局党委副书记。

兼任医院党委书记期间，与医院领导班子成员一起，加强医院党的建设，完善各项规章制度，确立医院发展目标。1991年3月被山东省卫生厅评为计划免疫先进工作者。2002年5月，被潍坊市卫生局评为全市消灭脊灰工作先进个人。2003年3月被潍坊市卫生局评为卫生防疫工作先进个人。2003年6月，被中共潍坊市委评为全市防治非典型肺炎工作优秀共产党员。2008年6月，被卫生部授予全国丝虫病防治先进个人称号。2010年2月，被安丘市委、市人民政府记三等功。2011年5月，被安丘市委、市人民政府授予嘉奖；被山东省医药卫生系统创先争优活动指导小组评为全省医药系统优秀共产党员。2011年6月，被中共潍坊市委授予潍坊市优秀共产党员称号。2014年11月，被潍坊市人力资源和社会保障局、潍坊市卫生局评为全市农村卫生管理工作先进个人。为安丘市、潍坊市党代表，安丘市人大代表。

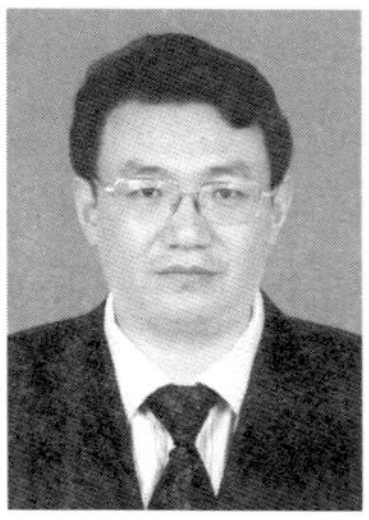

席敦升　男，生于1969年6月，安丘市官庄镇人，中共党员，主任医师，安丘市人民医院董事长、院长、党委书记。

1992年7月毕业于山东临沂医学专科学校，分配到安丘县妇幼保健院儿科工作。1997 年到山东省立医院进修学习 1 年。1999 年 9 月至 2002 年 7 月在潍坊医学院临床医学系在职学习。2001 年 6 月任安丘市妇幼保健院婚前保健科科长。2002 年 6 月任儿科主任。2002 年 12 月任医务科主任。2004 年 5 月任副院长。2007 年 1 月任副院长、党委副书记。2007 年 12 月任院长、党委副书记。2010 年到北京参加院长职业化培训。2012 年 9 月调入安丘市人民医院，任董事长、院长、党委副书记。是年 12 月，晋升为主任医师。2014 年 2 月任院长、党委书记。

发表国家级论文 3 篇，获得潍坊市科研成果 3 项，安丘市“科技创新竞赛”活动科技创新成果一等奖 1 项、二等奖 1 项。为山东省微量元素科学研究会第一届儿童健康专业委员会委员。2010 年，被安丘市人民政府授予安丘市专业技术拔尖人才称号。2011 年，被评为潍坊市卫生系统先进个人，荣立三等功。是年获潍坊市科技标兵称号。2012 年，获全省实施“两纲”工作先进个人称号。2014 年，获安丘市专业技术拔尖人才称号。2015 年，被中共安丘市委授予全市宣传思想文化工作先进个人称号。2016 年，被评为潍坊市优秀共产党员。为潍坊市十六届人大代表，政协第九届安丘市委员会常务委员。

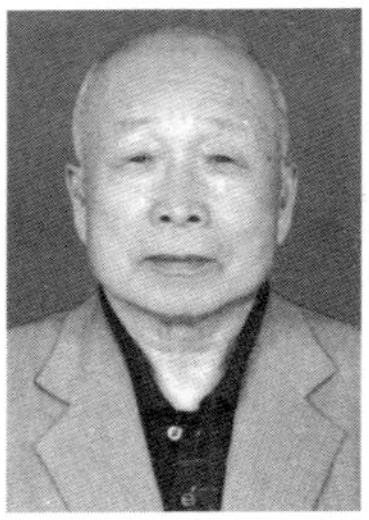

张瑞义　男，生于 1932 年 1 月，潍坊市峡山区王家庄街道人，中共党员，曾任安丘县人民医院副院长、党支部委员、党总支委员、工会主席。

1957 年参加工作。1961 年 2 月加入中国共产党。1977 年 10 月由沂源县人民医院调入安丘县人民医院，任副院长、党支部委员。1980 年 5 月任副院长、党总支委员。1982 年 11 月至 1984 年 4 月任安丘县人民医院第一届、第二届工会主席。1984 年 4 月调安丘县卫生局任副局长。

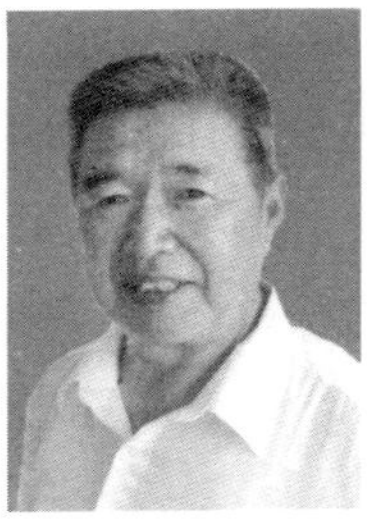

孙平安　男，生于 1930 年 1 月，安丘市石埠子镇人，中共党员，副主任医师，曾任安丘县人民医院副院长。

1967 年 9 月毕业于长春军医学校，分配到江西空军某师卫生队，任军医、医疗所所长。1982 年 12 月转业到安丘县人民医院任副院长，1990 年 1 月离休。在部队荣立三等功 1 次。

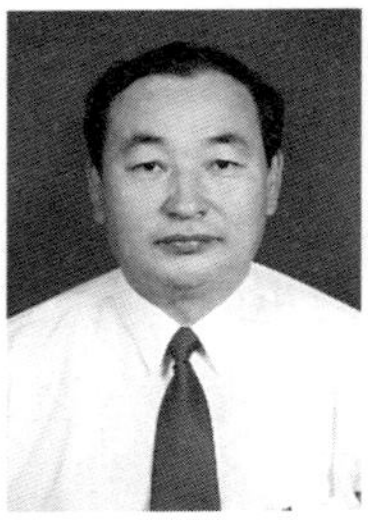

鞠维坤　男，生于 1953 年 2 月，安丘市石埠子镇人，中共党员，曾任安丘市人民医院纪委书记、党委副书记。

1974 年 8 月毕业于益都卫校，分配到安丘县人民医院工作。1975 年 2 月任医院手术室负责人。1976 年 6 月任医院党支部委员、民兵连连长、门诊党支部副书记。1984 年 11 月后，任医院党支部委员（负责纪检工作）党委委员、纪委书记，兼医院第一届团委书记。1998 年 12 月任医院党委副书记。2004 年任医院监事会主席。2013 年 2 月退休。

在放射诊断方面发表论文数篇，尤其是对胃肠钡餐检查中早期良恶性溃疡的鉴别诊断方面有独到的见解，配合临床完成 6 项安丘市科研成果。任职期间，在精神文明建设、纪检、党务、社会治安、青年民兵、宣传教育、环境卫生、医技科室的发展等方面做出积极贡献，医院和个人分别受到上级党组织和政府部门多次表彰奖励。1986 年、1987 年、1994 年被潍坊市纪委评为优秀纪检干部。1988 年、1990 年被中共安丘县委评为优秀党务工作者。1988 年、1989 年、1991 年被安丘县纪委评为优秀纪检干部。1990 年被山东省纪委评为优秀纪检干部。2005 年被中共潍坊市委宣传部评为思想政治工作先进个人。参与全国和市内书画大赛获铜奖以上数十次。是中华清风书画协会会员。

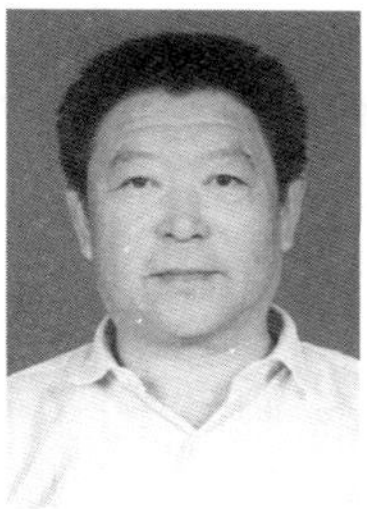

曹始显 男，生于1946年7月，安丘市石堆镇人，中共党员，高级会计师，曾任安丘县人民医院副院长、党委委员。

1965年3月参加工作。1985年2月从景芝医院调入安丘县人民医院，任财务科主任。1987年7月任副院长。1988年任党委委员。1993年晋升为高级会计师。2006年7月退休。

1985年参加制定《安丘县人民医院经济管理方案》。1992年参加医院争创二级甲等医院工作。获潍坊市卫生系统先进工作者和潍坊市卫生系统先进财务工作者称号。

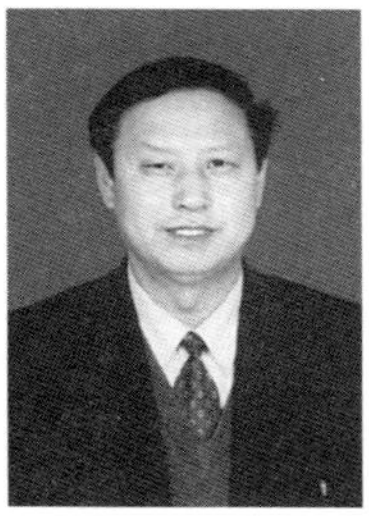

夏中海 男，生于1951年10月，安丘市柘山镇人，中共党员，曾任安丘县人民医院副院长、党委委员。

1975年8月参加工作。1984年10月，从益都卫校外科教研室调入安丘县人民医院外科。1986年1月任医务科副主任主持工作，同年加入中国共产党。1987年2月，任安丘县人民医院副院长。1988年任党委委员。1994年1月调安丘县中医院任副院长、党支部委员。

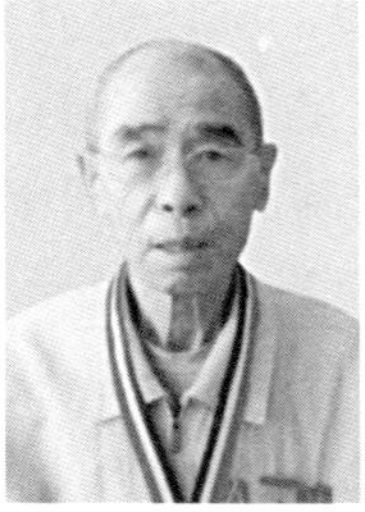

李佃奎 男，生于1934年3月，潍坊市坊子区黄旗堡镇人，中共党员，曾任安丘县人民医院工会主席、党委委员。

1951年2月在安丘县城里小学任教师。1973年7月调霍泉公社任文教助理。1981年3月任安丘县人民医院办公室副主任。1983年3月任医院办公室主任。1981年8月至1985年4月任医院第一至三届工会副主席。1987年9月至1993年12月任医院第四届至第六届工会主席。1994年6月退休。

擅长诗词、书法和绘画，多次参加全国书法大赛，作品入选并获奖。获新时期德艺双馨的人民艺术家、共和国功勋人物等荣誉称号。为中国艺术研究院、文化艺术市场研究中心调研员，《老干部之家》诗词协会会员，中国艺术研究院文化艺术市场研究中心书法家。

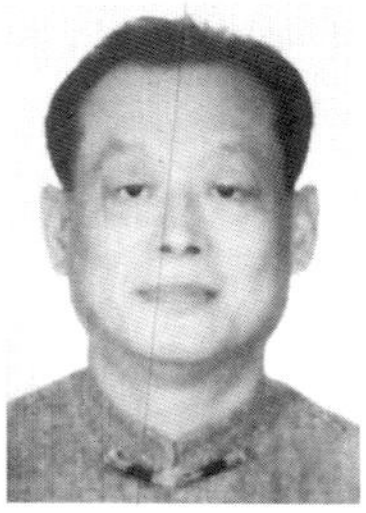

崔志诚 男，生于1956年2月，昌乐县崔家庄镇人，中共党员，主管药剂师，曾任安丘市人民医院党委委员、纪委书记。

1972年8月在安丘县人民医院药剂科工作。1972年12月至1973年8月参加安丘县卫生局护理班学习。1973年8月至1980年9月在安丘县人民医院柘山分院从事护理、药剂、麻醉工作，曾任团支部书记、医疗组副组长。1980年9月至1985年9月在安丘县人民医院贾戈分院药剂科工作，任贾戈分院党支部委员。1985年9月调入安丘县人民医院从事文秘工作。1987年12月任安丘县人民医院办公室副主任。1988年6月任安丘县人民医院纪委委员、党委办公室主任。1993年12月任安丘市人民医院党委委员、办公室党支部书记。1994年3月任安丘市人民医院办公室主任、党办主任。1998年11月晋升主管药剂师，是年12月任安丘市人民医院纪委书记。2013年3月退休。

《腹部切口Heller氏手术治疗贲门失弛症的临床研究》获安丘市科委一等奖；《加味伐木丸治疗缺血性贫血的临床研究》《F-800血球计数仪中白细胞分布图形的临床研究》《皮肤外科综合治疗不规则形皮肤尤状赘生物的临床研究》获安丘市科委三等奖。1989年5月被潍坊市卫生局评为优秀卫生工作者。1992年12月被中共安丘县委评为“迎接十四大，为党添光彩”活动优秀共产党员。1993年6月被中共安丘县委授予优秀党员称号。1995年4月获潍坊市卫生系统“百名优秀医务工作者”称号。1996年10月被安丘市委宣传部、市人事局、市司法局授予“二五”普法先进个人。

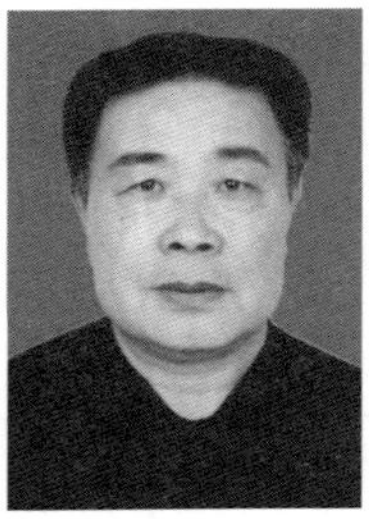

吕奎芳 男，生于1949年2月，安丘市凌河镇人，中共党员，主任医师，曾任安丘市人民医院业务副院长、党委委员。

1968年3月应征入伍，进卫生员训练队学习1年。1970年3月入上海军医大学医疗系学习，毕业后在部队医院从事医疗工作。1977年在文登县医院进修1年。历任某师医疗队军医、主任、院长。1984年到泰山医学院补训学习2年，1987年转业至安丘县人民医院，历任外科副主任、骨科主任、业务副院长、党委委员。2003年晋升主任医师。2009年2月退休。

1995年、2000年获潍坊市科技进步成果三等奖各1项，2002年获国家级专利1项，先后在国家级杂志发表论文4篇。

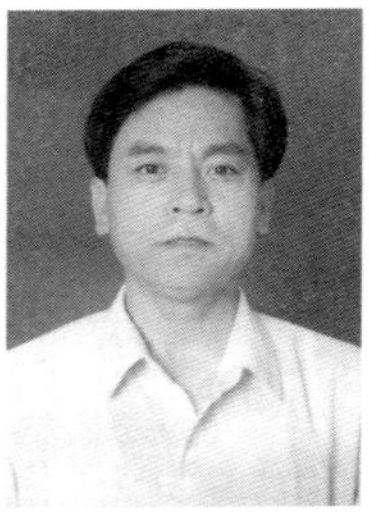

赵新福 男，生于1954年，安丘市景芝镇人，中共党员，曾任安丘市人民医院党委副书记。

1972年12月入伍，1976年至1979年在上海第二军医大学药学系学习。历任炮兵75师医院药剂科主任，高炮旅政治处主任。1995年转业至安丘市人民医院任党委副书记，1999年调安丘市卫生局任纪检组长。

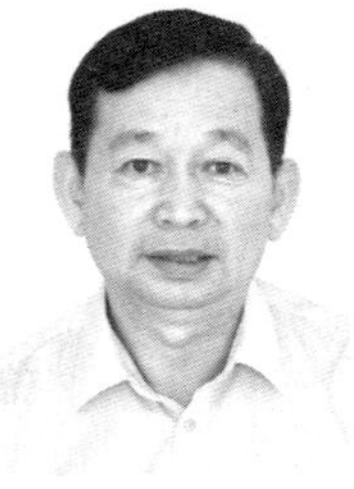

赵克明 男，生于1952年3月，安丘市兴安街道人。中共党员，主任医师，曾任安丘市人民医院工会主席、副院长、党委委员。

1972年2月在安丘县水利局任统计员。1977年8月毕业于昌潍医学院，分配到安丘县白芬子医院任副院长。1984年5月调安丘县卫生局任业务股股长、政工股股长。1991年8月调安丘县人民医院任肿瘤内科主任。1996年12月任安丘市人民医院工会主席、党委委员。1998年8月任安丘市人民医院副院长。2012年2月退休。

从事医疗工作后，带领全科、全院医务人员开展新技术、新项目，参与重症疑难病人的诊治及组织会诊工作，定期在内科查房、看门诊，带教进修实习人员，较好地完成临床医疗、科研和教学工作任务。带领全院开展新技术、新项目20余项，参与抢救急危重病人260余例，抢救成功率达86%以上。尤其擅长内分泌疾病如甲状腺、糖尿病及并发症的诊断与治疗。治疗甲状腺病人2600余例，治疗糖尿病及其他内分泌等疾病患者1.2万余例，效果显著。对肿瘤的研究与治疗有独到之处，使数以千计的肿瘤病人延长生存时间，提高生活质量。主编和参编医学专著4部，在省级以上刊物发表论文16篇，其中《Ⅱ型糖尿病患者胰岛细胞抗体检测临床意义探讨》《糖尿病患者尿蛋白与红细胞醛糖还原酶活性相关研究》《糖尿病患者红细胞醛糖还原酶活性柱层析法测定》《糖尿病患者周围神经传导速度与红细胞醛糖还原酶活性相关研究》《糖尿病患者血浆载酯蛋白含量变化》《甲状腺疾病患者TsAb的阳性率调查》等论文分别在《中国糖尿病杂志》《中国当代医学》《中国医疗杂志》《中华综合医学月刊》等国家级刊物上发表。多次参加全国、省、市学术会议，多篇论文被评为优秀论文。主持开展的《卡铂和VP16治疗非小细胞性肺癌的临床研究》获安丘市科技进步二等奖。科技成果《肠溶阿司匹林对糖尿病患者红细胞醛糖还原酶活性及周围神经传导速度的影响》，通过省专家鉴定。

1985年被中共安丘县委授予模范共产党员称号。在2003年抗击“非典”工作中，被潍坊市委、市政府授予先进工作者称号，荣立三等功。

陈光春 男，生于1953年10月，安丘市兴安街道人，中共党员，曾任安丘市人民医院副院长、党委委员。

1988年毕业于解放军总后勤部医学专科学

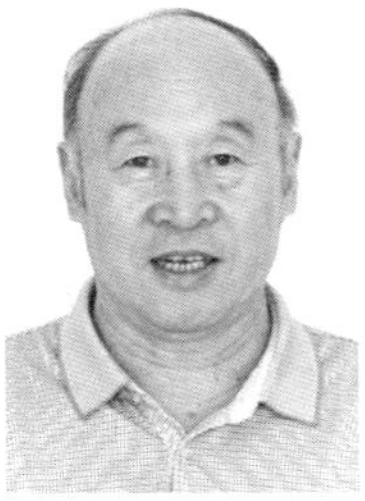

校，历任八〇四〇一部队卫生队队长、卫生科科长，五四三医院副院长等职。1999年8月转业到安丘市人民医院任副院长、党委委员，负责后勤、医疗工作。2013年10月退休。

发表国家级论文2篇，被《中华名医大辞典》《中国专家人才学》收录。在部队荣立三等功2次。在2003年抗击“非典”期间荣立三等功1次。

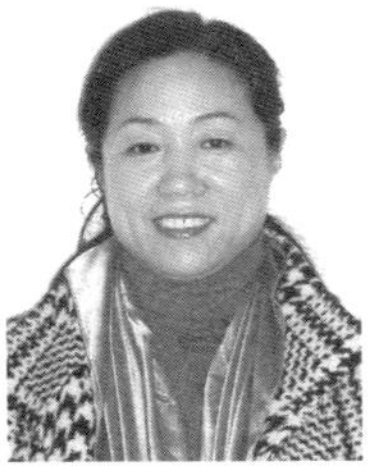

潘丽萍　女，生于1959年12月，安丘市凌河镇人，中共党员，主任护师，曾任安丘市人民医院护理部主任、党委副书记、副院长。

1980年3月毕业于益都卫校护理专业，分配到安丘县人民医院，从事护理工作。先后到泰安医学院和潍坊医学院参加护理专科班和本科学历学习。2009年晋升为主任护师。历任内科副护士长、护士长，护理部副主任、主任，副院长、党委副书记。2012年12月退休。

从事护理工作及护理管理工作34年，在责任制、整体护理及优质护理方面取得显著成绩。撰写论文10余篇，获得安丘市科技进步奖2项。获山东省妇女先进工作者、潍坊市先进工作者、潍坊市抗“非典”先进个人称号，荣立二等功。为潍坊市党代会代表、安丘市党代会代表、安丘市政协常委。

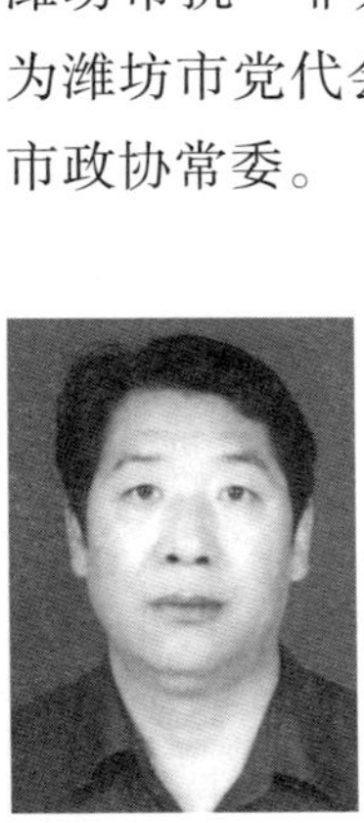

韩瑞学　男，生于1952年2月，安丘市大盛镇人。中共党员，主治医师，曾任安丘市人民医院工会主席、党委委员。

1974年8月，益都卫校医疗专业学习。1976年8月分配到安丘县人民医院雹泉分院工作，先后任医士、医师、主治医师、医疗组长、院长、医院党支部书记。1998年12月调安丘市人民医院任工会主席、党委委员。2012年2月退休。

擅长内科常见病，多发疾病及部分疑难杂症的诊断治疗。1988年被山东省卫生厅评为全省计划免疫工作先进个人。1997年5月被安丘市人民政府授予安丘市劳动模范称号。1997年11月出席安丘市党代会。2002年6月获潍坊市工会先进工作者称号。

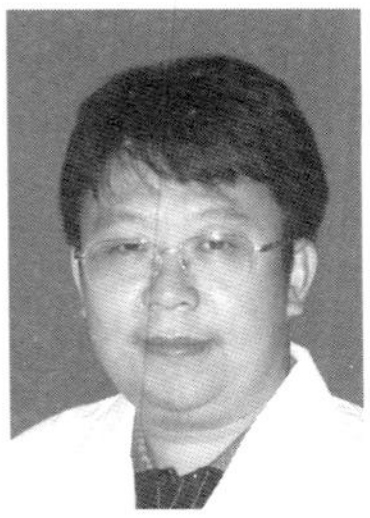

李忠刚　男，生于1963年5月，安丘市兴安街道人，中共党员，主任医师，安丘市人民医院副院长、党委副书记。

1979年8月就读于青岛医学院医学系，1984年8月大学毕业，分配到安丘县人民医院任内科医师。1991年8月在山东医科大学附属医院神经内科进修学习1年。1994年4月任安丘市人民医院内三科副主任。1998年2月任神经内科主任。2001年12月任副院长、党委委员兼神经内科主任。2007年1月任党委副书记。

主要从事神经系统疾病的诊断、治疗和科研工作，擅长治疗脑梗死、脑出血、蛛网膜下腔出血、脑供血不足等脑血管病，各种性质的脑炎、脑膜炎、脊髓病、肌病、脱髓鞘病、外周神经病、头痛、头晕、睡眠障碍等神经症、癫痫等疾病，特别是对各种脑血管病、脑炎的诊断及治疗具有丰富的临床经验并有独到之处，处同级医院领先水平。

开展腰椎穿刺脑脊液置换术治疗蛛网膜下腔出血的临床研究，每年治疗蛛网膜下腔出血病人50余例，成功率在95%以上，该项研究成果获安丘市科技进步二等奖。在安丘市率先开展血肿及脑室引流结合腰穿脑脊液置换抢救重症脑出血、原发性脑室出血的临床研究，取得较好的临床疗效。《东菱克栓酶治疗早期脑梗死的临床研究》获安丘市科技进步二等奖。开展的《尿激酶静脉溶栓治疗超急性期脑梗死的临床研究》取得肯定的疗效和经验；还开展《丹奥治疗进展型脑梗死的临床研究》《降纤酶治疗频发性TM》《中枢性偏瘫的早期康复治疗》等多项治疗方法和新技术。发表学术论文20余篇。其中，国家级刊物3篇、省级7篇、学术会交流论文10余篇。为中华医学会会员，兼任潍坊医学院教授，潍坊市医学会医疗事故技术鉴定专家库成员，潍坊医学会神经内科学会副主任委员。2015年，获“潍坊名医”称号。

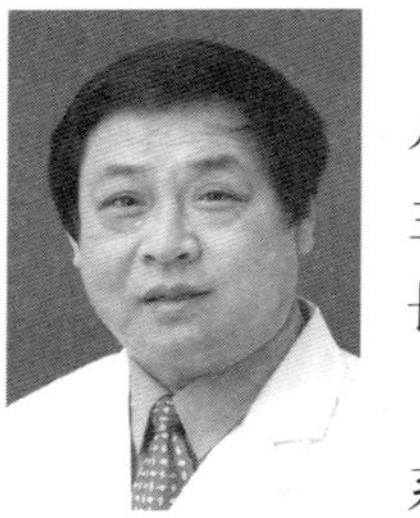

蔡　波　男，生于1962年8月，山东省高青县人，中共党员，主任医师，安丘市人民医院副院长、党委委员。

1982年8月滨州医学院医疗系毕业，分配至安丘县人民医院外科工作。1987年3月至1988年3月到山东省立医院胸外科进修学习，回院后在安丘县人民医院外一科工作。1991年参加安丘县医疗工作队到安丘县第四人民医院工作6个月。1993年晋升主治医师。1996年任安丘市人民医院外一科副主任。1997年3月至1998年3月到北京市中日友好医院普外科、北京协和医院普外科及中国医学科学院腹部肿瘤外科进修学习。1998年3月组建安丘市人民医院普外科，任普外科主任，同年晋升副主任医师。2001年任安丘市人民医院副院长兼普外科主任。2005年晋升主任医师。

在医院率先开展的手术：三切口食管癌根治术、右侧路径经右心房闭式二尖瓣扩张分离术、缩窄性心包炎心包剥脱术、经腹贲门癌根治术、经腹贲门失迟缓征切开成型术、低位直肠癌保肛术、回肠J型贮袋直肠癌根治术、规则性半肝切除术、改良式胰十二指肠切除术、射频电化学治疗实体恶性肿瘤、碘125粒子置入治疗晚期实体恶性肿瘤、激光治疗大隐静脉曲张、小切口（小于1厘米）阑尾切除术、小切口（3～5厘米）胆囊切除术、腹腔镜胆囊切除术、腹腔镜精索静脉高位结扎术、腹腔镜十二指肠穿孔修补术、腹腔镜肠粘连松解术、腹腔镜直肠癌根治术。获得潍坊市科技进步奖4次，获得安丘市科技进步奖18次。发表科研论文36篇。1984年在安丘县人民政府、安丘县总工会举办的安丘县卫生系统业务技能比赛中，获得外科系统第一名。2000年获安丘市岗位明星称号。2008年至2013年被评为国家医师资格考试潍坊考点优秀考官。被评为第三批潍坊名医。被评为安丘市首届科技拔尖人才。为中华医学会会员，兼任潍坊医学院教授，潍坊市医学会医疗事故技术鉴定专家库成员，《腹腔镜外科杂志》特约编委，山东省医师学会肝胆外科分会第一届常务委员，山东省医师协会乳腺、甲状腺外科分会委员，潍坊市医学会普外科专业委员会副主任委员，潍坊市中西医结合学会第二届乳腺、甲状腺专业委员会副主任委员，潍坊市医学会第一届肝胆外科专业委员会委员，潍坊市医学会第一届胃肠外科专业委员会委员，潍坊市医师协会外科医师分会第一届委员会常务委员，潍坊市抗癌协会第一届肿瘤内镜学专业委员会委员。

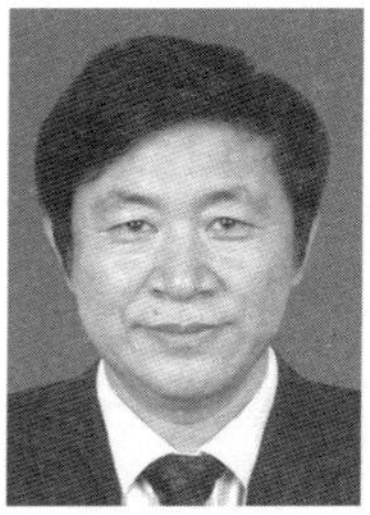

孙桂祥　男，生于1962年5月，寿光市羊口镇人，中共党员，主任医师，安丘市人民医院副院长，党委委员。

1983年7月毕业于临沂医学专科学校医疗专业，分配到安丘县石埠子医院。1986年10月调入安丘县人民医院。1989年至1999年在省立医院神经外科进修。1999年6月至2002年6月在新疆喀什二院工作。2001年12月任喀什二院外科副主任（中组部组织援疆工作）。2002年6月援疆结束，回安丘市人民医院。先后任神经外科主任、业务副院长、党委委员。

业务专长神经外科、骨外科。30多年来参与手术6000余台，抢救危重病3000余人次，主持开展新手术、新项目60余项，为安丘的神经外科建设做出突出贡献。援疆3年，在新疆喀什工作期间参加手术460多次，参与急危重病人抢救360余次，完成70多次高难度手术，开展新项目

17 项，有 6 项获医院及地区科技进步奖。培养出两名维吾尔族神经外科专业医生，并独立完成神经外科业务工作，帮助喀什地区二院成立神经外科专业。事迹分别被《大众日报》《健康报》《潍坊日报》、山东电视台、潍坊电视台专门报道。《小骨窗治疗高血压脑出血》获喀什地区科委一等奖；《颅内肿瘤手术切除》获喀什地区科委二等奖；《颅内血巾微创术》获喀什地区科委三等奖；《直切品小骨窗治疗高血压脑出血》《颅内血肿粉碎穿刺针治疗硬膜外血肿》获喀什地区科委三等奖；《CT 引导下择期微创手术治疗血压小脑出血》在《中国微侵袭神经外科杂志》刊登。2000 年获“十佳医生”“先进援疆干部”称号。2001 年医德医风荣誉获得者。2002 年被喀什卫校党委授予优秀共产党员称号；被中共喀什地委、喀什行政公署授予喀什地区优秀援疆干部称号；被中共新疆维吾尔自治区委员会、新疆维吾尔自治区人民政府授予优秀援疆干部称号。

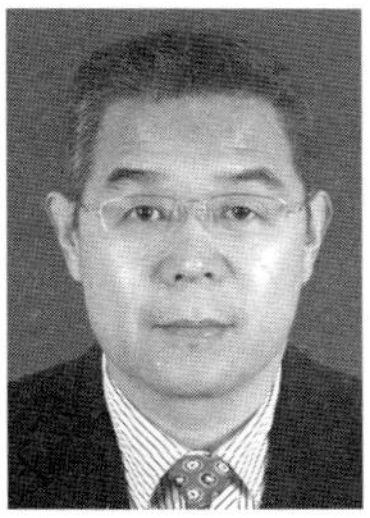

李文平　男，生于 1963 年 3 月，安丘市石堆镇人，中共党员，主任医师，安丘市人民医院副院长、党委委员、呼吸与危重医学科主任。

1983 年 7 月毕业于昌潍医学院，获医学学士学位，分配到临浯乡卫生院工作。1986 年 10 月至 1987 年 10 月在潍坊市人民医院内科进修学习。1987 年 12 月调入安丘县人民医院任内科医师。1992 年 4 月至 1993 年 4 月在山东省立医院呼吸内科进修学习。1994 年 11 月任安丘市人民医院内二科副主任。1998 年 2 月任安丘市人民医院呼吸内科主任、党支部书记。2002 年 4 月至 5 月在北京市朝阳医院呼吸重症监护病房（RICU）参观学习。2003 年 2 月任安丘市人民医院医务科主任、呼吸内科主任。2007 年 1 月任安丘市人民医院副院长、党委委员。2011 年晋升主任医师。

参加和主持安丘市呼吸内科专业开展的各项诊疗技术，主要有 20 世纪 90 年代初开展的血气分析、纤维支气管镜检查术、经支气管镜活检术、支气管肺泡灌洗术、经皮肺胸膜活检术、穿刺套管针置管闭式引流术；20 世纪 90 年代中期开展的肺功能检查、非同步有创机械通气；2000 年开展的无创—有创序惯机械通气，属潍坊市首创；2003 年，借助自身业务特长，积极建议和参加筹建重症监护室（ICU）及 2012 年组建的呼吸与危重医学科，使全院呼吸机的使用和危重病人的救治水平迅速提高；2014 年开展的睡眠呼吸监测，对感染性支气管肺疾病（支气管炎、支气管扩张、肺炎、肺脓肿等）及抗菌药物的合理应用、支气管哮喘的诊治、慢性阻塞性肺疾病（COPD）的防治、弥漫性间质性肺疾病（特发性肺纤维化）和支气管肺癌的早期诊断等有较深入的研究；对急慢性呼吸衰竭、肺心病心衰及心律失常、肺栓塞、危重哮喘、自发性气胸的救治有较高水平。在国家级及省级医学刊物发表论文 15 篇；参加撰写专著 2 部；获科学技术进步奖 4 次。为潍坊医学院内科学教授、山东省医师协会理事、中国哮喘联盟会员、中国抗癌联盟会员、山东省抗癌协会肺癌分会委员、潍坊市呼吸专业委员会常委、潍坊市变态反应专业委员会副主任委员、潍坊市医学会医疗事故技术鉴定专家库和潍坊市安城司法鉴定所鉴定专家。被潍坊市卫生局授予“百佳青年医务明星”“潍坊市卫生系统先进工作者”等称号。

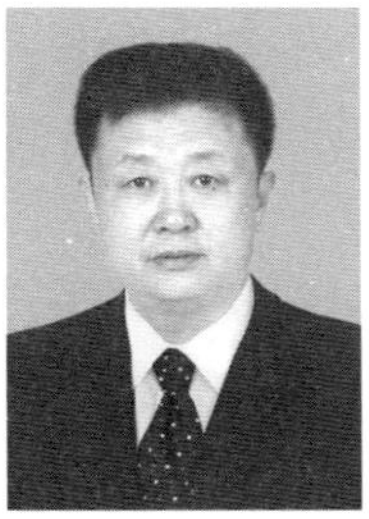

张洪武　男，生于 1964 年 10 月，安丘市大汶河旅游开发区人，中共党员，主任医师，安丘市人民医院副院长、党委委员。

1988 年 7 月毕业于潍坊医学院，分配至枣庄市矿务局中心医院。1996 年 10 月调入安丘市人民医院，从事胸外科工作。1999 年 3 月至 2000 年 3 月到山东省立医院进修胸外科专业。2002 年 3 月至 2002 年 9 月带领医疗、护理、麻醉、重症监护室等 10 余人的团队到山东省立医院进修心外科专业。2007年1月任医院副院长、党委委员。2010年11月晋升为主任医师。

擅长胸心外科各种疾病的处理及抢救。主持完成各种高难度手术1000余例，如食管癌切除空肠间置代食管术、心包内结扎肺、动静脉及部分心房切除治疗肺癌，成功率高，术后恢复良好。曾成功抢救心脏破裂（刀刺伤）10余例。尤其在2003年3月主持开展第一例心脏病体外循环技术后，完成各种心外科手术400余例，从简单的房缺、室缺修补、动脉导管未闭结扎，再到二尖瓣及主动脉瓣置换、心房黏液瘤切除。2009年9月，科研项目《支气管袖状切除术治疗中心型肺癌》获安丘市科技进步三等奖，《体外循环下完成心脏直视手术》获潍坊市科技进步二等奖；论文《二尖瓣置换术中保留后瓣及瓣下结构对左心功能的影响》在《中国循证心血管医学杂志》发表。2010年10月，撰写的论文《胸腔闭锁引流治疗胸腔积液的临床疗效观察》在《当代医学》发表，是年12月，论文《外科手术治疗胸廓出口综合征的疗效分析》在《中国医药导刊》发表。2011年10月，科研项目《登楼实验在低肺功能食管癌患者术前心肺功能评估中的作用研究》获潍坊市科技进步三等奖。2015年，成功实施第一例冠脉搭桥手术以及心脏大血管破裂的急救，得到省卫计委及省内专家的高度认可。以上技术的开展，均填补安丘市空白。尤其体外循环技术在潍坊市同级医院中处于领先水平。2008年获感动安丘十大人物提名奖。2010年6月，为潍坊市中西医结合学会肺病专业委员会副主任委员、山东省抗癌协会胸部肿瘤分会委员。2012年获“潍坊名医”称号。是年10月，为潍坊市医学会医疗事故技术鉴定专家库专家。2013年5月，潍坊市医学会心血管外科专业委员会副主任委员，潍坊市医学会胸外科学专业委员会常委。

邱 诚 男，生于1966年10月，安丘市新安街道人，中共党员，主任医师，安丘市人民医院副院长，党委委员。

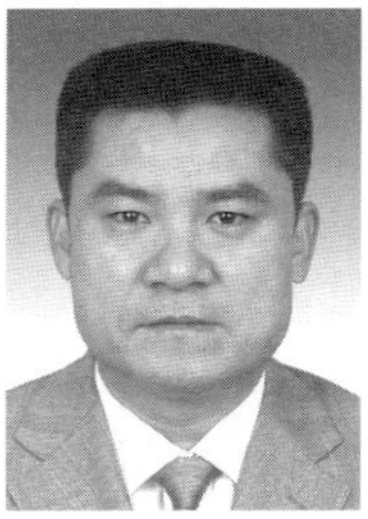

1990年毕业于山东医科大学临床医学系，分配到安丘县人民医院。1997年在卫生部北京医院进修骨科1年，师从骨科专家黄公怡教授，主要专业为骨关节外科、脊柱外科和老年骨病专科。1998年任医院创伤二科副主任。2003年晋升副主任医师。2004年3月任创伤二科主任。2007年1月任副院长、党委委员。2010年12月晋升为主任医师。

1994年参与安丘市第一例腰椎弓根手术，并将该项目推广。1997年获安丘市科技进步一等奖。1998年，被益都卫校聘为讲师。在安丘市开展首例外固定支架治疗股骨干骨折手术。首例交锁髓内针治疗股骨干骨折手术、首例滑动加压鹅头钉治疗老年股骨粗隆间骨折，完成科研项目《改良式Dewar手术治疗肩锁关节脱位的临床研究》获安丘市科技进步奖。在颈椎病颈椎前后路椎管减压术、腰椎间盘突出症、腰椎滑脱症等诊治方面积累了丰富的临床经验。在人工全髋关节置换术、膝关节损伤交叉韧带重建术等方面取得了良好的治疗效果。2002年，在安丘市率先开展关节镜技术。2014年4月，成功开展椎间孔镜微创手术，该项目在潍坊地区处于领先地位。被潍坊医学院聘为教授，担任中国中西医结合微创专业委员会委员、山东省医师协会急诊专业委员会委员、潍坊市骨科微创专业委员会副主任委员、潍坊市运动医学专业委员会常委、潍坊市创伤专业委员会常务委员等职务。2005年,获“安丘名医”称号；2015年，获“潍坊名医”称号。

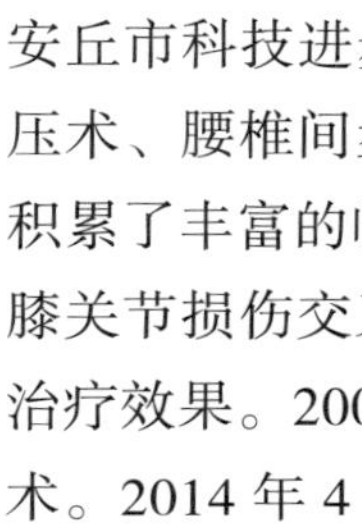

闫玉艳 女，生于1975年8月，安丘市金冢子镇人，中共党员，安丘市人民医院党委副书记。

1995年7月毕业于昌潍农校农业经济与管理专业，分配到金冢子镇经管站，任出纳员。1996年7月任金冢子镇政府统计干事。1997年7月任金冢子镇妇联科员。1994 年 9 月至 1997 年 7 月山东农业大学经济管理专业函授学习。1998 年 3 月任金冢子镇妇联主席。1998 年 12 月任郚山镇党委委员、妇联主席（其间：1999 年 9 月至 2002 年 7 月在天津商学院会计专业学习）。2005 年 1 月任郚山镇政府副镇长。2006 年 11 月 任兴安街道办事处副主任。2011 年月任兴安街道党工委委员、办事处副主任。2012 年 9 月任兴安街道党工委委员、纪工委书记。2014 年 2 月任安丘市人民医院党委副书记。

2001 年安丘市人民法院陪审员。2002 年被安丘市委、市政府评为先进个人。2003 年被山东省妇联、省林业厅评为绿化工作先进个人；是年《实施积极国际化战略引领农村妇女奔小康》在安丘全市妇联系统开展的读书征文评选活动中获三等奖。2006 年、2011 年安丘市党代会代表。

第二节　副高级职称以上人员

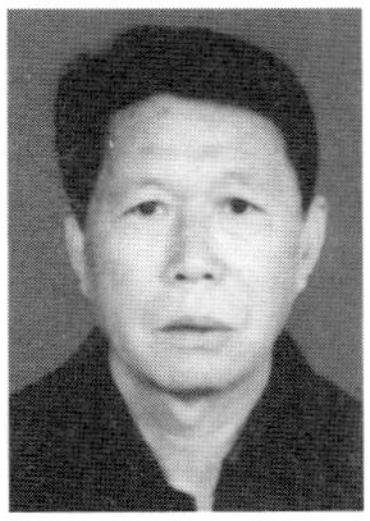

刘瑞林 （1939—2015），男，安丘市辉渠镇人，中共党员，副主任医师，曾任安丘县人民医院传染科主任。

1959 年 9 月毕业于青岛卫校。1962 年 12 月任淄博矿务局寨里煤矿医士。1979 年 12 月调入安丘县人民医院。1999 年 5 月退休。

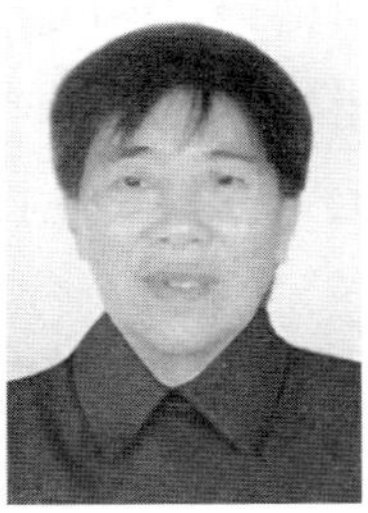

刘淑云 （1942—2016），女，青岛市崂山区人，中共党员，副主任护师，曾任安丘县人民医院副总护士长、办公室副主任。

1963 年至 1972 年在济宁医学院学习。1972 年 5 月至 1973 年 3 月在昌潍医学院学习。1974 年 3 月任安丘县人民医院统计。1983 年 3 月任安丘县人民医院副总护士长。1997 年 9 月退休。2016 年 10 月去世。

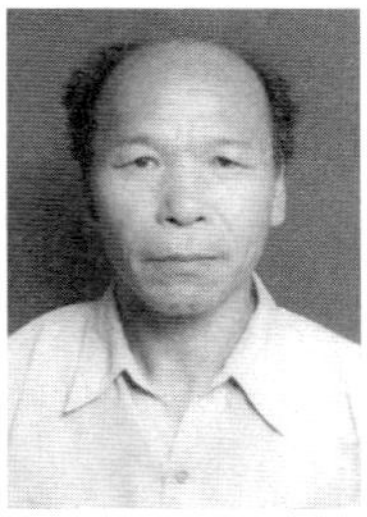

韩炳升 （1944—2004），男，安丘市大汶河旅游开发区人，中共党员，副主任医师，曾任安丘市人民医院神经内科副主任、党支部书记。

1968 年毕业于济南军医学校。1972 年转业到安丘县人民医院，历任内科副主任、神经内科副主任，副主任医师。2004 年 3 月去世。

从事临床 30 多年，致力于神经内科病学的临床研究，在医疗、教学、科研和学术等方面取得丰硕成果。发表论文 40 余篇，6 次获市科技进步奖。其中《脑脊液置换治疗蛛网膜下腔出血随机抽样研究》，为临床治疗该病突破性进展。该研究成果在国内尚属首次，其疗效确切，治愈率高，优于传统治疗方法，总结撰写论文发表在《中国危重病急救医学》杂志。在缺血性与出血性脑血管病和神经病理研究，以及头痛领域的研究均取得优异成果。其中，《钙离子拮抗剂治疗蛛网膜下腔出血并发脑血管痉挛 32 例临床分析》《加用肢体脱水合剂治疗脑出血的临床研究》《枕大神经痛 230 例疗效分析》《大脑中动脉梗塞的病理与临床》《舒脑宁汤防治偏头痛的临床研究》等论文分别在《中风与神经疾病杂志》《临床神经病学杂志》《内科危急重症杂志》，国际神经病理学术会，第二、三届国际东西方疼痛学术会等发表和刊登。

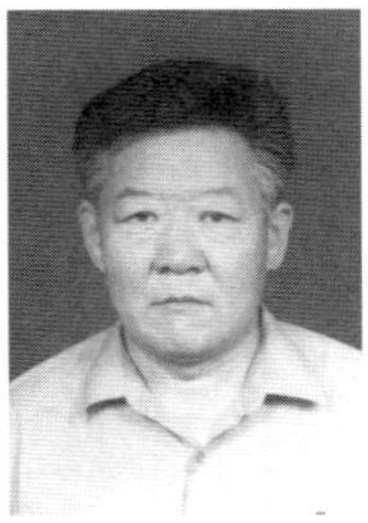

陈汉文 （1946—2016），男，安丘市石埠子镇人，中共党员，副主任中医师。

1962 年 2 月，诸城市石桥子医院学徒。1965 年石埠子公社冢头卫生所医生。1969 年石埠子医院医生。1985 年 9 月，上海中医函授大专。1986 年安丘县人民医院医生。

自 1962 年参加工作以来，从事中医妇科、胃肠病及腰腿痛等的治疗，取得较好的效果。

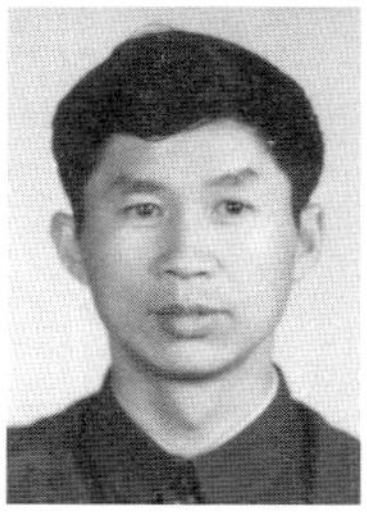

李明信 （1951—2001），男，安丘市柘山镇人，中共党员，曾任安丘县人民医院办公室主任、办公室党支部书记、内科党支部书记。

1974年8月毕业于山东省医科大学，分配到部队工作。1981年12月转业到安丘县卫生局。1987年8月调入安丘县人民医院，任办公室主任。1994年晋升为副主任医师。1995年在北京309医院进修学习心内科。

擅长心内科疾病的诊治。论文《选择性消融房室结慢经路治疗房室结折返性心动过速的方法学探讨》分别于1995年、1996年在《中国临床医学》《潍坊医学院报》《中国预防医学与临床》刊登。《新房扑动合并房室结插返性心动过速的射频消融》1996年刊登在《中国循环杂志》上；所著《实用老年病学》由《中国科学技术出版社》出版。1998年论文《绒毛膜癌误诊为急性心肌梗塞一例》刊登在《危重病常见病多发病临床诊治》上；《主动脉夹层分离误诊为急性肾乳头感染性坏死1例分析》刊登在《中国临床医药》上。

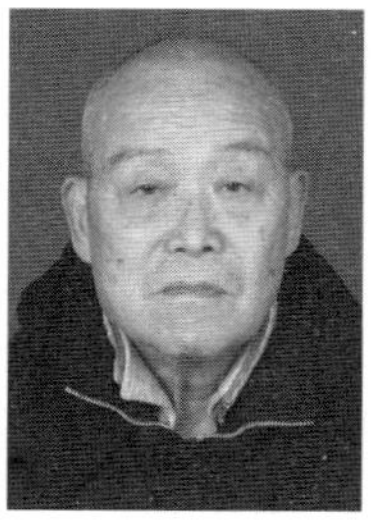

王福海 （1933—2016），男，安丘市大汶河旅游开发区人，中共党员，副主任医师，曾任安丘县人民医院急诊科党支部书记、医务科纪检员。

1959年8月毕业于山东省昌潍医士学校，分配到威海市文登中心医院外科工作。1963年11月调安丘县担山卫生院，并组建安丘县人民医院担山分院，任业务副院长。1987年10月调安丘县人民医院急诊室，晋升为副主任医师。1988年5月调安丘县人民医院县政府门诊部工作。1990年2月，任县委门诊部、县政府门诊部、干休所门诊部负责人。1993年10月退休。2016年11月去世。

从1965年10月起，连续28年参加安丘县征兵体检工作，其中任主检10年。1987年9月受到国防部表彰，颁发证书和纪念章。1984年8月当选为安丘县第六次党代会代表。是年12月，安丘县委、县人民政府为鼓励其在“两个文明”建设中做出的贡献,颁发荣誉证书。1987年12月，被山东省人民政府授予基层卫生先进个人称号。1989年，被安丘县人民医院党委授予优秀共产党员称号。 1990年8月，发表的论文《中药热洗治疗扁平疣的临床观察》在第三届华中地区科学技术推广大会上被评为优秀论文二等奖。

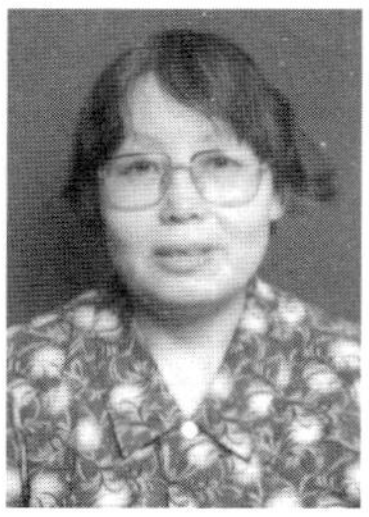

王洪翠 （1940—2006），女，乳山县人，副主任医师。

1961年9月考入山东医学院医疗系，1966年8月本科毕业。1967年分配到贵州省，次年调回山东省。1968年8月至1984年9月在安丘县人民医院雹泉分院任医师。1984年9月至1996年6月调入景芝分院任医师。1990年8月调到安丘县人民医院任心内科医师，后晋升为副主任医师。1995年退休。2006年病逝。

王振东 （1936—2011），男，生于1936年6月，安丘市兴安街道人，中共党员，副主任医师。

1957年7月毕业于昌潍医士学校，分配到聊城地区第二人民医院妇产科。1964年4月调入安丘县卫生局计划生育办公室，后调入安丘县红沙沟医院任医师。1972年5月至1986年5月先后在凌河医院、白芬子医院工作，为乡镇医院业务骨干。1986年5月调安丘县人民医院急诊科任全科医师。

对心脑血管疾病有独特医疗手法。1986年11月《大众人口报》、1986年12月《山东计划生育报》和1990年6月18日《山东人口报》分别对王振东做21647例计划生育手术无事故，以“放心大夫”为题做宣传报道。

李忠胜 （1963—2015），男，峡山区王家庄街道人，副主任医师，曾任安丘人民医院儿科主任、儿科专业业务院长。

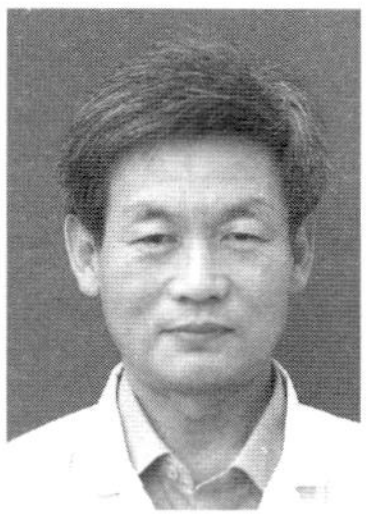

1986年7月，毕业于青岛医学院，分配到红沙沟医院。1988年1月调入安丘县人民医院。2009年1月任儿科专业业务院长兼病区主任。

对儿科疑难杂症及儿科急诊救治有丰富的临床经验，尤其对儿科心理及精神疾病有独到见解。参与编写专著3部，发表论文10余篇。为中华儿科医学会潍坊分会会员。2003年4月被潍坊市卫生局评为全市妇幼卫生工作先进个人。2008年2月被潍坊市人民政府评为妇女儿童工作先进个人。2011年3月被潍坊市卫生局评为全市卫生应急与疾病控制工作先进个人。

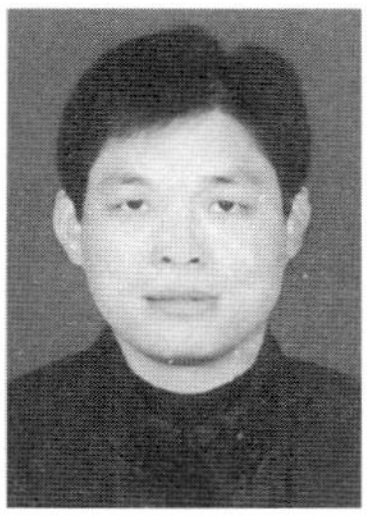

张维波　(1971—2014)，男，安丘市大汶河旅游开发区人。中共党员，副主任医师，曾任安丘市人民医院脊柱骨科主任。

1996年7月毕业于青岛大学医学院，同年分配到安丘市人民医院从事外科专业。2002年到山东文登整骨医院进修学习1年，2010年晋升为副主任医师。2014年3月去世。

熟练掌握骨科各种常见疾病的诊治，对于各种四肢及骨盆骨折的固定及植骨术、股骨头坏死、关节置换术、肌腱神经吻合等手术均能成功完成。担任脊柱骨科副主任及主任期间，独立完成颈胸腰椎骨折、椎间盘突出、椎骨内肿瘤等手术数百例。完成关节内骨折、软骨损伤修复、髋动力固定（DHS）、股骨髁上动力固定（CHS）、人工髋关节置换等手术150余例。在国家级期刊上发表论文7篇。

曹玉环　女，生于1953年8月，安丘市兴安街道人，中共党员，副主任医师，曾任安丘市人民医院传染科副主任。

1978年8月毕业于潍坊医学院，分配到关王卫生院，从事内科小儿科的临床诊治。1984年调入安丘县人民医院传染科。1997年9月任传染科副主任。2008年11月退休。

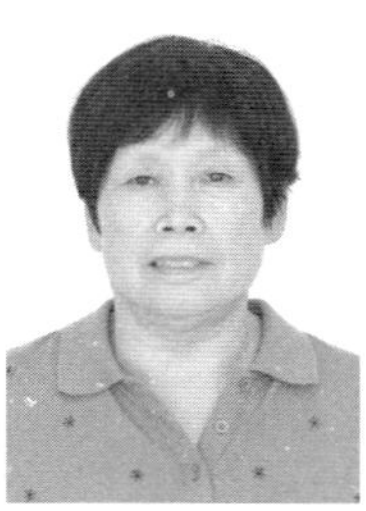

对内儿科常见疾病、各种传染病、肠道疾病的治疗，有丰富的临床经验和独特的治疗方法。发表国家级论文5篇、省级论文4篇，获安丘市科研成果奖三项。1992年、1995年、1997年、2001年被安丘市卫生局评为先进工作者。

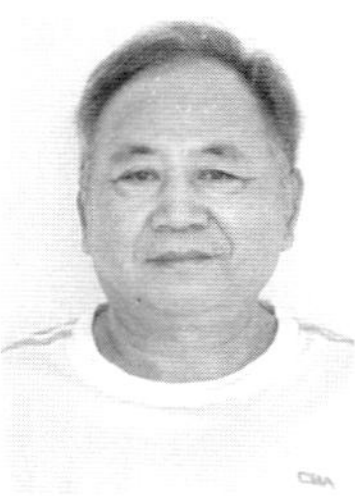

都治芳　男，生于1953年6月，安丘市辉渠镇人，中共党员，副主任医师，曾任安丘市人民医院内科副主任、消化内科主任、内科党支部书记、院长助理。

1978年毕业于昌潍医学院医疗系，分配到安丘县人民医院从事医疗工作。1983年到潍坊市人民医院进修1年。1984年到潍坊市人民医院进修消化内镜半年。1991年至1998年任内科副主任、党支部书记。1998年至2004年任院长助理、消化内科主任。1996年晋升为副主任医师。2013年6月退休。

从事普内科及消化内科近40年，擅长消化道疾病的诊断治疗和内窥镜检查术，发表论文12篇。其中《针刺足三里在内镜检查幽门》在《中国中西医杂志》及韩文发表。科研项目《针刺足三里内镜检查幽门环检观察》获安丘科技进步一等奖。1998年被安丘市人民政府授予跨世纪拔尖人才称号，多次获安丘市卫生系统先进个人和优秀共产党员称号。

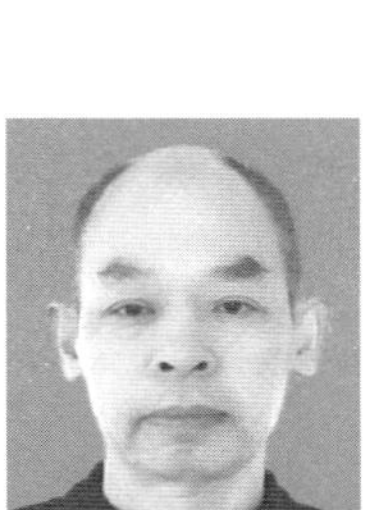

范守吉　男，生于1950年10月，安丘市兴安街道人，中共党员，副主任医师，曾任安丘市人民医院急诊科副主任、医务科副主任、内二科主任、肿瘤内科主任、保健科主任。

1976年12月毕业于昌潍医学院，分配到南流医院任内科医师。1981 年在潍坊市人民医院进修普内科 1 年。1983 年调入安丘县人民医院。1998 年在北京医院进修肿瘤内科 1 年。2010 年 10 月退休。

对内科呼吸、消化、心血管、内分泌、神经系统各专业病种和内科疑难重症的诊断处理有较高水平。开展肿瘤内科工作后，使安丘市肿瘤内科综合治疗达到规范合理，降低化疗毒副作用，提高治愈率，对延长病人生存期，提高生存质量效果明显，为安丘市肿瘤内科治疗奠定基础。在几十年的医疗工作中积累丰富的内科临床工作经验，多次参加国家、省、市级学术会进行学术交流，先后在国家级刊物及省级刊物上发表论文，并获安丘市科技进步奖，多次获安丘市卫生系统先进工作者称号。

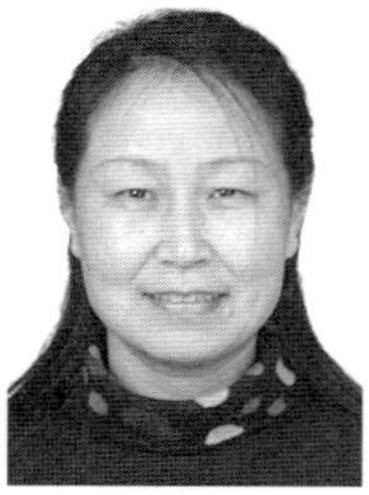

付立新　女，生于 1960 年 3 月，青州市人，中共党员，副主任药师，曾任安丘市人民医院西药制剂室副主任、党支部书记。

1976 年 11 月参加工作并从事药剂工作。1981 年参加潍坊市药检培训班，回院后创建医院制剂检验室，从事药检工作，创立甘露醇注射液半成品快速检验新方法。1999 年负责医院参加全省医院制剂室统一达标认证工作，一次即顺利达标认证。2001 年调医务科。2002 年任医务科副主任；同年取得执业药师资格。2009 年调质管科任副主任。2014 年调药剂科临床药学室。2015 年 3 月退休。

2002 年被潍坊医学院聘为讲师，被评为潍坊医学院教学先进个人和益都卫校优秀带教老师。参与研究“呼气触发灵敏度在机械通气中的临床应用”“柴胡和胃汤治疗慢性胃炎的临床研究”“序通机械通气治疗慢性阻塞性肺疾病 II 型呼吸衰竭研究”，分别获 2004 年、2005 年安丘市科学技术进步三等奖。取得 2 项国家专利；在国家级专业刊物上发表论文 8 篇，省级专业刊物发表论文 2 篇。

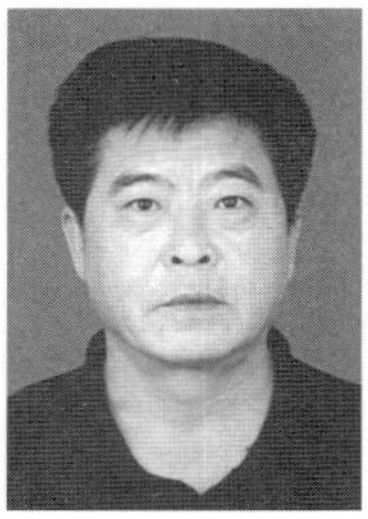

高立俊　男，生于 1949 年 2 月，安丘市新安街道人，中共党员，副主任医师，曾任安丘市人民医院心血管科、呼吸科、神经科副主任、党支部书记，医务科主任、院长助理。

1969 年 12 月入伍。1973 年提升为助理军医。1978 年 3 月，毕业于广州第一军医大学医疗系。1979 年，参加中越边境自卫反击战。1981 年 12 月，部队转业分配到安丘县人民医院，分别在心血管内科、呼吸内科、神经内科任副主任、支部书记。1994 年至 2004 年任医务科主任、院长助理。1996 年 12 月晋升为副主任医师。2005 年任查体中心主任。2009 年 2 月退休。

在《实用内科学》《山东医药》发表论文 10 余篇。曾获“潍坊市文明市民”称号。

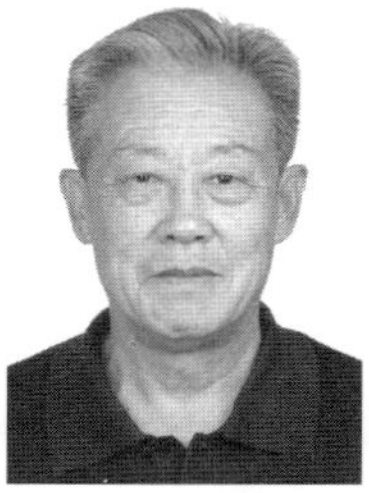

高民信　男，生于 1947 年 3 月，安丘市景芝镇人，中共党员，副主任医师，曾任安丘市人民医院烧伤科主任。

1965 年 8 月，任乡村医生，同年 10 月参加景芝卫生班学习。1968 年 2 月入伍。1972 年 5 月毕业于济南军医卫生干部学校。1975 年到五莲县人民医院进修外科 1 年。1976 年到潍坊市结核病医院进修麻醉半年。1979 年到临朐县人民医院进修外科 1 年。1980 年到聊城二院（临清）进修心电图 3 个月。1985 年 8 月至 1987 年 2 月在解放军第 89 医院泌尿外科进修。历任山东省军区独立一师三团卫生员、助理军医，炮兵团军医，五莲县人民武装部军医，安丘县人民武装部军医。1987 年转业到安丘县人民医院，从事外科工作。1992 年到潍坊市人民医院进修烧伤整形 7 个月，从此专业为烧伤整形，任烧伤科主任，成为安丘市烧伤整形科学科带头人。2007 年 3 月退休。

先后完成肾上腺肿瘤皮肤头肿瘤手术治疗，填补安丘外科医疗专业空白。用干湿两种治疗方法救治大批重度烧伤病人。获中国中西医结合学会烧伤专业委员会科学技术进步三等奖1次。获安丘市科学技术进步二等奖1次、三等奖5次。发明包皮扎切环及支架导尿管两项专利，取得国家专利。有13篇论文发表在国家级杂志上，其中有3篇被评为优秀论文。在部队工作期间，荣立三等功1次。多次获安丘市先进工作者、安丘市模范共产党员称号。

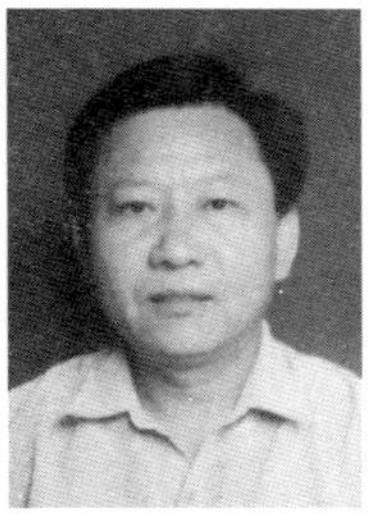

高锡东　男，生于1951年12月，潍坊市峡山区王家庄街道人，中共党员，副主任医师，曾任担山医院院长，安丘市人民医院急诊科主任，传染病科党支部书记。

毕业于潍坊医学院，主要从事临床医学专业。2011年12月退休。

研究成果《软肝缩脾与保肝健脾补肾法治疗肝病》经山东省科委鉴定为国内领先水平，获省级科研成果三等奖；《热风消痹液疗法临床研究》治疗风湿类风湿性关节炎，获潍坊市科技进步三等奖；在国家级刊物发表论文5篇、省级刊物发表论文6篇。为中华医学会急诊医学专业委员会会员，山东省病理生理学会、危重病医学专业委员会会员，潍坊市医学会第二届医疗事故技术鉴定专家库成员。多次被潍坊市卫生局评为卫生先进工作者；2008年被中共山东省委授予汶川地震抗震救灾模范党员称号；被安丘市委、市人民政府授予跨世纪优秀科技人才称号，并被录于中国世纪专家库。安丘市党代表。

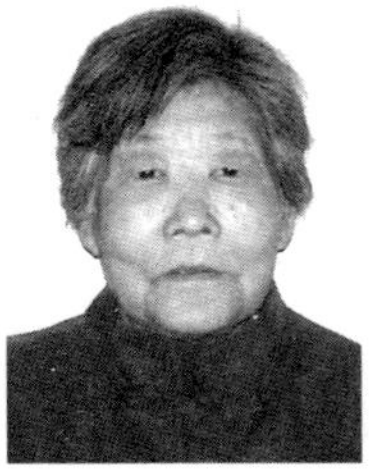

韩承兰　女，生于1941年12月，安丘市石堆镇人，中共党员，副主任护师。曾任安丘市人民医院护士长。

1964年毕业于潍坊护校，分配到安丘县人民医院工作。1996年12月退休。

先后参加过安丘县及潍坊地区举办的护理技术比武大赛，获得好评与奖励。努力学习护理新技术、新理论、勇于创新，积极参加科研，自行改制的《锁骨静脉穿刺器具》《弹力四头带》获县科技进步奖，先后撰写论文《截瘫病人的护理体会》《褥疮病人的护理体会》《脑外伤230例病人的观察与护理》《开胸病人的护理体会》等10余篇，其中《肛温与腋温倒置临床分析》《“弹力四头带”在临床的应用》《改进锁骨下静脉穿刺器具在临床的应用》《20例氯胺酮麻醉患儿的手术观察》《护士在急症误诊病人抢救中的作用与地位》等在《潍坊护理荟刊》发表。

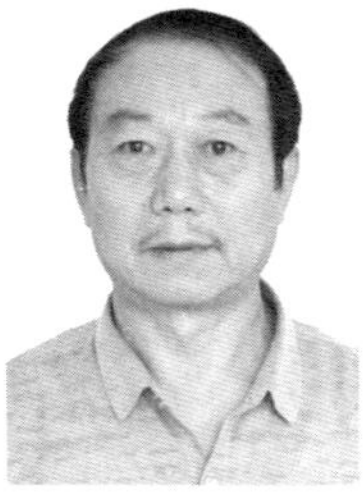

韩怀忠　男，生于1955年3月，安丘市兴安街道人，中共党员，主任医师，曾任安丘市人民医院外科支部书记，神经外科主任、院长助理。

1978年8月毕业于昌潍医学院，分配到安丘县人民医院，从事外科医疗工作。1984年4月在潍坊市人民医院神经外科进修1年。1994年3月任安丘市人民医院外二科主任。1995年5月任安丘市人民医院神经外科主任、党支部书记。2004年11月晋升外科主任医师。2015年4月退休后，被医院返聘。

擅长治疗各种颅脑损伤、各种脑肿瘤、椎管肿瘤、脑溢血、脑血管畸形、蛛网膜下腔出血、脑积水、脑外伤后遗症头痛及颈肩痛等疾患；在安丘市率先开展各种颅脑损伤、复合性损伤的手术治疗、颈椎病的前路椎管扩大、T型植骨术；对危重病症施行一条龙救治程序，利用亚低温疗法治疗重型脑外伤；开展微创手术治疗高血压脑出血，包括开骨窗、“锁孔”术及穿刺引流术，提高脑出血病人的治愈率，减少伤残率及病死率；利用手术显微镜成功开展幕上幕下胶质瘤切除术、巨大脑膜瘤切除术、桥小脑角肿瘤切除术、四脑室肿瘤切除术、垂体瘤的切除术（包括开颅，经口鼻蝶，经鼻孔入路）、脑干胶质瘤切除术；成功开展脑动静脉畸形切除术及颅底动脉瘤夹闭术、不同途径的脑积水分流术、利用不同材料做颅骨修补术、椎管肿瘤切除术。获潍坊市科技进步奖1项、安丘市科技进步奖5项。发表国家级及省级论文20余篇，参加编写医学专著1部。2001年6月获潍坊市优秀共产党员称号，事迹在《潍坊日报》报道。多次获安丘市卫生系统先进工作者称号。2008年获潍坊市卫生局嘉奖。

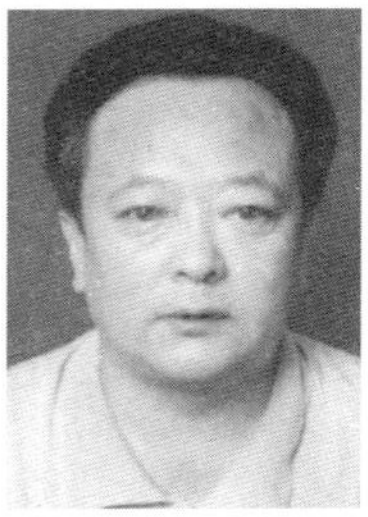

姜九零　男，生于1955年7月，昌邑市龙池镇人，中共党员，副主任医师，曾任安丘市人民医院创伤一科主任、院长助理。

1970年11月参加工作。1977年在昌潍地区人民医院进修1年。1982年在解放军八十九医院进修1年。1995年在解放军总医院（301医院）进修1年。历任外科医生、急诊科副主任、主任兼党支部书记、外二科主任兼党支部书记、创伤一科主任兼党支部书记、院长助理。2015年7月退休。

对骨科的常见病、多发病的诊断治疗有较深的造诣，对疑难、复杂病例的诊治具有一定水平。1978年率先在医院成功开展开颅手术，填补安丘县开颅手术的空白，居潍坊地区先进水平。在骨科领域带领同仁完成多项高难度的新技术、新项目。尤其擅长对创伤、脊柱及关节等方面疾病的诊治。在《中风与神经疾病》《中国矫形外科杂志》《中国中医骨伤科》《全国中西医药研究》《山东省医学》《渤海医药》等杂志及全国学术会议上发表论文20余篇，其中《脊神经后支封闭治疗第三腰椎横突综合征78例报告》一文被《中华医学文库》收编。获潍坊市科技进步三等奖1项、安丘市科技进步一等奖3项、安丘市科技进步二等奖3项。获安丘市卫生局、安丘市人民医院先进工作者、优秀共产党员称号10余次。1980年2月被昌潍团地委授予“新长征突击手”称号。1991年被潍坊市卫生局授予“三学三创”活动先进个人称号。1994年12月被国家计划生育委员会、卫生部授予计划生育万例手术无事故先进个人称号。为山东省青年医务工作者协会理事、潍坊市骨科学术委员会委员、潍坊市医学院外科学副教授。

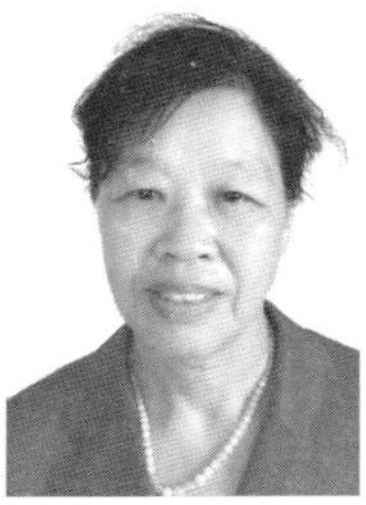

李德芳　女，生于1950年10月，潍坊市峡山区王家庄街道人，主任医师，曾任凌河医院副院长、白求恩医院副院长。

1968年参加工作，1971年2月就读于山东医科大学，1974年8月毕业后，分配到昌潍地区人民医院内科任医师。1978年6月调入安丘县人民医院内科。1980年10月调入贾戈医院。1986年3月任凌河医院副院长。1993年1月任安丘县白求恩医院副院长。2001年4月调入安丘市人民医院。2005年10月退休。

在30年的临床工作中，对治疗各种常见病、多发病及内科、传染科的疑难病症，具有丰富的临床经验。在抢救危重病人过程中争分夺秒，使众多病人转危为安，特别在抢救有机磷中毒及流行性出血热（EHF）过程中有新的突破，有机磷中毒治愈率98%以上，EHF治愈率100%，达国内先进水平，先后收到感谢信百余封，锦旗镜匾20余面（块）。撰写论文20余篇，参加国家级及省市学术交流会10余次。其中国家级论文3篇，省级10余篇，市级论文10余篇。1992年7月山东电视台、潍坊电视台《晚间新闻》中分别对《流行性出血热（EHF）治愈率达100%》进行播放。在潍坊市1992年、1993年召开的EHF防治疗研讨会交流经验，受到与会专家的一致好评。1994年4月在东营市参加全省EHF研讨会。1994年10月被推荐到北京参加全国召开的第三届EHF学术交流会。1995年6月在泰安参加医学理论与实践学术会。对EHF临床研究这一课题用中西医结合治疗方法，经省情报所检索，治愈率达国内先进水平。1995年被省科委和省卫生厅评为科技成果三等奖，被安丘市科委评为科技成果一等奖，填补国内空白。1997 年 9 月在烟台召开的全国第五届 EHF 学术会议上，进行交流，得到与会专家教授的充分肯定。1998 年 11 月在烟台参加全省 EHF 研讨会，并在大会交流经验。

1992 年被潍坊市卫生局、潍坊市人事局评为先进工作者，被中共安丘县委评为“迎接十四大·为党添光彩”优秀共产党员。1997 年被县妇联评为“三八红旗手”。1996 年 6 月被潍坊市委组织部、人事局授予“跨世纪科技人才”称号。1997 年 5 月被安丘市委、市人民政府授予“专业技术拔尖人才”称号。

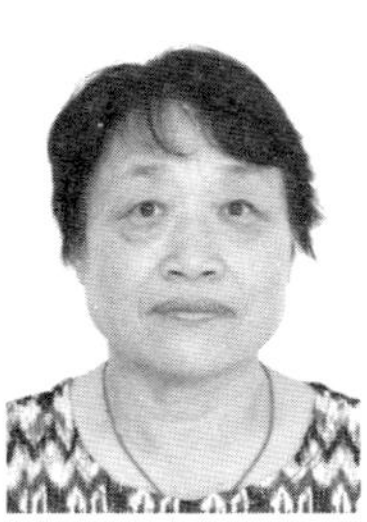

李芳莲　女，生于 1954 年 8 月，安丘市兴安街道人，副主任医师。

1978 年毕业于潍坊卫校妇产科专业，分配到昌潍地区人民医院，后脱产学习。1979 年调入安丘县人民医院妇产科。1994 年毕业于潍坊医学院妇产科专业。2009 年 8 月退休。

曾到潍坊医学院附属医院和山东省立医院妇产科进修学习各 1 年，多次参加全国性学术交流，具有扎实的理论基础和丰富的临床经验。能处理妇产科常见病及各种疑难杂症，开创医院新式剖宫产手术的先例，在妇产科及计划生育手术方面有独到之处。获科研成果奖 3 次，发表国家级学术论文 7 篇、省级学术论文 10 余篇。

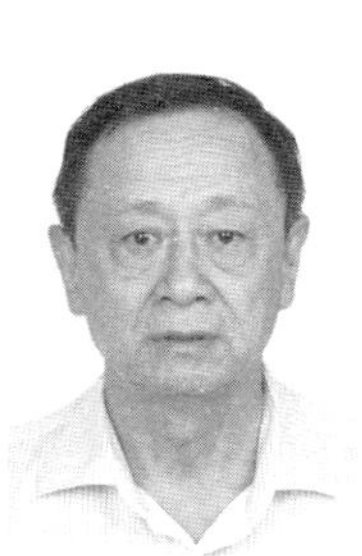

李林福　男，生于 1951 年 10 月，安丘市景芝镇人，中共党员，主任医师。曾任安丘市人民医院门诊部主任、兼糖尿病专科主任，门诊部党支部书记、医院纪委委员。

1969 年 11 月参加中国人民解放军，任营部卫生员。1971 年 2 月到济南军区军医学校第一军医训练大队学习，1972 年 2 月毕业，任团卫生队助理军医。1976 年 10 月至 1979 年 8 月在山东中医学院中医系学习，毕业后到部队医院任军医，从事临床医疗工作。1986 年 12 月转业到安丘县人民医院工作。1992 年 4 月任医院纪委专职委员。1992 年 7 月至 1994 年 4 月任门诊部副主任（主持工作）。1994 年 4 月至 2003 年 7 月任门诊部主任、党支部书记、兼功能检查科主任。2003 年 8 月至 2009 年 11 月任糖尿病专科门诊主任。2011 年 10 月退休。

1980 年开始从事中西医结合临床研究工作，主攻课题为“中西医结合治疗糖尿病临床疗效观察”，对糖尿病的诊治进行比较系统的研究探讨。在攻克世界性医学难题“糖尿病的治疗”方面取得显著效果，受到国内外医学界同仁的关注。主持研制的治疗糖尿病药物“芪柏降糖片”和“胰康宁胶囊”，经过对 1.2 万例Ⅱ型糖尿病患者应用观察，服用该药物作用稳定，疗效确切，副作用少，有效率 95% 以上。在糖尿病治疗与研究领域取得新进展，被国内外众多病家赞誉为“医德高尚，特色精湛”。20 多年该研究项目多次获安丘市科学技术进步奖；多篇论文被评为全国优秀论文；并在省级以上刊物发表论文 30 余篇。科研项目《中西医结合治疗糖尿病 364 例小结》在潍坊市中西医结合经验交流会交流发言，受到与会专家学者高度评价，并编入中国中医药出版社出版的《中华现代医学研究》一书。撰写的《浅谈中西医结合治疗糖尿病》被《中华临床医学新进展》编委会专家学术委员会评为优秀学术论文，并录入该书第三卷，由世界图书出版社出版发行。中国《医院报》曾以安丘市人民医院《中西医结合治疗糖尿病疗效显著》为题予以报道。为中华医学会会员、潍坊市中西医结合研究理事会理事。

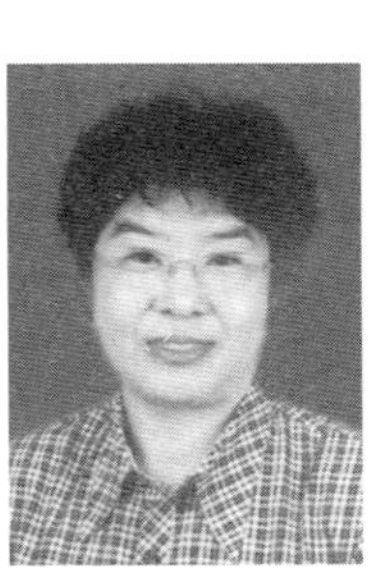

李瑞娟　女，生于 1955 年 5 月，安丘市景芝镇人，副主任医师，曾任安丘市人民医院产科主任。

1977 年 7 月，青岛医学院医疗系毕业，分配到安丘县人民医院妇产科。2010 年 6 月退休。

从医 33 年，勤于探索，精于实践，积累了丰富的临床经验，理论水平和业务能力日臻完善。不断开展新技术，引进新项目，率先在安丘市开展输卵管再通等高难手术。开展的新式剖宫产手术及头位难产的处理均有较高水平。先后有数篇科研论文在国家、省级刊物上发表，其中论文《人工破膜宫颈注射阿托品疗效观察》在《山东医药》杂志发表。1988 年 12 月，成功开展第一例输卵管吻合术，填补安丘县空白。为潍坊医学院妇产科学科副教授、潍坊市医学会医疗事故技术鉴定库成员。1993 年、1997 年和 2001 年获安丘市卫生系统先进工作者称号。2003 年 1 月 20 日当选安丘市人大代表、人大常委会委员。

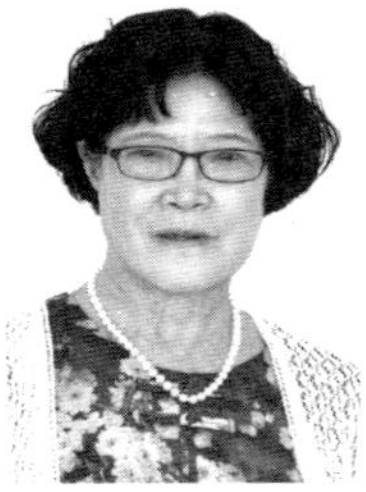

李树联　女，生于 1951 年 9 月，安丘市辉渠镇人，中共党员，副主任医师，曾任安丘市人民医院小儿科主任、院长助理。

1973 年 7 月毕业于昌潍医学院，是年 9 月分配到安丘县人民医院，从事内科临床医疗。1975 年在昌潍地区人民医院小儿科进修 1 年。1981 年 2 月从事儿科医疗工作。1994 年 2 月晋升为副主任医师。2006 年 10 月退休，被医院返聘在母婴保健科。

擅长儿科疾病的诊治。积极开展新技术、新疗法，担负临床教学任务。经常到安丘市妇幼保健院和乡镇医院会诊和指导工作。掌握国内本专业的新理论、新动态、新成果，并积极引进推广。全面掌握小儿专业知识的论文《运用中西医结合治疗支原体肺炎合并心肌损害》在《中华实用杂志》上发表；应用大剂量干扰素治疗小儿“病毒性脑炎”收到很好疗效;治疗“抽动障碍”和“硬皮病并发肾病综合征”，在山东省儿科经验交流会交流；“流行性腹泻”的口服补液在安丘市推广；用新电热毯治疗“新生儿硬肿症”、用中西医结合治疗新生儿黄疸，均收到很好效果。发表国家级论文 4 篇，省级论文、著作 10 余篇，出席参与疑难杂病治疗学的编写工作。参加出席全国专业会议 5 次，参加省级学术会议数次。曾任中华医学会会员、儿科专业委员会委员，被潍坊市医学会聘为潍坊市医学会医疗事故鉴定专家库成员，被潍坊医学院聘为儿科副教授。1996 年被中共潍坊市委、潍坊市人民政府评为先进少儿工作者，2004 年被潍坊市“双学双比巾帼建功”竞赛活动协调小组评为“巾帼建功岗位明星”，获潍坊市“三八红旗手”称号，多次被安丘市卫生局评为先进工作者及模范党员。

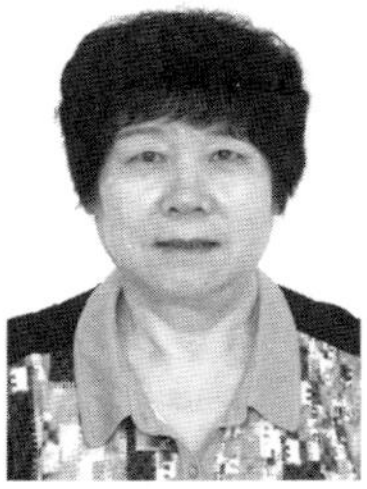

李秀清　女，生于 1948 年 5 月，安丘市兴安街道人，中共党员，副主任医师，曾任安丘市人民医院妇产科主任、妇科主任。

1972 年毕业于昌潍医学院。1979 年任安丘县人民医院妇产科主任。1981 年到山东省立医院进修。1998 年任安丘市人民医院妇科主任。2003 年退休，被医院返聘。2004 年到山东省生殖中心学习后，从事不孕不育工作。

在安丘县率先开展宫颈癌根治术、经阴道子宫切除术、输卵管吻合术、卵巢癌根治术、阴道成形术等高难度手术。开展微创手术，腹腔镜、改良式经阴道子宫切除术仅需 30 ~ 40 分钟。在全国、省、市级学术会交流论文 20 余篇，获优秀论文 5 篇。开展新项目 20 多项。获潍坊市科技进步三等奖 1 项、安丘市科技进步二等奖 2 项，安丘市科技成果三等奖 2 项。为中华医学会潍坊妇产科分会会员。被潍坊市妇联评为“三八红旗手”；被安丘市妇联评为“巾帼建功能手”；多次被安丘市人民政府、安丘市人民医院评为先进工作者。为安丘市第五次、第九次党代会代表。

刘明利　男，回族，生于 1956 年 4 月，河南省睢县人，中共党员，副主任医师，曾任安丘市人民医院院感科主任，兼科教科主任、医务科副主任。

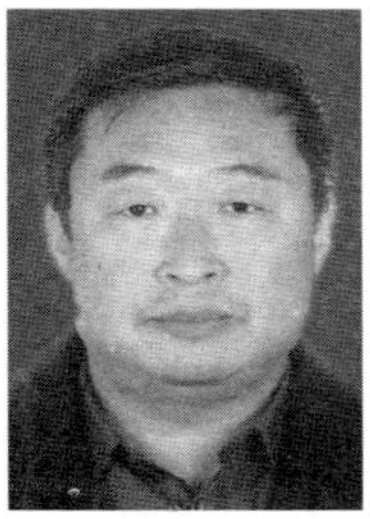

1975年4月到安丘县柘山镇下乡。1976年11月招为安丘县电机厂工人。1978年2月考入昌潍医学院，1982年2月毕业，分配到黑龙江省大兴安岭地区医院。1985年6月调入安丘县人民医院。2000年6月任白芬子镇卫生院院长。2001年11月调入安丘市中医院任急诊科副主任、党支部书记。2002年11月调回安丘市人民医院。2016年4月退休。

主要专业特长为外科、急诊医学、皮肤性病科。曾先后发表论文数篇。1996年12月《包皮扎切环与包皮扎切术》发表于《中国修复重建外科杂志》。1997年7月《流行性出血热误诊为急腹症3例报告》发表于《滨州医学院学报》。《包皮扎切环的研制应用》获安丘市科技进步二等奖；《小切口环锯切除椎间盘的临床研究》获安丘市科技进步一等奖；《前列腺增生症高危患者外科治疗研究》《儿茶酚胺症外科处理》《皮肤外科综合治疗不规则皮肤疣状物》获安丘市科技进步三等奖；《球海绵体肌、结肠套法原位肛门重建》获潍坊市科技进步二等奖。1992年被安丘卫校评为教学能手。1993年、1995年、1996年、1997年获安丘市卫生系统先进工作者称号。1994年被中共安丘市委评为模范共产党员。1996年被安丘市委、市政府评为先进工作者。2001年被白芬子镇党委评为模范共产党员。为安丘市政协委员。

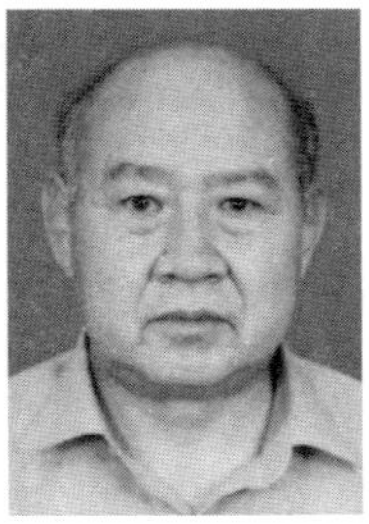

刘庆淮　男，生于1944年9月，潍坊市峡山区王家庄街道人，中共党员，副主任医师。

1970年8月毕业于青岛医学院，分配到安丘县金堆医院，曾担任医院业务组长、党支部委员。1980年调入安丘县人民医院，历任大外科副主任，外二科负责人、副主任，创伤科党支部书记、副主任。1985年至1986年在山东省立医院骨科进修1年。1986年参加北京市高级骨科学习班。1994年参加澳大利亚在潍举办的整骨学习班。2004年10月退休。

1988年科研项目《人工股骨头置换术治疗股骨颈骨折》，获安丘县科技成果一等奖。1993年科研项目《前路环钻减压、植骨治疗脊髓型颈椎病》获安丘县科技成果一等奖。多次被医院评为优秀党员。为安丘县党代会代表。

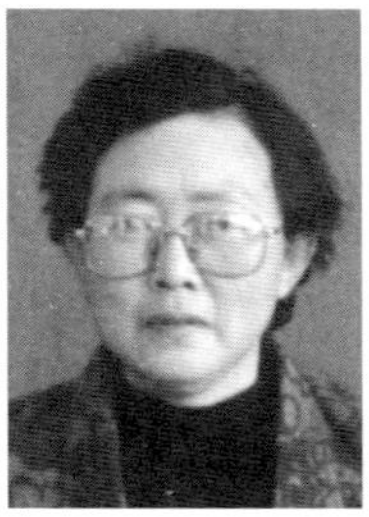

刘淑英　女，生于1943年1月，平度市人，中共党员，副主任护师，曾任安丘市人民医院手术室护士长。

1963年10月毕业于青岛市卫生学校，分配到枣庄市荨城医院任护士长。1975年调入安丘县人民医院，历任手术室护士、护士长。1980年晋升为护师。1985年任主管护师。1994年晋升为副主任护师。1998年10月退休。

30多年一直从事手术室护理工作，严格技术操作，无差错事故发生。

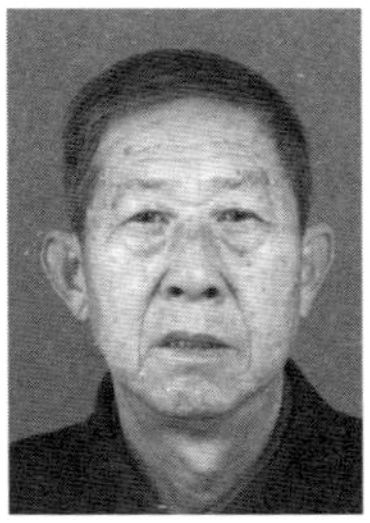

马彩云　男，生于1945年2月，安丘市金冢子镇人，副主任中药师，曾任安丘市人民医院中药制剂室主任。

1982年7月毕业于山东中医药高等专科学校中药专业本科班，分配到安丘县人民医院工作。1994年3月至2004年12月任中药制剂室主任。2005年6月退休。

《火试鉴别中药11法》《穿山甲不能用盐浸》等21篇论文在省级以上医药学杂志发表。科研成果《复方黄药子冲剂治疗甲状腺肿的研究》《加味伐木丸的制备及临床观察》获安丘市科技进步三等奖。为潍坊市药学会理事、安丘市药学会秘书长、安丘市中医学会理事。

马庆蕴　男，生于1938年12月，安丘市兴安街道人，副主任医师，曾任安丘县人民医院传

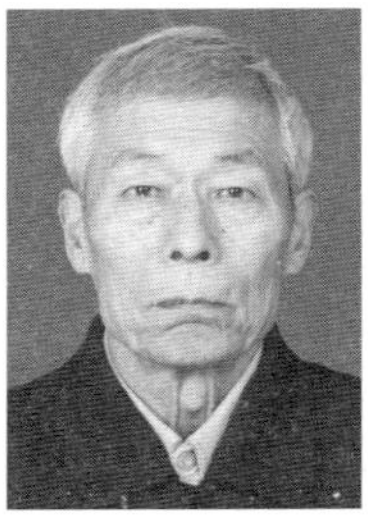

染病科副主任。

1958年考入山东医学院医疗系，1963年8月毕业，分配到安丘县人民医院内科。1980年到潍坊市人民医院进修1年。1981年任传染病科副主任。1986年到保健科。1998年12月退休。

擅长内科、传染科疾病的诊治，发表论文1篇，2次被医院评为先进工作者。

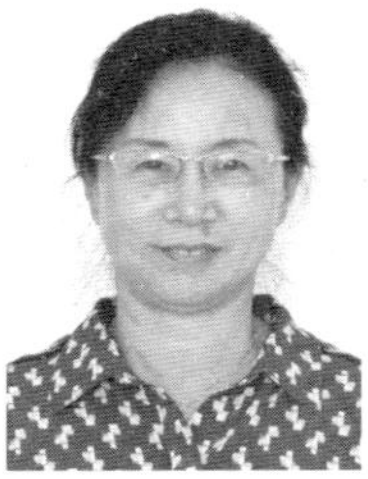

秦巧萍 女，生于1956年5月，安丘市新安街道人，中共党员，副主任医师，曾任安丘市人民医院心内科副主任。

1981年2月毕业于四川达州医学院，分配到四川达州市人民医院。是年9月调入安丘县人民医院，从事内科、心内科临床工作。1987年在山东省立医院进修学习1年。1999年任心内科副主任。2012年6月退休。

掌握大内科常见病、多发病的诊断治疗，并努力钻研心血管病领域的新理论、新技能，在心脏病的危、急、重症的治疗、抢救方面，积累了丰富的临床经验，具备较高的临床工作能力和学术水平。1983年率先主持参与静脉溶栓治疗急性心肌梗死的新疗法，使新发8小时内的急性心梗的冠脉再通率达60%以上，总死亡率降至10%。同期开展直流电率转房颤、房扑及室迷，电除颤抢救心脏骤停猝死病人，心脏临时、永久起搏器的安装等一系列新技术的应用，提高大内科时代对于急性心肌梗死、心律失常、心力衰竭的抢救成功率，使濒死病人起死回生。1997年后陆续开展冠脉造影术及冠脉支架植入术，使心内科的整体医疗水平达到国内先进水平。获安丘市科技进步二等奖2项，在国家及省级医学期刊发表学术论文11篇。多次获安丘市卫生系统先进工作者、模范共产党员称号。

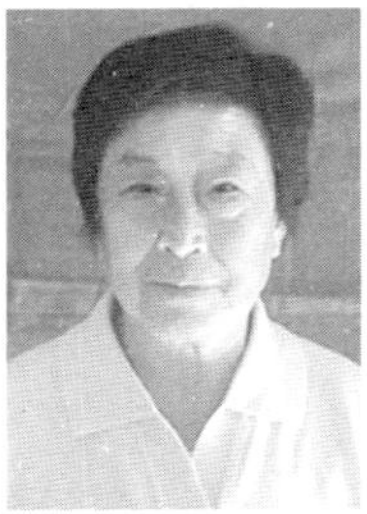

曲翠珍 女，生于1941年2月，青岛市崂山区人，中共党员，副主任药师，曾任安丘县人民医院药剂科主任。

1962年毕业于青岛卫生学校，分配到安丘县人民医院药剂科工作。1996年10月退休。

研拟的《复方黄药子冲剂治疗甲状腺囊肿的研究》获安丘市科学技术进步奖。撰写的论文《加强制剂室建设生产高质量大输液》在全国第三届大输液学术研讨会上发表。论文《大输液灭菌后炸瓶原因及预防》《加强制剂管理提高菌制制剂质量》《氟喹诺酮类抗菌药物》在潍坊药学会学术交流。为潍坊市药学会第三届理事。1994年获潍坊市卫生系统先进工作者称号。

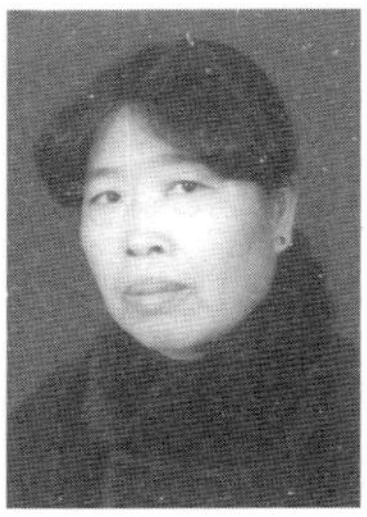

仕桂香 女，生于1952年12月，安丘市石埠子镇人，副主任医师。

1968年从事医疗工作，先后在石埠子、柘山、庵上和安丘市人民医院妇产科工作。其间，曾两次离职学习，分别于1976年、1991年毕业于益都卫校（中专）、潍坊医学院（大专）。2003年晋升为副主任医师。2008年2月退休。

擅长妇产科疾病的诊断与治疗，多次参加国家、省、市级学术交流会，撰写论文10余篇；努力引进国内外先进技术，并应用于临床；熟练妇产科腹部手术及计划生育所有技术操作，开展子宫脱垂、经阴道子宫全切术，及前后阴道壁修补术、输卵管吻合术等，并能胜任疑难杂症的诊治；带教住院医师进修及实习医师若干人。

宋培国 男，生于1939年8月，潍坊市坊子区南流镇人，副主任医师，曾任安丘市人民医院急救中心主任、党支部书记。

1966年毕业于山东医学院医疗系本科，曾任安丘县第四人民医院、第二人民医院业务副院长，

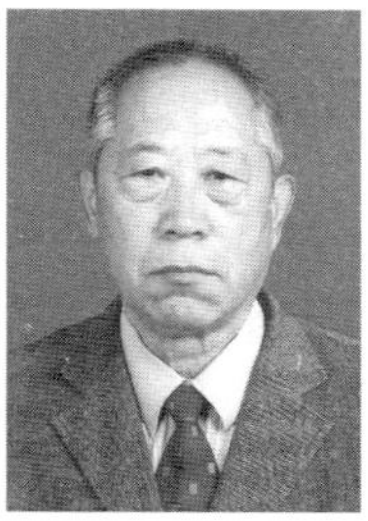

安丘市人民医院急救中心主任、党支部书记。1999 年 12 月退休。

对各种疑难杂症有独到见解，对救治各科急危重病人有丰富经验，对心脑血管病、糖尿病、结核病的研究也有相当深度。发表《男性乳腺癌一例报告》《大剂量阿托品抢救有机磷中毒体会》《全日量一次给药法、治疗结核病的疗效评估及药理分析》等论文。

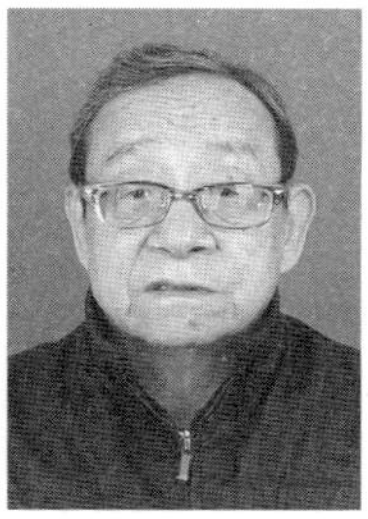

宋廷廉　男，生于 1936 年 12 月，安丘市金冢子镇人，主任医师，曾任安丘县人民医院内科副主任。

1960 年 8 月山东医学院医疗系本科毕业。是年 11 月任安丘县人民医院住院医师。1978 年 11 月任安丘县人民医院主治医师。1980 年 10 月晋升为主任医师。1996 年 12 月退休。

1974 年 4 月《简述硫酸铜中毒》在《赤脚医生》杂志上发表。1986 年 5 月，论文《茜草汤治疗过敏性紫癜 60 例疗效观察》在《山东中医杂志》上发表，获安丘县科技进步三等奖。1990 年，《当代中医验方精选》由上海科技出版社出版。科研项目《人工心脏起搏技术推广应用》获安丘县科技进步一等奖。《扭转痉挛 1 例报告》在山东省神经内科学会一九九一年会论文集发表。为潍坊市人大代表，潍坊市政协委员，安丘市人大代表、常委，安丘市政协委员、常委。

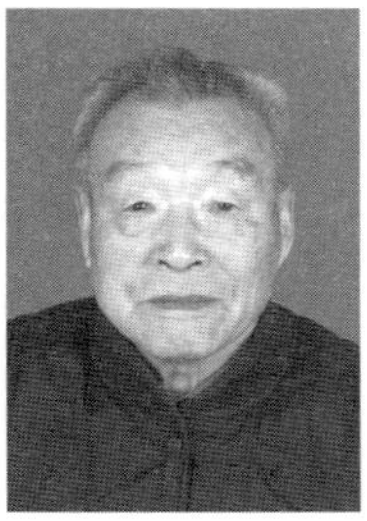

宋在仁　生于 1935 年 11 月，潍坊市坊子区南流镇人，副主任医师，曾任安丘市人民医院皮肤科副主任。

1955 年 5 月毕业于昌潍医士学校，分配到泰安地区人民医院内科工作。1958 年到山东省立医院进修皮肤科，回院后任泰安卫校皮肤科教师。1964 年 8 月调宁阳县第二人民医院任内科主任。1971 年到上海第七人民医院进修内科。1985 年调入安丘县人民医院内科，后转皮肤科。1992 年晋升副主任医师。1994 年任皮肤科副主任。1995 年退休。医院返聘至 1998 年。

发表论文 20 余篇。1978 年撰写的《安妥明治疗崩漏症一例报告》在《宁阳卫生》刊登。1982 年，论文《维生素 C 的临床应用》在《泰山卫生》第三期刊登。1984 年，论文《缺血性中风综合性治疗分析》在《中西医结合杂志》第二期发表。1988 年 7 月，论文《穴位注射治疗支气管哮喘 18 例报告》，被山东省第一次变态反应学术会议录用发表。1992 年 12 月，论文《气道高敏症》被北京第一届哮喘病学术会议录用。1994 年 10 月，科研项目《喘康宁兼哮喘病穴位注射综合治疗的研究》获安丘市科技成果三等奖。专病专方研制五种用于临床疗效满意：《银屑病良药 951 片简介》1990 年 4 月 19 日在《潍坊日报·安丘版》刊登，《白癜风良药白斑消片简介》1997 年 6 月 10 日在《安丘市报》刊登，《疣与祛疣冲击剂简介》1998 年 6 月 17 日在《安丘市报》刊登，《痤疮与痤疮简介》1998 年 6 月 26 日在《安丘市报》刊登，TXB951 片《市人民医院治疗牛皮癣有奇药》1998 年 10 月 26 日在《潍坊日报·安丘版》刊登。

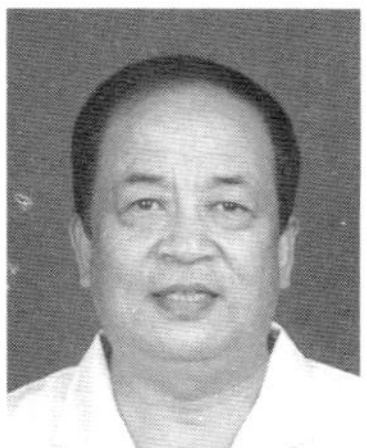

孙良希　男，生于 1953 年 8 月，安丘市大汶河开发区人，中共党员，主任医师，曾任安丘市人民医院胸外科主任、党支部书记。

1976 年 12 月任孙孟公社卫生院医疗组组长。1981 年 3 月在安丘县人民医院外科进修。1982 年 3 月调入安丘县人民医院外科。1986 年 5 月至 1987 年 5 月在青岛医学院附属医院胸外科进修。1990 年 10 月至 1991 年 10 月任安丘县驻柘山镇扶贫医疗队队长。1994 年 5 月任安丘市人民医院外一科主任。1996 年 10 月任安丘市人民医院外一科主任、党支部书记。1998 年 3 月任安丘市人民医院胸外科主任、党支部书记，晋升为副主任医师。2005 年 10 月晋升为主任医师。2013 年 8 月退休。

1985 年 3 月，开展首例“胆总管切开取石术不放‘T’型管”。是年 5 月，开展首例脾破裂修补术。10 月，开展首例股骨干骨折髓内针固定、矫正鞋皮牵引术。1987 年 9 月开展首例风湿性心脏病“二尖瓣狭窄闭式扩张术”。是年 10 月，开展首例小切口(小于 2 厘米)阑尾炎切除术。11 月，成功开展首例肋沿下切口行“肝、胆、脾”手术。1988 年 10 月，开展首例肝癌半肝切除颤器术。是年 12 月，开展大小手术后尿量正常的情况下常驻规补钾。1989 年 4 月，《“肺十二指肠切除术”治疗壶腹周围癌并阻塞性黄疸》获安丘县科学技术进步三等奖，《风湿性心脏病二尖瓣狭窄“闭式扩张术”》获安丘县科学技术进步一等奖。是年 6 月，开展首例皮革样胃癌“全胃切除空胸间置代胃术”。7 月，开展首例先天性心脏病动脉导管未闭结扎术。8 月，开展“中心型肺癌肺叶切除术”。1990 年 7 月，开展首例下段食管癌根治性切除于胸腔内空肠间置代胃术。1991 年 9 月，在安丘县乡镇医院开展首例肺癌肺叶切除、食管癌手术。1992 年 8 月，开展首例门静脉高压症癌脾肾静脉分流术。1993 年 6 月，《先天性心脏病动脉导管管未闭结扎术》获安丘县科学技术进步三等奖；《全胃切除消化道重建术》获安丘县科学技术进步二等奖；《“脾胃静脉分流术”治疗门静脉高压症》获安丘县科学技术进步一等奖。是年 10 月，开展首例直肠癌低位切除（距齿状线 2 ~ 3 厘米）保肛术。1994 年 8 月，开展首例低位直肠癌切除球海绵体肌＋结肠套叠法原位肛门重建术。1995 年 5 月，开展首例外伤性右主支气管完全断裂吻合术。是年 8 月，开展首例心脏破裂修补术；《胆道手术选择性不放“T”型管的研究》获安丘市科学技术进步一等奖；《球海绵体肌、结肠套叠法原位肛门重建术后的研究》获安丘市科学技术进步三等奖。1996 年 4 月，开展首例中心型肺癌肺叶支气管“袖状”切除术。是年 12 月，《胆道手术选择性不放“T”型管引流的研究》获潍坊市科学技术进步三等奖;《球海绵体肌、结肠套叠法原位肛门重建术的研究》获潍坊市科学技术进步三等奖。1997 年 3 月，开展首例“贲门癌侵及脾、脾体尾部、左肝叶行联合脏器切除术”。是年 9 月，开展首例胃癌全胃切除一空肠“B”型人造胃间置于食管与十二指肠间代胃术。1998 年 8 月，开展首例中心型肺癌心包内处理肺静脉＋左心耳部分切除术。是年 9 月，开展首例后上纵隔神经纤维瘤切除术。1999 年 4 月，开展首例“重症肌无力胸腺瘤切除术”。2002 年 4 月，开展首例残胃中段食管癌切除胸腔内空肠间置主动脉弓上吻合术。是年 10 月，开展首例“体外循环”下心脏不停跳先天性心脏病心房间隔缺损修补术。2002 年 11 月，在“体外循环”下行先天性心脏病室间隔缺损修补术。

1996 年获安丘市卫生系统先进工作者称号。1997 年获安丘市“跨世纪优秀科技人才”称号。1999 年获潍坊市卫生系统先进工作者、潍坊市跨行业优质服务竞赛活动“十佳”个人称号。2000 年、2001 年获潍坊市优秀共产党员称号，2001 年获山东省卫生系统行风建设标兵称号。

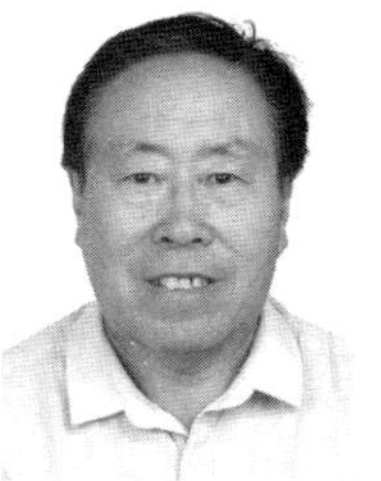

孙绍良　男，生于 1951 年 1 月，安丘市官庄镇人，中共党员，主任医师，曾任安丘市人民医院外科副主任、外三科主任、泌尿外科主任、院长助理。

1975 年 7 月毕业于昌潍医学院医疗系，分配到慈山公社卫生院。1978 年 8 月调入安丘县人民医院，从事外科工作。1980 年 8 月到昌潍地区人民医院进修泌尿外科 1 年。1985 年 8 月任外科副主任、党支部委员。1986 年 7 月到上海医科大学附属中山医院进修泌尿外科 1 年。1991 年 1 月任外三科主任、党支部书记。1995 年 1 月任安丘市人民医院泌尿外科主任、党支部书记、院长助理。1995 年 3 月到北京医科大学附属北京第一人民医院进修泌尿外科半年。2004年1月晋升为主任医师。2011年退休。

从事外科临床工作40余载，擅长泌尿外科、男科、普通外科、小儿外科。开展肾癌根治术、膀胱切除回场代膀胱术、经尿道前列腺切除术、膀胱黏膜移植一期尿道成形术，甲状腺癌、胃癌、乳腺癌、直肠癌根治术，肝叶部分切除术、脾自体移植术。腹膜透析治疗小儿肾衰，显微外科技术吻合输精管。利用中西医结合治疗男性不育症等。是安丘市具有本专业较系统基础理论和专业知识、较丰富临床技术工作经验、解决复杂疑难问题的学科带头人。获安丘市科技进步奖12项。其中一等奖3项，二等奖4项。获潍坊市科技进步奖1项。撰写的《经皮肾穿刺注射无水酒精治疗肾囊肿》等20多篇论文在省级以上专业学术会议和刊物发表。其中《显微外科技术吻合输精管报告》编入《外科理论与实践》一书，并于2000年8月在中华医学会第六次全国泌尿外科学术会议暨第五届亚洲泌尿外科学术会议发言交流。1995年入选《中国当代中西医名医大辞典》。1996年入选《科学中国人，中国专家人才库》。为中华医学会会员、中山临床医学学术研究会会员、中国抗癌协会会员、1992年安丘县人民法院法医、安丘卫校教师、安丘县计划生育技术指导组成员、潍坊市医学会泌尿外科专业委员，2003年《中国临床医药研究》特邀编委和2004年潍坊市医学会第一、第二、第三届医疗事故争议技术鉴定专家库成员。1995年被中共潍坊市委评为优秀共产党员。

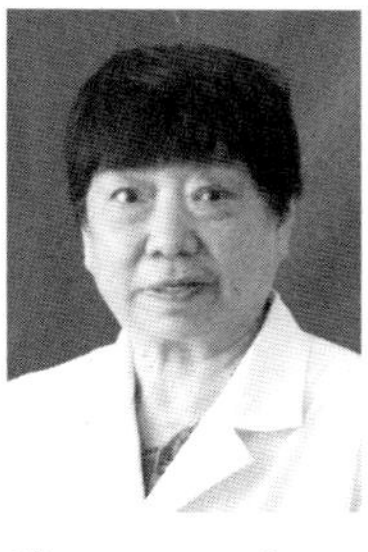

王传美　女，生于1953年3月，章丘市人，中共党员，副主任医师，曾任安丘市人民医院妇产科副主任、产科主任。

1974年7月毕业于山东医科大学，分配到安丘县第三人民医院。1983年10月调入安丘县人民医院。2008年3月退休。

专心致力于妇产科专业的教学、临床及科研工作，带头引进新技术，积极开展新项目，运用国内外先进技术指导临床工作。科研项目《宫颈内口机能不全荷包缝合术》《电子胎心监护在临床上的应用》《无酒精封闭治疗外阴阴道壁囊肿的临床应用》《新式剖宫产临床应用》分别获潍坊市、安丘市科技进步奖一等奖，均居第一位。在全国妇产科学术交流会上发表论文20余篇，在省级刊物发表论文10篇，参与编写《生化基础与临床》《中西医结合疑难杂症治疗学》《中国现代医学临床》均获得著作证书。在做好临床工作的同时，指导下级医师工作，言传身教，圆满完成教学任务。个人传略入编《现代名医大典》和《中国国情报告专家学者卷》。

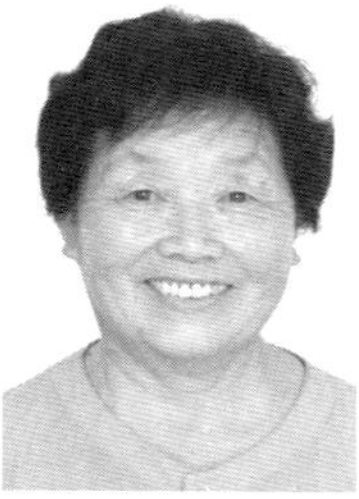

王春芳　女，生于1945年5月，安丘市兴安街道人，中共党员，副主任医师，曾任安丘市人民医院麻醉科主任。

1963年从高密县人民医院调入安丘县人民医院。1984年到山东省省立医院进修1年。1994年任医院麻醉科主任兼党支部书记。2000年5月退休。

从事麻醉工作近40年，积累了丰富的实践经验。博采众长，勤于学习，有较深厚、扎实、系统的理论基础。任麻醉科主任后，率先垂范，大胆创新，带领科室人员，积极开展麻醉新项目。1988年全县第一例二尖瓣分离术麻醉成功，获县科技进步三等奖。相继开展双腔气管插管、颅脑手术的高难度麻醉、心肺脑的复苏等多项科研课题，均获县科技进步奖。其中颈丛、臂丛（肌间沟）的麻醉在医院迅速普及，填补安丘的麻醉空白。在省立医院进修期间，参与山东省特大烧伤事故危急病人的抢救工作，因技术过硬，表现突出，受到卫生部表彰。对镇痛有一定的研究，对椎间盘突出的椎管封闭，疗效十分突出；尤其是根据小针刀原理独创的镇痛新技术，对肩周炎、面瘫疾患的治疗取得良好效果，在众多患者中皆有口碑。撰写多篇医学论文，发表于省及国家级医学刊物。其中《硬膜外腔注射吗啡术后镇痛的疗效观察》，在全国麻醉治疗学学术交流会交流，具有较高实用价值，并被收入论文专辑。为潍坊市麻醉协会会员。

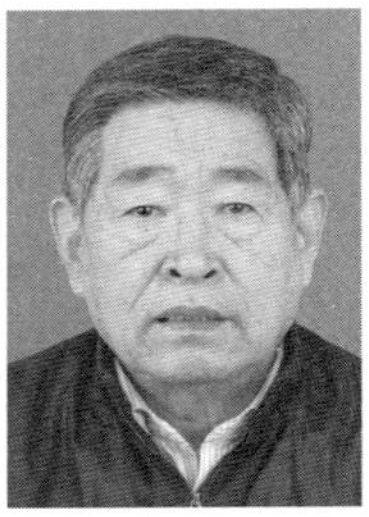

王德金 男，生于1939年8月，平度市人，副主任医师，曾任安丘市人民医院眼科副主任。

1959年8月毕业于昌潍医专。1962年3月在昌潍专区县级医院开展首例白内障摘除术，《大众日报》作了报道。1996年7月任眼科副主任，1999年12月退休。

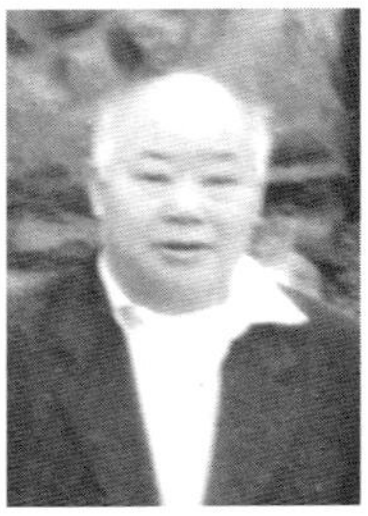

王福礼 男，生于1947年11月，安丘市柘山镇人，中共党员，副主任医师，曾任安丘市人民医院中医科党支部书记。

1968年1月毕业于昌潍中医学校，分配到柘山医院。1969年12月调入安丘县卫生局工作。1983年10月调柘山医院。1989年8月任温泉医院院长。1995年8月任柘山医院院长。1996年2月调入安丘市人民医院。2007年11月退休。擅长中医内科。

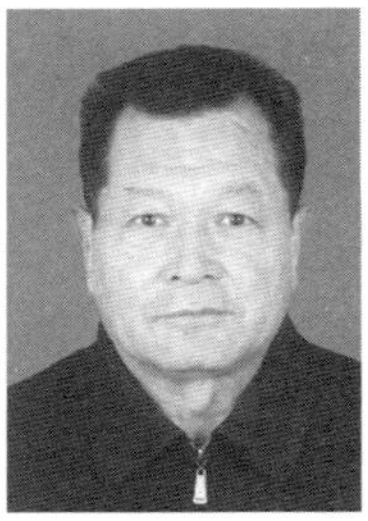

王贯芝 男，生于1944年4月，安丘市新安街道人，副主任医师，曾任安丘市人民医院痔瘘科主任。

1963年12月入伍。1973年3月被部队派到黄县痔瘘医院跟全国著名援藏专家张鸣岐老先生学习，受到老师的厚爱，得到张鸣岐老师的秘方和书籍。是年12月毕业于济南军区军医学校医疗系。在部队工作23年，主要从事内科和痔瘘科的治疗工作。1985年转业到安丘县卫生学校负责办公室工作。1987年调安丘县人民医院传染科。1988年10月在山东省传染病医院进修学习1年，后任传染科副主任。1994年4月任痔瘘科主任。2004年5月退休。

运用师传秘方和自己多年研究成果，配制灵芝枯痔油给内痔病人注射，每个内痔只需注射1次，再涂灵芝痔疮膏便可治愈。对外痔、肛瘘、肛周脓肿、直肠息肉、肛乳头状瘤采取手术切除，术后不需住院，带药回家治疗便可治愈。此方法治愈内痔病人3万余例，方法简便，节约住院费用，受到多家媒体报道，临床验证疗效确切，受到病人的肯定。被誉为“痔瘘杀手”和“痔瘘克星”。1996年6月应邀到北京参加全国中西医结合肛肠病学术交流会。结合临床经验撰写论文数篇。其中《中西医结合治疗急性乙肝104例疗效观察》被潍坊市科委授予科研成果三等奖，《流行性出血热误诊为病脑1例》《小剂量多巴胺加大剂量建尿对充行性出血热并急性肾衰利尿机理的探讨》等论文在省级刊物上发表。多次被医院评为先进工作者。1994年获安丘市卫生系统“十佳个人”称号。

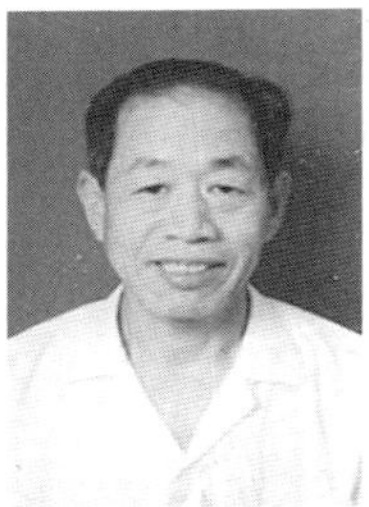

王居章 男，生于1939年10月，安丘市大汶河旅游开发区人，中共党员，副主任医师，曾任安丘市人民医院麻醉科副主任。

1961年毕业于安丘卫生学校医士班，分配到安丘县人民医院，主要从事临床麻醉专业。1999年10月退休。

主持完成《二尖瓣狭窄闭式扩张术麻醉的相关研究》项目获安丘市科技进步三等奖，参与完成的《骶管硬膜外封闭治疗腰腿疼》项目获安丘市科技进步三等奖。发表省级、国家级论文5篇。为中华医学会麻醉会员。

王兰香 女，生于1941年10月，安丘市大汶河旅游开发区人，中共党员，副主任医师，曾任安丘市人民医院儿科主任兼党支部书记，医院党总支委员。

1964年毕业于昌潍医学院，分配到安丘县人

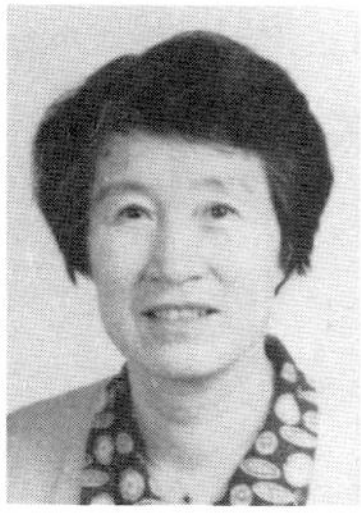

民医院工作。1996 年 12 月退休。

在治疗小儿科各种常见病、多发病和疑难病症中积累丰富经验，在 40 多年的从医生涯中救治无数濒临死亡的病儿，撰写的论文多次在省、市儿科学术会议上交流。1991 年 6 月被中共山东省委授予全省优秀共产党员称号。多次获市、县模范共产党员和“三八红旗手”称号。两次被选为县党代会代表，是山东省第八届人大代表。

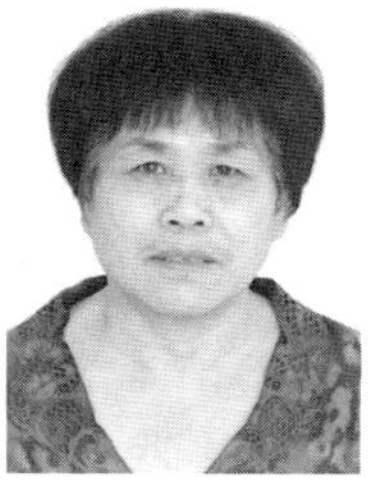

王兰云　女，生于 1954 年 11 月，潍坊市坊子区坊安街道人，副主任医师，曾任安丘市人民医院血液透析科主任。

1978 年 8 月毕业于昌潍医学院，分配到安丘县人民医院，主要从事肾内科专业及血液净化治疗。1994 年 8 月到山东省立医院进修学习肾内科 1 年，回医院后成为本专业学科带头人。1996 年 10 月至 11 月在上海空军医院血液透析科进修学习血液净化治疗，回医院后开展急性、慢性肾功能不全及急性药物或毒物中毒的血液净化治疗。1999 年血液透析科独立成科，任主任，同年开展无肝素透析疗法，使多例出血性疾病且急需透析治疗的患者得到安全有效的透析治疗，降低病死率。2009 年 11 月退休。

发表“CAPD 在终末期肾衰中的应用”等省级论文 5 篇。潍坊市肾脏病医学会委员。1986 年被安丘县卫生局评为先进工作者。

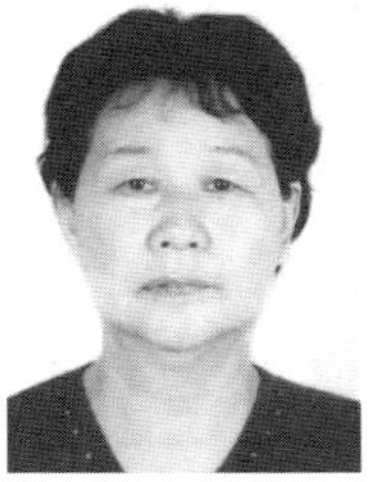

王林萍　女，生于 1955 年 12 月，临沂市高桥镇人，中共党员，副主任医师，曾任安丘市人民医院呼吸内科副主任、党支部书记。

1979 年 8 月毕业于昌潍医学院，分配到安丘县人民医院工作。2010 年 12 月退休。

在省级以上刊物发表论文 9 篇，参与著书 3 部，获安丘市科技进步二等奖 2 次、三等奖 3 次。多次被安丘市卫生局评为先进工作者。1998 年获潍坊市优秀共产党员称号。

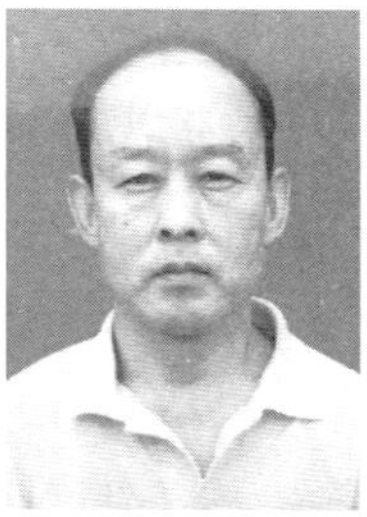

王志新　男，生于 1947 年 10 月，安丘市凌河镇人，中共党员，副主任医师，曾任安丘市人民医院高压氧科主任。

1973 年 3 月毕业于上海军医大学。1986 年 12 月部队转业，分配到安丘县人民医院。1990 年 10 月任高压氧科主任。2007 年 11 月退休。

1999 年 3 月撰写的论文《高压氧综合治疗颅脑损伤 687 例疗效观察》在《实用综合医学》杂志发表。多次被医院评为先进工作者。

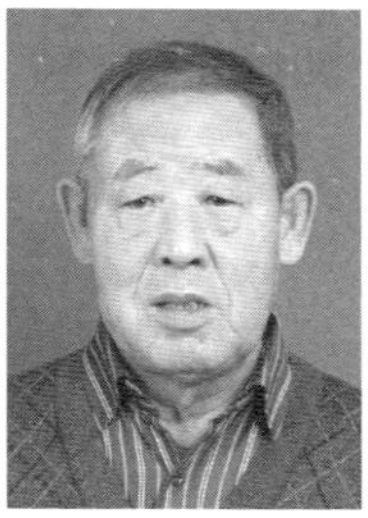

王智民　男，生于 1941 年 6 月，安丘市凌河镇人，中共党员，中医副主任医师。

1961 年 7 月毕业于安丘卫校中医专业，先后在城关、柘山、辉渠等乡镇医院和安丘市人民医院工作。1995 年晋升为中医副主任医师。

从事中医临床 50 余年，积累丰富的中医经验，擅长内科和妇科。在医疗实践中，重视辨病与辨症的诊断方法，先以西医辨疾定病，然后再以中医辨症定性。在辨症中又特别重视舌诊，通过舌质和舌苔的变化，参以其他症候，以达到明确疾病的寒热虚实。在治疗时既重视经典之训，又重视现代中医学新经验、新理论，重视疑难之疾症研究，取得可喜成果。多年来自创和摸索出不少方剂，疗效显著，很受病者欢迎。如治疗慢性肾病的消蛋白汤，治疗胃病的四逆百合汤，治疗中风症的加味温胆汤，治疗前列腺炎、免疫性不育的萆薢补肾汤。并对原有方剂扩大应用范围，如用阳和汤加味治疗坐骨神经痛、慢性附件炎、子宫肌瘤、卵巢囊肿、闭塞性脉管炎等疾病。1978年与周浩平合写《安丘县志中医医案医话选编》一书；1981年撰写整理《牛骨熏烤治疗跟骨刺》一文在《中国赤脚医生》杂志发表；自拟《活血理气汤治疗痛经》收入《中国医疗特色汇编》；1984年参加《安丘县卫生志》编写。

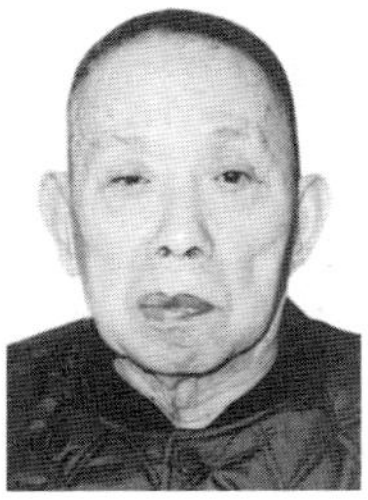

魏邦山 男，生于1933年6月，潍坊市寒亭区固堤镇人，中共党员，副主任医师，曾任安丘县人民医院外科主任、急诊科主任。

1958年毕业于山东医学院医疗系，分配到安丘县人民医院。1980年至1989年任外科主任。1989年任急诊科主任，晋升为副主任医师。1990年11月退休。

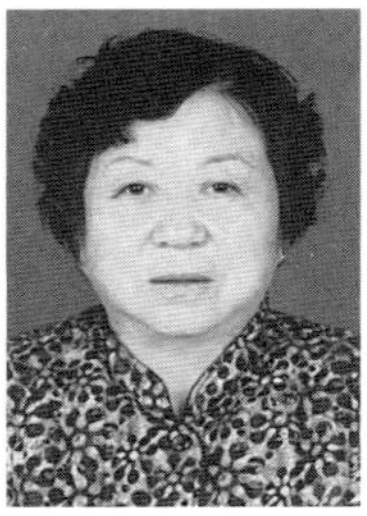

夏树香 女，生于1954年10月，安丘市新安街道人，副主任医师。

1974年3月任许营公社刘家尧大队赤脚医生。1978年8月毕业于益都卫生学校医士专业，先后在刘家尧医院、南流医院、贾戈医院任医士、医师。1989年2月调入安丘县人民医院。1994年9月至1997年7月到潍坊教育学院业余医疗专业专科学习。2003年10月晋升为副主任医师。2009年10月退休。

擅长脑血管病的诊断、处理及血液净化治疗，1993年，整理的《巴氏消毒自ⅴⅢ因子引起的丙型肝炎》《经昆虫咬伤传播的而青霉素的炭疽芽孢杆菌引起的皮肤炭疽》两篇译文在《潍坊信息》杂志上发表。1995年撰写的《高血压病附高血压急症的治疗》《咯血》在《中西医结合治疗》一书中发表。2002年4月撰写的《硝酸甘油对冠心病所致心律失常的治疗观察》在《中华现代医学》杂志发表。2002年6月撰写的《氨苄青霉素过敏致休克一例》在《中华特色医药》论坛杂志发表。2002年7月撰写的《中西结合治疗胃十二指肠疾病86例》在《中国民间疗法》发表。2003年9月撰写的《654–2治疗毒化中毒》在《中国民间疗法》发表。两次被评为安丘市卫生系统先进个人。

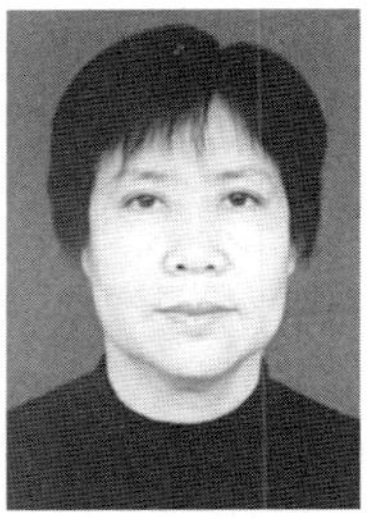

辛玉春 女，生于1953年2月，安丘市郚山镇人，中共党员，副主任医师。

1979年7月毕业于昌潍医学院医疗系，同年12月分配到郚山公社卫生院工作。1987年调入安丘县人民医院小儿科。1992年到潍坊市人民医院儿科进修1年。2009年2月退休后，被医院返聘至2015年。

先后在省级以上医学杂志发表论文6篇，参编著作1部。参与科研1项，获安丘市科技进步三等奖。被潍坊医学院聘为儿科学副教授，兼任潍坊医学会医疗事故技术鉴定专家库成员。

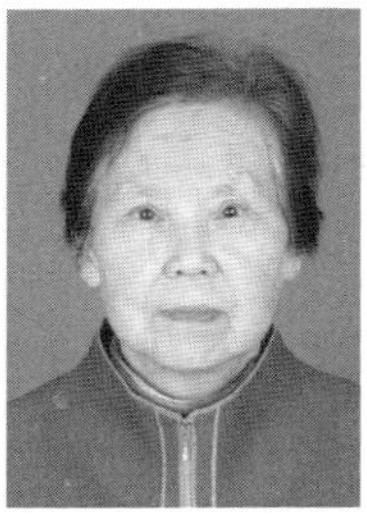

宿乐娟 女，生于1942年3月，烟台市人，毕业于莱阳中医药学校中医专业班，副主任中医师，曾任安丘市人民医院中医科副主任。

1963年8月毕业于莱阳中医药学校，分配到泰安地区宁阳县第二人民医院中医科工作。1985年5月调入安丘县人民医院中医科工作。1986年任中医科副主任。1994年晋升为中医副主任医师。1997年9月退休。

擅长中医内科和妇科，古方新用治疗妇女崩漏、当归龙荟丸治疗胆道疾病、益气升阳法治疗脾虚泄泻、生血糖治疗再生等，自拟“补肾汤”治疗习惯性流产疗效显著。撰写的《中西医结合治疗中风48例分析》在《中西医结合》杂志上发表。《六子平喘汤和气道高敏症57例分析》在全国级学术会议上交流。合作研制了“喘康宁”“复方消炎片”“白斑消片”等运用于临床，效果明显。

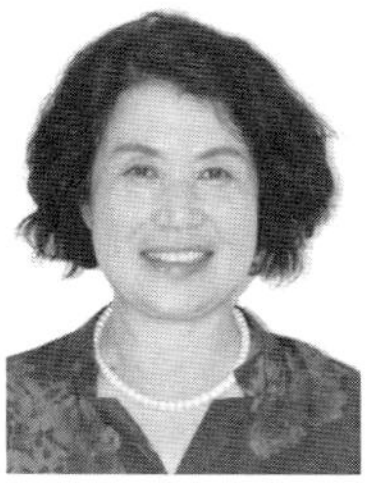

宿秀霜　女，生于1956年8月，安丘市石堆镇人，中共党员，副主任医师，曾任安丘市人民医院B超室副主任。

1979年7月毕业于昌潍医学院，分配到安丘县人民医院内科，期间到潍坊市人民医院进修一年心血管内科。1989年6月至1990年6月在解放军第四军医大学西京医院进修超声诊断。1993年7月到上海第一人民医院进修超声疑难病症诊断。1995年3月至1995年9月在山东省立医院进修彩色多普勒超声诊断。2002年4月到北京301医院进修腔内及表浅器官超声诊断。

1979年至1989年从事内科临床期间，对内科常见病、多发病、疑难病的诊断与治疗均达到较高的水平，尤其在心血管疾病方面有独到的见解。自1989年6月从事超声诊断工作，经过多年的工作及外出学习，对各种疾病的超声表现做到准确无误诊断。对各种心脏病的诊断与鉴别达到省级水平。在腹部方面，肝脏的实质性病变、胆道梗阻、肠道梗阻等；妇科方面，子宫良恶性肿瘤、卵巢良恶性肿瘤等的诊断与鉴别诊断，外周血管及小器官的诊断与鉴别诊断有较高的水平。主要论文、成果有：1995年4月，《B超诊断心功能不全时肝脏血管内径的变化》发表于《潍坊学院学报》杂志。是年6月，《心功能不全时肝与血管内径的超声显像改变及临床意义》发表于《潍坊超声学会议论文汇编》。1996年1月，《多普勒超声心动图在M尖瓣返流病因诊断中的应用》发表于《医学影像学》杂志。1998年3月，《出血热低钠性脑水肿15例分析》发表于《潍坊医学院报》。是年4月，《心肌节段性运动异常对左室流入道及流出道各血流参数的影响》发表于《中国超声医学》杂志。是年，《临床体征不典型动脉导管未闻的彩色多普勒特征与诊断研究》《缺血性与扩张型心肌病的二维及彩色多普勒超声心动图鉴别诊断》发表于《中国医学研究与临床实践》。1999年，《多普勒超声心动图在二尖瓣返流病因诊断中的应用研究》《支气管肺泡灌注治疗难治性支气管肺感染临床研究》获安丘科技一等奖；《CT导向下穿刺活检的临床研究》获安丘科技成果奖。多次获先进工作者及模范共产党员称号。

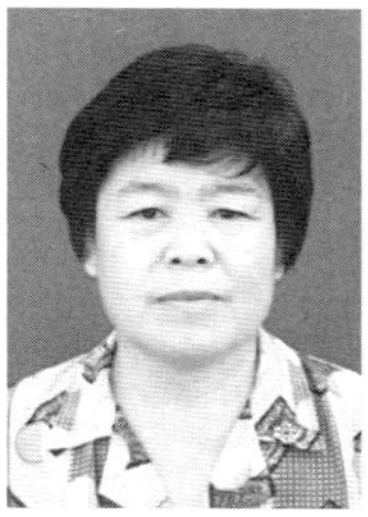

杨淑贞　女，生于1949年7月，安丘市兴安街道人，副主任医师。

1975年12月毕业于武汉医学院，分配到昌潍地区防疫站。1979年5月调入安丘县人民医院从事儿科专业。1994年12月晋升为副主任医师。2004年8月退休。

擅长儿科专业医疗技术，特别是百日咳的治疗，以及儿童微量元素的调查，多次被评为先进工作者。

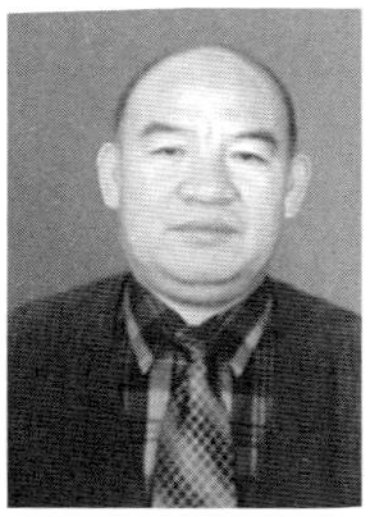

尹锡祥　男，生于1950年1月，安丘市景芝镇人，中共党员，副主任医师。

1968年至1971年任部队卫生员。1971年退伍任安丘县防疫站防疫员。1974年调入安丘县人民医院，先后任放射科医士、医师、主治医师。1989年8月毕业于潍坊医学院，2003年9月晋升副主任医师（任临床医学影像诊断及放射治疗工作）。2008年8月退休。

熟练掌握现有大型国内外先进影像诊断及治疗设备（仪器），精通临床影像诊断学及放射治疗学，积累大量临床经验，对本学科疑难病、少见病、先天性遗传性疾病医学理论有所研究和突破。发表国家级论文16篇，论著2部，培养多批专业技术人才。在业务工作中起到学科带头人和党员模范作用。

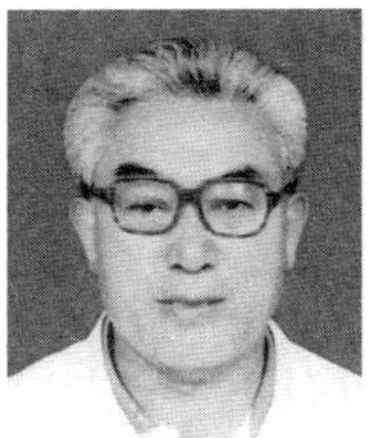

于徽钦　男，生于1937年8月，青岛市崂山区人，中共党员，主任检验医师。曾任安丘市人民医院检验科主任、党支部书记、核医学科主任。

1959年就读于山东大学，五年制本科毕业。1965年9月参加昌潍专区四清工作团，在诸城县相州公社搞“四清”工作1年。曾先后任安丘市人民医院检验科主任、党支部书记、核医学科主任。1997年12月退休。

对医学检验各个领域造诣很深。对细胞学、生物化学、特别对血清免疫学进行专门研究。从事核医学诊断、治疗及科研工作，先后创建安丘市人民医院核医学科、安丘市中医院核医学科。2000年率先在安丘市开展放射性核素治疗工作，并成绩卓著，碘-131治疗甲亢，病人来自7个地市25个县市区。为核医学在安丘的普及、发展和提高奠定了坚实的基础。熟练英语，医、教、研成绩显著，在省市内颇负盛名。为各级医院、工矿、部队等培养了大批科技人才。1995年11月应邀参加并参与主持中华核医学会在北京召开的全国第五届放射免疫分析学术会议。在国内外正式医学书刊和世界性、全国及省市级学术会议上发表论文58篇，参编《中国临床医药医疗管理》丛书。获优秀论文奖20项。其中世界级2项、国家级3项、省级6项、市级9项。获市级科技进步奖7项。其中1998年《流行性出血热SPRIA检测方法的建立》，获国际老年医学优秀成果交流研讨会优秀论文奖；撰写的《传染性单核细胞增多症3次误诊分析》，在2000年4月泰国曼谷召开的新世纪中西医结合学术研讨暨医坛科研成果颁奖大会获优秀论文奖，并获“跨世纪医坛科研奖”。先后被载入山东省卫生厅编著的《山东名医论著选录》《中国中西医名医大辞典》《世界优秀医学专家与人才名典·中国卷》《中国大陆名医大辞典》《世界人物辞典》，以及卫生部编著的《中国就医用药指南》等。有关论文被中华医学会编入《中国医药卫生学术文库》，曾兼任山东抗癌协会细胞专业委员会委员、潍坊市卫生局生化质控领导小组委员、中华医学会潍坊医学检验专业委员会委员兼秘书、中华医学会潍坊核医学专业委员会副主任委员、《现代医学检验》杂志编委。多次获安丘市先进工作者和模范共产党员称号。为安丘市政协委员。

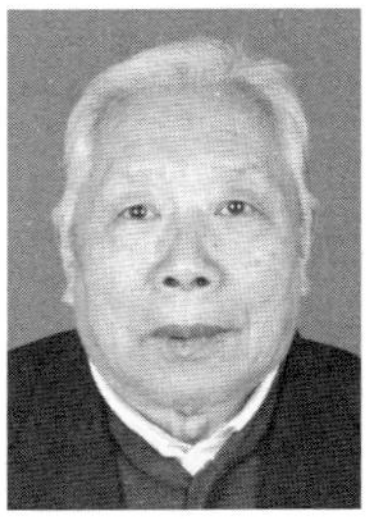

于延深　男，生于1938年5月，安丘市新安街道人，中共党员，副主任医师，曾任安丘市人民医院眼科主任。

1959年9月昌潍医专毕业后分配到益都中心医院。1960年6月调淄博医院兼益都县卫生学校教学工作。1962年4月调入安丘县人民医院。1971年2月与医院妇产科张佩琳一起参加援助坦桑尼亚医疗队，1973年6月回到安丘县人民医院。先后担任五官科副主任、眼科主任。1994年1月晋升为副主任医师。1998年12月退休。

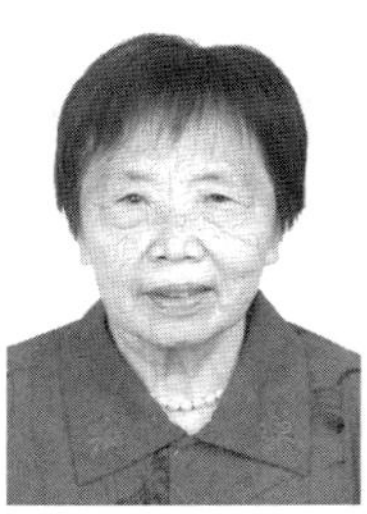

张光贞　女，生于1939年9月，济宁市人，中共党员，副主任医师。

1958年8月毕业于济宁卫校，分配到昌潍人民医院做护理工作。1962年调入安丘县人民医院。1965年转医疗做临床外科工作，并在较短的时间内掌握胃大部切除、肠切除等当时医院所能开展的较难手术。1978年专做眼科临床工作。1994年9月退休。

在40多年的临床工作中取得丰富的临床科研教学经验，撰写论文10余篇，其中《静脉注射回血能推注吗？》在1963年《中华护理杂志》发表，《环脑胞苷球结膜下注射治疗病毒性角膜炎》在市级学术会上交流。多次获安丘市先进工作者、模范共产党员称号。

张丽华　女，生于1943年12月，安丘市兴

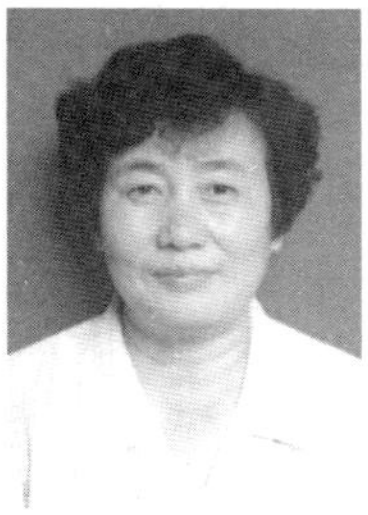

安街道人，中共党员，副主任护师，曾任安丘市人民医院外科护士长、护理部副主任。

1960年毕业于安丘卫校，分配到安丘县人民医院做护理工作。1976年到青岛医学院附属医院进修胸外护理3个月。1979年任内、儿科副护士长，1980年任护士长。1981年参加潍坊市在寒亭卫校举办的护士长管理理论学习班3个月。1982年到省人民医院进修病房管理3个月。1984年任外科护士长。1988年参加重庆医学会举办的急诊护理学习班15天。1990年任护理部副主任，参加北京举办的全国护士长管理培训班。1994年晋升为副主任护师。1996年参加在庐山举办的全国医院评审及质量管理学习班。1998年12月退休。

在病房工作期间，配合科主任做好管理工作，指导护理人员圆满完成各项任务。带教实习和进修人员，解决本专业的复杂疑难病例。紧密配合本科开展的大手术新项目，系统地做好各项护理。如对肝叶、肺叶、胰十二指肠切除，先心二次手术，风心二尖瓣狭窄闭式扩张分离术等。1989年获安丘县科技进步三等奖。利用三腔双囊管，对上消出血压迫止血20余例均获成功，被安丘县卫生局定为推广项目，在全县乡镇医院推广使用。在护理部期间，协助主任每年培训全县护士，考试考核，组织技术比武均取得较好成绩。与人合编《护理病历选编》一书正式出版，省内部分医院参考使用。定期到乡镇医院，规范指导护理工作和护理文书书写。连续三届成为安丘县总工会委员，多次获安丘市优秀护士、先进工作者、优秀共产党员、优秀女职工称号。

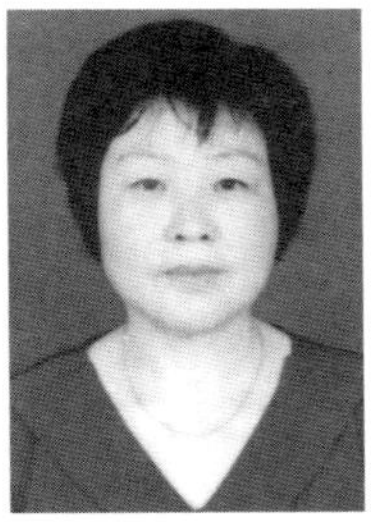

张美萍 女，生于1955年10月，潍坊市峡山区王家庄街道人，中共党员，副主任医师。

1978年7月毕业于益都卫校，分配到赵戈医院。1988年11月调黄旗堡镇医院。2003年12月调入安丘市人民医院。

主要从事内科医疗工作，对急性有机磷农药中毒患者的抢救治疗，对心脑血管疾病的早期诊断和治疗，有较丰富的临床经验。先后在《中华常见病临床研究》《临床荟萃》《医学写作》《中华内科杂志》等医学刊物发表论文10余篇，“局部理疗器”获中华人民共和国专利局专利。2003年被中共潍坊市委授予优秀共产党员称号；被潍坊市卫生局授予卫生系统先进工作者称号。

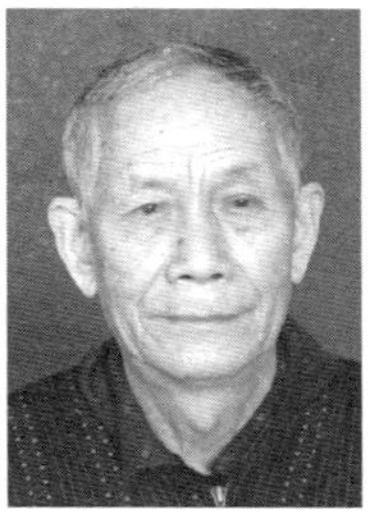

张玉琢 男，生于1932年5月，安丘市兴安街道人，中共党员，副主任医师，曾任安丘县人民医院内科副主任、传染病科主任、小儿科主任、保健科主任、院内感染科主任。

1951年2月参加中国人民志愿军，任军事工程技术员。1957年回国带薪考入潍坊医士学校，1960年毕业。1962年9月从济宁医专毕业，任益都卫校教师。1963年任景芝医院院长。1964年任城关医院院长。1965年任官庄公社医院院长。1965年10月任安丘县卫校教导主任、教师。1969年9月任安丘县人民医院内科副主任。1979年12月任小儿科主任。1981年10月，先后任传染病科副主任、主任。1989年任保健科主任。1992年任院内感染科主任，副主任医师。1992年8月退休。

科研项目《TAT椎管注射治疗破伤风》获安丘县科技进步三等奖。《用胰高血糖素治疗成功》获安丘县科技进步一等奖。参加潍坊市“大生汤”课题研究，使治疗流行性出血热处领先水平。1954年荣立三等功，由朝鲜民主主义人民共和国最高人民会议常务委员会颁发证书、证章。1992年被中华医学会吸收为会员。为潍坊市卫生局肝病研究中心委员。

赵彩凤 女，生于1941年2月，安丘市景芝镇人，中共党员，副主任检验师。

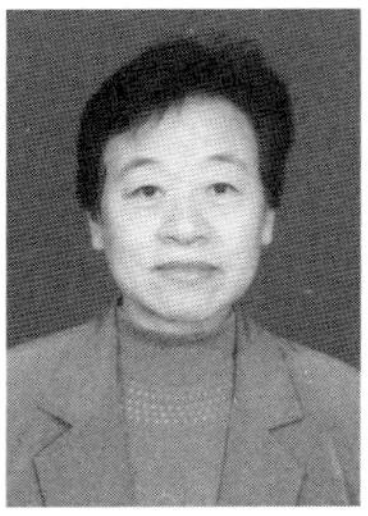

1962年10月毕业于青岛卫生学校检验专业，分配到安丘县防疫站。1972年4月调安丘县皮防站。1974年8月调入安丘县人民医院。1996年10月退休。

参加工作后，从事过卫生防疫检验（包括食品检验、水质检验、空气、卫生细菌学检验等）和临床检验（临床、生化、细菌、细胞、免疫、血库等），熟练掌握以上各项检验，能准确及时地报出检验结果，未出现差错、事故。解决科内业务复杂疑难问题，并培训和指导下级检验人员及实习进修人员的学习。参加为期半年的安丘卫校检验班教学工作，培养一批检验人员。发表《骨髓增生异常综合征7例》《原发性肝癌骨髓转移一例》《骨髓铁粒染色及临床应用》《100株常见致病菌等及药敏试验》论文4篇，其中《原发性肝癌骨髓转移一例》在第四次华东地区血细胞学术会议上交流。7次被评为安丘卫生系统先进工作者，1次被评为先进工作者标兵，1次被评为省疾病防治先进工作者。

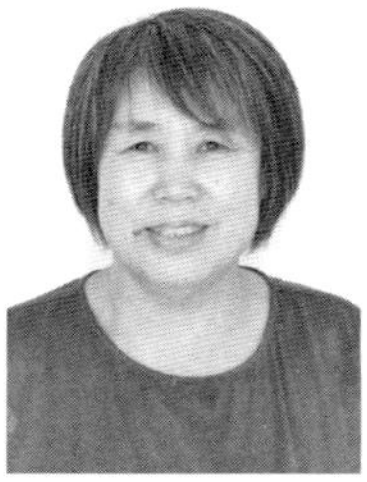

赵光荣 女，生于1957年9月，安丘市辉渠镇人，副主任中医师，曾任安丘市人民医院中医科副主任。

毕业于山东中医学院中医专业，分配到安丘县人民医院任中医科副主任。2012年退休后，被医院返聘。

师从于名老中医赵端溪，兼得著名老中医张瑞丰之教。擅长中医内科、妇科，尤长于妇科。对不孕不育等疑难杂症有独到的见解和较丰富的治疗经验。治病注重辨证施治，处方小、疗效好，善于发挥中医治未病的优势，深受病家欢迎。获市级科研成果3项。在省级以上刊物上发表论文10余篇。其中，自拟《健脾消积汤治疗胃结石18例》获第二届华中地区科学技术推广大会优秀论文二等奖，《冠心灵胶囊的研制及临床应用》获安丘市科技成果一等奖。为山东省中医药学会会员，山东省五级中医药师承教育工作第一批指导老师，潍坊市第三批老中医药专家学术经验继承工作指导老师。2013年获“潍坊市基层名中医”称号。2014年成立赵光荣名老中医工作室。旁涉诗词文学，为潍坊作家协会会员。

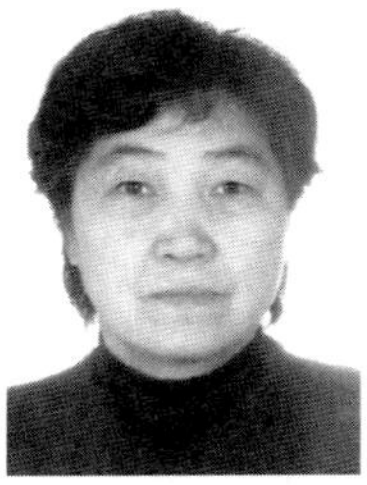

郑福姬 女，朝鲜族，生于1946年2月，黑龙江省五常县人，副主任医师。

1970年7月毕业于延边医学院，分配到五常县长山公社医院从事内科。1972年4月随军到吉林市毛纺织厂职工医院。1975年7月随部队调动到江苏省新沂县人民医院工作。1979年7月随部队调动到安丘县人民医院。1994年晋升为副主任医师。2001年3月退休后，被医院返聘保健门诊至2009年2月。

撰写的2篇论文编入《潍坊市神经内科学术资料汇编》。1987年被山东省人民政府评为“民族团结进步先进个人”。2000年被潍坊市人民政府评为“民族团结进步先进个人”。为安丘市政协委员、常委；潍坊市第十三届人大代表。

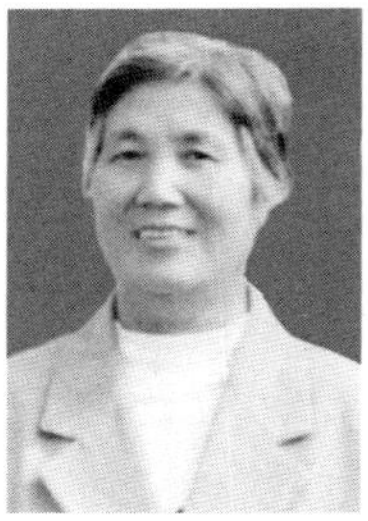

郑忠兰 女，生于1941年11月，安丘市凌河镇人。副主任中医师，曾任安丘市人民医院中医科副主任。

1961年9月毕业于安丘县卫生学校中医医士班，分配到城关公社医院做中医诊疗工作。1966年10月调入红沙沟医院。1978年3月在昌潍地区人民医院中医科进修1年。1980年11月调入安丘县人民医院中医科，跟随名老中医张瑞丰、赵端溪工作学习。1996年8月晋升为中医副主任医师，担任中医科副主任。1997年9月退休。

经过多年艰苦努力学习和工作，学到老中医的良好医德和精湛医术，在工作学习中打下良好基础，并指导低年医师工作。撰写的论文《痿证治验三则》《六味地黄汤加减治疗高脂血症》刊登在《疑难杂症治验》《临床医学治验》上。多次被评为先进工作者。

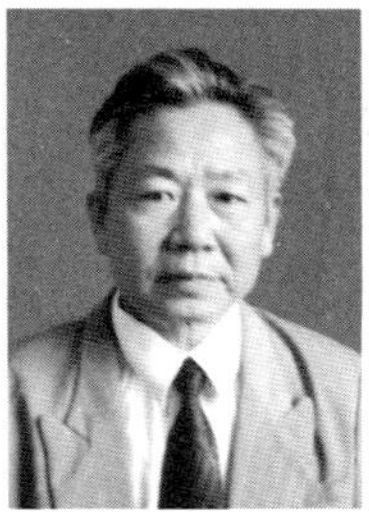

周元升　男，生于1937年，潍坊市坊子区黄旗堡镇人，副主任医师，曾任安丘市人民医院胆心阑综合征研究中心主任。

1963年毕业于昌潍医专医疗系，分配到沂水中心医院。1965年10月调沂水县人民医院。1982年1月调入安丘县人民医院。

从事中西医结合40年，主要医疗专长有：创新发掘“胆阑综合征”，诊断概括的“症状三步曲”和“体征五要素”，拓宽诊断视野。研拟的“胆阑消炎丸”获安丘市和潍坊市科技进步奖；提出“心病胆治”理论，治疗必须用清肝利胆、活血破瘀、理气止痛等“胆治”法则。研拟的“胆脉通”方药取得“标本兼治”的奇效，获1996年安丘市科技进步奖。所撰论文获1995年全国及首届人体科学大会（USA）优秀论文奖。1987年4月至1998年1月，任安丘市政协副主席。1998年1月至2003年1月任安丘市人大常委会副主任。

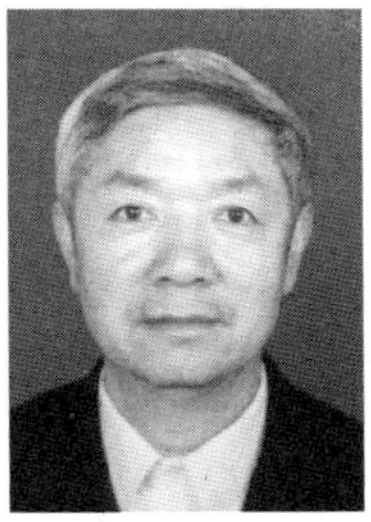

周金堂　男，生于1944年10月，青岛市沧口区人，中共党员，副主任医师，曾任安丘市人民医院保健科主任。

1970年7月毕业于青岛医学院医疗系，分配到临邑县孟寺医院。1974年8月调入临邑县夏口分院。1985年8月调入安丘县人民医院。2004年11月退休。

1992年，撰写的《慢性肺心病医源性心衰分析》在《临床荟萃》杂志上发表；《医源性心衰89例分析》在《山东铁道医学会会刊》上发表。1993年6月，科研项目《心脏同步电复律治疗快速心律失常》获潍坊市科技进步三等奖；《多巴胺、多巴酚酊胺、酚妥拉明联用治疗顽固性心衰》获潍坊市科技进步二等奖。

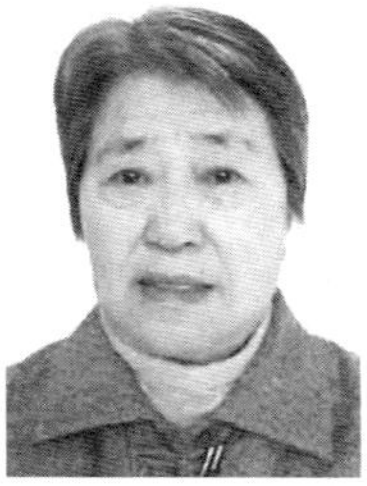

邹义秀　女，生于1937年8月，高密市人，副主任护师，曾任安丘市人民医院护士长。

1955年参加工作，纺织厂记录员。1960年7月青岛卫校护士班毕业，分配到青岛青纺医院工作。1966年6月随军到潍坊市立医院。1970年11月，随军到安丘县人民医院。1993年12月退休。

从事护理工作34年，积极履行岗位职责，努力研究业务，提高护理水平。圆满完成各项技术指标，提高各种技术操作水平。注重对本专业新技术的研究和探索，贯彻“以预防为主”的卫生工作方针，熟练掌握流行病全过程和预防措施，做好接种及宣传工作，使人人认识接种的重要意义，对预防接种和异常反应及处理进行专题研究，总结抢救措施和经验，取得良好的效果。不断运用新方法，带教学生掌握常见病、多发病及急症、疑难病的处理。数几十次受到县和县卫生系统表彰及奖励。

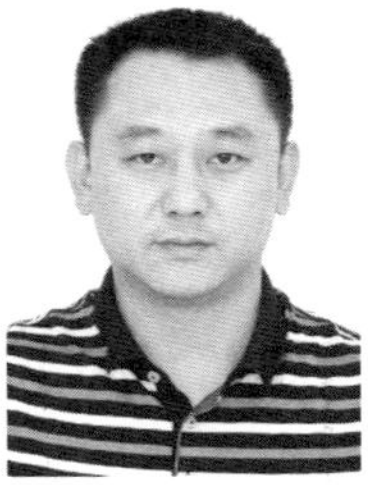

毕　磊　生于1975年3月，德州市临邑县人，中共党员，副主任医师，小儿三科主任。

1995年7月毕业于潍坊医学院临床医学系，分配到红沙沟中心卫生院，后借调到安丘市人民医院。1998年开始从事小儿内科临床工作。2003年到山东省立医院进修儿科专业1年。2007年任小儿科副主任。2010年任小儿三科主任。2012年晋升为副主任医师。

熟练掌握小儿内科常见、多发、危重症疾病诊治。对肺炎、心肌炎、腹泻、肾炎、脑炎、过敏性紫癜、川崎病有丰富临床诊治经验。有5篇论文在国家级期刊杂志上发表，并参编著作2部，获得国家专利2项。系山东省医师协会儿科医师分会肾病分会委员、潍坊市医师协会儿科医师分会常委、潍坊市医学会儿科专业委员会委员。多次获安丘市卫生系统先进工作者称号。

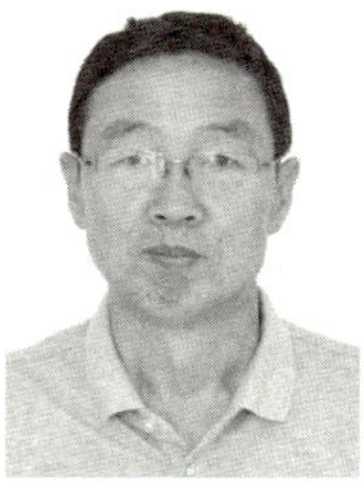

别永江 男，生于1965年1月，安丘市官庄镇人，中共党员，副主任医师，神经外科党支部书记。

1987年7月毕业于潍坊医学院医学系，分配到安丘县柘山医院。1990年8月调入安丘卫校任教。1994年12月调入安丘市人民医院。1999年、2003年和2004年在北京大学第三临床医院进修学习泌尿外科和重症医学。2002年任急诊科副主任。2003年1月任重症医学科主任。2013年9月任神经外科党支部书记。

在国家级刊物发表论文9篇，参与编写《现代重症医学》著作一部，《膀胱穿刺造瘘针》获实用新型发明专利，《一种治疗脓毒症的中药制剂及制备方法》获发明专利。为潍坊市医学会重症医学分会副主任委员。多次获安丘市先进工作者称号。

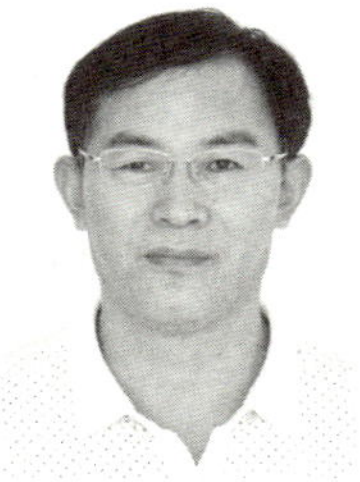

曹学成 男，生于1971年1月，安丘市石堆镇人，副主任医师，重症医学科主任。

1997年7月毕业于泰山医学院，是年10月分配到安丘市人民医院，在呼吸内科、消化内科、肾病血液科及儿科轮转至1998年5月。1998年6月胸外科、普外科医师。1999年6月调到神经外科。2003年9月到山东省立医院神经外科进修学习1年。2004年10月任神经外科副主任。2010年12月晋升副主任医师。2013年9月任神经外科副主任兼重症医学科副主任，并在重症医学科主持工作。2014年2月到山东大学齐鲁医院重症医学科进修学习半年。是年9月任重症医学科主任。

擅长各种急危重症患者的救治，尤其擅长脑出血、脑干出血、重型颅脑损伤、癫痫持续状态，慢性阻塞性肺病并呼吸衰竭、严重急性心肌梗死、各种原因的心力衰竭、药物及农药中毒、重症急性胰腺炎、脓毒血症、多脏器功能衰竭。熟练掌握危重患者的呼吸支持、循环支持、人工肾及人工肝治疗技术、镇痛镇静及营养支持治疗技术。在国家级期刊发表专业论文13篇，出版个人专著1部，获国家专利2项、潍坊市科技进步奖2项和安丘市科研成果二等奖、三等奖各1项。兼任山东省老年医学研究会重症医学专业委员会委员、山东省毒理学会中毒救治专业委员会委员、潍坊市医学会器官移植专业委员会副主任委员、潍坊市医学会重症医学专业委员会常委、潍坊市医师协会重症医学专业委员会常委、潍坊市抗癌协会神经肿瘤专业委员会委员、潍坊市医学会疼痛研究会学会委员、潍坊医学院副教授。多次获安丘市卫生系统先进工作者称号。

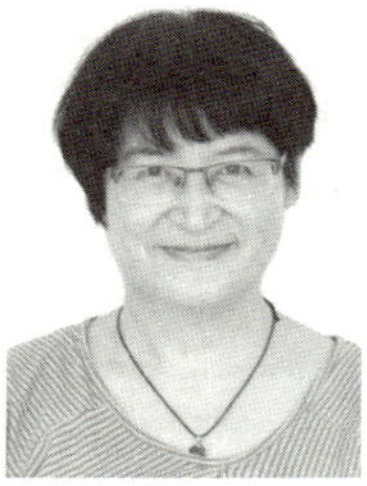

曹玉洁 女，生于1973年3月，安丘市石堆镇人，副主任医师，超声科副主任。

1992年7月毕业于潍坊卫生学校，分配至安丘县人民医院。1995年到山东省立医院进修半年。2003年到青岛医学院附属医院进修半年。2013年11月晋升为副主任医师。

擅长妇科常见病、多发病的诊断，对宫外孕的早期诊断有独到见解。对胎儿畸形诊断有丰富经验。发表《超声造影在肝局灶性结节增生诊断中的应用价值》《胆总管阻塞性病变的超声检查》等国家级论文6篇，发明专利3个。多次被安丘市卫生局评为先进工作者。

曹志升 男，生于1973年1月，安丘市大汶河旅游开发区人，中共党员，副主任医师，感染科主任。

1997年7月毕业于菏泽医专，同年分配到

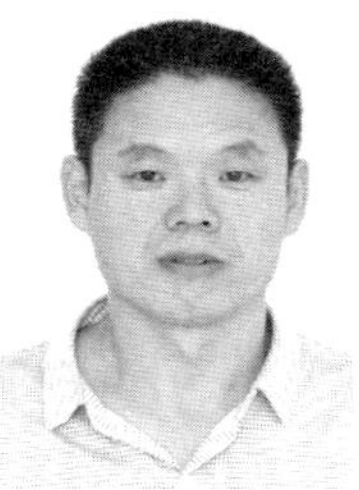

郚山镇卫生院，从事内科工作。2003 年 10 月调入安丘市人民医院，从事神经外科工作。2004 年 4 月调入感染科工作。2006 年 9 月到首都医科大学附属北京佑安医院进修 1 年。2013 年晋升为副主任医师，任感染科主任。

对急慢性肝炎、肝硬化、肝硬化腹水、肝癌的治疗上有独特的疗效，在由细菌、病毒、寄生虫等引起的传染与感染性疾病和合理应用抗菌药物方面，和原因不明的发热、黄疸原因不明、肝脾肿大的诊断及鉴别诊断方面具有丰富的经验。2013 年获潍坊市科技进步二等奖 1 项，在国家级期刊发表论文 5 篇。为山东省医院协会传染病分会委员、山东省病理生理学会炎症发热分会委员、潍坊市医学会传染分会常委。获山东省传染病预防控制岗位技术能手、潍坊市卫生应急岗位技术优秀技术能手、潍坊市传染病防控工作先进个人等称号。2013 年获“富民兴安”劳动奖章，是年 9 月被评为“潍坊好人”。2017 年 4 月获潍坊市艾滋病防治岗位优秀技术能手称号。

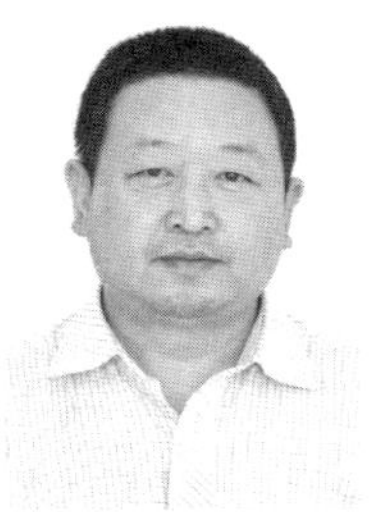

常光宇　男，生于 1964 年 6 月，安丘市大汶河旅游开发区人，中共党员，副主任医师，内分泌科主任。

1987 年 7 月毕业于青岛大学医学院，分配到贾戈卫生院。1987 年 12 月调入安丘县人民医院，在内一科任住院医师。1992 年在内二科任住院医师。1993 年到青岛大学附属医院内分泌科进修。是年任消化内科副主任。2003 年晋升为副主任医师。2008 年任内分泌科主任。

熟练掌握内分泌科疑难疾病的诊治，对内分泌代谢性疾病的急危重患者的救治，和糖尿病及急性并发症、甲状腺疾病、痛风等内分泌代谢性疾病有着丰富临床经验。有 10 余篇论文在核心期刊杂志上发表，获科技进步奖 1 项，国家专利 2 项。为潍坊医学院兼职副教授，在基层医院慢性疾病管理标准推广项目中任讲师。为山东预防医学会内分泌代谢会委员、山东省医学会甲状腺疾病专业委员会委员、山东省老年医学研究会第一届糖尿病专业委员会委员、山东省医师协会糖尿病医师分会第一届委员会委员、潍坊医学会内分泌专业委员会常委。多次被医院评为先进工作者。

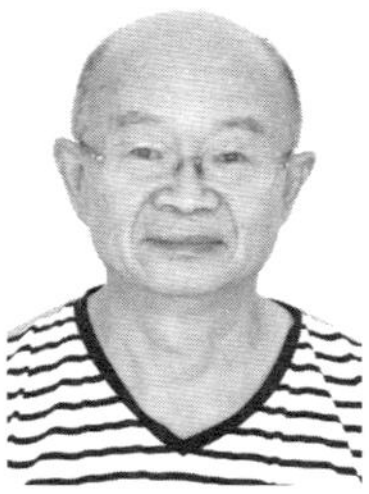

陈跃华　男，生于 1959 年 10 月，潍坊市人，中共党员，副主任医师，曾任感染科主任。

1977 年上山下乡到贵州省余庆县。1978 年考入遵义医学院。1983 年 12 月分配到安丘县人民医院。1989 年 5 月到中国人民解放军肝病研究所进修学习 1 年。1994 年 6 月到济南传染病医院进修半年。1994 年任传染科副主任，主持工作。1996 年任传染科主任。2001 年晋升为副主任医师。

擅长肝病和出血热的诊断与治疗。1990 年，在安丘县率先开展血液净化能治疗流行性出血热伴肾功衰竭，使流行性出血热死亡率大幅下降，达到国内先进水平。2000 年开展干扰素治疗慢性乙肝。2003 年参加防治非典型肺炎工作。是年应用核苷类药物治疗慢性乙肝，使乙肝肝硬化患者的生存期大大延长，生活质量明显提高，部分病人病情得到缓解。2007 年参与手足口病防治工作。是年运用床边过滤技术治疗重症流行性出血热，成功抢救多例患者。研制中药“克乙肝片”，治疗慢性乙肝，有较好疗效，获安丘市科技进步二等奖。开展乙肝、丙肝病毒的定量检测、核苷类药物的耐药检测及乙肝五项的定量检测，运用这些技术更加科学合理地指导慢性乙肝的临床治疗。撰写省级以上论文 10 余篇。获安丘市科技进步奖。多次被评为安丘市卫生系统先进工作者。被安丘市人民政府评为先进工作者。被潍坊市卫生局评为手足病防治先进工作者。

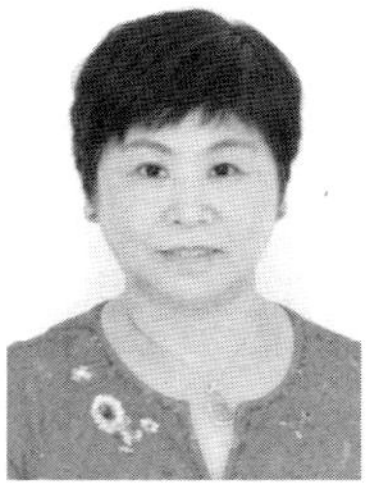

程　霞　女，生于1964年10月，安丘市柘山镇人，中共党员，主任护师，宣教部主任，母婴保健科主任。

1979年高中毕业，考入安丘县人民医院，从事内科护理工作。1984年7月考入益都卫校助产系，1987年8月毕业，分配到安丘县人民医院产科产房任助产师。1993年至1994年到辉渠医院扶贫。1997年12月至1998年5月到山东大学齐鲁医院产房进行学习。1998年任产房护士长。2007年任母婴保健科主任。2014年晋升为主任护师，是年6月兼任宣教部主任。

从事产科临床工作38年，在孕期保健、自然分娩、分娩安全、产后康复、盆底康复，产后心理辅导以及产褥期疾病的预防保健有丰富的临床经验。2007年后，在安丘市开展孕期健康教育，每周一次孕期公益大课堂，分享宝贵的临床经验给所有的孕产妇，深受孕产妇欢迎。开展月嫂培训、月嫂服务，培训了一支专业、规范的月嫂团队，每年入户服务500余人次。在“爱婴医院”的复审、“二级甲等医院”复审以及三级乙等综合医院的评审中，担任全院迎查礼仪培训，成为三级医院评审专家组认可的亮点。获两项国家级发明专利、山东省科技创新成果奖1项、潍坊市科技创新成果奖1项和潍坊市职业技能大赛一等奖，发表国家级论文10余篇。为山东省百佳护士、健康大使、优秀基层健康指导员。

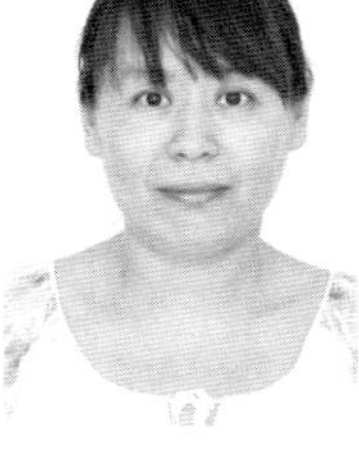

崔建英　女，生于1973年，安丘市兴安街道人，副主任医师，呼吸内二科副主任。

1997年毕业于山东医科大学临床医学专业，分配到安丘市人民医院从事内科医疗工作。2003年在北京朝阳医院进修学习呼吸内科专业。2007年任呼吸内二科副主任。2011年晋升为副主任医师。

擅长呼吸危重症、慢性支气管炎、肺气肿、肺心病、心衰、支气管哮喘、肺癌、肺栓塞、胸腔积液、气胸的诊疗及支气管镜的应用，并在安丘市率先开展微创治疗胸腔积液及气胸，对各种憋气病人、呼吸衰竭病人的鉴别诊断及其治疗，感染病人的诊疗，间质性肺病的诊疗，各种内科疑难危重症疾病及其治疗，成人呼吸窘迫综合征、多脏器功能衰竭的诊疗，具有丰富的经验。2004年参与序贯机械通气治疗慢性阻塞性肺病II型呼吸衰竭研究，获安丘市科技进步三等奖。2015年到华西医院学习睡眠呼吸障碍疾病的诊断治疗并积极开展科研工作。在国家级刊物上发表论文5篇。为中华医学会呼吸学会潍坊分会会员。多次被评为安丘市卫生系统先进工作者。

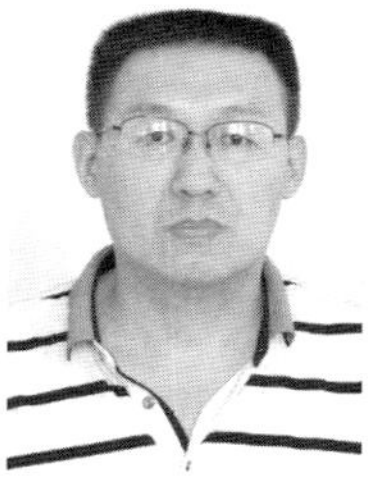

丁敬瑄　男，生于1970年2月，安丘市新安街道人，副主任医师，骨科副主任。

1994年7月毕业于山东中医学院，分配到安丘市人民医院从事骨科专业。2001年至2002年到北京友谊医院进修骨科1年。2007年12月晋升为副主任医师。

熟练掌握骨科常见病及多发疾病的诊断及治疗。擅长四肢复杂骨折的手术治疗，对股骨粗隆间骨折、pilon骨折的手术治疗积累丰富的临床经验。有10余篇论文在国家级期刊发表，出版专著1部。为中华医学会会员、潍坊市医学会第五届骨外科学专业委员会委员。2006年被评为安丘市优秀青年。

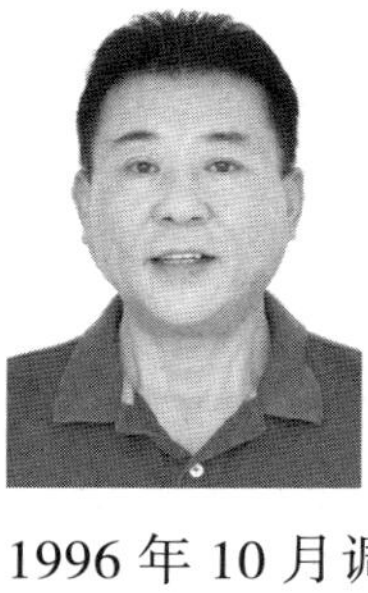

董爱国　男，生于1964年10月，安丘市石埠子镇人，中共党员，副主任医师，烧伤整形外科主任。

1986年8月毕业于临沂医专，分配到安丘县白求恩医院。1996年10月调入安丘市人民医院，从事烧伤整形外科工作，曾到省级医院进修学习一年。

从医30年，完成烧伤整形手术近千例。擅长皮瓣转移及美容外科，对深度大面积烧伤的治疗有独到之处。获潍坊市科学技术进步奖1项、国家发明专利2项，发表国家级论文10余篇。兼任潍坊医学院副教授。多次获安丘市卫生系统先进工作者称号。

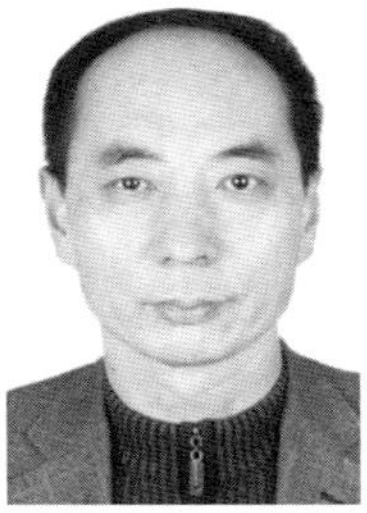

董其坤　男，生于1963年7月，安丘市新安街道人，中共党员，副主任药师，药剂科主任。

1984年7月毕业于益都卫校药剂专业，分配至安丘县人民医院。1994年任安丘市人民医院西药制剂室副主任。1998年任药剂科主任。

撰写《基层医院药品管理问题探讨》等9篇论文在省级以上医学杂志发表，主编《临床实用药物学》等著作2部。兼任山东省卫生经济协会医药采购与管理专业委员会委员、潍坊市药学会理事、潍坊市药学会第三届医院药学专业委员会副主任委员、潍坊市药学会第一届合理用药与评价专业委员会委员、安丘市卫生局药学专业质量控制中心主任。1999年被评为潍坊市药品监督管理工作先进个人。2005年被评为潍坊市药品不良反应监测报告先进工作者。

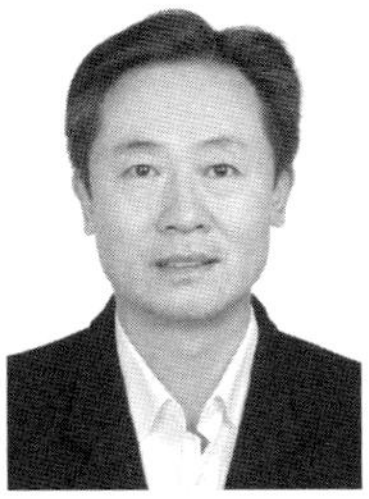

都全荣　男，生于1969年2月，安丘市辉渠镇人，中共党员，副主任医师，颐乐园老年护理院院长兼客服部主任。

1991年7月毕业于益都卫校，分配到安丘县第三人民医院。1995年8月调入安丘市人民医院工作。2004年2月调任石埠子卫生院院长。2009年3月任白芬子卫生院院长。2011年3月任兴安街道卫生院院长、兴安街道社区卫生服务中心主任、党总支书记。2015年9月任安丘市人民医院颐乐园老年护理院院长兼安丘市人民医院客服部主任。

系国家二级心理咨询师，发表学术论文20余篇、专著2部，拥有国家专利10项，获市级以上科技进步奖4项，尤其应用中医适宜技术对颈肩腰腿痛的治疗具有独到之处。2008年被安丘市人民政府评为2008—2012年度安丘市第一批专业技术拔尖人才。2009年被潍坊市委组织部、潍坊市人事局、潍坊市科技局等8部门联合评为潍坊市科技标兵。2011年被潍坊市人社局、潍坊市卫生局授予潍坊市卫生系统先进个人称号。是年4月获潍坊市“富民兴潍”劳动奖章。2012年被潍坊市卫生局、财政局表彰为社区卫生服务工作先进个人；在北京参与中华人民共和国卫生行业标准《乡镇卫生院基本要求》起草编写；被潍坊市人力资源和社会保障局、潍坊市卫生局、潍坊市妇女儿童工作委员会办公室评为全市妇幼卫生工作先进个人。2013年被潍坊市人社局、潍坊市卫生局评为新型农村合作医疗工作先进个人，被山东省社区卫生协会评为全省社区卫生服务工作管理先进个人。2014年被安丘市人大常委会评为安丘市第十七届人民代表大会优秀人大代表，被潍坊市人力资源和社会保障局、潍坊市卫生局评为全市优秀乡镇卫生院院长，被山东省疾病预防控制中心评为全省传染病与突发公共卫生事件信息网络直报工作先进个人。2015年被安丘市人民政府评为2014年—2018年度安丘市第四批专业技术拔尖人才，获山东省总工会“富民兴鲁”劳动奖章。为中华医学会外科专业会员、山东省社区卫生协会第一届会员、中国社区卫生协会会员、潍坊市中西医结合学会理事、山东省疼痛研究会第二届神经损伤专业委员会常务委员、潍坊市心理卫生协会第一届理事。当选安丘市第十六届、十七届人大代表。

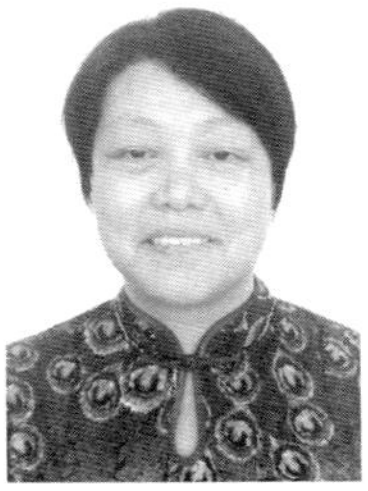

高怀娥　女，生于1963年11月，安丘市景芝镇人，副主任护师，曾任公共卫生科护士长。

1981年7月毕业于益都卫校寒亭分校，分配到安丘县人民医院，先后在外科、急诊科、保健科、神经内科从事护理工作。1998年任供应室副护士长。2001年任预防保健科负责人。2011年至2012年任公共卫生科护士长。

科研项目《载体氧透射治疗脑血管病的护理研究》获安丘市科技进步二等奖、《光量子氧透射治疗脑血管病》被评为潍坊市第十届科学技术优秀学术论文二等奖，撰写的《倡导健康饮食遏制高血压的发生发展》等10余篇论文均在省以上刊物发表。为潍坊医学院副教授、中华护理学会会员、中国预防医学会会员。1990年被潍坊市卫生局授予“护士之春技术能手比赛荣誉奖”称号。2005年被评为山东省传染病网络直报工作先进个人。2008年被评为潍坊市手足口病防控工作先进个人。2010年被山东医学高等专科学校评为2009—2010学年度临床实践教学优秀教师。2011年被评为山东省传染病网络直报工作先进个人、潍坊市城乡居民健康信息监测工作先进个人。2014年被评为潍坊市卫生应急与疾病控制工作先进个人。

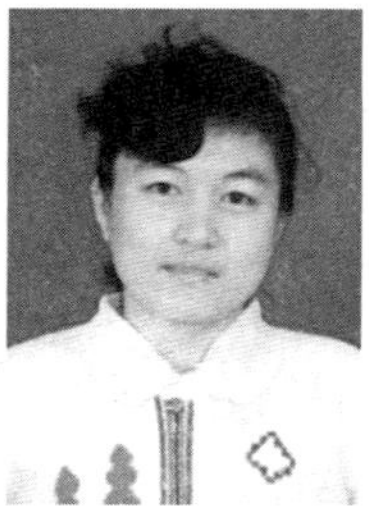

高兴华 女，生于1963年，昌邑市人，副主任医师，小儿科副主任。

1980年考入潍坊卫校护理班，毕业后分配到安丘县人民医院从事临床护理工作。1992年毕业于潍坊医学院临床医学系，回院从事小儿内科临床医疗工作。

熟练掌握儿科、新生儿科疑难疾病的诊断及治疗，对儿科、新生儿科的急、危、重患者的救治有着丰富的临床经验。对新生儿疾病、小儿呼吸系统、循环系统、神经系统疾病以及消化系统疾病等治疗有着丰富的临床经验。在《中国保健营养杂志》《糖尿病新世界》《临床妇儿诊疗与护理》《实用儿科学》等国家级及省级杂志发表论文10余篇，专著1部，获国家实用新型专利3项。获潍坊市女职工“建功立业标兵”、安丘市“精神文明先进工作者”、安丘市“三八红旗手”称号。多次被医院评为先进工作者。

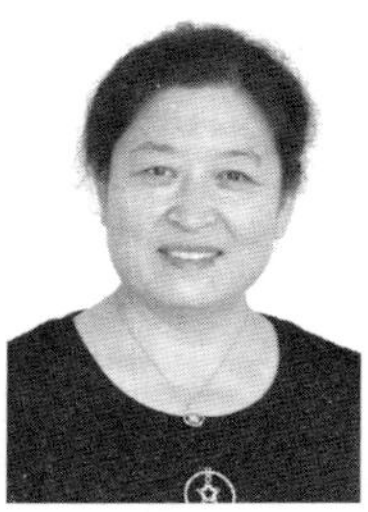

宫爱芹 女，汉族，生于1960年11月，安丘市景芝镇人，中共党员，副主任医师，曾任糖尿病早检科（内分泌二科）主任。

1983年7月毕业于益都卫校，是年9月分配到安丘县人民医院内科工作。1993年7月毕业于潍坊医学院临床医学系，获医学学士学位，是年9月到安丘县人民医院内科工作。1997年1月，在青岛医学院附属医院内分泌科进修1年。1998年3月，在北京协和医院内分泌科基层医师培训3个月。2006年任消化内科党支部书记。2010年1月任糖尿病早检科（内分泌二科）主任。2013年晋升副主任医师。

从事内科、内分泌代谢疾病临床医疗教学和科研工作30余年，对糖尿病、甲状腺疾病、痛风、单纯性肥胖、垂体瘤等有丰富的诊断治疗经验，尤其擅长糖尿病急性并发症如糖尿病酮症酸中毒、低血糖昏迷、高渗昏迷，慢性并发症如糖尿病肾病、糖尿病足坏疽、糖尿病眼科病变、妊娠糖尿病的诊断治疗。率先在安丘市应用胰岛素泵治疗糖尿病，效果良好。在《中国医药指南》《新医学》等发表论文10余篇。主编《实用内科诊疗学》1部，获国家实用新型专利2项。兼任山东省内分泌协会糖尿病分会委员、潍坊市中西医结合内分泌分会委员。2009年7月被滨州医学院评为优秀带教老师。2010年，被评为安丘市卫生系统优秀共产党员。2012年3月，被潍坊市妇联评为巾帼建功标兵。多次被评为安丘市卫生系统先进工作者。

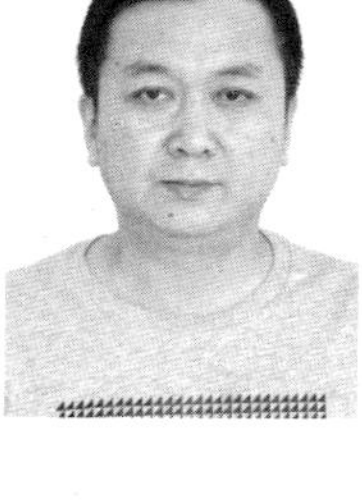

郭建利 男，生于1973年2月，潍坊市峡山区王家庄街道人，中共党员，副主任医师，关节骨科主任。

1995年7月毕业于潍坊医学院医疗系专业，分配到安丘市人民医院从事临床工作。2000 年 8 月到北京大学人民医院关节病治疗中心进修学习 1 年；是年任关节外科主任，晋升为副主任医师。2013 年任关节骨科主任。

熟练掌握关节外科、老年骨病疑难疾病的诊治，尤其对关节外科和老年骨病的急危重患者的救治，股骨头缺血性坏死、股骨颈骨折、髋关节炎、髋关节发育不良、膝关节骨性关节炎、类风湿性关节炎、关节畸形、关节僵硬、膝关节韧带及半月板损伤、肩袖损伤等疾病的治疗有丰富的临床经验。2002 年开展安丘市首例关节镜技术。2005 年率先在安丘市开展人工全膝关节表面置换术。2012 年开展踝关节镜手术，用关节镜治疗膝、踝关节韧带损伤，开展关节囊内骨折关节镜下治疗，填补安丘市空白。熟练掌握膝、髋关节置换术及关节镜手术，每年做关节置换术 160 余例、关节镜手术 200 余例。有多篇论文在核心期刊杂志上发表。参与完成潍坊市级科研成果 1 项。

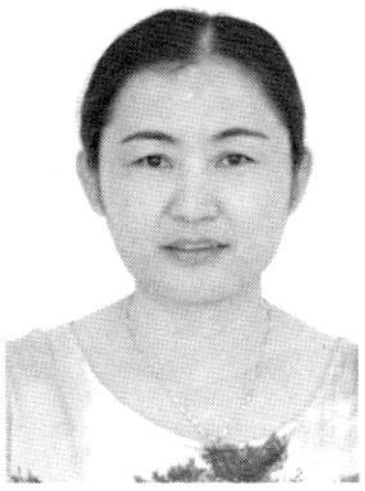

韩　伟　女，生于 1968 年 9 月，安丘市石堆镇人，副主任医师，产科主任。

1988 年毕业于潍坊卫生学校，分配到安丘县人民医院妇产科工作。1997 年妇产科分开后从事产科工作。2002 年在齐鲁医院进修学校 3 个月；是年任产科副主任。2009 年任产科病区主任。2012 年任产科主任。2013 年晋升为副主任医师。

从事妇产科专业 20 余年，熟练掌握产科合并症及并发症的诊治，对病理产科、产科危重症抢救有丰富的临床经验。特别对各种难产、产后出血、妊娠期高血压疾病、妊娠合并糖尿病、习惯性流产等有独到的见解。在安丘市率先开展剖宫产手术切口美容缝合术。并在安丘市开展首例 B-Lynch 缝合术，成功抢救数名产后大出血（包括前置胎盘产后出血）产妇。带领科室与麻醉科合作在椎管内分娩镇痛的基础上开展静脉分娩镇痛，并与介入科合作进行双侧子宫动脉栓塞治疗产后出血，挽救了无数产妇生命并成功保留子宫，提高产妇的生活质量。在省级及国家级刊物上发表论文数篇，科研项目《米索前列醇治疗产后出血临床研究》获安丘市科技成果三等奖。为中华医学会会员。2008 年至 2013 年连续被评为国家医师资格考试潍坊考点优秀考官。2010 年被评为潍坊市“三八红旗手”。2011 年当选为安丘市第十七届人大代表。2013 年当选为安丘市第十次妇女代表大会代表。2014 年获潍坊市女职工建功立业标兵称号。

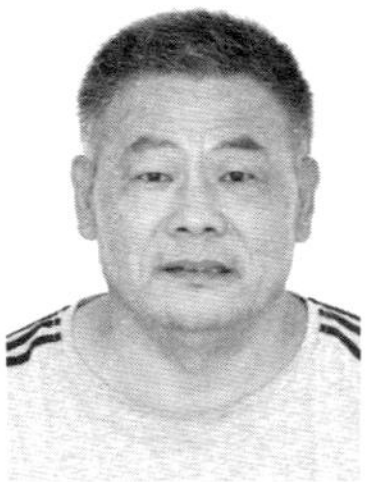

韩卫东　男，生于 1960 年 1 月，潍坊市潍城区人，副主任医师，曾任创伤二科副主任、脊柱外科主任。

1988 年 9 月毕业于临沂医专，分配到安丘县人民医院，由普外科转骨科，从事创伤骨科工作。1994 年在山东医科大学附属医院骨科进修 1 年。

擅长脊柱外科及关节外科。科研项目《腰椎板截骨再植椎管成形术的临床应用研究》，1999 年 9 月获安丘市科技进步一等奖，《改良式 Dewar 手术治疗肩锁关节脱位的临床研究》获安丘市科技进步二等奖。科研项目《腰椎板盖状截骨后柱结构回植重建术的临床应用》，2000 年 10 月获潍坊市科技进步三等奖。在医院率先开展的手术项目有：颈椎后路单开门及双开门椎管成形术用于颈椎管狭窄症的治疗 16 例，脊柱 C-D 棒内固定术用于椎体骨折及畸形的治疗 36 例，腰半椎板截骨再植椎管成形术 21 例，腰椎板盖状截骨后柱结构回植重建术 42 例，带血管肌蒂股方肌开骨瓣股骨颈移植预防和治疗股骨头缺血坏死 15 例，颈椎后路单开门植骨撑开椎管成形手术治疗颈椎管狭窄症 6 例，肱骨上段切除腓骨小头移植代关节治疗肱骨肿瘤 1 例，小切口腰椎间盘摘除术 28 例等。对多种手术器械进行革新，如自制锐刃弯头骨刀、钻头断折取出器、钢丝导入器、异物取出钳、锥板切刀等，在手术中起到了事半功倍的作用。先后在《中国骨伤》《中医正骨》《颈腰疼杂志》《中华中西医结合杂志》《中华医药杂志》《中华临床医药杂志》等期刊发表医学论文19篇。4次在全国骨科学术会议宣读论文及交流。

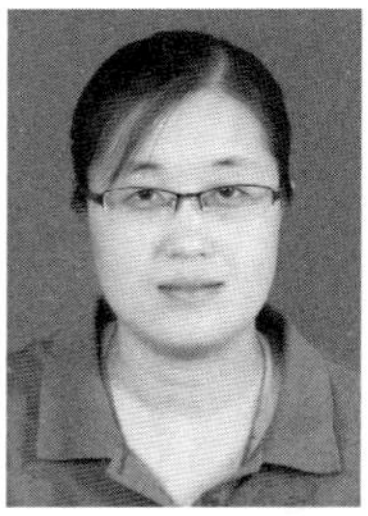

韩旭萍 女，生于1976年12月，安丘市辉渠镇人，副主任护师，妇科护士长。

1997年7月毕业于益都卫校，分配到安丘市人民医院从事护理工作。1997年10月在普外科工作。2004年12月调产科工作，后调小儿科任副护士长。2006年8月调妇科任副护士长。2008年10月任妇科护士长。2011年参加济宁医学院附属医院举办的优质护理服务示范病房学习班。2016年12月晋升为副主任护师。

在疾病护理、护理管理、护理科研等方面积累了丰富经验。先后发表国家及省级论文5篇，参与主编1部，独立著作1部；实用新型专利3项，发明专利2项。多次被医院评为先进工作者。2008年5月被评为“潍坊市护士岗位技能标兵”；是年12月被评为潍坊名护。2010年带领妇科全体护理人员为潍坊市优质护理服务会议提供了现场，受到好评。2011年3月获安丘市“巾帼建功明星”称号。是年5月获潍坊市“巾帼建功标兵”称号。2012年5月获“潍坊市优质护理服务示范标兵”称号。2014年12月获“潍坊市十大孝星”提名奖。2016年当选为潍坊市妇产科护理学会会员。

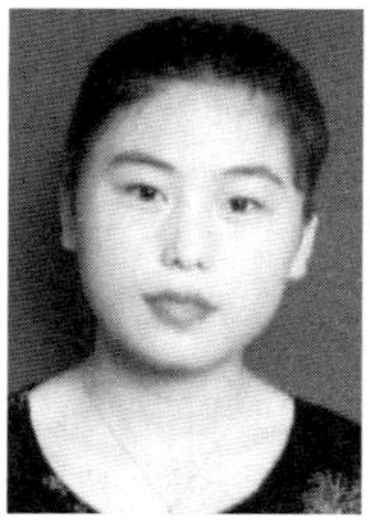

韩　瑛 女，生于1973年2月，安丘市大汶河旅游开发区人，副主任护师，产二科副护士长。

1991年7月毕业于益都卫校，分配到安丘县第二人民医院，从事临床护理工作。1995年7月调入安丘市人民医院。2007年5月到潍坊人民医院进修学习。2015年12月晋升副主任护师。

从事临床护理工作26年，在疾病护理、护理管理、护理教育、护理科研等方面有丰富的经验。在潍坊护理学会、省级刊物发表论文10余篇，在国家级期刊发表论文3篇，获中华人民共和国国家知识产权局实用新型专利3项，发明专利3项。积极参加业务知识竞赛、技术比武，多次被医院评为技术操作能手，在安丘市卫生局、安丘市总工会组织的竞赛中取得优异成绩，多次被评为安丘市卫生系统先进工作者。

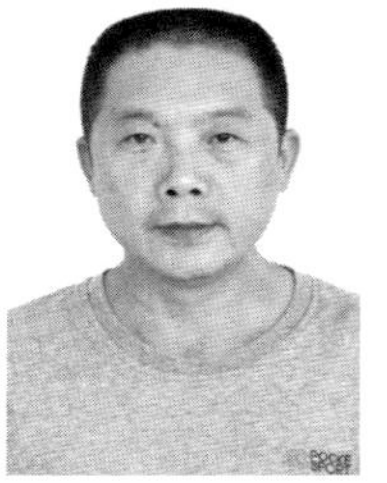

黄韶华 男，生于1968年3月，潍坊市峡山区王家庄街道人，中共党员，主任医师，神经介入科主任。

1993年7月毕业于潍坊医学院临床医学专业，分配到安丘县人民医院。从事外科工作。1994年轮转外三科。1995年轮转急诊科。1996年定科于外四科。1999年、2003年分别在山东省立医院进修神经外科及神经介入等专业。2003年任副主任。2008年12月任神经介入科主任。2016年3月晋升为主任医师。

擅长治疗出血及缺血性脑血管病，应用高清晰显微镜下治疗各种脑外伤及脑血管病。开展脑血管造影术，率先在安丘市开展颅内动脉瘤介入栓塞和支架成形术、颅内外血管搭桥手术治疗脑血管病。多篇论文在国家核心期刊杂志上发表，其中SCI论文1篇。获国家发明专利2项，完成安丘市科技成果2项、潍坊市科技成果2项、山东省科技成果1项。兼任潍坊医学院副教授、中华医学会会员、山东省疼痛研究会委员、山东省脑血管病防治协会脑血管病精准医疗专业委员会常委、山东省脑血管病防治协会基层医院院长分会常委、潍坊市医学会神经外科学专业委员会委员、潍坊市抗癌学会神经肿瘤专业委员会委员。2007年—2008年获潍坊医学院实践教学优秀教师称号。2014年被评为宁夏医科大学公共管理硕士研究生优秀指导教师。

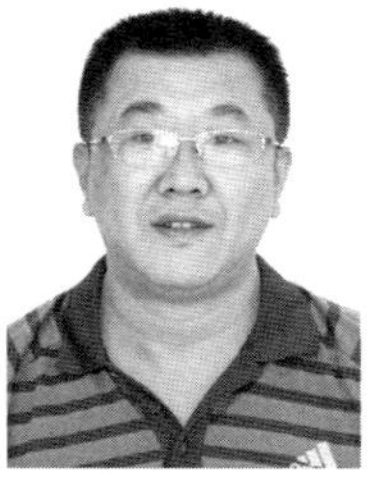

黄向阳　男，生于1975年10月，安丘市景芝镇人，中共党员，副主任医师，耳鼻咽喉科主任。

1998年7月毕业于潍坊医学院眼耳鼻喉专业，获医学学士学位。1998年10月分配至安丘市人民医院耳鼻喉科工作。2002年3月至2003年2月在北京海军总医院耳鼻喉科中心进修学习。2011年晋升为副主任医师。2016年5月至2016年8月在山东省立医院集团耳鼻喉医院进修学习。

发表国家级论文10余篇，其中《鼻内镜下并发前额部脓肿1例》发表于《临床耳鼻咽喉科》杂志。获国家实用新型专利1项。兼任山东省医师协会耳鼻咽喉科分会委员、潍坊市医师协会耳鼻咽喉科分会常务委员、潍坊市中西医结合学会耳鼻咽喉科分会常务委员。

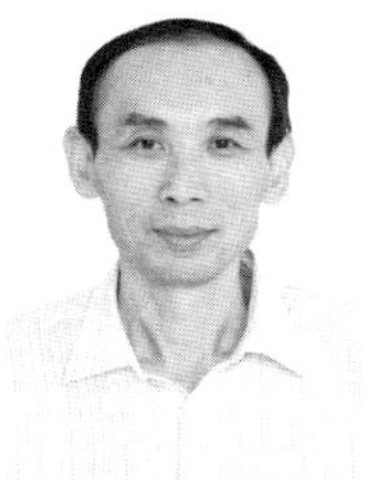

鞠作泉　男，生于1966年9月，安丘市景芝镇人，中共党员，主任医师，神经内科主任，兼神经内一科主任。

1991年7月毕业于青岛医学院，分配到安丘县人民医院。1997年1月至12月在山东医科大学附属医院进修。1998年9月任安丘市人民医院神经内科副主任。 2004年5月任神经内科主任。2009年1月任神经内科业务院长兼病区主任。2016年12月晋升为主任医师。

2005年开展脑血管造影术、超早期脑梗死的介入动脉内溶栓术。2007年开展颈部动脉支架植入术。2008年在上级专家指导下，开展颅内动脉瘤弹簧圈栓塞术。2009年开展肉毒素注射治疗面肌痉挛。获安丘市科技进步二等奖1项，潍坊市科技进步二等奖1项、三等奖1项，发明专利3项，实用新型专利7项，外观设计专利2项。发表学术论文14篇，专著1部，主编著作2部。为山东省脑血管病防治协会委员，山东省脑血管病防治协会疾病与健康管理分会理事，山东省中西医结合学会神经内科专业委员会委员，潍坊医学会脑血管病专业委员会常委、潍坊医学会神经内科、行为医学、老年医学专业委员会委员。数年被评为安丘市卫生系统先进工作者。2006年被评为滨州医学院实践教学优秀教师。2007年评为安丘名医。2009年获潍坊市十佳医生提名奖。2012年12月被潍坊医学院聘任为副教授。安丘市第七届政协委员。

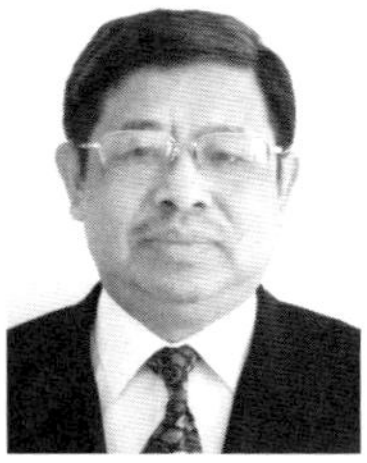

郎需和　男，生于1963年10月，潍坊市坊子区坊安街道人，中共党员，副主任医师，肾内科主任，血液净化科主任。

1988年7月毕业于潍坊医学院医疗系，分配到安丘县人民医院内科，在急诊科、保健科、内三科、内二科轮转。1994年2月至1995年2月在山东医科大学附属医院进修肾内科专业，返院后调入内一科（心血管专业）。1996年11月至12月在上海日机装公司学习血液净化技术。1998年2月调入呼吸肾内科，同年在血液透析科轮转1年，之后一直在呼吸肾内科工作。2000年3月任呼吸肾内科副主任。2004年3月兼任血液透析科主任。2007年3月任呼吸肾内科主任。2012年11月任肾风湿内科主任。2014年10月任肾内科主任。2016年12月晋升为主任医师。

擅长急慢性肾小球肾炎、急进性肾小球肾炎、肾病综合征、急慢性肾功能衰竭、急慢性间质性肾炎、泌尿系感染、高血压肾病、糖尿病肾病、骨髓瘤肾病、狼疮性肾炎、紫癜性肾炎、梗阻性肾病、缺血性肾病等肾内科疾病的诊治。熟练掌握常用血液净化方式的临床应用及透析病人各种急慢性并发症的处理，特别是对尿毒症并难治性高血压、肾病综合征、慢性肾衰竭的治疗有独到之处。撰写的《老年慢性肾功能衰竭维持性血液透析患者死亡原因和影响因素》等10多篇论文在省级以上医学杂志发表。完成科研2项，获潍坊市科技进步二等奖1项、潍坊市职工优秀技术创新成果三等奖1项。主编《肾脏病学新进展》《实用临床内科学》。为山东省中西医结合学会第一、第三届肾病专业委员会委员、山东省中医药学会第三届中医肾病专业委员会委员、中华医学会潍坊市历届肾病专业委员会委员、潍坊市医疗事故鉴定委员会专家库成员。2015年被安丘市人民医院评为医德模范。

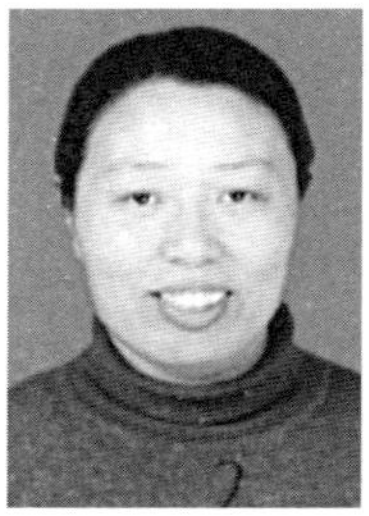

郎艳萍　女，生于1975年，潍坊市坊子区坊安街道人，副主任护师，核医学科护士长。

1996年毕业于潍坊卫校，分配到安丘市人民医院，先后在神经内科、手术室、儿科等科室从事临床护理工作。2007年毕业于潍坊医学院护理系，学士学位。2010年10月任综合神经内科护士长。2013年1月任神经内五科护士长。

多次到济宁医学院附属医院进修、参观学习，参加护理管理能力提升学习班、优质护理服务安全培训班、老年康复培训班等，积累丰富的护理管理经验。在国家级刊物发表论文5篇。连续多年被医院评为先进工作者、优秀带教老师。

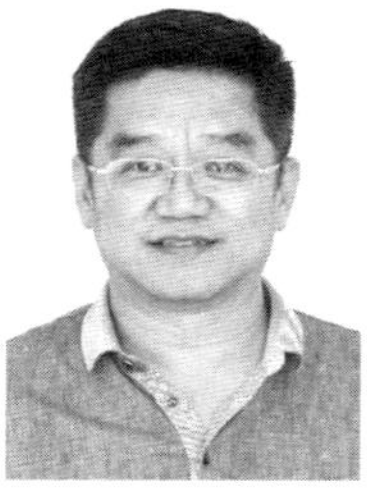

郎益温　男，生于1968年1月，潍坊市坊子区坊安街道人，副主任医师，呼吸内二科主任。

1992年7月毕业于泰山医学院，分配到安丘县人民医院内科工作。2000年在北京阜外医院进修学习肺心病专业半年。2000年至2001年到北京朝阳医院进修呼吸专业。2003年至2004年到上海长海医院进修重症监护专业半年。2008年12月晋升为副主任医师。

熟练掌握慢性阻塞性肺病、肺心病、心衰、支气管哮喘、肺癌、气胸、胸腔积液、肺部感染、睡眠呼吸暂停低通气综合征、间质性肺病等疾病诊疗，尤其擅长机械通气治疗呼吸衰竭、经支气管镜诊疗支气管肺癌、呼吸系统少见疑难杂症。有10余篇论文在国家级期刊发表,专著1部。为潍坊医学会呼吸分会委员、潍坊医师协会呼吸分会委员、潍坊市中西医结合治疗肺癌专业委员会委员。

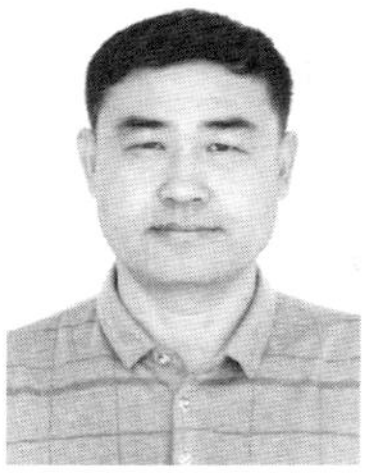

李东方　男，生于1965年5月，安丘市金冢子镇人，副主任医师，耳鼻咽喉头颈外科主任。

1991年7月毕业于潍坊医学院，分配到安丘县人民医院耳鼻咽喉科。2001年2月到山东大学齐鲁医院耳鼻咽喉头颈外科进修学习1年。2008年考取国家医疗美容主诊医师资格证书。

撰写的《带蒂颞肌瓣在二次乳突根治术中的应用》等10几篇医学论文在国家级、省级核心期刊杂志上发表，其中1篇在《中华耳鼻咽喉头颈外科杂志》上发表。独立著作《耳鼻咽喉临床治疗学》1部。1997年《F-800血球计数仪白细胞分布图形的临床研究》、1999年《气管插管的开展及探讨》《鼻内镜下鼻咽部活检诊断鼻咽癌的临床研究》等3项科研项目获安丘市科学技术进步三等奖，科研项目《耳后带蒂颞肌瓣乳突腔填塞治疗乳突根治术后迷路瘘管的临床研究》2014年获潍坊市科学技术进步三等奖；《纤维喉镜下间接喉钳声带息肉摘除术的临床研究》2005年获安丘市科学技术进步三等奖；获国家发明专利2项,实用新型专利3项。兼任潍坊医学院教授。为中华医学会会员、山东省中西医结合学会耳鼻咽喉专业委员会委员、潍坊市中西医结合学会首届耳鼻咽喉专业委员会委员。

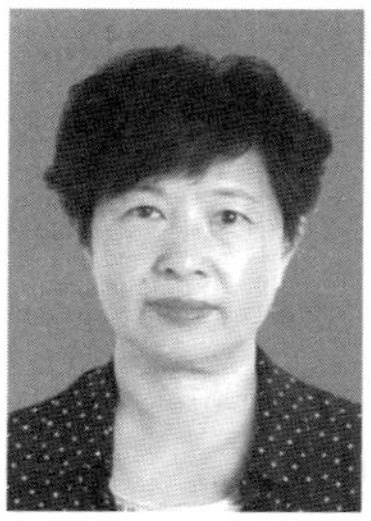

李风华　女，生于1963年12月，安丘市兴安街道人，副主任护师。曾任胸外科护士长、消化内科护士长。

1982年1月毕业于福建省莆田地区福清卫生学校，分配到福建省福清市虞阳医院任护士。1985年11月调入安丘县人民医院，从事护理工作。1996年7月至1998年3月任眼科副护士长，主持工作。1998年3月至2003年3月任胸外科护士长。2003年3月至2010年3月任消化内科护士长。2004年12月在解放军总医院参加糖尿病护士专科培训。2008年7月赴新加坡参加高级医院管理学习。2010年3月调医务科。

撰写的论文《高血压患者的心理治疗》在《中国保健营养》杂志发表、《糖尿病足的预防和护理》在《中外健康文摘》发表、《注射胰岛素使用中的过敏反应及对策》在《健康大视野》发表。科研项目《医用床上洗头器》获实用新型专利。2012年被山东医学高等专科学校评为实践教学优秀教师。

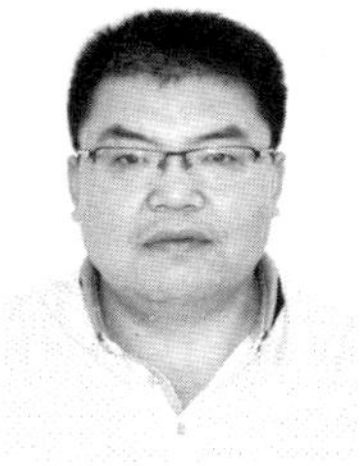

李富亮　男，生于1975年5月，安丘市大汶河旅游开发区人，中共党员，副主任医师，病理科主任。

1995年7月毕业于潍坊卫生学校，分配到安丘市人民医院病理科，从事病理诊断工作。多次到山东省立医院、北京友谊医院、华中科技大杭州艾迪康总部进修学习。2014年晋升为副主任医师，病理科主任。

擅长肿瘤病理诊断，有10余篇论文在省级以上刊物发表。开展多项新技术、新项目，其中开展的细胞蜡块技术，使医院的细胞学诊断处于同级医院领先水平。2012年9月研制的“病理标本采集器”获国家实用新型专利。2013年9月《输卵管妊娠患者血清中WEGF和IGF-1表达水平及相关性临床研究》通过潍坊科技局鉴定，达到国内领先水平。2014年10月《几种常用肌上皮标记物在乳腺常见疾病中的表达和意义》获潍坊科技进步三等奖；《免疫组化标记物在子宫内膜样腺癌与宫颈腺癌鉴别诊断中的表达和意义》获山东省医学会医学科技创新成果三等奖，是年，《几种绒毛病变的临床病理学研究》在潍坊卫计委科研立项。主编《冰冻制片技术实用指南》著作1部。2016年主编《病理学技术》著作1部，是年9月，《子宫腺癌的诊断与鉴别诊断》获潍坊科技局科技进步三等奖。被潍坊卫生局评为潍坊市卫生系统十佳医生，连续两年被滨州医学院评为实践教学优秀带教老师。为山东省抗癌协会第二届肿瘤病理分会委员、潍坊病理学会副主任委员、潍坊病理医师学会常委。

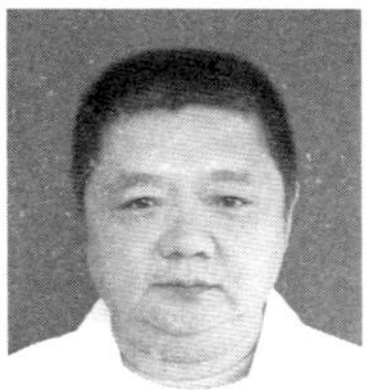

李　华　男，生于1964年9月，莱阳市人，副主任医师，眼科主任，曾任党委委员。

1983年毕业于沂水医专。1988年至1989年在潍坊人民医院眼科进修。1995年至1996年在北京医科大学和北京医院进修。

在眼外伤和眼整形方面有较深造诣，率先在安丘市开展白内障摘除人工晶体植入术和羟基磷灰植入矫正眼窝等手术。其中开展的白内障超声乳化和粘弹剂治疗外伤性前房出血达国内先进水平。在《中华眼科杂志》《中国实用眼科杂志》和《眼外伤》杂志发表《粘弹剂治疗外伤性前房出血》等论文12篇。2000年被评为潍坊市助残先进工作者。

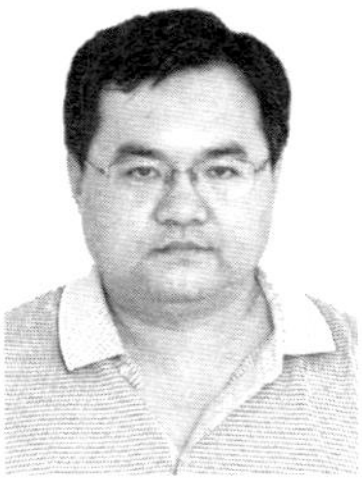

李　华　男，生于1974年8月，安丘市官庄镇人，副主任医师，神经内科四病区主任。

2002年7月毕业于潍坊医学院，分配到安丘市人民医院，从事内科临床工作。2007年9月至2010年7月在辽宁医学院研究生院神经病学专业学习，获神经病学硕士学位。2010年8月回安丘市人民医院神经内四科工作。2013年晋升为副主任医师；是年4月任神经内科四病区副主任并主持工作，12月任神经内科四病区主任。

擅长脑血管病、神经变性病、癫痫等疾病的诊治。在《中风与神经疾病》《广东医学》等医学核心期刊上发表论文10余篇，主持完成科研项目《钠氢交换蛋白 1 在 β 蛋白诱导的神经元凋亡中的作用研究》获潍坊市科技进步二等奖、山东医学科技三等奖。兼任山东省医师协会脑功能信息与数据科学专业委员会常委、山东省脑血管病防治协会慢性脑缺血专业委员会常委、潍坊市脑血管病专业委员会委员。2015 年 12 月被潍坊市卫计委、潍坊市人社局评为第五届潍坊名医。

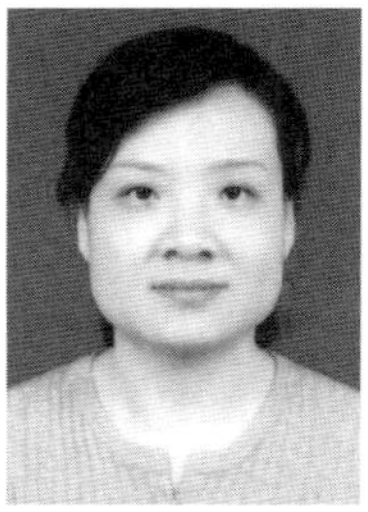

李建华 女，生于 1970 年 5 月，安丘市兴安街道人，副主任护师，手术室护士长。

1990 年 7 月毕业于益都卫校。2003 年毕业于中央电大。2008 年 1 月毕业于滨州医学院高等护理专业。

在国家级期刊发表论文 5 篇，从事手术室护理工作 20 年，积累丰富的经验。2008 年 12 月被评为“潍坊名护”。多次被安丘市卫生局评为先进工作者。

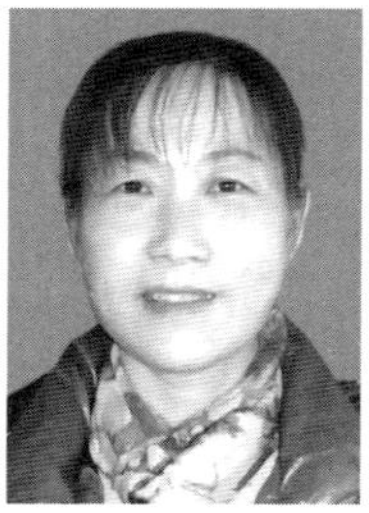

李金梅 女，生于 1965 年 6 月，安丘市辉渠镇人，副主任护师，宣教科主任。

1982 年 7 月毕业于潍坊卫校，分配到辉渠医院。1984 年参加安丘县卫生局通讯员学习班。1985 年在安丘县卫生局和县卫生防疫站帮助工作。1986 年调至红沙沟医院。1989 年通过高等教育自学考试取得中文专科学历。1990 年调安丘县精神病防治院工作。2002 年调入安丘市人民医院，在政工科从事人事档案及人员职称、工资、养老保险管理、调整、服务等工作。2006 年任宣教科主任。2008 年取得西安交通大学高等护理本科学历。2012 年晋升副主任护师。

在医院工作期间，首次建立人力资源电子档案，将全院职工信息以及职称、工资、养老保险等情况全部录入电脑，实现医院人事工作的电脑管理，结束科室工作多年来靠手工抄写、人工计算的历史，科室工作效率大幅提高。首次建立系统的医院导向标识，设计制作医院总平面图、门诊大厅楼层分布导向台、楼宇名称、楼体标识等大型综合性导向标志，完善二、三级标识，树立医院良好形象和文化氛围，为患者就医提供有效的导医引示，有助于实现合理人群分流，有效控制医院秩序，最终为病人提供优质的医疗服务。发表国家及省级论文 10 余篇，获安丘市科技创新成果一等奖 1 项。被潍坊护理职业学院评为“优秀带教老师”。多次被评为安丘市卫生系统先进工作者。潍坊市档案工作先进个人。

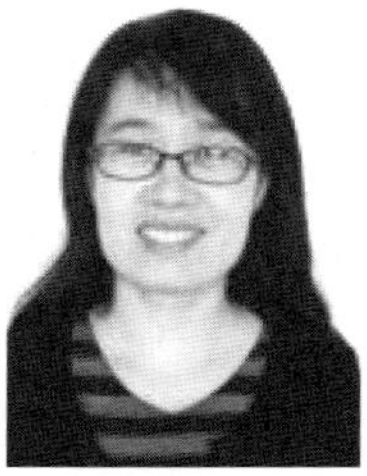

李建霞 女，生于 1976 年 5 月，安丘市辉渠镇人，副主任护师，普外二科护士长。

1996 年 7 月毕业于益都卫生学校，分配到安丘市人民医院工作。2004 年任普外科副护士长。2010 年任普外科护士长。2013 年 10 月任普外二科（肝胆）护士长。2016 年 12 月晋升为副主任护师。

从事临床护理及临床管理工作，积累丰富的临床护理、教学及管理方面的经验。发表国家级论文 3 篇：《浅谈优质护理服务》《护理查房看质量管理》《普外科护理风险及其应对策略》，著作 2 部：《临床普通外科护理学》《现代临床常见病护理学》。发明专利 2 项：一种治疗甲状腺肿大的中药制剂及制备方法；一种治疗皮疹的中药制剂。获优秀护理工作者、潍坊市优秀护士、潍坊市巾帼建功标兵称号。为安丘市第十届政协委员。

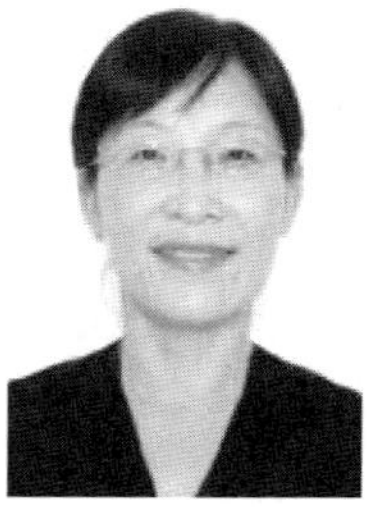

李　凌 女，生于 1962 年 4 月，潍坊市峡山区王家庄街道人，副主任护师。曾任护理部主任。

1979 年 12 月分配到安丘县人民医院。1987 年毕业于潍坊卫校。1994 年山东医科大护理专科班学习。 1994 年任小儿科副护士长。1994 年任泌尿外科护士长。1996年在北京天坛医院颅脑ICU进修。1998年任护理部副主任兼女工主任。2002年7月毕业于潍坊医学院护理学专业，获医学学士学位。2004年任护理部主任兼质管科副主任、保健科护士长、工会副主席。2013年任质管科副主任（正职待遇）。

从事护理工作及护理管理工作38年，先后在临床护理、整体护理、优质护理及护理人员培训方面取得显著成绩。撰写的《糖尿病患者的足部护理》等10余篇论文在国家级医学护理杂志发表。完成《一次性三通灌肠器的研制与临床应用》等科研3项获安丘市科学进步奖，《情境领导模式的护士培训应用模型》被批准立项为潍坊市社会科学规划重点研究课题。1996年获潍坊市护理病历讲评二等奖。1999年被安丘市总工会评为先进女职工。2000年被安丘市人民政府评为计划生育先进工作者。2003年在防治“非典”中，获安丘市人民政府嘉奖。2002年、2005年被评为“潍坊名护”。2007年被安丘市总工会评为优秀女职工工作者。2008年被评为安丘市文化建设先进个人。2011年被评为潍坊第六次人口普查先进个人。2012年被评为潍坊市妇女创先争优先进个人，是年被潍坊医学院聘为副教授。2013年获首届潍坊市优秀护士称号。2016年被山东省护理学会授予健康守护天使称号。连续多次被安丘市卫生局评为先进工作者，连续多次被评为潍坊医学院、山东医学高等专科学校、益都卫生学校、潍坊卫校评为优秀临床带教老师。系潍坊市护理学会护理管理委员会委员、全国百姓放心示范医院监督联络员。为安丘市第九届政协委员。

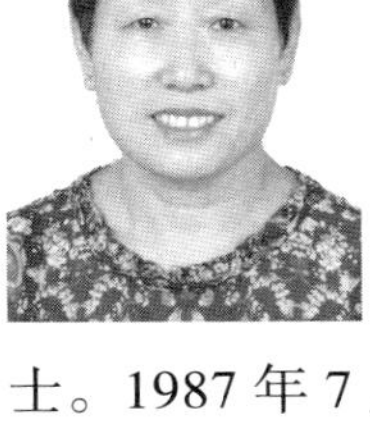

李培春　女，生于1962年4月，安丘市官庄镇人，中共党员，副主任护师，曾任骨科护士长、党支部书记。

1982年7月毕业于潍坊卫校，分配到安丘县雹泉医院任护士。1987年7月调入安丘县人民医院从事护理工作。1995年任普外科副护士长。1997年任神经外科护士长。2000年任骨科护士长、党支部书记。2002年7月至2006年7月泰山医学院夜大护理专业学习，取得大学本科学历。2008年12月调入司法鉴定所工作。2009年晋升为副主任护师。

从事护理工作多年，积累丰富的护理经验，尤其擅长神经外科、骨科护理与管理。发表论文有《危重患者的护理、气管插管病人的护理进展》《膝关节置换病人的护理》《骨科护士常见的职业危害与防护》《胸腰椎骨折并截瘫的护理》等。为潍坊医学院兼职副教授。2001年3月获安丘市“巾帼创新业带头人”称号。2002年9月被评为“潍坊名护”。2006年5月被评为潍坊市优秀护士。2008年2月被评为“潍坊名护”。为安丘市第七届政协委员。

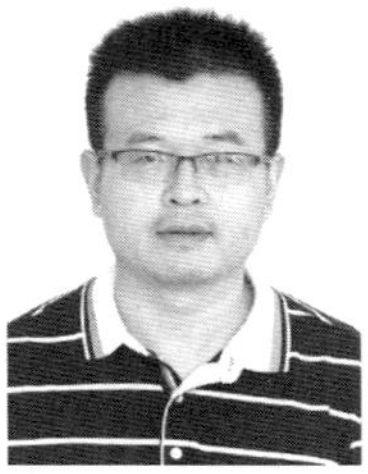

李庆华　男，生于1977年5月，安丘市金冢子镇人，中共党员，副主任医师，神经内五科主任。

2001年7月毕业于泰山医学院，分配到安丘市人民医院，从事内科工作，先后在消化内科、呼吸内科、神经内科、急诊科、心内科等科室轮转。2006年9月至2007年8月到卫生部北京医院进修。2009年任神经内一科副主任。2013年1月任神经内五科主任。2016年晋升为副主任医师。

擅长神经内科疾病的诊治，特别是脑血管病的诊治，对急性期脑梗死的溶栓治疗，脑血管狭窄的支架介入治疗，是安丘市神经科最早开展的技术之一，对神经内科常见的头痛、癫痫、痴呆、脑炎，心理、精神类疾病有丰富的诊治经验。为潍坊医学会第四、五届神经内科专业委员会委员，中华医学会山东分会会员，中华医学会潍坊分会会员，山东预防医学会卒中预防与控制分会第二届委员会委员，山东省脑血管病防治协会委员，潍坊市中西医结合学会首届脑心同治专业委员会委员。分别在2005年、2009年、2010年、2012

年被安丘市卫生局评为先进工作者。2012 年被潍坊医学院评为实践教学优秀班主任。2013 年被安丘市人力资源和社会保障局评为全市新型农村合作医疗工作先进个人。

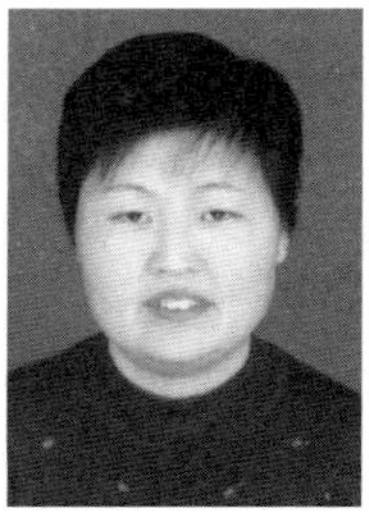

李瑞芳 女，生于 1967 年 12 月，诸城市人，副主任护师，曾任小儿科护士长，神经内三科护士长。

1987 年 7 月毕业于益都卫校，分配到诸城市程戈庄医院。1989 年 1 月调入安丘县人民医院工作，先后在心内科、呼吸内科、小儿科、门诊输液室、神经内三科等科室从事临床护理工作。1996 任呼吸内科副护士长。2004 年任小儿科护士长。2008 年任神经内三科护士长，是年取得西安交通大学护理专业本科学历。2014 年调入质管科。

发表论文 10 余篇，其中撰写的《无创正压通气治疗慢性阻塞性肺病呼吸衰竭分析》等 5 篇论文在省级以上医学杂志上发表。2004 年 3 月，所在儿科被安丘市妇联授予巾帼文明岗称号。本人多次被评为安丘市卫生系统先进个人。2006 年 5 月，被潍坊市卫生局评为潍坊市优秀护士、被医院评为最佳五星级护士长；是年 12 月，被安丘市人民政府评为平安安丘建设先进个人。

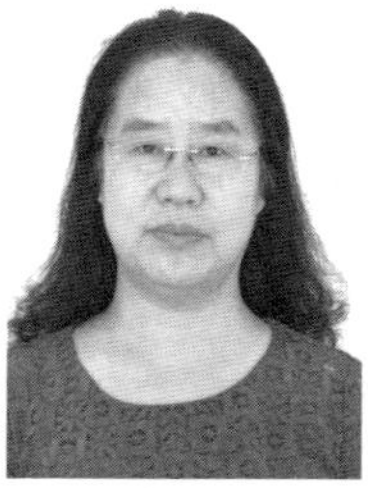

李卫红 女，生于 1968 年 10 月，安丘市辉渠镇人，主任医师，心内科二病区副主任。

1991 年毕业于潍坊医学院，分配到安丘县人民医院任保健科医师。1992 年转到内一科。1994 年转到内二科。1996 年调急诊科。1999 年调回内一科。是年在山东医科大学附属医院心内科进修 1 年。2005 年任心内科副主任。2014 年 12 月晋升为主任医师。

主要从事心血管内科工作，对冠心病、不稳定性心绞痛、急性心肌梗死、高血压病、风湿性心脏病、扩张性心肌病的诊治、急慢性心衰以及各种心律失常的治疗积累丰富经验。撰写论文 10 余篇，完成潍坊市科研成果 2 项，山东省医学科技奖 1 项，实用新型专利 2 项。为中华医学会会员、中国心电学基地山东基地委员、中国心电图会诊中心山东分中心委员、潍坊市老年医学会委员。2015 年被评为“潍坊名医”。多次被评为安丘市卫生系统的先进工作者。

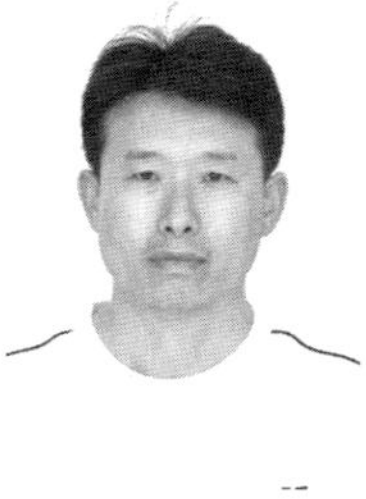

李献兵 男，生于 1975 年 3 月，安丘市景芝镇人，中共党员，副主任医师，胸心外一科主任。

1998 年 7 月毕业于潍坊医学院临床医学专业，获医学学士学位。是年 10 月分配至安丘市人民医院创伤科工作。2002 年 3 月至 9 月、2004 年 3 月至 2005 年 3 月在山东省立医院心外科、胸外科进修学习。2009 年 11 月至 2010 年 1 月在北京大学人民医院胸腔镜微创治疗中心学习。

发表国家级论文 6 篇，获地厅级科研成果 1 项。兼任山东省抗癌协会胸部肿瘤专业委员会委员、潍坊市医学会心外专业委员会常务委员、潍坊市医学会胸外专业委员会委员、潍坊市中西医结合学会胸外专业委员会委员。

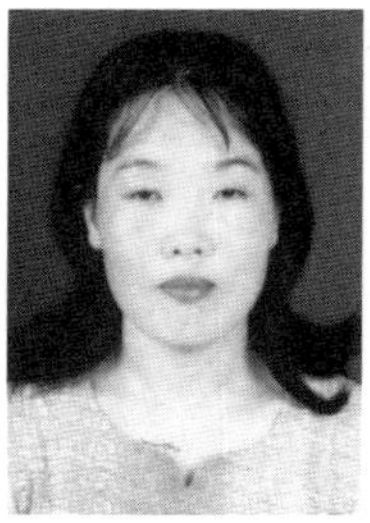

李湘云 女，生于 1968 年 2 月，安丘市大汶河旅游开发区人，副主任护师，院感科护士长。

1987 年 7 月毕业于益都卫校，分配到宋官疃乡卫生院从事护理工作。1992 年 3 月调入安丘县人民医院。2000 年任骨科副护士长。2004 年任五官科副护士长。2006 年毕业于北华大学。2010 年任五官科护士长，晋升为副主任护师。2016 年任院感科护士长。

撰写的《护理工作中的人际关系探讨》等 10 多篇论文在省、国家级杂志发表。“新型输液瓶套”等 3 项科研成果获国家专利，参与研究的科研项目获安丘市科学技术进步三等奖。潍坊医学院兼职副教授。益都卫校优秀教师。6次被评为安丘市卫生系统先进工作者。

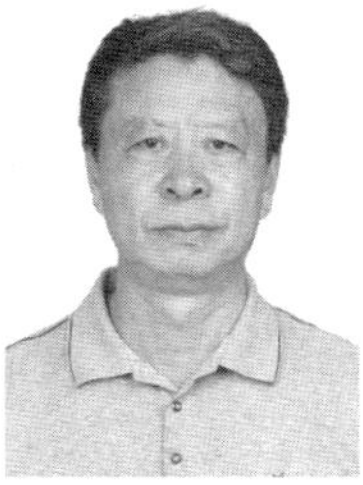

李学兴　男，生于1962年2月，安丘市郚山镇人，主任医师，消化内科主任。

1988年毕业于潍坊医学院医疗系，分配到安丘县卫生学校从事临床教学。1990年调入安丘县人民医院内科。1994年4月到山东省省立医院进修消化专业1年。1998年2月任消化内分泌科副主任。2008年1月任消化内科主任。2014年12月晋升为主任医师。

擅长消化专业，新开展结肠镜检查术、B超引导下置管治疗细菌性肝囊肿、无水乙醇硬化治疗肝脓肿、肝脏活组织检查术、胃镜下诊断浸润性胃癌等技术。在不断发展性腹水、肝硬化腹水、急性胰腺炎、急性有机磷中毒方面总结丰富经验，使急性有机磷中毒的死亡率下降到1%～2%，心脏复苏成功率提高到80%～90%。完成医学论文10余篇，其中有4篇在省级医学杂志发表，《B超引导下胃管治疗细菌性肝脓肿》获安丘市科技进步三等奖。

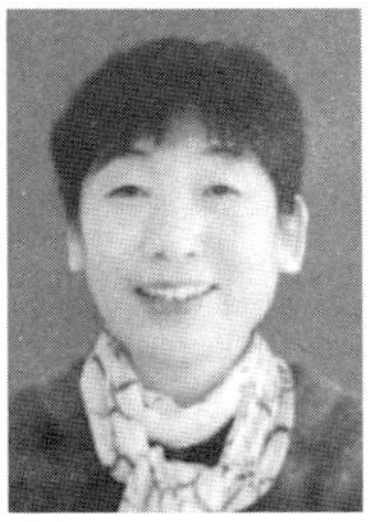

李玉华　女，生于1962年4月，安丘市景芝镇人，高级工程师，曾任医院设备科主任、总务科副主任。

1982年山东电大电子专业毕业，到国营八〇七〇厂工作。1989年调入安丘县人民医院。1992年任设备科主任。1993年至1995年在中央党校函授学院经济管理专业学习。2003年晋升为高级工程师。2013年4月任总务科副主任。

医疗技术特长为医疗设备维修和管理。科研项目《金香银健茶及其制备方法技术的研究》获省科技进步三等奖。撰写的论文《内控标准之我见》在《电子标准化与质量》2001年第一期发表、《谈基层医院的设备管理》在《中国医院建筑与装备》2002年第四期上发表、《用臭氧发生器进行床单位消毒的试验》在《医疗装备》2003年第一期上发表。获潍坊市计量工作先进个人称号。

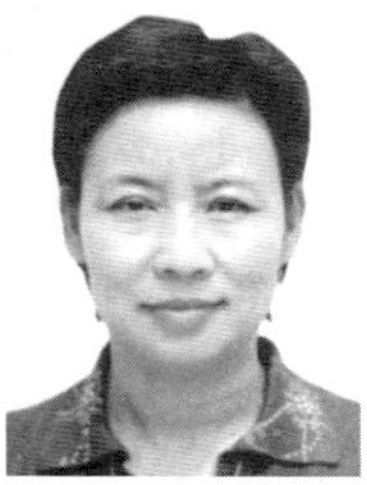

李月英　女，生于1962年10月，安丘市凌河镇人，中共党员，副主任护师。曾任五官科护士长。

1982年7月毕业于昌潍地区人民医院卫生学校，分配到安丘县人民医院红沙沟分院。1985年2月调入安丘县人民医院小儿科从事护理工作。1989年3月调到五官科。1994年1月任副护士长。1998年2月任护士长。是年12月获山东省医科大学高等护理专业大专毕业证书。2003年12月获潍坊医学院护理学专业大学本科毕业证书。2006年12月晋升为副主任护师。2008年10月调科教科。2014年调市北区老年护理院。

擅长五官专业急危重及疑难病人的抢救与护理，积极参加各种继续教育培训班及学术会，在《中国民间疗法》杂志发表论文《手足口病居家隔离观察指导》《先天性耳前瘘管并化脓感染形成瘢痕2例报道》《甲型H1N1流感预防宣教》等10余篇，获国家发明专利1项、国家实用新型专利2项、潍坊市科学技术进步奖三等奖2项、安丘市科学技术进步奖三等奖2项。1985年代表安丘市卫生局参加潍坊市卫生局组织的护理知识竞赛和护理技术比武，获潍坊市护理知识竞赛优胜奖和护理技术能手称号；被潍坊医学院、滨州医学院、山东医学高等专科学校评为实践教学优秀教师称号。多次被评为安丘市卫生系统先进工作者。

梁俊君　男，生于1977年6月，黑龙江省明水县人，中共党员，青岛大学神经外科在职研究生学历，副主任医师，神经外三科副主任。

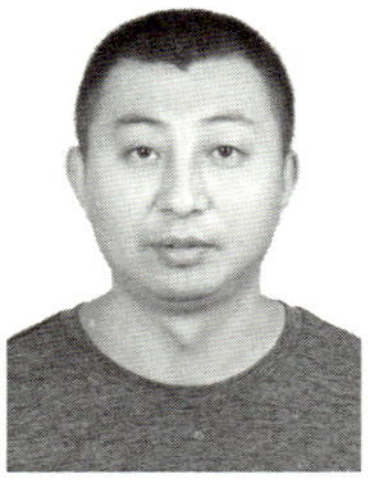

2001年7月毕业于牡丹江医学院，分配到西安市创伤医院，是年11月调入安丘市人民医院。2007年9月到天津环湖医院进修学习神经外科1年，师从我国著名神经外科专家姚鑫、范一木、佟小光教授，学习神经解剖、血管介入、手术入路等相关神经外科知识。2009年任神经外科副主任。2014年3月于北京宣武医院师从于凌锋、焦力群、马妍教授学习颈动脉内膜剥脱术、脑血管搭桥术，并行颅底显微镜训练半年。

擅长复合外伤、颅脑创伤、脑出血、脑梗死、颅内动脉瘤、脑血管畸形、烟雾病、面肌痉挛、三叉神经痛及颅脑肿瘤等疾病的诊治。对脑出血的微创穿刺及显微镜下小骨窗经侧裂入路开颅手术、颅内动脉瘤开颅夹闭术、颈动脉硬化斑块狭窄所致的缺血性脑血管病的颈动脉内膜剥脱（切除）手术，以及烟雾病所致的出血、缺血性疾病和颅内复杂动脉瘤的颅内外搭桥及动脉瘤孤立手术进行过一系列临床及科研工作。2008年进修结束后被评为天津环湖医院优秀进修生，进修期间行脑出血开颅术200余例（主刀80余例），脑外伤手术50余例，动脉瘤、脑肿瘤手术150余例。2015年进修期间开展颈动脉内膜切除术12例，脑血管搭桥术5例。2015年9月开展医院首例显微镜下经侧裂入路脑出血清除术。2016年3月开展安丘市首例烟雾病颅内外血管搭桥术加颞肌贴敷术。主编神经外科著作1部，发表国家级医学论文7篇（其中SCI论文2篇），获国家发明专利1项，实用新型专利2项，主持并参与完成省、市级科研项目5项，其中2项获山东省医学科技三等奖，3项获潍坊市科技进步二等奖。系中华医学会神经外科学分会会员、中国医师协会会员、山东省卒中学会会员、山东省中西医结合学会神经外科专业委员会委员、山东省脑血管病防治协会精准医学专业委员会副主任委员、转化医学专业委员会常委、基层医院院长分会常委、潍坊市中西医结合学会首届神经外科专业委员会常委、山东省脑血管病防止协会脑卒中筛查与防治专业委员会委员、临床神经科学专业委员会委员、脑血管病急危重症监护委员会委员。获安丘市卫生系统先进工作者、山东省医学高等专科学校优秀带教老师等称号。

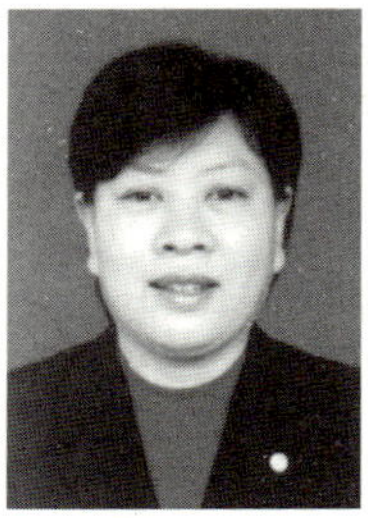

林胜荣 女，生于1962年8月，安丘市凌河镇人，中共党员，副主任医师，儿科主任兼儿一病区主任。

1982年7月毕业于泰山医学院，分配到惠民县胡集医院。1984年3月调入安丘县人民医院,从事内科专业。1985年8月转为儿科专业。1989年3月到山东省立医院儿科进修学习1年。2001年12月晋升为副主任医师。2010年10月任儿一科主任。

熟练掌握儿科常见病及疑难病的诊治，对新生儿及普通儿科的急、危、重症患儿的救治，新生儿黄疸、新生儿缺氧缺血性脑病及小儿肺炎、脑炎、心肌炎等疾病的治疗有丰富的临床经验。先后在国家级期刊发表论文3篇，参编著作2部。为中华医学会潍坊儿科分会委员。多次被评为安丘市卫生系统先进工作者，被安丘市妇联评为“三八红旗手”。

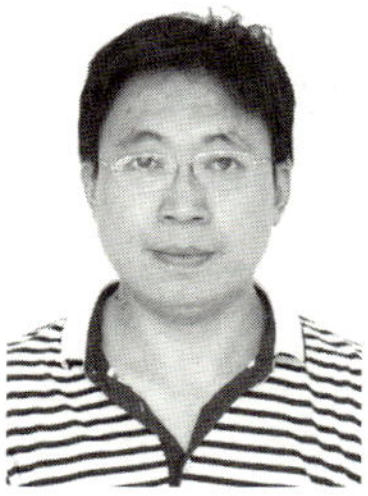

刘　成 男，生于1978年8月，烟台市牟平区人，副主任医师。

2002年7月毕业于潍坊医学院临床医学专业，医学学士学位。2007年10月到安丘市人民医院胸外科工作。2009年12月至2010年6月在山东省立医院胸外科进修学习。2011年6月取得潍坊医学院外科学在职硕士学位。2014年晋升为副主任医师。2016年10月到山东省立医院血管外科在职博士脱产学习。

在科技核心期刊《医学与哲学》发表论文《MMP-2、E-cadherin和VEGF在食管鳞癌中的表达特点及其实用价值》，在《太平洋热带医学》

发表论文《IL-6 和 TNF 对兔颈动脉内膜切除术后再狭窄的影响》，以第四完成人主持科研项目《IL-6 和 TNF 对兔颈动脉内膜切除术后再狭窄的影响》。2014 年 9 月获山东省医学会科技进步奖 1 次。获国家级实用新型专利 2 项。

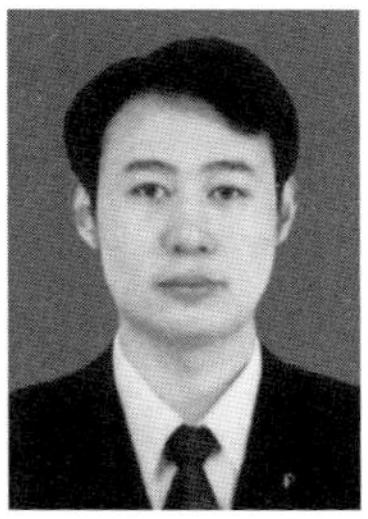

刘冠军　男，生于 1981 年 10 月，安丘市凌河镇人，中共党员，高级政工师，人力资源部主任。

1999 年 7 月毕业于山东银行学校，分配到安丘市贸易局。2007 年 3 月调入安丘市人民医院，从事人事管理工作。 2013 年 9 月晋升为高级政工师。是年 10 月任人力资源部主任。

2008 年 3 月发表论文《保持做好思想政治工作的优良环境》。2013 年 6 月被中共安丘市卫生局党委评为全市卫生系统优秀共产党员。2014 年 4 月、2016 年 3 月被潍坊市人社局评为人力资源社会保障管理先进个人。

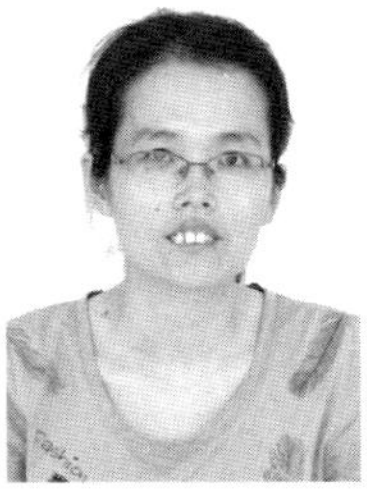

刘丽梅　女，生于 1975 年 9 月，安丘市兴安街道人，副主任医师，内分泌科副主任。

1998 年 7 月毕业于青岛医学院，分配到安丘市人民医院，从事临床工作。2006 年 1 月到齐鲁医院进修 1 年。2010 年 7 月潍坊医学院内科学研究生毕业。2016 年晋升副主任医师，任内分泌科副主任。

擅长内分泌及代谢性疾病诊治。获潍坊市科研成果二等奖，在国家级刊物上发表论文 10 余篇。

刘庆艳　女，生于 1973 年 11 月，潍坊市坊子区黄旗堡镇人，副主任护师，创伤骨科护士长。

1993 年 7 月毕业于益都卫校，分配到安丘县人民医院，一直从事临床护理及管理工作。2008 年任创伤骨科护士长。2009 年 1 月取得滨州医学

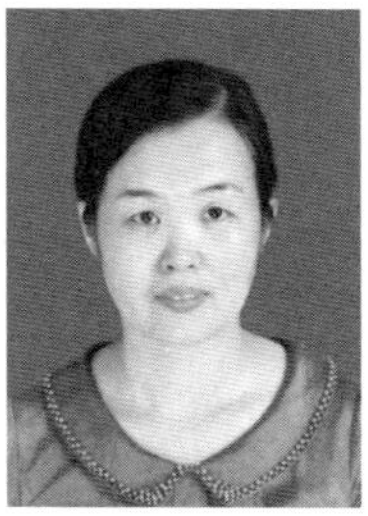

院本科护理学毕业证。2016 年 1 月晋升为副主任护师。

熟练掌握并开展骨科急、危重症病人的抢救护理，常见病、多发病的护理及功能锻炼。熟练骨科各项技术，熟练操作使用 CPM、足底静脉泵、激光针等特殊仪器。撰写《现代临床骨科护理学》专著 1 部，参与编写《实用骨科学》1 部，发表国家级论文《人工髋关节置换术后下肢深静脉血栓形成的预防及护理》《腰椎间盘摘除术围手术期护理》《乳腺癌病人的护理》3 篇。工作中积累丰富的临床经验，理论联系实际，发明国家级实用新型专利《一种骨折患者病床用牵引架》《一种骨科病人运送椅》《一种新型头颅 CT 扫描专用固定装置》3 项。严格落实医院各项规章制度，完善质量控制，落实绩效考核，提高护士主观能动性，加强业务培训和团队建设。2010 年在医院率先开展优质护理示范病房，制定宣教图册，功能锻炼图册并全院推广应用，受到病家、同事及领导好评。获潍坊市优质护理服务先进个人、“巾帼建功标兵”称号。2013 年获“建设新安丘，为党添光彩”优秀共产党员称号，被评为潍坊市疾病预防控制先进工作者。

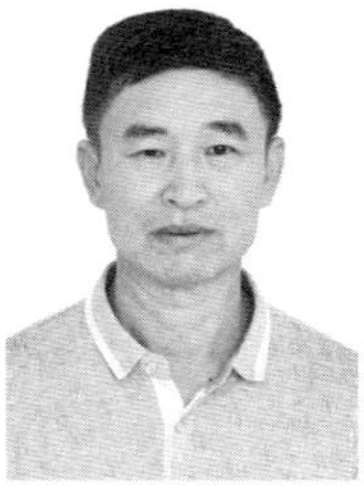

刘伟泉　男，生于 1962 年 8 月，安丘市景芝镇人，中共党员，副主任医师。

1986 年 7 月毕业于青岛医学院，分配到黄旗堡医院，后调入安丘县卫生学校。2002 年晋升为副主任医师。2011 年 5 月调入安丘市人民医院，从事神经内科工作。2012 年到省立医院神经内科进修学习半年。任职于神经内科眩晕病区。

精通中西医理论及实践，能熟练处理内科领域疾病，擅长神经内科疾病诊治，对脑血管病、癫痫、眩晕、睡眠障碍的诊治等有独到见解。在抗击“非典”过程中受安丘市人民政府奖励。发

表国家级医学论文 9 篇。

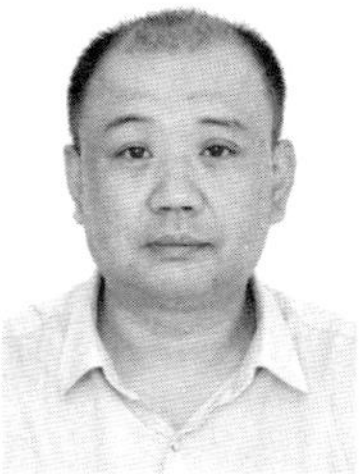

刘晓波 男，生于 1970 年 7 月，安丘市兴安街道人，中共党员，副主任医师，曾任医院党委委员、急诊科主任。

1993 年 7 月毕业于潍坊医学院临床医学系专业，考入安丘县人民医院，从事医疗工作。2000 年任急诊科副主任，主持工作。2001 年任急诊科主任。2008 年 12 月晋升为副主任医师。

熟练掌握急诊科疑难疾病的诊治。对急诊的急、危、重患者的救治，对猝死、电击、溺水、中毒等疾病及急性创伤、复合外伤等有丰富的临床治疗经验。带领急诊科人员率先通过 ISO 9001∶2000 质量体系认证，顺利通过三级医院评审。有多篇论文在核心期刊发表。为山东省医学会潍坊急诊分会常务委员，潍坊市重症医学分会委员。2002 年获潍坊市卫生局青年岗位能手称号。2006 年获潍坊市优秀青年知识分子称号。2007 年获安丘十大杰出青年称号。2008 年获安丘市优秀共产党员和安丘名医称号。

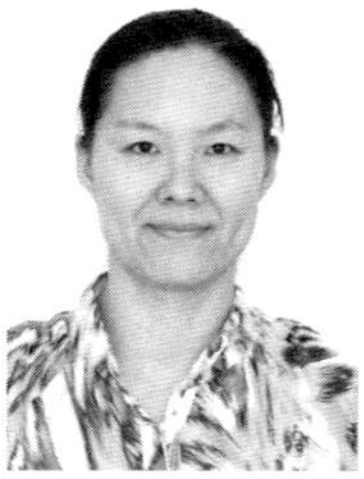

刘玉华 女，生于 1973 年 8 月，吉林省长岭县人，副主任医师，产科二病区主任。

1997 年 7 月毕业于潍坊医学院临床医学系，获学士学位。是年 10 月分配到安丘市人民医院妇产科工作。2001 年到青岛医学院附属医院进修。2010 年晋升为副主任医师。2015 年任产科二病区主任。

发表国家级论文 10 余篇，获国家实用新型技术专利 2 项。

娄文祥 男，生于 1974 年 2 月，安丘市大盛镇人，副主任医师，麻醉科二科主任。

1995 年毕业于潍坊医学院临床专业，分配到安丘市人民医院麻醉科，从事临床麻醉工作。

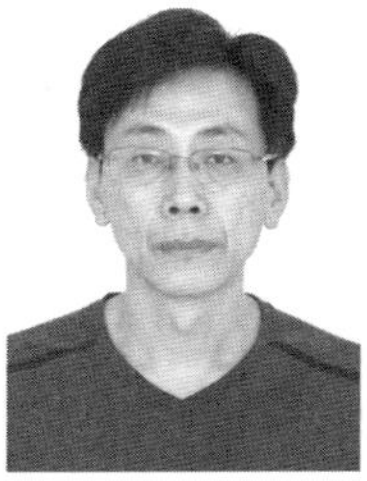

2009 年参与研究的《颈路臂丛阻滞法在肩关节手术中的应用》项目，获潍坊市科技创新优秀成果一等奖。2013 年主持完成的《七氟醚或异丙酚麻醉与老年肺癌患者血清 S100β 浓度改变的相关性研究》项目，获潍坊市科技进步三等奖。获两项实用新型专利证书。发表国家级论文 5 篇。2012 年获第八届潍坊市青年科技奖。中华医学会麻醉会员，潍坊麻醉学会委员。2013 年获第五届潍坊市优秀科技工作者称号，并记三等功。多次被评为安丘市先进工作者。

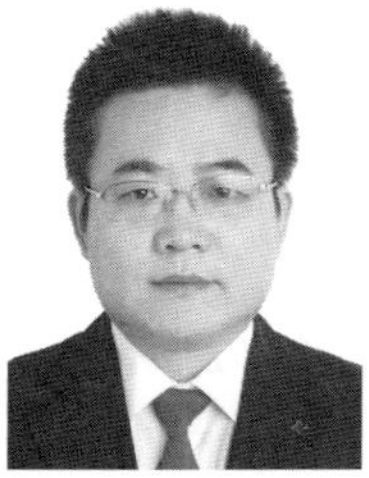

鹿国俊 男，生于 1971 年 11 月，安丘市大汶河旅游开发区人，中共党员，主任医师，甲状腺乳腺外科主任。

1998 年 7 月毕业于山东医科大学，是年 10 月分配到安丘市人民医院从事外科工作。2005 年 8 月至 2006 年 7 月到中国医学科学院协和医科大学肿瘤医院腹部外科进修 1 年。2006 年 6 月任泌尿外科副主任。2009 年 1 月任肿瘤外科主任。2014 年 5 月任甲状腺乳腺外科主任、肿瘤外科党支部书记。2015 年分别到浙江大学医学院第二医院、中南大学湘雅医学院附属肿瘤医院学习甲状腺腔镜及乳房重建手术。是年 12 月晋升主任医师。

擅长甲状腺、乳腺及胃、结直肠肿瘤的外科手术及术后综合治疗。对甲状腺癌的规范侧颈淋巴结清扫、喉返神经保护及甲状旁腺自体种植积累较多经验。在乳腺癌根治、保乳手术及乳房重建方面取得满意效果，尤其擅长甲状腺腔镜手术。撰写的论文《老年乳腺癌腋窝淋巴结转移特点分析》发表于《癌症进展》杂志。为山东省抗癌协会胃肠肿瘤外科专业委员会委员、山东省医学会普外分会实验外科学组委员、山东省抗癌协会乳腺癌专业委员会青委会常委、潍坊市抗癌协会甲状腺专业委员会副主任委员。2010年7月被中共安丘市委评为优秀共产党员。为安丘市第九届政协委员。

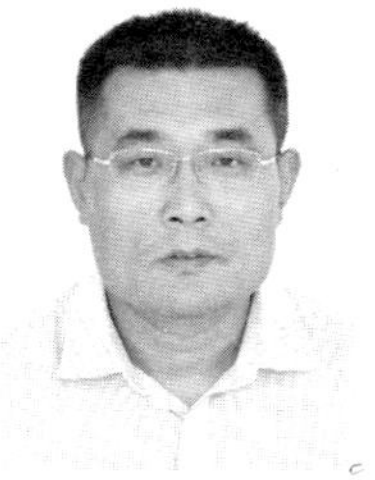

吕　岩　男，生于1974年9月，潍坊市峡山区王家庄街道人，中共党员，副主任医师，胸外科二病区主任。

1999年7月毕业于济宁医学院临床医学系，同年10月分配到安丘市人民医院，从事外科临床工作。2005年3月到山东省立医院心外科及胸外科进修1年。2008年获山东大学胸心外科硕士学位。2009年到北京大学人民医院胸外微创中心学习，是年3月任胸外科二病区主任。2011年11月晋升为副主任医师。

擅长胸心外科各种常见病以及疑难危重疾病的诊治，能独立完成各种胸腹联合外伤、胃肠、食道、肺等良恶性肿瘤切除、房室缺修补、瓣膜置换等各种手术。2010年开始主持开展电视胸腔镜和胸部微创技术，包括全胸腔镜下气胸肺大疱切除、纵膈肿瘤切除、肺肿物楔形切除、贲门肌层切开术、胸腺扩大切除术、肺癌根治术、食管癌根治术等，微创美观，效果满意，填补安丘市空白。负责科室医疗、教学、科研各项工作，发表SCI论文1篇，国家级论文10余篇，获潍坊市科技进步奖2项，安丘市科技进步奖2项，国家级专利2项。

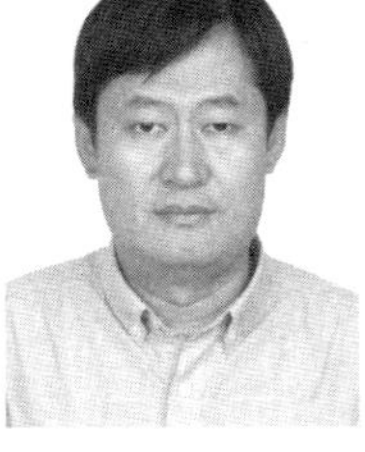

马怀庆　男，生于1975年3月，安丘市石埠子镇人，副主任医师，儿科二病区主任。

1998年7月毕业于潍坊医学院，同年10月分配到安丘市人民医院，从事儿科专业工作。2005年3月到山东省立医院儿科进修学习1年。是年任儿科二病区主任。2015年12月晋升为副主任医师。

熟练掌握儿科常见病及疑难病的诊治。对儿科的急、危、重症患者的救治，对小儿肺炎、脑炎、心肌炎、肾炎、肾病综合征、肠炎、过敏性紫癜等疾病的治疗有丰富的临床经验。获潍坊市科研成果三等奖1项，在国家级期刊发表论文3篇，参编著作4部，获国家实用新型专利3项。为中华医学会潍坊儿科分会委员、中国医师协会潍坊儿科分会委员。多次被评为安丘市卫生系统先进工作者，2015年被安丘市人民医院评为医德模范。

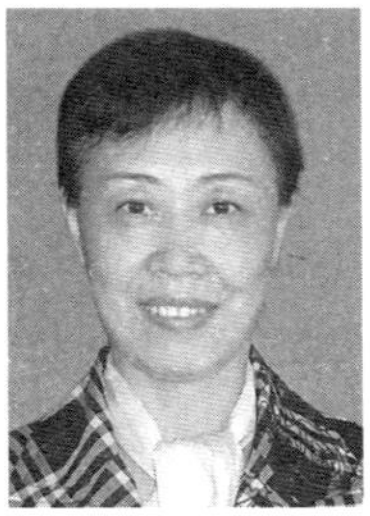

马建英　女，生于1963年7月，安丘市兴安街道人，中共党员，副主任护师，门诊部护士长。

1983年7月毕业于益都卫校，分配到凌河医院。1986年9月调入安丘县人民医院，先后任小儿科副护士长、护士长，神经内科护士长，门诊部护士长。2000年1月获山东大学高等护理专业本科学历。

30多年的护理工作中，积累丰富的临床护理工作经验，撰写的《康复医学在县市级医院的临床研究》等10余篇论文在省级以上医学刊物发表。2013年获国家实用新型技术专利2项。兼任潍坊护理职业学院临床讲师。多次被评为安丘市卫生系统先进个人，获“潍坊优秀护士”“潍坊名护”称号。

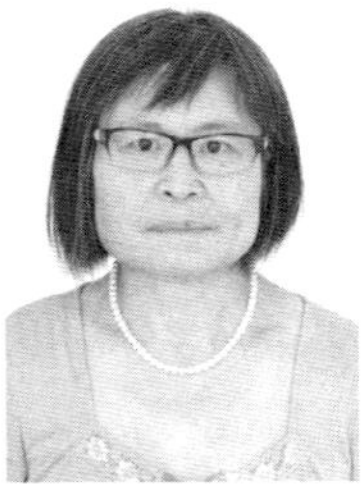

马素美　女，生于1962年1月，安丘市凌河镇人，副主任医师。

1983年济宁医学专科学校毕业，分配到辉渠医院。1987年11月调入安丘县人民医院。

擅长中西医结合治疗急慢性肝炎、肝硬化及内科疾病的急诊急救。在国家级、省级刊物发表论文10余篇，获市级科研成果1项，国家专利1项。多次被评为安丘市卫生系统先进个人。

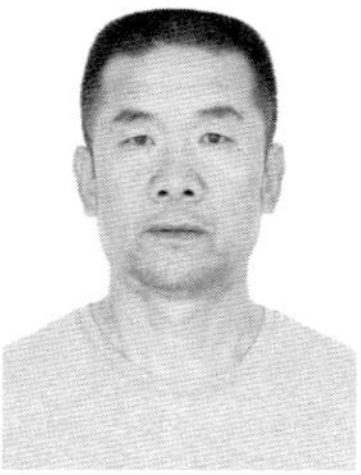

马忠堂　男，生于1967年2月，安丘市兴安街道人，中共党员，副主任医师，泌尿外科主任，院长助理。

1992年7月毕业于潍坊医学院临床医学系，分配到安丘县人民医院从事泌尿外科专业。1999年9月至2000年10月，到济南军区总医院泌尿外科进修学习。2009年晋升为副主任医师，是年12月，任泌尿外科主任。2013年10月任院长助理。

熟练掌握常见泌尿外科疾病的诊断和治疗，开展完成输尿管镜、等离子电切镜、腹腔镜、经皮肾镜等微创手术治疗泌尿外科疾病。获潍坊市科技进步奖二等奖1项，安丘市科学技术进步三等奖1项。在《中华泌尿外科杂志》等刊物发表专业学术论文11篇。为中华医学会会员、山东省抗癌协会男性生殖系肿瘤分会微创学组委员、潍坊市医学会泌尿外科学会委员。

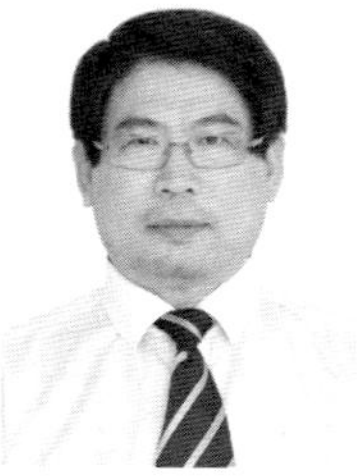

孟凡军　男，生于1965年12月，潍坊市峡山区王家庄街道人，中共党员，主任医师，神经外科主任。

1990年7月毕业于潍坊医学院医学系，分配到安丘县人民医院外科。1999年3月任神经外科副主任。2009年1月任神经外二科主任。2012年12月任神经外科主任，晋升为主任医师。

熟练掌握神经外科疑难疾病的诊治，对神经外科的急、危、重患者的救治，各种颅脑损伤、高血压脑出血、脑肿瘤、脑积水、蛛网膜下腔出血、动脉瘤、脑血管畸形、大面积脑梗、三叉神经痛、癫痫等神经外科疾病的治疗有着丰富的临床经验。熟练开展硬膜外(下)及脑内血肿清除术、脑挫裂伤并脑疝去骨瓣减压术、开放性脑外伤清创术、凹陷性骨折整复术、颅骨缺损自体骨和异体材料修补术、微创术治疗高血压脑出血、颞肌贴敷治疗大面积脑梗塞、颅内肿瘤的切除术、微血管减压术及三叉神经感觉根切断术、脑室—腹腔分流术，及动脉瘤、脑血管畸形等各种高难度手术，取得很好的临床效果。率先在安丘市开展脑出血微创手术，大面积脑梗开颅手术，开展美式大骨瓣在重型颅脑损伤中的应用、脑室镜手术、微血管减压手术等多项技术，填补安丘市空白。从医20多年，具有深厚的神经外科理论基础和临床技能，有多篇论文在核心期刊杂志上发表，获国家发明专利2项，完成安丘市科研成果4项，潍坊市科研成果2项，山东省科研成果1项。为中华医学会会员、潍坊市神经外科专业委员会常委、潍坊市神经肿瘤专业委员会副主任委员。连续多年被评为安丘市卫生系统先进工作者，潍坊医学院优秀实践带教老师。

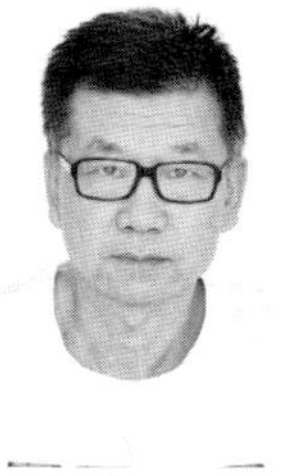

孟　刚　男，高密市夏庄镇人，1969年5月生于安丘县，副主任医师，普外科病区副主任。

1993年7月毕业于潍坊医学院临床医学专业，获医学学士学位。1993年9月分配到安丘县人民医院普外科。2002年4月至2003年10月去北京大学第二临床医院普外科进修学习。2014年晋升为副主任医师。

从事普外科临床医疗、教学和科研工作20余年，对本专业甲状腺、乳腺、胃肠、肝胆胰脾及周围血管疾病的常见病、多发病和疑难病例均有丰富的诊治经验，尤其擅长腹部各器官肿瘤的诊断、手术治疗和放、化疗等综合治疗。先后在《中华现代临床医学杂志》《中外医学研究》《中国当代医药》等杂志发表论文10余篇，参与编著《老年肝胆胰疾病诊断与处理》。获国家实用新型专利2项。兼任山东省医师协会普外科分会委员、潍坊市医师协会普外科分会常务委员。

孟晓彬　女，生于1966年3月，高密市夏庄镇人，主任医师，神经内二科主任。

1991年7月毕业于潍坊医学院，分配到安丘

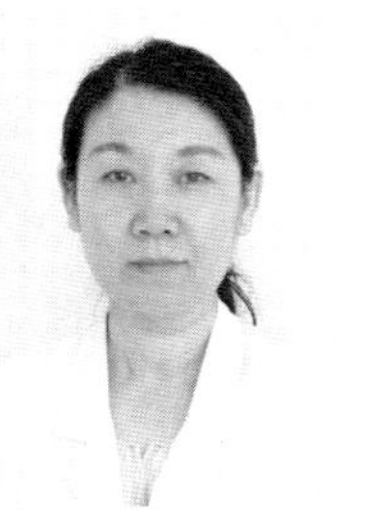

县人民医院从事内科工作。2003年至2004年到北京解放军总医院(301医院)进修神经内科1年。一直从事神经内科临床工作。

从事神经内科疾病的诊治，擅长诊治各种脑血管疾病，各型头痛、头晕、焦虑抑郁症、睡眠障碍、癫痫、帕金森病、痴呆、脱髓鞘病、脊髓病变、周围神经病变、运动障碍性疾病等神经科常见疾病及部分疑难杂症。特别是开展的脑梗死急性期静脉溶栓及介入溶栓治疗，脑梗死综合康复治疗等，提高脑梗死患者的临床治愈率，降低致死致残率。率先开展的颈动脉、椎动脉狭窄支架成形术填补安丘市空白。在省级以上专业杂志发表论文12篇，获潍坊市科技进步二等奖1项，安丘市科技进步二等奖1项、三等奖2项，发明国家专利1项，实用型专利2项。2015年被潍坊市人事局、卫生局授予“潍坊名医”称号。先后获潍坊市卫生局“两好一满意”活动质量明星、潍坊市首届“巾帼科技带头人”、潍坊医学院实践教学“优秀教师”、山东省医保工作先进个人等称号。兼任潍坊医学院副教授。为中华医学会会员。曾任山东省中西医结合学会睡眠障碍专业委员会委员、潍坊市脑血管疾病专业委员会委员。现任山东省脑血管病防治协会认知障碍专业委员会委员、山东省疼痛研究会神经内科专业委员会委员、潍坊市医学会神经内科专业委员会委员、潍坊市中西医结合学会脑心同治专业委员会委员。

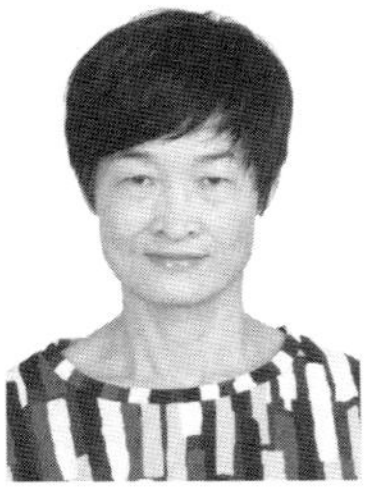

牛培花　女，生于1963年4月，安丘市景芝镇人，副主任医师。

1983年毕业于沂水医专，分配到沂水中心医院从事小儿科专业5年。1988年调入安丘县人民医院传染科。

擅长传染科常见病、多发病的治疗和危重病人的抢救，尤其在急慢性肝炎、肝病、肝硬化的治疗中，有较深造诣，在流行性出血热的治疗中积累丰富的临床经验。发表国家级论文5篇，省级论文3篇，科研成果获潍坊市科技进步三等奖，多次被评为安丘市卫生系统先进工作者。

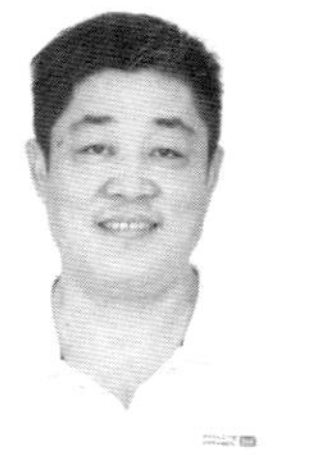

潘洪国　男，生于1970年12月，安丘市凌河镇人，中共党员，副主任医师，妇科主任。

1997年7月毕业于青岛大学医学院，分配到安丘市妇幼保健院。2002年10月调入安丘市人民医院，从事妇产科工作。2003年至2004年到北京中日友好医院、北京朝阳医院、北京安贞医院、北京301医院进修学习。2009年晋升为副主任医师。2015年9月任妇科主任。

擅长妇产科各类常见病、疑难病及内分泌疾病的诊疗，熟练掌握微创手术，每年完成腹腔镜、宫腔镜微创手术400余台。熟练掌握腹腔镜下子宫全切术、子宫肌瘤挖除术、卵巢肿瘤剥除术、异位妊娠手术、输卵管积水开窗术等各种微创手术及疑难杂症手术。联合齐鲁医院完成子宫内膜癌、子宫颈癌、卵巢癌的微创手术，在潍坊地区处于领先水平。2014年完成专著《临床妇产科诊疗学》，由西安交通大学出版社出版。2016年撰写的论文《甲硝唑栓联合结合雌激素软膏倍美力治疗老年性阴道炎价值观察》，在《中国医药导刊》发表。为中华医学会会员，中华医学会潍坊分会常务委员，潍坊医学院副教授、优秀带教老师。被医院授予医德模范称号。

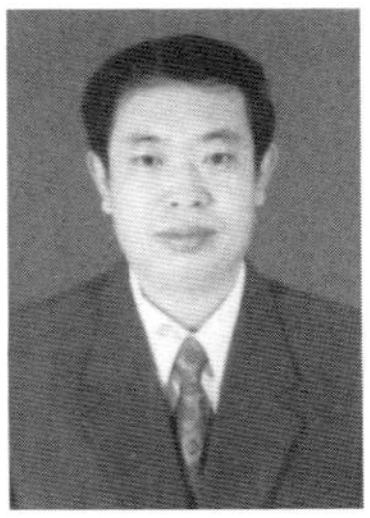

潘铁民　男，生于1964年8月，安丘市凌河镇人，副主任医师，肿瘤外科副主任。

1984年7月毕业于沂水医专医疗专业，分配到济宁市工作。2000年1月至2001年1月在山东大学齐鲁医院进修学习。2001年11月晋升副主任医师。2003年6月调入安丘市人民医院，从事普外科临床工作。2004 年 8 月起历任普外科副主任、肿瘤外科副主任。

具有丰富的临床经验及熟练的手术操作技能，对普外科疑难病症及急、危重病人具有丰富的诊断、治疗、抢救经验，尤其擅长食道、胃、肛肠、肝胆、胰脾及甲状腺、乳腺等疾病的诊断、治疗。发表论文 20 余篇、专著 3 部。获科技进步奖 2 项，专利 1 项。兼任潍坊医学院副教授，为中华医学会潍坊市分会会员、潍坊市普外科专业委员会会员、山东省抗癌协会乳腺专业委员会会员、潍坊市乳腺甲状腺外科专业委员会会员、潍坊市中西医结合肛肠外科专业委员会会员、潍坊市医疗事故鉴定委员会专家库成员。多次被评为安丘市卫生系统先进工作者。

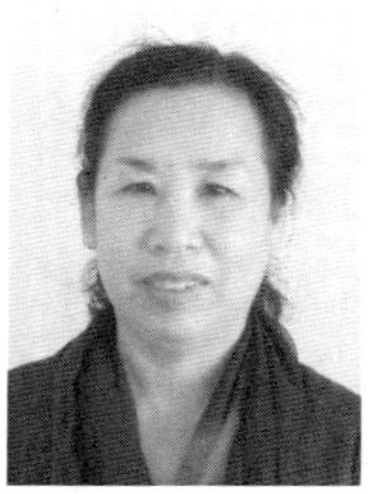

潘玉梅 女，生于 1962 年 2 月，安丘市金冢子镇人。中共党员，副主任护师，物价科主任。

1982 年 7 月毕业于昌潍地区人民医院卫生学校，分配到潍坊冶源干部疗养院工作。1984 年 11 月调入安丘县人民医院任内科护士。1990 年任综合外科副护士长。1993 年至 2008 年先后任妇产科、产科、妇科、泌尿外科护士长。2009 年任物价科主任。

先后到新加坡、北京、上海、青岛等培训学习。获国家发明专利 2 项，实用专利 1 项；在中华系列杂志上发表论文 1 篇，国家级论文 10 余篇，国际交流 1 篇。多次获“三八红旗手”和先进工作者称号。获第一届、第二届潍坊名护称号，被评为潍坊市文明诚信标兵。被潍坊医学院聘为护理学讲师、副教授。

潘玉莲 女，生于 1965 年 9 月，安丘市景芝镇人，副主任护师，曾任风湿科护士长、医保办主任。

1985 年毕业于益都卫校，分配到安丘县人民医院。从事过内、外、妇、儿、风湿科护理。

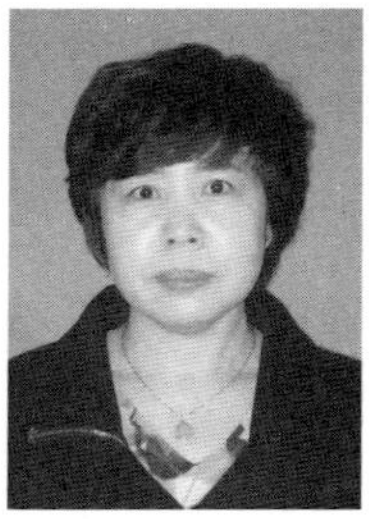

2009 年 2 月任风湿科护士长。2010 年 3 月任门诊离休人员就医咨询、接诊服务护士长。2011 年 10 月任医保办主任。2012 年 9 月山东卫生信用建设培训班学习结业。

在《疾病监测》《大众健康》《健康大视野》等省级及国家级刊物上发表论文 10 余篇。参与潍坊市级论文交流 5 篇，其中获一等奖 1 篇，二、三等奖各 2 篇。1999 年参与研究的《载体氧透射治疗脑血管病的护理研究》科研项目获安丘市科技进步二等奖，在 2010 年、2011 年、2012 年参与研制的“弹力四头带”“一种引流管”，独立研制的“一种医用推车”获国家知识产权局授予的“实用新型专利证书”，带教临床护理实习学生上千余人，分别在 2009 年、2010 年、2011 年、2014 年度被评为山东省益都卫生学校“优秀带教老师”，多次被评为安丘市卫生系统先进工作者，2012 年度被评为潍坊市城镇居民参保扩面先进个人。

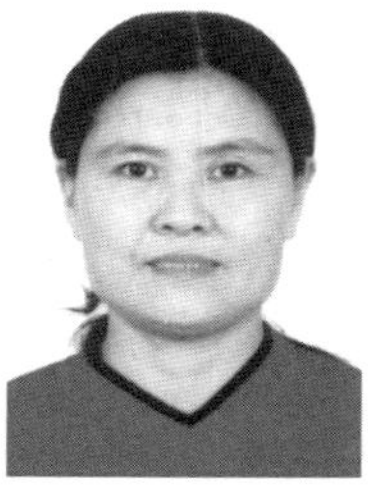

邱凤兰 女，生于 1964 年 10 月，安丘市新安街道人。副主任护师，查体科护士长。

1984 年 7 月毕业于益都卫校，分配到辉渠医院。1987 年 5 月调入安丘县人民医院任护士。1996 年 8 月到潍坊医学院夜大学习。是年到山东医科大学附属医院心内科进修学习，参加山东省重症监护学习班培训。1998 年 2 月任心内科副护士长。2002 年 7 月取得潍坊医学院夜大本科学历。2003 年 2 月任心内科护士长。2009 年 12 月任心内一科护士长。2012 年 7 月任医德医风办公室主任。2013 年 4 月任查体科护士长。

撰写的 10 余篇论文在省级以上杂志发表。2005 年获“潍坊名护”称号。2012 年获“潍坊市优秀护士”称号。

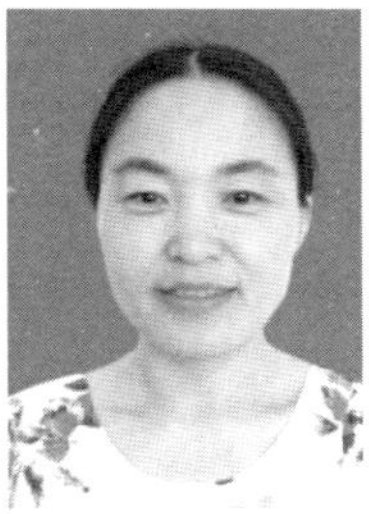

邱海珍　女，生于1974年11月，寿光市人，高级工程师，统计科副主任。

1995年7月毕业于泰山医学院放射系医学工程技术专业，到安丘市人民医院从事信息化工作。2014年考取病案质控水平合格证书。2015年考取信息系统项目管理师，考取内部审计人员岗位证书、统计从业资格证书，是年3月任统计科副主任。2016年考取助理社会工作师，晋升为高级工程师。

全程参与医院信息化系统的建立，亲历医院信息化从HIS到LIS、PACS逐步发展的过程；参与医院绩效考核体系的建立，致力于绩效实践与探索。分别在《中国农村卫生事业管理》《中华临床医师杂志》发表论文2篇。2012年被评为山东省卫生信用档案建设优秀卫生管理员。

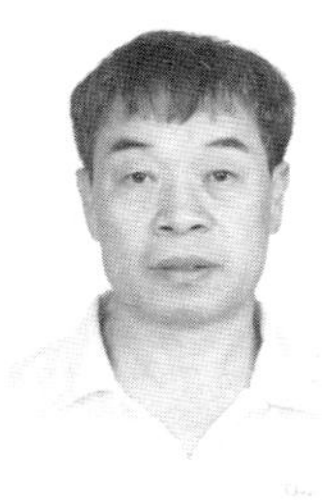

宋曰礼　男，生于1959年9月，昌乐县人。中共党员，副主任医师，神经内三科主任。

1983年7月毕业于滨州医学院，学士学位。分配到凌河医院任内科医师。1985年8月调入安丘县人民医院。1991年4月在青岛医学院附属医院神经内科进修学习1年。2001年2月任神经内科副主任。2001年11月晋升为副主任医师。

在医疗工作中，努力学习，勤奋工作，做好常见病、多发病的防治，深入研究疑难病症的诊治，积极抢救急、危、重病人。特别是对神经内科的脑梗塞、脑出血、蛛网膜下腔出血、病毒性脑炎、抑郁症的诊疗，积累丰富的经验。通过对肥胖、高脂血症的研究，以节食及饮食调节、运动疗法，对脑血管病的一级预防做了大量工作。及时跟踪国内外医学新进展，学习新技术，结合实际，应用到临床工作中。撰写论文多篇，在国家级刊物上正式发表。其中《苹果治疗慢性鼻窦炎头痛18例》在《中国民间疗法》1999年第8期发表，《中西医结合治疗间歇性跛行46例》在《中国民间疗法》1999年第9期发表，《五白汤治疗舌咽神经痛12例》在《中国民间疗法》2000年第4期发表，《中西医结合治疗神经根型颈椎病58例》在《中国民间疗法》2001年第3期发表，《搐鼻疗法在神经科的应用》在《中国民间疗法》2001年第4期发表。

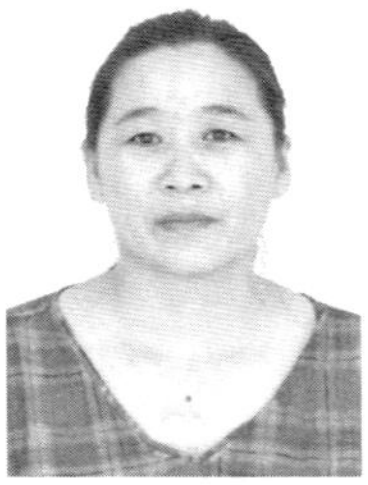

孙丽美　女，生于1975年9月，安丘市新安街道人，副主任医师，口腔科副主任。

1996年7月毕业于青岛卫校口腔专业，10月分配至安丘市人民医院口腔科工作。1998年2月在山东省立医院进修学习1年。2005年7月取得潍坊医学院医学学士学位。2006年任口腔科副主任。2013年12月晋升为副主任医师。2015年1月在山东省医科大学口腔医院进修学习1年，取得牙种植专业证书。

对口腔各种类型的牙髓病、根尖周病、牙周病、牙列缺失的修复、种植及各种错颌畸形等诸多口腔疾病的诊治积累丰富的经验。发表国家级论文10余篇，编写《口腔实用医学》专著1部，获国家实用新型专利2项。兼任山东省口腔医师协会委员、潍坊市口腔医师协会常务委员。被山东省卫生和计划生育委员会评为2015年度基本医疗保险定点医疗机构优秀医保医师。

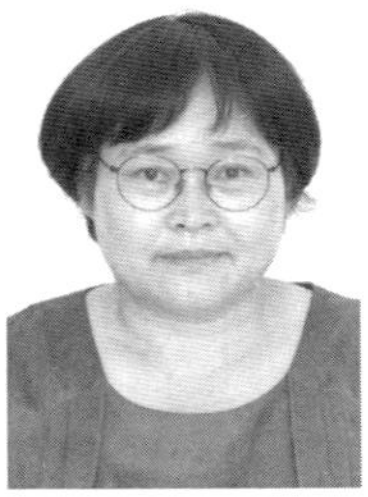

孙　琳　女，生于1965年，安丘市兴安街道人，副主任医师，风湿免疫科主任。

1989年毕业于潍坊医学院，获学士学位，分配到安丘县第四人民医院，先后任内科住院医师、主治医师。1999年到潍坊医学院普内科进修1年。2002年9月调入安丘市人民医院。2004年12月晋升为副主任医师。2005年到北京大学人民医院风湿免疫科进修学习1年。先后任呼吸（肾）内科副主任、风湿免疫科主任。

擅长风湿免疫性疾病的诊断和治疗，2006年在医院率先开展抗核抗体谱监测系统性红斑狼疮等疾病。2009年开展应用抗CCP抗体检测类风湿关节炎。2010年开展应用关节腔灌注治疗类风湿关节炎等疾病。2014年获院内新项目三等奖，是年开展应用“云克”治疗类风湿关节炎。发表国家级学术论文20余篇，中华牌1篇，中文核心2篇；参与主编著书1部，专著1部，多篇论文获奖，专利4项，发明专利2项，科研通过鉴定1项，获奖1项。兼任潍坊医学院副教授，为中国中西医结合学会山东省分会变态反应专业委员会委员、中华医学会潍坊分会风湿免疫专业委员会委员、中华医学会潍坊分会医疗事故鉴定委员会专家库成员。2015年被评为医学院临床教学优秀教师，多次被评为安丘市卫生系统先进工作者。

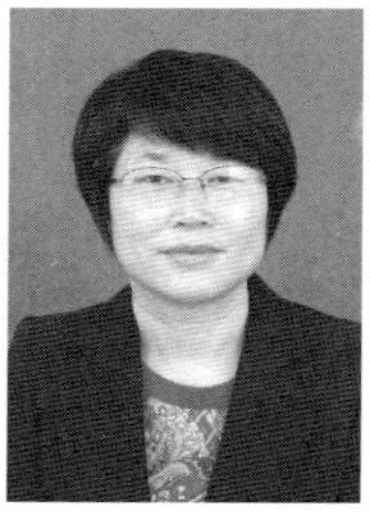

孙　梅　女，生于1963年2月，安丘市景芝镇人，中共党员，副主任护师，曾任手术室护士长。

1982年7月毕业于昌潍地区人民医院卫生学校，分配到石堆医院任护士。1984年任护士长。1990年10月调入安丘县人民医院，从事护理工作，在手术室任护士、护士长。1996年至2002年到潍坊医学院夜大学习，取得大学本科学历。1999年到山东大学医学院附属齐鲁医院进修手术室护理。2006年晋升副主任护师。2011年调入司法鉴定所工作。

多年从事临床护理工作，积累了丰富的护理经验，尤其擅长手术室护理与管理，科研项目《改良经皮椎体成形术治疗老年骨质疏松性椎体压缩骨折的临床疗效及护理干预分析》，获潍坊市科技进步三等奖；出版著作有《家庭病床护理》《精编手术室护理学》。撰写的论文《手术室护理管理对普外科手术患者医院感染影响分析》发表于《国际护理学杂志》，《不同置管方法对植入式静脉输液港在乳腺癌中应用效果对比研究》发表于《检验医学与临床》。兼任潍坊医学院副教授。2000年获潍坊市“优秀护士”称号。2007年获安丘市“三八红旗手”称号。2008年获“安丘名护”“潍坊名护”称号。2013年被评为潍坊市新型农村合作医疗工作先进个人。

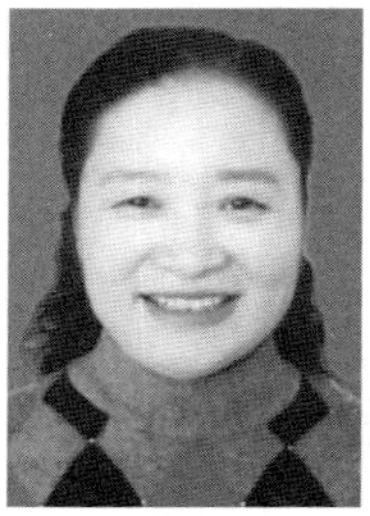

邰俊荣　女，生于1963年12月，安丘市石埠子镇人，副主任护师，保健科护士长。

1983年7月毕业于益都卫校，先后在雹泉医院和庵上医院从事临床护理工作。1987年4月调入安丘县人民医院。2008年1月获西安交通大学高等护理专业本科学历。先后在急诊科、儿科及眼科从事临床护理工作。1999年12月调保健科从事临床护理及管理工作，先后担任保健科副护士长、护士长。

在临床护理工作中，注意总结工作经验，积极撰写论文，《静脉化疗药物外渗的临床护理》等9篇论文先后在省级以上护理杂志发表，2011年获国家实用新型技术专利1项。兼任潍坊医学院副教授。多次被评为安丘市卫生系统先进个人，获安丘市“三八红旗手”称号。

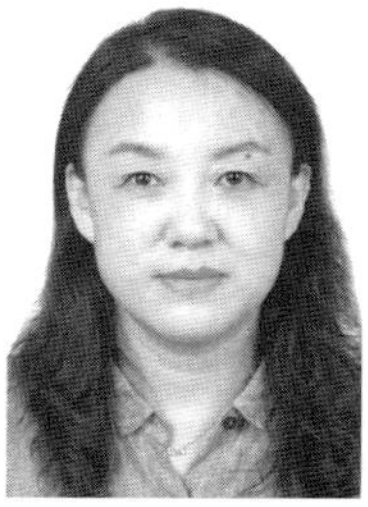

田凌燕　女，生于1975年7月，潍坊市坊子区黄旗堡镇人，中共党员，副主任护师，介入科护士长。

1992年7月毕业于潍坊卫校，分配到安丘县人民医院，从事护理工作。1993年9月在胸外科工作。2003年8月调入介入科。2008年10月任介入科护士长。2016年12月晋升为副主任护师。

主要擅长介入导管室护理及护理管理工作，使介入护理不断细致化、系统化、规范化。先后配合临床科室医师成功开展肿瘤综合介入、神经介入、外周血管介入、心脏冠脉介入等多项护理工作。科研成果2项获安丘市二等奖，发表专业论文3篇，参编著作3部，专著1部，获国家级专利4项。获潍坊市护士体势语言与语言展示二等奖。2014年5月被潍坊市卫生局评为潍坊市优秀护士。为中共安丘市第十二次党代会代表，多次被评为安丘市卫生系统先进工作者，被潍坊卫生学校、山东医专高等专科学校评为“优秀带教老师”。

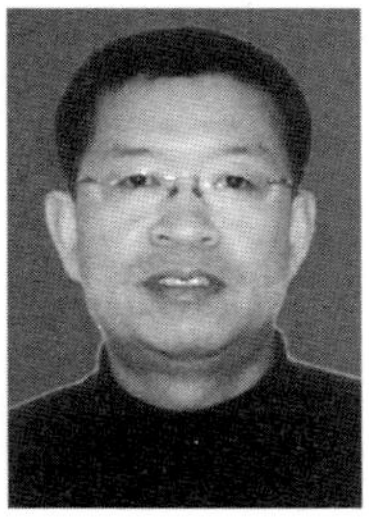

田茂胜　男，生于1963年2月，寿光市人，中共党员，副主任医师，普外科主任。

1985年7月毕业于滨州医学院，分配到安丘县人民医院。1993年3月到山东大学齐鲁医院普外科进修学习1年。1995年4月任普外科副主任。2001年在北京大学人民医院进修学习。是年晋升为副主任医师。2009年1月任普外科主任。

擅长诊疗普外科常见病、多发病、急危重、疑难病。主要诊治胃肠、肛肠、肝胆、胰腺、脾脏、各种疝气、体表肿瘤、腹外伤、消化道出血、皮肤软组织感染等。开展的手术有阑尾切除术、胃十二指肠穿孔修补术、胃癌根治术、结直肠癌根治术、低位直肠癌保肛术、结直肠息肉切除术、肠肿瘤切除术、腹腔及腹膜后肿瘤切除术、溃疡性结肠炎的全结肠切除术、肛瘘切除和挂线术、内外痔切除术、肛周脓肿切开引流术、直肠黏膜环切术（PPH）、左右肝叶切除术、肝肿瘤切除术、胆总管切开取石术、胆管癌根治术、胰十二指肠切除术、胰腺肿瘤切除术、脾切除术、门脉高压断流术等。对脱肛、直肠黏膜脱垂、环状痔采用直肠黏膜下环切术（PPH）治疗。1995年12月参与《胃大部切除ROUX-Y式吻合口括约肌成形术临床研究》获潍坊市科技进步三等奖。2006年11月参与《结直肠癌中突变型P53基因表达与恶性生物学行为的研究》获潍坊市科技进步二等奖。2009年参与《肠内营养和黄芪对梗阻性黄疸幼鼠肠淋巴细胞免疫和肝脏ET-1，IL-10mRNA表达的影响》研究获滨州市科学技术二等奖。2010年7月参加主编《现代临床外科学》著作1部。2014年7月在《中华医院感染学杂志》发表论文《急性化脓性阑尾炎患者切口感染病原菌耐药分析》。在国家级核心期刊上发表医学论文10余篇。科研项目《一种新型普外科牵引架》获国家实用新型专利。《一种治疗慢性胃肠炎的中药制剂》获国家发明专利。为潍坊市医师协会外科医师分会第一届委员会委员、潍坊市医学会第五届普外科学专业委员会委员、潍坊市医学会第三届肛肠外科学专业委员第一次全体委员会常务委员、潍坊市抗癌协会第一届胃癌专业委员会副主任委员、潍坊市中医药学会第三届肛肠专业委员会常务委员、潍坊市抗癌协会第一届肿瘤内镜学专业委员会委员、山东省医师协会结直肠外科医师分会第一届文员会委员、山东省中西医结合学会肛肠专业委员会第二届委员会常务委员。为安丘名医。1991年、1999年被安丘市卫生局评为卫生系统先进个人。

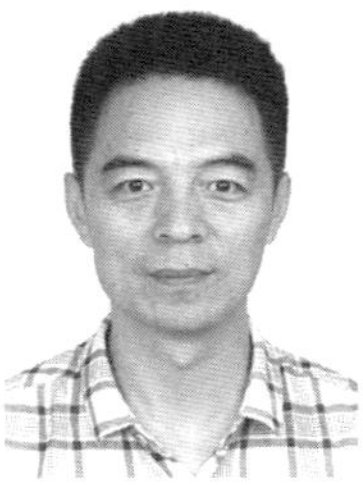

田向群　男，生于1969年2月，安丘市兴安街道人，中共党员，副主任医师，骨科主任兼创伤骨科主任。

1992年6月毕业于青岛医学院临床医学系，分配至安丘县人民医院，在医院办公室协助创“二甲”工作。9月在外二科工作。1994年5月调急诊科。1995年5月调回外二科，到解放军第八十九医院进修学习1年。1998年2月在创一科任科副主任。2002年2月去北京大学第三医院进修半年，是年9月至2003年5月在青岛大学医学院读在职硕士。2009年晋升为副主任医师。2013年6月任骨科主任。2014年12月兼任创伤骨科主任。

熟练掌握创伤骨科、手足显微外科疑难疾病的诊治，对创伤骨科的急、危、重患者的救治。对创伤骨科、手足显微外科疾病治疗有丰富的临床治疗经验。为山东省医学会骨科分会会员、潍坊市骨质疏松与骨矿盐专业委员会委员、潍坊市医疗服务质量评价专业委员会委员、潍坊市病案管理委员会常务委员。2009年获安丘市科学技术进步二等奖。率先在医院开展多项创伤骨科及手足显微外科手术，填补安丘市空白。

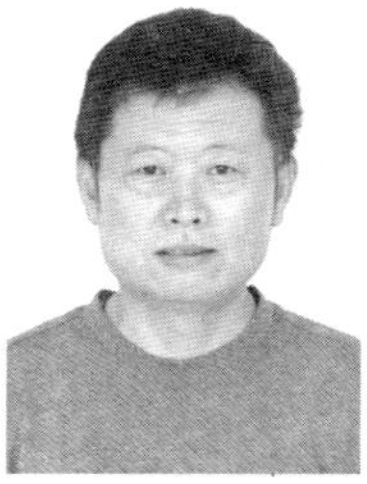

王风华 男，生于1972年9月，安丘市景芝镇人，副主任医师，内窥镜室主任，消化内科副主任。

1995年7月毕业于山东医科大学，同年分配到安丘市人民医院内科。2002年至2003年到山东省立医院消化内科进修1年。2005年1月任消化内分泌科副主任。2008年1月任消化内科副主任、消化内窥镜室主任。是年12月晋升为副主任医师。

熟练掌握消化内科常见病、多发病和急、危、重症及疑难杂症的预防、诊断和治疗，尤其对于急性胰腺炎、慢性乙肝、肝硬化、消化道出血诊治有丰富的临床经验。熟练操作胃肠镜检查及内镜下治疗，对胃肠道癌早期诊治有较深的造诣。带领科室引进了一系列新技术、新疗法，先后开展了电子胃镜检查术、电子结肠镜术、胃肠镜下高频电切胃肠道息肉、内镜下消化道出血的钛夹止血术、胃镜下食管静脉曲张套扎术、十二指肠镜下胆管取石术、胆管支架置入术，避免手术治疗，减少病人痛苦，减轻病人经济负担，提高治疗效果。有10余篇论文在国家级期刊发表。为山东省抗癌协会内镜分会委员、潍坊市医学会消化内科分会委员、潍坊市医师协会消化内科分会常委。

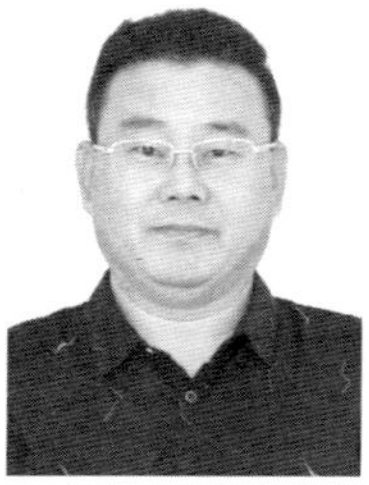

王光福 男，生于1970年9月，安丘市景芝镇人，中共党员，副主任医师，小儿外科主任。

1996年7月毕业于青岛大学医学院，分配到安丘市人民医院从事外科工作。2001年到北京儿童医院进修小儿外科1年。2009年12月晋升为副主任医师，一直从事小儿外科工作。

熟练掌握小儿外科常见病及疑难疾病的诊断及治疗。对小儿先天性巨结肠、尿道下裂、肛门直肠畸形、肠套叠、阑尾炎、腹股沟疝、鞘膜积液、隐睾症、阴囊急症等诸多儿童病的诊治积累了丰富的临床经验。撰写的10余篇论文在国家级期刊发表。为山东省医师协会儿外科医师分会第二届委员会委员、潍坊市医学会小儿外科专业委员会副主任委员、《当代小儿外科》杂志编委。

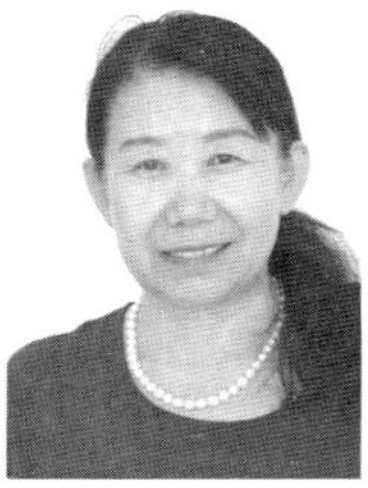

王洪真 女，生于1965年2月，潍坊市峡山区王家庄街道人，主任医师，血液肿瘤内科主任。

1988年7月毕业于潍坊医学院，分配到安丘县人民医院。1995年、2004年两次到山东医科大学附属医院及山东省肿瘤医院进修，学习各种恶性肿瘤的化疗及血液系统疾病的治疗。1998年任内一科副主任。2004年任血液肿瘤内科主任。2013年晋升为主任医师。

获潍坊市科技进步二等奖1项，实用新型专利2项。有20余篇科研论文在国家级刊物发表。为全国抗癌协会会员、山东省化疗专业委员会委员、潍坊市化疗专业委员会常务委员、潍坊市中医药学会肿瘤专业委员会常务委员、潍坊市血液专业委员会委员、潍坊市医疗事故技术鉴定专家席成员。1997年被安丘市人民医院评为“十佳服务明星”。2004年被滨州医学院评为优秀带教老师。2005年被潍坊市卫生局、潍坊市妇联评为潍坊市卫生系统巾帼建功岗位明星。2008年被安丘市卫生局评为“安丘名医”，被安丘妇联评为“三八红旗手”。2009年血液肿瘤内科被潍坊市总工会授予潍坊市女职工建功立业标兵岗称号。

王厚梅 女，生于1968年4月，安丘市辉渠镇人，中共党员，副主任护师，曾任重症监护室护士长。

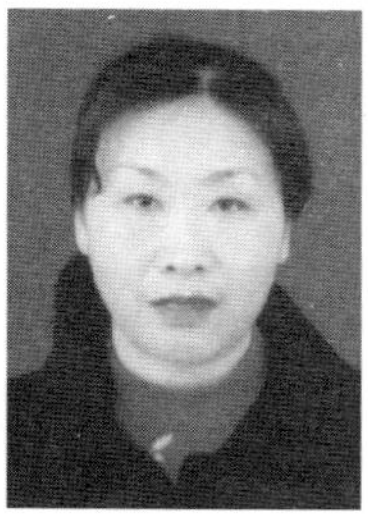

1987年7月益都卫生学校护理专业毕业，分配到红沙沟镇医院从事护理工作。1995年7月调入安丘市人民医院心内科。2003年5月任重症监护室护士长。2014年9月在护理部工作。2015年3月调质管科病案终审。

在国家级正式刊物发表护理学术论文5篇，其中在《中外健康文摘》第二期发表《红外线照射预防外周中心静脉置管术后无菌性静脉炎的研究》《留置胃管患者获得性肺部感染的临床分析及对策》，第三期发表《BiPAP ViSION在慢性阻塞性肺疾病II型呼吸衰竭的应用及护理》，第四期发表《碘伏预防留置尿管并发尿路感染的效果观察》，在《中国社区医师》第218期发表《呼吸机相关性肺炎原因分析及护理》等。获安丘市科学技术进步奖1项。2003年5月带领并组织重症监护室全体护理人员积极参加抗击“非典”，是年8月，被潍坊市人民政府记三等功。2011年获安丘市女职工先进个人称号。研制的“气管切开病人吸痰管”“经口气管插管固定带”，获国家专利。兼任山东省危重症护理学会委员。2012年被中共安丘市委授予“创先争优优秀共产党员”称号。

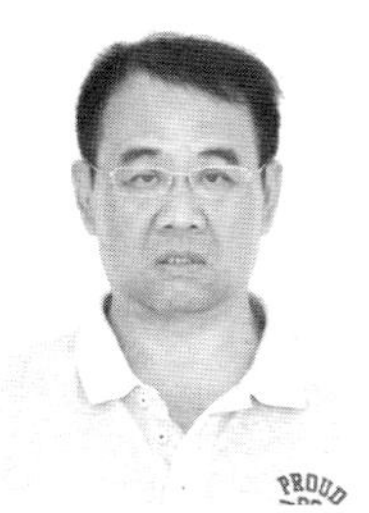

王焕良 男，生于1964年10月，潍坊市坊子区坊安街道人，副主任医师。

1988年7月毕业于济宁医学院，分配到安丘县人民医院普外科工作。1997年9月至1998年8月在山东省立医院普外科进修。2014年12月晋升为副主任医师。

一直从事普外科临床工作，擅长普外科常见病、多发病及疑难疾病的诊断与治疗。在国家级刊物发表论文10余篇。

王金磊 男，生于1969年8月，安丘市经济开发区人，中共党员，高级政工师，院长助理兼医保管理科主任、老干部党支部书记。

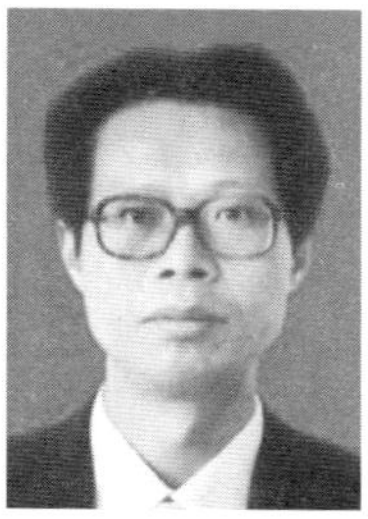

1992年10月从安丘县电力局调入安丘县人民医院政工科任科员。1999年2月任政工科副主任。2000年3月任政工科副主任，主持工作。2001年3月任政工科主任。2008年9月晋升为高级政工师。2012年10月任老干部党支部书记。2013年4月任院长助理兼新农合主任。2015年12月任院长助理兼医保管理科主任。

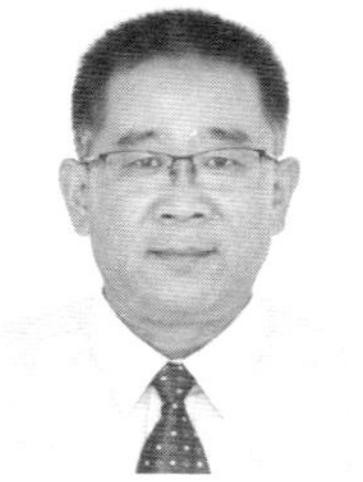

王 军 男，生于1966年8月，安丘市石堆镇人，中共党员，副主任医师，介入科主任。

1991年7月毕业于青岛医学院医学影像学专业，分配到安丘县人民医院放射科，从事放射诊断工作。1997年2月到山东省医学影像研究所进修学习放射及CT诊断。1999年4月调医务科从事管理工作。2001年5月到山东省肿瘤医院进修学习肿瘤介入技术。2002年5月到北京阜外心血管病医院进修学习冠状动脉介入技术，在安丘市率先开展介入技术。2009年12月晋升为副主任医师。

主要擅长介入诊断与治疗技术，有5项科研成果获市级科技进步奖，发表专业论文16篇，参与著书2部，获国家级专利2项。兼任潍坊医学院副教授、潍坊市医学会介入专业委员会副主任委员、潍坊市抗癌协会肿瘤微创靶向治疗专业委员会副主任委员、潍坊市医师协会综合介入医师分会常务委员、山东半岛介入专业委员会委员。获安丘市青年岗位能手、潍坊市廉洁行医树新风先进工作者称号，多次被评为安丘市卫生系统先进工作者及潍坊医学院、益都卫校优秀带教老师。

王礼华 女，生于1964年9月，安丘市石埠子镇人，副主任医师，院长助理兼妇科主任。

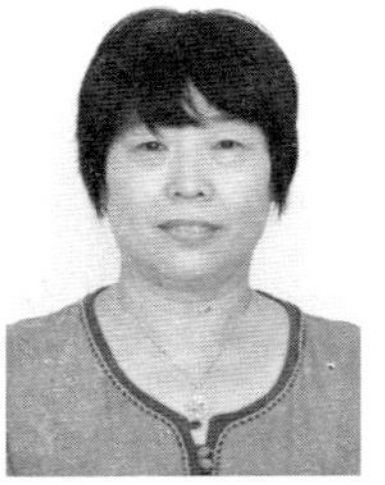

1984年参加工作，一直从事妇产科工作。1998年3月妇产科分为妇科、产科两个独立的科室之后，一直在妇科工作。2002年到青岛医学院附属医院进修学习，之后又到淄博桓台妇保院、北京妇产医院学习妇科腹腔镜技术。2003年任妇科副主任。2006年任主任。

从事妇产科专业30年，勇于创新，不断探索和实践，对妇科常见病、多发病、不孕不育及各种疑难危重病有丰富的临床经验及扎实的理论基础。擅长妇科肿瘤、内分泌及不孕不育的诊治。致力于开展妇科微创技术，填补安丘市空白。先后开展无痛人流、腹腔镜下卵巢囊肿剥除术、附件切除术、各种宫外孕手术、子宫肌瘤剔除术、子宫切除术、盆腔粘连分离术；宫腔镜下子宫内膜息肉切除术、子宫黏膜下子宫肌瘤切除术、子宫纵膈切开术、宫腔粘连分离术；宫腔镜、腹腔镜联合治疗输卵管及子宫病变引起的不孕不育。微创手术以其创伤小、出血少、病人痛苦少、术后恢复快等优点，深受广大妇女的欢迎。科研项目《一种新型妇产科外阴消毒专用镊》获实用新型专利。《宫颈病变的发展及认识程度调查》获得潍坊市科技进步二等奖。发表国家及省级论文10余篇，其中《腔镜治疗输卵管性不孕的临床疗效观察》在《中国保健营养》上发表；《子宫动脉介入栓塞治疗疤痕妊娠36例》在《健康必读》上发表。《40例妇产科手术切口子宫内膜异位症临床分析》在《中国现代医生》上发表。兼任山东省医学会会员、山东省疼痛研究会妇产科专业委员会常务委员、山东省微量元素科学研究会妇产科专业委员会委员、山东省老年医学研究会妇产科专业委员会委员、山东省中西医结合专业委员会会员、潍坊市妇产科专业委员会常委、潍坊市生殖医学专业委员会常委、潍坊市医师协会妇产科专业委员会常委。连续多年被评为安丘市卫生系统先进工作者。先后被潍坊市卫生局评为妇幼卫生工作先进个人；被安丘市妇联授予“三八红旗手”称号；被滨州医学院评为优秀带教老师。获第二届“安丘巾帼十杰”称号，获“富民兴安”劳动奖章。获“潍坊市巾帼建功十大标兵”称号。被潍坊市人民政府评为潍坊市先进工作者，被山东省卫生厅、山东省人社厅评为山东省医疗保险先进个人；被潍坊市卫生局评为“潍坊市优秀考官”。2015年参加潍坊市总工会十四届会议，并当选为潍坊市总工会女工委员会委员。2016年获“富民兴鲁”劳动奖章。为安丘市总工会十一届委员会委员。

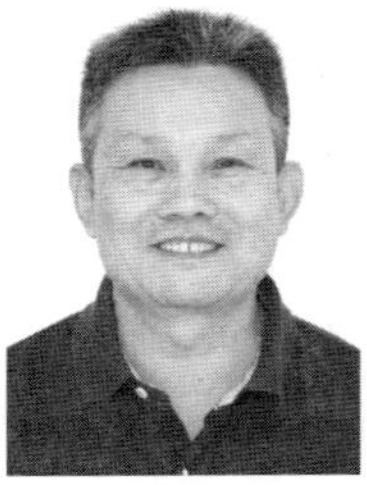

王明军 男，生于1961年2月，安丘市辉渠镇人，中共党员，主任医师，心血管内科主任。

1982年7月毕业于昌潍医学院，分配到柘山医院。1984年1月调到安丘县人民医院。1998年2月任心内科主任。2008年晋升为主任医师。2009年1月任心血管业务院长兼病区主任。后曾任院长助理、党委委员。

主要从事心血管内科疾病的诊断与治疗，带领心内科开展冠状动脉造影+支架植入术、永久心脏起搏器安装术、先天性心脏病介入封堵术、射频消融治疗快速型心律失常等心血管介入诊疗技术。在国家级、省级刊物发表学术论文20余篇，获市科技进步奖4项。兼任山东省医师协会胸痛专业委员会委员、山东省生物医学工程学会心律专业委员会委员、潍坊医学院教授、潍坊医学会心血管病专业委员会委员、潍坊市高血压病专业委员会委员、潍坊市介入心血管病专业委员会委员、潍坊市医疗事故鉴定委员会专家库成员。获“安丘名医”、安丘市劳动模范、潍坊市卫生系统先进工作者、潍坊市十佳青年医务工作者、“潍坊市新长征突击手”“富民兴潍”劳动奖章等称号。

王培香 女，生于1963年2月，安丘市石堆镇人，副主任医师，脑血管功能室副主任。

1982年毕业于昌潍地区人民医院卫生学校护

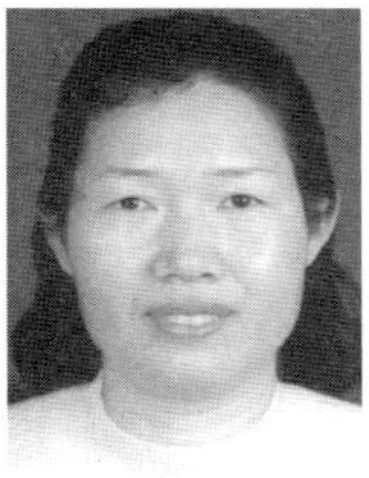

理专业，分配到郚山卫生院工作。1986年9月调入安丘县人民医院任内科护师。1995年6月任脑电图室副主任。2012年6月晋升为副主任医师。

撰写的《1080例颅脑损伤的脑电图的动态变化》等10多篇论文在省级以上医学杂志发表。科研项目《脑电图电极帽》《用于固定小儿头皮静脉留置针的套》获国家知识产权局专利。《钠氢交换蛋白1在B淀粉样蛋白诱导的神经元凋亡中的作用研究》获潍坊市科技进步二等奖。多次被安丘市人民医院评为先进个人。

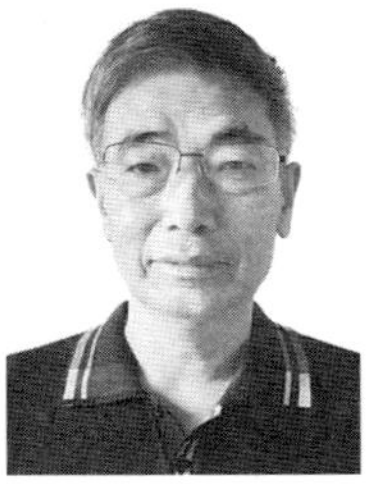

王善海　男，生于1958年12月，潍坊市峡山区王家庄街道人，中共党员，副主任医师，中医科主任。

1980年7月毕业于益都卫生学校，分配到黄旗堡医院。1982年10月调入安丘县人民医院，从事中医临床。1982年9月至1983年10月参加全国医古文函授班学习。1985年4月至1986年3月在山东中医学院经典理论班进修学习。1988年4月参加山东省中医自考专业学习并毕业。1989年任中医科副主任，主持工作。1990年任中医科主任。1994年10月至1995年10月在中国中医研究院西苑医院中医内科提高班临床进修。2006年1月晋升为副主任医师。2014年成立王善海名老中医工作室。

从事中医临床工作35年，积累丰富临床经验。擅长中医内科、针灸，兼涉妇科、儿科、外科。擅治疑难杂症，尤长脾胃病和心脑血管病的治疗。率先在安丘市开展生物全息疗法。获安丘市科研成果4项，在《中华中医药学会系列杂志》发表论文5篇，副主编中医临床专著1部，参与实用新型专利4项，获国家授权发明专利1项。兼任山东省中医药学会脾胃病、儿科专业委员，潍坊市中医药学会理事，老年病、心血管、糖尿病专业委员。2009年、2012年、2016年被评为潍坊市中医先进个人。

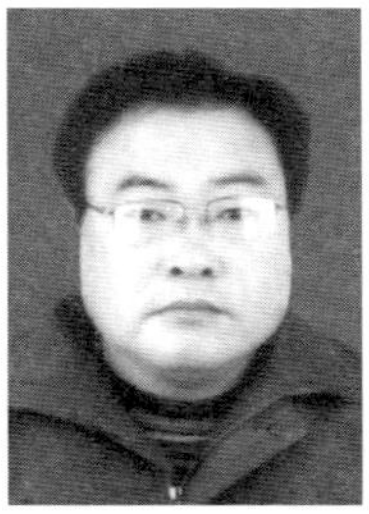

王少山　男，生于1963年11月，潍坊市坊子区眉村工业经济开发区人，中共党员，主任医师，普外一科主任。

1983年7月毕业于滨州医学院，分配到南流镇卫生院。1989年2月调入安丘县人民医院急诊科。1990年7月调外科。1991年7月在外三科（泌尿烧伤专业）。1993年7月在外一科。1996年3月到山东省立医院普外科进修学习1年。1999年4月任普外科副主任。2009年1月任普外一科（胃肠肛肠科）主任。2015年6月到北京友谊医院参加腹腔镜疝修补培训，是年12月到武汉华中科技大学附属同济医院参加腹腔镜手术培训。2016年6月到福建医科大学联和蛇牌学院在苏州蛇牌学院腹腔镜胃癌学习班学习，是年12月晋升为主任医师。

擅长诊疗普外科常见病、多发病、急危重、疑难病。主要诊治胃肠、肛肠、肝胆、胰腺、脾脏、各种疝气、体表肿瘤、腹外伤、消化道出血、皮肤软组织感染等。1995年12月参与科研项目《胃大部切除ROUX-Y式吻合口括约肌成形术临床研究》获潍坊市科技进步三等奖。2006年11月参与科研项目《结直肠癌中突变型P53基因表达与恶性生物学行为的研究》获潍坊市科技进步二等奖。2009年参与科研项目《肠内营养和黄芪对梗阻性黄疸幼鼠肠淋巴细胞免疫和肝脏ET-1，IL-10mRNA表达的影响研究》获滨州市科技二等奖。2010年7月参加主编《现代临床外科学》著作1部。2014年7月在《中华医院感染学杂志》发表论文《急性化脓性阑尾炎患者切口感染病原菌耐药分析》。在国家级核心期刊上发表医学论文10余篇。兼任潍坊医学院副教授、潍坊市医师协会外科医师分会第一届委员会委员、潍坊市医学会第五届普外科学专业委员会委员、潍坊市医学会第三届肛肠外科学专业委员第一次全体委员会选为常务委员、潍坊市抗癌协会第一届胃癌专业委员会选为常务委员、潍坊市中医药学会第三届肛肠专业委员会常务委员、潍坊市抗癌协会第一届肿瘤内镜学专业委员会委员、山东省中西医结合学会肛肠专业委员会第二届委员会常务委员、山东省医师协会结直肠外科医师分会第一届委员会委员。2 次被安丘市卫生局评为安丘市卫生系统先进个人，3 次被安丘市人民政府及安丘市人民政府征兵办公室评为征兵工作先进个人。4 次被潍坊市人民政府征兵办公室评为征兵工作先进个人。1 次被潍坊市教育委员会和潍坊市招生委员会评为高考体检工作先进个人。

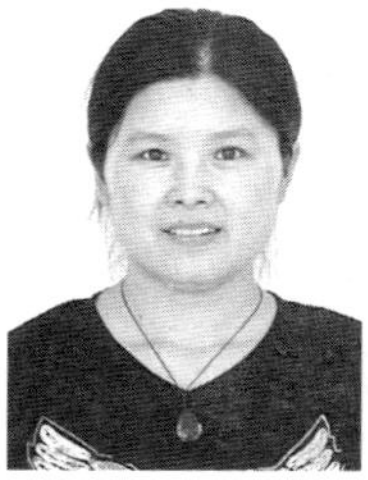

王文娟 女，生于 1975 年 1 月，安丘市凌河镇人，副主任医师，针灸理疗科副主任。

1995 年 7 月毕业于山东省中医药高等专科学校，分配到景芝医院。2002 年 3 月调入安丘市人民医院，从事针灸理疗工作。曾到北京、济南、潍坊等多家医院进修。2003 年 6 月任针灸理疗科副主任。2015 年晋升为副主任医师。

从事针灸临床 20 年，数次赴北京、济南等上级医院学习行业前沿技术，技术水平不断提高，多次参加国家级、省级学术交流。擅长三维整脊调衡牵引、悬浮牵引、循经植入、浮针、针刀、松拨及无痛针灸各种疼痛性疾病和内科杂病的诊治；对颈椎病、腰椎病、四肢关节病、各种神经损伤、各种软组织损伤等都有深入的研究，尤其对颈椎病、腰椎间盘突出症的治疗有独到见解。1999 年在安丘市率先开展腰椎间盘突出症的牵引加熏蒸治疗，使该病治愈率明显提高。2002 年探讨带状疱疹急性期促结痂治疗，使皮损的结痂期平均提前 5 天以上。2007 年进行项背肌群筋膜炎的毛刺法与经刺法疗效对比，得出毛刺法疗效更优的结论，病延伸到循经植入与针刀应用，使众多的腰腿痛患者实现即可缓解。2014 年科研项目《不同糖耐量人群血脂与血糖水平相关性研究》，获潍坊市科技进步二等奖。编著《针灸理疗基础》，由《吉林科学技术出版社》出版。在国家及省级以上刊物发表《放血疗法治疗顽固性肱骨外上髁炎 15 例》《针灸配合超短波治疗慢性盆腔炎 115 例小结》等论文多篇。多次被医院评为先进工作者。2014 年被潍坊市妇联评为潍坊市维护妇女儿童权益先进个人。

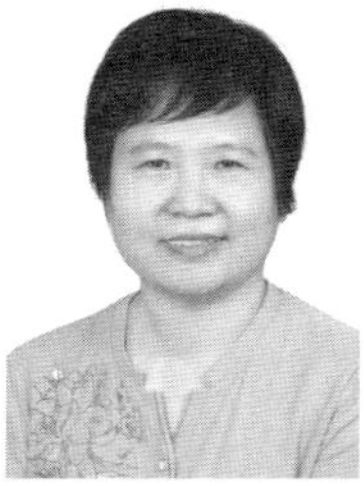

王彦贞 女，生于 1963 年，安丘市凌河镇人，副主任医师，神经内二科副主任。

1979 年考入益都卫校寒亭分校护理班，毕业后分配到安丘县人民医院从事临床护理工作。1993 年毕业于潍坊医学院临床医学系，从事内科临床医疗工作。先后晋升为医师、主治医师、副主任医师。

熟练内科常见病多发病的诊断及治疗。从事神经内科的临床及科研工作，擅长神经内科的急、危、重症患者的救治，尤长脑血管病诊治。在安丘市率先开展超急性期脑梗死的溶栓治疗，对癫痫、颅内炎症、运动障碍性疾病、中枢神经脱髓鞘、周围神经病、肌病、脊髓病变等疾病的诊治有丰富的临床经验。在《中华现代临床医学杂志》《中国社区医师》《中国医药指南》《中国保健营养》等国家级及省级杂志发表论文 10 余篇。获国家实用新型专利 3 项。获山东省"青春立功杯"二等奖、潍坊市"新长征突击手"、潍坊市卫生学校优秀带教老师等称号。多次被评为安丘市人民医院优秀工作者及安丘市卫生系统先进个人。

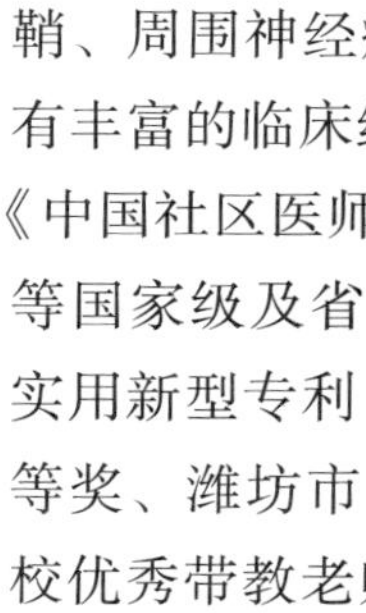

王英明 男，生于 1964 年，安丘市景芝镇人，中共党员，主任医师，胸普外科主任。

1990 年 7 月毕业于青岛医学院医疗系，分配到安丘县人民医院。1996 年到中日友好医院进修学习 1 年。2013 年晋升为主任医师。

从事外科医疗工作，外科知识丰富，技术全

面，完成手术万余例，无重大并发症，手术精细，成功率高。治疗食管癌、胃癌、乳腺癌数百例，全部手术成功，无一例吻合口瘘、感染，围手术期死亡率为零。小切口手术治疗阑尾炎（1.5cm），不切断颈中肌肉行甲状腺瘤切除，患者恢复快，不留疤痕。手术治疗食管癌、贲门癌、胃癌、胃溃疡、肠癌、胰腺癌（胰十二指肠切除术）、胰囊肿、胆总管结石、先天性胆管囊肿半肝切除治疗肝癌、肝内胆管结石、腹腔肿瘤、肺癌、支气管扩张症、肺结核并咯血、纵隔肿瘤、甲状腺腺瘤、囊肿、甲亢、甲状腺癌、乳腺疾病、下肢静脉曲张、阑尾炎、斜疝、直疝、门脉脏器损伤、胸腹联合伤成功率高，治疗多发性肋骨折、肺破裂、血管破裂、膈肌破裂、肝、脾破裂、胃、肠骨骨折、肺破裂、胃肠破裂、穿孔，其中外伤性膈肌破裂、肝、脾破裂几十例，无一例死亡。

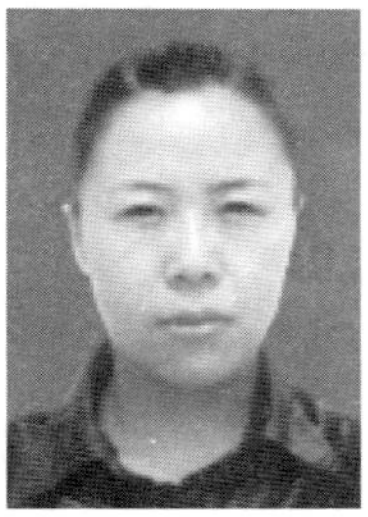

王玉华　女，生于1975年10月，安丘市辉渠镇人，中共党员，副主任护师，护理部副主任。

1996年7月毕业于潍坊卫生学校，分配到安丘市人民医院工作。2003年任神经外科副护士长。2006年任神经外二、三科护士长。2013年6月兼任护理部副主任。2014年9月任护理部副主任。

从事临床护理及临床管理工作，积累丰富的临床护理、教学及管理经验。发表国家级论文3篇：《脑胼胝体肿瘤病人术后观察及护理》《1例脑出血术后并发肺不张病人护理体会》《自体颅骨修补术后多发脑脓肿病人治愈护理体会》。发明专利2项：《一种用于坐骨神经痛的药物及制备方法》《一种用于球后视神经炎症的药丸及制备方法》。获优秀护理工作者、潍坊市优质护理服务示范标兵、潍坊名护等称号。

王兆芬　女，生于1963年4月，临朐县人，中共党员，高级讲师，安丘市人民医院医务科、科教科主任。

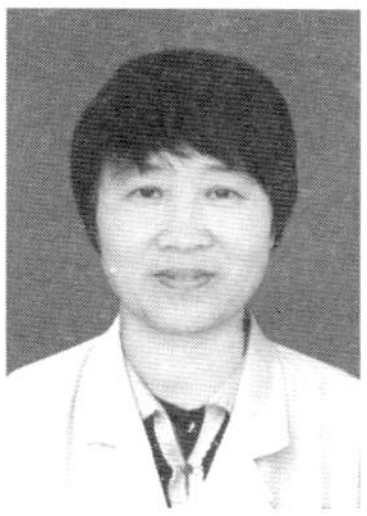

1988年7月毕业于潍坊医学院，分配至山东省煤炭卫校，从事药理教学工作并兼任药理教研室主任。1996年10月调入安丘卫校，从事解剖、生理、病理、药理等基础学科教学以及内科、儿科、妇产等临床教学工作。2007年9月调入安丘市人民医院，从事医务科、科教科工作。

9年的医学教育工作，形成一套系统的医学理解，以及对临床常见病、多发病的诊断治疗临床用药有独到见解。近10年的医务科、科教科的管理工作，特别是经历了安丘市人民医院二级甲等医院复审、三级乙等医院的评审，理顺医务科、科教科的工作职责，从制度、各种规范的建立，到每个细节、流程的落实，在医疗质量安全管理方面总结出行之有效的管理理念与方法。多次参加省内外的医疗质量管理会议，认真研究管理方法，积极与全院医师进行交流沟通，尤其是对住院医师的培养，多次邀请上级医院专家举行理论知识培训以及操作演练，不断提高住院医师的专业知识水平以及实践操作能力，赢得全体医师的好评。为潍坊医学院副教授、潍坊市医疗质量管理委员会常委、山东省药理委员会委员。2012年获安丘市卫生系统优秀共产党员称号。近年来致力于医师管理、临床技能操作及用药的规范化等工作。

王桂芹　女1954年6月生人，辉渠镇人，中共党员，副主任医师。

1977年7月，青岛医学院毕业。1977年8月，分配到益都疗养院工作，1978年8月调安丘市人民医院工作。2008年4月退休。

对儿科常见病、疑难杂症及儿科急诊救治有丰富的临床经验。积极开展新技术、新疗法。在《中华儿科杂志》发表论文1篇。多次被评为安丘市卫生系统先进工作者。

王会玉　女，生于1962年9月，寿光市大

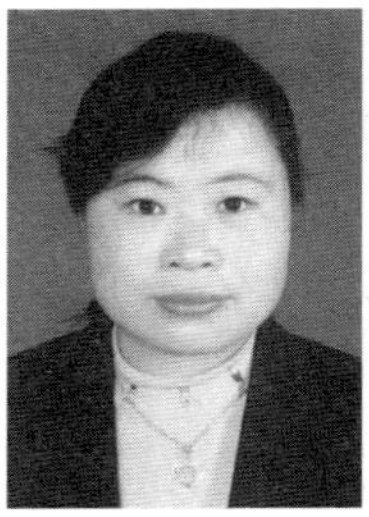

家洼镇人，副主任护师，曾任血液透析科护士长。

1981年7月毕业于潍坊卫校，分配到安丘县人民医院工作。先后任外四科副护士长、泌尿外科副护士长，血液透析科护士长。2008年调入院感科工作。2010年1月获得山东大学高等护理专业本科学历。2014年晋升为副主任护师。

30多年的护理工作，积累了丰富的临床护理工作经验，《老年手术病人的健康教育》《中年女性尿失禁的心理护理》等20余篇论文在省级以上医学刊物发表。1999年的《MEBO纱布在各类烧伤创面的应用观察》获安丘市科学技术进步二等奖。2005年获得《血液透析专科护士证书》。2011年获得《山东省医院感染管理专业岗位证书》。2013年获国家实用新型技术专利2项。潍坊护理职业学院临床讲师。

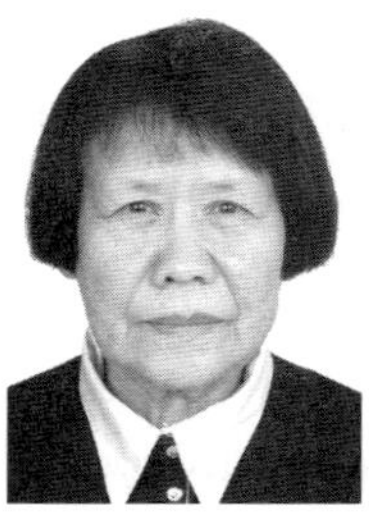

王文贞 女 1954年8月生，安丘市兴安街道人。中共党员，副主任药剂师，曾任安丘市人民医院药剂科副主任、党支部书记。

1967年7月，毕业于济南卫校。1967年7月分配到五莲县人民医院工作。1968年7月，调五莲县官帅分院工作，任药房主任。1985年6月调安丘县人民医院工作。1994年9月任药剂科副主任。1996年任药剂科党支部书记。2000年8月退休。

1997年至1998年，《处方合理用药》等4篇论文在《中国医药学杂志》发表。《中药炮制技术》获安丘市科技进步二等奖。曾任潍坊市药品检验学会成员。多次被评为安丘市卫生系统先进工作者。

辛保春 女，生于1963年9月，安丘市郚山镇人，主任医师，曾任妇科主任。

1988年7月毕业于潍坊医学院，获学士学

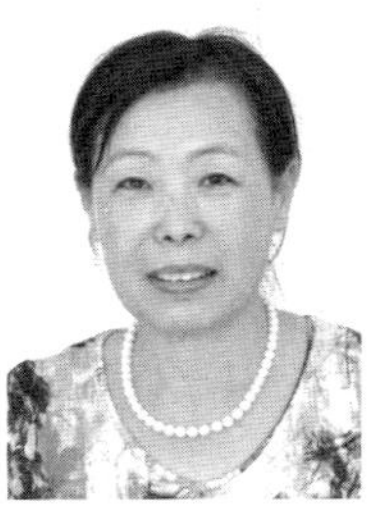

位。1995年7月至1996年7月在山东省立医院进修妇产科1年。2004年5月至2006年10月任安丘市人民医院妇科主任。2008年7月参加新加坡南洋创新管理学院高级医院管理课程。2013年晋升为主任医师。

从事妇科专业27年，擅长妇产科疾病的诊断与治疗。开展显微镜下输卵管吻合术、输卵管妊娠开窗术、腹部小切口子宫肌瘤挖除术、经阴道子宫全切术等微创技术。2004年6月在安丘市率先开展笑气镇痛人工流产技术。2006年8月率先开展液基细胞学筛查宫颈病变技术。发表国家级论文8篇。其中，2011年8月《口服流产药在疤痕子宫中期妊娠引产中的应用》发表在《中国医学创新》杂志上。2013年6月《影像已婚妇女负压吸引流产效果因素的Logistic回归分析》发表在《中国妇幼保健》杂志上。《输卵管妊娠患者血清VEGF和IGF_I的表达水平及相关性临床研究》获地市级科研成果。取得国家级实用型专利3个。兼任中华医学会会员、潍坊市医学会专家库成员、潍坊市妇幼保健专业委员会委员、潍坊医学院副教授。为第八届安丘市政协委员。多次被评为安丘市先进工作者、临床优秀带教教师。

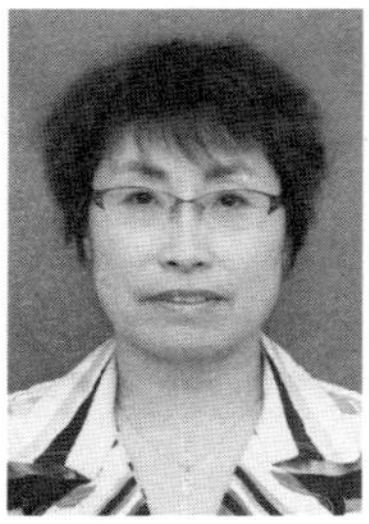

薛红霞 女，生于1965年6月，安丘市景芝镇人，副主任护师，儿科二病区护士长。

1985年7月毕业于潍坊市人民医院护士学校，分配到安丘县人民医院从事临床护理，在内科、妇产科工作。2006年3月任儿科二病区护士长。2011年参加济宁医学院附属医院举办的优质护理服务示范病房学习班。2012年12月晋升为副主任护师。

自参加工作后一直在安丘市人民医院从事临床护理工作，在疾病护理、护理管理、护理教育、

护理科研等方面有丰富的经验。在潍坊护理学会、省级刊物发表论文10余篇，在国家级期刊发表论文3篇，获国家知识产权局实用新型专利3项。积极参加业务知识竞赛、技术比武，多次被医院评为技术操作能手，在安丘市卫生局、安丘市总工会组织的竞赛中取得优异成绩，多次被评为安丘市卫生系统先进工作者，2012年被评为“潍坊名护”。

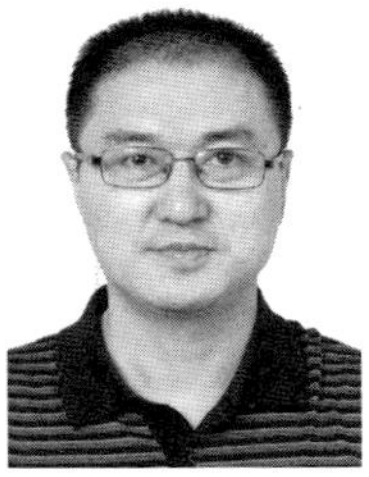

颜廷国　男，生于1976年1月，安丘市黄旗堡镇人，中共党员，副主任医师，医院党委委员、心内科一病区主任。

1998年7月毕业于山东医科大学，同年分配到安丘市人民医院，从事内科工作。1998年10月至2001年7月在内科轮转。2001年7月定于心内科专业。2003年7月至2004年9月在北京阜外心血管病医院进修心内科。2007年3月任心内科副主任。2009年12月任心内一科主任。2013年9月再次到北京阜外心血管病医院进修1年冠心病介入治疗，是年11月晋升为副主任医师。2015年12月任党委委员、心内科一病区主任。

从事心血管内科临床及科研工作近20年，擅长诊治冠心病、急性心肌梗死、心绞痛、各种原因的心力衰竭、原发性及继发性高血压、各种急慢性心律失常、心肌病、感染性心脏病等。从事心脏病介入诊疗工作10年，熟练掌握冠心病介入治疗技术，心律失常介入治疗技术。在国家级期刊发表专业论文6篇，获国家实用新型专利1项。为中华医学会心血管内科分会委员，中华医学会潍坊市心血管内科分会常务委员、心律失常分会委员，潍坊市中西医结合学会心血管病专业委员会常务委员，潍坊市医师协会内科医师分会常务委员。2008年被评为首批潍坊市卫生系统百名后备人才。多次被评为潍坊医学院及滨州医学院优秀带教老师。2012年、2013年被评为安丘市卫生系统优秀共产党员。为安丘市第九届、第十届政协委员。

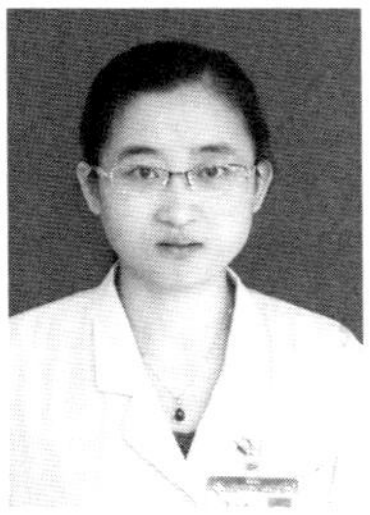

杨丽华　女，生于1976年7月，临朐县人，中共党员，副主任医师，妇科副主任兼妇科二病区主任。

2001年7月毕业于潍坊医学院。2002年3月调入安丘市人民医院，从事妇科工作。2007年在青岛医学院附属医院妇科进修学习。2009年1月任妇科副主任。2011年在首都医科大学复兴医院腔镜中心进修学习。2014年在潍坊医学院附属医学院生殖中心进修学习，12月晋升为副主任医师，是年任妇科副主任兼妇科二病区主任。

熟练掌握妇科各种疾病的临床诊断及治疗，强调恶性肿瘤的个体化治疗；完成腹腔镜下各种子宫全切、卵巢肿瘤、妇科恶性肿瘤及各种不孕方面的腹腔镜手术，熟练掌握宫腔镜下诊断及手术治疗的适应症、禁忌症及操作要领。有3篇论文在国家级核心期刊杂志上发表，1项科研成果获潍坊市科技进步一等奖。兼任山东妇产远程医疗技术创新联盟妇科肿瘤专业委员会委员、山东省疼痛研究会妇产科中青年专业委员会委员、山东省疼痛研究会第二届妇产科专业委员会委员、潍坊市医学会首届生殖医学专业委员会委员。2013年获安丘市“劳动模范”称号，2014年获潍坊市“三八红旗手”称号，2016年获第五批安丘市“专业技术拔尖人才”称号。

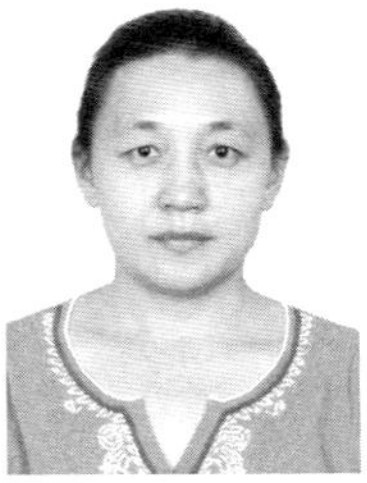

杨仁翠　女，生于1967年11月，海阳市人，中共党员，副主任医师，超声科主任。

1992年7月毕业于潍坊医学院临床医学系，分配到安丘县人民医院，从事超声诊断。1992年10月年至1993年4月，到山东省立医院进修学习腹部超声诊断。1996年10月至1997年4月，到山东省齐鲁医院进修学习心脏超声诊断。2005年晋升为副主任医师。2007 年 12 月任超声科主任。

熟练掌握腹部、妇产、心血管系统各种常见病多发病超声诊断，尤其擅长心脏大血管超声诊断治疗。主持开展经阴道超声和心脏大血管的超声检查。获潍坊市科技进步二等奖 1 项，安丘市科技进步三等奖 1 项。在《中华泌尿外科杂志》等杂志发表专业学术论文 10 余篇。兼任山东省医学影像学研究会超声专业委员会委员、山东省超声医学工程专业委员会委员、潍坊市医学会超声专业委员会委员。

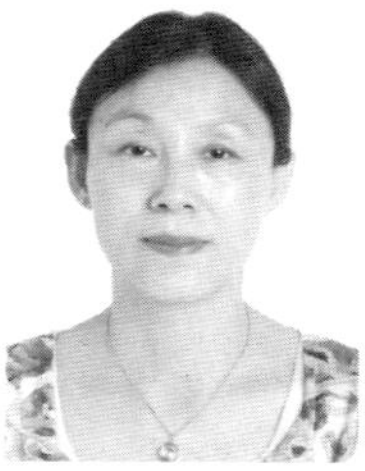

杨　润　女，生于 1967 年 6 月，江苏省新沂市人，副主任护师，病案室主任。

1985 年毕业于益都卫生学校，从事临床护理工作。2001 年参加山东省卫生厅举办的“国际疾病分类（ICD-10）2001 年培训班”，调入病案室从事病案编码工作。2011 年、2014 年参加国家级及省级组织的国际疾病分类 ICD-10 培训班。2013 年 10 月晋升为副主任护师。

从事护理工作 20 余年，在疾病护理、护理科研等方面有丰富的经验。积极参加业务知识竞赛、技术比武，多次被医院评为技术操作能手。在国家级期刊发表论文 3 篇，获中华人民共和国国家知识产权局实用新型专利 2 项。从事疾病编码工作 10 余年，有丰富的工作经验，负责带教编码员及临床医师疾病分类相关知识培训工作。潍坊市病案协会常务委员。

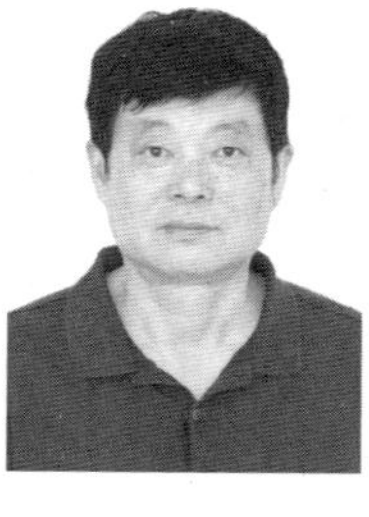

杨世国　男，生于 1960 年 4 月，临朐县人，中共党员，副主任医师，质管科主任兼耳鼻喉科主任、潍坊安城法医司法鉴定所所长。

1981 年 7 月毕业于沂水医学专科学校医疗系，分配到凌河医院。1982 年 2 月调入安丘县人民医院，从事耳鼻喉科工作。1983 年 3 月到潍坊市人民医院进修学习 1 年。1993 年 3 月到山东省立医院进修学习 1 年。1994 年任五官科主任、党支部书记。2002 年 1 月任医务科副主任、五官科党支部书记；是年 4 月到中国人民解放军总医院进修学习 3 个月。2003 年任质管科主任。2006 年任质管科主任兼耳鼻喉科主任。

从事耳鼻喉科专业 35 年余，对耳鼻喉常见病、多发病及疑难危重病症的诊断和治疗有丰富的临床经验。开发研制的利用纯中药制剂治疗急慢性鼻窦炎，为患者解除病痛。在安丘市内率先开展完壁式乳突根治术、听力重建术、面神经封闭治疗面肌痉挛、蝶腭神经节封闭治疗过敏性鼻炎、鼻侧切开术、鼻内镜下视神经减压术、腭咽成形术（手术治疗打呼噜）、气管异物取出术、颈部淋巴结清扫术、喉癌切除发音重建等高新手术。科研项目《咽后壁淋巴组织注射肌苷治疗慢性咽炎的研究》获安丘县科技进步一等奖，《慢性化脓性中耳炎病变区域性差异的研究及意义》获潍坊市科技进步二等奖。论文《中耳胆脂瘤一例》在《中华耳鼻咽喉头颈外科杂志》发表。参与编写的《中西医结合疑难杂症治疗学》由山东科学技术出版社出版，参与编写的《现代鼻科学》由中国中医药出版社出版。被中共安丘县委、安丘县人民政府评为先进工作者、跨世纪优秀科技人才。被潍坊市司法局评为优秀司法鉴定人。

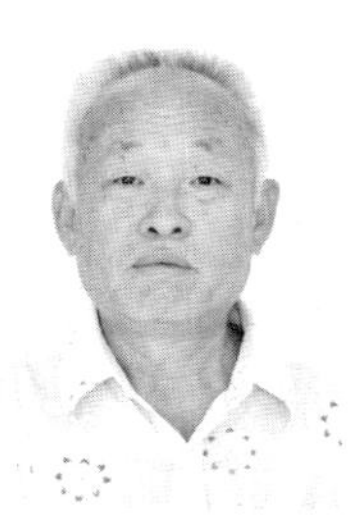

杨新山　男，生于 1957 年 2 月，安丘市金冢子镇人，副主任医师，曾任肿瘤内科主任。

1983 年毕业于昌潍医学院，分配到安丘县人民医院石堆分院。1985 年调入安丘县人民医院。1995 年在潍坊医学院进修肿瘤专业半年。1997 年在卫生部北京医院、中国医科院肿瘤研究所潘家园肿瘤医院，拜工程院院士孙燕教授为师，学习肿瘤内科治疗 1 年。

对肿瘤病人的诊断、治疗、预后，中西医结合治疗消化道肿瘤有独到之处。在国家级刊物发表论文10余篇，省级20余篇。获市级科研成果1项，国家专利1项。两次被安丘市卫生局评为先进个人。

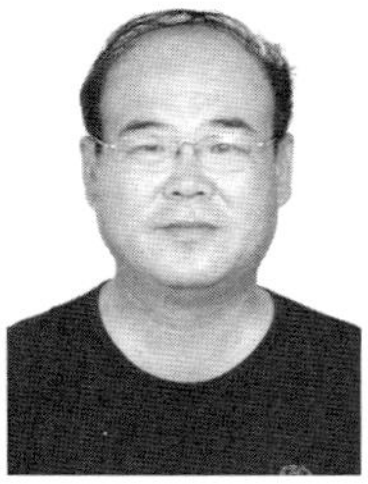

于　勇　男，生于1963年8月，潍坊市峡山区王家庄街道人，中共党员，主任医师。创伤骨科党支部书记。

1986年毕业于昌潍医学院，分配到安丘县人民医院，2009年1月任骨伤科业务院长兼病区主任。2012年晋升为主任医师。2013年4月任创伤骨科党支部书记。

一直从事创伤及骨科临床工作，是安丘市人民医院显微外科创始人，完成安丘市首例断指及断臂再植手术并获成功。曾先后在解放军八十九医院、北京人民医院、北京医科大学第三临床医院进修学习。之后相继开展吻合血管的皮瓣移植术、骨块移植术、颈椎病、股骨头无菌坏死、脊柱骨折复位等难度较大手术。在国家级刊物发表论文10篇，获安丘市科技进步二、三等奖各1项。

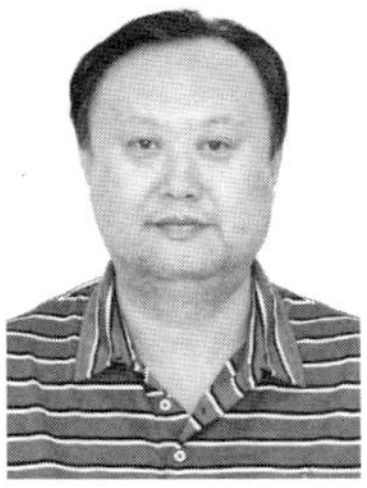

岳建华　男，生于1963年11月，诸城市孟疃镇人，中共党员，副主任医师，泌尿外科主任。

1983年7月毕业于菏泽医专。2009年1月任泌尿小儿外科业务院长兼病区主任。

一直从事外科临床工作，为安丘市泌尿外科学科带头人。开展的科研项目《显微外科吻合输精管》获安丘市科技进步一等奖，《B超引导下肾囊肿穿刺治疗》和《直肠癌根治原位肛门重建术》获安丘市科技进步二等奖，《高危前列腺增生症患者手术治疗的研究》和《经尿道前列腺电切术的研究》获安丘市科技进步三等奖。有10余篇论文在省级以上刊物上发表。多次被安丘市卫生局授予先进工作者称号。1999年被山东省政府表彰为有突出贡献的优秀知识分子。

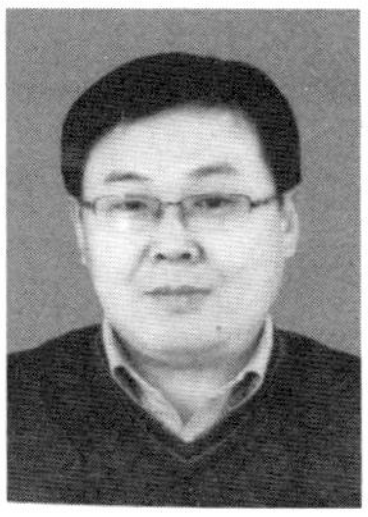

张焕芝　男，生于1971年4月，安丘市兴安街道人，中共党员，副主任医师，神经外科副主任兼神经外科四病区主任。

1996年7月毕业于潍坊医学院，分配到安丘市人民医院外四科，从事神经外科专业。2002年9月到山东省省立医院神经外科进修学习1年。2010年3月任神经外四科主任。2014年9月任神经外科副主任兼神经外科四病区主任。

擅长神经外科常见病，多发病的临床诊治，特别是重型颅脑损伤、脑出血、脑肿瘤及三叉神经痛、面肌痉挛等的临床诊治。发表SCI收录国际论文2篇，国家级论文12篇。获潍坊市科技进步三等奖1项、安丘市科技进步二等奖1项、国家发明专利1项、实用新型专利1项。为中华医学会会员、山东省神经外科学会会员、山东省疼痛医学会三叉神经痛专业委员会常务委员、山东省解剖学会神经解剖专业委员会委员、山东省医师协会脑血管病防治专业委员会委员、潍坊市神经外科学会委员、潍坊市肿瘤专业委员会神经肿瘤分会委员。多次被评为安丘市卫生系统先进工作者。

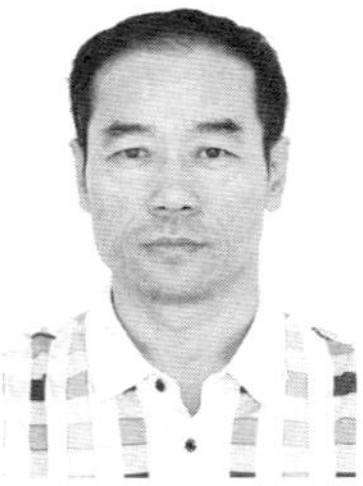

张日金　男，生于1971年10月，安丘市兴安街道人，中共党员，副主任医师，普外二科主任。

1996年7月毕业于青岛医学院，分配到安丘市人民医院外一科工作。1998年2月轮转到泌尿小儿外科。1999年5月轮转到骨科。2000年5月回普外科工作。2001年8月到北京大学人民医院胃肠外科、肝胆外科、腹腔镜外科进修学习1年。2013年8月任普外二科主任

成功开展安丘市第一例腹腔镜胆囊切除术，相继开展腹腔镜阑尾切除术、胃十二指肠穿孔修补术、肠粘连松解术、结直肠癌根治术、肝囊

肿开窗引流术、腹腔肿瘤切除术等各类腹腔镜手术，同时开展常规手术，胃癌、结直肠癌根治术，胆石症手术、肝脏部分切除术、胆管癌根治术、胰腺癌手术、门脉高压断流术、脾脏切除术等。2003年始开展肿瘤微创治疗，肿瘤射频（微波）消融术、放射性粒子植入术等，每年完成手术近500例。积极参与临床研究，发表论文9篇。2008年获潍坊科技进步奖1项，获二等奖，2016年获潍坊科技进步奖二等奖1项。

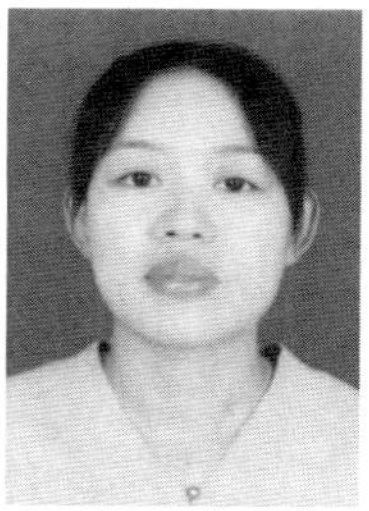

张秀荣 女，生于1969年10月，安丘市景芝镇人，副主任护师，产房护士长。

1989年7月毕业于潍坊职工卫校，分配到安丘县人民医院，从事助产工作。1998年9月到齐鲁医院进修学习。2007年4月任产房护士长，是年5月到潍坊市人民医院进修3个月。2008年8月到新加坡参加“医院管理”培训班学习。2014年12月晋升为副主任护师。

从事助产和产房管理工作28年，在正常分娩、产程观察，新生儿护理、产科合并症及并发症护理等方面积累了丰富的经验。对产科危急重症、难产识别、肩难产的处理、产后出血、羊水栓塞、新生儿窒息复苏等有独到的见解和熟练的抢救能力。在国家级期刊发表论文3篇，著作1部；获得专利1项，发明专利2项。

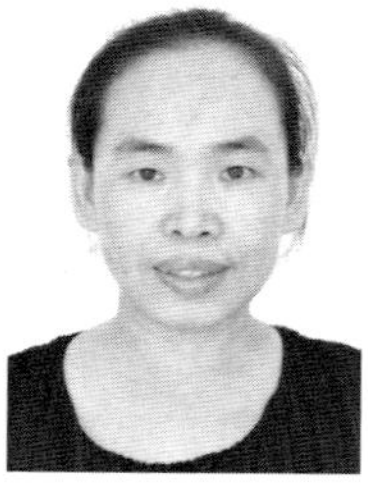

张学云 女，生于1972年9月，潍坊市坊子区黄旗堡街道人，副主任医师，小儿科儿一病区副主任。

1996年7月毕业于潍坊医学院临床医疗系，分配到安丘市中医院。2010年7月调入安丘市人民医院，从事儿科工作。2007年9月至2010年7月在潍坊医学院就读硕士研究生。2013年12月晋升为副主任医师。2014年任小儿科儿一病区副主任。

擅长儿科各种常见病多发病的诊断及治疗，尤其对反复呼吸道感染、支气管哮喘、过敏性紫癜、小儿肠炎、心肌炎、颅内感染、小儿惊厥等疾病的诊治有独到之处。在《中国健康月刊》《中国实用医药》《中国当代医药》等国家、省级医学专业刊物上发表论文10余篇，参与编写《儿科学指南》等论著，获国家专利2项。为中华医学会儿科分会会员、潍坊市医学会优生遗传专业委员会委员。

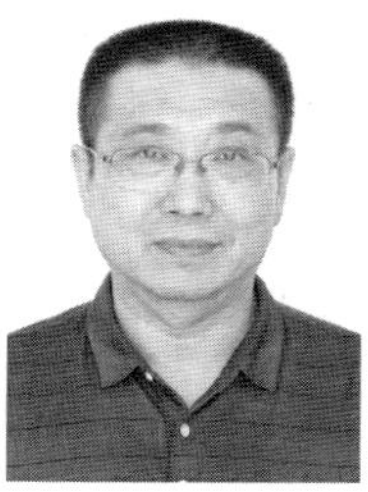

张永波 男，生于1970年7月，安丘市石埠子镇人，中共党员，副主任医师，呼吸内一科主任。

1995年7月毕业于潍坊医学院，同年分配到安丘市人民医院从事内科工作。2002年7月到北京301医院进修呼吸内科1年。2004年任呼吸（肾）内科副主任。2008年12月晋升为副主任医师。2009年任呼吸内一科主任。

熟练掌握慢性阻塞性肺病、肺心病、支气管哮喘、肺癌、胸腔积液、肺部感染、睡眠呼吸暂停低通气综合征、间质性肺病等疾病诊疗，尤其擅长机械通气治疗呼吸衰竭、经支气管镜诊疗支气管肺癌、呼吸系统少见疑难杂症。有10余篇论文在国家级期刊发表，专著1部。为山东省防痨协会委员、潍坊医学会呼吸分会委员、潍坊医师协会呼吸分会常务委员。2013被潍坊医师协会评为潍坊市十佳医师。

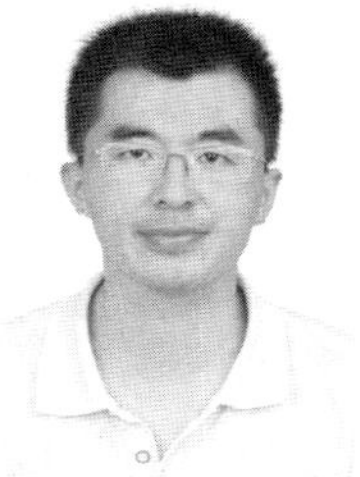

张跃强 男，生于1978年9月，潍坊市坊子区黄旗堡镇人，中共党员，副主任医师，神经外科四病区副主任。

2001年8月毕业于潍坊医学院，分配到安丘市人民医院泌尿外科。2003年调到神经外科。2007年在山东省齐鲁医院进修学习。2008年10月任神经外四科副主任。2014 年 10 月晋升为副主任医师。2015 年在上海仁济医院进修学习。

熟练诊治神经外科多发病，特别对重症颅脑外伤，颅内压监测方面均有独到之处。发表核心论文 3 篇，发明专利 3 项，主编著作 2 部，SCI 论文 1 篇。为山东省激光医学会专业委员、山东省疼痛研究会头面痛专业委员。获安丘市“富民兴安”劳动奖章。

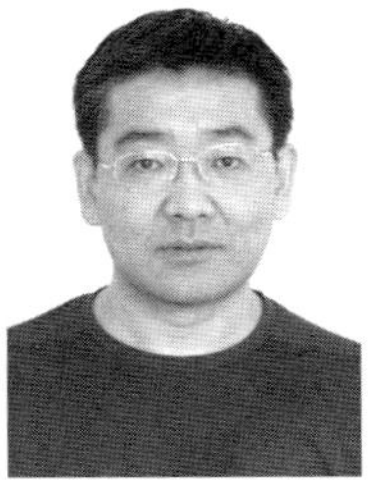

赵志刚　男，生于 1970 年 11 月，安丘市大汶河旅游开发区人，副主任医师，脊柱骨科主任。

1997 年 7 月毕业于潍坊医学院医学系临床医学专业，同年分配到安丘市人民医院骨外科工作。2004 年到卫生部北京医院进修骨科 1 年。2010 年晋升为副主任医师。2014 年任脊柱骨科主任。

主要从事脊柱外伤导致的骨折脱位及脊髓损伤、颈椎病、腰椎间盘突出症、腰椎滑脱症、腰椎管狭窄症等脊柱退变性疾病、脊柱肿瘤、脊柱感染的治疗，并开展腰椎间孔镜治疗腰椎间盘突出症，经皮椎体成形术治疗骨质疏松性脊柱病理骨折等微创手术，取得良好疗效。多篇论文在国家级刊物上发表，多次被评为安丘市卫生系统先进工作者。

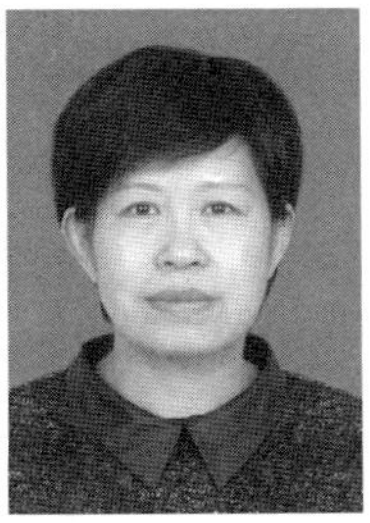

郑金枝　女，生于 1968 年 5 月，安丘市官庄镇人，中共党员，副主任护师。

1987 年 7 月毕业于潍坊人民医院护士学校，分配到石埠子卫生院工作。2002 年 3 月调入安丘市人民医院。2003 年 3 月在机关门诊工作。2010 年 12 月晋升为副主任护师。2012 年 11 月调入医保办。2014 年 11 月调到健康查体科。

从事护理工作 30 年，在疾病护理、健康教育、护理教育方面有丰富的经验。在《齐鲁护理杂志》《中华临床医药杂志》等刊物发表论文数篇。多次被评为先进个人及优秀工作者。

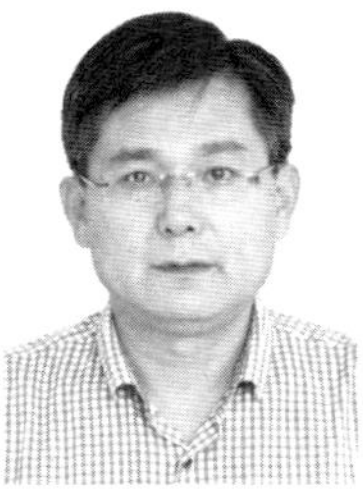

郑树旺　男，生于 1969 年 4 月，安丘市辉渠镇人，副主任医师，神经内三科主任。

1995 年 7 月毕业于山东医科大学，同年分配到安丘市人民医院内科。2002 年至 2003 年到卫生部北京医院进修神经内科 1 年。2007 年 12 月晋升为副主任医师。2008 年 12 月任神经内三科主任。

擅长脑血管病的诊治，尤其是脑梗死急性期溶栓、介入、康复治疗，对各种头痛、头晕、睡眠障碍、抑郁焦虑的诊治有丰富临床经验，并且对帕金森病、痴呆、脊髓病变、周围神经病变、运动障碍性疾病及神经遗传病的诊治亦有一定的见解。发表国家及省级论文数十篇，主持完成科研课题 1 项，获潍坊市科技进步二等奖，发明型专利 1 项，实用型专利 1 项。2015 年被潍坊市人社局、卫计委授予“潍坊名医”称号。为潍坊市医学会神经内科专业委员会委员、山东省脑血管病防治协会预防专业委员会常务委员、山东省中西医结合学会神经内科分会委员。

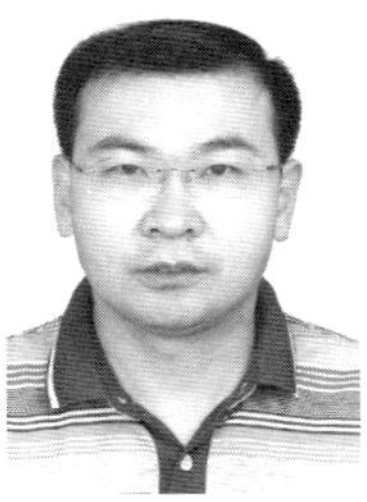

周文华　男，生于 1974 年 10 月，安丘市官庄镇人，中共党员，副主任医师，神经内科副主任，眩晕病区负责人。

2000 年 7 月毕业于济宁医学院，同年分配到安丘市人民医院从事内科工作。2000 年 12 月任心内科住院医师。2002 年 7 月调呼吸内科。2003 年 7 月调急诊科。2004 年 7 月调神经内科。2005 年 1 月调消化内科任住院医师。是年 7 月到复旦大学附属中山医院神经内科进修 1 年。2006 年 7 月在神经内科工作。2009 年任神经内科副主任。2014 年晋升为副主任医师。2015 年 12 月到中国武警总医院眩晕研究所进修 1 月。2016 年 8 月任神经内科副主任、眩晕病区负责人。

擅长神经内科疾病的诊治，特别是脑血管病的诊治，对急性期脑梗死的溶栓治疗，脑血管狭窄的支架介入治疗，神经内科常见的头痛、癫痫、痴呆、脑炎的治疗，头晕眩晕疾病治疗，心理、精神类疾病的诊治有丰富经验。2013 年获潍坊市科技进步二等奖 1 项，在国家级期刊发表论文 5 篇；获实用新型专利 2 项、发明专利 1 项。为中华医学会神经内科分会会员、中国研究型医院学会眩晕医学专业委员会委员、中国中西医结合耳鼻咽喉科专业委员会眩晕专家委员会委员、中国医药教育协会眩晕专业委员会会员。被滨州医学院评为优秀带教老师，2015 年被评为安丘市人民医院医德模范。

第三节　医院出席历次县级以上党代会、人代会、政协会人员

党代会

山东省：孙建德

潍坊市：潘丽萍（女）

安丘县（市）：孙作桢　李修功　刘庆淮　王兰香（女）　李秀清（女）　孙衍珩　潘其凤（女）　闫玉艳　王福海　王秀忠　韩瑞学　高锡东　田凌燕（女）

人代会

山东省：张瑞丰　王兰香（女）

潍坊市：宋廷廉　孙建德　赵端溪　席敦升　郑福姬（女）

安丘县（市）：孙作桢　宋廷廉　张美英（女）　李　廷　孙建德　潘丽萍（女）　周元升　赵端溪　李瑞娟（女）　都全荣　韩　伟（女）　李玉华（女）

政协会

潍坊市：孙衍珩　宋廷廉　孟庆玉　王景兰（女）　李永姬（女）

安丘县（市）：孙作桢　张瑞丰　周元升　赵端溪　宋廷廉　张德华　郑福姬（女）　席敦升　潘丽萍（女）　于徽钦　刘明利　岳建华　鞠作泉　李培春（女）　辛保春（女）　颜廷国　董其坤　鹿国俊　董广才　李　凌（女）　韩　伟（女）　李建霞

附　录

二级甲等综合医院评审文献

山东省医院分级管理评审委员会关于对安丘县人民医院评审的意见

山东省医院分级管理评审委员会根据安丘县人民医院的申请，于1992年9月24日—26日对安丘人民医院基本标准进行了评审。评审合格后，于1992年10月25日—27日又进行分等标准的评审。评审工作是省评审委员会部分委员分行管、后勤、医疗、医技、护理五个组，根据卫生部颁发的医院分级管理标准、省卫生厅颁发的《山东省二级医院标准评审细则》和安丘县人民医院自查申报材料进行实地检查。本着坚持标准、实事求是的原则，对医院规模、医院的功能与任务、教学、科研、医院管理、总务后勤及护理工作，进行全面考察，综合评估。评委会认为医院在创二甲活动中的工作是行之有效的。在行政管理、医疗护理质量和总务后勤管理方面取得了很大的成绩。总得分：907.8分。基本符合二级甲等医院水平。省评委会评审意见如下：

一、主要成绩

1. 行管后勤方面

医院有健全的行政管理组织，有一名院领导分管行政工作，措施得力，有远期发展规划，年度工作计划。医院实行了院长负责制，党政工团配合协调一致。医院实行科学化管理，各项管理有计划、有措施、有检查总结。职能科室与临床科室制度健全、科室之间关系协调。思想政治工作与医德医风建设有计划、有措施、有检查、有考评。认真贯彻执行医德规范，并有医德教育措施。在这次评审中，对医院领导和职能科室负责人进行了管理知识抽查，该院的整体管理水平较高。总务后勤工作设施基本符合要求，财务管理已达标，审计工作、设备管理基本上达到了分等标准全部要求，保证了医疗需要。总务仓库的科学化管理程度较高，仓库物资存放做到分区、分类，四号定位、立牌立卡、五五摆放，管理井井有条，较好地服务于临床。安全组织健全，消防设备配套。医院环境卫生、美化、绿化较好。社会对医院反映良好，各项满意度均达到标准要求。

2. 医疗、医技方面

该院是一所县级综合性医院，承担着该县108万人口的医疗服务。有健全的医疗管理组织，人员配备基本合理，有相应的工作制度。有一位副院长分管医疗工作，有全院医疗建设规划，有健全的医疗工作制度，技术操作规程和医疗质量标准。医院设有ICU和CCU病室，抢救仪器较齐全。急诊科病床14张，观察床6张，负责全县医疗抢救任务。在实地检查应急能力中，急救人员车辆能在最短时间内到达现场，医护人员及抢救器械齐全，技术操作比较熟练。抢救室内设备齐全，基本满足全县人民的医疗需求。临床科室设置，一级和二级专业组较齐全，医疗工作实行科主任领导下三级医师负责制，工作运转良好，医疗各科必备项目基本完成，并能够完成三级甲等医院技术项目26项，开展自选项目18项。重点科室为普外科，人才结构基本合理，学科带头人符合要求，除能开展必备技术项目还能开展部分三甲项目。

医技科室：科室齐全，功能到位，主要科室有必要的专业设备和基本设施，有健全的岗位责任制、各种规章制度和质量管理系统，具备二级医院所开展的各种检查项目，有的科室还有所突破。科室运转功能良好，各项统计指标符合要求。例如：生化室间质量评价VIS值在150分以内，X线甲片率＞40%，三基考核合格率达100%。

3. 教学科研方面

该院承担潍坊卫校、益都卫校、安丘卫校和大专150人次实习任务。教学工作有方案有设施有计划，并能认真完成。承担部、市级科研项目各一项，并发表学术论文15篇，其中全国性论文4篇，地方性刊物发表11篇。

4. 护理方面

有健全的组织领导体系，实行院长领导下的护理部主任负责制。护理部有明确管理目标，有发展规划。管理目标达标依据可靠，达标率≥90%。有健全的医院工作制度和工作人员职责。护理人员能够认真、严格执行各项护理常规和技术操作规程。重视护理部人才培养，有目标、有计划，培训率≥40%。能够承担中等护理专业临床教学任务及指导下级医院护理人员。地市以上刊物发表学术论文2篇，护理革新2项，其项目基本符合要求。

有严格的护理质量检查考评制度，定期对病区、科室进行考评，记录资料齐全，杜绝了差错事故发生。基础护理、特护、一级护理合格率达到标准要求。病区管理基本达到了标准化、制度化、规范化的要求，真正做到了环境整洁、安静、舒适、安全，工作忙而有序。各统计指标均符合要求。院内感染各项指标、基本符合要求。护理部能加强护理三基三严训练，定期考试考核，成绩较好。本次护理理论考试中，抽查10名。平均分97分。技术操作随机抽查10人，均在85分以上，合格率100%。

二、存在问题及建议

1. 医疗医技：对重点科室要求理解不深透，只注重新开展项目，未考虑社会效益和长远效益，有些专业必备项目缺少，表现在没有足够的病例。

在个别病历上，反映出诊治水平有缺陷，概念模糊，手术指征掌握不够。有的病理报告不规范，这些问题有的影响医疗质量。今后该院要加强科研、教学意识，使科研、教学水平有新的提高。

检验科在质控项目（Bun和血糖测定）偏离均值较远。病理科规定开展10种以上特殊染色；目前只开展6项。核医学科必备项目中缺肝扫、甲扫和脏器显影技术。理疗科必备项目中缺磁疗和红外线两项，希该院今后充实病理科的技术力量，独立建科以适应临床的需要和注意提高水平。理疗科应加强技术力量的培养和添置设备，解决各主要科室负责人的专业技术职称，以便更好地发挥其业务骨干的作用。要进一步重视和加强图书、信息资料建设，以利各项工作的发展。

2. 行管后勤：信息管理是薄弱环节。由于业务知识和管理知识欠缺，表现在具体工作中，一些基本概念不太清楚，基本资料统计处理不够准确妥当，有些标准所要求的工作尚未开展。信息管理应予重视和加强。

政治思想工作今后要加强对职工队伍思想状况的经常分析，发现问题，及时解决。

3. 护理方面

护理管理目标中，有些词句措词不当，有待修正。个别个案护理检查分析不全，在专科护理水平方面，有的护士长和护士回答问题不全面。

在消毒隔离方面，浸泡器械用过氧乙酸对器械损坏大。传染病区有陪人，对陪人无隔离措施。医疗用具消毒不符合要求。希今后加强管理尽快解决这一问题。

护理文书方面，交班报告中个别术语不妥，体温单未记引流量。体温35.5℃上升到39℃，没有复试，护理病历中问题提得不够。

陪护率超过标准。希今后护理部协助各病区，减少陪人，加强医院管理，使陪人降低到最低水平。

一九九二年十一月

三级乙等综合医院评审文献

山东省卫生和计划生育委员会

鲁卫医字〔2016〕72号

山东省卫生和计划生育委员会关于公布北大医疗鲁中医院等7家医院评审结果的通知

各市卫生计生委，委（属）管医疗机构：

根据原卫生部《三级综合医院评审标准（2011年版）》《三级职业病医院评审标准》及相关实施细则，以及省卫生计生委《山东省医院评审办法》《关于推荐部分县级综合医院开展三级综合医院管理试点的通知》（鲁卫医字〔2014〕3号）要求，2016年12月，我委组织专家对北大医疗鲁中医院等7家医院进行了现场评价、医疗信息统计评价和社会评价。

根据评审结果，经省医院评审领导小组研究确定：北大医疗鲁中医院达到三级甲等综合医院评审标准；泰安中心医院分院（泰安职业病医院）达到三级甲等职业病专科医院评审标准；蓬莱市人民医院、昌乐县人民医院、安丘市人民医院、临邑县人民医院、菏泽市牡丹人民医院达到三级乙等综合医院评审标准，按照三级乙等综合医院管理，医疗服务收费执行二级甲等综合医院收费标准。现予以公布，并颁发医院等级证书和标牌，有效期为2016年12月至2020年12月。

山东省卫生和计划生育委员会
山东省卫生和计划生育委员会办公室
2016年12月27日印发

公章辑存

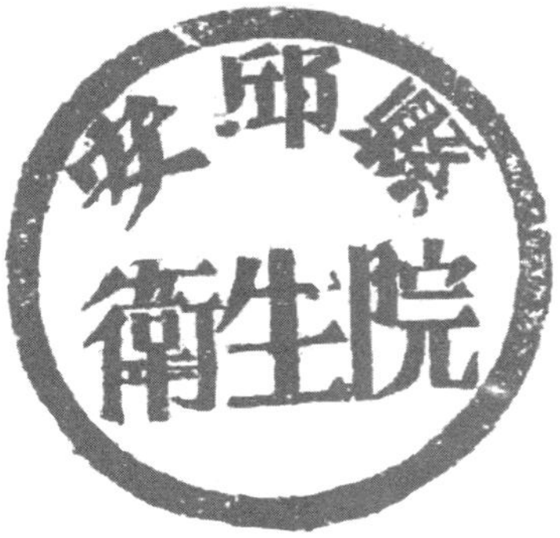

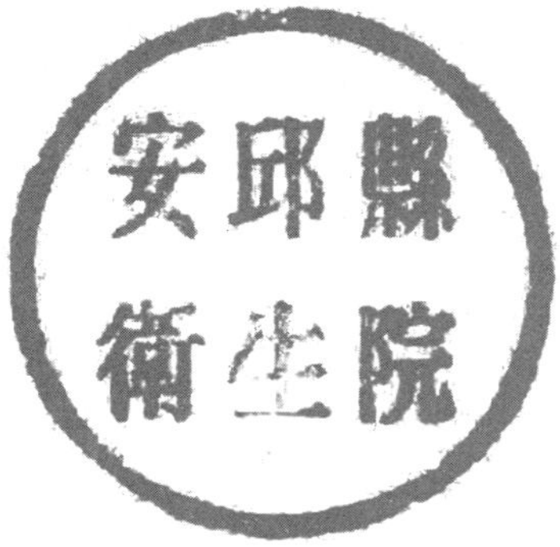

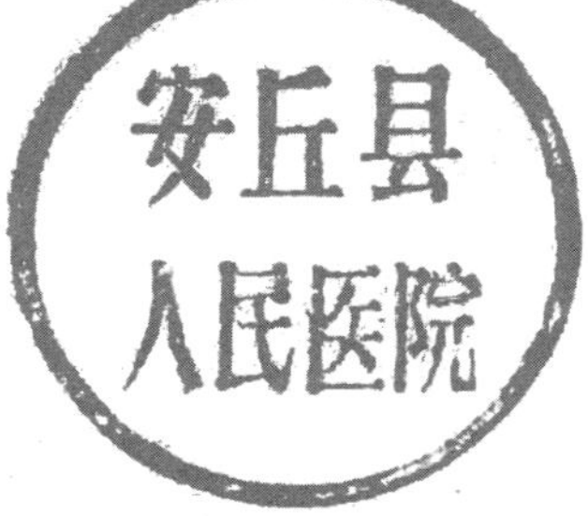
安丘县
人民医院

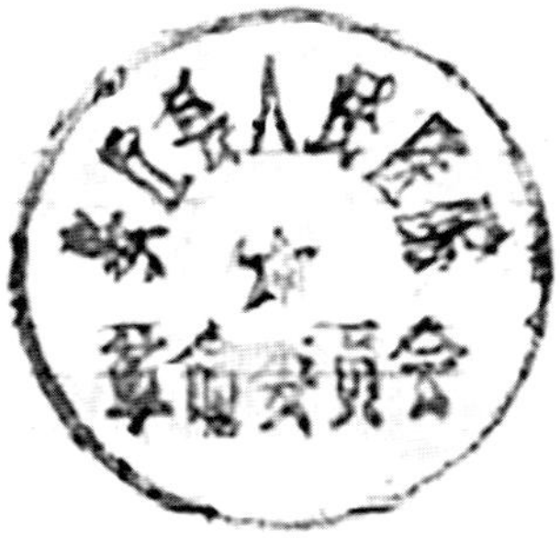
安丘县人民医院
革命委员会

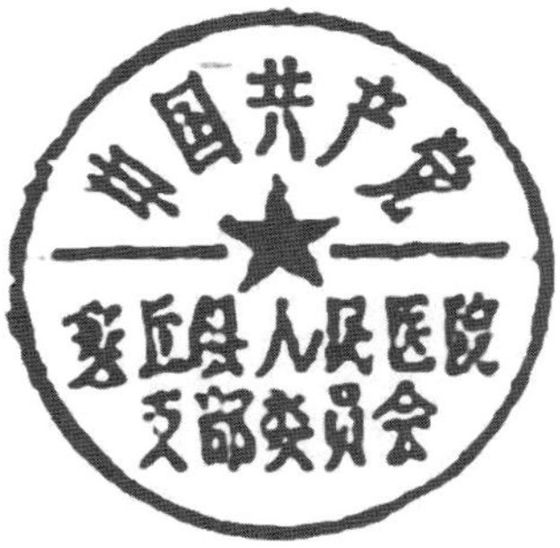
中国共产党
安丘县人民医院
支部委员会

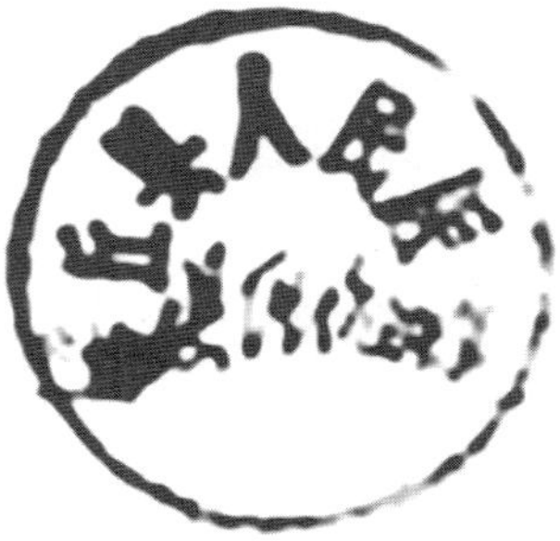
人民医

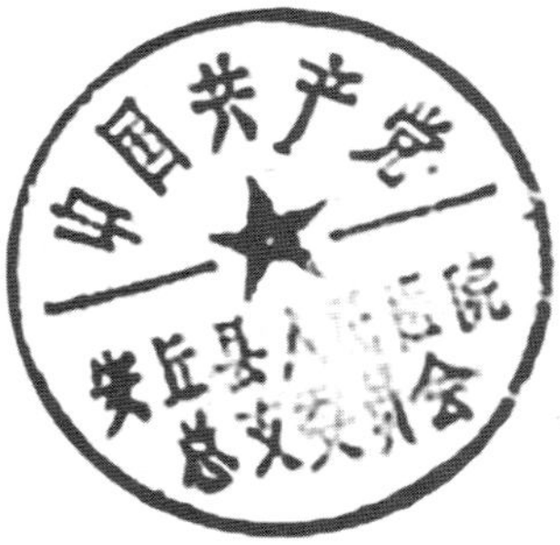
中国共产党
安丘县人民医院
总支委员会

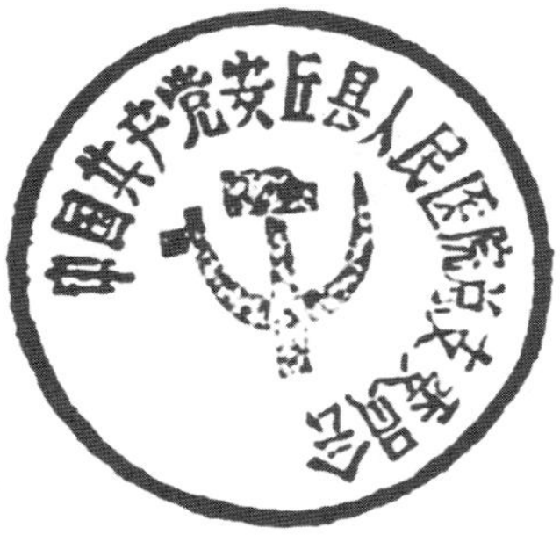
中国共产党安丘县人民医院总支部

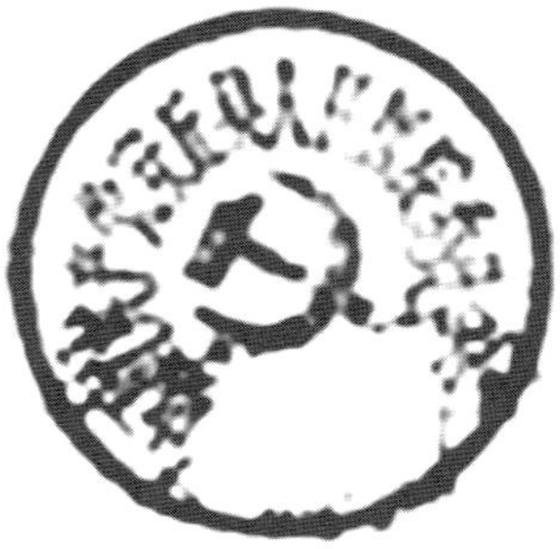

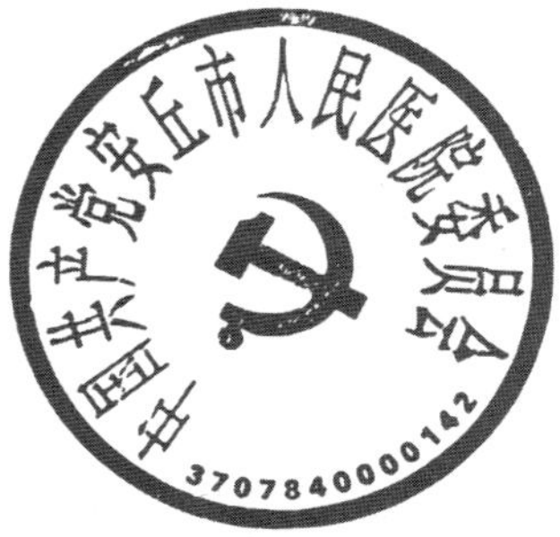
中国共产党安丘市人民医院委员会
3707840000142

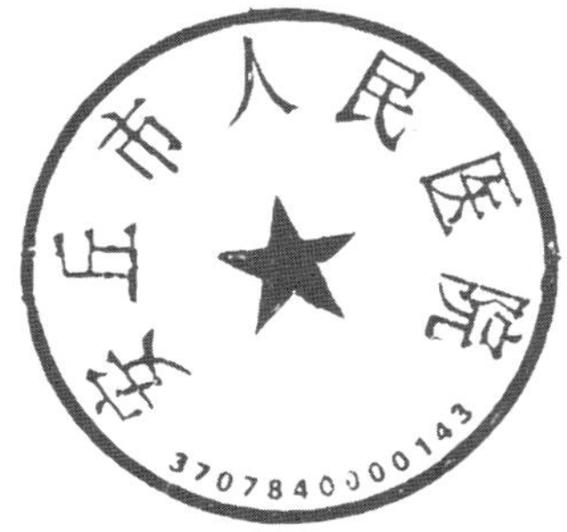
安丘市人民医院

索　引

说明：

1. 本索引为综合性主题索引。

2. 索引款目按汉语拼音字母（同音字按声调）顺序排列。

3. 款目后的阿拉伯数字表示内容所在的页码。

4. 同一主题的内容在文中多处出现的，在其款目后用不同的页码标明。

G

H

J

K

L

M

N

P

Q

R

S

T

W

Z

编 后 记

《安丘市人民医院志》(以下简称《院志》)编纂始于2014年4月，至2018年5月基本定稿，历经四载，三易其稿，终于面世。

医院领导班子对修志工作高度重视，成立院志编纂委员会，加强修志领导；设立编纂机构，充实编写力量；召开修志会议，广泛进行发动；制定编纂方案，研究院志篇目；确立科室联络员，举办编写培训班；建立通报制度，督促科室供稿。志书编辑人员根据各自分工，查档案、阅文献、走访老同志、召开座谈会，广泛征集相关资料，力求客观真实地反映医院67年辉煌历程。同时督导各科室联络员按时、按质、按量完成资料提供任务。

2017年9月，《院志》编纂由征集资料转入编写初稿阶段。按照横不缺项、纵不断线要求，制定《编纂要点》，边编辑边补充资料，完善内容。主编和编纂指导随时进行业务指导，组织相互交流，协调资料使用，解决编写中的难题，把握志书结构、文体，确保志书质量。至12月，徐俊杰完成了《凡例》《概述》;孙成钢完成了第一编机构第1—3章，第四编医药与设备，第九编经费与财务；王秀忠完成了第二编医疗第1—3章、第10章，第七编医疗援助；吕和旭完成了第二编医疗第4—9章；李金梅完成了第三编护理，第五编教育科研，第六编职工队伍，第十编精神文明；李乐华完成了第一编机构第4章，第二编医疗第11章，第八编基础设施，第十一编人物，以及大事记、附录;李金梅、吕和旭负责图片编辑工作；孙永顺、孙丽萍、张泽群、王丹丹完成了有关资料的搜集整理工作。整部志书初稿基本完成。

2018年1月，《院志》进入总纂阶段。编辑人员夜以继日地对初稿进行核实求证，找问题、纠差错、正史实、查不足、补资料、调篇目，力求志书内容全面、真实、客观、公正。2月，形成《院志征求意见稿》，利用网络在全院广泛征求意见。3月，在征求意见基础上，形成院志评审稿，送安丘市史志办公室。4月9日，召开《安丘市人民医院志》评审会，组织史志专家对志稿进行评审。会后，根据评审意见，对志书有关章节内容进一步调整、核实、修改。5月，《院志》定稿，共11编100万字。

本志如期编纂成书，是各方共同努力的结果。医院领导高度重视，将编纂《院志》作为文化建设的大事，纳入重要议事日程。院长担任主编，审定篇目，确立编纂原则。

分管领导多次召集会议，听取修志汇报，解决编写中遇到的问题。医院办公室主任韩金峰、院志办负责人吕和旭综合协调调度，确保编志工作顺利进行。各科室在业务繁忙的情况下，全力配合编纂工作，按时按质提供资料。在志书编辑队伍中，有担任过《安丘市志》副总纂、修志经验丰富的徐俊杰先生，有全院抽调的工作认真、文字功底深厚的业务骨干。他们吃苦耐劳、默默奉献、认真负责、精益求精，保证了志书质量。《院志》的编纂，还得到了医院老领导、老前辈的大力支持，刘春芳、张德华、李崇廉、李佃奎、孙良希、于徽钦、王明军、董其坤等老同志为编写《院志》提供了大量真实可靠的历史资料。《院志》编纂期间，安丘市史志办公室主任林卫成多次给予指导，帮助谋篇布局，组织志稿评审。史志专家钟希祥、鹿守华审阅志书全稿，并提出修改意见。安丘市档案局为修志查档提供了便利。在此，谨向对《院志》编纂工作给予关心、支持的单位和个人，对为修志付出过艰辛劳动的同志表示衷心感谢！

编修《院志》是一项时间跨度长、编写难度大的浩繁文化工程，由于前期档案资料匮乏，加之编者经验不足，水平有限，编写很难达到全面完整，故疏漏、错讹之处在所难免，敬请读者批评指正。

编　者

2018 年 5 月

主要供稿人员名单

于徽钦	马庆蕴	王　永	王　勇	王风华	王文华	王玉华	王兰玲	王兰香
王礼华	王光福	王兆芬	王旭东	王旭东	王志东	王丽艳	王秀忠	王启周
王英力	王英明	王国宝	王明军	王金磊	王春兰	王春光	王春芳	王洪山
王海鹏	王海霞	王培香	王淑霞	王善海	王福江	王增强	王增福	王德民
方永胜	田向群	代艺涵	代振明	冯　威	吕　明	吕　岩	吕和旭	华明秀
刘　君	刘云龙	刘书韵	刘玉华	刘玉财	刘守政	刘红玲	刘芬芳	刘明利
刘忠文	刘春芳	刘胜涛	刘洪英	刘冠军	刘振杰	刘晓燕	刘海升	刘敬妍
闫志远	孙　宇	孙　倩	孙　琳	孙玉杰	孙记荣	孙永顺	孙成钢	孙华堂
孙志强	孙丽美	孙丽娜	孙丽萍	孙秀霞	孙作桢	孙良希	孙建祥	孙洪军
孙桂好	孙墨勇	苏亚萍	杜润平	李　宁	李　华	李　芸	李　青	李　峰
李　媛	李玉琛	李乐华	李永杰	李华红	李全科	李安娜	李秀清	李佃奎
李园园	李际涛	李林福	李忠胜	李金梅	李宝康	李树联	李晓娟	李崇廉
李湘云	李献兵	杨　润	杨仁翠	杨世国	杨建波	吴伟强	吴松章	辛致伟
宋在仁	张　岚	张　波	张　磊	张日金	张玉敏	张玉琢	张永波	张秀荣
张明果	张泽群	张素兰	张素梅	张效法	张海宁	张海滨	张焕芝	张维民
张翠翠	张增申	张德华	陈安国	陈安顺	陈跃华	邰俊荣	林光温	岳建华
周文华	周仕龙	周振中	周淑英	郑　燕	郑树旺	郎益温	郎需和	孟　静
孟凡军	赵克明	郝春友	胡希勇	南志学	逄孝敬	娄文祥	娄立志	都全荣
都治芳	夏兆钦	凌玉明	凌静静	高怀娥	高树霞	郭建利	黄向阳	黄韶华
曹志升	曹秀梅	曹始显	崔若凡	鹿国俊	梁俊君	葛文涛	董　晋	董广才
董其坤	韩　伟	韩本彩	韩金峰	韩承兰	韩珍玉	程　远	程祥庆	鲁　艳
谭　晓	颜廷国	潘玉莲	潘玉梅	薛　伟	鞠维坤			

图书在版编目（CIP）数据

安丘市人民医院志 / 安丘市人民医院志编纂委员会编. --北京：方志出版社，2018.7
ISBN 978-7-5144-3139-1

Ⅰ. ①安… Ⅱ. ①安… Ⅲ. ①医院—概况—安丘 Ⅳ. ①R199.2

中国版本图书馆CIP数据核字（2018）第167071号

安丘市人民医院志

编　　者： 安丘市人民医院志编纂委员会
责任编辑： 刘　珊

出 版 人： 冀祥德
出 版 者： 方志出版社
地址　北京市朝阳区潘家园东里9号（国家方志馆4层）
邮编　100021
网址　http://www.fzph.org
发　　行： 方志出版社图书经销中心
电话（010）67110500
经　　销： 各地新华书店
印　　刷： 山东黄氏印务有限公司

开　　本： 889×1194　　1/16
印　　张： 42.5
字　　数： 1058千字
版　　次： 2018年7月第1版　　2018年7月第1次印刷
印　　数： 0001～3000册

ISBN 978-7-5144-3139-1　　**定　　价：** 680.00元